Kohlhammer

Hans-Werner Wahl
Clemens Tesch-Römer
Jochen Philipp Ziegelmann (Hrsg.)

Angewandte Gerontologie

Interventionen für ein gutes Altern
in 100 Schlüsselbegriffen

2., vollständig überarbeitete und erweiterte Auflage

Verlag W. Kohlhammer

2., vollständig überarbeitete und erweiterte Auflage 2012

Alle Rechte vorbehalten
© 2000/2012 W. Kohlhammer GmbH Stuttgart
Umschlag: Gestaltungskonzept Peter Horlacher
Umschlagabbildung: © istockphoto.com/Dieter Hawlan
Gesamtherstellung:
W. Kohlhammer Druckerei GmbH + Co. KG, Stuttgart
Printed in Germany

ISBN 978-3-17-021402-6

Inhalt

Sozialpolitische Rahmenbedingungen

Teil II   Interventionszugänge auf individueller Ebene

Prävention im Lebenslauf

Bewährte Interventionen und neue Entwicklungen: Zur zweiten Auflage der »Angewandten Gerontologie«

Hans-Werner Wahl, Clemens Tesch-Römer und Jochen P. Ziegelmann

Gerontologie – auch eine angewandte Wissenschaft

Es ist wohl einer der ältesten Menschheitsträume, Altern als gestaltbar, ja, gar als potentiell umkehrbar zu betrachten, wie dies sinnbildlich in dem bekannten Gemälde »Der Jungbrunnen« von Lucas Cranach dem Älteren aus dem Jahre 1546 zum Ausdruck kommt. Bisweilen hat man den Eindruck, dass derartige »Jungbrunnen-Phantasien« heute aktueller denn je sind, und die mittlerweile recht etablierte »Anti-Aging«-Medizin gehört zum alltäglichen Versorgungsbild, etwa im Bereich des »sichtbaren« Alterns, adressiert von der Dermatologie und Kosmetikindustrie. Die Gestaltung eines guten und »aktiven« Alterns ist angesichts der weiter steigenden Lebenserwartung sicher für alternde Individuen und unsere Gesellschaft als Ganzes zu einem zentralen Anliegen geworden (Kruse & Wahl, 2010). Merkmale von Lebensqualität wie ein hohes subjektives Wohlbefinden, soziale Integration und gesellschaftliche Partizipation sind ebenso angesprochen wie die mit dem langen Leben verbundenen Kosten, sei es im Bereich der sozialen Sicherungssysteme oder im Bereich des Gesundheitswesens. Es geht offensichtlich weniger um Quantität im Sinne einer sich stetig weiter verlängernden mittleren Lebensspanne, als um die Qualität einer noch nie in der Menschheitsgeschichte so weit ausgedehnten Altersphase mit vielen neuen Potentialen, aber auch neuen Risiken. Dabei sind einseitige Sichtweisen und Zerrbilder des Alterns, wie etwa die ausschließliche Wahrnehmung von Defiziten oder Potentialen, oder Vorstellungen permanenter »Anti-Aging-Maßnahmen« oder gar Phantasien einer »Alterslosigkeit« des menschlichen Erwachsenenlebens wohl nicht sehr hilfreich.

Ursula Lehr (1979) umriss bereits vor über drei Jahrzehnten das Feld der Interventionsgerontologie als das »Insgesamt der Bemühungen, bei psychophysischem Wohlbefinden ein hohes Lebensalter zu erreichen«. Diese Anwendungskomponente gerontologischen Wissens wurde und wird als ein essentieller Bestandteil der Gerontologie und sogar zunehmend als Bewertung von Forschungsqualität betrachtet (Stichworte sind hier Implementierung und »Translation«). Baltes und Baltes (1992) haben Gerontologie definiert als »Beschreibung, Erklärung und Modifikation von körperlichen, psychischen, sozialen, historischen und kulturellen Aspekten des Alterns und des Alters, einschließlich der Analyse von altersrelevanten und alterskonstituierenden Umwelten und sozialen Institutionen« (S. 8). In dieser Definition ist erstens die Modifikation von Altern und Alter (also von Prozess und Ergebnis) ausdrücklich erwähnt, es wird zweitens herausgestellt, dass diese Modifikationsbestrebungen nicht nur körperlicher Art und somit etwa rein medizinische Veränderungszugänge nicht hinreichend sind, um die Bandbreite einer Interventionsgerontologie zu beschreiben. Drittens wird gesagt, dass Altern und Alter im Hinblick auf Beschreibung, Erklärung und Modifikation auch den Einbezug von Umweltbedingungen bis hin zu sozialen Institutionen voraussetzen. Hintergrund der Interventionsgerontologie ist demnach nicht zuletzt die Überzeugung, dass sich auch der Verlauf des sogenannten normalen Alterns durch geeignete Maßnahmen verbessern lässt. Der klassische Begriff des »environmental enrichment«, der sich nur schwer übersetzen lässt, scheint, nicht zuletzt aufgrund neuer Befunde, eine Renaissance zu erfahren (Hertzog et al., 2008). Negative Entwicklungen des Alterns sowie pathologische Prozesse im Alter, wie beispielsweise Demenz werden nicht länger als unbeeinflussbares »Naturgeschehen« oder als erblich determinierte Abläufe gesehen, sondern als Wirkungen eines ganzen Bündels von Faktoren, von denen zumindest einige nachhaltig beeinflussbar sind und damit zu dauerhaften Verbesserungen von Alternsverläufen führen können (Rowe & Kahn, 1998).

Solche Vorstellungen waren in der Gerontologie allerdings nicht immer selbstverständlich, und ein gewisser Interventionspessimismus ist auch heute alles andere als eine Seltenheit (Wahl & Zank, 2006). In den 1950er und 1960er Jahren beherrschte ein Defizitbild des Alters das Forschungsgeschehen und das Feld der praktischen Altenhilfe, das relativ wenig Raum für positive Veränderungen bot. In den 1970er und 1980er Jahren hat sich dann vor allem in den USA ein regelrechter »Interventionskult« des Alters entwickelt, der von der Hoffnung getragen wurde, einen Großteil der Verlustphänomene des Alter(n)s vermeiden oder rückgängig machen zu können. Als Grundlage für diesen Interventionsoptimismus konnte auf

Forschungsbefunde und Trainingsstudien rekurriert werden, in denen die hohe Plastizität des Alters im Bereich der geistigen Leistungsfähigkeit und im Bereich alltäglicher Handlungsfertigkeiten belegt wurde. Es folgte eine Distanzierung von einer allzu biologisch determinierten Sicht des Alters; stattdessen wurde die Umweltabhängigkeit von Alternsverläufen und damit auch die Veränderbarkeit des Alterns durch Veränderungen in der sozialen und räumlichen Umwelt in den Vordergrund gerückt. Im gleichen Atemzug fand auch eine Aufwertung der Interventionsforschung statt. »Gero-Interventionen« wurden nun verstanden als zielgerichtete und planmäßige Einflussnahme auf den Alternsverlauf, die unabdingbar einer theoretischen Orientierung, einer empirischen Prüfung und auch einer ethischen Reflexion bedürfen. War diese Neuorientierung sehr stark durch Arbeiten aus der psychologischen und sozialen Gerontologie geprägt, so erhielt zeitlich parallel auch die Rehabilitationsperspektive innerhalb der Geriatrie starken Auftrieb. Insgesamt wirken beide Impulse der interventionsgerontologischen Forschung und Praxis der 1970er und 1980er Jahre, der eher psychologische und sozialwissenschaftliche sowie der eher medizinisch-geriatrische, bis heute positiv nach. Allerdings hat sich in den 1990er Jahren das Bild weiter ausdifferenziert und das »Janusgesicht« des Alters (Baltes, 1989) hat auch im Bereich der Anwendung seinen Niederschlag gefunden. Auf der einen Seite steht spätestens seit den 1990er Jahren ein breites Spektrum von auf die Veränderung des Alterns zielenden Interventionsmöglichkeiten zu Verfügung, die auf einer fundierten theoretischen Grundlage basieren und sich auch empirisch bewährt haben. Auf der anderen Seite zeichnen sich Grenzen der Intervention ab, etwa im Bereich der geriatrischen Rehabilitation bei ausgeprägter somatischer Multimorbidität, bei dementiellen Erkrankungen oder bei lebenslang wirksamen ungünstigen Lebenslagemerkmalen (z. B. niedrige Bildung, lange Phasen der Arbeitslosigkeit im Erwerbsleben, fehlende Alltagskompetenzen). Wo stehen wir heute?

Angewandte Gerontologie gestern, heute und morgen: Neue Einsichten

Im Jahre 2000 erschien das Buch »Angewandte Gerontologie in Schlüsselbegriffen« (hrsg. von Hans-Werner Wahl und Clemens Tesch-Römer) mit der Zielsetzung, den Stand der Forschung und Praxis zu Beginn des 21. Jahrhunderts möglichst vollständig zu beleuchten. Dieses Buch entwickelte sich zu einem vielzitierten und vielgebrauchten Nachschlagewerk der gerontologischen Interventionsforschung und -praxis im deutschsprachigen Raum. Allerdings wird die Halbwertzeit neuen Wissens und neuer Erkenntnisse auch im Bereich der gerontologischen Interventionen zunehmend kürzer, und zudem treten neue Konzepte und Sichtweisen immer rascher auf die Bühne der wissenschaftlichen Diskussion. So wurde das Aktualisierungsbedürfnis immer dringlicher, und es wurde auch schnell deutlich, dass auch das Gesamtkonzept des Buches im Sinne einer »völlig neubearbeiteten Neuauflage« fortzuschreiben bzw. zu optimieren war. Warum?

Im Bereich der gerontologischen Interventionsforschung ist es in den zurückliegenden zehn Jahren in vielfacher Hinsicht zu Fortschritten gekommen. Einige Beispiele: In Bezug auf kognitive Trainings sind große randomisierte Studien auf den Weg gebracht worden, von denen nunmehr auch Ergebnisse vorliegen. Die Thematik der Verbesserung der Lebensqualität von alten Menschen mit dementiellen Erkrankungen ist intensiv bearbeitet worden und hat heute einen gegenüber der Situation im Jahr 2000 deutlich erweiterten Erkenntnis- und Praxis-

stand erreicht. Studien zur Rolle physischer Aktivität im Alter unterstreichen deren Bedeutung nicht nur im Hinblick auf die Prävention von körperlichen Erkrankungen, sondern auch bezüglich Wohlbefinden und vor allem kognitiven Leistungen. Es sind zwischenzeitlich auch zu praktisch allen wesentlichen Bereichen der Interventionsforschung im Laufe der zurückliegenden zehn Jahre systematische Reviewarbeiten bzw. Meta-Analysen erschienen. Ferner besitzen wir heute zum ersten Mal substantielle Evidenz dafür, dass und wie Interventionen hirnorganisch »wirken«. Auch die Methodologie der Interventionsforschung hat sich erheblich verbessert, und damit ist die Belastbarkeit von Ergebnissen bedeutsam angewachsen. Schließlich hat sich auch auf der Ebene der praktischen Anwendung von Interventionen viel getan. So werden neue Versorgungswege und -formen beschritten (Beispiele: präventiver Hausbesuch, Wohngemeinschaften für Demenzkranke, Technik in der Pflege), und Kohorteneffekte auf der Seite der alten Menschen rücken Interventionsformen und deren Inanspruchnahme in ein neues Licht (Beispiele: Kundenorientierung in der Pflege, veränderte Einstellungen gegenüber Psychotherapie, Nutzung des Internet als Medium zur Gesundheitsvorsorge).

Für die Interventionsgerontologie halten wir die bereits erwähnte Unterscheidung von Interventionen, die das normale Altern unterstützen und Interventionen, die eher das pathologische Altern adressieren, für nach wie vor überaus bedeutsam. Gerade in einer Zeit, in der zwar immer mehr Menschen alt und sehr alt werden, jedoch vielfach Anlass zu der Annahme besteht, dass die Potentiale des Alterns nicht ausreichend genutzt werden, sind Interventionen in Richtung des »normativen« Alterns, das deutlich weiter optimiert werden kann (bisweilen wird von erfolgreichem Altern gesprochen), hoch aktuell geworden. Andererseits sind die Gruppen mit schwerwiegenden Einbußen (prototypisch: Demenzerkrankungen) und gravierende Formen von Multimorbidiät vor allem aufgrund des schnellen Anstiegs der Hochaltrigen quantitativ in starkem Maße angewachsen und verlangen nach neuen Interventionsantworten. Nicht zuletzt ist es jedoch auch wichtig, auf das immer wieder vernachlässigte und tabuisierte Thema »Sterben und Tod als eine Herausforderung des Alterns« einzugehen und auch hier aufzuzeigen, welche Möglichkeiten der Intervention es gibt.

Auch die in der Neuauflage noch stärker hervortretende Lebenslauforientierung in der Interventionsforschung und -praxis ist keineswegs neu, hat jedoch durch das heute immer normativer werdende »lange Leben und Altern« zusätzlich an Brisanz gewonnen. So muss sich heute die Interventionsgerontologie immer mehr an einer lebenslangen Entwicklungsperspektive orientieren, beispielsweise durch frühzeitige Interventionen in den Bereichen körperlichen und kognitiven Trainings; aber auch im Sinne einer bereits früh im Leben anzusiedelnden Beratung im Hinblick auf Lebensplanung und -gestaltung, welche sich den Veränderungen, die sich im Lebenslauf der Menschen ergeben, anpasst. Gleichzeitig darf angesichts der Notwendigkeit, sich möglichst früh im Leben auf das Alter vorzubereiten, das Thema Hochaltrigkeit nicht aus dem Blick gelassen werden. Insofern werden in verschiedenen Kapiteln des vorliegenden Bandes besondere Aspekte der Intervention bei Hochaltrigen diskutiert.

Die »neue« Angewandte Gerontologie

Mit der Veränderung des Titels des Buches »Angewandte Gerontologie: Interventionen für ein gutes Altern in 100 Schlüsselbegriffen« möchten wir deutlicher als in der Erstauflage die grundlegende Ambition von Gero-Interventionen zum Ausdruck bringen: Altern zu verbessern und zu optimieren. Damit kommt der Angewandten Gerontologie eine zentrale Rolle im Rahmen einer stark alternden Gesellschaft wie der deutschen zu. Die Zahl 100 in unserem Titel weist darauf hin, dass wir die Beitragsanzahl deutlich erhöht haben (Erstauflage: 68). Der Hauptgrund liegt darin, dass aus unserer heutigen Sicht eine Behandlung des weiten Felds der Interventionsgerontologie eines solch umfassenden Zugangs bedarf,

um für ein Maximum an unterschiedlichen Zielgruppen attraktiv zu sein.

Grundsätzlich war es unser Ziel, die gute Substanz der ersten Auflage zu erhalten, diese jedoch auch in bedeutsamer Weise fortzuschreiben. In der Konsequenz stellt sich das Konzept der zweiten Auflage deutlich anders als jenes der ersten dar. Neu sind die folgenden Aspekte: Eine wichtige Zielrichtung der Neuauflage besteht darin, die Interventions- und Anwendungsrelevanz der Beiträge noch weiter zu erhöhen. Gleichzeitig ist es uns sehr wichtig, die notwendige Lebenslauforientierung der Interventionsgerontologie sowie die bereits angesprochene Unterscheidung von Interventionen in Richtung des normalen versus pathologischen Alterns noch deutlicher als in der ersten Auflage zu machen. Noch stärker als in der Erstauflage ist es uns ferner ein Anliegen, den Blickwinkel unterschiedlicher Disziplinen (z. B. Psychologie, Soziologie, Geriatrie, Pflege, Epidemiologie, Pädagogik, Sozialrecht und Politik) auf die Interventionsgerontologie einzubringen. Das Buch gliedert sich in die folgenden Abschnitte und inhaltlichen Schwerpunkte:

Teil I Grundlagen und Basiskonzepte
Grundlagen und Herausforderungen gerontologischer Intervention
Interventionsgerontologische Basiskonzepte
Sozialpolitische Rahmenbedingungen

Teil II Interventionszugänge auf individueller Ebene
Prävention im Lebenslauf
Unterstützung bei Herausforderungen des Alterns und Lebensendes
Körperliche Aktivität, Alltagskompetenz und Freizeit
Kognitive Gesundheit und Krankheit
Emotionale Gesundheit, Depression und verwandte Erkrankungen
Psychotherapie
Rehabilitation

Teil III Interventionen in der Nahumwelt älterer Menschen
Interventionen zur Förderung sozialer Beziehungen und sozialer Eingebundenheit
Interventionen in der professionellen und informellen sozialen Pflegeumwelt
Interventionen in der räumlichen und technischen Nahumwelt

Teil IV Interventionen im Quartier und in der kommunalen Umwelt älterer Menschen
Quartier- und gemeindebezogene Interventionszugänge
Wohnen und Infrastruktur
Partizipation und Engagement: Chancen und Risiken

Teil V Methodenfragen
Interventionsinstrumente und Datenanalyseverfahren
Gesundheitsökonomie
Evaluationsmethodologie und Implementierungsforschung

In den Beiträgen der zweiten Auflage haben wir stärker darauf geachtet, ob und wie die behandelten Interventionsmethoden im deutschen Versorgungssystem umsetzbar und finanzierbar sind. Ganz bewusst haben wir für die Neuauflage auch einen jüngeren Kollegen und Experten der gerontologischen Interventionsforschung, Jochen P. Ziegelmann, als dritten Herausgeber hinzugenommen. Wir möchten auf diesem Wege unseren Anspruch unterstreichen, dass in der Neuauflage alle wesentlichen Entwicklungen der neueren und neuesten Interventionsforschung sowie deren kritische Einschätzung zum Zuge kommen.

Wir ziehen im Übrigen den Begriff der *Angewandten Gerontologie* dem der Interventionsgerontologie vor, weil wir denken, dass damit das Spektrum potentiell interventionsrelevanter Befunde und Erkenntnisse besonders weit umrissen werden kann. Interventionsgerontologie geht eher von den verfügbaren Maßnahmen aus und beschreibt deren theoretische Begründung und empirische Bewährung. Angewandte Gerontologie dagegen geht eher von der Befundlage der klassischen grundlagenwissenschaftlichen Bereiche und Disziplinen der Gerontologie aus und fragt nach deren Veränderungspotential.

Anvisierte Leserschaft

Wir möchten mit diesem Buch in gewisser Weise einen Spagat zwischen Wissenschaft, Lehre und Anwendung wagen. So soll das Buch grundlagenwissenschaftlich tätigen Wissenschaftlern in den unterschiedlichsten Bereichen der Alterns- und Lebenslaufforschung Hilfestellungen bieten, sich umfassend über die gerontologische Interventionsforschung zu informieren sowie, wie dies zunehmend geschieht, Interventionskomponenten in eigene Forschungsprojekte (seien sie experimentell oder korrelativ) einzubauen. Das Buch richtet sich auch an Studierende der Gerontologie und pflegewissenschaftlichen Studiengänge an Universitäten und Fachhochschulen im deutschsprachigen Raum und ist insbesondere durch seine klare Strukturierung und knappen Beiträge dazu auch sehr gut geeignet. Ansprechen möchten wir ferner mit dem Buch auch Professionelle, die in der gesamten Bandbreite von Interventionsaufgaben tätig sind und die den Anspruch haben, ihr praktisches Handeln in einen breiteren Kontext der Verbesserung von Alternsverläufen einzuordnen und zu reflektieren. Angesprochen werden sollen beispielsweise Personen in einschlägigen Funktionen (z. B. Stadtplanung, Gesundheitsplanung, Pflegeplanung, Verkehrsplanung) in Gemeinde, Bund und Land, Akteure in Wohlfahrtsverbänden und Gesundheitskassen und Professionelle auf unterschiedlichen Ebenen in Pflegeeinrichtungen sowie geriatrischen und psychiatrischen Institutionen, bis hin zu einer Reihe von zunehmend auch altersrelevanten Berufen und Feldern wie z. B. Architekten, Psychotherapeuten, Personalchefs und Tourismusunternehmen. Dabei geht es uns allerdings nicht um die Vermittlung von detailliertem Interventionshandlungswissen, sondern darum, Grundlagen der Angewandten Gerontologie so zu vermitteln, dass in den unterschiedlichsten Bereichen konkrete Interventionen hoch informiert geplant, durchgeführt und bewertet werden können. Es ist der Ansatz des Buchs, all diesen Akteuren und sonstigen Buchinteressenten einen ganzheitlichen Zugang zum Thema Intervention zu vermitteln und damit auch die notwendige, aber immer noch zu wenig stattfindende Vernetzung zwischen Disziplinen und Professionen zu befördern.

Das Buch nimmt auch Bezug auf die Beobachtung, dass alte Menschen wie Professionelle heutzutage einer großen Zahl von Veränderungsoptionen gegenüberstehen und dass sich das Bild vom Älterwerden ständig wandelt. Die »neuen Alten« von heute und erst recht die alten Menschen von morgen und übermorgen haben andere Erwartungen an Unterstützung, Hilfe und gesundheitliche Versorgung, die ernst genommen werden müssen. Zu all diesen Aspekten will das Buch eine kritische Orientierung für unterschiedliche Gruppen von Professionellen und vielleicht auch für ältere Menschen selbst bieten.

Danksagung

Wir möchten abschließend dem Kohlhammer Verlag, speziell Dr. Ruprecht Poensgen und Ulrike Merkel, sehr herzlich für die überaus angenehme Kooperation und exzellente fachliche Beratung danken. Ohne diese Unterstützung wäre dieses Projekt mit Sicherheit nicht zustande gekommen. Dr. Jochen P. Ziegelmann wurde während der Entstehungszeit dieses Werkes mit Mitteln des Bundesministeriums für Bildung und Forschung (Fostering Lifelong Autonomy and Resources in Europe: Behaviour and Successful Aging: FLARE-BSA) gefördert. Bedanken möchten wir uns ferner bei Ursula König und Rebecka Andrick für das hochkompetente, etwa zwei Jahre dauernde Management bei der Entstehung des Buches. Schließlich danken wir auch allen Autorinnen und Autoren, die bei diesem Buch mitgewirkt haben, sehr herzlich.

Literatur

Baltes, P. B. & Baltes, M. M. (1992). Gerontologie: Begriff, Herausforderung und Brennpunkte. In P. B. Baltes & J. Mittelstraß (Hrsg.), *Zukunft des Alterns und gesellschaftliche Entwicklung*. Akademie der Wissenschaften zu Berlin. Forschungsbericht 5 (S. 1–34). Berlin: de Gruyter.

Baltes, P. B. (1989). Das Doppelgesicht des Alterns. In *Jahrbuch 1989 der Max-Planck Gesellschaft* (S. 41–60). München: Vandenhoeck & Ruprecht.

Hertzog, C., Kramer, A. F., Wilson, R. S. & Lindenburger, U. (2008). Enrichment effects on adult cognitive development: Can the functional capacity of older adults be preserved and enhanced? *Psychological Science in the Public Interest, 9* (1), 1–65.

Kruse, A. & Wahl, H.-W. (2010). *Zukunft Altern. Individuelle und gesellschaftliche Weichenstellungen*. Heidelberg: Spektrum Akademischer Verlag.

Lehr, U. M. (1979). Gero-Intervention – das Insgesamt der Bemühungen, bei psychophysischem Wohlbefinden ein hohes Lebensalter zu erreichen. In U. Lehr (Hrsg.), *Interventionsgerontologie* (S. 1-49). Darmstadt: Steinkopff.

Rowe, J. W. & Kahn, R. L. (1998). *Successful aging*. New York: Pantheon Books.

Wahl, H.-W. & Tesch-Römer, C. (Hrsg.). (2000). *Angewandte Gerontologie in Schlüsselbegriffen*. Stuttgart: Kohlhammer.

Wahl, H.-W. & Zank, S. (2006). Interventionsgerontologie. In W. D. Oswald, U. Lehr, C. Sieber & J. Kornhuber (Hrsg.), *Gerontologie. Medizinische, psychologische und sozialwissenschaftliche Grundbegriffe* (3. Auflage; S. 225–230). Stuttgart: Kohlhammer.

Teil I Grundlagen und Basiskonzepte

Grundlagen und Herausforderungen gerontologischer Intervention

1 Stellenwert und Ziele von Interventionsforschung und -praxis

Hans-Werner Wahl

Zusammenfassung

Gero-Interventionen können als »Härtetest« des Erfolgs der Alternswissenschaft angesehen werden. Sie zeigen die vielfältigen Anwendungsmöglichkeiten ihrer Befunde, aber auch die bedeutsame Plastizität des alternden menschlichen Systems in seinen physischen, psychischen und sozialen Bereichen. Interventionen unterstreichen ferner die Gestaltbarkeit (auch) des späten Lebens, sie unterstützen Bemühungen um ein gutes Leben im Alter und sie nähren damit auch Utopien dessen, was im Alter, selbst im sehr hohen Alter, möglich ist. Vor diesem Hintergrund werden in diesem Kapitel die Bedeutsamkeit von Interventionen für die Alternswissenschaft, für alternde Menschen, für ihre Angehörigen, für eine ganze Reihe von Professionen und für die Gesellschaft aufgezeigt, definitorische Klärungen angeboten, Ziele und Strategien von Interventionen erläutert sowie wesentliche Anwendungsfelder der Interventionsgerontologie umrissen.

Einführung

Für die Alternswissenschaft sind Interventionen mehrfach bedeutsam. Erfolgreiche und effiziente Interventionen zeigen etwa die große Plastizität des alternden menschlichen Systems, und sie spiegeln gleichzeitig das Potential der Alternswissenschaft, wissenschaftliche Erkenntnisse in die Praxis zu transferieren – ein hehres Ziel aller Wissenschaften (Willis, 2001). In gewisser Weise ist, wie auch Salthouse (2006) schreibt, der Erfolg in der Praxis der »Härtetest« für die Gültigkeit alternswissenschaftlicher Befunde bzw. von Alternstheorien, insbesondere der dort getroffenen Kausalitätsannahmen hinsichtlich dessen, was in welcher Weise und in welchen Konstellationen »wirkt«.

Auch alte Menschen selbst profitieren von Interventionen, zeigen sie doch, was alles »trotz Alters« bzw. trotz altersabhängiger Einbußen und Verluste möglich bzw. wieder erreichbar ist. Es ist in diesem Zusammenhang eine der zentralen Errungenschaften der modernen Altersforschung und ihrer Befunde, Altern nicht als einen nur biologisch determinierten »Abbauvorgang« zu betrachten. Eine solche Sichtweise hat im Übrigen auch dazu geführt, neben der Altersmedizin und Alterspsychiatrie auch Fächer wie Gerontopsychologie, Alterssoziologie und Geragogik, also einen psychologischen, sozialen und erziehungswissenschaftlichen Zugang zu Alter und Altern, in den Mittelpunkt des Wissenschaftsfelds Gerontologie zu rücken (Wahl & Heyl, 2004).

Angehörige sind oft durch die mit dem Altern eintretenden Veränderungen ihrer Partner oder Eltern, prototypisch dementielle Veränderungen, stark gefordert und nicht selten psychisch und physisch sehr belastet. Hilfreiche Interventionen, bei den älteren Menschen selbst, aber auch bei Angehörigen, können hier zu Entlastungen und zu einem besseren Umgang mit der Pflegesituation, aber auch mit eigenen Lebenszielen führen.

Interventionen führen zudem stetig zu einer weiteren Verbesserung der Profilierung unterschiedlichster Professionen. Beispielsweise hat international der Berufsstand der Ergotherapeuten gerade durch Interventionserfolge bei alten Menschen signifikante Profilierungen mit heute, gegenüber der Situation etwa noch in den 1990er Jahren, deutlich anderen, eben auch auf ältere Menschen bezogenen Ausbildungs- und Tätigkeitsinhalten erfahren.

Interventionen sind schließlich auch für die Gesellschaft insgesamt von großer Bedeutung. Sie können beispielsweise durch den Nachweis dessen, was »noch« spät im Leben möglich ist, negativen Altersstereotypen entgegenwirken, aber sie können auch, ganz handfest, Gesundheitskosten sparen, etwa wenn gezeigt werden kann, dass die Unterstützung und Edukation im »Disease-Management« von chronischen Krankheiten zu deutlichen Einsparungen im Psychopharmakaverbrauch bei älteren Menschen führen kann.

Historisch hat sich das Feld der Interventionsgerontologie seit den 1970er Jahren dynamisch entwickelt. Die Entwicklung ist eng verbunden mit Namen wie Paul und Margret Baltes, Louis Burgio, Ellen Langer, Ursula Lehr, Judith Rodin, Richard Schulz, Sherry Willis und Robert Rubenstein. Nachdem in den 1980er Jahren erste eher begrenzte Interventionsforschungsprojekte (wie z. B. das »Adult Development and Enrichment Project«/ ADEPT Programm zum kognitiven Training von Baltes und Kollegen) erfolgreich abgeschlossen wurden, sehen wir seit den 1990er Jahren große kontrollierte Studien wie beispielsweise die kognitiv orientierte Interventionsstudie »Advanced Cognitive Training for Independent and Vital Elderly« (ACTIVE; Ball et al., 2002).

Definition von Intervention und wichtige Unterscheidungen

Gemäß einer heute klassischen Definition von Lehr (1979) beinhaltet Interventionsgerontologie das »Insgesamt der Bemühungen, bei psychophysischem Wohlbefinden ein hohes Lebensalter zu erreichen«. In Anlehnung an einen Vorschlag von Smyer, Zarit und Qualls (1990) kann man Interventionen verstehen als Prozess geplanter Verhaltensveränderung (mit einem sehr weit gefassten Begriff von Verhalten), der auf der systematischen Anwendung von Prinzipien, Theorien und Befunden aus unterschiedlichen Gebieten der Alternswissenschaft beruht. Gero-Interventionen sollten demnach stets wissenschaftlich fundiert sein, auch wenn sie sicherlich in ihrer praktischen Anwendung »Übersetzungen« (translation, implementation) erfahren müssen (vgl. Kapitel 100 von Diehl & Wahl »Prinzipien der Übersetzung und Implementierung in die Praxis«).

Interventionen haben per se eine deutliche interdisziplinäre Konnotation, und dies gilt vielfach sowohl hinsichtlich ihrer wissenschaftlichen Fundierung, ihrer praktischen Umsetzung und ihrer Wirkungen. Beispielsweise wird immer deutlicher, dass effiziente kognitive Intervention nicht nur Befunde der psychologischen Trainingsforschung, sondern auch der Gehirnphysiologie und der inneren Medizin (z. B. Herz-Kreislaufsystem) benötigt. Praktisch sind viele Interventionen multiprofessionell angelegt, d. h. ihre effiziente Durchführung legt multiprofessionelle Zusammenarbeit nahe. Präventive Interventionen auf sportwissenschaftlicher Grundlage im Bereich der körperlichen Fitness können beispielsweise auch sehr von Erkenntnissen der Gesundheitspsychologie profitieren bzw. sie benötigen die Unterstützung durch Pflegefachwissen, wenn sie sich an bereits fragiler gewordene Ältere richten. Ferner verfügen wir heute über hochwertiges und reichhaltiges Wissen zu den multidimensionalen Auswirkungen von praktisch jeglicher Intervention. Körperliche Trainingsprogramme beispielsweise führen nicht nur zu vermehrter Muskelkraft, besserer Balancefähigkeit und erhöhter kardio-vaskulärer Fitness; sie fördern auch überraschend stark die kognitive Leistungsfähigkeit, sie gehen mit Steigerungen des Wohlbefindens und einer Reduktion depressiver Verstimmung einher, und sie können zu neuen Aktivitäten führen.

Vor diesem Hintergrund ist auch die heute in der Interventionsforschung allgemein übliche Unterscheidung von primären und sekundären Wirkungen (»outcomes«) von erheblicher Bedeutung. Auf der einen Seite sollen bestimmte Interventionen zu bestimmten, theoretisch erwartbaren Veränderungen führen; eine antidepressive Medikation soll beispielsweise primär den Verlauf einer depressiven Erkrankung positiv beeinflussen. Auf der anderen Seite mag eine solche Wirkung beispielsweise auch die berufliche Leistungsfähigkeit, das Aktivitätsprofil oder die Partnerzufriedenheit verändern. Diese sekundären Wirkungen kann man allerdings nur feststellen, wenn man in Studien auch eine entsprechende Bandbreite an »outcomes« erfasst (das könnte in unserem Beispiel bedeuten: Berücksichtigung von Indikatoren der beruflichen Leistungsfähigkeit wie Krankheitstage, aber auch von Aktivitäten und der Partnerzufriedenheit).

Ziele und Strategien von Interventionen

Als primäre Ziele bzw. Strategien von Interventionen werden traditionell Optimierung, Prävention, Rehabilitation/Therapie und Erhaltung und Management eines nicht weiter verbesserbaren Zustands unterschieden (Lehr, 1979). *Intervention als Optimierung* bezieht sich auf die Herstellung allgemein günstiger Entwicklungsbedingungen, die Schwächen ausgleichen und Stärken fördern sollen. Unter *Prävention als Interventionsstrategie* werden gesundheitliche, körperliche, geistige und psychosoziale Vorbeugemaßnahmen verstanden, die den altersbedingten Abbau verzögern, mildern oder verhindern sollen. *Intervention als Rehabilitation und Therapie* bezieht sich auf die Behandlung von Krankheiten bzw. deren Auswirkungen und das gezielte Training verlorener Fähigkeiten. *Intervention im Sinne von Erhaltung und Management* bedeutet Akzeptanz irreversibler Verluste und den Versuch, mit den vorhandenen Einschränkungen so gut wie möglich zurechtzukommen. Erfolgreiche Interventionsmaßnahmen müssen also nicht zwangsläufig eine Verbesserung zur Folge haben, sondern können insbesondere in der Arbeit mit Älteren auch beinhalten, dass keine Verschlechterung des Zustands eintritt oder eine Verlangsamung von nicht vermeidbaren Verlusten erreicht wird.

Auf einer grundsätzlicheren Ebene zielt Interventionsforschung darauf ab, die vorhandene (und lange Zeit unterschätzte) Plastizität des Alters in den unterschiedlichsten Bereichen (grob: körperlich, psychisch, sozial) abzuschätzen bzw. nachzuweisen bzw. auszuschöpfen (Brehmer & Lindenberger, 2007; Salthouse, 2006). Interventionsforschung kann zudem zeigen, welche Strategien erfolgversprechender und effizienter als andere sind, um die Plastizität des alternden menschlichen Systems auszunutzen. Zunehmend ist deshalb nicht zuletzt dank des vielfachen Nachweises der bedeutsamen Plastizität bzw. der vorhandenen Reservekapazitäten älterer, selbst hochaltriger Menschen das lange Zeit vorherrschende *Defizitbild* des Alters zurückgedrängt und durch ein differenziertes Altersbild ersetzt worden, das die Schwächen, aber eben auch die verbliebenen Stärken des Alters, selbst des sehr hohen Alters, herausstellt. Allerdings scheint es auch so zu sein, dass die Plastizität vor allem im hohen und sehr hohen Alter auch deutliche Einbußen erfährt, was aber keineswegs bedeutet, Interventionen seien nicht mehr möglich oder effizient. Wir wissen heute beispielsweise, dass selbst bei über 90-jährigen Menschen Muskelaufbautraining die Lebensqualität vielschichtig verbessern kann,

aber wir wissen auch, dass selbst hochintensive Interventionen und Trainings im Bereich der geistigen Leistungsfähigkeit bei Hochaltrigen nicht das Rad der kognitiven Entwicklung mit Verlustdynamik aufhalten, geschweige denn zurückdrehen können.

Interventionen verfolgen ferner auch das Ziel, zu einem »guten« Leben im Alter beizutragen, d. h. sie zeigen für alternde Individuen und für die Gesellschaft auf, was alles selbst im deutlich fortgeschrittenen Leben noch machbar bzw. erlebbar ist. Interventionen sind insofern auch immer wichtiger Teil von Argumenten für Optimierungen von lebenslangen Entwicklungsverläufen bis ins höchste Alter (Brandtstädter, 2007). Sie können deshalb auch Utopien des im Alter Möglichen in fruchtbarer Weise befördern, und sie unterstützen die prinzipielle Offenheit und Unvollkommenheit des menschlichen Entwicklungssystems. Gleichzeitig stecken sie einen Möglichkeitshorizont in Bezug auf Gestaltungen des Alterns heute und morgen ab und wirken damit auch einem nicht selten vorhandenen Zeitgeist von »Anti-Aging« Euphorien und von »Forever Young« Phantasien entgegen. Diese Überlegung bedeutet auch, dass Interventionsgerontologie unmittelbar der Verschränkung mit Modellvorstellungen von Adaptation und »guter« Entwicklung und damit auch eines Lebensspannenzugangs bedarf (s. dazu insbesondere auch die Beiträge unter »Interventionsgerontologische Basiskonzepte« in diesem Buch).

Wesentliche Anwendungsfelder der Interventionsgerontologie

I Grundlagen

Tabelle 1.1 gibt, modifiziert und erweitert nach Wahl und Zank (2006), einen Überblick über Problembereiche, Interventionsformen und Anbieter/Institutionen.

Tab. 1.1: Anwendungsbereiche der Interventionsgerontologie

Bereich	Beispielhafte Interventionsformen	Beispielhafte Anbieter/Institutionen
Verlust von Alltagskompetenz zur selbstständigen Lebensführung (z. B. Nahrungsaufnahme, Körperpflege, An- und Auskleiden nach Schlaganfall)	Training von Alltagskompetenz, Verhaltensmodifikation, Beratung, Optimierung der gebauten und sozialen Umwelt, Nutzung von Technologien	Ergotherapie, Physiotherapie, Sozialdienst, Tagesklinik, ambulante und stationäre Rehabilitationsteams, Wohnberatung, Betreutes Wohnen
Depression, Ängste, psychosomatische Störungen, posttraumatisches Belastungssyndrom	Psychotherapie (vor allem psychodynamische Ansätze, Verhaltenstherapie, Gesprächstherapie), Pharmakotherapie	Psychotherapeuten, Klinische Psychologen, Psychiater, entsprechende Kliniken und Beratungsstellen
Allgemeine körperliche Fitness, Bewegungsunsicherheit, Sturzängste	Bewegungswissenschaftlich fundierte Interventionen, Krafttraining	Selbsthilfegruppen (z. B. Koronarsportgruppen), Volkshochschulen, Angebote der Krankenkassen
Bedeutsame/krankhafte kognitive Defizite	Differenzierte Diagnostik der Ursachen, ggf. kognitives Training, auch körperliches Training	Memory Clinic, Gedächtnissprechstunde, Neurologen, Psychiater
Normale mit dem Altern verbundene kognitive Verluste	Kognitives Training, Mehrkomponenten-Interventionen einschließlich körperlichem Training, Schaffung von neuen Anregungsbedingungen	Ärzte, Freizeitstätten, Tagespflege, Volkshochschulen, neue Wohnformen
Dementielles Syndrom	Biographieorientierte Aktivierung, Realitätsorientierungstherapie, kognitives Training (vor allem in Frühstadien), Validation, Erinnerungstherapie, Mal- und Musiktherapie, Anpassung der räumlichen Umgebung	Häusliche Pflege, Tagesklinik, Tagespflege, Heime
Kritische Lebensereignisse (wie Multimorbidität, Verwitwung, Umgang mit Sterben und Tod)	Disease-Management Programme, psychosozial orientierte Gruppenarbeit und Beratung, Trainings in sozialen Fertigkeiten, Trauergruppen	Fachkliniken, Krankenkassen, Träger psychosozialer Beratungsangebote, Bestattungsinstitute
Belastung pflegender Angehöriger	Unterstützungsangebote für pflegende Angehörige, Psychoedukation, Entlastungsinterventionen, Psychotherapie	Selbsthilfegruppen (z. B. Alzheimer Gesellschaft), Sozialstationen, Kurzzeitpflege, Tagespflege, Psychotherapeuten

Hierbei zeigt sich unmittelbar, dass das Feld der Interventionsgerontologie in dynamischer Entwicklung begriffen ist und stetig neue Interventionszugänge und -anbieter auf die Bühne treten. Zudem verändert sich durch nachfolgende Kohorten stetig das Erwartungsspektrum der älteren Menschen selbst, was etwa an der wachsenden Inanspruchnahme von Psychotherapie auch durch Ältere und sogar Hochbetagte zu erkennen ist.

Ausblick

Interventionsgerontologie verfolgt, mit wachsendem Erfolg, eine Vielfalt bedeutsamer Ziele, die nicht nur die Lebensqualität alternder Menschen unterstützt, sondern auch das Ansehen und den »Impact« der Alternswissenschaft zunehmend festigt und stärkt. Weiterhin unbefriedigend ist, dass das Potential der heute verfügbaren Interventionsangebote und -möglichkeiten mit großer Wahrscheinlichkeit noch längst nicht ausgeschöpft wird. Verantwortlich hierfür ist wahrscheinlich ein Konglomerat von Faktoren wie fehlende Information auf Seiten der älteren Menschen, ihrer Angehörigen, aber auch von Professionellen, in Verbindung mit einem wohl immer noch weit verbreiteten Interventionspessimismus. Sträflich unterschätzt werden wohl bis heute auch die Anforderungen, die eine erfolgreiche und nachhaltige Implementierung von nachgewiesenermaßen effizienten Interventionen mit sich bringt. Es ist an der Zeit, die »Translation« von Interventionen bei Älteren auch als Forschungsaufgabe und als ein noch vernachlässigtes Evaluationskriterium für »gute Interventionsforschung« zu begreifen.

Literatur

Ball, K., Berch, D. B., Helmers, K. F., Jobe, J. B., Leveck, M. D., Marsiske, M., Morris, J. N., Rebok, G. W.,Smith, D. M., Tennstedt, S. L., Unverzagt, F. W. & Willis, S. L. (2002). Effects of cognitive training interventions with older adults. A randomized controlled trial. *JAMA, 288*, 2271–2281.

Brandtstädter, J. (2007). Konzepte positiver Entwicklung. In J. Brandtstädter & U. Lindenberger (Hrsg.), *Entwicklungspsychologie der Lebensspanne. Ein Lehrbuch* (S. 681–723). Stuttgart: Kohlhammer.

Brehmer, Y. & Lindenberger, U. (2007). Intraindividuelle Variabilität und Plastizität. In M. Hasselhorn & W. Schneider (Hrsg.), *Handbuch der Psychologie* (Handbuch der Entwicklungspsychologie, S. 407–418). Göttingen: Hogrefe.

Lehr, U. M. (Hrsg.). (1979). *Interventionsgerontologie*. Darmstadt: Steinkopff.

Salthouse, T. A. (2006). Theoretical issues in the psychology of aging. In J. E. Birren & K. W. Schaie (Eds.), *Handbook of the psychology of aging* (6th ed., pp. 3–13). Amsterdam: Elsevier.

Smyer, M. A., Zarit, S. H. & Qualls, S. H. (1990). Psychological intervention with the aging individual. In J. E. Birren & K. W. Schaie (Eds.), *Handbook of the psychology of aging* (3 ed., pp. 375–406). New York: Academic Press.

Wahl, H.-W. & Heyl, V. (2004). *Gerontologie: Einführung und Geschichte*. (Band 1 der Reihe »Grundriss Gerontologie«). Stuttgart: Kohlhammer.

Wahl, H.-W. & Zank, S. (2006). Interventions-gerontologie. In W. D. Oswald, U. Lehr, C. Sieber & J. Kornhuber (Hrsg.), *Gerontologie. Medizinische, psychologische und sozialwissenschaftliche Grundbegriffe* (3. Auflage; S. 225–230). Stuttgart: Kohlhammer.

Willis, S. L. (2001). Methodological issues in behavioral intervention research with the elderly. In J. E. Birren & K. W. Schaie (Eds.), *Handbook of the psychology of aging* (5th ed., pp. 78–108). San Diego, CA: Academic Press.

I Grundlagen

2 Multi- und interdisziplinäre Perspektiven

Hermann Brandenburg

Zusammenfassung

Der Beitrag thematisiert zunächst die zentralen Begriffe und benennt die wichtigsten Barrieren für interdisziplinäre Forschung. Am Beispiel der multiprofessionellen Kooperation im Gesundheitswesen werden Möglichkeiten und Grenzen einer Zusammenarbeit erörtert. Abschließend werden Erkenntnisse berücksichtigt, die unter dem Begriff der fairen Kooperation in der Sozialphilosophie herausgearbeitet wurden.

Einführung

Theoretisch unbestritten ist die Notwendigkeit eines disziplinübergreifenden Ansatzes in der Erforschung von Alternsfragen und in der Intervention. Vier Begriffe sind voneinander abzugrenzen (vgl. Karl, 2008, S. 271):

- Der Regelfall (auch der Interventionsforschung) ist die *Monodisziplinarität*. Aus der wissenschaftlichen Perspektive einer Disziplin (z. B. der Gerontopsychologie) wird ein bestimmter Gegenstand analysiert und mit entsprechenden Interventionskonzepten verbunden.
- *Multi- und Pluridisziplinarität* beziehen sich auf das Nebeneinander von mehreren Disziplinen, allerdings noch ohne tatsächliche inhaltliche Zusammenarbeit oder Wechselwirkung. Allerdings findet hier bereits eine gegenseitige Information über die unterschiedlichen Forschungszugänge statt. Dies ist ein wichtiger Schritt, um ein interdisziplinäres Verständnis und Vorgehen zu ermöglichen. »Sofern sich die Integration verschiedener Disziplinen nicht auf eine fundierte Auseinandersetzung mit disziplinspezifischen Inhalten stützen kann, ist Interdisziplinarität nicht mehr als unreflektierter Eklektizismus« (Kruse & Martin, 2004, S. 9).
- *Querdisziplinarität* meint die vornehmlich von einer Disziplin initiierte, bestimmte und koordinierte Zusammenarbeit.
- *Interdisziplinarität* schließt den »Willen und die Bereitschaft zur gleichberechtigten Kooperation, welche auch die Fähigkeiten einschließen, die eigenen Interessen – wenn erforderlich – dem gemeinsamen Ziel unterzuordnen« (Lehr, 1998, S. 54), ein. Lehr betont vier Voraussetzungen, nämlich erstens die Gemeinsamkeiten beim Forschungsgegenstand (in-

klusive der Festlegung der Stichprobe), zweitens eine Vergleichbarkeit beim methodischen Programm, drittens die Tragfähigkeit der Datenverarbeitungsmodelle (aus verschiedenen Disziplinen) sowie viertens die Notwendigkeit einer gemeinsam vorgenommenen Interpretation der Daten. Ähnlich heben auch andere Forscher der Bonner Tradition hervor, dass die Befunde der beteiligten Disziplinen am Ende aufeinander bezogen und im Kontext verschiedener theoretischer Ansätze diskutiert werden müssen (Thomae, Kruse & Olbrich, 1994, S. 3).

- *Transdisziplinarität* ist noch nirgends in der gerontologischen Forschung verwirklicht worden. Hier geht es um die horizontale und vertikale Wechselwirkung von Grundlagenforschung, angewandter Wissenschaft, Planung und Politik – bezogen auf die interdisziplinäre Alterns- und Versorgungsforschung. Diese Perspektive (Mittelstraß, 2004, S. 329) rekurriert am radikalsten auf die Asymmetrie von Problementwicklungen (in Demographie, Alter, Technik) und der disziplinären Eigenlogik der Disziplinen. Deren Grenzen drohen zu Erkenntnisgrenzen zu werden, wenn es nicht gelingt, Forschungszugänge über die fachlichen und disziplinären Konstitutionen der Einzelwissenschaften hinaus weiter zu entwickeln (vgl. grundlegend den Band von Jungert et al., 2010).

Querdisziplinarität, Forschungskooperation, Interdisziplinarität

In der konkreten Zusammenarbeit verschiedener Disziplinen im Feld der gerontologischen Forschung hat nicht selten eine Leitdisziplin die Verantwortung für die spezifische Ausrichtung von Fragestellung, Methodik und Ergebnisinterpretation übernommen. In Deutschland (war) dies lange Jahre die Psychologie (Bonner Schule), in Österreich ist es die Soziologie (vor allem durch Rosenmayr, Amann und Kolland geprägt), im osteuropäischen Kontext ist es häufig die Medizin. Dieses Engagement ist uneingeschränkt zu würdigen, denn ohne dies wären wichtige Altersstudien überhaupt nicht realisiert worden. In Deutschland beispielsweise ist durch die Veröffentlichung der Ergebnisse der Bonner Gerontologischen Längsschnittstudie (BOLSA) ein »Durchbruch interdisziplinärer Gerontologie« gelungen, und zwar »auf der Basis nicht-medizinischer Disziplinen« (Thomae et al., 1994, S. 10). Gleichzeitig muss jedoch zur Kenntnis genommen werden, dass die wissenschaftlichen Zugänge vornehmlich aus der einzelwissenschaftlichen Perspektive der Entwicklungspsychologie erfolgten (Karl, 2008, S. 273). Ähnliches gilt für die »Interdisziplinäre Langzeitstudie des Erwachsenenalters« (ILSE) (vgl. Martin et al., 2000), bei der – neben der Psychologie – auch Medizin, Psychiatrie und Sportwissenschaft involviert waren. Fragestellung(en), theoretische Orientierung und Messinstrumente gründeten primär in Entwicklungspsychologie und psychologischer Biographik (vor allem vor dem Hintergrund der kognitiv-motivationalen Persönlichkeitstheorie von Hans Thomae, ergänzt durch aufgaben- und lebenslauforientierte Ansätze aus der Soziologie (Havighurst, Kohli). In Anlage, Datenerhebung und Auswertung ist man in der Berliner Altersstudie (Lindenberger, Smith, Mayer & Baltes, 2010) einen Schritt weiter gegangen. Wissenschaftler aus 30

Disziplinen (u. a. Biochemie, Innere Medizin, Zahnmedizin, Psychiatrie, Neuropsychologie, Psychologie, Soziologie und Ökonomie) haben vier eng kooperierende Forschungseinheiten gebildet, die sich intensiv an forschungsbezogenen Planungs- und Entscheidungsprozessen beteiligt haben. Die zusammenfassenden Perspektiven wurden interdisziplinär erarbeitet. Trotzdem hat sich nicht vermeiden lassen, »dass sich bei der Popularisierung der BASE-Ergebnisse die Wissenschaftssprache der dominierenden Personen gewissermaßen über die gemeinsam gewonnenen Ergebnisse legt, interdisziplinär gewonnene Ergebnisse querdisziplinär verwendet werden« (Karl, 2008, S. 274).

Barrieren gegen eine interdisziplinäre Zusammenarbeit

Insgesamt wird deutlich, wie herausfordernd die Einlösung eines interdisziplinären Anspruchs tatsächlich ist. Vor allem dann, wenn die Bearbeitung und Interpretation der Daten im Lichte *verschiedener* disziplinärer Perspektiven (und dann auch noch untereinander abgestimmt!) vorgenommen werden soll. Einerseits bilden guter Wille, Bereitschaft und Offenheit für Kooperation eine grundlegende Voraussetzung, andererseits bedarf es intensiver Absprachen sowie einer Struktur für verbindliche und nachhaltige Kooperationen. Besonders zu beachten (und zu reflektieren) sind *wissenschaftsstrukturelle* und *sozialpsychologische* Barrieren gegen interdisziplinäre Interventionen, auf die bereits Schneider (2000) hingewiesen hat. Bezogen auf wissenschaftsstrukturelle Barrieren ist die Abhängigkeit der wissenschaftlichen und beruflichen Karrieren von der »Mutterdisziplin« zu nennen. Die Eigenlogik einzelwissenschaftlicher Denk- und Forschungsstrategien wird dadurch eher gefördert als reduziert. Hinzu kommen die Sozialisation und der Kompetenzerwerb von Wissenschaftlern als Spezialisten *einer* Disziplin – und weniger als Generalisten. Sozialpsychologische Hindernisse sind ebenfalls bedeutsam. Nach der *Theorie sozialer Identität* kann die Differenzierung in separate Gruppen mit einer Höherbewertung der eigenen und einer Abwertung anderer Gruppen verbunden sein. Und nach der *Theorie des realistischen Konflikts* werden Konkurrenten um seltene Güter (Ehre, Geld, Macht) abgewertet und eigene Beiträge als unrealistisch hoch eingeschätzt. Jeder, der weiß, dass der Kampf um Forschungsgelder nicht selten einem »Haifischbecken« (Zitat eines Ministerialbeamten, der für die Zuteilung von Forschungsgeldern zuständig ist) gleicht, dem ist auch bewusst, dass Interdisziplinarität einfach gesagt oder eingefordert, aber schwer zu realisieren ist.

Praxis: Multiprofessionelle Kooperation im Gesundheitswesen

Fragen der multiprofessionellen Kooperation sind vor allem bei Medizin und Pflege untersucht worden (vgl. zusammenfassend: Garms-Homolová & Schaeffer, 1998). Als

Ursachen mangelnder Zusammenarbeit wurden gegenseitige Informationsdefizite (beispielsweise seitens der (Krankenhaus-)Ärzte gegenüber der Arbeit von ambulanten Diensten), unterschiedliche Grade der Professionalisierung (z. B. im Hinblick auf die gesellschaftliche Dominanz und Machtstellung der Ärzte im Unterschied zum »schlechten« Image der Pflegeberufe) und verschiedene Qualifizierungs- und Sozialisationsverläufe identifiziert. Bei der Verbesserung der Zusammenarbeit reichen Qualifikation und Reflexion allein nicht aus. Solange nicht rechtliche, finanzielle und organisatorische Voraussetzungen die (historisch entstandene und damit veränderbare) Monopolstellung der Ärzte in der Heilkunde in Frage stellen und verändern, wie dies beispielsweise im angloamerikanischen Ausland oder in Skandinavien der Fall ist, wird sich substantiell wenig ändern.

Exemplarisch soll ein inhaltlicher Bereich vertiefend betrachtet werden, an dem sich Möglichkeiten und Grenzen einer multiprofessionellen Zusammenarbeit aufzeigen lassen. Es geht um die Qualitätssicherung (besser: Qualitätsentwicklung) in der Langzeitpflege. Erwähnt sei die Studie der Pflegewissenschaftlerin und Soziologin Ulrike Höhmann. Sie hat eine Untersuchung zur »kooperativen Qualitätsentwicklung« im Gesundheitswesen durchgeführt, und zwar unter Beteiligung von Kommunen, Kliniken, ambulanten Diensten, Hausärzten und Angehörigen (vgl. Höhmann, Müller-Mundt & Schulz, 1998). Konkret stand die Entwicklung und Arbeitsweise einer Pflegekonferenz im Vordergrund, die u. a. das Entlassungsmanagement und die nachstationäre Behandlung und Versorgung von Alterspatienten verbessern wollte. Ausgangspunkt ist die Erkenntnis, dass klassische Qualitätsstrategien im Sinne primär extern vorgegebener Anforderungen an die Sicherung von Pflege- und Versorgungsqualität an Grenzen geraten. Es fehlt vor allem ein übergreifender Konsens, und ein öffentlicher Diskurs über Inhalte findet nur rudimentär statt. Weil die Qualitätsnormen der verschiedenen Berufsgruppen nicht (oder nur ansatzweise) zur Geltung kommen, werden betriebswirtschaftliche Erfolge oder eine angebliche Befriedigung von Kundenwünschen »als Indikatoren für gute Ergebnisqualität missdeutet« (Höhmann, 2009, S. 21). Nach wie vor fehlen systematische, berufs- und einrichtungsübergreifende Qualitätsansätze, die jenseits der Orientierung an harten medizinischer Outcomes (z. B. Mortalität) die Lebensqualität und die Lebenswelt der Patienten und Bewohner stärker berücksichtigen. Höhmann et al. (1998, vgl. auch Höhmann, 2009) haben folgende Vorschläge erarbeitet, die für die Frage der Interdisziplinarität in der Gerontologie (und der multiprofessionellen Kooperation) fruchtbar gemacht werden können:

- Es müssen einrichtungs- und berufsgruppenübergreifende Aushandlungsprozesse auf regionaler Ebene (z. B. bei Landkreisen und Kommunen) initiiert werden. Motivierte, autorisierte und kompetente Mandatsträger für chronisch kranke alte Menschen sind an der Erarbeitung eines inhaltlichen Qualitätskonsens zu beteiligen. Dazu gehören Kliniken, Heime, ambulante Dienste, Kostenträger, Medizinischer Dienst der Krankenkassen, Patienten und Vertreter der Angehörigen.
- Im Mittelpunkt der aus diesen Akteuren bestehenden »Qualitätsarbeitsgruppe« stehen modellhaftes Lernen und Kompetenzerwerb, d. h. »kooperative Selbstqualifizierungsprozesse«. Wichtig sind nicht nur operative Absprachen. Grundlegend müssen die Grenzen der jeweiligen professionellen Logiken deutlich gemacht werden.
- Ziel ist letztlich die Erarbeitung verständigungsorientierter Kooperationen, und zwar auf der Grundlage eines gemeinsam akzeptierten Versorgungsmodells.

I Grundlagen

Aushandlungsgrundlage sind die Fach- und Qualitätsnormen der Beteiligten, die sich als aktueller Stand des medizinisch-pflegerischen Wissens legitimieren müssen. Thematisch bieten sich Fragen des Entlassungsmanagements, der Versorgung von Menschen mit Demenz (ambulant wie stationär), Palliative Care, Ernährungsfragen und vieles mehr an, bei denen systematisch bei mangelnder Kooperation Qualitätsprobleme vorgezeichnet sind.

Insgesamt bietet dieser Ansatz die Chance, die professionellen Anliegen der Beteiligten unter verschiedenen institutionellen Kontexten zur Geltung zu bringen. Und zwar in der Art und Weise, dass das Qualitätsethos und die »soziale Ehre« (Richard Sennett) der beteiligten Berufsgruppen adäquat gewürdigt und durch Verfahrensanweisungen wirksam und nachhaltig zum Nutzen des alten Menschen umgesetzt werden.

Ausblick

Multi-, Inter- und Transdisziplinarität sind nur voranzutreiben, wenn eine *faire Kooperation* (Rawls, 2003) der Akteure realisiert wird. Ausgangspunkt ist die Annahme, dass sich alle Beteiligten grundsätzlich auf etwas Neues, Gemeinsames einstellen müssen, damit die Zusammenarbeit gelingt. Eigene Denkweisen und Praktiken müssen in Frage gestellt werden, eine Distanz zur eigenen professionellen Haltung und damit die Einsicht in deren Bedingtheit und Relativität sind notwendig. Rawls (2003, S. 82) hat folgende Kriterien aufgestellt, denen ein »faires System der Kooperation« genügen muss:

- Es »wird von öffentlich anerkannten Regeln und Verfahren geleitet, die von den Beteiligten akzeptiert und von diesen als angemessene Regeln für ihr Handeln betrachtet werden.«
- »Faire Bedingungen der Kooperation konkretisieren eine Vorstellung von Reziprozität: alle, die sich beteiligen und ihren Beitrag leisten, so wie es die Regeln und Verfahren fordern, müssen nach Maßgabe einer geeigneten Ver-

gleichsbasis in angemessener Weise davon profitieren.«
- »Die Idee sozialer Kooperation setzt eine Vorstellung davon voraus, was für jeden Teilnehmer rationalerweise vorteilhaft oder gut ist. Die Vorstellung des Guten konkretisiert, was die an der Kooperation Beteiligten – seien es nun Individuen, Familien oder Vereinigungen oder sogar Regierungen von Völkern – zu erreichen versuchen, wenn das System von ihrem eigenen Standpunkt aus betrachtet wird.«

Rawls verfolgt ein pragmatisches Ziel: Er möchte zeigen, dass es denkbar und möglich ist, in der Kooperation zu einem tragfähigen »übergreifenden Konsens« zu gelangen, d. h. sich auf etwas Gemeinsames zu verpflichten, ohne – und das ist entscheidend! – die eigenen Überzeugungen und Handlungsziele aufzugeben. *Wechselseitige Anerkennung* ist also zwingend und ermöglicht dann eine faire Kooperation, die nicht nur aus der Perspektive der eigenen Disziplin, Eigeninteressen etc. definiert wird.

Literatur

Garms-Homolová, V. & Schaeffer, D. (Hrsg.) (1998). *Medizin und Pflege*. Wiesbaden: Urban & Fischer.

Höhmann, U. (2009). Voraussetzungen und Möglichkeiten berufs- und einrichtungsübergreifender Kooperation zur Verbesserung der Versorgungssituation pflegebedürftiger Menschen. In: R. Stemmer (Hrsg.), *Qualität – trotz knapper Ressourcen* (S. 11–28). Hannover: Schlütersche.

Höhmann, U., Müller-Mundt, G. & Schulz, G. (1998). *Qualität durch Kooperation*. Frankfurt: Mabuse.

Jungert, M., Romfeld, E., Sukopp, T. & Voigt, U. (Hrsg.) (2010). *Interdisziplinarität. Theorie, Praxis, Probleme*. Darmstadt: Wissenschaftliche Buchgesellschaft.

Karl, F. (2008). Interdisziplinarität und Internationalisierung in der Befassung mit Altern und Alter. In: K. Aner & U. Karl (Hrsg.), *Lebensalter und Soziale Arbeit, Band 6, Ältere und alte Menschen* (S. 270–282). Hohengehren: Schneider.

Kruse, A. & Martin, M. (2004). Vorwort. In: A. Kruse & M. Martin (Hrsg.), *Enzyklopädie der Gerontologie. Alternsprozesse in multidisziplinärer Sicht* (S. 9–10). Bern: Huber.

Lehr, U. (1998). Soziale Gerontologie – ein interdisziplinäres Fach. Entwicklung, Situation und Perspektiven (Ergebnisse und Probleme interdisziplinärer Forschung). In: C. Behrend & P.

Zeman (Hrsg.), *Soziale Gerontologie. Ein interdisziplinäres Fach – Grundlagen, Entwicklungen und aktuelle Fragestellungen* (S. 51–60). Berlin: Duncker & Humblot.

Lindenberger, U., Smith, J., Mayer, K. U. & Baltes, P. B. (Hrsg.) (2010). *Die Berliner Altersstudie* (3. erw. Aufl.). Berlin: Akademie Verlag.

Martin, P., Ettrich, K.U., Lehr, U., Roether, D., Martin, M. & Fischer-Cyrulies, A. (Hrsg.) (2000). *Aspekte der Entwicklung im mittleren und höheren Lebensalter. Ergebnisse der Interdisziplinären Längsschnittstudie des Erwachsenenalters (ILSE)*. Darmstadt: Steinkopff.

Mittelstraß, J. (2004). Artikel: Transdisziplinarität. In: J. Mittelstraß (Hrsg.), *Enzyklopädie Philosophie und Wissenschaftstheorie* (Band 4, Sp-Z; S. 329). Stuttgart: Metzler.

Rawls, J. (2003). *Politischer Liberalismus*. Frankfurt a.M.: Suhrkamp.

Schneider, H.D. (2000). Interdisziplinäre Perspektiven. In: H.W. Wahl & C. Tesch-Römer (Hrsg.), *Angewandte Gerontologie in Schlüsselbegriffen* (S. 21–26). Stuttgart: Kohlhammer.

Thomae, H., Kruse, A. & Olbrich, E. (1994). Gerontologie – Positionen einer »neuen« Disziplin. In: E. Olbrich, K. Sames & A. Schramm (Hrsg.), *Kompendium der Gerontologie* (Band 1, Teil II, S. 1–6). Landsberg: ecomed.

3 Epidemiologische Grundlagen

Siegfried Weyerer

Zusammenfassung

Neben der biologisch-naturwissenschaftlichen und der klinischen Forschung stellt die Epidemiologie eine der drei Grundlagen der wissenschaftlichen Medizin dar. Epidemiologie beschäftigt sich mit der Häufigkeit, dem Verlauf, den Risiken und Folgen von Erkrankungen. Darüber hinaus liegt ihre praktische Bedeutung in der Entwicklung von Methoden der Vorbeugung, Behandlung und Rehabilitation und der Prüfung ihrer Wirksamkeit und Risiken (Therapieforschung) und der Evaluation von Einrichtungen und Systemen der Versorgung (Versorgungsforschung). Körperliche und psychische Erkrankungen sowie damit verbundene Einschränkungen der Alltagsaktivitäten treten überdurchschnittlich häufig bei älteren Menschen auf; sie verlaufen häufig chronisch und erhöhen die Inanspruchnahme von medizinischen Institutionen und Einrichtungen der Altenhilfe erheblich. Im höheren Alter gewinnen medizinische und pflegerische Interventionen an Bedeutung für die Gesundheit einer Person.

Einführung

Ursprünglich befasste sich die Epidemiologie, und davon leitet sich ihr Wortsinn ab, mit Epidemien übertragbarer Krankheiten. Später weitete sich der Gegenstandsbereich auf das gesamte Spektrum akuter und chronischer Erkrankungen aus. Epidemiologische Forschung in der Gerontologie und Geriatrie verfolgt zwei Ziele:

- Ermittlung der räumlichen und zeitlichen Verteilung von Erkrankungen in der Altenbevölkerung und der unterschiedlichen Häufigkeit ihres Auftretens im Zusammenhang mit demographischen, genetischen, Verhaltens- und Umweltfaktoren (*deskriptive Epidemiologie)*.
- Untersuchung der Bedingungen des Auftretens und des Verlaufs von Erkrankungen im Alter mit dem Ziel, das Wissen über Ursachen, Risiko- und Auslösefaktoren von Krankheitsepisoden und Krankheitsfolgen zu vertiefen (*analytische Epidemiologie).*

Diese Erkenntnisse sind von zentraler Bedeutung zur Entwicklung von Strategien, chronische Erkrankungen und damit verbundene Funktionseinschränkungen des höheren Lebensalters zu verhüten oder in ihrem zeitlichen Auftreten bzw. ihrer Progredienz hinauszuzögern (Kompressionstheorie). Bei der Kompressionshypothese geht man davon aus, dass die allgemeine Verlängerung der Lebenserwartung und die zunehmende Konzentration der Sterblichkeit auf die Hochaltrigen (Kompression der Mortalität) auch begleitet wird von einer Verkürzung der Lebensphase, in der mit schweren gesundheitlichen Beeinträchtigungen zu rechnen ist. Gemäß der Kompressionsthese bleiben die älteren Menschen trotz steigender Lebenserwartung von funktionalen Einschränkungen verschont: Aufgrund einer gesünderen Lebensweise und des medizinischen Fortschritts wird das Auftreten chronischer Behinderungen verzögert und in seiner Schwere gemildert.

Unter einer Lebenslaufperspektive sind epidemiologische Studien besonders hilfreich, in denen mit Hilfe identischer Erhebungsinstrumente die Häufigkeit psychischer und körperlicher Erkrankungen für verschiedene Altersgruppen ermittelt wird. Auf diese Weise sind Differenzierungen innerhalb der sehr heterogenen Gruppe alter Menschen (junge Alte versus alte Alte) und Vergleiche mit Erwachsenen jüngeren und mittleren Alters möglich.

Eine zentrale Aufgabe der deskriptiven Epidemiologie besteht in der Bedarfsermittlung für die Planung von medizinischen und pflegerischen Diensten. Gelingt es mit Hilfe von Fallregistern (z. B. Krebsregister, psychiatrisches Fallregister) alle medizinisch Behandelten einer definierten Bevölkerung zu erfassen, dann sind Aussagen über Quantität und Qualität der Versorgung möglich. Werden solche Erhebungen fortlaufend als kumulative Register durchgeführt, so lassen sie auch auf Veränderungen des Bedarfs schließen, bedingt etwa durch Zu- oder Abnahme von Erkrankungen oder durch Veränderungen in Versorgungssystemen, verursacht beispielsweise durch Verlegung von Langzeitpatienten aus Krankenhäusern in Heime oder durch den

Erfolg oder Misserfolg neuer Therapieverfahren. Ein wesentlicher Anteil von Morbiditätsveränderungen und des Bedarfs an Versorgungseinrichtungen ist auf demographische Veränderungen zurückzuführen. Beispielsweise ist in den kommenden Jahrzehnten aufgrund der Zunahme älterer, vor allem hochbetagter Menschen mit einem beträchtlichen Anstieg der Zahl Demenzkranker zu rechnen.

Die Ermittlung des tatsächlichen bzw. des unversorgten Bedarfs erfordert zusätzlich repräsentative Untersuchungen in der Allgemeinbevölkerung. Gewinnt man im Rahmen sog. Feldstudien Angaben über Anzahl und Art der Krankheitsfälle und der Versorgungsbedürfnisse einer bestimmten Bevölkerung, so lässt sich die Differenz von versorgtem und unversorgtem Bedarf ermitteln (Weyerer & Bickel, 2007). Die Erfassung des Bedarfs auf der Problemebene liefert aber noch keine ausreichenden Informationen über die Art der benötigten Interventionen. Häufig kommen zur Lösung eines Problems mehrere Interventionen durch verschiedene Akteure und Einrichtungen in Frage. Bei der Auswahl der Interventionen sollten die Kriterien der evidenzbasierten Pflege berücksichtigt werden. Das bedeutet, dass die derzeit besten wissenschaftlichen Belege in die Pflegepraxis integriert werden unter Einbezug theoretischen Wissens, der Erfahrung der Pflegenden, der Vorstellungen des Klienten und der vorhandenen Ressourcen.

Die Identifikation von Risikofaktoren für Erkrankungen und funktionelle Beeinträchtigungen im Rahmen der analytischen Epidemiologie ist von großer praktischer Bedeutung. Wenn sie eine direkte (ätiologische) oder indirekte kausale (z. B. auslösende oder ursachenvermittelnde) Bedeutung haben, kann ihre Ausschaltung präventive Wirkung haben.

Ein gutes Beispiel für die analytisch-epidemiologische Forschung bei älteren Menschen ist die Übersichtsarbeit von Stuck,

Walthert, Nikolaus, Bula, Hohmann & Beck (1999), in der eine Reihe potentiell modifizierbarer Risikofaktoren (z. B. Depression, körperliche Inaktivität, defizitäres Gesundheitsverhalten) für funktionelle Beeinträchtigungen identifiziert werden.

Ein umfassender Überblick zu Häufigkeit, Verlauf, Risikofaktoren und Behandlung von psychischen und körperlichen Erkrankungen im höheren Lebensalter wird in den Arbeiten von Weyerer & Bickel (2007) und Weyerer, Ding-Greiner, Marwedel & Kaufeler (2008) gegeben.

Epidemiologische Maßzahlen

Epidemiologische Messziffern enthalten im Wesentlichen drei Elemente: die Häufigkeit einer Krankheit, die Zahl der Personen, auf die sich die Häufigkeitsziffer sinnvollerweise bezieht und den Zeitfaktor, d. h. den Zeitpunkt der Messung, die Zeitperioden des Auftretens und die Dauer der Krankheit (Beaglehole, Bonita & Kjellström, 1997). Die *Prävalenz* ist das am häufigsten benutzte Krankheitsmaß. Man versteht darunter die Gesamtzahl aller Fälle, die zu einem bestimmten Zeitpunkt (Punktprävalenz) oder während einer Zeitperiode (Periodenprävalenz) auftreten, wobei häufig ein Jahr gewählt wird. Die lebenslange Prävalenz umfasst den Anteil der an einem bestimmten Stichtag lebenden Bevölkerung, die irgendwann in ihrem Leben eine bestimmte Krankheit hatte. Je nach dem wie stark die untersuchte Erkrankung mit dem Mortalitätsrisiko assoziiert ist, können sich Verzerrungen ergeben. Ein weiteres Problem, frühere Krankheitsepisoden über einen sehr langen Zeitraum zu erinnern, tritt vor allem bei älteren Menschen auf, bei denen zudem die Risikoperiode am längsten ist.

Unter *Inzidenz* versteht man die Häufigkeit der neu aufgetretenen Krankheiten innerhalb eines Zeitraums (z. B. eines Jahres). Die Bestimmung erfolgt in der Regel mit Hilfe einer Longitudinalstudie mit mindestens zwei Querschnitten. Die Inzidenzrate wird berechnet als der Quotient der im Intervall Neuerkrankten, dividiert durch die Anzahl der Personen, die vor und während des ersten Querschnitts nicht an der betreffenden Krankheit litten. Ist es nicht möglich, eine definierte Bevölkerung über eine längere Periode hinweg vollständig zu beobachten, errechnet man als Nenner die Personenjahre, wobei jeder Proband nur so viele Jahre zur Risikopopulation beiträgt, wie er tatsächlich beobachtet wurde. Die Berechnung von Personenjahren bietet sich vor allem in mehrjährigen Verlaufsstudien älterer Menschen an, wo aufgrund der Mortalität die Beobachtungszeiten der Probanden stark variieren können.

Falldefinition und Erfassung von Erkrankungen und funktionellen Beeinträchtigungen

Eine exakte Falldefinition stellt eine unerlässliche Voraussetzung in der epidemiologischen Forschung dar, um Häufigkeiten von Erkrankungen und funktionellen Einschränkungen vergleichen und Hypothesen über ihre Ursachen und Verläufe überprüfen zu können. Eine gute operationale Falldefinition sollte auf einem Glossar beruhen mit präzisen Einschluss- und Ausschlusskriterien und dem klinisch trainierten Untersucher festgelegte Richtlinien liefern, die ihn befähigen, eine Entscheidung über Fall/ Nichtfall zu treffen. Primär basierend auf klinischen Symptomen sollte die Klassifikation von Erkrankungen mit Hilfe eines akzeptierten Systems wie der »International Classification of Diseases« (ICD) erfolgen. Zusätzlich zu den diagnostischen Kriterien ist es vor allem für die sachgerechte Planung von Interventionsmaßnahmen von zentraler Bedeutung, Informationen über weitere Parameter zu gewinnen: Behandlungsbedürftigkeit und Behandlungsmotivation, Schweregrad, Dauer und Verlauf der Erkrankung, mögliche Risiko- und Schutzfaktoren sowie die funktionelle Beeinträchtigung in verschiedenen Lebensbereichen. Bei älteren Menschen bietet es sich darüber hinaus an zu unterscheiden, ob Erkrankungen erstmals im Alter auftreten und, wie beispielsweise bei der Demenz, eng an das Alter geknüpft sind oder ob es sich um Krankheiten handelt, die den Menschen bereits in früheren Lebensabschnitten treffen und ihn bis ins hohe Alter als chronische Erkrankungen begleiten.

Bei der Identifikation von Erkrankungen können auch bei älteren Menschen *Screeningverfahren* (möglichst kurze Tests oder Selbstbeurteilungsskalen) sinnvoll eingesetzt werden, vorausgesetzt die Instrumente haben eine ausreichend hohe Sensitivität und Spezifität. Die Anwendung von Screeninginstrumenten kann jedoch eine differenzierte Diagnostik nicht ersetzen.

Bei der Erfassung körperlicher und psychischer Erkrankungen ist zu berücksichtigen, dass die Beteiligung an epidemiologischen Studien mit zunehmendem Alter stark abnimmt (Kelsey, O'Brien, Grisso & Hoffmann, 1989). Ältere Menschen sind überdurchschnittlich häufig in ihrer sensorischen und kognitiven Leistungsfähigkeit eingeschränkt, was ihre direkte schriftliche oder mündliche Befragung stark erschwert. Will man eine Unterschätzung der Häufigkeit schwerwiegender Erkrankungen (z. B. Demenzen) verhindern, so ist eine Befragung geeigneter Bezugspersonen (Angehörige, Hausärzte oder Pflegepersonal) unabdingbar.

Typen epidemiologischer Studien

In der Epidemiologie unterscheidet man üblicherweise vier Forschungsdesigns: Querschnittsstudien, Längsschnittstudien, Fall-Kontroll-Studien und Interventionsstudien. Unter einer *Querschnittsstudie* versteht man die einmalige Untersuchung einer geographisch definierten Population zu einem bestimmten Zeitpunkt. Da mit ihrer Hilfe die Prävalenz von Krankheiten ermittelt wird, bezeichnet man sie auch als Prävalenzstudie. Die im Rahmen von Querschnittsuntersuchungen gewonnenen Prä-valenzdaten liefern wichtige Informationen für die Planung im medizinischen und psychosozialen Bereich.

Im Vergleich zu Querschnittsuntersuchungen haben prospektive *Längsschnittstudien* vor allem folgende Vorteile: Die Beziehungen zwischen Risikofaktoren und Erkrankungen lassen sich in eine zeitliche Ordnung bringen, die eine Grundvoraussetzung für die Erkennung von Kausalzusammenhängen ist. Sie ermöglichen eine genaue Bestimmung der Inzidenz, des natürlichen Verlaufs und des Ausgangs einer Krankheit.

Im Unterschied zu Querschnitts- und Longitudinalstudien geht man bei *Fall-Kontroll-Studien* von Personen mit einer bestimmten Krankheit aus (Indexgruppe) und vergleicht diese mit solchen, welche diese Krankheit nicht haben (Kontrollgruppe). Das Design bietet sich vor allem dann an, wenn Risikofaktoren für seltene Erkrankungen oder die Wirksamkeit von Interventionen ermittelt werden sollen.

Das vierte epidemiologische Forschungsdesign »Experimentelle Studien« ist von besonderer Relevanz für die Interventionsgerontologie (Mittelman, 2008). Zu berücksichtigen sind dabei sowohl krankheitspräventive Interventionen (Reduktion von Risikoverhalten und Risikofaktoren in Person und Umwelt) als auch gesundheitsfördernde Interventionen (Stärkung von personen- und/oder umweltbezogenen Ressourcen und Schutzfaktoren).

Die Bedeutung von epidemiologischen Interventionsstudien

Mit Hilfe von *Interventionsstudien* oder experimentellen Studien ist es möglich, Ursache-Wirkungsbeziehungen dadurch zu untersuchen, dass der vermutete kausale Faktor bei weitgehender Kontrolle der Untersuchungsbedingungen modifiziert wird. Die Wirkungen (z. B. Anwendung einer neuen Therapie) werden gemessen, indem man die Expositionsfolgen in der experimentell untersuchten Gruppe/Interventionsgruppe und der Kontrollgruppe vergleicht. Die randomisierte kontrollierte Studie (RCT: **R**andomized **C**ontrolled **T**rial) ist für die Bewertung der Wirksamkeit einer Intervention das beste Studiendesign und liefert die zuverlässigsten Ergebnisse. *Randomisierung* bedeutet, dass die Zuordnung zu einer Interventionsgruppe zufällig erfolgt: Auf diese Weise kann die Einflussnahme des Untersuchers auf die Zuordnung einer Therapie und damit auf die Studienergebnisse ausgeschlossen werden. Des Weiteren ist die gleichmäßige Verteilung von Einflussfaktoren sichergestellt. Kontrolliert heißt die Studie, weil die Ergebnisse der Interventionsgruppe mit denen der Kontrollgruppe (keine Intervention oder Kontrollintervention) verglichen werden. Wichtig ist, dass die Intervention eindeutig

operationalisiert und beschrieben ist, so dass sie nachvollziehbar ist und repliziert werden kann.

Sowohl aus praktischen als auch aus ethischen Gründen sind in der Interventionsgerontologie experimentelle Designs häufig nicht möglich. Ein Beispiel liefert die Übersichtsarbeit von Livingston, Jonston, Katona, Paton und Lyketsos (2005) über psychologische Interventionen zur Besserung von Verhaltensauffälligkeiten bei demenzkranken Menschen. Von den 161 ausgewählten Publikationen waren nur neun randomisierte kontrollierte Studien, die somit den höchsten Evidenzgrad für therapeutische Interventionen erfüllten. Die meisten Studien basierten auf einem quasi-experimentellen Design.

Das *Quasi-Experiment* unterscheidet sich vom Experiment darin, dass die Teilnehmer nicht zufällig auf die Interventions- und Kontrollgruppe aufgeteilt werden, d. h. man untersucht natürlich existierende, nicht-randomisierte Gruppen (z. B. Demenzkranke in »Special Care Units« und traditionell integrativ betreute Demenzkranke). Das zentrale Problem solcher Studien ist die Selbstselektion der Untersuchungspersonen. Im Rahmen von Evaluationsstudien müssen die Selektionseffekte berücksichtigt und mögliche Störeffekte zwischen Interventionsgruppe und Kontrollgruppe mit Hilfe elaborierter Datenanaly-

severfahren ausgeglichen werden (Weyerer, Schäufele, Hendlmeier, Kofahl & Sattel, 2006).

Ausblick

Im Vergleich zu anderen westlichen Ländern ist die epidemiologische Forschung in Deutschland unterentwickelt. Beispielsweise ist an zahlreichen nordamerikanischen Universitäten das Fach Epidemiologie (einschließlich entsprechender Postgraduiertenprogramme für Mediziner und Sozialwissenschaftler) seit Jahrzehnten institutionalisiert. In Deutschland konnte dieses Defizit durch verschiedene Maßnahmen wie der Etablierung von Sonderforschungsbereichen und Public-Health-Verbünden gemindert werden.

In epidemiologischen Studien werden alte, vor allem hochaltrige Menschen häufig ausgeschlossen. Befunde aus Studien an jüngeren Altersgruppen werden häufig ungeprüft auf das höhere Lebensalter übertragen. Diesem Mangel an empirischer Evidenz sollte durch spezielle Förderung gerontologischer epidemiologischer Studien begegnet werden (Bundesministerium für Familie, Senioren, Frauen und Jugend, 2002). Insbesondere für die Optimierung der medikamentösen, psychosozialen und pflegerischen Behandlung alter Menschen sowie die Anpassung von Therapierichtlinien an die speziellen Bedürfnisse alter Menschen sind Untersuchungen hilfreich, die beispielsweise seit 2007 im Rahmen mehrerer BMBF-Forschungsverbünde durchgeführt werden:

- Komorbidität und Multimorbidität in der hausärztlichen Versorgung (Multi-Care)

- Entwicklung eines Modells gesundheitlicher Versorgung älterer Menschen mit mehrfachen Erkrankungen (Priscus)
- Multimorbidität und Gebrechlichkeit im hohen Alter (ESTHER-Netzwerk)
- Longitudinale Urbane Cohorten-Alters-Studie (LUCAS)
- Autonomie trotz Multimorbidität im Alter (AMA).

Für viele chronische Erkrankungen des höheren Lebensalters sind Risikofaktoren bekannt, die durch Interventionen beeinflusst werden können. Durch eine Reduktion dieser Risikofaktoren könnten mehr Menschen ein hohes Lebensalter in guter Gesundheit erreichen. Eine Reihe quantitativ sehr bedeutsamer Risikofaktoren wie Rauchen, Alkoholmissbrauch, Bewegungsmangel und Übergewicht treten bereits in jüngeren Jahren auf. Dies erfordert eine Stärkung präventiver Maßnahmen, die weit vor der Hochaltrigkeit ansetzen müssen. Zum Anderen geht es darum, die auch im höheren Lebensalter vorhandenen Rehabilitationspotentiale zu nutzen. Aus der gerontologischen Forschung wissen wir, dass ältere Menschen mit chronischen Erkrankungen und deutlichen Kompetenzverlusten über Reservekapazitäten verfügen, die bei Interventionsmaßnahmen erfolgversprechend genutzt werden könnten.

Literatur

Beaglehole, R., Bonita, R. & Kjellström, T. (1997). *Einführung in die Epidemiologie.* Bern: Hans Huber.

Bundesministerium fur Familie, Senioren, Frauen und Jugend (2002). *Vierter Bericht zur Lage der älteren Generation in der Bundesrepublik Deutschland: Risiken, Lebensqualität und Versorgung Hochaltriger unter besonderer Berücksichtigung demenzieller Erkrankungen.* Berlin.

Kelsey, J.L., O'Brien, L.A., Grisso, J.A. & Hoffman, S. (1989): Issues in carrying out epidemiologic research in the elderly. *American Journal of Epidemiology, 130,* 857–866.

Livingston, G., Jonston, K., Katona, C., Paton, J. & Lyketsos, C. G. (2005) Systematic review of psychological approaches to the management of neuropsychiatric symptoms of dementia. *American Journal of Psychiatry, 162*(11), 1996–2021.

Mittelman, M.S. (2008). Psychosocial intervention research: Challenges, strategies and measurement issues. *Age & Mental Health, 12*(1), 1–4.

Stuck, A.E., Walthert, A.M., Nikolaus, T., Bula, C.J., Hohmann, C. & Beck, J.C. (1999). Risk factors for functional status decline in community-living elderly people: a systematic literature review. *Social Science & Medicine, 48,* 445–469.

Weyerer, S. & Bickel, H. (2007). *Epidemiologie psychischer Erkrankungen im höheren Lebensalter.* Stuttgart: Kohlhammer.

Weyerer, S., Ding-Greiner, C., Marwedel, U. & Kaufeler, T. (2008). *Epidemiologie körperlicher Erkrankungen und Einschränkungen im Alter.* Stuttgart: Kohlhammer.

Weyerer, S., Schäufele, M., Hendlmeier, I., Kofahl, C. & Sattel, H. (2006). *Demenzkranke Menschen in Pflegeeinrichtungen. Besondere und traditionelle Versorgung im Vergleich.* Stuttgart: Kohlhammer.

4 Neurowissenschaftliche Grundlagen

Claudia Voelcker-Rehage

Zusammenfassung

Charakterisiert ist die Gehirnalterung durch Veränderungen in Anatomie und Funktion. Das Gehirnvolumen nimmt ab und ältere Menschen zeigen von jüngeren Personen unterschiedliche Gehirnaktivierungen, die je nach Muster als Kompensation oder ineffektivere Verarbeitung interpretiert werden. Beobachtet werden aufgabenspezifische Über- oder Unteraktivierung des Gehirns sowie funktionelle Reorganisationen. Die einzelnen Gehirnregionen und Strukturen sind unterschiedlich stark von den Veränderungen betroffen. Auch die Unterschiede zwischen Personen sind groß. Strukturelle und funktionelle Altersveränderungen können durch Krankheiten, Umgebungseinflüsse und Verhalten modifiziert werden. Damit existieren auch im Alter vielfältige Möglichkeiten für Interventionen, die den Alternsprozess verzögern und die kognitiven Funktionen erhalten können.

Einführung

Das Gehirn wird in fünf Bereiche geteilt: Großhirn, Kleinhirn, Zwischenhirn, Mittelhirn und Nachhirn. Das Großhirn ist der größte und höchstentwickelte Hirnabschnitt und ist in der Mitte in zwei Hemisphären geteilt, die über einen dicken Nervenstrang (Corpus callosum oder Balken) miteinander verbunden sind. Das Großhirn besteht aus der Großhirnrinde (Kortex), einer 2–4 mm dicken Schicht aus Nervenzellkörpern (graue Substanz), und den subkortikalen Nervenfasern und -bahnen (weiße Substanz), die verarbeitete Impulse weiterleiten (weitere neurowissenschaftliche Grundlagen s. Birbaumer & Schmidt, 2010). Die Strukturen und Funktionen des Gehirns unterliegen über die gesamte Lebensspanne ständiger Veränderung. Neue Anregungen und Aufgaben haben hierauf ebenso einen Einfluss wie Unterforderung oder Nichtgebrauch. Neben diesen gebrauchsabhängigen Änderungen sind primäre, nicht beeinflussbare Altersveränderungen zu beobachten. Diese Veränderungen betreffen sowohl die Struktur bzw. die Anatomie des Gehirns, also sein Erscheinungsbild, als auch die Funktion, also die Art und Weise, wie bestimmte Aufgaben gelöst werden.

Strukturelle Veränderungen des Gehirns

Strukturelle Veränderungen betreffen die graue und weiße Substanz und die mit Flüssigkeit gefüllten Hohlräume (Ventrikel) des Gehirns. Die Dichte und Dicke der grauen Substanz ändert sich ebenso wie die Dichte und Mikrostruktur der weißen Substanz. In der Folge nimmt das Gehirnvolumen in unterschiedlichen Bereichen ab und das Gehirngewicht verringert sich.

Strukturänderungen der grauen Substanz

In Bezug auf die graue Substanz war seit den 1950er Jahren die Ansicht verbreitet, dass die Anzahl der Nervenzellen (Neurone) im Gehirn mit dem Alter abnimmt. Inzwischen weiß man, dass die Neuronenzahl im alternden Gehirn nur geringfügig reduziert ist oder sogar konstant bleibt (Peters, 2002) und sich eher die Größe und Dichte der Neuronen verändert. Entsprechend wird ein geringeres Volumen der grauen Substanz im Alter nicht mehr auf Zelltod, sondern auf eine geringere Vernetzung zwischen den Nervenzellen, also eine Abnahme der Synapsen, zurückgeführt (Peters, 2002). Es bilden sich vor allem Dendriten, also diejenigen Nervenfortsätze, die der Aufnahme synaptisch übertragener Information dienen, zurück und mit ihnen die Spines, kleine dendritische Dornfortsätze. Die Spines sind ein wichtiger Ort synaptischer Übertragung, durch die die Oberfläche von Dendriten vergrößert wird und somit mehr Synapsen gebildet werden können. Die Abnahme der Dendriten und Spines geht mit einem Rückgang der Versorgungsstrukturen des Gehirns einher, wie der Blutkapillaren und derjenigen Zellen, die die Verbindung zwischen Blutkapillaren und Neuronen darstellen (Gliazellen).

Strukturänderungen der weißen Substanz

Neben Veränderungen im Volumen haben Studien Veränderungen in der Mikrostruktur der weißen Substanz gezeigt. Die Dichte und strukturelle Integrität der Nervenfortsätze, die Nervenimpulse von den Neuronen wegleiten (Axone), und die Myelinisierung verschlechtern sich. Diese Veränderungen werden als sogenannte Hyperintensitäten (white matter hyperintensities, WMH) sichtbar (Raz & Rodrigue, 2006). Veränderungen in der weißen Substanz werden häufig als Basis für die altersabhängige Verlangsamung kognitiver Prozesse betrachtet; das System der Informationsweitergabe arbeitet weniger effizient.

Strukturänderungen der Hohlräume

Mit der Volumenabnahme der grauen und weißen Substanz nimmt das Volumen der Ventrikel und sogenannten Spalträume, zu. Dies wiederum ist verbunden mit einer Zunahme der Gehirnflüssigkeit.

Strukturänderungen sind regionsspezifisch

Angaben zur Änderung des Gehirnvolumens variieren. Im Mittel nimmt das Gesamtgehirnvolumen zwischen 20 und 80 Jahren um 0,23 % pro Jahr ab (Fotenos, Snyder, Girton, Morris & Buckner, 2005). Dieser Abbau ist für die graue Substanz ab der 3. Lebensdekade linear. Für die weiße Substanz wird im Mittel erst ab Mitte der 5. Dekade ein Abbau beschrieben, bis dahin wird Stabilität oder Wachstum beobachtet. Das Volumen des Ventrikularsystems nimmt um etwa 2,9 % pro Jahr zu, wobei diese Rate im Alter auf 4,3 % ansteigt (Raz & Rodrigue, 2006). Von den Volumenänderungen sind nicht alle Hirnareale gleichermaßen betroffen. Die größte Abnahme ist für den Nucleus Caudatus (Teil der Basalganglien), das Cerebellum (Kleinhirn), den Hippocampus und den präfrontalen Teil des Kortex beschrieben worden. Geringere Veränderungen lassen sich im entorhinalen Kortex (Teil des limbischen Systems) finden und kaum Veränderungen im visuellen Kortex (Park & Reuter-Lorenz, 2009; Raz & Rodrigue, 2006). Die Ergebnisse variieren allerdings etwas je nach Studie. Insbesondere zum visuellen Kortex gibt es widersprüchliche Befunde. Erstaunlich ist, dass die Abnahme des Volumens im Alter recht schnell voranschreitet. So konnte für ältere Erwachsene (über 59 Jahre) gezeigt werden, dass das Volumen der grauen und weißen Substanz bereits über einen Zeitraum von zwei Jahren messbar abnimmt (Raz & Rodrigue, 2006). Auch für die Integrität der weißen Substanz werden die größten Veränderungen für anteriore (frontale) Regionen beschrieben. Dies wird als anterior-posterior Gradient bezeichnet. Präfrontale Areale sind vor allem bei Arbeitsgedächtnis- und Aufmerksamkeitsprozessen, z. B. bei der Entkodierung und dem Abruf von Informationen sowie der Steuerung von Aufmerksamkeit und Handlungen, beteiligt.

Funktionelle Veränderungen des Gehirns

Altersveränderungen auf funktioneller Ebene werden vergleichbar zu den strukturellen Veränderungen vor allem für frontale Bereiche beschrieben. Bei älteren Erwachsenen geht die Lösung bestimmter Aufgaben häufig mit einer im Vergleich zu jüngeren Erwachsenen unterschiedlichen Inanspruchnahme einzelner Gehirnbereiche einher; das gilt für kognitive Aufgaben gleichermaßen wie für motorische und die emotionale Verarbeitung. Die beschriebenen Phänomene sind vielfältig und werden im Folgenden dargestellt.

Geringere Aktivierung

Bei älteren Personen wurde im Vergleich zu jüngeren eine reduzierte aufgabenspezifische Erhöhung der Aktivierung in beteiligten Hirnregionen gefunden (Reuter-Lorenz & Lustig, 2005). Diese geringere Aktivierung geht häufig einher mit schlechteren Leistungen in den jeweiligen kognitiven Aufgaben.

Verstärkte Aktivierung

Auch gegenteilige Prozesse, nämlich eine verstärkte Aktivierung bestimmter Hirnregionen, sind im Alter zu beobachten. Diese »Überaktivierungen« können sehr unterschiedlich in Erscheinung treten und werden in Abhängigkeit von der kognitiven Leistung jeweils unterschiedlich interpretiert. Generell wird verstärkte Aktivierung verbunden mit guten kognitiven Leistungen als Kompensation, verbunden mit schlechten Leistungen als ineffektive Verarbeitung oder fehlende Inhibition interpretiert. Gehirnregionen mit den stärksten altersabhängigen strukturellen Veränderungen zeigen häufig auch eine stärkere Zunahme aufgabenabhängiger Aktivierung, was insbesondere für frontale Areale zutrifft (Greenwood, 2007).

»Lokale« Überaktivierung

Normalerweise nimmt die Aktivierung in den beteiligten Arealen mit zunehmender Aufgabenschwierigkeit zu. Starke Aktivierung ist damit eine Antwort auf eine hohe Aufgabenschwierigkeit. Bei älteren Erwachsenen beobachtet man nun im Vergleich zu jüngeren häufig stärkere Aktivierungen bei gleichen kognitiven Leistungen. Man nimmt an, dass das Gehirn der Älteren durch diese Überaktivierung funktionelle oder strukturelle Abbauprozesse in den jeweiligen Regionen kompensiert (Raz & Rodrigue, 2006). Abbauprozesse führen demnach dazu, dass das Gehirn größere oder auch mehr (benachbarte) Areale aktivieren muss, um gute Leistungen zu erbringen. In diesem Fall beschreibt Überaktivierung Kompensationsprozesse.

Kosten der Überaktivierung werden durch die sogenannte CRUNCH-Hypothese (CRUNCH = Compensation-Related Utilization of Neural Circuits Hypothesis) beschrieben (Reuter-Lorenz & Lustig, 2005). Diese geht davon aus, dass ältere Personen schon bei leichten Aufgaben höhere Aktivierungen zeigen als jüngere, also zur Kompensation mehr ihrer Reserven nutzen und so früher ihr Leistungslimit erreichen.

Funktionelle Reorganisation

Eine weitere Annahme ist, dass das Gehirn durch verstärkte Aktivierung in bestimmten (insbesondere präfrontalen) Bereichen Abbauprozesse in einer anderen Region kompensiert. Das Netzwerk in einer spezifischen Region arbeitet also mehr, um funktionelle oder strukturelle Abbauprozesse in anderen Bereichen auszugleichen. Es kommt zu einer Verschiebung kortikaler Aktivierung von parietalen und posterioren Hirnregionen hin zu frontalen Arealen (Posterior-Anterior Shift in Aging, PASA). Damit kompensiert verstärkte frontale Aktivierung Altersveränderungen in anderen Arealen (Greenwood, 2007). Im Alter nimmt beispielsweise die frontale Aktivierung bei der Ausführung motorischer Aufgaben zu, da in jungen Jahren automatisiert ablaufende motorische Prozesse einer zunehmenden kognitiven Kontrolle bedürfen (Seidler et al., 2010).

Abnehmende Lateralisation

Neuronale Gewebe, die in jungen Jahren hoch spezialisiert sind, werden im Alter weniger spezifisch. So werden bei jüngeren Personen viele Funktionen bevorzugt in einer der beiden Hemisphären ausgeführt (Lateralisation), während man bei älteren Personen eine gleichzeitige Aktivierung der linken und rechten Hemisphäre beobachtet. Diese abnehmende Lateralisation wird im sogenannten HAROLD-Modell (HAROLD = Hemispheric Asymmetry Reduction in OLDer Adults) beschrieben (Cabeza, 2002). Beispielsweise zeigte sich, dass bei jüngeren Probanden durch die Anwendung von unilateraler transkranieller Magnetstimulation (TMS) – ein Verfahren mit dem man virtuelle Läsionen induziert – die Erinnerung beeinträchtigt war, während bei älteren Probanden das Applizieren von TMS auf den linken oder rechten Kortex die Leistung nicht beeinflusste. Dies wird dahingehend interpretiert, dass bei älteren, nicht aber bei jüngeren Personen beide Hemisphären zur Erinnerungsleistung beitragen (Reuter-Lorenz & Lustig, 2005).

Dedifferenzierung

Im Alter zum Beispiel ist die Gehirnregion, die bei jüngeren Erwachsenen beim Erkennen von Gesichtern aktiviert ist, auch beim Erkennen von Orten aktiviert. Diese Dedifferenzierung kann dazu führen, dass ältere Erwachsene bei einer bestimmten Aufgabe deutlich mehr Areale als jüngere aktivieren, also eine unspezifischere Aktivierung zeigen (Reuter-Lorenz & Lustig, 2005). Dedifferenzierung wird auch im Zusammenhang mit einer schlechteren Vernetzung zwischen der rechten und linken Hemisphäre, einer Beeinträchtigung der Inhibition zwischen verschiedenen Gehirnbereichen oder ineffizienteren kognitiven Strategien diskutiert (Reuter-Lorenz & Lustig, 2005). Studienergebnisse zur Stroop-Aufgabe (Farb-Wort-Test, Interferenzen werden erzeugt, indem der Inhalt des Wortes dessen Schriftfarbe widerspricht) zeigten für ältere Erwachsene im Vergleich zu jüngeren größere Aktivierungen in Regionen, die für die Fehlererkennung und die Hemmung aufgabenirrelevanter Informationen zuständig sind. Dies wird als Schwierigkeit älterer Erwachsener interpretiert, aufgabenirrelevante Informationen zu unterdrücken, und damit als ineffiziente Verarbeitung (Reuter-Lorenz & Lustig, 2005).

Default- oder Leerlauf-Netzwerk

Das Default-Netzwerk ist ein Netzwerk von Gehirnregionen, das aktiv ist, wenn das Individuum nicht auf eine bestimmte Aufgabe fokussiert ist und das Gehirn sich in einem wachen Ruhezustand befindet. Es umfasst frontale und parietale Regionen. Normalerweise wird das Default-Netzwerk unterdrückt, wenn das Gehirn zu einer kognitiven Aufgabe wechselt. Allerdings zeigen ältere Erwachsene eine deutlich geringere Fähigkeit das Default-Netzwerk zu unterdrücken als jüngere Personen. Altersunterschiede in der Fähigkeit das Default-Netzwerk zu deaktivieren werden deutlicher, je anspruchsvoller die Aufgabe ist. Damit wird eine höhere frontale Aktivierung älterer Personen auch darauf zurückgeführt, dass das Default-Netzwerk nicht unterdrückt wird (Park & Reuter-Lorenz, 2009).

Plastizität

Bis vor 20 Jahren glaubte man, dass die Gehirnstrukturen in der Kindheit aufgebaut und ausdifferenziert werden und dann während des jungen und mittleren Erwachsenenalters genauso bestehen bleiben, gefolgt von einem unaufhaltsamen Abbau. Heute weiß man, dass primäre Degenerationsprozesse im Alter, wie verlangsamte Leitungsgeschwindigkeiten oder geringere Aktivitätsstärke in bestimmten Arealen, die nicht durch Training oder Medikamentengabe beeinflusst werden können, von sekundären Veränderungen in Folge veränderter Verhaltensmuster zu unterscheiden sind. Nicht alle Veränderungen sind unwiderruflich. Abhängig von Reizen und Herausforderungen werden lebenslang neue Verbindungen und Netzwerke gebildet. Die Plastizität des alternden Gehirns zeigt sich nicht nur in den oben beschriebenen Reorganisations- und Dedifferenzierungsprozessen, sondern auch im Erhalt des Lernvermögens älterer Menschen und in der Veränderung der Hirnstruktur und -funktion durch sich verändernde Umweltbedingungen und Verhaltensmuster (Park & Reuter-Lorenz, 2009). Gleichzeitig können Krankheiten wie Hypertonie oder Diabetes einen negativen Einfluss auf die Hirnalterung haben und die Atrophie beschleunigen (Raz & Rodrigues, 2006). Beispielsweise führte schon ein achtwöchiges Gedächtnistraining zu einer regionsspezifischen Zunahme der Kortexdicke, ein sechswöchiges Jonglier- training zu strukturellen Veränderungen der weißen Substanz. Auch Studien zur Wirkung körperlicher Aktivität konnten zeigen, dass Verluste in der grauen und wei- ßen Substanz bei Personen mit guter Aus- dauerleistungsfähigkeit deutlich geringer ausgeprägt waren als bei gleichaltrigen un- sportlichen Personen. Auf funktioneller Ebene weisen die Veränderungen auf eine effektivere Informationsverarbeitung bei körperlich trainierten Personen hin (Hill- man, Erickson & Kramer, 2008). Während der Transfer auf allgemeine kognitive Fä- higkeiten in Alltagssituationen in kogniti- ven Trainingsstudien sehr gering ist, scheint ein körperliches Training »übertragbare« Effekte zu haben.

Ausblick

Es gibt natürliche biologische Grenzen der Entwicklung, die durch primäre Altersver- änderungen beschrieben werden. Nichts- destotrotz weist das alternde Gehirn ein hohes Entwicklungspotential auf. Zukünf- tige Studien sollten weniger darauf zielen, die Leistung Älterer im Vergleich zu Jünge- ren zu betrachten, als vielmehr optimale In- terventionen für Ältere zu entwickeln, die z. B. den Transfer trainierter Aufgaben auf Alltagssituationen gewährleisten. Die bild- gebenden Verfahren des Gehirns ermögli- chen, die Anatomie und Funktion unseres Gehirns immer besser zu verstehen. Mit Hilfe der Neurowissenschaft können in der Interventionsforschung Trainingseffekte auf neurophysiologischer Ebene beobachtet und die Mechanismen dieser Veränderun- gen erklärt werden. Die so gewonnenen Er- kenntnisse können für die Gestaltung von Interventionen sowie einen ganzheitlichen Therapieansatz richtungweisend sein.

Literatur

Birbaumer, N. & Schmidt, R. F. (2010). *Biologi- sche Psychologie*. Berlin: Springer.

Cabeza, R. (2002). Hemispheric asymmetry reduction in older adults: The HAROLD mo- del. *Psychology and Aging, 17*, 85–100.

Fotenos, A. F., Snyder, A. Z., Girton, L. E., Mor- ris, J. C. & Buckner, R. L. (2005). Normative estimates of cross-sectional and longitudinal brain volume decline in aging and AD. *Neuro- logy, 64*, 1032–1039.

Greenwood, P. M. (2007). Functional plasticity in cognitive aging: review and hypothesis. *Neuropsychology, 21*, 657–673.

Hillman, C. H., Erickson, K. I. & Kramer, A. F. (2008). Be smart, exercise your heart: exercise effects on brain and cognition. *Nature Re- views Neuroscience, 9*, 58–65.

Park, D. C. & Reuter-Lorenz, P. A. (2009). The adaptive brain: aging and neurocognitive scaf- folding. *Annual Reviews of Psychology, 60*, 173–196.

Peters, A. (2002). Structural changes that occur during normal aging of primate cerebral hemi- sphere. *Neuroscience and Biobehavioral Re- views, 26*, 733–741.

Raz, N. & Rodrigue, K. M. (2006). Differential aging of the brain: patterns, cognitive correla- tes and modifiers. *Neuroscience and Biobeha- vioral Reviews, 30*, 730–748.

Reuter-Lorenz, P. A. & Lustig, C. (2005). Brain imaging: reorganizing discoveries about the aging mind. *Current Opinion in Neurobiology, 15*, 245–251.

Seidler, R. D., Bernhard, J. A., Burutolu, T. B., Fling, B. W., Gordon, M. T., Gwin, J. T.,

Kwak, Y. & Lipps, D.B. (2010). Motor control and aging: links to age-related brain structural, functional and biochemical effects. *Neuroscience and Biobehavioral Reviews, 34*, 721–733.

5 Multimorbidität als Interventionsherausforderung

Martin Holzhausen und Christa Scheidt-Nave

Zusammenfassung

Multimorbidität ist ein wesentliches Kennzeichen älterer Patienten. Das Phänomen rückt die Krankheitsfolgen auf die Ebene der Alltagsfunktion und subjektiver Einschätzungen wie Lebensqualität und Autonomie in den Mittelpunkt des Behandlungsinteresses. Gebrechlichkeit und Vulnerabilität spielen eine wichtige Rolle bei der Evaluation der Gesundheitssituation. Interventionen zielen nicht länger auf eine Heilung einzelner, meist chronischer Grunderkrankungen, sondern auf eine Verbesserung subjektiver Zielgrößen und der Fähigkeit zur selbstbestimmten und selbstständigen Lebensführung. Die Komplexität des Krankheitsgeschehens und der Krankheitsfolgen erfordert neue Wege der Interventions- und Behandlungsplanung. Individuumszentrierte Ansätze (z. B. im Rahmen eines Case Managements) versprechen den größten Erfolg, müssen jedoch unter Praxisbedingungen im Hinblick auf Wirksamkeit, Wirkung und Wirtschaftlichkeit evaluiert werden.

Einführung

Multimorbidität bezeichnet das gleichzeitige Vorliegen mehrerer Erkrankungen oder Gesundheitsprobleme. Häufig wird synonym von *Komorbidität* gesprochen, wobei dieser Begriff strikt genommen das Vorliegen von einer oder mehreren Begleiterkrankungen zusätzlich zu einer betrachteten Haupt- oder Indexerkrankung bezeichnet. Das Konzept der Multi-/Komorbidität geht davon aus, dass alle gleichzeitig vorliegenden Gesundheitsprobleme Krankheitsverlauf und Prognose der erkrankten Person beeinflussen. Obwohl bislang kein wissenschaftlicher Konsens zur Definition von Multi-/Komorbidität besteht, ist unbestritten, dass die Wahrscheinlichkeit von Mehrfacherkrankungen mit zunehmendem Lebensalter steigt. In Abhängigkeit von der Datengrundlage (Stichprobengewinnung; soziodemographische Charakteristika der Studienpopulation; Art der Datenerhebung) und der Operationalisierung von Multimorbidität (z. B. Art und Anzahl der betrachteten Gesundheitsprobleme; Bildung von Diagnosegruppen, Summenscores) schwanken Angaben zur Prävalenz von Multimorbidität in der Bevölkerung ab 60 Jahren zwischen 65 % und über 80 %. Frauen haben in den meisten Untersuchungen durchschnittlich mehr gleichzeitig vorliegende Gesundheitsprobleme als Männer. Auch geschlechtsspezifische Unterschiede hinsichtlich der Multimorbiditätsmuster sind beschrieben.

Multimorbidität ist in der älteren Bevölkerung nicht nur häufig, sondern ein wichtiger Prädiktor für ungünstige Krankheitsverläufe mit Verlust der selbstständigen Lebensführung, Einbußen an Lebensqualität und selbstbestimmter Lebensführung (Autonomie) und erhöhtem Versorgungsbe-

darf. Mit zunehmender Lebenserwartung der Menschen resultiert hieraus eine hohe sozialmedizinische und gesundheitspolitische Bedeutung von Multimorbidität und damit auch die Notwendigkeit, spezifischen Versorgungsbedarfe im Zusammenhang mit Multimorbidität zu identifizieren und bestehende Versorgungsstrukturen anzupassen (Scheidt-Nave, Richter, Fuchs & Kuhlmey, 2010).

Interventionsbedarf bei Multimorbidität

In der »klassischen« Medizin steht eine Heilung von Erkrankungen im Mittelpunkt des therapeutischen Bemühens. Demgegenüber liegt der Schwerpunkt in der Geriatrie auf einer Verbesserung oder zumindest einem Erhalt des Status Quo für Zielgrößen wie Funktionsfähigkeit im Alltag, Lebensqualität und Autonomie. Dies liegt im Wesentlichen darin begründet, dass zum einen chronische und progressive Erkrankungen im Alter deutlich zunehmen (sodass eine Heilung im klassischen Sinne gar nicht möglich ist). Zum anderen erschwert die hohe Komplexität des Krankheitsgeschehens eine isolierte Therapie einzelner Gesundheitsprobleme oder macht dies sogar unmöglich. Zusätzlich können auch krankheitsunabhängige Faktoren eine Rolle spielen, z. B. altersassoziierte Veränderungen spezifischer Körperfunktionen wie Muskelkraft und Reaktionsgeschwindigkeit oder iatrogene Effekte wie potentiell unerwünschte Arzneimittelwirkungen bei Multimedikation. Voraussetzung für eine Planung und Bewertung von Interventionsansätzen bei Multimorbidität ist eine differenzierte Analyse des Versorgungsbedarfs. Hierzu ist unerlässlich, Multimorbidität als komplexes und dynamisches Krankheitsgeschehen zu begreifen,

das durch die Auswirkungen auf körperliche Funktionsreserven, alltagsrelevante Funktionseinbußen und subjektive Zielgrößen wie Lebensqualität und Autonomie bestimmt wird. Insgesamt folgt dieser Ansatz einem breiteren Verständnis von Gesundheit in Anlehnung an die International Classification of Functioning (ICF) der WHO (Cieza, Bickenbach & Chatterji, 2008).

Im Zusammenhang mit der Klassifizierung, Analyse und Bewertung von Multimorbidität bei älteren Menschen ist der Versuch unternommen worden, kritische Einschränkungen der physischen und psychischen Belastbarkeit zu identifizieren, die ein hohes Risiko für gesundheitliche Verschlechterung und funktionelle Dekompensation mit Verlust der selbstständigen Lebensführung oder Tod voraussagen. Einschätzungen zum Grad der Gefährdung erfolgen dabei gänzlich unabhängig von bestimmten Krankheitsdiagnosen auf funktioneller Ebene. Es handelt sich hierbei also um klar von Ko- oder Multimorbidität abzugrenzende Konzepte, die eher multidimensionale geriatrische Syndrome darstellen und als »Vulnerabilität« oder »Gebrechlichkeit« (engl.: *frailty*) bezeichnet werden. Bislang besteht auch zur Definition und Erfassung von Vulnerabilität oder Gebrechlichkeit kein wissenschaftlicher Konsens. Vulnerabilität steht in der Regel für das breitere Konzept. Es beschreibt ein Ressourcendefizit und/oder eine Akkumulation von Risikofaktoren, durch welche Autonomie und Lebensqualität bedroht werden. Gebrechlichkeit wird überwiegend als kritische Erschöpfung von Vitalität, körperlicher Aktivität und bestimmten Körperfunktionen (z. B. Handgriffstärke, Gehgeschwindigkeit, Aufstehen aus einem Stuhl) oder Körperstrukturen (z. B. Körpergewicht) verstanden, die essentiell für den Erhalt einer selbstbestimmten und selbstständigen Lebensführung sind. Gebrechlichkeit ist somit ein besonders augenfälliger und leicht messbarer Aspekt von Vulnerabilität, der über standardisierte Funktionstests und Befragungsinstrumente erfasst werden kann. Epidemiologische Studien haben trotz variierender Erhebungsmethoden konsistent einen Zusammenhang zwischen Gebrechlichkeit und ungünstigen gesundheitlichen oder funktionellen Ergebnissen (z. B. fortschreitende Behinderung in Aktivitäten des täglichen Lebens, Krankenhaus- und Pflegeheimeinweisungen, erhöhte Sterblichkeit) aufgezeigt (Scheidt-Nave et al., 2010; de Lepeleire, Iliffe, Mann & Degryse, 2009).

Obwohl es aus therapeutischer Sicht von großem praktischem Interesse ist, Personen zu identifizieren, die ganz besonders anfällig für weitere Verschlechterungen sind, bleibt die Notwendigkeit bestehen, möglicherweise ursächlich zugrunde liegende Gesundheitsprobleme zu erkennen und gezielt zu behandeln (De Lepeleire et al., 2009). Die Beziehung zwischen Multimorbidität, Gebrechlichkeit und den unterschiedlichen Gesundheitsvariablen wird zudem maßgeblich von einer Vielzahl medizinischer und nicht-medizinischer, personaler und umweltbezogener Faktoren beeinflusst. Dieses Zusammenwirken wird als »Patientenkomplexität« bezeichnet. Ein schematischer Überblick ist in **Abbildung 5.1** gegeben. Der Begriff »Ressource« wird hier als übergeordnetes Konzept verstanden, bei dem sich Schutz- und Risikofaktoren gegenüberstehen. So kann ein Mangel an Ressourcen ebenso den Mangel an Schutzfaktoren wie das Vorliegen von Risikofaktoren bedeuten und eine Reduktion von Risikofaktoren ebenso zur Ressource werden wie eine Stärkung von Schutzfaktoren. Die Bedeutung eines potentiellen Einflussfaktors als Risiko- oder Schutzfaktor hängt auch davon ab, in welchem Kontext und in Bezug auf welches Interventionsziel er betrachtet wird. Personale Ressourcen im Hinblick auf den Erhalt von Autonomie und Lebensqualität trotz funktioneller Einbußen und eines schlechten allgemeinen Gesundheitszustands schließen gesundheitsbezogenes Wissen, Vorstellungen und Kompetenzen ebenso wie proaktives Gesundheitsverhalten ein. Umweltbezogene Ressourcen umfassen beispielsweise Familienstand und Wohn-/Lebensbedingungen, Art und Qualität von sozialer Unterstützung und die Qualität der Gesundheitsversorgung. Darüberhinaus wird die Beziehung zwischen Multimorbidität, Funktions- und Fähigkeitsstörungen, Ressourcen und den verschiedenen Zielgrößen durch Kontextvariablen wie den soziodemographischen und kulturellen Hintergrund sowie gesellschaftliche Rahmenbedingungen und biographische Besonderheiten (z. B. kritische Lebensereignisse) modifiziert.

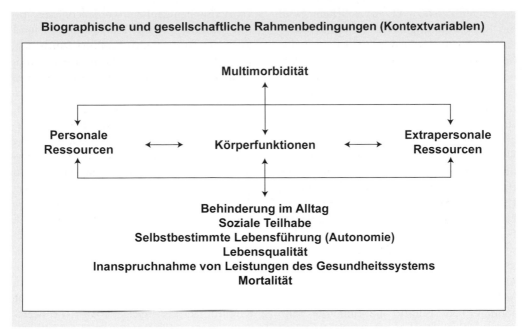

Abb. 5.1: Rahmenkonzept zur Multimorbidität im höheren Lebensalter (nach Scheidt-Nave et al., 2010)

Interventionsansätze bei Multimorbidität

Der oben beschriebenen Patientenkomplexität multimorbider älterer Menschen gerecht zu werden, bedeutet im Wesentlichen eine Aufschlüsselung individueller Situationen, Voraussetzungen und Bedarfe. Interventionen bei Multimorbidität stehen damit vor einer doppelten Herausforderung. Zunächst muss das Krankheitsgeschehen als Ganzes erfasst und analysiert werden – unter Berücksichtigung vorliegender Erkrankungen, funktioneller Einschränkungen und Beeinträchtigungen von Wohlbefinden, Autonomie und Lebensqualität. Zum anderen sind Interventionsziele festzulegen und erfolgversprechende Interventionsansätze unter einer Vielzahl potentiell beeinflussbarer Größen auszuwählen.

Ergebnisse randomisierter kontrollierter Studien zeigen überwiegend, dass ältere,

noch selbstständig zu Hause lebende, aber funktionell bereits eingeschränkte Menschen ab 65 Jahren von komplexen Interventionen profitieren, also solchen, die an mehreren Stellen gleichzeitig ansetzen (Beswick et al., 2008; Monteserin et al., 2009; Ploeg et al., 2010). Daneben scheinen sich auch Interventionen, die allein auf ein konsequentes und umfassendes körperliches Training ausgerichtet sind, bei gebrechlichen Älteren günstig auf den Erhalt körperlicher Funktions- und Alltagsfähigkeit auszuwirken (Chin A Paw, van Uffelen, Riphagen & van Mechelen, 2008; Daniels, Metzelthin, van Rossum, de Witte, Kempen & van den Heuvel, 2008). Da die methodischen Ansätze sehr heterogen sind und bislang kaum Kosten-Nutzen-Analysen durchgeführt wurden, sind entscheidende Fragen offen, z. B.: Ab welchem Grad der Einschränkung älterer Menschen kann ein Nutzen erwartet werden? Mit welchen Instrumenten und Kriterien soll Gebrechlichkeit oder Vulnerabilität erfasst werden? Auf welcher Grundlage sollen die Interventionsziele ausgewählt werden? Welche Berufsgruppen (Ärzte, Pflegepersonal, Angehörige anderer medizinischer Heilberufe, Sozialarbeiter) müssen in den Interventionsprozess einbezogen werden? Wo soll die Intervention stattfinden (in der häuslichen Umgebung, in der Arztpraxis)? Zudem ist besonderer Versorgungsbedarf spezifischer Untergruppen älterer Menschen (z. B. ältere Personen mit Migrationshintergrund und/oder Sprachbarrieren und ältere Menschen mit kognitiven Einschränkungen) bislang kaum berücksichtigt worden. Besondere Bedarfslagen, die zum Teil ganz andere Zielsetzungen erfordern, bestehen bei Menschen, die bereits von ambulanter Pflege abhängig sind oder permanent in

Einrichtungen gepflegt werden müssen. Interventionen sind hier zumeist auf Zielgrößen wie Sturz- und Frakturvermeidung, neuerdings auch auf die effektive Behandlung von Schmerzen und Schlafstörungen gerichtet. Durch den Einsatz komplexer Interventionsansätze können durch das vielschichtige und verwobene Behandlungs- und Steuerungsgeschehen kurzfristige Mehrkosten entstehen. Mittel- und langfristig sind jedoch große Einsparpotentiale für das Versorgungssystem zu erwarten, beispielsweise durch eine Vermeidung von Krankenhaus- und Heimeinweisungen (vgl. Freund et al., 2010). Eine besondere Herausforderung besteht hier darin, die Sichtweise und Prioritäten der betroffenen Patienten in die Gestaltung miteinzubeziehen, zumal gerade bei Heimbewohnern die Kommunikation infolge kognitiver Beeinträchtigungen häufig schwierig ist (Scheidt-Nave et al., 2010).

Ausblick

Multimorbidität als komplexes und stark durch individuelle Rahmenbedingungen geprägtes Krankheits- und Symptomgeschehen erfordert Zeit, ein individualisiertes Vorgehen und ein Einbeziehen der Patientenperspektive sowie eine Koordinierung multidisziplinärer Interventionsansätze in der Behandlungsplanung. Strukturen und Abläufe der gesundheitlichen Versorgung in Deutschland sind derzeit akutmedizinisch ausgerichtet und wenig geeignet, dem Versorgungsbedarf multimorbider, gebrechlicher älterer Menschen zu entsprechen. Experten fordern eine Verbesserung der Primärversorgung, um eine angemessene, rechtzeitige, kontinuierliche und patientenzentrierte Behandlung zu gewährleisten und dadurch unnötige Einweisungen in ein Krankenhaus oder eine

Pflegeeinrichtung zu vermeiden (SVR, 2009). Patientenzentrierte, z. B. am Chronic Care Modell orientierte Ansätze mit individuellem Case Management sind teilweise in der Erprobung, verlangen jedoch ein Umdenken und eine Reorganisation der bestehenden Versorgungsstrukturen (Scheidt-Nave et al., 2010). Um Machbarkeit und Nachhaltigkeit zu belegen, müssen innovative Versorgungsmodelle im Hinblick auf Wirksamkeit, Wirkung und Wirtschaftlichkeit evaluiert werden. Die Neugestaltung von Versorgungsprozessen multimorbider Patienten braucht evidenzbasierte Leitlinien. Hierzu müssen bestehende Forschungslücken identifiziert und geschlossen werden. Eine wesentliche Aufgabe liegt dabei in der Verbesserung der Arzneimittelsicherheit und die Vermeidung unerwünschter Arzneimittelwirkungen bei älteren multimorbiden Menschen. Randomisierte kontrollierte Prüfstudien und Anwendungsbeobachtungen sind gerade für die Zielgruppen gefordert, die bislang zumeist von entsprechenden Studien ausgeschlossen werden. Beobachtende, insbesondere längsschnittliche Studien sind nach wie vor wichtig, um die Dynamik des Krankheitsgeschehens besser zu verstehen und relevante Ansatzpunkte für Interventionen zu identifizieren. Nicht zuletzt sind qualitative Forschungsansätze gefragt, um die Präferenzen und subjektiven Sichtweisen multimorbider älterer Menschen in Erfahrung zu bringen und bei der Planung und Umsetzung von Interventionen berücksichtigen zu können.

Literatur

Beswick, A. D., Reesa, K., Dieppe, P., Ayia, S., Gooberman-Hill, R., Horwood, J. & Ebrahim, S. (2008). Complex interventions to improve physical function and maintain independent living in elderly people: a systematic review and meta-analysis. *Lancet, 371,* 725–735.

Chin A Paw, M. J., van Uffelen, J. G., Riphagen, I. & van Mechelen, W. (2008). The functional effects of physical exercise training in frail older people. A systematic review. *Sports Medicine, 38,* 781–793.

Cieza, A., Bickenbach, J. & Chatterji, S. (2008). The ICF as a conceptual platform to specify and discuss health and health-related concepts. *Gesundheitswesen, 70,* e47–56.

Daniels, R., van Rossum, E., de Witte, L., Kempen, G. I. & van den Heuvel, W (2008). Interventions to prevent disability in frail community-dwelling elderly: a systematic review. *BMC Health Services Research, 8,* 278 (DOI 10.1186/1472-6963-8-278).

De Lepeleire, J., Iliffe, S., Mann, E. & Degryse, J. M. (2009). Frailty: an emerging concept for general practice. *British Journal of General Practice, 59,* e177–182 (DOI 10.3399/bjgp09X420653).

Freund, T., Wensing, M., Mahler, C., Gensichen, J., Erler, A., Beyer, M., Gerlach, F. M., Szecsenyi, J. & Peters-Klimm, F. (2010). Development of a primary care-based complex care management intervention for chronically ill patients at high risk for hospitalization: a study protocol. *Implementation Science, 5,* 70.

Monteserin, R., Brotons, C., Moral, I., Altimir, S., San José, A., Santaeugenia, S., Sellarès, J. &, Padrós, J (2009). Effectiveness of a geriatric intervention in primary care: a randomized clinical trial. *Family Practice, 27,* 239–245.

Ploeg, J., Brazil, K., Hutchison, B., Kaczorowski, J., Dalby, D. M., Goldsmith, C. H. & Furlong, W. (2010). Effect of preventive primary care outreach on health related quality of life among older adults at risk of functional decline: randomised controlled trial. *British Medical Journal, 340,* c1480 (DOI 10.1136/bmj.c1480).

Scheidt-Nave, C., Richter, S., Fuchs, J. & Kuhlmey, A. (2010). Herausforderungen an die Gesundheitsforschung für eine alternde Gesellschaft am Beispiel »Multimorbidität«. *Bundesgesundheitsblatt Gesundheitsforschung Gesundheitsschutz, 53,* 441–450.

SVR – Sachverständigenrat zur Begutachtung der Entwicklung im Gesundheitswesen (2009). *Koordination und Integration – Gesundheitsversorgung in einer Gesellschaft des längeren Lebens.* Sondergutachten. Bonn.

6 Schwierige Lebenslagen als Interventionsherausforderung

Roland Schmidt

Zusammenfassung

In der sozialen Gerontologie sind zwei Konzepte zur Analyse der Alterssituation und zur Beschreibung schwieriger Lebenslagen von besonderem Gewicht: das »Konzept der Lebenslage«, das vor allem im Sozialplanungskontext aufgegriffen worden ist, und die »Lebensqualität als Wohlfahrtskonzept«, die der Alterssozialberichterstattung im Deutschen Alterssurvey (DEAS) zugrunde liegt. Der Beitrag skizziert beide Konzepte. Zu konstatieren ist, dass das Lebenslagekonzept im Zuge der grundlagentheoretischen Neuformulierung explizit um eine disziplinübergreifende Perspektive erweitert worden ist, die auch die Alterssozialberichterstattung kennzeichnet. An die Stelle des vormaligen Anspruchs der Rationalisierung der praktischen Sozialpolitik treten nun die Beobachtung und Bewertung des sozialen Wandels mit dem Ziel, Politik und Gesellschaft Hinweise zur Gestaltung des Alterns und zu Möglichkeiten zur Stärkung von Ressourcen zu geben.

Einführung

Um schwierige Lebenslagen identifizieren zu können, ist es erforderlich, ein auf Dauer ausgerichtetes Beobachtungssystem zu implementieren, das es ermöglicht, die Entwicklung des Alterns und Alters differenziert zu analysieren. Dies ist zwingend, da schwierige Lebenslagen im Alter oftmals aus Problemkumulationen (z. B. geringe materielle Ressourcen bei gesundheitlicher Beeinträchtigung und Teilhabedefiziten) resultieren, was bedeutet, dass Lebenssituationen umfassend in den Blick genommen werden müssen. Was unter »schwieriger Lebenslage« zu fassen ist, wird in beiden Konzepten, wie nachfolgend dargelegt, je unterschiedlich operationalisiert. Auf einer breiten Basis ist Interventionsbedarf zu identifizieren und sind geeignete Interventionsformen zu konzipieren. Eine solche Berichterstattung kann forschungs- und/oder expertenbasiert sein. Dabei stützen sich Expertengremien, die zur Beurteilung von Lebensverhältnissen und Lebenssituationen im Alter (Altenbericht der Bundesregierung, Weltaltenplan) oder zu Folgen der Alterung der Gesellschaft (Enquete-Kommission Demographischer Wandel) eingesetzt wurden bzw. werden, regelmäßig auf empirische Befunde der Sozialberichterstattung.

Sozialberichterstattung hat in der sozialen Gerontologie im Zuge der Herausbildung des hohen Alters als eigenständige Lebensphase (»viertes Alter«) und vor dem Hintergrund des demographischen Wandels mit seinen Anpassungserfordernissen markant an Bedeutung gewonnen (Motel-Klingebiel & Gilberg, 2002). Die Berliner Altersstudie rückte Mitte der 1990er Jahre den Fokus auf das vierte Lebensalter (Mayer & Baltes, 1996), das eine qualitativ eigene Prägung besitzt, v. a. durch zunehmende gesundheitliche Vulnerabilität bei nachlassender Resilienz. Ist in den Lebensphasen zuvor soziale Differenzierung prägend, so gewinnen im hohen Alter Gesundheit und Krankheit an Gewicht. Wobei hier der Demenz ob ihrer Verbreitung und der heute noch begrenzten Beeinflussbarkeit kognitiver Symptome ein besonderer Stellenwert zukommt.

Alterssozialberichterstattung stand zuvor vornehmlich in engem Bezug zur Alten(hilfe)planung der Bundesländer und Kommunen. Der Schwerpunkt lag daher auf der Identifizierung schwieriger Lebenslagen, die im Rahmen kommunaler Daseinsvorsorge fürsorgliches Handeln erforderten. Diese Tradition brach nach der Einführung der Pflegeversicherung und im Zuge der Krise öffentlicher Haushalte ab. An die Stelle der Altern(hilfe)planung, die i. d. R. auf dem Lebenslagekonzept fußte, trat im Zuge des Bedeutungsgewinns der allgemeinen Sozialberichterstattung auch in der sozialen Gerontologie die Entwicklung einer wissenschaftsbasierten altersbezogenen Sozialberichterstattung (zu den besonderen methodischen Problemen der Alterssozialberichterstattung vgl. Motel-Klingebiel & Gilberg, 2002). Durch den DEAS (mit drei Erhebungswellen 1996, 2002 und 2008) steht ein Beobachtungsinstrument für querschnittliche, längsschnittliche und Kohorten- bzw. Generationenanalysen zur Verfügung, das nachfolgend exem-plarisch herausgegriffen werden soll (zu anderen sozial- und verhaltenswissenschaftlichen Erhebungen vgl. Karl, 2003).

Das Konzept der Lebenslage in der Sozialpolitikwissenschaft

In sozialpolitikwissenschaftlichen Beiträgen zur sozialen Gerontologie kam zunächst dem Lebenslagekonzept zentrale Bedeutung für die Analyse von Alterssituationen zu. Es geht zurück auf Gerhard Weisser (1898–1989), der aus wirtschaftswissenschaftlicher Perspektive die Grundlagen einer eigenständigen Sozialpolitiklehre legte. Der Begriff Lebenslage bezeichnet Handlungsspielräume, »die Menschen haben, um ihre Lebensentwürfe, ihre wertfundierten und themenzentrierten Selbstkonzeptionen und ihre Ziele zu verwirklichen« (Schulz-Nieswandt, 2006, S. 13). Mit der Einbeziehung immaterieller Interessen wurde durch Weisser der zuvor in der Sozialpolitiklehre dominierende ökonomische Determinismus überwunden. Bis dahin interpretierte man soziale Unterschiede primär als Folge der Einkommensposition im Erwerbssystem (zur Wissenschaftsgeschichte des Lebenslagekonzepts s. Amann, 1983).

Lebenslagen ergeben sich aus dem Zusammenwirken von Kapazitäten und Kompetenzen. Kapazitäten für das Handeln stellen Möglichkeiten dar, die sich Menschen im Alter aufgrund ihrer unterschiedlichen Ausstattung mit Ressourcen eröffnen. Kompetenzen, die eine Person ausgebildet hat, kann man – im Anschluss an Hans Thomae – als lebenslang angesammelte Daseinstechniken beschreiben. Das Zusammenwirken von Kompetenzen (= personale Ressourcen: Alltagskompetenz, kognitive und psychische Kompetenzen) und Kapazitäten (= kontextuelle Ressourcen: ökonomische, infrastrukturelle und soziale/netzwerkorientierte Ressourcen) ist eingebunden in einen Prozess gesellschaftlichen Wandels, der auf gesellschaftspolitischer Ebene »Alter« als vielseitig gestaltbar und auf der personalen Ebene als individuell variable Erfahrung neu entstehen lässt (Schulz-Nieswandt, 2006).

Aufgabe praktischer Alterssozialpolitik ist es, Einfluss auf die gesellschaftliche Verteilung von Lebenschancen zu nehmen. Sozialpolitiklehre ist gerichtet auf die Rationalisierung der praktischen Sozialpolitik für ältere Menschen. Damit wurde sie zugleich einer handlungsuninteressierten Tradition sozialer Analyse, der es nicht um sozialen Ausgleich ging, gegenübergestellt. Die Überwindung von Rationalitätsdefiziten wird ermöglicht durch die sozialwissenschaftlich fundierte Erhellung problematischer Lebenssituationen, die Vermittlung von Informationen über Ursachen und Zusammenhänge sozialer Probleme im Alter sowie durch Maßnahmen und deren Evaluation. Sozialpolitik soll dazu beitragen, das Entstehen von Risikolagen zu vermeiden und »gute Lebenslagen« herzustellen. Sie ist definiert als »geplante und gezielte Gestaltung der gesellschaftlichen Lebensbedingungen« (Naegele, 1998, S. 108).

Nach der von Naegele (1998) entwickelten Operationalisierung, die in der Alten(hilfe)politik breit rezipiert wurde, konstituiert sich die Lebenslage im Alter durch sieben Spielräume: den Vermögens- und Einkommensspielraum, den materiellen Versorgungsspielraum, den Kontakt-, Kooperations- und Aktivitätsspielraum, den Lern- und Erfahrungsspielraum, den Dispositions- und Partizipationsspielraum, den Muße- und Regenerationsspielraum sowie den Ressourcenspielraum bei Hilfe- und Pflegebedürftigkeit. Solche Dimensionierungen sind geeignet, Forschungsdaten zu systematisieren und in einem veränderten Kontext (neu) zu interpretieren. Die sozialgerontologische Forschung konnte aber nicht belegen, dass eine bestimmte Konstruktion von Spielräumen die Lebenslage

angemessener beschreibt als andere. Die forschungsmethodischen Schwierigkeiten des Konzepts kulminieren in dem Problem der Identifikation »sozial schwacher« oder »sozial gefährdeter« Lebenslagen (Naegele & Tews, 1993, S. 337–345). Zu klären ist:

- Welche Abstände von einem mittleren Lebenslageniveau sind als »schwach« oder »gefährdet« anzusehen?
- Wie sind einzelne Dimensionen von Lebenslagen zu kombinieren, um zu der Aussage »schwach« oder »gefährdet« zu gelangen?
- Wem ist die Definition solcher Bevölkerungsgruppen vorbehalten: der öffentlichen Meinung oder der Beurteilung des Sozialwissenschaftlers?

Neuere grundlagentheoretische Beiträge zum Lebenslagekonzept stellen – gegenüber der zunächst stärker interventionistischen Ausrichtung – nunmehr die querschnittswissenschaftliche Anlage des Gedankengebäudes heraus und weisen auf die Gefahr einer Stagnation im »Empirismus der Sozialstruktur« (Schulz-Nieswandt, 2003, S. 132) hin. In interdisziplinärer Perspektive wird in der neueren sozialen Gerontologie das Spannungsfeld von gesellschaftlicher Bedingtheit vs. individueller Variabilität aufgegriffen und »die Möglichkeit einer theoretischen Konvergenz von Sozialpolitiktheorie und Psychologie« erörtert (Schulz-Nieswandt, 2006, S. 41). Einbezogen ist neben der objektiven Lage somit auch das subjektive Wohlbefinden. Befinden sich beide in Übereinstimmung

- positiver Art, besteht kein Interventionsbedarf,
- negativer Art, ist der klassische Interventionsfall angezeigt.

Bei Nichtübereinstimmung von Lage und Wohlbefinden ergeben sich in der Kombination zwei Paradoxietypen mit jeweils spezifischen Risiken, die sozialpolitisch zu beachten sind.

- Typ 1 (= objektive Lage negativ, subjektives Wohlbefinden positiv) birgt Risiken der Unterversorgung,
- Typ 2 (= objektive Lage positiv, subjektives Wohlbefinden negativ) Risiken einer Fehlversorgung bzw. die Neigung zur Überversorgung (a. a. O., S. 39).

Interventionstypen, die grundsätzlich in Betracht gezogen werden können, sind Transferleistungen, Sicherstellung der sozialen Infrastruktur, Vergabe von Rechten sowie Förderung von Kompetenzen und sozialen Ressourcen.

Lebensqualität als Wohlfahrtskonzept in der modernen sozialen Gerontologie

Ziel des DEAS ist es, »die Lebenssituationen, Lebensläufe und Lebensplanungen alternder und alter Menschen zu beschreiben und zu analysieren« (Motel-Klingebiel, Wurm, Huxhold & Tesch-Römer, 2010, S. 16). Untersucht werden Personen in der zweiten Lebenshälfte zwischen 40 und 85 Jahren, also vom mittleren Erwachsenenalter bis zur Schwelle zur Hochaltrigkeit. Gefragt wird, was »gutes Leben« und »hohe Lebensqualität« bedeuten, was Facetten und Voraussetzungen darstellen und die Entwicklung von Lebensqualität im Lebenslauf ausmacht.

Lebensqualität wird als mehrdimensionales Konzept zugrunde gelegt, in das sowohl die sozioökonomische Perspektive (= objektive Lebensqualität) als auch die sozial- und verhaltenswissenschaftliche erweiterte Betrachtung, die die individuellen Bewertungen der Lebensbedingungen (= subjektive Lebensqualität) einschließt, integriert sind. Intendiert ist eine Kombination soziologischer und psychologischer Erhebungsbereiche. Objektive und subjektive Lebensqualität kann dabei Voraussetzung (= Input), aber auch Resultat (= Outcome) günstiger Lebensbedingungen sein. Lebensqualität stellt sich im Modell als Einheit von äußeren und interpersonalen Lebensbedingungen sowie von objektiven und subjektiven Lebensresultaten dar, die durch strukturelle

Voraussetzungen (Alter, Geschlecht, Religion) beeinflusst ist. Sowohl Lebensalter und Geburtskohorte als auch die gesellschaftliche Meso- und Makroebene wirken ein auf subjektive und objektive Lebensqualität. Es besteht eine Wechselbeziehung zwischen politischen Maßnahmen und Lebensqualität im Alter (a. a. O., S. 18–20).

Das dem DEAS zugrunde liegende Konzept der Lebensqualität wird in einen Zusammenhang mit Vielfalt, Ungleichheit und sozialem Wandel gebracht und erörtert. Vielfalt und Unterschiedlichkeit kennzeichnen die zweite Lebenshälfte. Heterogenität im Alter – gleichsam eine Vorbedingung sozialer Ungleichheit – wurde empirisch vielfach belegt. Man kann ferner den Zusammenhang von sozialer Ungleichheit – verstanden als sozial strukturierte Benachteiligung oder Bevorzugung – und Alter zeitpunktbezogen und prozessural betrachten oder auch Veränderungen in der sozialen Ungleichheit generations- und kohortenspezifisch analysieren sowie deren Einbindung in und Auswirkung auf den sozialen Wandel untersuchen. Vier Hypothesen werden mit Blick auf den Zusammenhang von Alter und sozialer Ungleichheit erörtert: Kontinuität (= Stabilität sozialer Ungleichheit), Angleichung (= Homogenisierung und Entstrukturierung als Folge institutioneller Regelungen), Differenzierung (= Verstärkung durch Kumulationseffekte) und Altersbedingtheit (= Wechsel der Ursachen sozialer Ungleichheit im Lebensverlauf). Sozialer Wandel wirkt unmittelbar ein auf die Rahmenbedingungen des Älterwerdens. Veränderungen in den Lebensweisen der Menschen stellen aber auch ein Motor dar, der den Wandel sozialer Verhältnisse nach sich zieht (a. a. O., S. 22–24).

Die gesellschaftlichen Ziele, nach denen die Bewertung von Befunden vorgenommen wird, sollten deutlich gemacht werden. Im Falle des DEAS werden in Anlehnung an die »United Nations Principels for Older People« aus dem Jahre 1991 die Teilziele Unabhängigkeit, gesellschaftliche Partizipation, gesundheitliche und pflegerische Versorgung, Selbstverwirklichung und Würde genannt und als normative Orientierung expliziert (Tesch-Römer, Wurm, Hoff &

Engstler, 2002, S. 177). Neben dem Rekurs auf solche allgemeinen gesellschaftlichen Zielsetzungen ermöglicht die längsschnittliche Anlage des DEAS eine Analyse der Verläufe einzelner Untersuchungsbereiche mit Blick auf steigende oder sinkende Lebensqualität. Mithilfe der Kohorten- und Generationenperspektive lassen sich weiterhin sozialpolitische Reformen spezifiziert für unterschiedliche Altersgruppen skizzieren. Nicht dargelegt ist, wie innerhalb des DEAS »schwierige Lebenslagen« in einer Kombination verschiedener Erhebungsbereiche zu konzeptualisieren wären. Gleichwohl ermöglicht es der DEAS, Einsichten für die Politik und Gesellschaft zu explizieren, die zur Gestaltung des Alterns und zur Stärkung von Ressourcen dienen können (Tesch-Römer, Motel-Klingebiel & Wurm, 2010, S. 295–301).

Ausblick

Trotz unterschiedlicher disziplinärer Herkunft verknüpfen beide hier skizzierten Konzepte individuelle und gesellschaftliche Dimensionen zu einer mehrdimensionalen Perspektive. Die im Lebenslagekonzept und seiner sozialplanerischen Verwendung zeitweilig akzentuierte Interventionsperspektive, die zunächst die sozialpolitisch initiative Position des forschenden Subjekts herausstellte, ist in der neueren grundlagentheoretischen Reformulierung des Weisserschen Modells zurückgenommen. Auch hierin nähern sich die Traditionslinien von volkswirt-

schaftlicher Sozialpolitiklehre und sozial- und verhaltenswissenschaftlicher Sozialberichterstattung in der sozialen Gerontologie an.

Offen ist die Frage nach den Wirkungen forschungsbasierter bzw. expertenbasierter Erkenntnisse mit Blick auf Öffentlichkeit und Politik (z. B. der Altenberichte). Der Aufschwung, den solche Formen der Sozialberichterstattung in der jüngeren Vergangenheit zu verzeichnen hatten, sollte, um Nachhaltigkeit zu sichern, ergänzt werden um Verwendungs- und Wirksamkeitsstudien.

Literatur

Amann, A. (1983). *Lebenslage und Sozialarbeit. Elemente zu einer Soziologie von Hilfe und Kontrolle*. Berlin: Duncker & Humblot.

Karl, F. (Hrsg.) (2003). *Sozial- und verhaltenswissenschaftliche Gerontologie. Alter und Altern als gesellschaftliches Problem und individuelles Thema*. Weinheim und München: Juventa.

Mayer, K. U. & Baltes, P. B. (Hrsg.) (1996). *Die Berliner Altersstudie*. Berlin: Akademie Verlag.

Motel-Klingebiel, A. & Gilberg, R. (2002). Zielsetzung, Perspektiven und Probleme bei Surveybefragungen mit alten Menschen. In A. Motel-Klingebiel & U. Kelle (Hrsg.), *Perspektiven der empirischen Alter(n)ssoziologie* (S. 133–154). Opladen: Leske + Budrich.

Motel-Klingebiel, A., Wurm, S., Huxhold, O. & Tesch-Römer, C. (2010). Wandel von Lebensqualität und Ungleichheit in der zweiten Lebenshälfte. In A. Motel-Klingebiel, S. Wurm & C. Tesch-Römer (Hrsg.), *Altern im Wandel. Befunde des Deutschen Alterssurveys (DEAS)* (S. 15–33). Stuttgart: Kohlhammer.

Naegele, G. (1998). Lebenslagen älterer Menschen. In A. Kruse (Hrsg.), *Psychosoziale Gerontologie. Band 1: Grundlagen* (S. 106–128). Göttingen, Bern, Toronto, Seattle: Hogrefe.

Naegele, G. & Tews, H. P. (1993). Theorieansätze und -kritik zur Altersentwicklung – Neue und alte sozialpolitische Orientierungen. In G. Naegele & H. P. Tews (Hrsg.). *Lebenslagen im Strukturwandel des Alters* (S. 329–367). Opladen: Westdeutscher Verlag.

Schulz-Nieswandt, F. (2003). Die Kategorie der Lebenslage – sozial- und verhaltenswissenschaftlich rekonstruiert. In F. Karl (Hrsg.), *Sozial- und verhaltenswissenschaftliche Gerontologie. Alter und Altern als gesellschaftliches Problem und individuelles Thema* (S. 129–139). Weinheim und München: Juventa.

Schulz-Nieswandt, F. (2006): *Sozialpolitik und Alter*. Stuttgart: Kohlhammer.

Tesch-Römer, C., Motel-Klingebiel, A. & Wurm, S. (2010). Die zweite Lebenshälfte: Befunde des Deutschen Alterssurveys und ihre Bedeutung für Politik und Gesellschaft. In A. Motel-Klingebiel, S. Wurm & C. Tesch-Römer (Hrsg.), *Altern im Wandel. Befunde des Deutschen Alterssurveys (DEAS)* (S. 284–302). Stuttgart: Kohlhammer.

Tesch-Römer, C., Wurm, S., Hoff, A. & Engstler, H. (2002). Alterssozialberichterstattung im Längsschnitt: Die zweite Welle des Alterssurveys. In A. Motel-Klingebiel & U. Kelle (Hrsg.), *Perspektiven der empirischen Alter(n)ssoziologie* (S. 155–189). Opladen: Leske + Budrich.

I Grundlagen

7 Ethische Fragen und Grenzen von Intervention

Andreas Kruse und Eric Schmitt

Zusammenfassung

Der Beitrag thematisiert – nach einer Definition von Individual- und Sozialethik – ethische Probleme, die sich bei näherer Betrachtung der Interventionsgrenzen ergeben. Zunächst werden Probleme beschrieben, die im Kontext der Behandlung, Betreuung und Versorgung alter Menschen auftreten, sodann werden ethische Probleme angeführt, die durch das DRG-System bedingt sind, und schließlich gilt das Interesse individual- und sozialethischen Überlegungen zu Therapiebegrenzungen. Der Perspektivenwechsel zwischen Individual- und Sozialethik wird als besondere Herausforderung in ethischen Problemsituationen gewertet.

Einführung

Ethik beschäftigt sich mit der Frage, was in der Welt wertvoll ist und welche Möglichkeiten zur Verwirklichung ethischer Werte sich dem Menschen bieten. Der vorliegende Beitrag, der sich auf angewandte Ethik konzentriert, betont die Unterscheidung zwischen Individual- und Sozialethik. Diese Unterscheidung gründet darauf, dass Handlungen und Entscheidungen im einen Falle von den jeweiligen Akteuren für sich selbst getroffen werden (Individualethik), im anderen Falle eine Gemeinschaft repräsentieren (Sozialethik; Pfordten, 2010). Diesem Verständnis zufolge beschäftigt sich Individualethik mit individuellen Rechten und Pflichten, Sozialethik mit Fragen der Herstellung, Wahrung oder Wiederherstellung von Gerechtigkeit. Im vorliegenden Beitrag interessieren vor allem Fälle, in denen sich aus individual-ethischer und sozialethischer Perspektive zumindest zunächst unterschiedliche Antworten ergeben können. Dabei ist auch zu berücksichtigen, dass das Interesse der Arbeit selbst eine ethische Position impliziert, insofern den Autoren die Aberkennung individueller Rechte als ethisch nicht zulässig gilt; aus diesem Grunde ist immer die Frage zu stellen, wie individuelle Rechte gewahrt werden können. Auch wenn hinsichtlich dieser Position ein breiter gesellschaftlicher Konsens angenommen wird, handelt es sich doch um eine »Errungenschaft« neuzeitlicher Ethiken, die ethisch nicht »neutral« ist.

Interventionsgerontologie hat immer auch ethische Implikationen, insofern sich sowohl die Einleitung als auch der Verzicht auf spezifische Maßnahmen nur mit Bezug auf das Wohl des betroffenen Menschen und dessen Bedeutung im Kontext von Kosten-Nutzen-Erwägungen rechtfertigen lassen. Aus individualethischer Perspektive geht es um die Frage, inwieweit Bemühungen um die Veränderung, gegebenenfalls auch Erhaltung eines Ist-Zustands den individuellen Interessen, Wünschen und Präferenzen älterer Menschen entsprechen.

Aus sozialethischer Perspektive stellt sich zudem die Frage, inwieweit durch die Gewährung oder trotz der Verweigerung möglicher Interventionen Gleichheit, Gerechtigkeit und Solidarität gewahrt und Kosten vermieden werden, die nicht in einer vernünftigen Relation zum Nutzen stehen.

Ethische Problemsituationen im Kontext von Behandlung, Betreuung und Versorgung

Im Kontext der Behandlung, Betreuung und Versorgung älterer Menschen lassen sich *vier ethische Probleme* differenzieren. Deren Problemcharakter kann erstens dadurch bedingt sein, dass sich die handelnden Personen in ihrer Wahrnehmung und Deutung älterer Menschen an Meinungen und Überzeugungen orientieren, die der Individualität und der Einsichts- und Handlungsfähigkeit der ihnen anvertrauten Menschen nicht ausreichend Rechnung tragen. Deren Problemcharakter kann zweitens der Tatsache geschuldet sein, dass Handeln erwünschte, aber auch unerwünschte Folgen haben kann, die gegeneinander abzuwägen sind. Ein dritter Typ von Problemen zeichnet sich dadurch aus, dass Bedürfnisse und Werte des Menschen nicht mit hinreichender Sicherheit rekonstruiert werden können oder Unklarheit darüber besteht, inwieweit aktuelle oder frühere Willensäußerungen als autonome Entscheidungen zu deuten sind. Ein vierter Typ ist dadurch gekennzeichnet, dass die mit der Behandlung und Versorgung betrauten Menschen nicht die Möglichkeit haben, sich in ihrem Handeln an jenen ethischen Prinzipien zu orientieren, die sie ansonsten für verbindlich halten.

Als Beispiel für die ethische Problematik der Orientierung an unzutreffenden Mei-

nungen und Überzeugungen sei ein Beitrag von Berlinger (2004) genannt, in dem gezeigt wurde, dass todkranke Patienten eine deutlich reduzierte Wahrscheinlichkeit haben, bei vorliegender Depressivität und Suizidalität eine angemessene psychologische Unterstützung zu erhalten. Diese Benachteiligung lässt sich auf drei Ursachen zurückführen: (a) auf den eingeschränkten Zugang zu entsprechenden Unterstützungsmöglichkeiten, (b) auf eine Unterschätzung der aus den Beeinträchtigungen resultierenden sozialen und psychologischen Belastungen, (c) auf eine Fehlinterpretation depressiver Symptome als natürlicher Folge irreversibler Schädigungen, die aus diesem Grunde als nicht behandlungsbedürftig gewertet werden.

Der zweite Typ ethischer Problemsituationen (Abwägen erwünschter und unerwünschter Handlungsfolgen) kann mit dem auf Thomas von Aquin (1225–1274) zurückgehenden Begriff des *doppelten Effekts* umschrieben werden, der die Verschiedenartigkeit von Ergebnissen einer einzelnen menschlichen Handlung zum Ausdruck bringt. Boyle (2004) spricht hier von *accepted side effects* als – im Interesse intendierter Handlungsergebnisse bewusst in Kauf genommenen – weiteren Handlungsfolgen. Ähnlich wie beim erstgenannten Typ resultiert auch hier die ethische Problematik aus der Tatsache, dass ohne eine *wertanamnes-tische Kommunikation* (Sass, 2009) nicht mit Sicherheit davon ausgegangen werden kann, das Wert- und Wunschprofil wie auch die Kriterien der Lebensqualität im jeweils individuellen Fall zu kennen.

Im Hinblick auf den dritten Typ von Problemsituationen (ungeklärte Bedürfnisse und Präferenzen des Patienten) fordert Hester (2004), Bioethik solle sich sehr viel stärker darauf konzentrieren, einen offenen Dialog und ein tieferes Verständnis *aus der Situation heraus* zu entwickeln, statt bestimmte Probleme von außen zu definieren und nach Methoden der Lösung dieser Situationen zu suchen. *Gemeinschaft* bedeute nicht, dass Patienten ihre Zustimmung zu bestimmten Handlungen geben; vielmehr solle eine unterstützende Umwelt geschaffen werden, durch die Menschen in die Lage versetzt werden, in vollem Umfang zu partizipieren. In ähnlicher Weise argumentieren Pijnenburg und Gordrijn (2005), Selbst- und Weltverständnis seien vor dem Hintergrund von Narrativen zu verstehen, die Vergangenheit, Gegenwart und Zukunft miteinander verbinden und bestimmen, welche Aspekte von Person und Umwelt jeweils als bedeutsam empfunden werden. Identität ist in diesem Verständnis als *ongoing process of continuity and change* aufzufassen, was gleichbedeutend damit ist, dass sich Bedürfnisse, Werte und Präferenzen im Kontext einer sich weiter entwickelnden Lebensgeschichte durchaus wandeln können und somit situationsspezifisch rekonstruiert werden müssen.

Als Beispiel für den vierten Typ von ethischen Problemsituationen (fehlende Orientierung an ethischen Prinzipien) sei eine Arbeit von Hardingham (2004) angeführt, die deutlich macht, dass Pflegefachkräfte nicht selten in Situationen geraten, in denen sie einzelne moralische Prinzipien nicht mehr zur Grundlage ihres Handelns machen, um überhaupt in der Klinik und in Pflegeeinrichtungen »psychisch überleben« zu können. Wenn die eigene Integrität durch solches Handeln verletzt wird, dann entsteht moralischer Stress, der schließlich mit tiefen Selbstzweifeln und der Tendenz, den Beruf aufzugeben, verbunden ist. Somit besteht die Intervention auch in der Schaffung von Arbeitsbedingungen, unter denen eine *moralisch handelnde Gemeinschaft* entstehen kann.

Ethische Problemsituationen unseres Gesundheitswesens: Das DRG-System aus individualethischer Sicht

Vor dem Hintergrund der Fortschritte in der modernen Medizin und des demographischen Wandels gewinnt die Frage nach einer *ökonomisch stringenten Gesundheitspolitik* an Bedeutung. Die mit dem Diagnostic Related Groups (DRG)-System eingeführte Vergütung medizinischer Leistungen nach Diagnose, Prozedur und Fallschwere steht unter der Zielsetzung, die Effizienz der gesundheitlichen Versorgung durch höhere Transparenz, mehr Wettbewerb und nicht zuletzt auch durch bessere Qualität (Evidenzbasierung der Leistungsvergütung) zu steigern. Unabhängig davon, ob das DRG-System aus sozialethischer Perspektive überzeugend begründbar ist, verweist eine individualethische Perspektive auf mögliche Probleme, die dazu führen können, dass das Gesundheitssystem legitimen Bedürfnissen von Patienten und Ärzten in

Teilen nicht mehr gerecht wird und das Verhältnis zwischen Markt und Medizin unter ethischen Gesichtspunkten neu reflektiert werden muss. Von Weizsäcker und Maio (2010) verweisen in diesem Zusammenhang auf die Gefahr einer *ethischen Insolvenz*, die auf ethischen Problemen des DRG-Systems gründet, von denen hier drei genannt werden sollen. Das erste ethische Problem besteht darin, dass eine Vergütung nach DRGs Anreize für eine *Partikularisierung der Diagnostik* schafft, die insbesondere im Kontext der für ältere Patienten typischen Multimorbidität unangemessen erscheint. Da die Hauptdiagnose über die Vergütung entscheidet, ist es unter ökonomischen Gesichtspunkten rational, sich bei der Diagnostik auf diese zu konzentrieren, was dazu beitragen kann, dass weitere wichtige Diagnosen nicht gestellt bzw. berücksichtigt werden. Das zweite Problem besteht darin, dass das DRG-System den *aktionistischen Charakter* der Medizin unterstreicht, es somit unter ökonomischen Gesichtspunkten naheliegt, auch dann zu intervenieren, wenn prinzipiell noch abgewartet werden könnte, und sich im Zweifelsfall für die aufwendigere, weil besser vergütete Intervention zu entscheiden. Das dritte ethische Problem bezieht sich auf das Bemühen um eine evidenzbasierte Vergütung von Leistungen. Da unter der Leitvorstellung einer Evidenzbasierung nur vergütet werden kann, was auch als Behandlungserfolg objektiv messbar ist, führen Grenzen der Messbarkeit im DRG-System zu einer *Marginalisierung von Zeit und Zuwendung*.

Therapiebegrenzungsentscheidungen – vor allem am Lebensende

Die Diskussion über die Nutzung von Behandlungsoptionen am Lebensende konzentriert sich bis heute weitgehend auf das Problem einer Übertherapie, die den Interessen der Patienten zuwiderläuft. Während etwa Patientenverfügungen als angemessener Schutz vor einer von Patienten nicht gewünschten Einleitung oder Fortsetzung lebenserhaltender Maßnahmen diskutiert werden, wurde der Einbeziehung von Patienten in ärztliche Entscheidungen zum Therapieverzicht bislang nur sehr vereinzelt Aufmerksamkeit geschenkt. In einer Studie (Bosshard et al., 2005) wurde – den von Ärzten post mortem erteilten Auskünften zufolge – im Mittel über die sechs an der Studie beteiligten europäischen Länder nur etwa die Hälfte der entscheidungsfähigen Patienten, bei denen auf lebenserhaltende Maßnahmen verzichtet wurde, in die Entscheidung für einen Behandlungsabbruch einbezogen; der entsprechende Anteil lag in Italien mit 10 % am niedrigsten, in den Niederlanden mit 84 % am höchsten.

Im Lichte dieser Befunde ist zu fragen, wie unilaterale Therapiebegrenzungsentscheidungen am Lebensende ethisch begründet werden können. Hier ist zu berücksichtigen, dass die Mehrzahl der Patienten am Lebensende eine *gemeinsame Entscheidungsfindung* wünscht (Kruse, 2007). Diese dient von ärztlicher Seite auch dem Ziel, Behandlung und Versorgung besser an den Bedürfnissen, Wünschen und Präferenzen des Patienten auszurichten. Kommt kein Konsens zustande, dann bildet das Recht des Patienten, unerwünschte Behandlungen abzulehnen, einen in der modernen Medizin unstrittigen ethischen

Standard, der auf dem Respekt vor der Autonomie des Menschen beruht. Aus ethischer Perspektive deutlich schwieriger liegt der Fall, wenn der Arzt für eine Therapiebegrenzung, der Patient dagegen für eine Maximaltherapie optiert. Aus individualethischer Perspektive wurden hier das *Futility-Konzept* und die *medizinische Indikation* als mögliche Lösungen vorgeschlagen, aus sozialethischer Sicht ist das Gebot einer Rationierung medizinischer Maßnahmen mit marginaler Wirksamkeit zu diskutieren.

Das *Futility-Konzept* wird in den Vereinigten Staaten seit den 1980er Jahren als zentrales Kriterium für einen Behandlungsverzicht diskutiert. Demnach wäre auf eine Therapie dann zu verzichten, wenn sie im Sinne von Vergeblichkeit ihr Ziel nicht erreichen kann oder dieses Ziel im Sinne von Sinnlosigkeit als nicht erstrebenswert erscheint. Damit werden unter dem Begriff zwei aus ethischer Sicht zu unterscheidende Fälle subsumiert. Ähnlich ist hinsichtlich des im deutschen Sprachraum gebräuchlicheren Konzepts der *medizinischen Indikation* zu konstatieren, dass sich dieses sowohl auf die angenommene Wirksamkeit einer Behandlung als auch auf eine (ärztliche) Nutzenbewertung bezieht, wobei beide in Theorie und Praxis häufig als dem Patientenwillen vorgeordnet verstanden werden (Winkler, 2010). Die Rationierung von Gesundheitsleistungen lässt sich sozialethisch durch die Notwendigkeit rechtfertigen, knappe Gesundheitsressourcen gerecht zu verteilen. Sofern eine Rationierung, im Sinne eines Verzichts auf nutzbringende Therapien aus Kostengründen, unvermeidbar ist, stehen zuerst nur marginal wirksame Interventionen und Therapien zur Disposition, da hier am ehesten bei vertretbarem Gewinnverzicht Kosten eingespart werden können. Die jeweils gültigen Grenzen marginaler Wirksamkeit sind gesellschaftlich festgelegt und demokratisch legitimiert. Beim sozialethischen Verzicht auf Intervention geht die individuelle Perspektive des Patienten deshalb – durchaus begründet – ausdrücklich nicht mit ein, dagegen ist beim individualethischen Verzicht mit dem Patienten zu klären, inwieweit Intervention oder Therapie für ihn mit realistischen und bedeutsamen Nutzenerwartungen verbunden sind. Ein individualethischer Verzicht lässt sich mit der Rationierung marginal wirksamer Therapie ethisch nicht begründen, da die Basis des Arzt-Patienten-Verhältnisses eine auf das Patientenwohl und eben nicht auf das Gemeinwohl ausgerichtete Behandlung ist. Wenn Patienten in Abhängigkeit von den jeweils behandelnden Ärzten unterschiedlichen Zugang zu Interventionen und Therapien haben, dann verstößt dies gegen die grundlegenden ethischen Prinzipien der Gleichheit und Gerechtigkeit. Entsprechend sind explizite, auf verbindlichen Regeln basierende Rationierungen gegenüber impliziten, fallbezogenen vorzugswürdig.

Ausblick

Der an vielen Stellen vorgenommene Perspektivwechsel zwischen Individual- und Sozialethik erscheint im Kontext der mit dem demographischen Wandel verbundenen Anforderungen an die sozialen Sicherungssysteme besonders wichtig. Wie Fragen der gerechten Verteilung begrenzter materieller Güter in ethisch relevanten Entscheidungen nicht ausgeklammert werden dürfen, so dürfen auch Fragen des individuellen Wohls und der Umsetzung individueller Präferenzen nicht unberücksichtigt bleiben. Die differenzierte Wahrnehmung und Bewertung der individuellen Präferenzen alter Menschen erfordert eine kritische Reflexion des Altersbilds wie auch des Wissens über Alternsprozesse bei allen Personen, die Verantwortung für Behandlung, Betreuung und Versorgung tragen (Kommission, 2010).

Literatur

Berlinger, N. (2004). Spirituality and medicine: Idiot-Proofing the discourse. *Journal of Medicine and Philosophy, 29,* 681–695.

Bosshard, G., Nilstun, T., Bilsen, J., Norup, M., Miccinesi, G., van Delden, J. J.M., Faisst, K. & van der Heide, A. (for the European End-of-Life Consortium) (2005). Forgoing treatment at the end of life in six European countries. *Archives of Internal Medicine, 165,* 401–407.

Boyle, J. (2004). Medical ethics and double effect: The case of terminal sedation. *Theoretical Medicine, 25,* 51–60.

Hardingham, L.B. (2004). Integrity and moral residue: nurses as participants in a moral community. *Nursing Philosophy, 5,* 127–134.

Hester, D.M. (2004). What must we mean by »community«? A processive account. *Theoretical Medicine, 25,* 423–437.

Kommission (2010). *Sechster Altenbericht der Bundesregierung: Altersbilder in unserer Gesellschaft.* Berlin: Deutscher Bundestag.

Kruse, A. (2007). *Das letzte Lebensjahr. Die körperliche, seelische und soziale Situation des alten Menschen am Ende seines Lebens.* Stuttgart: Kohlhammer.

Pfordten, D. von (2010). *Normative Ethik.* Berlin: de Gruyter.

Pijnenburg, M.A., Gordrijn, B. (2005). Identity and moral responsibility of healthcare organizations. *Theoretical Medicine and Bioethics, 26,* 141–160.

Sass, H.-M. (2009). Die wachsende Bedeutung von medizinischer Ethik in Versorgung und Forschung. *Wiener Medizinische Wochenschrift, 159*(17–18), 439–451.

Weizsäcker, F. von, Maio, G. (2010). Ethische Insolvenz? Vom Verlust medizinischer Identität im DRG-Zeitalter. *Deutsche Medizinische Wochenschrift, 135,* 819–821.

Winkler, E. C. (2010). Ist ein Therapieverzicht gegen den Willen des Patienten ethisch begründbar? *Ethik in der Medizin, 22,* 89–102.

Interventionsgerontologische Basiskonzepte

8 Interventionsrelevante Konzepte der lebenslangen Entwicklung

Frieder R. Lang und Roland Rupprecht

Zusammenfassung

Die Planung, Durchführung und Evaluation von Interventionen in der Gerontologie erfordert ein sicheres Wissen über den Verlauf und die Richtung der Entwicklungs- und Alternsprozesse, in die eingegriffen werden soll. Dabei gilt es, das zu modifizierende Defizit im Hinblick auf seine Veränderlichkeit und den notwendigen Veränderungsbedarf hin zu analysieren und zu bewerten. Dies erfordert auch eine Kenntnis der allgemeinen Entwicklungsprozesse, der Variabilität, Vielgestaltigkeit und Plastizität in den Person-Umwelt-Gefügen des Alters. Vor diesem Hintergrund lassen sich drei zentrale Konzepte der Entwicklungsforschung benennen, die wesentliche Relevanz für die Intervention im Alter haben. Dies sind erstens die Unterscheidung zwischen normalem, krankhaftem und gutem Altern, zweitens die lebenslange Gewinn-Verlust-Dynamik und drittens das Konzept der Anpassungsfähigkeit.

Einführung

Vor etwas mehr als 110 Jahren kündigte der Biologe Elie Metchnikow in seinem Buch »The nature of man« an, dass die Untersuchung des Alters, eine Wissenschaft, die er damals erstmals als *Gerontologie* bezeichnete, in Zukunft »den Verlauf der letzten Lebensphase in großem Umfang modifizieren würde« (Metchnikow, 1903, S. 298). Mit dieser Darstellung gab Metchnikow der Gerontologie nicht nur ihren Namen sondern beschrieb auch ihre vornehmste Aufgabe. Lehr (1979) präzisierte diese Aufgabe später als ein »Insgesamt der Bemühungen, bei psychophysischem Wohlbefinden ein hohes Lebensalter zu erreichen«. Tatsächlich haben die Lebensdauer wie auch die Qualität des Lebens im Alter in den vergangenen 100 Jahren deutlich zugenommen. Offen ist aber, welchen Anteil die Interventionsgerontologie an diesen Erfolgen hat. Unsicherheiten über die Beiträge der Interventionsgerontologie entstehen dort, wo eine Konzeption der Risiken, der Potentiale, der Variabilität und der Entwicklungsdynamik im Alter fehlt. Welche Altersverläufe sind normal, welche sind krankhaft? Lassen sie sich verändern und wie? Welchen Stellenwert haben Abbauprozesse innerhalb des gesamten Entwicklungsgeschehens des Alters? Diese und ähnliche Fragen gilt es vor einer Interventionsmaßnahme zu beantworten. Dabei können unstimmige und falsche Entwicklungskonzepte die Wirkung von Interventionen behindern. Mögliche Risiken von Interventionen können vermindert werden, wenn Grundprinzipien und Wirkmechanismen lebenslanger Entwicklungsprozesse berücksichtigt werden.

Ein verbreitetes Leitbild der Intervention besagt, dass es Variabilität, Plastizität und Dynamik der Veränderungen im Alter ermöglichen, unerwünschte oder krankhafte Prozesse durch angemessene Interventionen aufzuhalten (Wahl & Tesch-Römer, 1998). Bedeutsam sind hierfür drei zentrale Konzepte der lebenslangen Entwicklung:

(a) Abbauprozesse in einzelnen Funktionsbereichen verlaufen oft unabhängig voneinander (sieht man von der letzten Phase, der »De-Differenzierung« ab), (b) Verluste bringen oft auch Gewinn-Erlebnisse mit sich, und (c) es gibt eine deutliche Plastizität im Alter, die auch Grenzen hat (vgl. Kapitel 9 von Kliegel, Zinke & Hering »Plastizität«). Damit verbunden ist die besondere Fähigkeit des Menschen, sich an veränderte Lebensbedingungen anzupassen. Die Kenntnis des Person-Umwelt-Gefüges individueller Altersverläufe bildet hierbei einen wichtigen Ausgangspunkt für die Praxis der Gerontologie.

Normales, krankhaftes und gutes Altern können zugleich auftreten

Eine Kernfrage der Entwicklungs- und Alternsforschung betrifft die Unterscheidung von normalem, krankhaftem und gutem Altern (Baltes & Carstensen, 2003). Um eine solche Unterscheidung überhaupt treffen zu können, ist es erforderlich, Kriterien normalen oder guten Alterns zu formulieren. Dies kann aufgrund sehr verschiedener Bezugsnormen und -quellen erfolgen. In der medizinischen Alternsforschung werden krankhafte Prozesse beispielsweise häufig an funktionellen Normen (z. B. neurologischen Funktionstests) festgemacht und seltener an statistischen Normen (z. B. Abweichungen vom Durchschnitt). Von Bedeutung ist aber auch, wer solche Bewertungen vornimmt (Bezugsquelle), etwa im Hinblick auf subjektive Einschätzungen von Betroffenen oder allgemeingültige Normen, die aus repräsentativen Studien oder in klinischen Kontexten ermittelt wurden. Wer in ein Entwicklungsgeschehen eingreift, darf dies unter ethischen Gesichtspunkten nur tun, wenn zuvor die Ziele und Kriterien einer guten oder normalen Entwicklung geklärt sind.

Von herausragender Bedeutung ist hierbei, dass sich verschiedene Fähigkeiten und Funktionen eines einzelnen Menschen in sehr unterschiedliche Richtungen entwickeln können. So kann ein und dieselbe ältere Person in einem Merkmal (z. B. kognitive Kapazität) deutlich unter einer funktionellen Norm liegen, somit klinisch auffällig sein, in einem anderen Merkmal (z. B. Alltagskompetenz) aber im Vergleich zur Norm unauffällig und in einem dritten Kriterium (z. B. subjektives Wohlbefinden) sogar überdurchschnittlich sein. Es überrascht nicht, dass die Befundlage zu Effekten (kontrollierter) Interventionsstudien sehr vielfältig ist. Auffällig ist dabei, dass Interventionsstudien meist nur einzelne Zielvariablen fokussieren. So konzentrieren sich Interventionsstudien meist auf kognitive Fähigkeiten, auf Selbstständigkeit oder auf Wohlbefinden und Selbsterleben. Vernachlässigen Interventionsstudien das komplexe Zusammenspiel verschiedener Fähig-keits- und Lebensbereiche, laufen sie Ge-fahr, einseitig zu wirken und damit hohe Kosten bei nicht trainierten oder modifi-zierten Funktionen zu verursachen.

Vor diesem Hintergrund ist es erfreulich, dass in jüngerer Zeit die Zahl multidimen-sionaler integrativer Interventionskonzepte zugenommen hat, die sich gleichzeitig meh-reren Funktionsbereichen des älteren Men-schen widmen (z. B. motorisch, kognitiv, spirituell; vgl. Kapitel 94 von Ziegelmann »Kriterien entwicklungsorientierter Inter-ventionsforschung«). Prototypisch für sol-che Interventionsansätze, in denen mehr als ein einzelner Funktionsbereich berücksich-tigt wird, sind die »ACTIVE-Studie« (Wil-lis et al., 2006) sowie das SimA-Projekt (Oswald, Gunzelmann, Rupprecht & Ha-gen, 2006). Solche Konzepte beruhen auf der Leitidee, wonach eine balancierte Or-chestrierung von Anpassungsprozessen zu optimalen Ergebnissen führt (Baltes & Carstensen, 2003). Im Vordergrund steht nicht der einzelne Verlust, sondern der Ge-samtprozess des Alterns.

Im SimA-Projekt (Oswald et al., 2006) wurden bei 375 im eigenen Haushalt leben-den älteren Menschen im Alter von 75–93 Jahren verschiedene Trainingsansätze vergli-chen. Es wurden gezielt Funktionsbereiche wie die kognitive Leistungsfähigkeit, psy-chomotorische und körperliche Leistungsfä-higkeit und auch die Vermeidung gesund-heitlicher Risiken trainiert. Der innovative Ansatz des SimA-Konzepts liegt in der Kom-bination von kognitiver und körperlicher Aktivierung. Sowohl ein Jahr nach Trai-ningsbeginn als auch langfristig konnten je-weils im Vergleich zur Kontrollgruppe spezi-fische Trainingseffekte nachgewiesen wer-den. Die größten trainingsbedingten Gewinne in fast allen untersuchten Berei-chen wurden bei kombiniertem Gedächtnis- und Psychomotoriktraining erzielt.

Solche Ergebnisse belegen die Bedeutung multidimensionaler Entwicklungskonzepte. Zu wünschen ist, dass Interventionen auch die hierarchische Organisation verschiede-ner Funktionen berücksichtigen. So zeigen die Studien zu »Denken-und-Gehen« (Lin-denberger, Marsiske & Baltes, 2000), dass überlebensrelevante Kompetenzen eine Priorität vor anderen Funktionsbereichen haben und bevorzugt trainiert werden soll-ten.

Die Dynamik von Gewinnen und Verlusten im Lebenslauf berücksichtigen

Im Allgemeinen bringt das Alter einen deutlichen kognitiven Abbau mit sich. Dies zeigt sich in verlangsamter Informati-onsverarbeitung, in geringeren Leistungen des Arbeitsgedächtnisses oder der Auf-merksamkeit. Solche und andere Verände-rungen treten unter normalen Bedingun-gen zwangsläufig, allmählich und stetig im Lauf des Alterns ein. Trotz solcher Verlus-te scheint es überraschend wenige Ein-schränkungen im Leistungsvermögen bei Aufgaben des alltäglichen Lebens zu ge-ben.

Zu vermuten ist, dass ältere Menschen im Alltag viele eingeübte, überlernte Routi-neaktivitäten ausführen, die nur wenig von kognitiven Leistungsverlusten abhängig sind. Bekannt ist zudem, dass ältere Men-schen auch neue Informationen erwerben können, auch wenn es mehr Aufwand kos-tet. Einige Befunde weisen schließlich da-rauf hin, dass sich in Bereichen, bei denen ältere Menschen eine besondere Erfahrung haben (z. B. Weisheit), noch bis zur neunten Lebensdekade so gut wie keine Verluste zeigen. All dies bedeutet, dass von Verlusten in einigen Leistungsbereichen keineswegs auf andere Leistungsfähigkeiten bei älteren Menschen geschlossen werden kann. Vor jeder Intervention ist es also erforderlich, ein alltagsnahes Verständnis der Funktionsfähigkeit und Kapazitäten älterer Menschen zu gewinnen. Im Einklang damit steht, dass die sozioemotionale Funktionstüchtigkeit mit dem Alter weitgehend robust ist oder sogar zunimmt (Carstensen & Lang, 2007). So sind beispielsweise ältere Menschen mit ihren sozialen Beziehungen meist zufriedener als jüngere Erwachsene, insbesondere mit den Beziehungen zu jüngeren Verwandten oder zu eigenen Kindern. Ältere Menschen verarbeiten zudem bevorzugt positive Informationen. Diese Dynamik von Gewinnen und Verlusten macht es notwendig, mögliche Defizite auch vor dem Hintergrund anderer Kompetenzen des älteren Menschen zu bewerten, in denen es keine Defizite gibt. Interventionen sollten beachten, dass dabei möglicherweise Defizite in anderen nicht-trainierten Bereichen entstehen. In der Bilanzierung von Verlusten und Gewinnen ist daher darauf zu achten, dass die spezifischen Präferenzen und veränderten Ziele und Wünsche des Alters in Interventionskonzepten beachtet und einbezogen werden.

Anpassungskompetenzen und -strategien des alternden Individuums einbinden

Neue Konzepte der lebenslangen Entwicklung heben die Anpassungsfähigkeiten des älteren Menschen im Umgang mit den Anforderungen des Alterns hervor. Ausgehend von Konzepten der Person-Umwelt-Passung wird angenommen, dass die Kompetenzen älterer Menschen in der Regel dazu genügen, sich an Anforderungen der Umwelt anzupassen, wobei es darum geht, eigene Ressourcen und Umweltanforderungen so auszubalancieren, dass eine optimale Lebensqualität und Gesundheit erreicht werden kann. Ausgangspunkt hierfür bildet die Annahme, dass ältere Menschen die Bedingungen ihres eigenen Alterns aktiv (mit-) gestalten können. Aufgrund der Endlichkeit der körperlichen, kognitiven, sozialen und zeitlichen Ressourcen sind dieser Gestaltung jedoch auch enge Grenzen gesetzt. Ältere Menschen sind also in der Lage, ihre Gestaltungs- und Handlungsspielräume an die Anforderungen und an die Grenzen ihrer jeweiligen Umwelt anzupassen. Allerdings werden hierfür zugleich auch wiederum (Handlungs-)Ressourcen benötigt.

Eine exem-plarische Illustration geben die Untersuchungen zum Konzept der erlernten Abhängigkeit von Margret Baltes (1996). Ihre Studien zeigten, dass ältere Heimbewohner dann vermehrt Selbstständigkeit entwickelten, wenn Pflegekräfte gezielt trainiert wurden, auf das unabhängige Verhalten der Bewohner mit vermehrter Zuwendung und Sozialkontakt zu reagieren. Solche Befunde konnten die enorme Anpassungskompetenz älterer Menschen unter den stark eingeschränkten Lebensbedingungen eines Altenheims demonstrieren. An diese und weitere Befunde anknüpfend wurde argumentiert, dass sich Anpassungsmechanismen in der Regel drei funktionalen Strategien zuordnen lassen, der Selektion, der Optimierung und der Kompensation (SOK; Baltes & Carstensen, 2003). Das

Zusammenspiel dieser drei Prinzipien ermöglicht eine gute Anpassung an die Anforderungen des Alterns. *Selektion* umfasst die Auswahl von Aufgaben, wobei zwischen elektiver und verlustbasierter Selektion unterschieden wird: Elektive Selektion wird durch Gewinnerwartungen angetrieben, verlustbasierte Selektion beruht auf der Vermeidung von Verlusten. *Optimierung* beschreibt die Aneignung oder verbesserte Nutzung von Ressourcen oder Handlungsmitteln, die zur Erreichung eines bestimmten, vom Individuum verfolgten Ziels notwendig sind. Eine exem-plarische Illustration ist das Training bestimmter Fähigkeiten, insofern die Leistungsfähigkeit in diesem Bereich verfeinert wird.

Kompensation bezieht sich auf den Einsatz bislang nicht genutzter oder neuer Ressourcen, wenn Verluste eintreten oder nur antizipiert werden (Lang, Rohr & Williger, 2011). Erleben ältere Menschen beispielsweise körperliche oder kognitive Einbußen, so geht es darum, mit diesen angemessen umzugehen. Kompensation kann die Wirkungen von Verlusten im Alter mindern. Beispielsweise kann eine funktionelle Einschränkung bei Haushaltsarbeiten ausgeglichen werden, indem für diese Tätigkeiten mehr Zeit eingeplant wird oder diese Aufgaben an andere Personen abgegeben werden.

Mittlerweile konnten in einer Vielzahl von empirischen Untersuchungen die positiven Wirkungen von selektiven, optimierenden und kompensierenden Anpassungsstrategien in verschiedenen Bereichen der kognitiven Leistungsfähigkeit, der Alltagskompetenz, der Selbstständigkeit, des subjektiven Wohlbefinden und des Selbstkonzepts belegt werden (Lang et al., 2011; vgl. Kapitel 53 von Pinquart »Wirkung von Psychotherapie im Alter«).

Das SOK-Modell bietet auch Ansatzpunkte für die Intervention. In einer exemplarischen Interventionsstudie, konnten Ziegelmann, Lippke und Schwarzer (2006) im Rahmen einer ambulanten Rehabilitation mit 373 Patienten zeigen, dass die in der Intervention generierten Strategien von Selektion und Kompensation prädiktiv waren für das ausgeübte selbstbestimmte Übungspensum vier Wochen nach der Rehabilitation. Ziel dieser Studie war es, im Bereich des selbstregulativen Gesundheitsverhaltens die Nutzung von SOK-Strategien zu steigern. Auf dieser Grundlage konnte erstmals im Bereich der gesundheitlichen Anpassung im Alter gezeigt werden, dass ein gezieltes Interventionsprogramm im Bereich der Anpassungskompetenz im Zusammenhang mit der späteren Ausübung des Gesundheitsverhaltens (Trainingsteilnahme) steht.

Ausblick

Jede gerontologische Intervention erfordert ein Verständnis davon, wie sich zu modifizierende Defizite in bestimmten Funktionsbereichen unter »normalen« Bedingungen im Alter entwickeln und in welcher Dynamik solche Defizite mit anderen Funktionen und Fähigkeiten des älteren Menschen stehen. Eingriffe und Veränderungen einzelner Fähigkeitsbereiche müssen mögliche Kosten in anderen Funktionsbereichen berücksichtigen. Von zentraler Bedeutung ist dabei die Unterscheidung zwischen krankhaften und normalen Alternsverläufen. Erforderlich ist schließlich auch ein Verständnis der Ursachen wie auch der Veränderlichkeit nicht erwünschter Defizite in den zu modifizierenden Funktionsbereichen.

Die Interventionsgerontologie steht dabei vor der großen Herausforderung, notwendige und angemessene Interventionen vor dem Hintergrund schlüssiger und umfassender Entwicklungskonzepte zu begründen. Dies erfordert beispielsweise, dass Interventionsmaßnahmen der Multidimensionalität und -direktionalität, Plastizität, Dynamik und Vielgestaltigkeit lebenslanger Entwicklungsprozesse in expliziter und umfänglicher Weise Rechnung tragen.

Interventionserfolge müssen an präzisen, operationalen, objektiven und nachhaltig belegbaren Kriterien aufgezeigt werden. Dabei ist zu beachten, dass einmal erfolgte Interventionen von den Betroffenen in aller Regel nicht bereut werden dürfen. Subjektive Gewinne nach einer Intervention stellen eine Minimalanforderung dar. Erfolge einer Intervention sollten neben subjektiven, zugleich objektive und funktionale Standards erfüllen. Interventionen haben dabei insbesondere die möglichen Nebenwirkungen von Eingriffen in den Alternsprozess zu beschreiben und zu prüfen. Zu diesen Nebenwirkungen zählen u. a. die durch ein Trainingsprogramm erzeugten Erwartungen und die Kosten des erforderlichen Ressourcenaufwands.

Literatur

Baltes, M. M. (1996). *The many faces of dependency in old age*. New York: Cambridge Press.

Baltes, M. M. & Carstensen, L. L. (2003). The process of successful aging: Selection, optimization, and compensation. In U. M. Staudinger & U. Lindenberger (Eds.), *Understanding human development: Dialogues with lifespan psychology* (pp. 81–104). Dordrecht: Kluwer.

Carstensen, L. L. & Lang, F. R. (2007). Sozioemotionale Selektivität über die Lebensspanne: Grundlagen und empirische Befunde. In J. Brandtstädter & U. Lindenberger (Hrsg.), *Entwicklungspsychologie der Lebensspanne* (S. 389–412). Stuttgart: Kohlhammer.

Lang, F. R., Rohr, M. & Williger, B. (2011). Modeling success in lifespan psychology – The principles of selection, optimization, and compensation. In K. Fingerman, C. Berg, T. Antonucci & J. Smith (Eds). *Handbook of Lifespan Development* (pp. 57–85). New York: Springer.

Lehr, U. (1979). *Interventionsgerontologie*. Darmstadt: Steinkopff.

Lindenberger, U., Marsiske, M. & Baltes, P. B. (2000). Memorizing while walking: Increase in dual-task costs from young adulthood to old age. *Psychology & Aging, 15*, 417–436.

Metchnikoff, E. (1903). *Etudes sur la nature humaine: Essai de philosophie optimiste* (2e ed.). Paris: Masson & Cie.

Oswald, W.D., Gunzelmann, T., Rupprecht, R. & Hagen, B. (2006). Differential effects of single versus combined cognitive and physical training with older adults: the SimA study in a 5-year perspective. *European Journal of Ageing, 3*(4), 179–192.

Wahl, H. W. & Tesch-Romer, C. (1998). Interventionsgerontologie im deutschsprachigen Raum: Eine sozial- und verhaltenswissenschaftliche Bestandsaufnahme. *Zeitschrift für Gerontologie und Geriatrie, 31*(2), 76–88.

Willis, S. L., Tennstedt, S. L., Marsiske, M., Ball, K., Elias, J., Koepke, K. M., Morris, J. N., Rebok, G. W., Unverzagt, F. W., Stoddard, A. M. & Wright, E. (for the ACTIVE Study Group) (2006). Long-term effects of cognitive training on everyday functional outcomes in older adults. *JAMA, 296*(23), 2805–2814.

Ziegelmann, J.P., Lippke, S. & Schwarzer, R. (2006). Adoption and maintenance of physical activity: Planning interventions in young, middle-aged, and older adults. *Psychology and Health, 21*(2), 145–163.

9 Plastizität

Matthias Kliegel, Katharina Zinke und Alexandra Hering

Zusammenfassung

Plastizität ist ein zentrales Konstrukt der Lebensspannenpsychologie und beschreibt die Fähigkeit einer Person, durch kognitive, behaviorale und/oder neuronale Neuorganisation auf veränderte Anforderungen oder Möglichkeiten aus der Umwelt zu reagieren. Plastizitätsprozesse werden durch ein zeitlich andauerndes Ungleichgewicht zwischen den Voraussetzungen einer Person und den Anforderungen der Umgebung ausgelöst. Plastizität ist bis ins hohe Alter nachweisbar, nimmt aber in ihrer Effizienz im Alter ab. In der Psychologie des Alterns ist Plastizität ein theoretisch zunächst breit angelegtes Konstrukt; empirisch ist jedoch vor allem die Plastizität der kognitiven Leistungsfähigkeit untersucht worden. In traditionellen Interventionsprogrammen wurden hierbei in der Regel Strategien zur Kompensation altersbedingter Abbauprozesse (z. B. Gedächtnisstrategien) trainiert. Während diese Interventionen bei kognitiv gesunden Erwachsenen oft eine Verbesserung in den trainierten Bereichen erzielen können, bleiben Transfereffekte auf nichttrainierte Domänen eher gering. Eine aktuell in den Fokus getretene Alternative sind Trainings von exekutiven Funktionen und des Arbeitsgedächtnisses, bei denen – auch im höheren Erwachsenenalter – erste erfolgversprechende Befunde zur Plastizität dieser Prozesse wie auch zu Transfereffekten vorgelegt wurden.

Einführung

Der Begriff stammt ursprünglich aus dem Bereich der Neurobiologie und bezieht sich auf die Veränderbarkeit und Formbarkeit des Nervensystems. Die *neuronale Plastizität* meinte zunächst vor allem Veränderungen in der Struktur und Funktion von Synapsen. Wird die Kommunikation zwischen zwei Synapsen wiederholt beeinflusst, führt dies zu molekularen Veränderungen, zum Beispiel zur Bildung bestimmter Proteine, die die Kommunikation der Synapsen verbessern. Da diese Prozesse die neuronalen Korrelate für langfristig wirksame Plastizität auch auf Verhaltensebene darstellen, wurde die neuronale Plastizität bereits früh als eine Facette in das psychologische Konstrukt der Plastizität integriert. Eine hierarchisch höhere Ebene stellt hierbei die *strukturelle Plastizität* dar und bezieht sich auf die Veränderbarkeit der Hirnstruktur, während *funktionale Plastizität* die Umnutzung der Hirnstrukturen in der Bearbeitung von Aufgaben meint (z. B. bei der Rehabilitation von Hirnverletzungen).

Der *psychologische* Begriff der Plastizität ist vielschichtig angelegt und lässt sich zunächst allgemein mit Formbarkeit umschreiben. Er beschreibt das Potential eines Organismus, seine Funktionen (Denken, Erleben und Verhalten; insbesondere gerichtet auf seine Leistungsfähigkeit) sowie die zugrunde liegenden (neuro-)physiologischen Strukturen aufgrund von Anforderungen und Möglichkeiten der Umwelt zu verändern. Der Grundgedanke ist hierbei, dass das Potential eines Menschen in Denken, Erleben und Verhalten nicht durch interindividuelle Unterschiede determiniert oder vorwiegend durch das Lebensalter be-

stimmt ist, sondern dass es zu jedem Entwicklungszeitpunkt möglich ist, dieses Potential auszuweiten bzw. bei Nichtausschöpfung, die Nutzung des Potentials zu optimieren oder wiederherzustellen. Der Fokus in der Plastizitätsforschung liegt somit auf den Möglichkeiten zu *intraindividuellen Veränderungen*, die durch Interventionen in jedem Alter erreichbar sind, sowie darauf, wie Leistungen sowie Fertigkeiten durch Übung oder Erfahrung verbessert werden können. Neben der Annahme einer über die Lebensspanne anhaltenden Plastizität, wird aber auch davon ausgegangen, dass es Grenzen der Plastizität gibt und dass das Ausmaß an Plastizität im Alter (je nach Domäne mehr oder weniger stark) abnimmt.

Verschiedene Domänen von Plastizität

Im Rahmen der Entwicklungs- und Gerontopsychologie wurde das Konstrukt der Plastizität vor allem im Kontext der Lebensspannenpsychologie als ein zentraler Leitbegriff geprägt (vgl. Baltes, Staudinger & Lindenberger, 1999). Die Lebensspannenpsychologie geht davon aus, dass der Prozess der Entwicklung mit Erreichen des Erwachsenenalters nicht abgeschlossen ist, sondern über das gesamte Leben andauert. Plastizität meint innerhalb dieses Ansatzes die prinzipielle Veränderbarkeit (malleability) über die Lebensspanne im Sinne einer Anpassung und/oder positiven Leistungssteigerung und bezieht sich sowohl auf die Variationsbreite der Leistungsfähigkeit innerhalb einer Person als auch auf die Voraussetzungen, unter denen die Fähigkeiten einer Person modifiziert werden können.

Plastizität ist in der Lebensspannenpsychologie zunächst ein domänenunabhängiges Konstrukt; empirisch ist es aber in ver-

schiedenen Entwicklungsbereichen unterschiedlich breit untersucht worden. Die hierbei besonders in den Blick genommene Domäne ist die Veränderbarkeit der *kognitiven* Leistungsfähigkeit (u. a. unter dem Stichwort »Lebenslanges Lernen«). Im Zentrum stehen dabei die Möglichkeiten einer individuellen Leistungssteigerung im Angesicht meist negativer Alternsveränderungen in den verschiedensten kognitiven Bereichen (Gedächtnis, fluide Intelligenz, Aufmerksamkeit, exekutive Kontrolle etc.). Die (impliziten) drei zentralen Thesen hierbei sind, dass (a) ein Teil der im Alter beobachtbaren Defizite eher Ausdruck von fehlendem Gebrauch/mangelnder Übung der kognitiven Fähigkeiten ist als ein normatives alternsbedingtes Nachlassen (»Use it or lose it«; vgl. auch die Arbeiten zur Wirkung von Kohorteneffekten in der Schulbildung sowie alltäglichen und beruflichen Stimulationsbedingungen auf die kognitive Entwicklung), dass (b) die Abnahme der kognitiven Leistungsfähigkeit im Alter durch Interventionen abgemildert, ausgeglichen oder sogar über das ursprüngliche Niveau gehoben werden kann und dass (c) dies im Prinzip für alle kognitiven Bereiche gilt; nicht nur für diejenigen, bei denen eine mangelnde Übung das Nachlassen bedingt, sondern auch für diejenigen Bereiche, bei denen sich vor allem normative Altersveränderungen niederschlagen.

Ein wichtiger Meilenstein in der psychologischen Untersuchung der (kognitiven) Plastizität sind die Arbeiten von Reinhold Kliegl und Kollegen, die in verschiedenen Studien vor allem den »Testing the Limits« Ansatz zur Untersuchung von Plastizität im Alter einsetzten. Hier üben Probanden Trainingsaufgaben solange, bis keine weiteren Verbesserungen mehr auftreten (Kliegl, Smith & Baltes, 1989). Durch diese Methode lässt sich das obere Entwicklungspotential der Leistung ermitteln, d. h. die individuellen Grenzen der Plastizität werden ausgetestet. Die Befunde zeigen, dass es im höheren Erwachsenenalter zu deutlichen Leistungssteigerungen im Vergleich zum Ausgangsniveau kommen kann. Es zeigt sich jedoch auch, dass die Unterschiede zwischen jüngeren und älteren Erwachsenen nach den Trainings noch stärker hervortreten, d. h. dass sich die bestehenden Unterschiede zwischen den Altersgruppen vergrößern.

Neben den in der Literatur überwiegenden Arbeiten zur kognitiven Plastizität wird Plastizität auch als basaler Mechanismus für andere Bereiche der psychophysischen Anpassungsfähigkeit des (alternden) Menschen angenommen, so z. B. im personal-psychischen Bereich. Hier wird – u. a. unter dem Begriff *Resilienz* – diskutiert, wie es im Alter gelingt, auf die oft erheblichen gesundheitlich-körperlichen, sozialen und persönlichen Krisen zu reagieren (vgl. u. a. die Forschungen zu Coping, Salutoge-

nese, Wohlbefindensparadox; Staudinger, Marsiske & Baltes, 1995). Entscheidend sind hierbei Anpassungsprozesse unter Aktivierung von persönlichkeitsbezogenen und sozio-emotionalen Ressourcen, unter sich verändernden Bewertungssystemen sowie religiös-spirituellen Kontextfaktoren. Weitere wichtige Bereiche, in denen Plastizitätsprozesse untersucht werden, betreffen körperliche Altersveränderungen in Sensorik und Motorik, Rehabilitationsmaßnahmen nach diskreten Ereignissen wie z. B. einem Schlaganfall, psychotherapeutische Interventionen im Alter sowie selbstständigkeitsfördernde bzw. -erhaltende Konzepte in der Altenpflege. Bei letzteren hat sich z. B. gezeigt, dass eine anregende Umwelt sowohl auf sozialer wie technisch-räumlicher Ebene zur Aufrechterhaltung und Förderungen von Kompetenzen in den verschiedensten Bereichen führt.

Hierbei wird deutlich, dass Plastizität zwar auf der Ebene der Person angesiedelt ist, aber immer nur in der Wechselwirkung mit der Umwelt und dem Kontext einer sich entwickelnden Person entstehen und sich auswirken kann. Weiterhin wird deutlich, dass Plastizität auch immer vom Ergebnis her zu verstehen ist, d. h., die intraindividuellen Verbesserungsmöglichkeiten sind von erheblicher Relevanz für die Gesundheit und das Wohlbefinden einer Person, da Plastizitätsprozesse es ermöglichen, den drohenden Verlust von Autonomie auszugleichen oder abzufedern. Durch Interventionen können so potentiell negative Entwicklungsverläufe beeinflusst werden, und Kompetenzen bleiben stabil oder entwickeln sich sogar weiter. Plastizität meint in diesem Zusammenhang das Potential von der aktuellen zu der maximal möglichen Leistungsfähigkeit und ist somit als Bedingung der Möglichkeit für nachhaltige Veränderungen einer der zentralen Grundprozesse der *Interventionsgerontologie* (Martin & Kliegl, 2010).

Empirische Befunde zur Plastizität am Beispiel kognitiver Interventionen

Der traditionelle Zugang

Ein direkter und die Forschung lange dominierender Zugang zur Untersuchung von Plastizität in verschiedenen Altersgruppen ist die experimentelle Untersuchung der Wirksamkeit kognitiver Trainings. Im Bereich des Gedächtnisses wurde hierbei vor allem die Beeinflussung von Gedächtnisprozessen durch *strategiebasierte* Trainings untersucht, z. B. die Methode der Orte (Verhaeghen, Marcoen & Gossens, 1992). Vor und nach dem Training werden die Leistungen in trainierten und nicht-trainierten (Transfer-)Fähigkeiten erfasst, um das Ausgangsniveau und mögliche Leistungsveränderungen zu untersuchen. Wichtig in diesem Zusammenhang ist der Nachweis, dass Leistungszuwächse von Prä- zu Posttest tatsächlich größer sind als einfache Retest- und Übungseffekte, die in (aktiven) Kontrollgruppen zu finden sind. Insgesamt legen verschiedene großangelegte Trainingsstudien nahe, dass durch solche Interventionen auch bei älteren Erwachsenen deutliche Leistungsgewinne in trainierten Fähigkeiten möglich sind.

Neben der Betrachtung von direkten Trainingseffekten sind bei Trainingsstudien Transfereffekte auf andere kognitive Funktionen und die Generalisierbarkeit der Ergebnisse von besonderem Interesse. Ein erklärtes Ziel in der Trainingsforschung ist es, eine Übertragung der Leistungsverbesserung auf nicht-trainierte Aufgaben zu erzielen. Dabei wird zwischen nahem Transfer (Aufgaben, die die trainierte Fähigkeit direkt erfassen, jedoch in der Oberflächenstruktur unterschiedlich zur trainierten Aufgabe aufgebaut sind) und fernem Transfer (Aufgaben, die neben der trainierten auch andere kognitive Fähigkeiten erfordern und keine strukturellen Überlappun-gen mit den trainierten Aufgaben aufweisen) unterschieden. Eine der zentralen Herausforderungen der Forschung zur Plastizität war und ist hierbei, dass in fast allen Studien Leistungszuwächse meist nur in den trainierten Aufgaben oder in diesen sehr ähnlichen Aufgaben nachgewiesen werden konnten; d. h. Belege für fernen Transfer gibt es kaum. Zudem finden sich die positiven Ergebnisse der Trainingsforschung in der Regel nur bei gesunden älteren Erwachsenen. Eine starke Einschränkung der Plastizität in den traditionellen strategiebasierten Trainingsmethoden wurde ebenfalls für Personen im extrem hohen Alter, dem sogenannten Vierten Alter, berichtet (Singer, Lindenberger & Baltes, 2003).

Arbeitsgedächtnistraining – ein neuer Zugang

Ein aktuelles Feld der Plastizitätsforschung ist die Trainierbarkeit exekutiver Kontrolle und des Arbeitsgedächtnisses, da sich hier zum ersten Mal überzeugende Transfereffekte andeuten (Klingberg, 2010). Exekutive Kontrollprozesse dienen der Handlungsregulation bei allen Nicht-Routine Operationen und betreffen den Wechsel zwischen verschiedenen Aufgaben (Shifting), das Hemmen von Störinformationen (Inhibition) und das Aktualisieren von Informationen im Arbeitsgedächtnis (Updating). Zum Arbeitsgedächtnis zählt die Fähigkeit, Informationen über kurze Zeit aufrechtzuerhalten (Speicherung) und diese zu manipulieren (Verarbeitung). Beide kognitiven Ressourcen unterstützen so eine Reihe von komplexen alltagsrelevanten kognitiven Aktivitäten, z. B. Planen und schlussfolgerndes Denken. Aus gerontopsychologischer Sicht ist hierbei zentral, dass Arbeitsgedächtnis und exekutive Kontrollprozesse im Alter in ihrer Effizienz nachlassen. Vor allem bei Menschen über 80 Jahre beobachtet man einen z. T. erheblichen Leistungsabbau. Obwohl die Kapazität des Arbeitsgedächtnisses lange Zeit als interindividuell konstanter Trait angesehen wurde, legen einige aktuelle Studien nahe, dass man diese durch umfangreiche Trainings verbessern kann. Inwieweit diese Plastizität auch bis ins hohe Erwachsenenalter erhalten bleibt, ist allerdings derzeit Gegenstand der Forschung.

Hinsichtlich des Trainingsaufbaus geht diese Forschungslinie einen Weg, der sich von dem der traditionellen Strategietrainings unterscheidet. Im Sinne des für Plastizitätsprozesse entscheidenden Ungleichgewichts zwischen den Voraussetzungen einer Person und den Anforderungen der Umgebung wird in diesen Trainings durch adaptives Üben von Arbeitsgedächtnis- oder exekutiven Kontrollsituationen eine ständige leichte, am individuellen Leistungsniveau orientierte »Überforderung« des vorhandenen Potentials realisiert, so dass sich dieses nach oben hin anpassen muss. Der für die Transfereffekte grundlegende Gedanke ist, dass, wenn man basale Ressourcen wie exekutive Kontrolle sowie das Arbeitsgedächtnis und seine Kapazität verbessert, sich dies positiv auf alle Prozesse auswirken sollte, die auf diese basalen Ressourcen zurückgreifen. Entsprechend dieser Hypothese konnte dann auch gezeigt werden, dass ein intensives Training mit Aufgaben, die das Arbeitsgedächtnis fordern, nicht nur die Leistungen in den trainierten Aufgaben verbessert, sondern Verbesserungen auch in nicht-trainierten Transferaufgaben erreicht werden können. Dazu gehören nicht-trainierte Aufgaben aus dem Bereich des Arbeitsgedächtnisses und exekutiver Kontrollaufgaben aber auch Maße für logisches Denken und fluide Intelligenz. Neben einigen Studien mit Kindern und jungen Erwachsenen, gibt es inzwischen auch einige Studien, die sich mit Training von Arbeitsgedächtnisleistung bei älteren Erwachsenen beschäftigen und ebenfalls positive Effekte finden konnten. Plastizität im Bereich des Arbeitsgedächtnisses scheint bei älteren Personen also möglich zu sein. In manchen dieser Studien deutet sich sogar (im Gegensatz zu den strategiebasierten Gedächtnistrainingsstudien) an, dass Leistungssteigerungen durch das Training bei älteren Erwachsenen größer waren als bei jüngeren (Karbach & Kray, 2009). Die beiden einzigen Studien, die sich bis jetzt mit über 80-Jährigen beschäftigt haben (Buschkuehl et al., 2008; Zinke, Zeintl, Eschen, Herzog & Kliegel, 2012), legen nahe, dass selbst Hochaltrige in der Lage sind, ihre Leistungen in Arbeitsgedächtnisaufgaben zu steigern. Dies deutet auf das grundsätzliche Potential für Plastizität auch in dieser Altersgruppe hin. Der Transfer war jedoch relativ begrenzt, auch verschwanden die Unterschiede zwischen den Gruppen bei einer Follow-up-Messung ein Jahr später, was eventuell auf Grenzen der Plastizität und der Generalisierbarkeit der erworbenen Fähigkeiten hinweist.

Ausblick

Insgesamt legen die Befunde nahe, dass Plastizität durch gezielte Interventionen wie Trainings auch im hohen und sehr hohen Alter noch realisierbar ist. Im Bereich der kognitiven Plastizität wird die Aufgabe der zukünftigen Forschung sein herauszufinden, inwieweit auch Plastizität exekutiver Funktionen und der Arbeitsgedächtniskapazität im hohen Alter zu beobachten ist, ob dies auch für das sehr hohe Alter gilt, ob sich hier tatsächlich stabile Trainings- und auch breite Transfereffekte erzielen lassen und ob diese auch im Alltag der Personen verhaltensrelevant sind.

Literatur

Baltes, P. B., Staudinger, U. M. & Lindenberger, U. (1999). Lifespan psychology: theory and application to intellectual functioning. *Annual Reviews of Psychology, 50*, 471–507.

Buschkuehl, M., Jaeggi, S. M., Hutchison, S., Perrig-Chiello, P., Däpp, C., Müller, M., Breil, F., Hoppeler, H. & Perrig, W. J. (2008). Impact of working memory training on memory performance in old-old adults. *Psychology and Aging, 23*(4), 743–753.

Karbach, J. & Kray, J. (2009). How useful is executive control training? Age differences in near and far transfer of task-switching training. *Developmental Science, 12*(6), 978–990.

Kliegl, R., Smith, J. & Baltes, P. B. (1989). Testing-the-Limits and the study of adult age-differences in cognitive plasticity of a mnemonic skill. *Developmental Psychology, 25*(2), 247–256.

Klingberg, T. (2010). Training and plasticity of working memory. *Trends in Cognitive Sciences, 14*, 317–324.

Martin, M. & Kliegel, M. (2010). *Grundriss Gerontologie Band 3: Psychologische Grundlagen der Gerontologie* (3. überarbeitete und erweiterte Auflage). Stuttgart: Kohlhammer.

Singer, T., Lindenberger, U. & Baltes, P. B. (2003). Plasticity of memory for new learning in very old age: a story of major loss? *Psychology and Aging, 18*(2), 306–317.

Staudinger, U., Marsiske, M. & Baltes, P. B. (1995). Resilience and reserve capacity in later adulthood: Potentials and limits of development across the life span. In D. Cicchetti & D. J. Cohen (Eds.), *Developmental psychopathology* (Vol. 2, S. 801–847). Oxford: Wiley.

Verhaeghen, P., Marcoen, A. & Goossens, L. (1992). Improving memory performance in the aged through mnemonic training: A metaanalytic study. *Psychology and Aging, 7*(2), 242–251.

Zinke, K., Zeintl, M., Eschen, A., Herzog, C. & Kliegel, M. (2012). Potentials and Limits of Plasticity Induced by Working Memory Training in Old-Old Age. *Gerontology, 58*, 79–87.

10   Gesundheit und Krankheit

Susanne Wurm

Zusammenfassung

Gesundheit ist ein wichtiger Bestandteil der Lebensqualität und zentral für die gesellschaftliche Teilhabe. Weil im Zuge des demographischen Wandels immer mehr Menschen alt werden, ist es zunehmend wichtig zu wissen, wie gesund alte Menschen sind und wie die gewonnenen Lebensjahre verbracht werden. Die Gesundheit von Menschen in der nachberuflichen Lebensphase ist insgesamt recht gut – zwar steigen chronische Erkrankungen an, doch die meisten Älteren haben eine gute körperliche Funktionsfähigkeit. Ab einem Alter von etwa 85 Jahren nimmt allerdings der Hilfe- und Pflegebedarf deutlich zu. Derzeitigen Erkenntnissen zufolge kommen nachfolgende Geburtsjahrgänge Älterer in Deutschland tendenziell gesünder ins Alter. Die Befunde variieren jedoch je nach Studie und verwendeten Gesundheitsmaßen, so dass die Befundlage nicht eindeutig ist. Wie gesund ältere Menschen sind und welche Einschränkungen sie im Alltag erfahren, ist durch Präventions- und Interventionsmaßnahmen beeinflussbar. Eine Barriere, die solche Maßnahmen behindert, ist die Vorstellung, dass altersbedingte Einbußen unvermeidlich und irreversibel sind.

Einführung

Die Begriffe »Gesundheit« und »Krankheit« werden oftmals in erster Linie mit medizinischen Diagnosen und Klassifikationssystemen (z. B. ICD-10) in Verbindung gebracht. Gibt es eine medizinische Diagnose, so gilt eine Person als krank, andernfalls als gesund. Dabei kann man mehrere Gesundheitskriterien unterscheiden: Morbidität (körperliche oder psychische Erkrankungen), funktionelle Einschränkungen (Beeinträchtigungen infolge körperlicher, mentaler oder Sinnesschädigung), Behinderungen und Mortalität.

Doch Gesundheit ist mehr als die Abwesenheit (oder Nicht-Diagnose) von Krankheiten. Denn welche Folgen eine Erkrankung hat, ist auch davon abhängig, über welche und wie viele Ressourcen eine Person verfügt. Biopsychosoziale Konzepte beziehen das explizit mit ein: So berücksichtigt beispielsweise die Internationale Klassifikation der Funktionsfähigkeit, Behinderung und Gesundheit (ICF; WHO, 2002) die dynamische und komplexe Wechselwirkung zwischen einem Gesundheitsproblem und den jeweiligen Kontextfaktoren. Die ICF unterscheidet deshalb das Gesundheitsproblem und zwei weitere Komponenten:

Funktionsfähigkeit und Behinderung: Hierzu zählen die Körperfunktionen und -strukturen (z. B. die Funktionsfähigkeit der Atem- oder Sinnesorgane) sowie Aktivitäten und Partizipation (die Fähigkeit, Aufgaben oder Handlungen durchzuführen, und Teilhabe an Lebenssituationen). Als Behinderung wird jede Beeinträchtigung der Funktionsfähigkeit verstanden.

Kontextfaktoren: Der Begriff Kontextfaktoren wird für Faktoren verwendet, die im Zusammenhang mit einem Gesundheitsproblem eine Rolle spielen. Berücksichtigt werden die materielle, soziale und einstellungsbezogene Umwelt sowie personenbezogene Faktoren (z. B. Alter, Geschlecht, Bildung, Verhaltensmuster und Bewältigungsstile).

Diese Kriterien werden ergänzt durch das subjektive Erleben, wie Menschen sich fühlen und wie sie ihre Krankheit und deren Konsequenzen wahrnehmen. Mit steigendem Lebensalter kommt diesem erweiterten Gesundheitsverständnis eine wachsende Bedeutung zu, da mit dem Alter die Wahrscheinlichkeit von chronischen Erkrankungen zunimmt.

Ein konzeptuelles Problem besteht in der Unterscheidung zwischen altersphysiologischen Veränderungen und pathologischen Prozessen oder, einfacher gesagt, zwischen Altern und Krankheit. Der Anstieg von Erkrankungen und Funktionsverlusten ist nämlich nicht allein durch altersphysiologische Veränderungen von Organen und Organsystemen bedingt. Einige Krankheiten haben eine lange Latenzzeit, die dazu führt, dass diese erst im höheren Lebensalter auftreten. Zudem führt die jahre- oder jahrzehntelange Exposition verschiedener Risikofaktoren (Umfeldfaktoren, z. B. Lärm; Gesundheitsverhalten, z. B. Rauchen) zu sukzessiven Schädigungen und trägt zum Anstieg chronischer Erkrankungen (z. B. chronische Bronchitis) oder dauerhaften Funktionsverlusten (z. B. Verluste der Hörfähigkeit) im Alter bei. Außerdem treten einige Krankheiten bereits in früheren Lebensjahren auf, »altern« dann mit (z. B. Diabetes) und führen teilweise zu Folgekrankheiten (z. B. Nierenversagen).

Wie gesund sind ältere Menschen?

Was *körperliche Erkrankungen* im Alter betrifft, gibt es mehrere Spezifika: Im höheren Lebensalter gibt es einen deutlichen Anstieg von chronischen Erkrankungen. Zudem zeichnen sich Krankheiten im Alter durch eine veränderte, oftmals unspezifische Symptomatik, einen längeren Krankheits- und Genesungsverlauf sowie durch eine veränderte Reaktion auf Medikamente aus. Im Alter sind Herz-Kreislauf-Erkrankungen (z. B. Bluthochdruck und Herzinsuffizienz) am stärksten verbreitet, gefolgt von Krankheiten des Bewegungsapparates (z. B. Arthrose, Arthritis, Rückenbeschwer-den; Saß, Wurm & Ziese, 2009; Wurm, Schöllgen & Tesch-Römer, 2010). Die Dominanz dieser beiden Krankheitsgruppen zeigt sich im Rahmen von bevölkerungsbasierten Surveys (z. B. Bundes-Gesundheitssurvey, Deutscher Alterssurvey) ebenso wie auf der Grundlage von Daten der ambulanten und stationären Versorgung (Abrechnungsdatenträger-Panel, Statistik der Krankenhausdiagnosen). Die Prävalenz variiert in Abhängigkeit von der Datengrundlage – dies liegt unter anderem darin begründet, dass nicht alle Krankheiten zu Krankenhauseinweisungen führen. Eine dritte große Krankheitsgruppe im Alter sind Krebserkrankungen. Von allen neu diagnostizierten Krebserkrankungen entfallen etwa zwei Drittel auf Menschen ab 65 Jahren (Saß, Wurm & Ziese, 2009). Krankheiten nehmen im Alter zu und, da es sich überwiegend um chronische Erkrankungen handelt, kommt es oftmals zu einer Kumulation. Dies ist für eine angemessene Behandlung und Versorgung eine besondere Herausforderung. Mehrfacherkrankungen erhöhen das Risiko für eine psychische Komorbidität (z. B. Depression) und gehen oftmals mit einem komplexen Medikamentenregime einher, durch das die Gefahr unerwünschter Medikamenten-Interaktionen entsteht.

Zwei Formen *psychischer Störungen* dominieren im Alter: Depressionen sowie, im hohen Alter, demenzielle Erkrankungen. Demenz ist durch fortschreitenden Gedächtnisverlust und den Abbau kognitiver Fähigkeiten gekennzeichnet. Während bei den 65- bis 69-Jährigen nur etwa 1,5 % von Demenz betroffen sind, liegt der Anteil bei den 90-Jährigen und Älteren über 30 % (Weyerer & Bickel, 2007). Neurodegenerative Erkrankungen wie die Alzheimer-Demenz sowie die Parkinsonsche Erkrankung sind besonders häufig mit Depression verbunden. Deshalb wäre zu erwarten, dass Depressionen im hohen Alter deutlich zunehmen. Epidemiologische Studien weisen jedoch darauf hin, dass der Anteil von Menschen mit einer depressiven Störung im Alter eher geringer ist. Klinische Experten bezweifeln dies und gehen davon aus, dass Depression die häufigste psychische Erkrankung im hohen Alter ist (Robert Koch-Institut, 2010). Schätzungen zufolge haben etwa 8 bis 10 % der Älteren eine schwere Depression, bei Personen, die in Heimen leben, wird der Anteil auf etwa 15 bis 20 % geschätzt (Robert Koch-Institut, 2010). Wesentliche Gründe dafür, dass Depression im Alter vermutlich unterdiagnostiziert und -behandelt ist, sind darin zu suchen, dass ältere Menschen, ihre Angehörigen und das medizinische Personal dazu neigen, Schlafprobleme, soziale Rückzugstendenzen und mangelnde Lebensfreude im Alter als eine normale Begleiterscheinung des Älterwerdens zu interpretieren, und daher keinen Behandlungsbedarf sehen.

Aufgrund von altersphysiologischen Veränderungen und chronischen Krankheiten nehmen im höheren Lebensalter auch Beeinträchtigungen der *funktionalen Gesundheit* zu. Funktionale Gesundheit umfasst, inwieweit Menschen gesundheitlich in der Lage sind, Alltagsanforderungen zu erfüllen und am gesellschaftlichen Leben teilzunehmen. Wichtige Aspekte der funktionalen Gesundheit sind die körperliche Mobilität, Hör- und Sehfähigkeit sowie die Fähigkeit, Aktivitäten des täglichen Lebens ausführen zu können. Hilfe- und Pflegebedürftigkeit entstehen in der Regel dann, wenn keine ausreichende funktionale Gesundheit mehr gegeben ist und damit eine selbstständige Lebensführung beeinträchtigt oder unmöglich wird. Danach gefragt, ob sie innerhalb des letzten halben Jahres durch gesundheitliche Probleme an der Ausübung ihrer üblichen Aktivitäten gehindert waren, bejahten dies 80 % der über 80-Jährigen im Rahmen der deutschen SHARE-Studie (Menning & Hoffmann, 2009). Solche Einschränkungen betreffen jedoch nur zu einem kleinen Anteil Basisaktivitäten der Selbstversorgung wie das Baden oder Anziehen: Weniger als jede fünfte Person (18 %) im Alter zwischen 70 und 85 Jahren hat hierbei Probleme (Wurm, Schöllgen & Tesch-Römer, 2010). Ab dem 85. Lebensjahr kommt es jedoch zu einem deutlichen Anstieg von Funktionseinbußen und zu vermehrter Hilfe- und Pflegebedürftigkeit. Während im Alter zwischen 65 und 74 Jahren nur rund 9 % der in Privathaushalten lebenden Personen Hilfebedarf haben, steigt der Anteil bei den 85-Jährigen und Älteren auf 35 % (Schneekloth & Wahl, 2005). Auch der Pflegebedarf steigt im Alter deutlich – von 2,7 % in der Gruppe der 65- bis 69-Jährigen auf 19,9 % bei den 80- bis 84-Jährigen und auf 59,1 % bei den 90-Jährigen und Älteren (Statistisches Bundesamt, 2011).

Vor dem Hintergrund der beschriebenen gesundheitlichen Einbußen ist es bemerkenswert, dass viele ältere Menschen ihre Gesundheit positiv bewerten. Danach befragt, antworten 40 % der 70- bis 85-Jährigen, ihre Gesundheit sei gut oder sehr gut, weniger als jede fünfte Person dieser Altersgruppe bewertet ihre Gesundheit als schlecht (Wurm, Schöllgen & Tesch-Römer, 2010). Dieses Maß *subjektiver Gesundheit* korrespondiert im Alter oftmals weniger mit der körperlichen Gesundheit, vielmehr scheint das Ausmaß von Beschwerden und Schmerzen sowie die mentale Gesundheit für die Bewertung eine wichtige Rolle zu spielen. Zahlreiche Studien zeigen, dass eine gute subjektive Gesundheit nicht nur dazu beitragen kann, dass ältere Menschen eine bessere funktionale Gesundheit über die Zeit hinweg aufrechterhalten können, sondern vor allem auch, dass subjektive Gesundheit eine eigenständige und zudem bessere Vorhersage von vorzeitiger Sterblichkeit bzw. Langlebigkeit leisten kann, als dies über objektive Maße zur Gesundheit möglich ist.

Kommen nachfolgende Geburtskohorten gesünder ins Alter?

Vor dem Hintergrund der steigenden Lebenserwartung ist aus individueller wie gesellschaftlicher Sicht die Frage zentral, in welchem Gesundheitszustand die gewonnenen Jahre verbracht werden. Seit Ende der 1970er Jahre gibt es hierzu drei zentrale, alternative Hypothesen:

(1) These der Morbiditätsexpansion: Wenn die steigende Lebenserwartung besonders dadurch bedingt ist, dass mehr Personen durch medizinische Fortschritte schwere Krankheiten oder Unfälle überleben, könnte dies bedeuten, dass der Anteil von Personen mit gesundheitlichen Beeinträchtigungen über die nachfolgenden Kohorten hinweg zunimmt (Gruenberg, 1977).

(2) These der Morbiditätskompression: Mithilfe von Maßnahmen der primären und sekundären Prävention können gesundheitliche Einschränkungen in ein späteres Alter hinausgeschoben werden. Die Lebenserwartung steigt nicht gleichermaßen schnell, wodurch die Dauer gesundheitsbedingter Beeinträchtigungen auf eine kürzere Zeit vor dem Tod komprimiert werden kann (Fries, 1980).

(3) These des dynamischen Äquilibriums: Diese These betont die Abhängigkeit zwischen Morbidität und Mortalität und geht davon aus, dass bei einer Zunahme der Lebenserwartung zwar die Zahl chronischer Erkrankungen zunehmen kann, deren Schweregrad jedoch eher abnehmen sollte (Manton, 1982).

Die internationale Datenlage hierzu ist nicht eindeutig und so scheinen derzeit alle drei genannten Thesen in Teilen zuzutreffen. Je nach Land, verwendeten Gesundheitsindikatoren und betrachtetem Zeitraum finden sich unterschiedliche Entwicklungen. In Deutschland weisen einige Studien darauf hin, dass nachfolgende Geburtsjahrgänge Älterer mit einer besseren Gesundheit ins Alter kommen und das Pflegerisiko geringer ist. Aber auch hier gibt es divergierende Befunde, je nachdem welcher Aspekt von Gesundheit (z. B. Erkrankungen, Beschwerden, subjektive Gesundheit) betrachtet wird. Zudem gibt es positive Entwicklungen, die sich derzeit vor allem rund um das Ruhestandsalter, nicht aber für andere Altersgruppen zeigen (Wurm, Lampert & Menning, 2009). Es bleibt deshalb eine wichtige Frage, wie sich die Gesundheit alter Menschen in Zukunft entwickelt.

Ausblick

Mit steigendem Alter wird es zunehmend schwieriger, zwischen alter(n)sbedingten Beschwerden und behandlungsbedürftigen Erkrankungen zu unterscheiden. Diese Unterscheidung ist jedoch keineswegs trivial. Ältere Menschen, die Beschwerden ihrem Alter zuschreiben, haben oftmals ein schlechteres Gesundheitsverhalten und gehen seltener zum Arzt als jene, die ihre Beschwerden als krankheitsbedingt erachten. Auch in der medizinischen Versorgung gibt es Hinweise darauf, dass Erkrankungen (z. B. Depression) und Risikofaktoren (z. B. Bluthochdruck) bei alten Menschen häufiger übersehen werden und damit unbehandelt bleiben. Aus diesem Grund ist es besonders wichtig, die Möglichkeiten von Intervention im Alter nicht zu unterschätzen. Zur Gliederung von Interventionsmaßnahmen lassen sich extraindividuelle und intraindividuelle Faktoren unterscheiden:

Zu zentralen *extraindividuellen Faktoren* zählen hierbei Möglichkeiten der Prävention (z. B. präventive Hausbesuche), medizinischen Versorgung (z. B. geriatrisches Assessment) und geriatrischen Rehabilitation bis hin zur aktivierenden Pflege. Ebenso zählen hierzu die Unterstützung durch Sozialdienste sowie die Veränderung von Umweltbedingungen (z. B. Wohnraumanpassungen). Bei den *intraindividuelle Faktoren* ist insbesondere die Änderung ungünstiger Verhaltensweisen (z. B. körperlicher Inaktivität) ein Präventionsansatz, der bis ins hohe Alter nachweisbar gesundheitsfördernd wirkt. Ebenso zählt die Stärkung psychosozialer Ressourcen und Bewältigungsstrategien zu den zentralen Ansatzpunkten für Interventionen im Alter. Der Umgang mit irreversiblen körperlichen und sozialen Verlusten sowie die vermehrte Auseinandersetzung mit Sterben und Tod sind zwei große Herausforderungen, denen besonders häufig alte Menschen gegenüberstehen.

Literatur

Fries, J. F. (1980). Aging, natural death, and the compression of morbidity. *The New England Journal of Medicine, 329*, 110–116.

Gruenberg, E. M. (1977). The failures of success. *Milbank Memorial Fund Quarterly/ Health and Society, 55*(1), 3–24.

Manton, K. G. (1982). Changing concepts of morbidity and mortality in the elderly population. *Milbank Memorial Fund Quarterly/ Health and Society, 60*(2), 183–244.

Menning, S. & Hoffmann, E. (2009). Funktionale Gesundheit und Pflegebedürftigkeit. In K. Böhm, C. Tesch-Römer & T. Ziese (Hrsg.), *Gesundheit und Alter* (S. 62–78). Berlin: Robert Koch-Institut.

Robert Koch-Institut (Hrsg.). (2010). *Depressive Erkrankungen. Gesundheitsberichterstattung des Bundes*, Heft 51. Berlin: Robert Koch-Institut.

Saß, A.-C., Wurm, S. & Ziese, T. (2009). Somatische und psychische Gesundheit. In K.

Böhm, C. Tesch-Römer & T. Ziese (Hrsg.), *Gesundheit und Krankheit im Alter* (S. 31–61). Berlin: Robert Koch-Institut.

Schneekloth, U. & Wahl, H.-W. (Hrsg.). (2005). *Möglichkeiten und Grenzen selbständiger Lebensführung in privaten Haushalten (MuG III). Repräsentativbefunde und Vertiefungsstudien zu häuslichen Pflegearrangements, Demenz und professionellen Versorgungsangeboten. Integrierter Abschlußbericht.* München: TNS Infratest Sozialforschung.

Statistisches Bundesamt (2011). *Pflegestatistik 2009. Pflege im Rahmen der Pflegeversicherung. Deutschlandergebnisse.* Wiesbaden: Statistisches Bundesamt.

Weyerer, S. & Bickel, H. (2007). *Epidemiologie psychischer Erkrankungen im höheren Lebensalter* (Bd. 14). Stuttgart: Kohlhammer.

WHO (2002). *Towards a common language for functioning, disability and health – The international classification of functioning, disability and health.* Genf: World Health Organization (WHO).

Wurm, S., Lampert, T. & Menning, S. (2009). Subjektive Gesundheit. In K. Böhm, C. Tesch-Römer & T. Ziese (Hrsg.), *Gesundheit und Krankheit im Alter* (S. 79–91). Berlin: Robert Koch-Institut.

Wurm, S., Schöllgen, I. & Tesch-Römer, C. (2010). Gesundheit. In A. Motel-Klingebiel, S. Wurm & C. Tesch-Römer (Hrsg.), *Altern im Wandel. Befunde des Deutschen Alterssurveys (DEAS)* (S. 90–117). Stuttgart: Kohlhammer.

I Grundlagen

11 Autonomie

Manfred Diehl

Zusammenfassung

Autonomie kann als *Selbstständigkeit*, im Sinne von Fähigkeit zur Verrichtung alltäglicher Tätigkeiten, und als *Selbstbestimmung*, im Sinne von Kontrolle der eigenen Lebenssituation, definiert werden. Ein aktiver Lebensstil, wie er durch intellektuelle Anstrengung, ein breites Interessenspektrum, eine flexible Persönlichkeit und Spaß am Lernen neuer Dinge und an neuen Erfahrungen zum Ausdruck kommt, steht positiv mit dem Erhalt von selbstbestimmtem und selbstverantwortlichem Handeln im Alter in Verbindung. Lebensumstände, wie z. B. Verantwortung und Entscheidungskompetenzen im Beruf oder die Förderung von körperlicher Fitness durch sportliche Aktivitäten, sind ebenfalls wesentliche Voraussetzungen für die Aufrechterhaltung von Autonomie im Alter. Aber es tut auch gut, selbstbestimmt und selbstverantwortlich handeln zu können: Erfahrene Autonomie sowie die Überzeugungen eigener Kontroll- und Einflussmöglichkeiten sind von weitreichender Bedeutung für das persönliche Wohlbefinden und die Lebensqualität im Alter.

Einführung

Das Wort »Autonomie« leitet sich von dem griechischen *autonomía* ab und bedeutet *sich selbst Gesetze gebend* oder *Eigengesetzlichkeit*. In der Psychologie beschreibt der Begriff »Autonomie« einen Zustand des menschlichen Befindens, der durch Selbstbestimmung, Selbstständigkeit, Unabhängigkeit von anderen und Entscheidungsfreiheit gekennzeichnet ist. Der gegenteilige Befindlichkeitszustand (*Heteronomie*) ist durch Fremdbestimmung, Unselbstständigkeit, Abhängigkeit von anderen und dem Fehlen von Entscheidungsfreiheit gekennzeichnet.

In der Gerontologie wird der Begriff »Autonomie« oft mit der Fähigkeit zur funktionalen *Selbstständigkeit* einer Person gleichgesetzt, wie sie zur Selbstpflege, der Versorgung von Grundbedürfnissen und zum selbstständigen Leben benötigt wird. Ein ganz wesentlicher Aspekt des Autonomiebegriffs liegt aber in der selbstverantwortlichen Kontrolle der eigenen Lebenswelt und eigenen Lebensweise. In diesem Sinne schließt der Begriff »Autonomie« auch die *Selbstbestimmung* im Denken, Handeln und Entscheiden einer älteren Person unabhängig von und im Gegensatz zur Meinung anderer ein. Diese grundsätzliche und existentielle persönliche Freiheit gilt es auch im hohen Alter und bis zum Lebensende zu respektieren (Agich, 2003; Kruse, 2005).

In der Psychologie wird der Begriff der Autonomie vor allem in der *Self-Determination Theory* (Ryan &Deci, 2000) und in der *Theorie des psychologischen Wohlbefindens* von Ryff (Ryff & Singer, 1998) thematisiert. Doch lassen sich auch Verbindungen zu anderen Theorien, wie z. B. Banduras *Selbstwirksamkeitstheorie* (Bandura, 1977) oder den verschiedenen *Kontroll-Theorien* (Lachman, 2006) und *Handlungs-theorien* in der Entwicklungspsychologie (Brandstädter, 2006), herstellen. In der Gerontologie werden Überlegungen zum selbstbestimmten und selbstverantwortlichen Handeln oft ohne Bezug auf eine spezifische Theorie angestellt und eher im Zusammenhang mit praktischen Fragen des Alter(n)s thematisiert. Das Thema »Autonomie« ist gerade auch im Hinblick auf Fragen der Altenpflege (z. B. die Bewahrung von persönlicher Autonomie in Einrichtungen der Langzeitpflege) und im Hinblick auf ethische Fragen des Lebensendes und des würdigen Sterbens von Relevanz.

Empirische Untersuchungen zur Bedeutung von Autonomie

Autonomie als abhängige Variable

Im Allgemeinen wird davon ausgegangen, dass mit zunehmendem Alter die Fähigkeit zur Selbstbestimmung und Selbstverantwortung, also die Fähigkeit zum autonomen Handeln, abnimmt. Diese Annahme resultiert unter anderem aus Altersstereotypen, die altersbezogene körperliche, kognitive und emotionale Veränderungen oft mit einem generellen Abbau gleichsetzen und demzufolge älteren Personen die Kompetenz zur Eigenverantwortung und Selbstbestimmung absprechen oder in Frage stellen. Diesem weit verbreiteten negativen Altersbild stehen jedoch die Ergebnisse von Untersuchungen gegenüber, die deutlich belegen, dass gravierende Einschränkungen der physischen, kognitiven und emotionalen Leistungsfähigkeit unter nicht durch pathologische Prozesse beeinträchtigten Bedingungen erst im hohen Alter eintreten (Schaie, 2005; Staudinger & Schindler, 2002).

Aufschlüsse über die Bedingungen, die die Aufrechterhaltung von selbstbestimmtem Verhalten über die Lebensspanne hinweg ermöglichen, kommen aus verschiedenen Bereichen der Alternsforschung. Ergebnisse von epidemiologischen und Längsschnitt-Studien deuten darauf hin, dass vorteilhafte sozioökonomische Bedingungen, wie sie aufgrund von Bildungsstand, Berufstätigkeit und Einkommen entstehen, wesentlich zur Aufrechterhaltung der funktionalen Gesundheit und damit auch zur Selbstständigkeit einer älteren Person beitragen (Caplan & Schooler, 2003). Schaie (2005) hat ausführlich jene Variablen beschrieben, die zur Aufrechterhaltung von kognitiven Fähigkeiten im Erwachsenenalter beitragen. Da kognitive Fähigkeiten als grundlegend für selbstverantwortliches Handeln angesehen werden müssen, können diese Variablen indirekt auch als Prädiktoren von Autonomie gelten. Neben den bereits erwähnten Variablen Bildung und sozioökonomischer Status hat Schaie (2005) insbesondere aufgezeigt, dass körperliche Gesundheit, eine flexible Persönlichkeit, ein breites Interessenspektrum, die Teilnahme an Weiterbildungsmaßnahmen und kulturellen Aktivitäten und ein aktiver Lebensstil zur Aufrechterhaltung von intellektuellen Fähigkeiten beitragen. Ähnliche Ergebnisse wurden auch von Caplan und Schooler (2003) berichtet. Außerdem weisen größere Verantwortung und Entscheidungskompetenzen im Berufsleben einen positiven Zusammenhang mit funktionaler Gesundheit und Intelligenzleistung im Alter auf. Dieses Gesamtbild wird auch durch die Ergebnisse einer umfassenden Begutachtung der »Enrichment«-Literatur gestützt, die die positiven Auswirkungen von geistig anregenden Lebensbedingungen auf die funktionale und kognitive Leistungsfähigkeit älterer Menschen beschreibt (Hertzog, Kramer, Wilson & Lindenberger, 2009). Dabei ist insbesondere auch auf die vielversprechenden Ergebnisse bezüglich der Auswirkungen von sportlicher Aktivität und körperlicher Fitness auf den allgemeinen Leistungsgrad und die Aufrechterhaltung eines unabhängigen Lebensstils hinzuweisen (Hertzog et al., 2009).

Autonomie als unabhängige Variable

Selbstbestimmtes Verhalten kann auch an sich Vorteile haben. Erste unsystematische Hinweise auf diese These finden sich bereits in der frühen Literatur zur Übersiedlung ins Altenheim. Diese frühen Studien deuteten darauf hin, dass Altenheimbewohner, die auf ein bestimmtes Maß an Selbstbestimmung bestanden, die Übersiedlung länger überlebten als Bewohner, die sich willenlos den neuen Bedingungen anpassten. Belege für die kausale Bedeutung von selbstbestimmtem Handeln für das Wohlbefinden und die Lebensqualität im Alter wurden dann in einem Feldexperiment geliefert (Langer & Rodin, 1976). Diese Interventionsstudie gab einer randomisierten Gruppe von Altenheimbewohnern ausdrückliche Ermutigungen und Gelegenheiten zum selbstverantwortlichen Handeln im Alltag, während eine Kontrollgruppe wie üblich im Altenheim betreut wurde. Die Untersuchung wollte feststellen, ob die im Altenheim oft zu beobachtenden Abbauerscheinungen bezüglich Gesundheit, kognitiver Leistungsfähigkeit und Aktivitätsniveau durch die Intervention aufgehalten oder vielleicht sogar rückgängig gemacht werden können. Die Ergebnisse zeigten, dass die Bewohner in der Interventionsgruppe nach Abschluss der Intervention wesentlich aktiver und zufriedener waren als die Teilnehmer in der Vergleichsgruppe. Eine Nachfolgeerhebung 18 Monate später zeigte außerdem, dass diese Effekte anhielten und dass die Bewohner, die Gelegenheit zu selbstverantwortlichem Handeln hatten, signifikante gesundheitliche Verbesserungen und eine niedrigere Sterberate aufwiesen (Rodin & Langer, 1977).

Lachman (2006) fasst in ihrem Übersichtsartikel Ergebnisse zusammen, die belegen, dass ältere Personen mit einem hohen Gefühl der Selbstbestimmung weniger depressive und chronische Symptome, weniger funktionale Gesundheitsprobleme und insgesamt eine bessere Gesundheit aufweisen. Diese Literatur deutet auch daraufhin, dass ein höheres Ausmaß an persönlicher Kontrolle positive Wirkungen auf physiologische Vorgänge, einschließlich Prozesse im Immunsystem, hat und dass diese Auswirkungen auch für ältere Personen gelten. Für ältere Personen scheint es auch von entscheidender Bedeutung zu sein, dass sie die Auswirkungen ihres selbstverantwortlichen Handelns ihren eigenen Fähigkeiten zuschreiben können. Die adaptive Bedeutung von primärem und sekundärem Kontrollverhalten wurde in neueren Untersuchungen auch für das affektive Wohlbefinden von älteren Personen mit altersbezogenen Behinderungen, wie z. B. Verlust der Sehfähigkeit, nachgewiesen (s. Wahl, Becker, Burmedi & Schilling, 2004).

Autonomie als intervenierende Variable

Die Bedeutung von selbstbestimmtem Verhalten wird auch dadurch unterstrichen, dass das Gefühl, persönlich Einfluss auf Geschehnisse und das eigene Altern nehmen zu können, die Effekte anderer, langfristig wirksamer Variablen moderieren kann (Diehl & Wahl, 2010; Lachman, 2006). Kontrollüberzeugungen moderieren z. B. den dokumentierten Zusammenhang zwischen sozioökonomischem Status und körperlicher Gesundheit. In der Regel sieht das Zusammenhangsgefüge so aus, dass Personen mit niedrigerem Einkommen niedrigere Kontrollüberzeugungen und eine schlechtere gesundheitliche Verfassung aufweisen. In einer repräsentativen Studie in den USA konnten Lachman und Weaver (1998) jedoch nachweisen, dass Personen mit niedrigem Einkommen und hohen Kontrollüberzeugungen bezüglich ihrer Gesundheit mit Personen mit höheren Einkommen vergleichbar waren.

Diese Ergebnisse werden auch von Befunden aus dem kognitiven Bereich gestützt. Verschiedene Studien haben nachgewiesen, dass persönliche Kontrollüberzeugungen, also die Überzeugung, durch selbstbestimmtes Verhalten Dinge ändern zu können, mit besseren Gedächtnisleistungen und besserer intellektueller Leistungsfähigkeit einhergehen und dass dies insbesondere für ältere Personen und in Bezug auf längsschnittliche Veränderungen gilt (Caplan & Schooler, 2003; Lachman, 2006). Ältere Personen, die ihr eigenes Handeln als selbstbestimmt und selbstverantwortlich ansehen, profitieren in der Regel auch signifikant mehr von kognitiven Interventionen und zeigen eine längere Aufrechterhaltung von erzielten Trainingseffekten (Lachman, 2006).

Da medizinische und technologische Fortschritte zu einer bisher noch nie gesehenen Ausweitung des höheren Alters geführt haben, muss allerdings auch die Frage gestellt werden, unter welchen Bedingungen selbstbestimmtes Verhalten und das Streben nach persönlicher Autonomie an Grenzen stoßen und welche Vorbereitungen ältere Personen für solche Situationen treffen können (Agich, 2003; Kruse, 2005). Diese Fragen werden in dem abschließenden Teil dieses Beitrags angesprochen.

Ausblick

Auch wenn die erhebliche Ausdehnung der aktiven Lebenserwartung dazu geführt hat, dass mehr und mehr ältere Personen über lange Zeit selbstständig in ihrer gewohnten Umgebung leben können, so kommt es für einen wachsenden Anteil der Bevölkerung doch dazu, dass im sehr hohen Alter selbstbestimmtes und unabhängiges Handeln durch altersbedingte Krankheiten und Beeinträchtigungen eingeschränkt ist. Diese Lebensphase stellt ältere Personen und ihre Familien oft vor schwerwiegende Entscheidungen, gerade auch dann wenn es um die Beibehaltung und Respektierung der Selbstbestimmung der älteren Person geht (Sulmann & Tesch-Römer, 2005). Praktische Fragen, die in diesem Lebensumfeld auftreten, sind z. B. »Wann sollte eine alte Person das Autofahren aufgeben?«, »Wann sollte man in eine kleinere Wohnung oder vielleicht in ein Altenwohnheim umziehen?«, »Welche Hilfsdienste werden gebraucht, um der alten Person das Verbleiben in der eigenen Wohnung zu ermöglichen?« »Welche Verfügungen sollte man für den Fall einer katastrophalen Krankheitssituation machen?«

Diese Fragen deuten natürlich darauf hin, dass selbstständiges und selbstbestimmtes Handeln im sehr hohen Alter oft eingeschränkt ist und es darum geht, die ältere Person mit ihren verbleibenden Fähigkeiten und Ressourcen in wichtige Entscheidungen einzubeziehen (Kruse, 2005). Grundsätzlich gilt dabei, dass der Einbezug der älteren Person in den Entscheidungs- und Sachfindungsvorgang soweit wie möglich geplant werden sollte, da die aktive Teilnahme oft die erste Voraussetzung für die Annahme von und Zufriedenheit mit späteren Entscheidungen darstellt. *Mitverantwortung*, wenn auch vielleicht in einem begrenzteren Maße, stellt eine wichtige Handlungs- und ethische Kategorie im hohen Alter dar, die es unbedingt zu respektieren und zu implementieren gilt (Kruse, 2005).

Auf Seiten der Umwelt und der älteren Person gilt es natürlich auch, die zunehmende Abnahme von Fähigkeiten im sehr hohen Alter anzuerkennen. Im Zusammenhang mit Pflegediensten und Bewohnern von Altenheimen geht es beispielsweise darum, dass das Pflegepersonal auf der einen Seite selbstständiges Verhalten und Handeln solange wie möglich fördert und auf der anderen Seite aber auch die Einsicht gewinnt, dass *Abhängigkeitsverhalten* einen funktionalen Wert haben kann. Auf der Seite der älteren Person sollte darauf hingearbeitet werden, dass benötigte Hilfe und damit verbundene Abhängigkeitsgefühle bewusst als ein Teil dieser späten Lebensphase angenommen werden können (Kruse, 2005). Paradoxerweise finden Autonomie und selbstbestimmtes Verhalten ihre letztendliche Bestätigung gerade in der Anerkennung von Abhängigkeit und Verbundenheit und erfordern die aktive Teilnahme aller Betroffenen und der breiteren Gesellschaft.

Literatur

Agich, G. J. (2003). *Dependence and autonomy in old age: An ethical framework for long-term care*. Cambridge, UK: Cambridge University Press.

Bandura, A. (1977). Self-efficacy: toward a unifying theory of behavioural change. *Psychological Review, 84*(2), 191–215.

Brandtstädter, J. (2006). Action perspectives on human development. In R. M. Lerner & W. Damon (Eds.), *Handbook of child psychology* (Vol. 1, 6th ed., pp. 516–568). Hoboken, NJ: Wiley.

Caplan, L. J. & Schooler, C. (2003). The roles of fatalism, self-confidence, and intellectual resources in the disablement process in older adults. *Psychology and Aging, 18*, 551–561.

Diehl, M. & Wahl, H.-W. (2010). Awareness of age-related change: Examination of a (mostly) unexplored concept. *The Journals of Gerontology-Series B: Psychological and Social Sciences, 65*, 340–350.

Hertzog, C., Kramer, A. F., Wilson, R. S. & Lindenberger, U. (2009). Enrichment effects on adult cognitive development. Can the functional capacity of older adults be preserved and enhanced? *Psychological Science in the Public Interest, 9*, 1–65.

Kruse, A. (2005). Selbstständigkeit, bewusst angenommene Abhängigkeit, Selbstverantwortung und Mitverantwortung als zentrale Kategorien einer ethischen Betrachtung des Alters. *Zeitschrift für Gerontologie und Geriatrie, 38*, 273–287.

Lachman, M. E. (2006). Perceived control over aging-related declines: Adaptive beliefs and behaviors. *Current Directions in Psychological Science, 15*, 282–286.

Lachman, M. E. & Weaver, S. L. (1998). The sense of control as a moderator of social class differences in health and well-being. *Journal of Personality and Social Psychology, 74*, 763–773.

Langer, E. & Rodin, J. (1976). The effects of choice and enhance personal responsibilities for the aged: A field experiment in an institutional setting. *Journal of Personality and Social Psychology, 34*, 191–198.

Rodin, J. & Langer, E. (1977). Long-term effects of a control-relevant intervention. *Journal of Personality and Social Psychology, 35*, 897–902.

Ryan, R. M. & Deci, E. L. (2000). Self-determination theory and the facilitation of intrinsic motivation, social development, and well-being. *American Psychologist, 55*, 68–78.

Ryff, C. D. & Singer, B. (1998). The contours of positive human health. *Psychological Inquiry, 9*, 1–28.

Schaie, K. W. (2005). *Developmental influences on adult intelligence: The Seattle Longitudinal Study.* New York: Oxford University Press.

Staudinger, U. M. & Schindler, I. (2002). Produktives Leben im Alter. In R. Oerter & L. Montada (Hrsg.), *Entwicklungspsychologie* (5. überarbeitete Ausgabe, S. 955–982). Weinheim: PVU.

Sulmann, D. & Tesch-Römer, C. (2005). Schritte zu einer Charta der Rechte hilfs- und pflegebedürftiger Menschen. *Informationsdienst Altersfragen, 32*(2), 3–6.

Wahl, H.-W., Becker, S., Burmedi, D. & Schilling, O. (2004). The role of primary and secondary control in adaptation to age-related vision loss: A study of older adults with macular degeneration. *Psychology and Aging, 19*, 235–239.

I Grundlagen

12 Krise und Bewältigung

Bernhard Leipold und Werner Greve

Zusammenfassung

Im Wortsinn bezeichnet »Krise« (gr. Krisis = Entscheidung) die Zuspitzung einer Situation auf die Phase, in der sich ein günstiger oder ungünstiger Verlauf des Geschehens abzeichnet. Während im Alter krisenhafte Situationen häufiger werden (Funktionseinbußen), sinkt das Wohlbefinden nicht in dem gleichen Ausmaß, wie man erwarten würde, was auf Stabilisierungsprozesse schließen lässt. Im Folgenden werden Krisen- und Problemkonzepte (nicht-normative, altersbezogene, geschichtsbezogene Einflüsse) aufgegriffen und ihre Bedeutung für ältere Menschen diskutiert. Anhand des Zwei-Prozess-Modells werden zentrale Mechanismen der Problemeinschätzung und -bewältigung erläutert und systematische Alterszusammenhänge aufgezeigt. Wenn demnach, wie etwa in Zuständen der Überforderung, eine belastende Diskrepanz wahrgenommen wird (Ist-Soll-Diskrepanz), stehen zwei allgemeine »Bewältigungsformen« zur Verfügung: assimilative Bemühungen, den aversiv erlebten Zustand zu beenden, und akkommodative Anpassungen der Erwartungen an die (nicht änderbaren) Einbußen. Es wird deutlich gemacht, dass sich nicht nur die Krisen, sondern auch die Bewältigungsformen mit dem Alter verändern. Schließlich wird die Frage aufgegriffen, wie Bewältigungsformen aktiviert werden können.

Einführung

Wenn Bewältigungsepisoden im höheren Erwachsenenalter untersucht werden, ist es hilfreich, die (alterspezifischen) Anlässe dafür (»Bewältigung des Alters«) einerseits und die altersspezifischen Reaktionsformen andererseits (»Bewältigung im Alter«) zu unterscheiden. Entwicklungssteuernde Einflüsse im Lebenslauf, die häufig aus Sicht der Person belastende Erfahrungen und damit Bewältigungsanlässe sind (Leipold & Greve, 2009), lassen sich grob drei Kategorien zuordnen (Baltes, Lindenberger & Staudinger, 2006). *Altersbezogene Einflüsse* (z. B. die Alterung des Organismus) entstehen aus dem Zusammenspiel von biologischen und umweltbezogenen Faktoren. Gemeint sind hier insbesondere entwicklungsbestimmende »Entwicklungsaufgaben«, die dadurch gekennzeichnet sind, dass sie viele Menschen innerhalb bestimmter Kulturen betreffen und insofern erwartbar sind. So stehen etwa im mittleren Erwachsenenalter die berufliche Konsolidierung oder das »empty nest«, wenn das jüngste Kind das Haus verlässt, im Vordergrund, wohingegen der Übergang in den Ruhestand oder körperliche Funktionseinbußen typische Herausforderungen des höheren Erwachsenenalters darstellen. Wichtig ist, dass einige dieser Krisen stärker von biologischen Prozessen abhängen (z. B. Nachlassen der Mobilität), also in unterschiedlichen Kulturen vergleichbar auftreten, während andere stark kulturell bestimmt sind (z. B. Berentung). *Geschichtsbezogene Einflüsse* als weitere Form von Bewältigungsanlässen betreffen alle Altersgruppen, die z. B. historische Wendepunkte erlebt haben. Kulturelle Reformen, Epidemien oder Kriege wirken sich weitläufig aus und können »Schicksalsgemeinschaften« prägen. *Nicht-normative Ereignisse* schließlich kommen hingegen häufig abrupt und immer individuell vor (z. B. Lotteriegewinn, schwerer Unfall) und sind kaum vorhersehbar. Alle drei Einflussgruppen können im Einzelfall »kritisch« werden (Ist-Soll-Diskrepanz; Brandtstädter, 2007; oder Einschätzung als Bedrohung, Schaden oder Verlust; Lazarus, 1999). Kennzeichnend für kritische Ereignisse im Allgemeinen sind eine potentielle Bedrohung der Person-Umwelt-Passung, Verlustthematik, affektiver Gehalt, mangelnde Vorherseh- und Kontrollierbarkeit sowie Erschütterungen des Welt- und Selbstbilds (Filipp & Aymanns, 2010).

Viele Befunde deuten darauf hin, dass sich die im späteren Erwachsenenalter häu-fenden Krisen zumindest teilweise abwenden oder kompensieren lassen. Verschiedene Modelle der Entwicklungsregulation betonen, dass Menschen über ein breites Repertoire an Reaktionsmöglichkeiten verfügen, mit denen sie den wahrgenommenen Diskrepanzen begegnen können. Bewältigungsprozesse in diesem aktiven Reaktionsmodus zielen darauf ab, die aktuelle Situation gemäß den eigenen Zielen und Präferenzen zu ändern (»assimilative Prozesse«; Brandtstädter, 2007; »primäre Kontrolle«; Heckhausen, Wrosch & Schulz, 2010; vgl. auch Kapitel 33 von Kliegel, Brom, Melzer & Akgün »Krankheit und Krankheitsmanagement«). Dabei wird an bestehenden Bewertungsstandards festgehalten und wahrgenommenen Verlusten und Bedrohungen aktiv entgegengewirkt. Die Bewältigungsversuche sind in der Regel absichtlich, sodass von einer intentionalen Selbstentwicklung gesprochen werden kann. Derartige strategische Bewältigungsformen, wie eine selektive Auswahl der Ziele, Übung und Kompensation (Baltes et al., 2006; vgl. auch Kapitel 31 von Freund & Hennecke »Lebensgestaltung im höheren Alter«), haben sich bis ins höhere Erwachsenenalter hinein vielfältig bewährt, setzen aber kognitive und behaviorale Handlungsressourcen voraus. Insbesondere diese aber nehmen im hohen Alter immer mehr ab; daher werden aktive Bewältigungsreaktionen nicht immer gelingen, wenn kritische Wendepunkte überschritten werden (Filipp & Aymanns, 2010).

Bewältigung im Alter: Der Umgang mit unkontrollierbaren Krisen

Risiken und Einschränkungen des Alters (vor allem die Abbauprozesse des Organismus) bringen es mit sich, dass Bewälti-gungsversuche schwieriger und weniger effizient werden. So kommt es im höheren Alter häufig vor, dass gewisse Diskrepanzen nicht durch problemlösendes Handeln verringert werden können. Beispiele dafür sind der Tod eines geliebten Menschen oder chronische Erkrankungen. Brandtstädter (2007) betont, dass es Menschen gelingen kann, ihr Wohlbefinden auch angesichts belastender nicht-kontrollierbarer Erfahrungen aufrechtzuerhalten oder wieder zu stabilisieren. In solchen Fällen besteht die Möglichkeit, die *Bewertung* des Verlustes zu verändern (»akkommodative Prozesse«), wenn man etwa die Ziele adjustiert und Prioritäten neu setzt. Soziale Vergleiche können eine entlastende Funktion haben: Indem man sich mit Gleichaltrigen vergleicht, denen es noch schlechter oder zumindest nicht besser geht, verändert man den Referenzpunkt und hebt das Selbstwertgefühl. In der Folge solcher akkommodativer Bewältigungsreaktionen kann sich die individuelle Zielhierarchie deutlich verändern: Neue Orientierungspunkte gewinnen anstelle von bisher als unabwendbar erlebten Einschnitten an Verbindlichkeit. Akkommodative Prozesse sind wesentlich für die Erklärung, warum es trotz zunehmender Verluste vielen Menschen gelingt, den Bürden des Alters mit Gelassenheit zu begegnen.

Wodurch sind die beiden Bewältigungsprozesse genauer gekennzeichnet? Assimilative und akkommodative Prozesse werden, bezogen auf ein konkretes Ziel, als gegenläufig angenommen und können unter Berücksichtigung mehrerer Ziele unterschiedliche Verläufe annehmen. So machen Menschen häufig in ihren Ansprüchen keine Abstriche, solange sie Mittel und Wege finden, diese zu verfolgen. Akkommodative Anpassungen sind in diesem Fall noch nicht nötig; sie werden allerdings spätestens dann relevant, wenn spürbare Einbußen nicht abzuwenden sind. In vielen Krisensituationen werden problemlösende Handlungen, soziale Kompetenzen und Anpassungsleistungen gleichzeitig abverlangt. Derselbe Lösungsversuch empfiehlt sich jedoch nicht bei jeder Herausforderung gleichermaßen, und eine erfolgreiche Bewältigung kann individuell verschieden gestaltet sein. Gefühle von Kontrolle und Selbstwirksamkeit und weitere Handlungsressourcen beeinflussen zu einem wesentlichen Anteil, inwieweit sich Individuen »aktional« an der Steuerung ihrer Entwicklung beteiligen. Die Verfügbarkeit kompensatorischer Mittel und Erwartungen der Selbstwirksamkeit wären Schnittstellen, an denen eine Förderung assimilativer Kompetenzen ansetzen könnte. Allerdings scheitern Menschen mitunter mit ihren Bemühungen und Episoden der Trauer, Hoffnungslosigkeit und Depression zeigen an, dass der kritische Punkt noch nicht überwunden wurde. Gleichzeitig belegen zahlreiche Befunde eine kompensatorische Stabilisierung des subjektiven Wohlbefindens im Alter und unterstreichen die Bedeutung von akkommodativen Prozessen bei der Neutralisierung von Verlusterfahrungen (Brandtstädter, 2007). Neben einer geringen wahrgenommenen Kontrolle und verminderten Handlungsressourcen dürfte für akkommodative Prozesse eine komplexe, differenzierte Zielstruktur günstig sein: je mehr Zielalternativen vorliegen, desto eher lassen sich funktionale Äquivalente etablieren, denen man sich nach einem Verlust zuwenden kann.

Der Rolle von Gefühlen wird im Bewältigungsprozess eine kritische Rolle beigemessen. So können auch negative Gefühle oder ruminatives Gedankenkreisen insofern funktional sein, als sie die Aufmerksamkeit auf das Problem lenken und das Durchdenken von Problemlösestrategien erleichtern. Eine Abschwächung negativer Gefühle kann daher Ausdruck einer gelungenen Anpassung durch Assimilation und Akkommodation sein, aber zugleich auch den Ausdruck einer defensiven Reaktionsform auf ein Problem darstellen (vgl. Greve, 2008). Bei solchen defensiven Reaktionen bleiben die wirkenden Mechanismen den Personen verborgen, wie z. B. beim »Verdrängen« oder dem Zurückweisen von Wahrnehmungen. Die eher negativ klingenden Bezeichnungen dürfen nicht darüber hinwegtäuschen, dass defensive Reaktionen auch funktional sein können. Selbstwertdienliche Problemabwertungen können, solange sie glücken, assimilative und akkommodative Prozesse hemmen, indem die Ist-Soll-Diskrepanz und weiterer Handlungsbedarf erst gar nicht entstehen.

Die dynamische Integrationstheorie (vgl. Labouvie-Vief, Grühn & Mouras, 2009) betont die Rolle von Gefühlen und Kognitionen bei der Selbstentwicklung und bietet eine Erklärung für die Befunde an, wonach ältere Menschen im Vergleich zu jüngeren weniger negative Emotionen haben. Es wird angenommen, dass affektive Stimmungen (Dynamik) und kognitive Schemata (Strukturen) miteinander verflochten sind. Eine Abnahme kognitiver Ressourcen im Alter kann es mit sich bringen, dass negative Gefühle vermieden werden, da sie schwerer zu ertragen sind und leichter ausgeblendet werden. Kognitive Komplexität und die Fähigkeit, auch unangenehme Gefühle zu integrieren, rücken ins Zentrum der Aufmerksamkeit, nicht nur zur Steigerung des Wohlbefindens, sondern auch zur Integration der unangenehmen Seiten. Im Alter abnehmende kognitive Ressourcen erschweren demnach die reflexive Klärung und Integration negativer Gefühle und somit auch, negative Gefühle zu tolerieren.

Interventionsmöglichkeiten zur Bewältigung von Krisen

Es gibt zahlreiche Interventionsmöglichkeiten zur Förderung der Bewältigungskompetenzen in kritischen Lebenslagen. Entwicklungsberatungskonzepte (Gräser, 2007) sowie Präventions- und Trainingsansätze (Kruse, 2007) haben zum Ziel, individuelle Entwicklungsverläufe günstig zu beeinflussen. Die existierenden Angebote lassen sich danach unterscheiden, wie professionalisiert und entsprechend kostenintensiv sie durchgeführt werden (können). Selbsthilfegruppen orientieren sich am Gegenseitigkeitsprinzip; sie sind kostenlos bzw. kostengünstig, aber auf ein unentgeltliches Engagement der Teilnehmer angewiesen. Professionelle Beratungs- und Therapieangebote werden teilweise von öffentlichen und karitativen Trägern angeboten, müssen aber in der Regel stärker von den Klienten mitfinanziert werden.

Für spezifische Belastungen (z. B. Trauerbewältigung, Angehörige dementiell Erkrankter) stehen Selbsthilfegruppen zur Verfügung. Häufig stehen dabei praktische Aufgaben und Problemanalysen im Vordergrund (was man tun kann und wie weitere Risiken zu vermeiden sind). Maßnahmen zum Erhalt von Fähigkeiten, z. B. sportliche Trainings oder ein gesunder Lebensstil mit wenig Alkohol und Nikotin, können gesundheitliche Risiken verringern (z. B. Krebs und Schlaganfall) und die körperliche Funktionstüchtigkeit möglicherweise sogar verbessern. Handlungsorientierte Strategien der Problemlösung sollten schon präventiv eingesetzt und optimiert werden, wobei ein wesentliches Ziel in der Aufrechterhaltung der nötigen Motivation und der Abschirmung von Barrieren besteht, die einem gesundheitsbewussten Lebensstil abträglich sind.

Generell bieten sich unterschiedliche Settings an, in denen Interventionen durchgeführt werden können. Das kann in der Gemeinde sein, aber auch in Krankenhäusern, Altenbegegnungsstätten oder innerhalb der

Familie. Neben Gesundheitstrainings gibt es Trainings zur Förderung von Kognition sowie zur Verringerung von Unselbstständigkeit (vgl. Kruse, 2007). Es wäre in vielen Fällen wünschenswert, wenn die entsprechenden Angebote präventiv wahrgenommen würden, d. h. noch bevor die altersbedingten Krisen eingetreten sind. Allerdings gibt es hier auch Barrieren, und es zeigt sich, dass Menschen mit einem geringeren sozioökonomischen Status, geringerer Vertrautheit mit solchen Angeboten und geringerer sozialer Integration weniger Gebrauch von Interventionsangeboten machen. Bisweilen bestehen auch Unsicherheiten und Skepsis gegenüber ihrer Wirksamkeit bzw. der persönlichen Relevanz. Qualitätskontrollen und Evaluation (vgl. Kapitel 98 von Görres, Mazzola & Zimmermann »Qualitätssicherung und Evaluation«) der Interventionen sind nicht allein deswegen unverzichtbar.

Während häufig aktive Bewältigungsformen und Handlungsstrategien trainiert werden, stellt sich die Frage, wie akkommodative Prozesse, die nicht willentlich beeinflusst werden, gefördert werden können. Hilfreich mag es sein, wenn Denk- und Bewertungsalternativen vorliegen, auf die zurückgegriffen werden kann (vgl. Labouvie-Vief et al., 2009; Leipold & Greve, 2009). Die kritische Auseinandersetzung mit Lebensereignissen kann das eigene Ziel- und Anspruchsmuster verschieben und bietet eine Möglichkeit, die akkommodativen Prozesse genauer zu untersuchen. In Studien zeigte sich, dass unterschiedliche Formen des Nachdenkens über schwierige Lebensprobleme weisheitsbezogenes Wissen aktivieren (Baltes et al., 2006) und die eigene Ziel- und Identitätsstruktur komplexer werden lassen können (Greve, Leipold & Meyer, 2009). Möglicherweise besteht in der Komplexität der Zielstruktur ein systematischer Zugang zu den akkommodativen Prozessen, über die bislang noch sehr wenig bekannt ist.

Ausblick

Krisen und einschneidende Übergänge im Lebenslauf verdichten sich in unterschiedlichen Lebensaltern und stellen Menschen vor wiederkehrende Anpassungsprobleme (Bewältigung des Alters). Die Förderung von Kompetenzen zur aktiven Mitgestaltung von Entwicklung (Bewältigung im Alter) schließt nicht nur einen realistischen Umgang mit kontrollierbaren Problemlösestrategien mit ein, sondern auch die Förderung akkommodativer Plastizität, die sich als weniger kontrollierbar erweist. Durch die eigenen Ziele und Werte wird festgelegt, welche Probleme man wann und wie (assimilativ) zu lösen versucht. Bewältigungsformen verändern sich im Alter, wobei akkommodative Anpassungen an Bedeutung hinzugewinnen. Eine reichhaltige und komplexe Zielstruktur sollte sich günstig auf akkommodative Prozesse auswirken, um den unausweichlichen Alternsherausforderungen adäquat begegnen zu können. Im Falle eines günstigen Entwicklungsverlaufs kann von Resilienz gesprochen werden (Greve et al., 2009), und es stellt sich die Frage, inwieweit es möglich ist, die eigenen Bewältigungskompetenzen zu fördern, damit eine weitere Entwicklung trotz Alterseinbußen gelingen kann. Es gibt zahlreiche Interventionsangebote zur Förderung von Handlungskompetenzen, aber man weiß auch, dass untere Bildungsgruppen und Personen mit einem geringeren sozioökonomischen Status weniger darauf zurückgreifen. Hier besteht noch Entwicklungsbedarf.

Literatur

Baltes, P. B., Lindenberger, U. & Staudinger, U. M. (2006). Life span theory in developmental psychology. In W. Damon & R. M. Lerner (Eds.), *Handbook of child psychology: Vol. 1. Theoretical models of human development* (pp. 569–664). New York: Wiley.

Brandtstädter, J. (2007). *Das flexible Selbst. Selbstentwicklung zwischen Zielbindung und Ablösung.* Heidelberg: Elsevier.

Filipp, S.-H. & Aymanns, P. (2010). *Kritische Lebensereignisse und Lebenskrisen. Vom Umgang mit den Schattenseiten des Lebens.* Stuttgart: Kohlhammer.

Gräser, H. (2007). Entwicklungsberatung. In J. Brandtstädter & U. Lindenberger (Hrsg.), *Entwicklungspsychologie der Lebensspanne. Ein Lehrbuch* (S. 599–623). Stuttgart: Kohlhammer.

Greve, W. (2008). Bewältigung und Entwicklung. In R. Oerter & L. Montada (Hrsg.), *Entwicklungspsychologie* (S. 910–926). Weinheim: Psychologie Verlags Union.

Greve, W., Leipold, B. & Meyer, T. (2009). Resilienz als Entwicklungsergebnis: Die Förderung der individuellen Adaptivität. In M. Linden & W. Weig (Hrsg.), *Salutotherapie in Prävention und Rehabilitation* (S. 173–184). Köln: Deutscher Ärzte-Verlag.

Heckhausen, J., Wrosch, C. & Schulz, R. (2010). A motivational theory of life-span development. *Psychological Review, 117,* 32–60.

Kruse, A. (2007). Präventions- und Trainingsansätze im höheren Alter. In J. Brandtstädter & U. Lindenberger (Hrsg.), *Entwicklungspsychologie der Lebensspanne. Ein Lehrbuch* (S. 624–655). Stuttgart: Kohlhammer.

Labouvie-Vief, G., Grühn, D. & Mouras, H. (2009). Dynamic emotion-cognition interactions in adult development: Arousal, stress, and the processing of affect. In H. B. Bosworth & C. Hertzog (Eds.), *Cognition in aging: Methodologies and applications* (pp. 181–196). Washington: American Psychological Association.

Lazarus, R. S. (1999). *Stress and emotion: A new synthesis.* New York: Springer.

Leipold, B. & Greve, W. (2009). Resilience: A conceptual bridge between coping and development. *European Psychologist. 14,* 40–50.

I Grundlagen

13 Generationenzugehörigkeit und individuelle Intervention

Pasqualina Perrig-Chiello

Zusammenfassung

In der gerontologischen Literatur und Praxis scheint es ein Alltagsverständnis darüber zu geben, was unter altersbezogenen Interventionen zu verstehen ist. Die meisten dieser Interventionen zielen zum einen darauf, altersassoziierten körperlichen, kognitiven und sozialen Ressourceneinbußen vorzubeugen oder sie zu kompensieren. Zum anderen fokussieren sie auf altersbezogene Entwicklungsaufgaben und versuchen Lebenshilfe anzubieten. Dabei wird häufig von der impliziten Annahme ausgegangen, dass sowohl Ressourceneinbußen als auch Entwicklungsaufgaben altersspezifisch sind. Damit verbunden ist der Anspruch, dass diese Interventionen einen Zeit überdauernden Wert haben, wobei übersehen wird, dass Altern sich immer vor dem Hintergrund eines spezifischen historisch-gesellschaftlichen Kontextes vollzieht. Die Zugehörigkeit zu einer bestimmten Geburtskohorte und damit die Kontextbedingungen, in denen Menschen aufgewachsen sind, sowie die unterschiedlichen Erfahrungen, die sie als Generation machten, prägen im Wesentlichen auch die Art und Weise, wie sie altern. Es stellt sich somit die Frage, inwiefern die *Generationenzugehörigkeit* bei der Konzeption von Interventionen berücksichtigt werden muss und wo sie hingegen zu vernachlässigen ist.

Einführung

Jede Altersstufe hat ihre spezifischen Herausforderungen und Chancen – so auch das Alter. Aufgrund der bedeutsamen Ressourceneinbußen mit zunehmendem Alter auf körperlicher, kognitiver und sozialer Ebene ist auch die Suche nach effizienten Präventions- und Interventionsmaßnahmen in der Gerontologie von hoher Priorität. In der Tat gibt es in der gerontologischen Praxis eine Vielzahl von individuumsbezogenen Therapie-, Trainings- und Rehabilitationsprogrammen, und in den letzten zwei Dekaden ist die Zahl derjenigen mit guter Evidenz signifikant gestiegen (Blackburn & Dulmus, 2007). Diese Interventionen zielen zum einen darauf, altersassoziierten Ressourceneinbußen vorzubeugen und/oder diese zu kompensieren (z. B. durch Krafttraining, Gedächtnistraining) oder aber noch vorhandene Ressourcen zu erhalten und zu optimieren (z. B. Programme zur Erhaltung der Selbstständigkeit). Zum andern fokussieren die Interventionen auf altersbezogene Entwicklungsaufgaben und versuchen, Lebenshilfe anzubieten (z. B. Biographiearbeit). Bei der Mehrheit dieser Interventionen wird von der impliziten Annahme ausgegangen, dass sowohl Ressourceneinbußen als auch Entwicklungsaufgaben *altersspezifisch* sind und somit ein unabdingbares Schicksal des Alters darstellen. Damit verbunden ist der häufig undiskutierte Anspruch, dass die einschlägigen Interventionsprogramme universellen und Zeit überdauernden Wert haben. Dabei wird zu wenig berücksichtigt, dass Altern immer vor dem Hintergrund eines spezifischen historisch-gesellschaftlichen Kontextes geschieht.

Als illustrierendes Beispiel sei hier auf die bedeutsamen Geschlechterunterschiede in Bezug auf die physische und psychische Gesundheit, sowie die Zufriedenheit mit sozialen Beziehungen und mit Lebensbedingungen von älteren Menschen verwiesen. Obwohl konsistent empirisch nachgewiesen wurde, dass Frauen diesbezüglich signifikant schlechtere Werte aufweisen als Männer, welche vor allem mit gesellschaftlichen Ungleichheiten zwischen den Geschlechtern zusammenhängen (Tesch-Römer, Motel-Klingebiel & Kondratowitz, 2007), wurde diese Einsicht zwar durchaus beachtet, jedoch nur zögerlich auf der Interventionsebene umgesetzt (Perrig-Chiello & Hutchison, 2010).

Die Zugehörigkeit zu einer Geburtskohorte und damit die Kontextbedingungen, in denen Menschen geboren und aufgewachsen sind, und somit die unterschiedlichen Erfahrungen, die sie als *Generation* machten, prägen in bedeutsamer Weise auch die Art, wie sie altern. Vor dem Hintergrund der eindrücklichen Fortschritte in der Medizin, insbesondere aber des raschen gesellschaftlichen und demographischen Wandels, stellt sich somit die Frage der Validität vieler Interventionen im Alter. Von Interesse ist vor allem, inwiefern die sich stetig wandelnde soziale Realität (wie etwa pluralisierte Lebensformen, Normen und Werte, bessere Bildungschancen), bei der Interventionskonzipierung nutzbringend berücksichtigt werden kann. Es spricht vieles dafür, dass die jeweiligen generationenspezifischen Erfahrungen eine Adaptation der Interventionsziele erfordern (Veränderung). Gleichzeitig ist jedoch anzunehmen, dass aufgrund des zeitüberdauernden Charakters psychologischer Grundbedürfnisse, viele gerontologische Interventionsziele konstant bleiben, da sie generationenunabhängig sind (Konstanz). Zentral wird dabei die Frage sein, bei welchen Interventionen *Veränderungen* und wo *Konstanz* in Bezug auf die zentralen *Interventionsziele* antizipiert werden können.

Gutes Altern: selbstverantwortet oder sozial determiniert?

In der Erforschung des menschlichen Alterns nimmt die Suche nach den Determinanten eines guten Alterns einen breiten Raum ein, welche die Basis für Präventions- und Interventionsmaßnahmen liefern sollten. Die Frage, inwiefern gutes Altern primär von individuellen oder eher von sozialen Bedingungen abhängt, spielte hierbei eine zentrale Rolle. Im wissenschaftlichen wie im praktischen Diskurs wurde je nach disziplinärer Ausrichtung und nach jeweiligem Zeitgeist die eine oder andere Dimension betont. Die meisten Modelle der modernen Gerontologie gehen zwar von der Basisannahme aus, dass gutes Altern das Ergebnis eines lebenslangen Entwicklungsprozesses ist, welcher aus der Interaktion zwischen individuellen Kompetenzen und Verhaltensweisen und sozialen und gesellschaftlichen Rahmenbedingungen resultiert (Baltes, 1990). Interessanterweise schlägt sich diese interaktionistische Perspektive nur unzureichend in der Konzeption individueller gerontologischer Interventionen nieder. In diesem Beitrag wird von der Grundannahme ausgegangen, dass die Generationenzugehörigkeit umso bedeutsamer ist, wenn die Maßnahmen der Kompensation individueller Ressourcen dienen. Bei Interventionen zur Erhaltung grundlegender psychischer Bedürfnisse spielt sie dagegen weniger eine Rolle.

Es ist anzunehmen, dass Interventionen, welche der Erhaltung grundlegender psychischer Bedürfnisse (wie Selbstverwirklichung, Lieben und Geliebtwerden) sowie der Unterstützung bei der Erfüllung von Entwicklungsaufgaben dienen (wie Generativität, Integrität), weitgehend zeitunabhängig und somit generationenunabhängig sind. Da grundlegende psychische Bedürf-

nisse zeit-, ort- und personenunabhängige Dispositionen sind (Schwartz & Bilsky, 1990), kann auch davon ausgegangen werden, dass Interventionen zu ihrer Erhaltung einen Zeit überdauernden Wert haben (die Strategie und die Priorisierung können allenfalls variieren, nicht aber die Zielsetzung).

Im Gegenzug ist davon auszugehen, dass Interventionen, welche primär der Erhaltung oder Kompensation von individuellen Ressourcen dienen, eher einem Zeitwandel unterliegen und somit einer steten Aktualisierung bezüglich ihrer Zielsetzung bedürfen. Dies nicht zuletzt darum, weil individuelle Ressourcen und Vulnerabilitäten stark von historischen, kulturellen, gesellschaftlichen und sozialen Rahmenbedingungen abhängen (Bildungsmöglichkeiten, Wohlstand, medizinische Fortschritte, Funktionalität des Gesundheits- und Sozialsystems, etc.; Dannefer, 2003). Dieser Sachverhalt soll im folgenden Abschnitt illustriert werden.

Jede Generation altert anders

Jede Rentnergeneration wurde mit anderen Lebenserfahrungen konfrontiert und hat damit auch eigene Wertvorstellungen und Lebensziele entwickelt (Perrig-Chiello, Höpflinger & Suter, 2008). So erlebten etwa die heute hochaltrigen Menschen (also die Jahrgänge um 1920 – 1930) in Mitteleuropa in ihren jungen Jahren die Wirtschaftskrise der 1930er Jahre und wurden mit den Wirren und Nöten des Zweiten Weltkriegs konfrontiert. Vom Wirtschaftsaufschwung der Nachkriegsjahre profitierte diese Generation erst spät. Die Frauen hatten generell schlechtere Bildungschancen und kaum Möglichkeiten, sich beruflich zu verankern oder sich politisch einzu-

bringen. Als diese Generation ins Rentenalter eintrat, boten die Altersrenten zwar eine gewisse Sicherheit vor Altersarmut, doch die Kombination von frühen Krisenerfahrungen und Prekarität hat diese Generation nachhaltig geprägt. Werte wie Genügsamkeit, Disziplin, Autorität, Schicksalsergebenheit (vor allem bei den Frauen) und Gemeinschafts- und Familiensinn werden großgeschrieben. Es ist zudem auch die erste Generation, die so alt wurde, wie keine zuvor, ohne dies antizipieren zu können, und somit auch ohne »Vorbilder« alterte.

Anders verlief das Generationenschicksal der Jahrgänge um 1930 – 1945. Zwar wurden auch sie mit dem Zweiten Weltkrieg beziehungsweise mit seinen Folgen konfrontiert; aber als sie im jungen Erwachsenenalter waren, begann in Westeuropa eine lange Friedens- und Wohlstandsperiode. Gleichzeitig war diese Generation schon in ihrer Jugend mit (amerikanischen) Kultureinflüssen konfrontiert (Rock-and-Roll, Chewing-Gum, Jeans). Sichere Arbeitsplätze und ständig steigender Wohlstand, kombiniert mit raschem kulturellem Wandel führten dazu, dass viele Leute dieser Generation im Rentenalter von einem hohen Lebensstandard profitieren können. Es ist zudem eine Generation, welche das Privatleben stark betont und dementsprechend beispielsweise einen Umzug in ein Alters- und Pflegeheim meist negativ bewertet. Umgekehrt ist es auch die erste Rentnergeneration, welche bewusst realisiert, was es bedeuten kann, lange zu leben.

Gegenwärtig kommen die geburtenstarken Nachkriegs-Jahrgänge (Babyboomer) ins Rentenalter. Sie wuchsen in einer ausgesprochenen Friedens- und Wohlstandsperiode auf, die stark von einer globalisierten Jugendkultur geprägt wurde. Diese Leute erlebten die Jugendbewegung aktiv mit (Hippie-Kultur, 68er-Bewegung). Sie waren von Anfang an mit einer raschen Auflösung traditioneller kultureller Werte konfrontiert, etwa bezüglich Sexualität, Familiengründung und Geburtenregelung, und hatten wie keine Generation zuvor viele Optionen und Freiheiten. Gleichzeitig profitierte diese Generation, und zwar Männer wie Frauen, von einer enormen Expansion des Bildungssystems. Mit dem Wandel von einer Industrie- zu einer Informations- und Dienstleistungsgesellschaft entstanden auch mehr gut bezahlte Berufspositionen. Da körperlich harte Arbeit seltener wurde, leiden deutlich weniger Frauen und Männer dieser Generation im Alter an vorzeitigen körperlichen Abnützungserscheinungen.

Vor dem Hintergrund dieser Unterschiedlichkeiten bezüglich Ressourcen und Bedürfnissen zwischen den verschiedenen Generationen, stellt sich die Frage, wie diese in die individuellen Interventionen im Alter implementiert werden können.

Generationengerechte Interventionen

Jede Generation hat ihre je spezifischen Erlebnisse und Erfahrungen gemacht, welche bestimmte Implikationen für Ressourcen und Defizite im Alter nach sich ziehen. Für die Konzeption von individuellen Interventionen hat dies multiple Auswirkungen. Interventionen, unabhängig davon, ob sie körperliche, kognitive oder soziale Ressourcen anvisieren, müssen sowohl die Stärken als auch die Vulnerabilitäten der jeweiligen Generation berücksichtigen, wobei selbstverständlich auch von individuellen Variationen ausgegangen werden muss. Für die drei oben genannten Generationen, welche sich heute im Rentenalter befinden, könnte dies folgendermaßen aussehen:

Bei der Konzeption von Interventionen für die heutigen *Hochaltrigen* sind etwa ihre – im Vergleich zu jüngeren Generationen – schlechtere Bildung und Gesundheit, ihre Werteorientierung sowie die großen Geschlechterdifferenzen bezüglich verschiedenster Ressourcen einzubeziehen. Wünschenswert sind etwa Interventionsprogramme, welche den Geschlechterdifferenzen gerecht werden (etwa im Bereich Gesundheit, kognitive Kompetenzen). Beratungen und therapeutische Interventionen sollten ferner die explizite Botschaft enthalten, dass Bedürfnisse und (psychische) Probleme artikuliert werden sollten und dass man sich selbst etwas verwöhnen darf; ferner auch die Botschaft, dass eine Depression im Alter kein Schicksal ist, sondern therapeutisch angegangen werden kann. Im Gegenzug kann auf die Stärken dieser Generation gewinnbringend aufgebaut werden, wie etwa auf Werthaltungen wie Disziplin, Verantwortungsbewusstsein, Gemeinschaftssinn, aber auch auf die hohe Adaptivität bezüglich materieller Ansprüche.

Bei den Vertretern der Geburtskohorten um 1930/40 (»Junge Alte«) sind für die Konzeption individueller Interventionen nochmals andere Ausgangsbedingungen von Bedeutung. Interventionsrelevant ist etwa die Tatsache, dass es sich um eine Generation handelt, die im Spannungsfeld zwischen traditionellen Werthaltungen (z. B. familiale Solidarität) und postmodernen Einstellungen (Selbstrealisierung, Recht auf das eigene Glück) steht und somit auch vielen Ambivalenzen ausgesetzt ist, die zu Krisen führen können. So haben beispielsweise die Frauen dieser Generation – aufgrund der zunehmenden Scheidungen nach langjähriger Partnerschaft bei dieser Altersgruppe – ein Vulnerabilitätsrisiko, psychisch aber vor allem auch sozial. Denn auch wenn viele Geschlechterunterschiede nicht mehr so stark ausge-

prägt sind wie bei den Hochaltrigen, so haben wir es nach wie vor mit einer Frauengeneration zu tun, die in verschiedenster Hinsicht immer noch benachteiligt war (etwa in Bezug auf Bildung und Beruf).

Die *Babyboomer* schließlich erreichen das Rentenalter generell mit besseren Voraussetzungen als die Vorgängergenerationen, dies nicht zuletzt dank ihrer besseren Gesundheit und Bildung und dem höheren Wohlstand. Interventionsrelevant ist für diese Generation, dass sie stark individualistisch geprägt und ausgesprochen autonomiebedürftig ist und eigene Vorstellungen über die Gestaltung ihres Lebens hat (Perrig-Chiello & Höpflinger, 2009). Es sind Menschen, die mitgestalten und mitbestimmen wollen – alles eindeutige Stärken für das Alter. Antizipierbare Herausforderungen für Interventionen könnten hier allenfalls der ausgeprägte Individualismus sein, assoziiert mit mangelndem Gemeinschaftssinn, geringerer Bereitschaft zur Selbstbescheidung und zur Generativität, damit möglicherweise verbunden mit mehr Vereinsamung, Depressionen und Suchtproblemen (Hasin, Goodwin, Stinson, Bridget & Grant, 2005).

Ausblick

Diese Ausführungen legen die Berücksichtigung der verschiedenen *Generationenschicksale* bei der Konzipierung von individuellen Interventionen nahe. Dies gilt vor allem für Interventionen, welche auf den Erhalt und die Optimierung individueller Ressourcen abzielen. Der diesbezügliche Handlungsbedarf wird aufgrund des raschen sozialen Wandels in nächster Zeit wachsen. Weitgehend unabhängig von der Generationenzugehörigkeit hingegen ist die Erfüllung von grundlegenden psychischen

Bedürfnissen und Entwicklungsaufgaben des Alters. So etwa sind Selbstbestimmung, aber auch soziale Partizipation, Lieben, Geliebt- und Gebrauchtwerden zentrale Determinanten des Wohlbefindens über die Lebensspanne ganz generell, im höheren Alter aber im Speziellen. Wie empirische Untersuchungen zeigen, scheint es hierbei ein kulturübergreifendes Verständnis dessen zu geben, was die Prioritäten bei der Definition von Lebensqualität sind, wie etwa Unabhängigkeit, Respekt, soziale Beziehungen und Gesundheit (Winkler et al., 2003). Daneben spielen aber auch – ebenfalls unabhängig von der jeweiligen Generationenzugehörigkeit – die Auseinandersetzung mit dem nahenden Lebensende und damit verbunden die Integration der eigenen Biographie eine herausragende Rolle bei den individuellen Interventionen im Alter. Hierbei ist nicht primär die Generationenzugehörigkeit ausschlaggebend, son-

dern es sind die individuellen Differenzen bezüglich Persönlichkeitsmerkmalen beziehungsweise Einstellungswerten wie etwa die Selbstverantwortlichkeit.

Fachleute aus der gerontologischen Forschung und Praxis werden künftig wohl nicht darum herumkommen, bei der Konzeption und Evaluation von individuellen Interventionen deren Generationentauglichkeit zu prüfen.

I Grundlagen

Literatur

Baltes, P. B. (1990). Entwicklungspsychologie der Lebensspanne. Theoretische Leitsätze. *Psychologische Rundschau, 41*, 1–24.

Blackburn, J. A. & Dulmus, C. W. (2007). *Handbook of Gerontology. Evidence-based approaches to theory, practice, and policy.* New York: John Wiley & Sons.

Dannefer, D. (2003). Cumulative advantage/disadvantage and the life course: Cross-fertilizing age and social science theory. *Journal of Gerontology: Social Sciences, 58B*(6), 327–337.

Hasin, D. S., Goodwin, R. D., Stinson, F. S., Bridget F. & Grant, B. F. (2005). Epidemiology of Major Depressive Disorder Results from the National Epidemiologic Survey. *Archives of General Psychiatry, 62*, 1097–1106.

Perrig-Chiello, P. & Höpflinger, F. (2009). *Die Babyboomer. Eine Generation revolutioniert das Alter.* Zürich: NZZ-Verlag libro.

Perrig-Chiello, P., Höpflinger, F. & Suter, C. (2008). *Generationen – Strukturen und Beziehungen. Generationenbericht Schweiz.* Zürich: Seismo.

Perrig-Chiello, P. & Hutchison, S. (2010). Health and well-being in old age – the pertinence of a gender-mainstreaming approach in research. *Gerontology, 56*(2), 208–213.

Schwartz, S. H. & Bilsky, W. (1990). Toward A Theory of the Universal Content and Structure of Values: Extensions and Cross-Cultural Replications. *Journal of Personality and Social Psychology, 58*(5), 878–891.

Tesch-Römer, C., Motel-Klingebiel, A. & v. Kondratowitz, H.-J. (2007). Kultur- und gesellschaftsvergleichende Forschung: Erträge für die Gerontologie. In H.W. Wahl & H. Mollenkopf (Hrsg.), *Alternsforschung am Beginn des 21. Jahrhunderts* (S. 325–345). Berlin: Akademische Verlagsgesellschaft.

Winkler, I., Buyantugs, L., Petscheleit, A., Kilian, R., Angermeyer, M. C. & The WHOQOL-OLD Group (2003). Die interkulturelle Erfassung der Lebensqualität im Alter: Das WHOQOL-OLD-Projekt. *Zeitschrift für Gerontopsychologie und -psychiatrie, 16*, 177–192.

14 Sozialer Wandel und gesellschaftliche Rahmenbedingungen von Intervention

Andreas Motel-Klingebiel

Zusammenfassung

Individuelles Altern und Alter stehen in engem Zusammenhang mit ihren gesellschaftlichen Rahmenbedingungen. Gesellschaft bringt Werden und Vergehen in eine altersmäßige Ordnung, konstituiert die Lebensphase »Alter« und weist über den Lebenslauf wie in späten Lebensphasen Lebenschancen zu. Die grundsätzliche Offenheit individueller Biographien wird nicht allein durch biologische Voraussetzungen und personale Ressourcen, sondern insbesondere durch die sozialräumlichen und sozialstrukturellen Bedingungen sowie die gesellschaftlichen Rahmungen der Lebensläufe begrenzt. Vergangene wie aktuelle historische, politische, kulturelle und wirtschaftliche Kontexte wirken mittel- und unmittelbar entscheidend auf die Lebensqualität im Alter ein.

Einführung

Gesellschaft und ihr Wandel über die Zeit sind wesentliche Bedingungen individuellen Alterns und der Entwicklung der Lebensphase »Alter«. Altern und Alter sind gesellschaftliche Konstruktionen und kontextfreies Altern ist nur schwer vorstellbar. Bereits die Ausbildung der Lebensphase »Alter« als eigenständiger Abschnitt im Lebenslauf ist ein Ergebnis der Ausbildung wohlfahrtsstaatlicher Sicherungssysteme. Entsprechend wirken auch Veränderungen der gesellschaftlichen Bedingungen mittel- wie unmittelbar auf die Lebensphase, auf die Lebensverläufe und auf die Lebensbedingungen älterer Menschen zurück. Individuenbezogene wie sozialpolitische Intervention muss die gegebenen Rahmenbedingungen und ihren Wandel zur Kenntnis nehmen und für ihre Zielsetzungen nutzbar machen. Sie stellt zugleich selbst auf verschiedenen Ebenen einen Kontext individuellen Alterns und Alters dar. Im Folgenden soll neben den historischen, politischen und wirtschaftlichen Bedingungen vor allem auch auf die Ergebnisse sozialpolitischer Interventionen Bezug genommen werden, wobei Sozialpolitik umfassend, d. h. als Bündel der Interventionen des Staats in die sozialen Verhältnisse, verstanden wird. Die Rahmenbedingungen individuellen Alterns insgesamt unterliegen der Veränderung über die Zeit, also dem »sozialen Wandel« (Weymann, 1998). Der Begriff des sozialen Wandels wirft die Frage nach Form und Ausmaß, nach seinen Ursachen und seinen Implikationen auf. Einen Aspekt stellen die sehr unterschiedlichen gesellschaftlichen Lagerungen von Geburtskohorten und ihrer Lebensverläufe dar, die eine Grundlage der Ausbildung von Generationen darstellen. Dieser Generationenwandel selber ist eine Quelle des Wandels der Altersphase.

Lebensqualität im Alter im Kontext von Zeit und Gesellschaft

Altern ist ein im Grundsatz offener Prozess, der sich über den gesamten Lebenslauf erstreckt. Die Bestimmung des Lebens und seiner Veränderung als Alternsprozess ist an sich eine gesellschaftliche Interpretations- und Konstruktionsleistung: Das Sein wird als Werden und Vergehen, d. h. Prozess und Verlauf, verstanden, in eine altersmäßige Ordnung gebracht und am kalendarischen Lebensalter chronologisch geordnet. Die Beschreibung von Altern und Alter als soziale Konstruktionen impliziert, dass Altern und Alter ihren eigentlichen Gehalt nur in der sozialen Wirklichkeit haben. Das höhere Lebensalter wird als späte Phase in der Differenz zu früheren entworfen und mit der Zuschreibung typischer individueller Merkmale sowie gesellschaftlicher Positionen versehen. Die kalendarisch-chronologische Ordnung macht den Prozess des Alterns und das Altsein gesellschaftlich bearbeitbar. In der Moderne wird der kalendarisch-chronologische Ablauf schließlich in der Form des Lebenslaufs als Vergesellschaftungsinstanz institutionalisiert: Das Lebensalter wird zum Struktur- und Ordnungsprinzip und das höhere Alter wird als abgrenzbar definierte späte Phase im Alternsprozess »Lebenslauf« etabliert. Die Offenheit und Gestaltbarkeit des Alternsprozesses und der Lebensphase »Alter« sind daher im sozialen Zusammenhang begrenzt. Es kommt im Verlauf des Lebens nicht allein zu einer Zunahme des Risikos von Einbußen und Verlusten. Neben biologischen Voraussetzungen und personalen Ressourcen legen insbesondere sozial-räumliche und sozialstrukturelle Bedingungen sowie gesellschaftliche – historische, politische, kulturelle und wirtschaftliche – Rahmungen der Lebensläufe die Startpunkte für Verläufe fest und setzen Begrenzungen und Möglichkeiten. Auch die Lebenssituationen älterer Menschen, ihre Verteilungen und Dynamiken sind auf individueller Ebene nur begrenzt zu verstehen. Sie werden mehrfach von den gesellschaftlichen Kontexten geprägt. So hängen sie in hohem Maße von Ereignissen zu früheren Zeitpunkten im Leben eines Menschen ab und werden von Entscheidungen beeinflusst, die hier getroffen wurden. Lebenssituationen im Alter stehen also im Spannungsfeld zwischen gegenwärtigem Handeln, individuellen Lebensläufen und gesellschaftlichen Rahmenbedingungen, die einem fortlaufenden Wandel unterworfen sind. Die gesellschaftliche Bedeutung dieser Einbettung individueller Lebensverläufe lässt sich über den Generationenbegriff im Sinne Mannheims (1964) nachvollziehen.

Die Lebenssituationen im höheren Alter lassen sich im Rahmen eines allgemeinen Modells der Lebensqualität beschreiben. In den Sozial- und Verhaltenswissenschaften finden sich unterschiedliche Konzepte, in denen das »gute Leben« anhand sehr verschiedener Kriterien definiert wird. Auch in der Alter(n)sforschung hat die Diskussion über »gutes Leben« eine lange Tradition (Rowe & Kahn, 1997; Noll & Schöb, 2002). Objektive und subjektive Lebensqualität können als Voraussetzung und treibende Kraft (»Input«) wie auch als Resultat (»Outcome«) günstiger Lebensbedingungen verstanden werden (Motel-Klingebiel, Wurm, Huxhold & Tesch-Römer, 2010). Wesentlich ist die Einbettung dieser Belange in die zeitlichen Zusammenhänge von Lebenslauf und Kohorte sowie die ge-

sellschaftlich-räumlichen Bezüge auf der Makro- und Mesoebene (vgl. **Abb. 14.1**), deren Wirkung gesellschaftsvergleichend untersucht werden kann. Empirisch beschwerlicher ist die historische Perspektive mit Blick auf den Wandel gesellschaftlicher Rahmen und seiner Effekte.

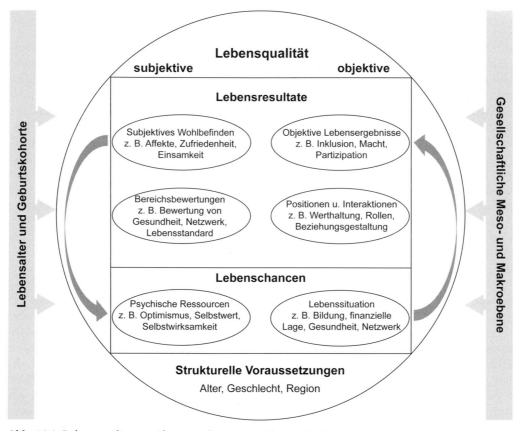

Abb. 14.1: Lebensqualität im Alter – ein konzeptionelles Modell (nach Motel-Klingebiel et al., 2010)

Sozialer Wandel als Wandel der Rahmenbedingungen von Altern und Alter

Mit dem Begriff des sozialen Wandels werden die qualitativen wie quantitativen Veränderungen von Gesellschaften, gesellschaftlichen Teilgruppen und individuellen

Verhaltensweisen und Wertorientierungen über die historische Zeit bezeichnet. Auch wenn die Soziologie nicht über eine paradigmatische Theorie sozialen Wandels verfügt, ist es Konsens, dass sozialer Wandel als strukturelle Veränderung eines sozialen Systems verstanden werden kann (Weymann, 1998). Die Wandlungsprozesse betreffen die Makroebene von Sozialstruktur, Kultur, Wirtschaft, regionaler Struktur und Sozialpolitik, die Mesoebene von Institutionen, korporativen Akteuren und Gemeinschaften und die Mikroebene von Individuen und ihren Lebensverläufen. Theorien des sozialen Wandels beziehen sich auf den Verlauf des Wandels, auf seine Ursachen sowie auf seine Wirkungen insbesondere mit Blick auf Sozialstruktur und individuelle Lebenssituationen.

Für die gerontologische Mikroperspektive sind zwei Aspekte des sozialen Wandels von Interesse. Zum einen sind die Auswirkungen des Wandels gesellschaftlicher Rahmenbedingungen auf individuelle Lebenssituationen zu untersuchen. Zum anderen ist von Interesse, wie der Wandel der Lebensweisen als eine treibende Kraft einen Wandel sozialer Systeme bewirkt. So kann beispielsweise gefragt werden, inwieweit die Veränderungen der Alterssicherungssysteme als Reflex gewandelter Lebensverläufe und Lebensweise oder eher als Instrument ihrer Zurichtung zu verstehen sind (vgl. Berner, Romeu Gordo & Motel-Klingebiel, 2010).

Ebenen des Wandels und seine Wirkungen

In der Betrachtung des sozialen Wandels sind drei sehr grundsätzliche Fragen zu stellen: Die deskriptive Frage nach dem Gegenstand des Wandels (»Was wandelt sich?«), die explanatorische Frage nach den Ursachen des Wandels (»Warum vollzieht sich der Wandel?«) und schließlich die evaluative Frage nach den Implikationen des Wandels (»Was bedeutet der Wandel für die Gesellschaft, für politische Bewertung und Entscheidungen?«; vgl. Müller & Schmid, 1995). In der sozialen Gerontologie werden, so überhaupt, empirisch zumeist die ersten beiden Fragen angegangen, während die Beantwortung der dritten Frage eher Gegenstand der soziologischen und politologischen Forschung sowie der wissenschaftlichen Politikberatung ist.

Die historischen Rahmenbedingungen von Altern und Alter

Das höhere Alter und die Lebensphase »Alter« im heutigen Sinne sind, quantitativ be-

deutsam, ein Produkt des 20. Jahrhunderts. Die damit verbundene Geschichte der Lebensphase ist eingebettet in die gesellschaftliche, politische und wirtschaftliche Entwicklung dieser Zeit. Zwar hat, so Hobsbawm (1998), dieses Jahrhundert »mehr Menschen umgebracht als jedes andere«. Doch gibt es an dessen Ende »mehr Menschen, die am Leben geblieben sind [...], die besser leben [...], größere Hoffnungen und mehr Chancen haben« (S. 110) als je zuvor. Denn diese Epochen waren auch Zeiten wachsenden Wohlstands und zunehmender gesellschaftlicher Umverteilung durch umfassende soziale Sicherung. Seit dem Ende des 19. Jahrhunderts kam es in Deutschland zur sukzessiven Etablierung von fünf Säulen der sozialen Sicherung: Kranken- (1883), Unfall- (1884), Renten- (1889) und Arbeitslosenversicherung (1927) sowie die Pflegeversicherung (1992/95). Darüber hinaus wurde das System der sozialen Sicherung weiter ausgebaut, so wurden in der DDR die »Einheitsversicherung« (1947) und die »Freiwillige Zusatzrentenversicherung« (1971) eingeführt und in der Bundesrepublik die Strukturreform der Alterssicherung (1957) sowie die Zweite Reform der Alterssicherung (1972) umgesetzt. Nach der Ausweitung der Rentenversicherung auf die Ost-Lebensverläufe (1990) dominieren allerdings seit den 1990er Jahren die Rückbaudiskurse, die sich mit den Diskursen um Eigenverantwortlichkeit, private Vorsorge und Aktivierung verbinden. Mit sinkenden Wohlstandszuwächsen wandelt sich die Sichtweise auf die Effekte sozialer Sicherung. Fragen nach Effizienz und Finanzierbarkeit treten im globalisierten Wettbewerb zutage und sinkende Verteilungsspielräume lassen lang latente Verteilungskonflikte aufbrechen: Alter gerät zur sozialen Streitfrage.

Wandel der Gesellschaft seit den 1990er Jahren

Dieser Diagnose in grober historischer Perspektive zum Trotz zeigt ein genauerer Überblick über gesellschaftliche Ereignisse und sozialpolitische Maßnahmen, die sich zwischen der Mitte der 1990er und dem Ende der 2000er Jahre vollzogen haben, allerdings teils divergente Entwicklungen (Motel-Klingebiel, Wurm, Huxhold & Tesch-Römer, 2010). Zum einen sind in der Tat eine deutliche Begrenzung und auch Zurücknahme sozialpolitischer Leistungen und Sicherungsversprechen zu konstatieren, die große Bereiche der sozialen Sicherung betreffen. Zum anderen gibt es neue Formen sozialer Sicherung, so die Pflegeversicherung und die Grundsicherung im Alter, die teils mit einem Ausbau sozialer Sicherung einhergehen. Obwohl viele dieser Maßnahmen eine allgemeine Senkung der Sicherungsniveaus zur Folge hatten, sind die Wirkungen gesellschaftlich differenziert. Sie wirken auf die Ressourcenverteilung zwischen Altersgruppen, Geschlechtern, sozialen Schichten, Regionen und zwischen Generationen aber auch innerhalb von ihnen. Sie berühren also wesentliche Verteilungsfragen einer Gesellschaft. So sind Angehörige unterschiedlicher Geburtskohorten ganz unterschiedlich von Änderungen des Rentenrechts betroffen. Die mehr oder weniger präzise Abschätzung dieser bereits bewirkten und möglicher künftiger Verteilungswirkungen ist angesichts der Vielzahl von weiterer Einflussmöglichkeiten problematisch, sodass eine dauerhafte Beobachtung der tatsächlichen Entwicklungen wissenschaftlich unabdingbar ist und politisch dringlich geboten scheint.

Wandel des Alters als Generationenwandel

Eine Veränderung der Lebenssituation älterer Menschen und der Ausgestaltung der Altersphase kann nicht allein als Resultat des Wandels aktueller gesellschaftlicher Kontexte betrachtet werden. Vielmehr sind spätere Lebensphasen durch frühere Lebensabschnitte geprägt. Lebensverläufe vollziehen sich unter sehr unterschiedlichen historischen und gesellschaftlichen Bedingungen und bieten so heterogene Voraussetzungen für das Alter. Der bisherige Lebensverlauf stellt materielle wie immaterielle Ressourcen für das höhere Alter bereit und beeinflusst Lebensweisen und -ziele im Alter. Die bereits beschriebenen gesellschaftlichen Entwicklungen und politischen Entscheidungen treffen auf Menschen unterschiedlichen Alters und so in je unterschiedlicher Weise. Es lässt sich folglich von ganz unterschiedlichen Lagerungen bestimmter Geburtskohorten und ihrer Lebensläufe sprechen, die zur Ausbildung von gesellschaftlichen Generationen führen können (Mannheim, 1964). Sie weisen sich durch spezifische Lebensweisen, Einstellungen, Planungen und Ressourcen aus. Sozialer Wandel beeinflusst nicht allein Lebensverläufe von Geburtskohorten und damit gegebenenfalls die Ausbildung von Generationen. Vielmehr wird er als Wandel des Alters auch selbst durch die Abfolge von Generationen vorangetrieben, die die späten Lebensphasen erreichen. Nachfolgend sollen hierfür beispielhaft drei Generationen skizziert werden, deren Lebensverläufe sich deutlich unterscheiden: Erstens wären die *Mitglieder der 1945er- und Aufbau-Generation* (1918–1930) zu nennen, die im Nationalsozialismus sozialisiert wurden, unter den Bedingungen der NS-Zeit und des Zweiten Weltkriegs aufwuchsen und als junge Erwachsene vom Aufbau zweier deutscher Gesellschaften und deren wirtschaftlichen wie politischen Entwicklung geprägt wurden. Die *1968er-Generation und die integrierte Generation* (späte 1930er bis Mitte 1940er Jahre) wurden, zweitens, in der NS-Zeit und im Zweiten Weltkrieg geboren und wuchsen im Wirtschaftswunder (West) oder im Aufbau (Ost) heran. Sie profitierten beide von den damit verbundenen erheblichen Entwicklungs- und Aufstiegschancen, reagierten aber sehr unterschiedlich auf diese als junge Erwachsene vorgefundenen Gesellschaften. Drittens sind die Angehörigen der zwischen der Mitte der 1950er und der ersten Hälfte der 1960er Jahre geborenen, besonders geburtenstarken *Babyboomer-Generation* zu nennen, die von zunehmender Pluralisierung von Lebensformen und Lebensläufen geprägt sind. Die Auswirkungen für ihre Altersphase sind offen. Doch sie werden die erste Generation sein, die im Alter von den Leistungsabsenkungen des Systems sozialer Sicherung betroffen sein wird. Der Wandel der gesellschaftlichen Rahmenbedingungen wirkt also nicht allein unmittelbar sondern auch mittelbar über den Wechsel der in der Altersphase befindlichen Geburtsjahrgänge mit ihren vom Wandel geprägten Verläufen.

Ausblick

Die gesellschaftlichen Rahmenbedingungen jenseits der unmittelbaren Lebensumwelt sind eine entscheidende Größe für die Betrachtung individuellen Alterns und die Analyse der Bedingungen »guten Alters«, doch erfahren sie in der gerontologischen Analyse häufig keine angemessene Beachtung. Diese Bedingungen sind zudem gegenwärtig deutlichen Veränderungen unterworfen: Neue Generationen wie die geburtenstarken Jahrgänge der Babyboomer befinden sich mit ihren »neuen« Lebensläufen an der Schwelle zum Alter. Zugleich befindet sich die soziale Sicherung, die wesentlich zur Konstituierung der Lebensphase »Alter« beigetragen hat, im Umbruch. Es sind die Wirkungen dieser Bedingungen für ein gutes Alter zu untersuchen, denn angemessene Intervention kann sich nicht allein auf die individuelle Ebene beschränken, wenn die Zielgröße einer Steigerung von Lebensqualität im Alter im Blick behalten werden soll und Wirkungen von Interventionen zu beurteilen sind.

Literatur

Berner, F., Romeu Gordo, L. & Motel-Klinge-biel, A. (2010). Lebenslauforientierung in der Alterssicherung. In G. Naegele (Hrsg.), *Soziale Lebenslaufpolitik* (S. 517–549). Wiesbaden: VS Verlag für Sozialwissenschaften.

Hobsbawm, E. (1998). *Das Zeitalter der Extreme*. Weltgeschichte des 20. Jahrhunderts. München: dtv.

Mannheim, K. (1964). Das Problem der Generationen. In K. Mannheim (Hrsg.), *Wissenssoziologie. Auswahl aus dem Werk; eingeleitet und herausgegeben von Kurt H. Wolff* (S. 509–565). Berlin, Neuwied: Luchterhand.

Motel-Klingebiel, A., Wurm, S., Huxhold, O. & Tesch-Römer, C. (2010). Wandel von Lebensqualität und Ungleichheit in der zweiten Lebenshälfte. In A. Motel-Klingebiel, S. Wurm & C. Tesch-Römer (Hrsg.), *Altern im Wandel* (S. 15–33). Stuttgart: Kohlhammer.

Müller, H.-P. & Schmid, M. (1995). Paradigm lost? Von der Theorie sozialen Wandels zur Theorie dynamischer Systeme. In H.-P. Müller & M. Schmid (Hrsg.), *Sozialer Wandel* (S. 9–55). Frankfurt/Main: Suhrkamp.

Noll, H.-H. & Schöb, A. (2002). Lebensqualität im Alter. In Deutsches Zentrum für Altersfragen (Hrsg.), *Das hohe Alter – Konzepte, Forschungsfelder, Lebensqualität. Expertisen zum Vierten Altenbericht der Bundesregierung, Band 1* (S. 229–313). Hannover: Vincentz.

Rowe, J. W. & Kahn, R. L. (1997). Successful Aging. *The Gerontologist, 37*, 433–440.

Weymann, A. (1998). *Sozialer Wandel: Theorien zur Dynamik der modernen Gesellschaft*. Weinheim: Juventa.

15 Ressourcen

Christina Röcke und Mike Martin

Zusammenfassung

Als Ressourcen erfolgreicher lebenslanger Entwicklung gelten eine Vielzahl interner und externer Personen- und Umweltmerkmale. Ressourcen werden im Gegensatz zu Risikofaktoren als Hilfsmittel positiver Entwicklung betrachtet, deren alterskorrelierte Verringerung Kompensation und Bewältigung zum Erhalt der Lebensqualität erfordert. Ressourcen stellen einen wichtigen Ansatzpunkt für gerontologische Interventionen dar, die auf den Erhalt, den Wiederaufbau einzelner Ressourcen sowie auf eine optimal an die Umweltanforderungen angepasste Ressourcenallokation fokussieren können. Interindividuelle Unterschiede in Altersverläufen in zentralen Bereichen wie Gesundheit, Kognition und Wohlbefinden reflektieren Differenzen in der Passung zwischen Ressourcen und Umweltanforderungen. Das Mehrsäulenmodell der individuellen Lebensqualität im Alter wird beispielhaft für ressourcenorientierte Interventionsmodelle vorgestellt. Gemäß diesem Modell sollten gerontologische Interventionen auf einen Erhalt der Lebensqualität mit Hilfe kompensatorischer Prozesse zwischen verfügbaren Ressourcenarten abzielen, sodass Ressourcenverluste nicht notwendigerweise zu einer Minderung der Lebensqualität führen.

Einführung

Der Ressourcenbegriff ist in der (geronto-) psychologischen Literatur weit verbreitet, jedoch kaum einheitlich definiert. Allgemeine Adaptions- und Stresstheorien betrachten Ressourcen im Gegensatz zu Risikofaktoren als interne bzw. externe Merkmale von Person und Umwelt, die vor allem zur Zielerreichung und Bewältigung schwieriger Lebenssituationen genutzt werden können (Jopp & Smith, 2006). Eine Vielzahl psychosozialer, sozioökonomischer, kognitiv-motorischer und sensorischer Charakteristika von Personen (z. B. soziale Beziehungen, Bildungsstand) sowie der Lebenskontext mitsamt seinen Opportunitätsstrukturen (z. B. altersgerechte Freizeitangebote, Unterstützungsinfrastruktur in der Wohngemeinde) stellen Ressourcen dar. Wenn auch oft separat von personellen Kernressourcen wie Kognition, Gesundheit und sozialen Beziehungen betrachtet, stellen selbstregulative Fähigkeiten (z. B. Bewältigungsstile) und der Lebenskontext (z. B. Art der Wohnung) ebenfalls Ressourcen dar. Ein bestimmter Funktions- und Lebensbereich kann je nach Perspektive sowohl als Ressource (d. h. als Prädiktor für erfolgreiche Anpassung an Umweltanforderungen) als auch in der Funktion eines wichtigen Kriteriums erfolgreichen Alterns und somit als Indikator für das Vorhandensein ausreichender (anderer) personaler und externer Merkmale (d. h. Ressourcen) betrachtet werden. Die Möglichkeit eines unabhängigen Lebensalltags durch gute Gesundheit ist eine zentrale Ressource für subjektives Wohlbefinden.

Gleichzeitig kann hohes Wohlbefinden eine Ressource für altersbedingte Veränderung kognitiver Leistungsfähigkeit sein. Ressourcen unterliegen selbst altersbezogenen Veränderungen und erlauben zugleich den Umgang mit Veränderungen in (anderen) Ressourcenbereichen. Das vorliegende Kapitel gibt einen Überblick über ressourcenorientierte Ansätze erfolgreicher Entwicklung und stellt exem-plarisch ein ressourcenorientiertes Interventionsmodell vor.

Beispiele ressourcentheoretischer Ansätze erfolgreichen Alterns

Im Gegensatz zu frühen defizitorientierten Theorien sind neuere gerontologische Ansätze erfolgreicher Entwicklung ressourcenorientiert und fokussieren somit auf positive Elemente von Entwicklung. Ressourcen stellen einerseits Handlungswerkzeuge für die Lebens- und Altersgestaltung dar, stecken gleichzeitig jedoch auch den Handlungsspielraum für diese Gestaltung ab. Interindividuelle Unterschiede in Altersverläufen lassen auf Differenzen in der Passung zwischen Ressourcen und Umweltanforderungen schließen. Personen mit vielen Ressourcen berichten in der Regel ein höheres Wohlbefinden und eine höhere Lebensqualität als Personen mit wenigen Ressourcen (Baltes & Lang, 1997; Gerstorf, Smith & Baltes, 2006).

Ressourcenorientierte Ansätze erfolgreichen Alterns zielen einerseits auf die Beschreibung solcher Merkmale ab, die für eine erfolgreiche Entwicklung im Sinne einer Maximierung von Gewinnen und einer Minimierung von Verlusten zentral sind. Viele theoretische Ansätze der Lebensspannenpsychologie greifen vor allem personale Ressourcen soziodemographischer, kogniti-

ver, gesundheitsbezogener und sozialer Art als zentrale Merkmale erfolgreichen Alterns auf (Rowe & Kahn, 1997). Der Fokus liegt hier also vor allem auf individuellen Eigenschaften und Merkmalen der alternden Person. Zum anderen haben viele gerontologische Theorien zur lebenslangen Entwicklung das Ziel, den *Umgang* mit den veränderten Ressourcen im Sinne einer bestmöglichen Anpassung an sich verändernde Lebensumstände zu beschreiben. Diese Prozessorientierung wird in der Beschreibung von Strategien einer erfolgreichen generellen Lebensgestaltung im Sinne einer optimalen Ressourcenallokation reflektiert (s. auch Kapitel 31 von Freund & Hennecke »Lebensgestaltung im höheren Alter«). Sie spielt jedoch auch in theoretischen und empirischen Ansätzen zu spezifischen Funktionsbereichen eine Rolle, wie z. B. kognitiver und sensomotorischer Ressourcenüberlappung, die mit Hilfe von Doppelaufgaben-Paradigmen untersucht werden, aber auch in verschiedenen Modellen zur Selbst- und Emotionsregulation (z. B. Baumeister, Bratslavsky, Muraven & Tice, 1998). Diese Ansätze berücksichtigen, dass die im Alltag meist simultane Ausführung verschiedener Handlungen konkurrierende Anforderungen an zentrale Ressourcen wie Aufmerksamkeit und Verarbeitungsgeschwindigkeit stellt, die zu Leistungseinbußen in mindestens einem der involvierten Funktionsbereiche führen können.

Eine Grundannahme der Psychologie der Lebensspanne ist, dass lebenslange Entwicklung sowohl von Gewinnen als auch Verlusten gekennzeichnet ist, sich die Gewinn-Verlust-Bilanz aufgrund verändernder (d. h. primär abnehmender) Ressourcen jedoch mit höherem Lebensalter verstärkt zu Gunsten der Verluste verschiebt. Diese Verschiebung macht eine aktive Umgestaltung in der Ressourcenverteilung auf die verschiedenen Lebensbereiche notwendig, vor allem auch vor dem Hintergrund gleichzeitiger Ressourcenanforderungen bei den vielen alltäglichen Doppel- bzw. Mehrfachanforderungen. Anders als im jungen und mittleren Erwachsenenalter wird die Ressourcenallokation im höheren Erwachsenenalter vor allem auf das Entwicklungsziel Aufrechterhaltung und Verlustregulation ausgerichtet und relativ weniger Ressourcen werden in das Entwicklungsziel Zugewinn investiert (z. B. Ebner, Freund & Baltes, 2006).

Das Modell der selektiven Optimierung mit Kompensation (SOK; Baltes & Baltes, 1990) zum Beispiel, ist sowohl ressourcen- als auch prozessorientiert. Es beschreibt Strategien der erfolgreichen Lebensgestaltung im Kontext sich verändernder Ressourcenverfügbarkeit im Sinne einer Fokussierung und damit Spezialisierung auf Lebensbereiche oder Ziele mit den begrenzten verfügbaren Ressourcen (Selektion), sowie im Sinne des Erwerbs, der Verfeinerung und der Investition vorhandener Ressourcen zur

Erreichung eines Ziels (Optimierung) bzw. zur Aufrechterhaltung eines bisherigen Funktionsniveaus oder Lebensbereichs angesichts von Verlusten (Kompensation).

Andere ähnliche handlungstheoretische Ansätze erfolgreicher Entwicklung sind das Modell der assimilativen und akkommodativen Bewältigung (Brandtstädter & Renner, 1990; s. Kapitel 12 von Leipold & Greve »Krise und Bewältigung«) sowie das Modell primärer und sekundärer Handlungskontrolle (Heckhausen & Schulz, 1995; s. Kapitel 33 von Kliegel, Brom, Melzer & Akgün »Krankheit und Krankheitsmanagement«), die zwischen unterschiedlichen Zielanpassungsprozessen differenzieren mit dem übergeordneten Ziel einer optimalen Ressourcenallokation, besonders im Kontext altersbedingter Verluste. Während Brandstädter und Renner zwischen dem Festhalten an Zielen und der flexiblen Zielanpassung an Kontextbedingungen unterscheiden, geht es im Modell von Heckhausen und Schulz um den Erhalt der persönlichen Kontrolle über die Umwelt durch eine Veränderung der Umwelt entsprechend der persönlichen Ziele sowie um eine Zielanpassung, wenn Umweltveränderungen nicht mehr möglich sind. Zentral für die im SOK-Modell sowie den beiden anderen genannten Modellen erfolgreicher Entwicklung postulierten selbstregulativen Prozesse der Ressourcenverteilung ist jedoch auch die Notwendigkeit eines Mindestmaßes an Ressourcenverfügbarkeit selbst, das für eine effektive Nutzung selbstregulativer Strategien notwendig ist, wie beispielsweise Befunde zum Zusammenhang zwischen Alter und SOK-Strategienutzung nahelegen (Freund, 2007; Lang, Rieckmann & Baltes, 2002).

Ressourcenorientierte gerontologische Intervention

Ressourcen stellen neben ganz allgemeinen Kontextfaktoren (sofern diese nicht selbst Ressourcen darstellen), den persönlichen Zielen sowie der Passung zwischen Ressourcen und Kontexten einen zentralen Ansatzpunkt für gerontopsychologische Interventionen dar (Martin & Kliegel, 2010). Da eine Vielzahl interner wie externer Personencharakteristika als Ressourcen aufgefasst werden können, repräsentieren die meisten gerontologischen Interventionsansätze ressourcenorientierte Interventionen. Alle diese Ansätze haben gemein, dass sie auf eine optimale Verlustregulation abzielen, die der veränderten Ressourcenverfügbarkeit im höheren Alter Rechnung trägt und das Ziel der Gewinnmaximierung bei gleichzeitiger Verlustminimierung hat. Ressourcenorientierte Interventionen können allgemein nach zwei Ansatzpunkten unterschieden werden, die sich im Optimalfall ergänzen: Interventionen können zum einen das Ziel haben, Ressourcenverluste durch einen Wiederaufbau auszugleichen bzw. Ressourcen bereits präventiv zu stärken oder zu erwerben. Auch wenn Ressourcen altersbedingten Veränderungen und Verlusten unterliegen, gibt es eine große Spannbreite in den Verläufen und eine Vielzahl von Befunden zu Lernpotentialen und Plastizität, die auf die Möglichkeit eines Ressourcenzugewinns verweisen (z. B. Gedächtnistraining, neue Bekanntschaften schließen, Aufnahme neuer Freizeitaktivitäten, Gesundheitsverhalten verbessern). Auch Interventionen, die externe Ressourcen wie den allgemeinen Lebenskontext zum Ziel haben, fallen in diesen Bereich. Lebenskontextressourcen können verschiedene altersgerechte gesellschaftlich-kulturelle Infrastrukturmerkmale sein, die im Sinne niedrigschwelliger Angebote Kompensationsmöglichkeiten für Verluste interner personaler Ressourcen wie Mobilität, Gesundheit allgemein und Sozialbeziehungen bieten (z. B. Mehrgenerationenhäuser, Fahrdienste, Seniorenbegegnungsstätten usw.). Zum anderen können Interventionen darauf abzielen, Strategien für eine angesichts der individuellen Ressourcen-Anforderungs-Situation optimale Allokation der vorhandenen Ressourcen zu vermitteln. Eine Vielzahl an Beispielen für diese beiden Arten ressourcenorientierter Ansätze findet sich in diesem Buch.

Stellvertretend für die verschiedenen ressourcenorientierten gerontologischen Modelle erfolgreichen Alterns soll hier exemplarisch das Mehrsäulenmodell der Lebensqualität vorgestellt werden (Martin & Kliegel, 2010). Dieses Modell hat vordergründig den Ausgleich von Ressourcenverlusten durch einen Wiederaufbau oder eine präventive Stärkung im Fokus. Als Kernziel erfolgreicher Intervention postuliert das Mehrsäulenmodell der Lebensqualität den *Erhalt* der Lebensqualität, nicht jedoch notwendigerweise ihre Steigerung. Ausgangspunkt dieses Modells ist der Ressourcenpool, über den eine Person verfügt (vgl. **Abb. 15.1**).

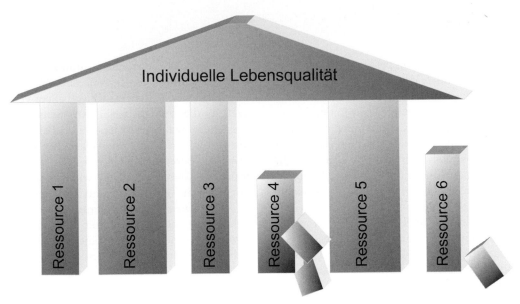

Abb. 15.1: Das Mehrsäulenmodell der Lebensqualität (Martin & Kliegel, 2010, S. 286)

Die einzelnen Ressourcen können über verschiedene Personen hinweg und auch altersbedingt unterschiedlich stark ausgeprägt sein. Während eine Person viele soziale Kontakte pflegt, jedoch kognitiv bereits deutliche Einschränkungen erlebt, mag eine andere Person bereits verwitwet und zudem kinderlos sein, jedoch geistig noch fit. Eine Grundannahme dieses Modells ist, dass die Stärkung einzelner Ressourcen nach Verlust zunächst zu einer Stabilisierung der Lebensqualität beitragen kann, nicht jedoch automatisch eine Lebensqualitätsverbesserung beinhaltet. Wie in **Abbildung 15.1** ersichtlich, schlagen Rübsam und Martin (2009) Interventionen vor, die darauf abzielen, dass einzelne Ressourcenbereiche gegenseitig kompensatorische Funktionen übernehmen können. Bei

gesundheitlichen Verlusten kann eine Stärkung z. B. im Bereich sozialer Ressourcen gleichsam zu einer Stabilität der Lebensqualität beitragen. Zugleich beinhaltet das Modell die Annahme, dass einzelne Ressourcenbereiche präventiv gestärkt werden können, um zu einem späteren Zeitpunkt kompensatorische Funktionen für andere Bereiche zu übernehmen. Eine größere Ressourcenvielfalt bietet daher umso größeren Kompensationsspielraum. Dieser Gedanke ist verwandt mit Theorien des Selbst, die davon ausgehen, dass eine größere Vielzahl an selbstbezogenen Facetten (d. h. größere Selbstkomplexität) größeren Kompensationsspielraum für den Erhalt des eigenen Identitätserlebens bietet, auch wenn es zu Verlusten in einzelnen das Selbst definierenden Bereichen kommt (Linville, 1985).

Ausblick

Ressourcen im Sinne personaler Merkmale sowie Merkmale der einer Person verfügbaren Umwelt gelten als positive Hilfsmittel zur Gestaltung erfolgreicher Entwicklung, besonders im Kontext altersbedingter Verluste. Ressourcenorientierte Interventionen können sowohl auf den (Wieder-)Aufbau von Ressourcen als auch auf eine Optimierung der Allokation vorhandener Ressourcen abzielen. Sie sollten nicht nur Gewinnmaximierung, sondern den Erhalt von Lebensqualität im Auge haben. Ressourcen können über verschiedene Bereiche hinweg kompensatorische Funktion einnehmen. Das Potential zur Kompensation setzt jedoch ein Mindestmaß an Differenziertheit individueller Ressourcen voraus. Jenseits eines Schwellenwerts in der Ressourcenvielfalt und dem Ausmaß an Ressourcenverlusten innerhalb jedes Bereichs ist ein Erhalt der Lebensqualität immer eingeschränkter möglich. Ressourcenorientierte Interventionen sollten daher vor allem versuchen, die Fähigkeit zur Kompensation über die verschiedenen Ressourcenbereiche hinweg zu erhalten bzw. diese Fähigkeit präventiv bereits im mittleren Alter in zentralen Ressourcenbereichen wie Kognition, körperlicher Gesundheit und sozialen Beziehungen aufzubauen, um auch angesichts zukünftiger alterskorrelierter Verluste in diesen Bereichen die Stabilität der eigenen Lebensqualität zu erleichtern. Gleichzeitig sollte vor allem auch in infrastrukturschwachen Gebieten die Stärkung altersgerechter kommunaler Lebenskontextmerkmale zukünftig noch mehr Beachtung finden, um ein optimales Zusammenwirken interner und externer Ressourcen älterer Personen zu gewährleisten.

Literatur

Baltes, P. B. & Baltes, M. M. (1990). Psychological perspectives on successful aging: The model of selective optimization with compensation. In P. B. Baltes & M. M. Baltes (Eds.), *Successful aging: Perspectives from the behavioral sciences* (pp. 1–34). New York: Cambridge University Press.

Baltes, M. M. & Lang, F. (1997). Everyday functioning and successful aging: The impact of resources. *Psychology and Aging, 12*, 433–443.

Baumeister, R. F., Bratslavsky, E., Muraven, M. & Tice, D. M. (1998). Ego depletion: Is the active self a limited resource? *Journal of Personality and Social Psychology, 74*, 1252–1265.

Brandtstädter, J. & Renner, G. (1990). Tenacious goal pursuit and flexible goal adjustment: Explication and age-related analysis of assimilative and accommodative models of coping. *Psychology and Aging, 5*, 58–67.

Ebner, N., Freund, A. M. & Baltes, P. B. (2006). Developmental changes in personal goal orientation from young to late adulthood: From striving for gains to maintenance and prevention of losses. *Psychology and Aging, 21*, 664–678.

Freund, A. M. (2007). Selektion, Optimierung und Kompensation im Kontext persönlicher Ziele: Das SOK-Modell. In J. Brandtädter und U. Lindenberger (Hrsg.), *Entwicklungspsychologie der Lebensspanne* (S. 367–388). Stuttgart: Kohlhammer.

Gerstorf, D., Smith, J. & Baltes, P. B. (2006). A systemic-wholistic approach to differential aging: Longitudinal findings from the Berlin Aging Study. *Psychology and Aging, 21*, 645–663.

Heckhausen, J. & Schulz, R. (1995). A life-span theory of control. *Developmental Psychology, 25*, 109–212.

Jopp, D. & Smith, J. (2006). Resources and life-management strategies as determinants of successful aging: On the protective effect of selection, optimization, and compensation. *Psychology and Aging, 21,* 253–265.t

Lang, F. R., Rieckmann, N. & Baltes, M. M. (2002). Adapting to aging losses: Do resources facilitate strategies of selection, compensation, and optimization in everyday functioning? *Journals of Gerontology, Series B: Psychological and Social Sciences, 57,* 501–509.

Linville, P. W. (1985). Self-complexity and affective extremity: Don't put all of your eggs in one cognitive basket. *Social Cognition, 3,* 94–120.

Martin, M. & Kliegel, M. (2010). *Grundriss Gerontologie Band 3: Psychologische Grundlagen der Gerontologie.* Stuttgart: Kohlhammer.

Rowe, J. W. & Kahn, R. L. (1997). Successful aging. *The Gerontologist, 37,* 433–440.

Rübsam, J. & Martin, M. (2009). *Das Mehrsäulenmodell der Lebensqualität im Alter: Grundkonzept für gerontologische Interventionen.* Zürich: Zentrum für Gerontologie.

I Grundlagen

16 Geriatrisches Assessment

Andreas E. Stuck

Zusammenfassung

Geriatrisches Assessment ist definiert als die »multidimensionale medizinische, funktionelle, psychosoziale und umgebungsbezogene Abklärung eines älteren Menschen, mit dem Ziel, einen langfristigen Plan für die weitere Behandlung und Betreuung aufzustellen« (Rubenstein & Wieland, 1989). Bei einem standardisierten Assessment werden Aspekte wie Kognition, emotionaler Status, Mobilität, Sinnesorganfunktionen, Selbstständigkeit im Alltag, psychosoziale Aspekte oder Umgebungssituation systematisch erfasst und bei der Betreuung der älteren Personen miteinbezogen. Für unterschiedliche Settings (Prävention, Akutbetreuung, Rehabilitation, Langzeitbetreuung) ist belegt, dass dieses Verfahren wirksam den Erhalt der Funktionsfähigkeit und Selbstständigkeit im Alter fördert und zu Reduktion von Pflegeheim- und Krankenhauseinweisungen führt.

Einführung

Eine multidimensionale Vorgehensweise bei der medizinischen Betreuung im Alter ist aus mehreren Gründen angezeigt:

- *Multimorbidität und Komplexität:* Viele ältere Personen leiden gleichzeitig an mehreren Krankheiten. Mit einem multidimensionalen Verfahren ist es möglich, Prioritäten zu setzen.
- *Nicht erkannte Probleme:* Viele ältere Menschen leiden an nicht erkannten, potentiell modifizierbaren Problemen. So werden Einschränkungen der kognitiven Funktion oder der Seh- und Hörfähigkeit im Alter oft irrtümlich als normale Altersveränderungen interpretiert.

- *Chronische Krankheiten:* Die Behandlung chronischer Krankheiten zielt hier darauf hin, deren Auswirkungen im Alltag zu verringern. Deshalb ist neben der medizinischen auch eine funktionelle Diagnostik auf der Basis eines geriatrischen Assessments erforderlich.
- *Interaktion mit sozialen Faktoren:* Die Auswirkungen gesundheitlicher Probleme im Alltag werden entscheidend durch die sozialen Ressourcen (z. B. soziales Netzwerk) und die Umgebungssituation der betroffenen Person beeinflusst.
- *Evidenz aus kontrollierten Studien:* Viele empirische kontrollierte Studien haben Wirksamkeit und Kostenfolgen des ge-

riatrischen Assessments untersucht und belegen für unterschiedliche Settings, dass geriatrisches Assessment Pflegebedürftigkeit vermeiden und Krankenhaus- und Heimeinweisungen reduzieren kann. Die Wirksamkeit des geriatrischen Assessments ist jedoch nur dann gegeben, wenn dieses in einer definierten Abteilung stattfindet und wenn ein anschließendes geriatrisches Management sichergestellt ist (Ellis et al., 2011; Stuck, Siu, Wieland, Adams & Rubenstein, 1993).

Elemente des geriatrischen Assessments

Ein geriatrisches Assessment setzt eine umfassende Abklärung des Patienten voraus. Damit gehören als erstes eine sorgfältige Anamnese, medizinische Untersuchungsbefunde, und Ergebnisse von Laboruntersuchungen zum geriatrischen Assessment. Bei dieser Vorgehensweise bleiben oft funktionelle Aspekte wenig oder nicht beachtet und erfordern deshalb eine systematische Abklärung. Folgende Instrumente eignen sich aufgrund ihrer Verbreitung, der Studienlage und der klinischen Aussagekraft besonders gut für eine erste Stufe der Abklärung (Bereiche in alphabetischer Reihenfolge):

- *Affektive Funktion:* Eine systematische Abklärung des Vorliegens einer Depression, z. B. mit einem Depressionsfragebogen, ist sinnvoll, weil auch leichtere depressive Symptome einer kombinierten medikamentösen und psychosozialen Therapie zugänglich sind. Unterdessen gibt es verschiedene Kurzfragebogen, die ein erstes Screening ermöglichen (Hoyl et al., 1999).
- *Aktivitäten des täglichen Lebens:* Die Evaluation der Selbstständigkeit im Alltag ist ein zentrales Element des multidimensionalen geriatrischen Assessments, damit die möglichen Auswirkungen von chronischen Krankheiten im Kontext der physischen und sozialen Umgebungssituation der älteren Person erfasst werden können (Lawton & Brody, 1969). Der funktionelle Status wird unterteilt in grundlegende Funktionen im Alltag (z. B. Nahrungszufuhr, Bekleidung, tägliche Körperpflege, Fortbewegung in der Wohnung, Toilettenbenützung), instrumentelle Funktionen im Alltag (z. B. Einkauf, Wäsche, Zubereitung einer Mahlzeit, Einnahme von Medikamenten, Erledigung der persönlichen finanziellen Angelegenheiten) und fortgeschrittene Funktionen im Alltag (z. B. berufliche Tätigkeit, sportliche Tätigkeit, Reisen).
- *Ernährungsassessment:* Im akutstationären Setting wird hier oft mit dem Nutritional Risk Screening nach dem Vorliegen einer Mangelernährung gesucht. Dies ergibt Hinweise auf eine aktuell ungenügende Ernährungszufuhr bezüglich Kalorien und Proteine und auf somatische Auswirkungen einer Mangelernährungssituation (Kondrup, Rasmussen, Hamberg, Stanga & Ad Hoc ESPEN Working Group, 2003).
- *Kognition:* Der Mini-Mental-Status Test eignet sich zur Aufdeckung und Verlaufskontrolle von Demenz im Alter, obschon dieser Test insbesondere bei der Früherkennung eine unbefriedigende Sensitivität aufweist (Folstein, Folstein & McHugh, 1975). Ergänzend wird deshalb oft ein Uhrentest empfohlen. Für die vertiefte Abklärung ist eine weiterführende neuropsychologische Evaluation erforderlich.

- *Mobilität, Sturz:* Hier werden unterschiedliche Testverfahren zur Beurteilung der Mobilität, Gangsicherheit und Sturzgefährdung angewendet. Ein kurzer gut validierter Test ist der Timed Up & Go Test (Podsiadlo & Richardson, 1991) ergänzt mit dem Einbeinstand-Test.
- *Oraler Gesundheitszustand:* Für Funktion, Wohlbefinden und Ästhetik im Alter besonders bedeutend, und doch außerhalb zahnmedizinischer Programme oft zu wenig beachtet. Mit den heutigen Methoden können präventiv und rehabilitativ oft bis ins hohe Alter gute Resultate erzielt werden (Atchison & Dolan, 1990).
- *Schmerzen:* Da meist nicht einem einzigen Organ zuzuordnen, ist die Erfassung von Schmerzzuständen wichtig. Dabei ist nicht nur die Schmerzintensität, sondern auch die Auswirkung der Schmerzen auf Selbstständigkeit, Mobilität und soziale Kontakte zu beachten. Es gibt eine gut validierte Kurzversion eines Schmerzfragebogens als Grundlage für die Behandlungsplanung im Alter (Blozik et al., 2007).
- *Sinnesorgane (Sehen und Hören):* Für die Sinnesorgane haben sich differenzierte Selbstbeurteilungsverfahren bewährt, ergänzt durch objektive Testung der Funktionsfähigkeit mit Seh- und Hörtestung. Bezüglich des Gehörs kann ein einfacher Flüsterzahlentest bereits wertvolle Hinweise ergeben. Der Kurzfragebogen »Vision Function Questionnaire« kann funktionelle Auswirkungen des Sehens auf verschiedene Alltagsbereiche frühzeitig erfassen (Mangione et al., 1998).
- *Soziales Assessment:* Dazu gehört eine Beschreibung des sozialen Netzwerks und der sozialen Unterstützung. Dafür gibt es einen praktischen Kurzfragebogen, welcher auch auf das Risiko einer sozialen Isolation hinweist (Lubben et al., 2006).
- *Umgebungssituation:* Oft vernachlässigt, aber zentral für Abklärung und Beratung, ist die Evaluation der häuslichen Umgebung. Aufgrund eines Hausbesuchs kann besser beurteilt werden, welchen Zugang die ältere Person zur Umgebung hat und inwieweit die Wohnung bedürfnisgerecht eingerichtet ist.

Anwendungsfelder des geriatrischen Assessments

Diese stellen sich wie folgt dar:

- *Stationäre Rehabilitation:* Diese ist das traditionelle Anwendungsgebiet des geriatrischen Assessments. Kernkomponenten dieser Form sind: Selektion der Patienten, die von einer Rehabilitation profitieren können (nicht zu gesund, nicht zu krank), interdisziplinäres Angebot einer stationären Rehabilitation basierend auf dem Rehabilitationszyklus und eine frühzeitige Entlassungsplanung zur Sicherstellung der Nachbetreuung.

Eine aktuelle Meta-Analyse zu dieser Anwendung zeigt, dass dies zu besseren Ergebnissen (Überleben, Heimeinweisungen, funktionell) führt im Vergleich zu konventioneller stationärer Patientenbetreuung ohne geriatrisches Assessment (Bachmann et al., 2010).

- *Akutkrankenhaus:* Exemplarisch ist hier das Konzept der Medizinischen Akutstation mit integriertem geriatrischem Assessment (ACE-Unit für »Acute Care for the Elderly Unit«) anzuführen (Landefeld, Palmer, Kresevic, Fortinsky & Kowal, 1995). In speziell eingerichteten Krankenhausabteilungen wurden mehrere Aspekte im Zusammenhang mit dem Assessment umgesetzt: Anpassung der Umgebung (Anbringen von Handläufen, Kalendern und Uhren zur Förderung von Mobilität bzw. Orientierung), Einführung strukturierter Assessment-Tests zu Beginn des stationären Aufenthaltes, Prozessanpassungen mit interdisziplinären Sitzungen zur Koordination der Behandlungsziele und Einführung von Behandlungsprotokollen für häufige Probleme (Verwirrtheit, Inkontinenz, Mangelernährung etc.). Dieses Verfahren, getestet in einer radomisierten kontrollierten Studie, führte zu besseren Outcomes bei den Patienten (bessere Selbstständigkeit im Alltag) und trotz der zusätzlich erforderlichen Maßnahmen zu Kosteneinsparungen (Verkürzung des stationären Aufenthalts durch Effizienzsteigerung).

- *Langzeitbetreuung/Pflegeheim:* Das Prinzip des multidimensionalen geriatrischen Assessments gilt auch für das Pflegeheimsetting. Hier basieren die Verfahren in der Regel darauf, dass anstelle einer Patientenbefragung eine Pflegekraft aufgrund einer mehrtägigen Beobachtung eines Patienten dessen funktionelle Ressourcen und Probleme beurteilt. Besonders weit verbreitet ist das »Resident Assessment Instrument«.

- *Onkologie:* Zunehmende Bedeutung erlangt das geriatrische Assessment in der Onkologie. Studien bei Patienten mit Krebskrankheit belegen, dass zusätzlich zum Tumorstadium der Gesundheitszustand des Patienten gemessen mit dem geriatrischen Assessment eine herausragende prognostische Bedeutung hat. Das geriatrische Assessment gehört damit in der onkologischen Betreuung zum heutigen State of the Art (Extermann et al., 2005).

- *Prävention:* Das geriatrische Assessment kann als Grundlage für eine präventive Beratung in der Hausarztpraxis oder im Rahmen eines präventiven Hausbesuchs dienen. Für präventive Hausbesuche konnte gezeigt werden, dass diese nur dann wirksam sind, wenn die Beratung auf einem geriatrischen Assessment basiert (s. Kapitel 29 von Born & Stuck »Präventive Hausbesuche«).

- *Palliative Care:* Hier eröffnen sich neue, noch wenig erforschte Möglichkeiten. Gerade zur optimalen Symptomkontrolle und Einbindung des Umfelds ist auch hier ein geriatrisches Assessment unabdingbar.

Möglichkeiten und Grenzen des geriatrischen Assessments

Die ersten Studien über geriatrisches Assessment stammen von Marjory Warren, welche in Großbritannien nach 1930 das geriatrische Assessment in Langzeit-Institutionen bei pflegebedürftigen, chronisch kranken, bettlägerigen und oft vernachlässigten hochbetagten Patienten erfolgreich einsetzte (Stuck et al., 1993). Nach 1980 zeigten randomisierte kontrollierte Studien, dass das geriatrische Assessment nicht nur Pflegebedarf, sondern auch die Sterblichkeit von älteren Personen massiv reduziert. Diese frühen enormen Effekte des geriatrischen Assessments konnten in späteren Studien nicht mehr in diesem Ausmaß nachgewiesen werden, vor allem deswegen, weil die Qualität der Betreuung älterer Menschen auf nicht-geriatrischen Abteilungen seit den 1980er Jahren deutlich zugenommen hat.

Es ist heute unbestritten, dass geriatrisches Assessment Pflegebedürftigkeit verhindert, zur Effizienzsteigerung beiträgt (z. B. Verkürzung des stationären Aufenthaltes) und damit Gesundheitskosten stabilisieren oder vermindern kann. Durch die systematische und koordinierte Vorgehensweise hilft das Assessment zudem bei der interdisziplinären Kommunikation und dem Einbezug von Patienten und Angehörigen in die Betreuungsplanung, was sich positiv auf die Zufriedenheit von Patienten und Angehörigen auswirkt. Wegen der günstigen Effekte des geriatrischen Assessments auf die Lebensqualität älterer Menschen, verbunden mit gleich viel oder weniger Gesundheitskosten, hat das geriatrische Assessment heute ein besonders hohes Potential. Eine amerikanische Zeitschrift verwendete dazu 2008 den Ausdruck: »Multidimensional Geriatric Assessment: Back to the Future« (Wieland & Ferrucci, 2008).

Die weitere Entwicklung von Methoden des geriatrischen Assessments kann dazu beitragen, dass Setting-spezifische geeignete Instrumente eingeführt und in einen Be-

treuungsprozess integriert werden können. Die bisherige Literatur zeigt, dass verschiedene erfolgreiche Umsetzungsformen (z. B. wer das Assessment durchführt, wie es in den Behandlungsablauf integriert ist) möglich sind. Die Anwendung des geriatrischen Assessments eignet sich für die Umsetzung in den unterschiedlichsten Settings (Stuck & Iliffe, 2011; Ellis et al., 2011).

Leider wird das geriatrische Assessment heute in vielen Settings nur punktuell und sporadisch eingesetzt, oft vordergründig wegen fehlender Ressourcen und ungenügender Praktikabilität. Die bisherige Evidenz zeigt jedoch, dass gerade bei knappen finanziellen Ressourcen sich der Einsatz eines Assessments besonders lohnt, da damit individuelle Prioritäten festgelegt und Behandlungspläne effizient umgesetzt werden können. Dies erfordert die Schaffung von Rahmenbedingungen, die den Einsatz des Assessments ermöglichen, und die Ausbildung von Fachpersonal, welches in der Lage ist, das geriatrische Assessment mit einem wirksamen geriatrischen Management zu verbinden.

Literatur

Atchison, K. A. & Dolan ,T. A. (1990). Development of the Geriatric Oral Health Assessment Index. *Journal of Dental Education, 54,* 680–687.

Bachmann, S, Finger, C., Huss, A., Egger, M., Stuck, A. E. & Clough-Gorr, K. M. (2010). Post-acute impatient rehabilitation specifically designed for geriatric patients: a systematic review and a meta-analysis of randomised controlled trials. *British Medical Journal (BMJ), 340,* c1718. doi: 10.1136.

Blozik, E., Stuck, A. E., Niemann, S., Ferrell, B. A., Harari, D., Renteln-Kruse, W. von, Gillmann, G., Beck, J. C. & Clough-Gorr, K. (2007). Geriatric pain measure short form: development and initial evaluation. *Journal of the American Geriatrics Society, 55,* 2045–2050.

Ellis, G., Whitehead, M. A., Robinson, D., O'Neill & Langhorne, P. (2011). *Comprehensive geriatric assessment for older adults admitted to hospital: meta-analysis of randomized controlled bias.* BMJ 2011; 343:d6553.

Extermann, M., Aapro, M., Bernabei, R., Cohen, H. J., Droz, J. P., Lichtman, S., Mor, V., Monfardini, S., Repetto, L., Sørbye, L., Topinkova, E. & Task Force on CGA of the International Society of Geriatric Oncology (2005). Use of comprehensive geriatric assessment in older cancer patients: recommendations from the task force on CGA of the International Society of Geriatric Oncology. *Critical Reviews in Oncology/Hematology, 55,* 241–52.

Folstein, M. F., Folstein, S. E. & McHugh, P. R. (1975). »Mini-Mental State«. A practical method for grading the cognitive state of patients for the clinician. *Journal of Psychiatric Research, 12,* 189–198.

Hoyl, M. T., Alessi, C. A., Harker, J. O., Josephson, K. P., Pietruszka, F. M., Koelfgen, M., Mervis, J. R., Fitten, L. J. &, Rubenstein L. Z. (1999). Development and testing of a five-item version of the Geriatric Depression Scale. *Journal of the American Geriatrics Society, 47,* 873–878.

Kondrup ,J., Rasmussen, H. H., Hamberg, O., Stanga, Z. & Ad Hoc ESPEN Working Group. (2003). Nutritional risk screening (NRS 2002). a new method based on an analysis of controlled clinical trials. *Clinical Nutrition, 22,* 321–336.

Landefeld, C. S., Palmer, R. M., Kresevic, D. M., Fortinsky, R. H. & Kowal, J. (1995). A randomized trial in a hospital medical unit especially designed to improve the functional outcomes of acutely ill older patients. *The New England Journal of Medicine, 332,* 1338–1344.

Lawton, M. P. & Brody, E. M. (1969). Assessment of older people: Self-maintaining and Instrumental Activities of Daily Living. *The Gerontologist, 9,* 179–186.

Lubben J., Blozik, E., Gillmann, G., Iliffe, S., Renteln-Kruse, W. von, Beck, J. C. & Stuck, A. E. (2006). Performance of an abbreviated version of the Lubben social network scale among three European community-dwelling older adult populations. *Gerontologist; 46,* 503–513.

Mangione, C. M., Lee, P. P., Pitts, J., Gutierrez, P., Berry, S. & Hays, R. D. (1998). Psychometric properties of the National Eye Institute Visual Function Questionnaire (NEI-VFQ). *Archives of Ophthalmology, 116,* 496–504.

Podsiadlo, D. & Richardson, S. (1991). The timed »Up & Go«: a test of basic functional mobility for frail elderly persons. *Journal of the American Geriatrics Society, 39,* 142–148.

Rubenstein, L. Z. & Wieland, D. (1989). Comprehensive geriatric assessment. *Annual Review of Gerontology and Geriatrics, 9,* 145–191.

Stuck, A. E. & Iliffe, S. (2011). *Comprehensive geriatric assessment for older adults.* BMJ 2011; doi: 10.1136/bmj.d6799.

Stuck, A. E., Siu, A. L., Wieland, G. D., Adams, J. & Rubenstein, L. Z. (1993). Comprehensive geriatric assessment: a meta-analysis of controlled trials. *The Lancet, 342,* 1032–1036.

Wieland, D. & Ferrucci, L. (2008). Multidimensional geriatric assessment: back to the future. *Journal of Gerontology: Medical Sciences, 63A,* 272–274.

I Grundlagen

Sozialpolitische Rahmenbedingungen

17 Arbeit und Erwerbsbeteiligung im höheren Lebensalter

Christoph Behrend

Zusammenfassung

Soziodemographische Entwicklungen führen zu einer Alterung des Erwerbspersonenpotentials bei gleichzeitigem Rückgang des Arbeitskräfteangebots insgesamt. Volkswirtschaftlich erscheint ein längerer Verbleib im Arbeitsleben daher sinnvoll. Auf der betrieblichen Ebene wird das Potential der älteren Beschäftigten allerdings nur unzureichend in der strategischen Personalplanung berücksichtigt. Mittel- und langfristig kommt es darauf an, die Motivation, die Qualifikation und die gesundheitlich bedingte Leistungsfähigkeit älterer Erwerbspersonen zu fördern. Aus gerontologischer Perspektive wird ein allmählicher Übergang aus der Erwerbstätigkeit bei gleichzeitiger Vorbereitung auf eine aktive Phase gesellschaftlicher (meist ehrenamtlicher) Beteiligung idealisiert. In der Realität werden derzeit diesbezügliche Angebote kaum angenommen.

Einführung

Arbeit, verstanden als die Auseinandersetzung des Menschen mit der Natur, gilt als ein wesentliches Bestimmungsmerkmal menschlichen Daseins überhaupt. Sie trägt im Lebensverlauf zur gesellschaftlichen Integration, zur subjektiven Identitätsbildung und zur materiellen Existenzsicherung bei. Im gesellschaftspolitischen Diskurs der Moderne wird der Begriff »Arbeit« nahezu ausschließlich auf Tätigkeiten reduziert, die der Erzielung von Lohn- bzw. Erwerbseinkommen zur Sicherung des Lebensunterhalts von Einzelnen bzw. deren Familien dienen. Betriebe fragen Arbeitskräfte in erster Linie hinsichtlich ihrer Leistungsfähigkeit nach. Im historischen Verlauf hat die industrielle Produktionsweise komplexe Fähigkeiten weitgehend auf sich wiederholende Teilarbeiten reduziert, wobei Messungen der Zeitdauer für die jeweilige Fertigung die arbeitswissenschaftliche Grundlage für die Beurteilung der Leistungsfähigkeit darstellen (Taylorismus). Ältere Arbeitskräfte sind vor diesem Hintergrund benachteiligt, da physische und psychomotorische Fähigkeiten (z. B. Körperkraft, Reaktionsgeschwindigkeit, Sinneswahrnehmungen usw.) mit dem Prozess des Älterwerdens durchschnittlich nachlassen. Betriebliche Personalpolitikstrategien haben sich lange an einer kontinuierlichen Verjüngung der Altersstruktur der Mitarbeiter orientiert. Sozialversicherungsrechtliche Regulierungen kamen diesen Strategien entgegen. Seit Mitte der 1970er Jahre entwickelte sich in der Bundesrepublik Deutschland ein Trend zur Frühberentung.

Erst zu Beginn der 1990er Jahre wurden Konsequenzen der demographischen Entwicklung im renten- und arbeitsmarktpolitischen Instrumentarium berücksichtigt.

Demographie und Arbeitsmarkt

Die demographische Entwicklung in Deutschland, aber auch in anderen modernen europäischen Industrienationen, ist durch den kontinuierlichen Rückgang der Geburtenzahlen bei gleichzeitigem Anstieg der Lebenserwartung gekennzeichnet. Dabei nimmt ab dem letzten Viertel des vorigen Jahrhunderts insbesondere die fernere durchschnittliche Lebenserwartung in den höheren Altersgruppen zu. Mit steigenden Kosten für die sozialen Sicherungssysteme ist vor allem deshalb zu rechnen, da um das Jahr 2030 die besonders geburtenstarken Jahrgänge der 1960er Jahre (»Baby Boomer«) das rentennahe Alter von 65 Jahren erreichen. Für den Arbeitsmarkt ist mit den demographischen Strukturveränderungen auch ein Altern des Erwerbspersonenpotentials verbunden, wobei sich das Arbeitskräfteangebot insgesamt zahlenmäßig deutlich verknappen wird. Bereits heute wird in Deutschland ein Fachkräftemangel beklagt. Um auch künftig im internationalen Rahmen wirtschaftlich konkurrenzfähig zu bleiben und das bestehende Lebensstandardniveau aufrechtzuerhalten, erscheint es folgerichtig, die Erwerbsphase zu verlängern und das Potential älterer Arbeitnehmer in den betrieblichen Fokus zu stellen. Aus der Generationenperspektive betrachtet, erscheint dies ebenso sinnvoll, da heutige Generationen älterer Menschen bereits einen besseren Gesundheitszustand aufweisen als dies für frühere der Fall war (Nauman & Romeu Gordo, 2010). In diesem Zusammenhang ist auch auf das durchschnittlich gestiegene Bildungsniveau der nachfolgenden Generationen insbesondere bei den Frauen hinzuweisen. Ursächlich hierfür ist unter anderem ein grundlegender Wandel der arbeitsweltlichen Strukturen (Voß, 2010). Dabei hat sich die Gewichtung der Wirtschaftssektoren vom produzierenden Gewerbe zum tertiären Sektor der Dienstleistungen verschoben. Derzeit sind mehr als drei Viertel der Beschäftigungsverhältnisse in diesem Bereich eingebunden (Fuchs & Zika, 2010). Im Unterschied zu industriellen Arbeitstätigkeiten ist die Leistungsfähigkeit in Dienstleistungsberufen quantitativ nur schwer messbar. Neben qualitativ hohen fachlichen Fähigkeiten kommen hier sogenannte »soft skills« zum Tragen – soziale Kompetenzen, die im beruflichen als auch in außerberuflichen Lebensbereichen im Zeitverlauf erworben werden, z. B. größere Übersicht bei Problemlösungen, Gelassenheit, Konfliktfähigkeit usw. In dieser Hinsicht weisen ältere Beschäftigte, z. B. in Büro- oder Ingenieurstätigkeiten, sofern sie über relativ autonome berufliche Tätigkeitsspielräume verfügen können, Leistungsvorteile gegenüber jüngeren Arbeitskräften auf. Erhebungen des Statistischen Bundesamts zeigen, dass diesbezügliche Qualifikationen zu einem längeren Verbleib im Erwerbsleben bei guter Gesundheit und einem relativ geringen Arbeitslosigkeitsrisiko bei Älteren führen. Facharbeiter insbesondere im Baugewerbe weisen demgegenüber höhere Anteile bei denjenigen auf, die aus Gesundheitsgründen oder wegen Arbeitslosigkeit in den Ruhestand wechseln (Wingerter, 2010).

Institutionelle Rahmenbedingungen

Die Herabsetzung der gesetzlichen Altersgrenze von 65 Jahren auf 63 Jahre für langjährig Versicherte im Jahr 1972 leitete rentenrechtlich eine Entwicklung ein, die sich bis weit in die 1980er Jahre hinein als ein grundlegender Trend zur frühen Beendigung des Erwerbslebens verfestigte. Flankiert von einem vielfach verzweigten arbeitsmarktpolitischen Instrumentarium wechselten zunehmend Versicherte in den vorzeitigen Rentenbezug. Bis zu Beginn der 1980er Jahre ging die Inanspruchnahme der Regelaltersgrenzen auf unter 15 % zurück. Das durchschnittliche Rentenzugangsalter einschließlich der Renten wegen Erwerbsminderung lag zu diesem Zeitpunkt bei 59,2 Jahren (Deutsche Rentenversicherung Bund, 2009, S. 117). Die arbeitsmarkt- und rentenrechtlich korrespondierenden Instrumente, wie z. B. die Verlängerung der Bezugsdauer von Arbeitslosengeld für ältere Arbeitslose, die 58er Regelung, der Vorruhestand oder Altersteilzeitregelungen führten zu einer Institutionalisierung der frühen Beendigung des Erwerbslebens sowohl auf der gesellschaftlichen als auch auf der individuellen Ebene.

Mit der Rentenreform 1992 (RRG 92) wurden die demographische Entwicklung und die absehbaren Finanzierungsprobleme für die gesetzliche Rentenversicherung in der Gesetzgebung berücksichtigt. Stufenweise wurde die Altersgrenze für das Altersruhegeld für Frauen von bisher 60 auf das vollendete 65. Lebensjahr angehoben. Gleiches gilt für die Rente wegen Arbeitslosigkeit oder nach Altersteilzeit sowie für langjährig Versicherte. Eine frühe Inanspruchnahme vor dem 65. Lebensjahr soll nur noch mit versicherungsmathematischen Abschlägen möglich sein. Nach der deutsch-deutschen Vereinigung wurde der notwendige und grundlegende wirtschaftsstrukturelle Wandel in den Ländern der ehemaligen DDR mit Maßnahmen flankiert, die auf eine frühe Ausgliederung älterer Beschäftigter abgestellt waren.

Im Verlauf der Zeit nahm der Druck auf das soziale Sicherungssystem zu. Daher wurden ab 1997 Anhebungen der Altersgrenzen und die Einführung versicherungsmathematischer Abschläge umgesetzt. Mit den Gesetzen für moderne Dienstleistungen am Arbeitsmarkt in den Jahren 2002 bzw. 2003 (Hartz-Reformen) wurde ein Paradigmenwechsel zugunsten von Wiedereingliederungsstrategien gegenüber der bloßen Finanzierung von Arbeitslosengeldleistungen eingeleitet. Befristete Programme, die finanzielle Anreize für Unternehmen bieten, damit diese ältere Erwerbslose bevorzugt einstellen, sind quantitativ allerdings nur wenig erfolgreich. Wenngleich die Arbeitslosenquoten bei den Älteren gegenüber den Jüngeren gering sind, sind sie in der Gruppe der Langzeitarbeitslosen überrepräsentiert. Im Jahr 2009 waren 40,6 % der über 50-jährigen Arbeitslosen länger als ein Jahr arbeitslos, gegenüber 30,7 % bei allen Arbeitslosen (Walwei, 2010, S. 423).

Das RV-Altersgrenzenanpassungsgesetz von 2007 legt explizit in Bezug zur demographischen Entwicklung schließlich eine Erhöhung der gesetzlichen Regelaltersgrenze vom 65. auf das 67. Lebensjahr fest. Die Anhebung soll dabei stufenweise im Zeitraum von 2012 bis 2029 erfolgen.

Beschäftigungsentwicklung älterer Erwerbspersonen

Nach Daten des Statistischen Bundesamtes hat die Erwerbsbeteiligung in den Altersklassen ab 40 Jahren vor allem wegen der höheren Beschäftigung von Frauen zugenommen. Im Vergleich zum Jahr 1999 ist die Erwerbsbeteiligung 2009 in der Altersgruppe der 58- bis 64-jährigen Männer und Frauen auf insgesamt zehn Prozentpunkte gestiegen, wobei der Anstieg bei den 60- bis 62-jährigen sogar über 20 Prozentpunkte betrug (Wingerter, 2010). Die OECD-Statistik (Stand April 2010) zeigt, dass die Erwerbstätigenquoten der 55- bis 64-Jährigen im Zeitraum von 1996 bis 2008 von 37,6 auf 53,8 % gestiegen sind. Dies bedeutet ein Anstieg der Alterserwerbstätigkeit um 16,1 Prozentpunkte (Walwei, 2010, S. 423). Deutschland hat damit Vorgaben der EU zum Teil bereits erfüllt, wonach die Erwerbstätigenquoten der 55-Jährigen und Älteren im Jahr 2010 mindestens die Hälfte derjenigen in dieser Altersgruppe insgesamt betragen sollen. Das durchschnittliche Altersrentenzugangsalter bei den Versichertenrenten ist von 62,2 (1999) auf 63,2 Jahre (2008) gestiegen. Aufgrund der Reform der Renten wegen Erwerbsminderung im Jahr 2000 ist das Zugangsalter bei dieser Rentenart im gleichen Zeitraum von 51,6 auf 50,1 Jahre zurückgegangen. Offenbar haben die Reformen Wirkung gezeigt. Allerdings lassen die statistischen Durchschnittsdaten nur ein ungenaues Bild über die tatsächliche Beschäftigungssituation älterer Erwerbspersonen zu, da die quantitative Besetzung der einzelnen Altersjahrgänge, geschlechtsspezifische Unterschiede sowie regionale Differenzierungen insbesondere zwischen den alten und neuen Bundesländern zu berücksichtigen sind.

Betrieblicher Umgang mit der Leistungsfähigkeit älter werdender Mitarbeiter

Auf der betrieblichen Ebene wird zwar häufig auf das Erfahrungswissen der Älteren seitens der Personalverantwortlichen verwiesen und die im Verlauf des Erwerbslebens erworbenen Kompetenzen, wie z. B. ein hohes soziales Verantwortungsgefühl, strategisches Denken, ganzheitliches Verständnis usw., als Fähigkeiten benannt, die Leistungsvorteile der jüngeren Mitarbeiter durchaus kompensieren können. Auch sind die Produktivitätsvorteile altersgemischter Gruppenarbeit in den Betrieben weitgehend bekannt (Göbel & Zwick, 2010). Dennoch ist die Sensibilität hinsichtlich künftiger demographischer Entwicklungen, die eine Förderung der Erwerbstätigkeit in den höheren Altersgruppen notwendig machen, immer noch relativ gering verbreitet (Stecker, Kühl & Conrads, 2010).

Nationale und internationale Beispiele auf betrieblicher Ebene zeigen, wie den Herausforderungen, die mit alternden Belegschaften verbunden sind, begegnet werden kann. Bemerkenswert ist insbesondere ein komplexes Modell zum Erhalt der Arbeitsfähigkeit, das die Wechselseitigkeit verschiedener Ebenen hervorhebt (Oldenbourg & Ilmarinen, 2010). Demnach ist die körperliche und psychische Leistungsfähigkeit (Gesundheit) das Fundament, auf dem sich Kompetenzen und Arbeitsmotivationen älterer Mitarbeiter entwickeln. Von zentraler Bedeutung hierfür ist wiederum die Ausgestaltung des Arbeitsprozesses. Dies bezieht sich auf die räumlich-zeitlichen Dimensionen der Bedingungen und der Lage von Arbeit, auf Inhalte und Anforderungen sowie auf soziale Relationen gegenüber Kollegen und Vorgesetzten. Die Arbeitsfähigkeit hängt aber auch vom sozialen Umfeld ab, etwa von der familialen Einbindung, von individuellen sozialen Netzwerken oder von den Einflüssen regionaler Umgebung, die mit der Beschäftigung in Einklang zu bringen sind (»work-life-balance«).

Betriebliche Strategien, die auf eine Weiterbeschäftigung älterer Mitarbeiter zielen, stellen Personalmanagementkonzepte dar, die am Lebenszyklus der Mitarbeiter orientiert sind. Danach werden u. a. die Rekrutierung von Berufseinsteigern, der Wissenstransfer, die kontinuierliche Qualifizierung, die Gesundheitsförderung sowie attraktive Modelle zum Übergang in den Ruhestand als personalpolitische Handlungsfelder gesehen (Flüter-Hoffmann, 2010).

Im Hinblick auf die anstehende Umorientierung der Bewertung des betrieblichen Potentials älterer Mitarbeiter und der Suche nach Instrumenten, die eine längere Beschäftigungsdauer älterer Mitarbeiter ermöglichen, muss aber zumindest auf zwei Umstände hingewiesen werden. Erstens gibt es kein allgemeines Patentrezept für betriebliche Personalanpassungsstrategien. Der Anreiz, länger im (Erwerbs-)Arbeitsleben zu verbleiben, wird durch eine Vielzahl von Faktoren bestimmt, die die subjektiven Entscheidungsprozesse der beteiligten Akteure beeinflussen. Wie die Beschäftigungskonstellationen des Arbeitsmarktes in den kommenden 20 Jahren aussehen werden, vermag derzeit niemand vorherzusagen. Zweitens brauchen Betriebe für längerfristige Personalstrategien eine gewisse Planungssicherheit, was die gesetzlichen Rahmenbedingungen betrifft. In dieser Hinsicht trägt der gegenwärtig weitgehend von parteipolitischen Interessen geleitete Diskurs um die Anhebung der gesetzlichen Altersgrenze eher zur Verunsicherung bei.

Ausblick

Nicht nur vor dem Hintergrund der demographischen Entwicklung sondern auch im Zusammenhang mit dem Prozess der Tertiarisierung der Arbeitswelt ist die Neubewertung des Potentials älterer Erwerbstätiger geboten. Dabei wird diese Personengruppe aus betrieblicher Perspektive immer noch als beschäftigungspolitische Manövriermasse gesehen. Die versicherungsrechtlichen Rahmenbedingungen hinsichtlich einer frühen Beendigung des Erwerbslebens sind grundlegend verändert worden. Die Unschlüssigkeit aktueller parteipolitischer Positionen hierzu könnten allerdings zu einer Verunsicherung der personalverantwortlichen

Entscheidungsträger auf der betrieblichen Ebene führen.

Beschäftigungschancen im Alter hängen weitgehend von der allgemeinen Arbeitsmarktsituation ab. Ein hoher Beschäftigungsstand insgesamt erhöht auch für die Älteren die Möglichkeit, weiterhin oder erneut einer Erwerbstätigkeit nachzugehen. Die künftige Verknappung des Arbeitskräfteangebots eröffnet der Alterserwerbstätigkeit neue Möglichkeiten. Die betrieblichen personalpolitischen Dispositionen müssen dem Umstand alternder Belegschaften Rechnung tragen und die strategischen Perspektiven auf den Erhalt und die kontinuierliche Förderung der Arbeitsfähigkeit der älter werdenden Mitarbeiter ausrichten. Hierzu bedarf es, bisherige Betriebskulturen auf den Prüfstand zu stellen und gesamtgesellschaftlich den immer noch weitgehend an der Industriegesellschaft orientierten Leistungs- und Arbeitsbegriff kritisch zu hinterfragen.

Literatur

Deutsche Rentenversicherung Bund (Hrsg.). (2009). *Rentenversicherung in Zeitreihen – Ausgabe 2009*. Sonderausgabe der DRV. DRV-Schriften Band 22.

Flüter-Hoffmann, C. (2010). Der Weg aus der Demografie-Falle – Lebenszyklusorientierte Personalpolitik. In G. Naegele (Hrsg.), *Soziale Lebenslaufpolitik* (S. 411–428). Wiesbaden: VS-Verlag für Sozialwissenschaften.

Fuchs, J. & Zika, G. (2010). Arbeitsmarktbilanz bis 2025 – Demografie gibt die Richtung vor. In: *Institut für Arbeitsmarkt und Berufsforschung*, IAB-Kurzbericht 12/2010.

Göbel, C. & Zwick, T. (2010). Which Personnel Measures are Effective in Increasing Productivity of Old Workers? Zentrum für Europäische Wirtschaftsforschung (ZEW) *Discussion Paper No. 10-069*. Mannheim.

Naumann, D. & Romeu Gordo, L. (2010). Gesellschaftliche Partizipation: Erwerbstätigkeit, Ehrenamt und Bildung. In A. Motel-Klingebiel, S. Wurm & C. Tesch-Römer (Hrsg.), *Altern im Wandel – Befunde des Deutschen Alterssurveys* (DEAS) (S. 118–141). Stuttgart: Kohlhammer.

Oldenbourg, R. & Ilmarinen, J. (2010). Für eine lebenslaufbezogene Arbeitsfähigkeitspolitik. In G. Naegele (Hrsg), *Soziale Lebenslaufpolitik* (S. 429–448). Wiesbaden: VS-Verlag für Sozialwissenschaften.

Stecker, C., Kühl, A. & Conrads, R. (2010). Betriebliche Demografie – Beratung – Erkenntnisse aus dem Projekt Generationenmanagement im Arbeitsleben (GeniAL) der Deutschen Rentenversicherung. In *Deutsche Rentenversicherung* Heft 1/2010, 48–66.

Voß, G. (2010). Was ist Arbeit? Zum Problem eines allgemeinen Arbeitsbegriffs. In F. Böhle, G. Voß & G. Wachtler (Hrsg.), *Handbuch Arbeitssoziologie* (S. 23–80). Wiesbaden: VS-Verlag für Sozialwissenschaften.

Walwei, U. (2010). Arbeitsmarktchancen Älterer – empirische Befunde und Perspektiven. In *Deutsche Rentenversicherung* Heft 3/2010, 421–433.

Wingerter, C. (2010). Später in den Ruhestand? *STATmagazin*, Wiesbaden: Statistisches Bundesamt.

I Grundlagen

18 Armut im Alter

Britta Bertermann, Gerhard Naegele und Elke Olbermann

Zusammenfassung

Altersarmut ist ein komplexes Phänomen und äußert sich als Unterversorgung in verschiedenen Lebensbereichen. Der Ausstattung mit ökonomischen Ressourcen kommt dabei eine besondere Bedeutung zu, da sie die Handlungsspielräume in anderen Lebensbereichen wesentlich mitbestimmt. Erhebungen zur Einkommensarmut kommen zu dem Ergebnis, dass Armut im Alter gegenwärtig weniger verbreitet ist als in jüngeren Altersgruppen. Veränderungen auf dem Arbeitsmarkt und in den Beschäftigungsverhältnissen sowie die rentenpolitischen Reformen der letzten Jahre werden voraussichtlich aber dazu beitragen, dass zukünftig mehr Ältere finanziell unzureichend abgesichert sind und das Altersarmutsrisiko wieder steigt. Interventionen zur Vermeidung und Bekämpfung von Armut im Alter sollten nicht nur die ökonomische Situation, sondern die gesamten Lebensverhältnisse der Betroffenen in den Blick nehmen und die Zusammenhänge der verschiedenen Lebenslagedimensionen berücksichtigen.

Einführung

Armut im Alter galt in Deutschland lange Zeit als ein weitgehend überwundenes Problem. Erst seit einigen Jahren wird auf das Risiko künftig wieder steigender Altersarmut aufmerksam gemacht. Beginnend mit der grundlegenden Neuausrichtung der Alterssicherungspolitik im Jahr 2001 und der damit erfolgten Einführung der Privatvorsorge gab es erste warnende Hinweise (z. B. BMFSFJ, 2006; Schmähl, 2006). Entsprechende Befürchtungen werden nunmehr noch durch die Folgen des Strukturwandels der Arbeit und die damit zusammenhängenden Trends zur Dauerarbeitslosigkeit sowie zur Niedrigentlohnung, »Entnormalisierung« und Prekariarisierung der Beschäftigungsverhältnisse genährt. Auch die absehbaren Verteilungswirkungen der »Rente mit 67« deuten in diese Richtung. Der folgende Beitrag geht zunächst auf definitorische Fragen und auf die Messproblematik ein, benennt dann empirisch-statistische Befunde sowie zentrale Risikofaktoren für ein künftig wieder steigendes Ausmaß von Altersarmut und zeigt abschließend Perspektiven zur präventiven Eingrenzung und Vermeidung sowie zur Bewältigung von Armut im Alter auf.

Definition und Messung

In einem Sozialstaat wie der Bundesrepublik Deutschland äußert sich Armut in der Regel nicht mehr als eine Gefährdung des physischen Überlebens (absolute Armut), sondern als eine – ein Mindestmaß an Lebensstandard nicht mehr gewährleistende – Unterausstattung mit Ressourcen (relative Armut). In diesem Sinne gelten nach der Armutsdefinition der Europäischen Kommission Personen als arm, »die über so geringe (materielle, kulturelle und soziale) Mittel verfügen, dass sie von der Lebensweise ausgeschlossen sind, die in dem Mitgliedsstaat, in dem sie leben, als Minimum annehmbar ist« (vgl. Bäcker, Naegele, Bispinck, Hofemann & Neubauer, 2010, Bd. I, S. 357). Die Bestimmung dieses Mindeststandards ist dabei immer auch eine Frage der Aushandlung und beruht auf normativen Entscheidungen.

Im Hinblick auf die Definition und Messung von Armut werden vor allem zwei Konzepte unterschieden: der Ressourcenansatz und der Lebenslageansatz. Nach dem *Ressourcenansatz* wird Armut als Unterversorgung mit ökonomischen Mitteln verstanden. Diese Dimension von Armut gilt als besonders bedeutsam, da die Möglichkeiten der Bedürfniserfüllung in anderen Lebensbereichen – zwar nicht ausschließlich, aber in hohem Maße – von den verfügbaren finanziellen Ressourcen abhängen. Die Armutsmessung erfordert dabei die Festlegung von einkommensbezogenen Armutsgrenzen bzw. -schwellen. Hierzu werden verschiedene Prozentanteile des Durchschnittseinkommens als Grenzwerte diskutiert, wobei man sich in der EU auf die Verwendung der 60-%-Grenze geeinigt hat. Demnach gelten Personen als arm bzw. armutsgefährdet, die weniger als 60 % des Medians der bedarfsgewichteten Pro-Kopf-Einkommen (Nettoäquivalenzeinkommen) eines Landes zur Verfügung haben. Allerdings variieren die nach diesem Konzept ermittelten Armutsrisikoquoten je nach dem, wie das bedarfsgewichtete Pro-Kopf-Einkommen berechnet wird, anhand welcher Äquivalenzskala die Bedarfsgewichtung erfolgt (z. B. alte oder neue OECD-Skala) und welche Datenquelle zugrundegelegt wird (BMAS, 2008).

Eine weitere Möglichkeit, Einkommensarmut zu messen, ist die Nutzung der Einkommensgrenze beim Bezug von Grundsicherung (Hilfe zum Lebensunterhalt nach SGB XII). Dieser Weg ist allerdings insofern fragwürdig, da es sich bei der Höhe der Grundsicherung um eine politisch festgelegte Größe handelt. Zur Bestimmung des quantitativen Ausmaßes von Armut in Deutschland ist sie auch deswegen umstritten, weil davon auszugehen ist, dass nicht alle Leistungsberechtigten ihre Ansprüche geltend machen, und zum anderen Personen mit einem Einkommen genau auf dem oder kurz über dem Grundsicherungsniveau unberücksichtigt bleiben, obwohl ihre reale ökonomische Lage de facto vergleichbar ist.

Demgegenüber versucht der umfassendere Lebenslageansatz Armut in ihren verschiedenen auch immateriellen Dimensionen zu erfassen. Untersucht wird die gesamte Lebenssituation der von Armut betroffenen (älteren) Menschen, d. h. das Interesse gilt den tatsächlichen Unterversorgungsniveaus in zentralen Lebensbereichen wie Wohnen, Gesundheit, Bildung, soziale Beziehungen und gesellschaftliche Teilhabe. Die Messung von Lebenslagearmut in diesem Ansatz ist aber deshalb schwierig, weil die Festlegung von Mindeststandards in den immateriellen Lebensbereichen stets normative Vorklärungen voraussetzt und zudem auch die Datenlage zur Ausstattungs- bzw. Versorgungssituation teilweise sehr lückenhaft ist.

Tab. 18.1: Armutsgefährdungsquote[1] in Deutschland (in %)

	2006	2007	2008	2009	2010
65 Jahre und älter	10,4	11,3	12,0	11,9	12,3
50 bis unter 65 Jahre	11,3	11,7	12,2	12,4	12,5
25 bis unter 50 Jahre	13,3	13,4	13,3	13,6	13,3
18 bis unter 25 Jahre	22,3	22,4	22,4	22,9	22,7
unter 18 Jahre	18,6	18,4	18,4	18,7	18,2
Bevölkerung insgesamt	14,0	14,3	14,4	14,6	14,5

Quelle: Statistische Ämter des Bundes und der Länder, 2011. Datenbasis: Mikrozensus 2009
[1] Anteil der Personen mit einem Einkommen von weniger als 60 % des Medians der Äquivalenzeinkommen der Bevölkerung

Empirische Befunde

Nach der amtlichen Sozialberichterstattung (Statistische Ämter des Bundes und der Länder, 2011) lag das relative Einkommensarmutsrisiko der älteren Menschen (65 Jahre und mehr) in Deutschland im Jahr 2010 bei 12,3 % (hier wurde die Definition »Anteil der Personen mit einem Einkommen von weniger als 60 % des Medians der Äquivalenzeinkommen der Bevölkerung« verwendet). Die Quote der Älteren fiel damit niedriger aus als die Armutsquote der Bevölkerung insgesamt (14,5 %). Allerdings zeigen die Zahlen eine seit 2006 zunehmende Armutsgefährdung älterer Menschen (vgl. Tab. 18.1). Der größte Zuwachs ist bei den Personen im Alter von 65 Jahren und mehr (u. a. bedingt durch ein höheres Ausmaß an Langfristarbeitslosigkeit) zu verzeichnen. Ihr Armutsrisiko stieg von 10,4 % (2006) auf 12,3 % (2010).

Gemessen an der Grundsicherungsquote erscheint das Ausmaß von Altersarmut in Deutschland relativ gering. Am 31.12.2009 bezogen rund 2,4 % der Personen im Rentenalter (65 Jahre und älter) die bedarfsorientierte Grundsicherung (Statistisches Bundesamt, 2010).

Insgesamt zeigt sich eine gruppentypische unterschiedliche Armutsgefährdung:

So sind ältere Frauen weitaus stärker bedroht als ältere Männer (2010: 13,8 % zu 10,3 %). Höhere Quoten ergeben sich auch bei den zugewanderten älteren Menschen (2005: Personen mit Migrationshintergrund: 27,1 %; Personen ohne Migrationshintergrund: 9,7 %) (BMAS, 2008). Bei beiden Gruppen ist das höhere Armutsrisiko vor allem auf die durch Diskontinuität und niedrige Löhne gekennzeichneten Erwerbsbiographien (gilt nicht für ostdeutsche ältere Frauen), den unzureichenden Aufbau von Rentenanwartschaften sowie bei älteren Migranten auf die fehlende Anrechnung bereits in den Herkunftsländern erworbener Ansprüche hierzulande zurückzuführen.

Zudem gibt es regionale Unterschiede: Ältere Menschen im früheren Bundesgebiet (ohne Berlin) hatten nach den Angaben der Statistischen Ämter (2011) mit 12,8 % im Jahr 2010 ein höheres Armutsrisiko als die Älteren in den neuen Ländern (einschließlich Berlin). Hier lag die Armutsquote der 65-Jährigen und Älteren insbesondere aufgrund der in der DDR stabileren Erwerbsverläufe und der höheren Erwerbsintegration von Frauen nur bei 10,5 %. Allerdings dürfte die Altersarmut in Ostdeutschland künftig wieder deutlich zunehmen (vgl. folgender Abschnitt).

Zu beachten ist, dass gerade Ältere nur sehr begrenzt über die Möglichkeit verfügen, die Armutslage wieder zu verlassen, d. h. sie sind meist dauerhaft arm. Die Situation kann sich noch verschärfen, wenn Krankheit und Pflegebedürftigkeit hinzukommen (vor allem im Fall der Heimunterbringung; hier steigen seit kurzem die Sozialhilfeempfängerzahlen wieder an). Altersarmut bedeutet aber weit mehr als nur materielle Benachteiligung: Typisch für Armut im Alter sind z. B. ungünstige Wohnbedingungen oder verschiedene Formen sozialer Exklusion, d. h. ungenügender Teilhabe am gesellschaftlichen Leben. Empirisch belegt sind auch geringere Gesundheitschancen bei sozial benachteiligten Älteren (Lampert & Mielck, 2008). Daneben beeinflussen die subjektive Wahrnehmung der eigenen Lebenssituation und individuelle Bewältigungsstile das Armutserleben im Alter. Hier fließen oftmals persönliche Zielvorstellungen, Normen und Werte sowie Vergleichsmaßstäbe ein (vgl. BMFSFJ, 2010). Speziell für Armut im Alter kommt dem »Zufriedenheitsparadoxon«, nach dem Menschen trotz objektiv schlechter Lebensbedingungen ein relativ hohes Maß an Zufriedenheit mit ihrem Leben angeben, eine große Bedeutung zu.

Ist ein weiterer Anstieg der Altersarmut zu erwarten?

Im Hinblick auf die zukünftige Entwicklung von Armut im Alter müssen vor allem folgende Risikofaktoren in Betracht gezogen werden:

(1) Der mit den verschiedenen Rentenreformen seit 2001 eingeleitete »Paradigmenwechsel in der deutschen Alterssicherungspolitik« (Schmähl, 2006) hat dazu geführt, dass nunmehr anstelle eines Leistungsziels das Beitragsziel dominiert. Die Folge sind Leistungsniveausenkungen in der GRV (Gesetzliche Rentenversicherung), die durch private Vorsorgeprodukte kompensiert werden sollen. Modellrechnungen gehen davon aus, dass aktuell (2007) bei einem Durchschnittsverdiener über 26 Beitragsjahre (vollzeitiger Beschäftigung) erforderlich sind, um einen Rentenanspruch auf Grundsicherungsniveau zu erreichen (2030 je nach Schätzung zwischen 37 und 44 Jahre) (DPWV, 2009). Unter armutspolitischen Gesichtspunkten ist weiterhin problematisch, dass gegenwärtig nur etwa 40 % der Leistungsberechtigten entsprechende Vorsorgeverträge abgeschlossen haben (Freiwilligkeitsprinzip) und dass unter den Nicht-Nutzern überdurchschnittlich viele sind, die sich die private Altersvorsorge nicht leisten können bzw. sie aus Unkenntnis nicht nutzen.

(2) Seit Heraufsetzung der gesetzlichen Altersgrenzen auf das 65. Lebensjahr nehmen Rentenkürzungen aufgrund versicherungstechnischer Abschläge zu. Aktuell ist fast die Hälfte aller neuen Altersrenten von Abschlägen betroffen. Noch weiter verbreitet sind Abschläge bei Neurentnern, die vor Rentenbeginn langzeitarbeitslos waren (Brussig, 2010). Die »Rente mit 67« wird diese Entwicklung nochmals verschärfen, da davon auszugehen ist, dass ein Großteil der Beschäftigten diese Altersgrenze nicht erreichen kann.

(3) Auch die im Zuge des Wandels der Erwerbsarbeit verschlechterten Beschäftigungsmöglichkeiten steigern das Ar-

mutsrisiko im Alter. Immer mehr Neurentner, vor allem im Osten (hier mit einem Anteil von rund 50 %), wechseln aus vorheriger Dauerarbeitslosigkeit in die Rente. Es ist jedoch nicht die Langfristarbeitslosigkeit allein, sondern die Gemengelage mit zunehmend atypischen Beschäftigungsformen (geringfügige und befristete Beschäftigung, neue Formen prekärer Selbstständigkeit, Teilzeit-, Zeit- und Leiharbeit), vor allem bei Frauen sowie einem stetig wachsenden Anteil von Beschäftigten im Niedriglohnsektor, die sich negativ in den Versichertenkonten niederschlagen und das Armutsrisiko künftiger Rentnerkohorten prägen wird. Aktuell kann davon ausgegangen werden, dass rund ein Drittel aller abhängig Beschäftigten in atypischen Beschäftigungsformen einschließlich Teilzeit tätig sind und der Anteil weiter steigen wird (Bogedan & Rasner, 2008).

Allerdings sind in gewissem Ausmaß auch dem Armutsrisiko gegenläufige Effekte zu beachten. So wird die steigende (westdeutsche) Frauenerwerbsarbeit dazu führen, dass künftig mehr Frauen eigenständige/höhere Rentenansprüche erwerben. Auch ist davon auszugehen, dass durch den Druck versicherungstechnischer Abschläge und der »Rente mit 67« bei bestimmten Beschäftigtengruppen eine Verlängerung der Lebensarbeitszeit erfolgt. Dennoch lassen Prognosen zu künftigen Erwerbsbiographien erkennen, dass sich die aus der Absicherungsperspektive kritischen »Episoden« in der Erwerbsbiographie bei den jüngeren Kohorten im Vergleich zu den älteren Kohorten erhöht haben, so dass bei künftigen Kohorten – vor allem in Ostdeutschland – von einem deutlich steigenden Altersarmutsrisiko auszugehen ist (Geyer & Steiner, 2010).

Ausblick

Die sich abzeichnende Gefahr steigender Altersarmut stellt die Politik vor neue Herausforderungen. In der aktuellen Armutsdiskussion dominieren vor allem zwei komplementäre Ansatzpunkte (Naegele, 2010): Ersterer bezieht sich auf eine altersarmutsvermeidende Arbeits- und Beschäftigungspolitik. Dazu zählen vor allem Maßnahmen zur Förderung sozialversicherungspflichtiger Beschäftigung, einschließlich der gezielten Förderung der Beschäftigungsfähigkeit Älterer, die altersgerechte und lebenszyklusorientierte Anpassung von Arbeitsbedingungen sowie die Förderung lebenslangen Lernens, einschließlich der gezielten Weiterqualifizierung Älterer, sowie die Einführung eines gesetzlichen Mindestlohns und die

Stärkung von Tariflöhnen. Perspektiven liegen zweitens in Reformen innerhalb des Alterssicherungssystems. Diese beziehen sich u. a. auf die Ausweitung des Versichertenkreises, d. h. die Weiterentwicklung der Arbeitnehmerversicherung zu einer Erwerbstätigenversicherung, sowie auf die bessere Absicherung von neuen Einkommensrisiken aufgrund von zunehmenden Diskontinuitäten in den Erwerbsbiographien und Lebensläufen (z. B. durch höhere Rentenbeiträge für ALG II-Beziehende und Pflegepersonen). Letzteres Maßnahmenbündel setzt allerdings die Rücknahme der vorgesehenen Absenkung des Rentenniveaus und eine Rückkehr zum rentenpolitischen Ziel der Lebensstandardsicherung voraus.

Strategien der Armutsbekämpfung im Alter dürfen sich aber nicht auf die finanzielle Dimension beschränken, sondern sollten – in Anlehnung an das Konzept der Lebenslagearmut – auch einer Unterversorgung in übrigen im Alter zentralen Lebenslagebereichen entgegenwirken. Von besonderer Bedeutung sind dabei neben Maßnahmen im Bereich der Gesundheits- und Pflege(-versicherungs-)politik (z. B. Ausbau der Prävention und Rehabilitation auch im Alter, Anpassung des Leistungsspektrums an differenzierter gewordene Bedarfssituationen und neue Zielgruppen) vor allem auch Interventionen im Bereich der gemeinwesenorientierten Seniorenarbeit, wie z. B. Maßnahmen zum Empowerment und zur Förderung der Teilhabe von sozial benachteiligten älteren Menschen bis hin zur Förderung von genossenschaftlichen Lösungen der Armutsbekämpfung.

Literatur

Bäcker, G., Naegele, G., Bispinck, R., Hofemann, K. & Neubauer, J. (2010). *Sozialpolitik und soziale Lage*, 2 Bände (5. Auflage). Wiesbaden: VS-Verlag für Sozialwissenschaften.

Bogedan, C. & Rasner, A. (2008). Arbeitsmarkt x Rentenreform = Altersarmut. *WSI-Mitteilungen, 3*, 133–138.

Brussig, M. (2010). *Fast die Hälfte aller neuen Altersrenten mit Abschlägen – Quote weiter steigend* (Altersübergangs-Report Nr. 2010-01). Duisburg: Institut Arbeit und Qualifikation.

Bundesministerium für Arbeit und Soziales (BMAS) (Hrsg.). (2008). *Lebenslagen in Deutschland. Der 3. Armuts- und Reichtumsbericht der Bundesregierung*. Köln: Bundesanzeiger Verlag.

Bundesministerium für Familie, Senioren, Frauen und Jugend (BMFSFJ) (Hrsg.). (2006). *Fünfter Bericht zur Lage der älteren Generation in der Bundesrepublik Deutschland. Potenziale des Alters in Wirtschaft und Gesellschaft – Der Beitrag älterer Menschen zum Zusammenhalt der Generationen*. Deutscher Bundestag, 16. Wahlperiode, Drucksache 16/2190.

Bundesministerium für Familie, Senioren, Frauen und Jugend (BMFSFJ) (Hrsg.). (2010). *Altern im Wandel. Zentrale Ergebnisse des Deutschen Alterssurveys (DEAS)*. Berlin.

Deutscher Paritätischer Wohlfahrtsverband – Gesamtverband e. V., Katholische Arbeitnehmerbewegung Deutschland e. V., Sozialverband Deutschland, Sozialverband VdK Deutschland, Volkssolidarität Bundesverband e. V., Deutscher Gewerkschaftsbund (Hrsg.). (2009). *Rente mit 67. Erhöhtes Risiko von Einkommenseinbußen und Altersarmut. Zweiter Monitoring-Bericht des Netzwerks für eine gerechte Rente.* (http://www.sozialpolitik-aktuell.de/tl_files/sozialpolitik-aktuell/_Politikfelder/Alter-Rente/Dokumente/Borschuere_Rente_mit_67.pdf), Zugriff am 09.11.2010.

Geyer, J. & Steiner, V. (2010). Künftige Altersrenten in Deutschland: Relative Stabilität im Westen, starker Rückgang im Osten. *DIW Wochenbericht, 11*, 2–11.

Lampert, T. & Mielck, A. (2008). Gesundheit und soziale Ungleichheit. Eine Herausforderung für Forschung und Politik. *GGW, 8(2)*, 7–16.

Naegele, G. (2010). Soziale Lebenslaufpolitik – Grundlagen, Analysen und Konzepte. In G. Naegele (Hrsg.), *Soziale Lebenslaufpolitik* (S. 27–85). Wiesbaden: VS-Verlag für Sozialwissenschaften.

Schmähl, W. (2006). Die neue Alterssicherungspolitik und die Gefahr steigender Altersarmut. *Soziale Sicherheit, 12*, 397–402.

Statistische Ämter des Bundes und der Länder (2011). *Sozialberichterstattung*. (http://www.amtliche-sozialberichterstattung.de/), Zugriff am 16.01.2012

Statistisches Bundesamt (2010). *Grundsicherung im Alter und bei Erwerbsminderung* – 4. Kapitel SGB XII. Empfängerinnen und Empfänger. (www.destatis.de/jetspeed/portal/cms/Sites/destatis/Internet/DE/Content/Statistiken/Sozialleistungen/Sozialhilfe/Grundsicherung/Tabellen/Content100/Quoten.psml), Zugriff am 01.11.2010.

19 Alterssicherung

Gerhard Naegele und Katrin Schneiders

Zusammenfassung

Historisch bedingt ist die Alterssicherung in Deutschland unübersichtlich strukturiert und organisiert. Es gibt eine Reihe von Sicherungssystemen mit z. T. erheblichen Unterschieden hinsichtlich des erfassten Personenkreises, der jeweils angestrebten Sicherungsziele, der Leistungsvoraussetzungen und -niveaus sowie der Finanzierungsmodalitäten. Der folgende Überblick beschreibt die Sicherungssysteme über die Einkommens- und Vermögensverteilung Älterer in Deutschland. Der Beitrag schließt mit einem Ausblick auf die künftige Entwicklung unter besonderer Berücksichtigung der Leistungen aus der gesetzlichen Rentenversicherung (GRV).

Einführung

Üblicherweise werden die einzelnen Alterssicherungssysteme den folgenden vier Ebenen zugeordnet (vgl. insbesondere Bäcker, Naegele et al., 2010, Bd. II; s. **Abb. 19.1**).

(a) *Erste Ebene: Gesetzliche Systeme.* Hier befinden sich die gesetzlichen Regelsicherungssysteme. Sie sind die weitaus bedeutsamsten Einkommensquellen älterer Menschen in Deutschland und setzen sich zusammen aus der Gesetzlichen Rentenversicherung (GRV), der Beamtenversorgung (BV) und den rund 60 Alterssicherungseinrichtungen für bestimmte Gruppen von Selbstständigen und Freiberuflern. Die Gesetzliche Rentenversicherung ist von diesen das wichtigste berufsbezogene Alterssicherungssystem. Je nach Lebensform entfallen auf sie bis zu 95 % des gesamten Bruttoeinkommensvolumens. Mit der Einführung der dynamischen Rente im Jahr 1957 hatte die GRV die Aufgabe, den erreichten Lebensstandard nach dem Ausscheiden aus dem Arbeitsleben zu sichern (»Lebensstandardsicherung«). Diese umfassende Zielsetzung ist in den letzten Jahren zugunsten eines neuen Ziels, der Beitragssatzstabilität, schrittweise zurückgenommen worden. In Zukunft wird die gesetzliche Rente zwar ein wesentlicher, aber kleiner werdender Teil der Lebensstandardsicherung sein. Die Versorgungslücken sollen durch Leistungen der privaten und betrieblichen Altersvorsorge ausgeglichen werden.

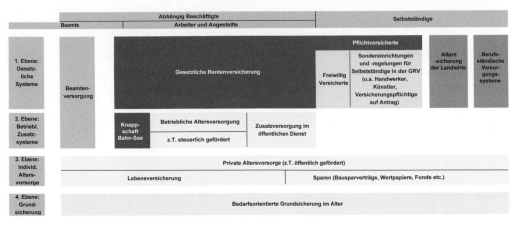

Abb. 19.1: Übersicht über die Alterssicherungssysteme in Deutschland (nach Ginn, Fachinger & Schmähl, 2008, S. 33)

(b) *Zweite Ebene: Betriebliche Zusatzsysteme.* Zur zweiten Ebene zählen die betrieblichen Zusatzsysteme, die sich unterscheiden lassen in die betriebliche Altersversorgung für die Beschäftigten in der Privatwirtschaft (BAV) und die Zusatzversorgung für die Arbeiter und Angestellten im öffentlichen Dienst (ZÖD).

(c) *Dritte Ebene:* Diese dritte Ebene wird durch die private Altersvorsorge gebildet. Zu unterscheiden ist hier zwischen der altersbezogenen Vermögensbildung, der Lebensversicherung sowie neuerdings der privaten Rentenversicherung – hier wiederum danach, ob

eine gezielte Förderung aus öffentlichen Mitteln erfolgt oder nicht. Bislang basiert die Alterssicherung nur für einen sehr geringen Anteil von Älteren hauptsächlich auf privater Vorsorge. Allerdings nimmt sie für eine wachsende Zahl von Menschen eine ergänzende Funktion ein. Dieser Trend wird sich durch die öffentliche Förderung im Gefolge der Einführung der Riester-Rente verstärken.

(d) *Vierte Ebene: Grundsicherung im Alter.* Diese vierte Ebene umfasst die nach dem Fürsorgeprinzip ausgestaltete (nach Bedürftigkeitsprinzip gezahlte) Grundsicherung im Alter.

Verteilung der Einnahmequellen

Innerhalb der Alterssicherung stellt die gesetzliche Rentenversicherung mit 77 % die wichtigste Einkommensquelle für Ältere dar. Erweitert man die Perspektive und betrachtet auch andere Einkommenskomponenten wie Lebensversicherungen, Einkom-

men aus Vermietung und Verpachtung, Transfereinkommen etc., dann ist die GRV mit 65 % weiterhin der größte Einkommensbestandteil. Ungefähr ein Drittel des Einkommens im Alter wird jedoch aus anderen Quellen gespeist. Einen großen An-

Tab. 19.1: Anteile von Einkommenskomponenten am Bruttoeinkommensvolumen (Heinze, Naegele & Schneiders, 2011, S. 49)

Einkom-menskom-ponenten	Bundesrepublik Deutschland			Alte Bundesländer			Neue Bundesländer		
	Ehe-paare	allein-stehen-de Männer	allein-stehen-de Frauen	Ehe-paare	allein-stehen-de Männer	allein-stehen-de Frauen	Ehe-paare	allein-stehen-de Männer	allein-stehen-de Frauen
Gesetzliche Rentenver-sicherung	58 %	62 %	72 %	53 %	58 %	67 %	86 %	93 %	95 %
Andere Alterssiche-rungslei-stungen	20 %	19 %	17 %	23 %	21 %	20 %	2 %	1 %	1 %
Private Vorsorge	12 %	11 %	6 %	14 %	12 %	7 %	4 %	3 %	2 %
Transferlei-stungen	0 %	1 %	1 %	0 %	1 %	1 %	0 %	0 %	0 %
Restl. Ein-kommen	10 %	8 %	4 %	10 %	8 %	4 %	8 %	3 %	1 %

teil machen mit ca. 16 % andere Alterssicherungsleistungen wie Betriebsrenten etc. aus; die verbleibenden ca. 20 % bestehen aus Einnahmen aus privater Vorsorge, Transfereinkommen sowie sonstigen Einkommen. Hinsichtlich der Bedeutung der verschiedenen Einkommensquellen bestehen erhebliche Unterschiede zum einen zwischen den neuen und alten Bundesländern sowie zwischen den Lebensformen und den Geschlechtern. Ehepaare in den alten Ländern generieren mit 47 % fast die Hälfte ihres Einkommens aus Einnahmequellen außerhalb der GRV, während Ehepaare in den neuen Bundesländern mit einem Anteil von 14 % nur in sehr geringem Maße über zusätzliche Einkommensquellen verfügen. Insbesondere alleinstehende Frauen in den neuen Bundesländern sind fast ausschließlich auf die Leistungen der GRV angewiesen. Innerhalb der privaten Vorsorgeleistungen und der sogenannten »restlichen Einkommen« spielen neben den Lebensversicherungen regelmäßige Vermögenseinnahmen sowie Einnahmen aus Ver-

mietung und Verpachtung für eine wachsende Zahl älterer Menschen eine wichtige Rolle – allerdings mit Schwerpunkten in den alten Bundesländern. Bezogen auf die Bruttoeinnahmen machen sie aktuell bereits knapp 15 % der Bruttoeinnahmen der Altenhaushalte aus (Schulz, 2009) – und zwar ebenfalls mit stark sozial selektiver Verteilung innerhalb der Altenpopulation. Die höchsten Vermögensbestände werden zwischen 60 und 70 Jahren erreicht, um danach deutlich abzusinken. Dahinter verbergen sich nicht etwa nachfragebezogene Entsparvorgänge, sondern Kohorteneffekte sowie in diesen Jahrgängen bereits vererbtes Vermögen (Krause & Schäfer, 2005). Aktuell stellt die Gruppe der Rentner und Pensionäre einen Anteil von etwa 35 % am gesamten privaten Geld- und Immobilienvermögen in Deutschland.

Über die vorgenannten Leistungen hinaus gibt es verschiedene weitere Einkommensquellen, die meist neben den Leistungen aus den Regelsystemen bezogen werden und diese ergänzen. Nur in wenigen

Ausnahmefällen dienen die im Folgenden aufgeführten Leistungen als Haupteinkommensquelle im Alter:

- (Neben-)Erwerbstätigkeit (überwiegend bei Selbstständigen und Freiberuflichen sowie bei Angehörigen landwirtschaftlicher Berufe),
- Kriegsopferversorgung,
- Pflegeversicherung (Pflegegeld),

- Renten aus der Gesetzlichen Unfallversicherung, die allerdings teilweise mit den GRV-Renten verrechnet werden,
- Wohngeld.

Neben Familienstand und regionaler Zugehörigkeit ist die Zusammensetzung der Alterseinkünfte vom berufsbiographischen Hintergrund abhängig (s. **Tab. 19.1**).

Einkommens- und Vermögenssituation im Alter

Um aus den Leistungen der einzelnen Sicherungssysteme die tatsächlich verfügbaren Einkommen der älteren Menschen beurteilen zu können, ist das monatliche Nettogesamteinkommen pro Haushalt von Interesse. Dort hinein fließen neben Kumulationen einzelner Alterseinkommensquellen auch die einzelnen Einkommen der übrigen Haushaltsmitglieder, da ein gemeinsames Wirtschaften angenommen werden kann. Auch variieren sie mit verschiedenen Faktoren, insbesondere der Lebensform, dem Geschlecht, der Region, der früheren Erwerbstätigkeit, aber auch mit dem Alter (ASID, 2008). Die berufliche Stellung vor dem Eintritt in das Rentenalter hat stärkere Auswirkungen auf das Niveau des Alterseinkommens als der Familienstand. Beamte verfügen über deutliche höhere Nettoeinkommen als Arbeiter bzw. Angestellte und Selbstständige.

Erwartungsgemäß verfügen Ehepaare mit bundesdurchschnittlich 2 248 Euro über ein deutlich höheres monatliches Einkommen als Alleinstehende (1 451 Euro Männer bzw. 1 188 Euro Frauen), da hier die Einkommen der Partner kumulieren. Auffällig sind vor allem die Unterschiede innerhalb der Gruppe der Alleinstehenden. Neben geschlechtsspezifischen Unterschieden sind zudem solche zwischen den verwitweten und

geschiedenen/getrennt lebenden bzw. den ledigen Alleinstehenden relevant. Während aus einer Verwitwung ein zusätzliches Einkommen in Form der Hinterbliebenenrente resultiert, das zu einem bundesdurchschnittlichen Einkommen von 1 615 Euro (Witwer) und 1 228 Euro (Witwen) führt, verfügen Geschiedene bzw. Getrenntlebende i. d. R. nur über das eigene (zumeist niedrigere) Alterseinkommen (1 238 Euro Männer bzw. 988 Euro Frauen).

Auch fast 20 Jahre nach der Vereinigung sind strukturelle Einkommensunterschiede im Alter zwischen Ost- und Westdeutschland signifikant. Die Alterseinkommen liegen in den neuen Bundesländern bei einigen Lebensformen weiterhin, und zwar zum Teil deutlich, unterhalb der Durchschnittseinkommen der älteren Westdeutschen. Dies ist im Wesentlichen durch unterschiedliche Strukturen und Systeme der Alterssicherung in der alten Bundesrepublik bzw. der ehemaligen DDR bedingt. Während die ganz überwiegende Mehrheit der Deutschen in Ost und West Leistungen aus der GRV bezieht (90 % der Männer und 78 % der Frauen in den alten Ländern und sogar 99 % der Männer bzw. 98 % der Frauen in den neuen Ländern), konzentrieren sich die Empfänger anderer, zusätzlicher Leistungsarten (Betriebliche Altersversorgung, Zusatzversorgung im öffentlichen Dienst, Beamtenversorgung, Alterssicherung der Landwirte, Berufsständische Versorgung) auf die alten Bundesländer. Diese fehlenden zusätzlichen Einkommensquellen wirken sich auf die Einkommenssituation aus. Die größten Abstände bestehen bei den Alterseinkommen von alleinstehenden Männern und Frauen, die nur knapp 75 % des Einkommens der westdeutschen in der gleichen Lebenssituation erreichen. Aber auch die Nettoeinkommen der ostdeutschen Ehepaare liegt ca. 20 % unterhalb des westdeutschen Niveaus (Schneiders, 2010, S. 152f).

Nach Sonderauswertungen des Sozioökonomischen Panels (SOEP) hatte 2007 ein Rentner im Durchschnitt ein individuelles Netto-Geld- und Sachvermögen in Höhe von 108 129 Euro, ein Pensionär sogar von 195 857 Euro. Hinzu kamen Renten- und Pensionsanwartschaften in Höhe von 125 093 Euro je Rentner bzw. 308 856 Euro je Pensionär (Frick & Grabka, 2010). Von diesen Vermögen fließen bei den 65- bis 70-Jährigen durchschnittlich 388 Euro, bei den 70- bis 80-Jährigen 367 Euro und bei den über 80-Jährigen 320 Euro monatlich in das Nettoeinkommen (Statistisches Bundesamt, 2007).

Ausblick

Spätestens seit Beginn dieses Jahrhunderts dominiert in der GRV das Prinzip einer einnahmeorientierten Ausgabenpolitik. In der Konsequenz ist das Rentenniveau zu einer abhängigen Variablen geworden. Zwar gab es auch einige wenige Leistungsverbesserungen in der GRV, diese beschränkten sich jedoch auf ausgewählte familienpolitische Komponenten sowie auf die Einführung einer bedarfsorientierten Grundsicherung (vgl. Naegele & Schmähl, 2007; Schmähl, 2006).

Es ist keineswegs sichergestellt, dass die mit der »neuen Alterssicherungspolitik« verknüpften finanziellen Verluste durch den Aufbau der politisch als »Kompensation« intendierten privaten Altersvorsorge (insbesondere Riester- und Eichel-/Rürup-Rente) flächendeckend wettgemacht werden können. Dafür sprechen neben den insgesamt geringen Nutzungsquoten (Ende 2011 etwa 40 % der Berechtigten) sozial selektive Verteilungseffekte zugunsten der bereits vergleichsweise gut Abgesicherten und zuungunsten niedriger Einkommensbezieher (Berner, Romeu & Motel-Klingebiel,

2010). Erschwerend hinzu kommen die sicherungsrechtlichen Konsequenzen struktureller Veränderungen in den Erwerbs-, Versicherungs- und Familienbiographien von Menschen im Kontext von Dauerarbeitslosigkeit, »Entnormalisierung« von versicherungspflichtiger Erwerbsarbeit bzw. stark zunehmenden sogenannten prekären Beschäftigungsverhältnissen (Bäcker, Naegele et al., 2010). Auch wirkt sich die veränderte Arbeitsmarktlage insgesamt hemmend auf die Möglichkeit zur Privatvorsorge aus (Schmähl, 2006). Bereits jetzt wirken sich bei jüngeren Kohorten von Alterszugangsrentnern die versicherungsmathematischen Abschläge, die bei vorgezogenem Rentenbezug in Kauf zu nehmen sind, anspruchsmindernd aus: Fast die Hälfte aller neuen Altersrenten war 2007 bereits davon betroffen (Brussig, 2010). In der Konsequenz gibt es Hinweise auf sinkende Rentenanwartschaften – vor allem in den neuen Bundesländern – und auf eine weitere Zunahme der Spreizung der Alterseinkommen (Frommert & Himmelreicher, 2010), sodass für die Zukunft in mittelfristiger Sicht eine beachtliche Zunahme der (fast schon überwunden geglaubten) Altersarmut absehbar ist (s. Kapitel 18 von Bertermann, Naegele & Olbermann »Armut im Alter«).

Das Ausmaß künftiger Altersarmut ist allerdings nicht exakt abzuschätzen. Bezüglich der zukünftigen Entwicklung der Alterseinkommen insgesamt werden zurzeit unterschiedliche Szenarien diskutiert. Während z. B. der aktuelle Alterssicherungsbericht für eigens definierte Modellfälle von steigenden Alterseinkommen ausgeht, prognostizieren andere Studien eher sinkende bzw. polarisierende Alterseinkommen (Himmelreicher & Frommert, 2006;

Riedmüller & Willert, 2008). Berechnungen des DIW belegen insbesondere für Ostdeutschland sowohl bei den Frauen wie bei den Männern einen deutlichen Rückgang der durchschnittlichen Rentenansprüche der jüngeren Geburtskohorten gegenüber dem bisherigen Rentenniveau. Dies ist vor allem auf die hohe Arbeitslosigkeit nach der Wende und damit einhergehende unvollständige Erwerbsbiographien sowie auf geringere Löhne im Osten zurückzuführen (Geyer & Steiner, 2010). Allerdings ist auch zu beachten, dass die weiter steigende (auch längere) Frauenerwerbsarbeit in gewisser Weise kompensierend wirken dürfte.

Literatur

ASID (2008): *Alterssicherung in Deutschland*, tnts Infratest (Hrsg.). München.

Bäcker, G., Naegele, G., Bispinck, R., Hofemann, K. & Neubauer, J. (2010). *Sozialpolitik und soziale Lage*, 2 Bände, 5. Auflage. Wiesbaden: VS-Verlag für Sozialwissenschaften.

Berner, F., Romeu, L. & Motel-Klingebiel, A. (2010). Lebenslauforientierung in der Alterssicherung. In G. Naegele (Hrsg.), *Soziale Lebenslaufpolitik* (S. 517–550). Wiesbaden: VS-Verlag für Sozialwissenschaften.

Brussig, M. (2010). *Fast die Hälfte aller neuen Altersrenten mit Abschlägen – Quote weiter steigend* (Altersübergangs-Report Nr. 2010-01). Duisburg: Institut Arbeit und Qualifikation.

Frick, J. R. & Grabka, M. M. (2010). Alterssicherungsvermögen dämpft Ungleichheit – aber große Vermögenskonzentration bleibt bestehen. *Wochenbericht*, 77 (3), 2–12. DIW Berlin, German Institute for Economic Research. (www.diw.de/documents/publikationen/73/diw_01.c.345838.de/10-3-1.pdf), Zugriff am 01.02.2011.

Frommert, D. & Himmelreicher, R. K. (2010). Sinkende Rentenanwartschaften – vor allem in den neuen Bundesländern. *ISI* (43), 1–5.

Geyer, J. & Steiner, V. (2010). Erwerbskarrieren in Ostdeutschland – 20 Jahre nach der Deutschen Einheit und darüber hinaus. *Zeitschrift für Arbeitsmarktforschung, 43*(2). 169–190.

Ginn, J., Fachinger, U. & Schmähl, W. (2008). Pension reform and the socioeconomic status of older people in Britain and Germany. In G. Naegele & A. Walker (eds.), *Social Policy in Ageing Societies: Britain and Germany Compared.* (S. 22–45). Basingstoke: Palgrave Macmillan.

Heinze, R.G., Naegele, G. & Schneiders, K. (2011). *Wirtschaftliche Potenziale des Alters.* Stuttgart: Kohlhammer.

Himmelreicher, R. & Frommert, D. (2006). Gibt es Hinweise auf zunehmende Ungleichheit der Alterseinkünfte und zunehmende Altersarmut? Der Einfluss von Erwerbs- und Familienbiografien auf die Rentenhöhe in Deutschland. *Vierteljahreshefte zur Wirtschaftsforschung, 75*(1), 108–130.

Krause, P. & Schaefer, A. (2005). Verteilung von Vermögen und Einkommen in Deutschland: Große Unterschiede nach Geschlecht und Alter. *DIW-Wochenberichte, 72*(11), 199–207.

Naegele, G. & Schmähl, W. (2007). Einkommen und Einkommenssicherheit im Alter. In Bertelsmann-Stiftung (Hrsg.), *Alter neu denken. Gesellschaftliches Altern als Chance begreifen* (S. 190–216). Gütersloh: Verlag Bertelsmann Stiftung.

Riedmüller, B. & Willert, M. (2008). *Die Zukunft der Alterssicherung. Analyse und Dokumentation der Datengrundlagen aktueller Rentenpolitik: Abschlussbericht* (Hans-Böckler-Stiftung, Hrsg.). (www.boeckler.de/pdf_fof/S-2008-90-4-1.pdf), Zugriff am 01.02.2011.

Schmähl, W. (2006): Die neue Alterssicherungspolitik und die Gefahr steigender Altersarmut. *Soziale Sicherheit, 12,* 397–402.

Schneiders, K. (2010). *Vom Altenheim zum Seniorenservice. Institutioneller Wandel und Akteurkonstellationen im sozialen Dienstleistungssektor.* Baden-Baden: Nomos.

Schulz, E. (2009). Wohnen im Alter. Bedeutung, Anpassungserfordernisse, Marktchancen. In Deutsche Rentenversicherung Bund (Hrsg.), *Die Lebenslagen Älterer: Empirische Befunde und zukünftige Gestaltungsmöglichkeiten.* (DRV-Schriften, Bd. 85, S. 49–64). Berlin.

Statistisches Bundesamt (2007). *Laufende Wirtschaftsrechnungen* (LWR). Wiesbaden.

20 Gesundheitsversorgung

Ulla Walter, Martin Stolz und Nils Schneider

Zusammenfassung

Die Gesundheitsversorgung in Deutschland umfasst die präventive, therapeutische, rehabilitative, palliative und pflegerische Versorgung. In allen Bereichen der ambulanten und stationären gesundheitlichen Versorgung sind Angebote für ältere Menschen vorhanden, die zum Teil aber noch nicht ausreichend in Anspruch genommen werden, zum Teil aber auch ausgebaut werden sollten. In diesem Beitrag werden zunächst die wesentlichen rechtlichen Grundlagen gesundheitlicher Versorgung in Deutschland dargelegt. Danach werden die bedeutsamen Segmente gesundheitlicher Versorgung genauer betrachtet, so der Bereich der präventiven Versorgung, die ambulante ärztliche Versorgung, die Bereiche der rehabilitativen Versorgung einschließlich Frührehabilitation sowie die Angebote im Bereich der Palliativversorgung.

Einführung

Die Gesundheitsversorgung umfasst die präventive, therapeutische, rehabilitative, palliative und pflegerische Versorgung, die ambulant bzw. (teil-)stationär erbracht wird. Die Leistungen werden überwiegend von den Sozialversicherungen, insbesondere den gesetzlichen Krankenkassen getragen. Die gesetzliche Grundlage bildet das Sozialgesetzbuch V (SGB). Der Leistungskatalog der gesetzlichen Krankenversicherung sowie Maßnahmen der Qualitätssicherung für den ambulanten und stationären Bereich des Gesundheitswesens werden von dem Gemeinsamen Bundesausschuss (G-BA) bestimmt. Dieser stellt das oberste Beschlussgremium der gemeinsamen Selbstverwaltung der Ärzte, Zahnärzte, Psychotherapeuten, Krankenhäuser und Krankenkassen in Deutschland dar. Der Gemeinsame Bundesausschuss beschließt unter anderem Richtlinien zu (zahn-)ärztlichen Behandlungen, zur Einführung neuer Untersuchungs- und Behandlungsmethoden, Verordnung von Arznei-, Verband-, Heil- und Hilfsmitteln, Krankenhausbehandlung, häusliche Krankenpflege und Soziotherapie (§§ 91, 92 SGB V).

Die ambulante Versorgung, auf die knapp 50 % der Gesundheitsausgaben entfällt, umfasst sowohl Arzt- und Zahnarztpraxen als auch Apotheken und das Gesundheitshandwerk (Optiker, Orthopädieschuhmacher, Hörgeräteakustiker etc.) einschließlich ihrer Dienstleistungen und technischen Leistungen. Die stationäre bzw. teilstationäre Versorgung schließt neben Krankenhäusern Einrichtungen der Rehabilitation und Pflege ein.

Insgesamt haben sich die Rahmenbedingungen über vermehrten Wettbewerb um Verträge, Versicherte und Marktanteile in den vergangenen Jahren erheblich geändert. Die im Jahr 2004 mit dem Gesetzliche-Krankenversicherung-(GKV-)Modernisierungsgesetz neu eingeführten Medizinischen Versorgungszentren (MVZ) stellen fachübergreifende Einrichtungen dar, die neben Ärzten andere Gesundheitsberufe einbeziehen können. Im Verbund mit Krankenhäusern können diese (ebenso wie Zusammenschlüsse von Krankenhäusern mit Praxisgemeinschaften) zu einer sektorübergreifenden Optimierung der Versorgung beitragen. Auf die Steuerung der ambulanten Versorgung und Verzahnung unterschiedlicher Akteure zielt auch die hausarztzentrierte Versorgung, bei der dem Hausarzt eine stärker koordinierende Rolle zukommt (§ 73b SGB V). Mit der integrierten Versorgung (§ 140aff SGB V) und dem Disease Management sollen Impulse auch für eine sektorenübergreifende Versorgung gesetzt werden. Im stationären Bereich hat sich der Anteil privater Kliniken seit Anfang der 1990er Jahre mehr als verdoppelt und beträgt heute über 30 %. Die Einführung von diagnosebezogenen Fallpauschalen (DRGs) zwingt die Krankenhäuser zu Optimierungen (Schwartz, Schneider & Klein-Lange, 2011; Sachverständigenrat zur Begutachtung der Entwicklung im Gesundheitswesen, 2009).

Präventive Versorgung

Gesetzliche Krankenkassen sind seit dem Jahr 2000 nach § 20 SGB V verpflichtet, Primärprävention anzubieten. Im Jahr 2008 hat jeder achte gesetzlich Versicherte von Präventions- und Gesundheitsförderungsangeboten der Krankenkassen profitiert. Individuelle Kursangebote in den Bereichen Bewegung, Ernährung, Suchtprävention und Stressmanagement werden überproportional häufig von 40- bis 59-Jährigen sowie von Frauen (3/4 der Teilnehmer) wahrgenommen (28 % aller Kursteilnehmer sind 60 Jahre und älter). Die lebensweltbezogenen Ansätze erreichen mit der betrieblichen Gesundheitsförderung am ehesten ältere Arbeitnehmer, wobei diese nur selten explizit eine Zielgruppe bilden (Medizinischer Dienst des Spitzenverbandes Bund der Krankenkassen, 2010). Seit 2004 dürfen die Krankenkassen ihren Versicherten einen Bonus gewähren, wenn diese regelmäßig Leistungen der Krankheitsfrüherkennung und primären Prävention in Anspruch nehmen (§ 65 SGB V).

Zu den primärpräventiven ärztlichen Leistungen gehören Impfungen (§ 20d SGB V). Für Ältere ab 60 Jahre werden von der Ständigen Impfkommission (STIKO) neben den Impfungen für Erwachsene spezifisch Impfungen gegen Pneumokokken und Influenza empfohlen. Medizinische Vorsorgeleistungen (§ 23 SGB V) zielen auf die Behandlung und Versorgung einer Schwächung der Gesundheit, der Verhütung von Krankheiten und die Vermeidung ihrer Verschlimmerung sowie die Vermeidung von Pflegebedürftigkeit.

Der Sekundärprävention zuzurechnen sind die zweijährigen Gesundheitsuntersuchungen nach § 25 SGB V zur Früherkennung von Herz-Kreislauf-Erkrankungen, Diabetes mellitus und Nierenerkrankungen sowie zur Früherkennung von Krebserkrankungen, wie Darm-, Haut-, Brustkrebs, Zervix- und Prostatakarzinom. Die im Jahr 1971 eingeführten Untersuchungen zur Krebsfrüherkennung wurden in den vergangenen Jahren um Zielerkrankungen und Untersuchungsverfahren erweitert. Nach jahrzehntelangen Bemühungen zur Steigerung ihrer Inanspruchnahme erfolgte aufgrund zum Teil unzureichender Evidenz in jüngster Zeit ein Paradigmenwechsel. Ziel des Nationalen Krebsplans der Bundesregierung ist nun die Förderung einer informierten Entscheidung.

Seit 2008 sind die Rehabilitationsträger verpflichtet, Prävention zur Vermeidung bzw. Verminderung von Behinderung und chronischen Krankheiten zu leisten (§ 3 SGB IX Vorrang der Prävention). Neben den bereits bestehenden Patientenschulungen in der Rehabilitation, die wesentliche präventive Elemente enthalten, sowie spe-

ziellen Nachsorgeprogrammen wird damit ihr Aufgabenfeld erweitert. Eine stärkere Vernetzung von Prävention und Rehabilitation fördert § 31 SGB VI, der es der Rentenversicherung ermöglicht, auch ambulante Präventionsleistungen zu erbringen. Derzeit werden verschiedene regionale Modellprojekte zur frühzeitigen ambulanten berufsbegleitenden Prävention bei spezifischen beruflichen Belastungen bzw. Gefährdungen erprobt.

Insgesamt nehmen präventive Leistungen mit einem Anteil von 4 % an den Gesamtausgaben für Gesundheit einen nach wie vor geringen Stellenwert ein. Eine systematische und kontinuierliche Prävention fehlt ebenso wie ihre Integration in alle Stadien von Krankheitsverläufen (Sachverständigenrat, 2009).

Ambulante ärztliche Versorgung

Von ordnungspolitischer Seite und durch Kostenträger wird Hausärzten eine zentrale Rolle bei der Versorgung altersmedizinischer Patienten zugesprochen. Ihre Aufgabe ist nach § 73 SGB V die ärztliche Betreuung eines Patienten in Diagnostik und Therapie bei Kenntnis seines häuslichen und familiären Umfeldes, die Koordination diagnostischer, therapeutischer und pflegerischer Maßnahmen, die Dokumentation und Zusammenführung wesentlicher Behandlungsdaten, die Einleitung oder Durchführung präventiver und rehabilitativer Maßnahmen sowie die Integration nichtärztlicher Hilfen und flankierender Dienste in die Behandlungsmaßnahmen.

Mit dem einheitlichen Bewertungsmaßstab, der die Abrechnung ambulanter Leistungen in der gesetzlichen Krankenversicherung regelt (»EBM 2000plus«), wurde erstmals ein hausärztlich-geriatrisches Basis-Assessment eingeführt, das z. B. den

»Mini Mental Status Test« und die »Geriatric Depression Scale« umfasst. Belastbare Daten zur konkreten Durchführung des Assessments in Hausarztpraxen fehlen. Ebenso liegen nur wenige Daten vor, die Auskunft darüber geben, inwieweit die Ergebnisse der Assessments die Grundlage einer sich anschließenden weiteren Diagnostik und Therapie darstellen.

Ein ökonomisches Problem für die hausärztliche Betreuung liegt darin, dass in der gegenwärtigen ärztlichen Gebührenordnung Gesprächsleistungen und Hausbesuche vergleichsweise schlechter honoriert werden als technisch orientierte Leistungen. Der Sachverständigenrat zur Begutachtung der Entwicklung im Gesundheitswesen wies vor dem Hintergrund der demographischen Transition mit der Zunahme chronisch Kranker und mehrfach Erkrankter in seinem Gutachten aus dem Jahr 2009 auf zukünftige Versorgungsengpässe insbesondere in ländlichen Regionen und die Notwendigkeit eines Ausbaus der hausärztlichen Primärversorgung hin.

Daneben ist aus geriatrischer Sicht zu fragen, wie auch im ambulanten Versorgungssektor eine multiprofessionelle Behandlung (im Team unter Leitung eines Hausarztes) erfolgen kann. Der sozialversicherungsrechtlich geschuldete Anspruch auf eine »notwendige, wirtschaftliche und ausreichende« Versorgung (§ 12 SGB V) muss dabei einhergehen mit Maßnahmen zur Ermittlung des Bedarfs.

Versorgung im Krankenhaus

Die Behandlung in Krankenhäusern kann voll- und teilstationär, vor- und nachstationär sowie ambulant erfolgen (Simon, 2010). Ein Anspruch auf stationäre Behandlung ist nur gegeben, wenn das Behandlungsziel nicht in anderer Form erbracht werden kann. In der psychiatrischen Versorgung bestehen neben gemeindenahen akut-psychiatrischen Fachabteilungen teilstationäre Einrichtungen wie Tageskliniken und Institutsambulanzen. Eine Herausforderung für Krankenhäuser stellt der demographische Wandel dar, sowohl im Hinblick auf das sich ändernde Krankheitsspektrum als auch die mit der Zunahme an hochaltrigen und pflegebedürftigen Personen veränderten Anforderungen an die Pflege und den Patientenkontakt. So sind internistische Stationen längst zu »geriatrischen« Stationen geworden und die traditionelle Chirurgie entwickelt sich ebenso immer stärker zu einer »geriatrischen Chirurgie«.

Im Jahr 1989 traten Regelungen zur Versorgung geriatrischer Patienten im Kran-

kenhaus (§ 109 SGB V in Verbindung mit § 39 SGB V) und in der Rehabilitation (§ 111 SGB in Verbindung mit § 40) in Kraft. Allerdings erfolgt eine stationäre geriatrische Behandlung in einigen Bundesländern nur als Krankenhausbehandlung, in anderen Bundesländern als Krankenhausbehandlung oder als stationäre Rehabilitation.

Die Versorgung geriatrischer Patienten in Akut-Krankenhäusern ist seit Einführung des DRG-Systems durch eine Verkürzung der Liegedauer, eine deutliche Zunahme der Fallzahl von im Mittel 5 % pro Jahr, eine Zunahme von Operationen und Prozeduren sowie eine abnehmende Anzahl an Krankenhäusern gekennzeichnet. Es wird versucht, die im Versorgungsprozess bestehende Schnittstelle zwischen der ambulanten und stationären Versorgung über Kooperationsbeziehungen zwischen den beteiligten Leistungsanbietern wie niedergelassenen Haus-Ärzten, Sozialstationen, Rehabilitationseinrichtungen, Pflegeorganisationen etc. zu stärken.

Rehabilitative Versorgung

Seit 2001 liegt mit dem SGB IX ein eigenständiges Gesetzbuch für die Rehabilitation vor. Ein altersunspezifischer Rechtsanspruch auf medizinische Rehabilitationsleistungen besteht allerdings erst seit 2007 (§ 40 SGB V). Zudem wurde die Rehabilitation durch die strukturelle Weiterentwicklung der Pflegeversicherung im Jahr 2008 gestärkt. In der Praxis wirkt neben den getrennten Zuständigkeiten vor allem die Trennung von Finanzierungslast für Rehabilitationsmaßnahmen und Nutzeninteressen einer Realisierung des Grundsatzes »Rehabilitation vor Pflege« entgegen. Zur Behebung der damit verbundenen Unterversorgung wurde 2008 eine »Strafzahlung« der Krankenkassen an die Pflegekasse bei Verweigerung von Rehabilitationsleistungen nach § 40 SGB V eingeführt.

Prinzipiell können Ältere sowohl eine indikationsspezifische als auch eine indikationsübergreifende bzw. geriatrische Rehabilitation wahrnehmen. Geriatrische Rehabilitation zielt auf über 70-Jährige mit multiplen strukturellen Störungen bei mindestens zwei behandlungsbedürftigen Erkrankungen (geriatrische Multimorbidität).

Vielen Versicherten ist nicht bekannt, dass einem leistungsrechtlichen Entscheid selbstverständlich widersprochen und gegebenenfalls dagegen geklagt werden kann. Ohne Zweifel stellt das Antragsverfahren selbst eine Hürde dar. Belastbare Daten der Krankenkassen hinsichtlich der Antragszahlen bzw. Bewilligungs-/Ablehnungsraten liegen nur unzureichend vor. Die dazu notwendigen »Rehabilitationsrichtlinien« erfordern einen bedeutsamen administrativen Aufwand, daneben eine spezifische Qualifikation des verordnenden Arztes. Auf Seiten der niedergelassenen Ärzte besteht nach wie vor eine deutliche Skepsis gegenüber der Rehabilitation und den Rehabilitationschancen älterer, insbesondere hochaltriger Menschen. Rehabilitationsbedürftigkeit wird deshalb häufig nicht erkannt, Rehabilitationsangebote und -potentiale werden nicht ausgeschöpft und strukturelle Defizite nicht als solche identifiziert (Seger et al., 2008).

Bestehen bereits seit 2004 Rahmenempfehlungen für eine ambulante geriatrische Rehabilitation, die im Jahr 2007 durch Empfehlungen zur mobilen geriatrischen Rehabilitation ergänzt wurden, so findet diese Behandlung doch ganz überwiegend stationär statt.

Die Entwicklung geriatrischer Rehabilitationseinrichtungen ist in den vergangenen 30 Jahren stark gefördert worden, eine flächendeckende Versorgung liegt jedoch nicht vor. Von den bundesweit vorgehaltenen geriatrischen Versorgungseinrichtungen sind leistungsrechtlich über zwei Drittel dem Krankenhaus- und weniger als ein Drittel dem Rehabilitationsbereich zugeordnet. Der Anteil geriatrischer Rehabilitationsbetten in stationären Rehabilitationseinrichtungen beträgt unter 5 %. Die Versorgungsqualität und -strukturen in der geriatrischen Rehabilitation unterscheiden sich in Deutschland je nach Bundesland erheblich (Bundesverband Geriatrie, 2010).

Mit der »Frührehabilitation« wurde Rehabilitation expliziter Bestandteil der Krankenhausbehandlung. Der Begriff »Frührehabilitation« steht für die Erkenntnis, dass die historisch gewachsene zeitliche und örtliche Trennung einer Behandlung »im Krankenhaus« und einer anschließenden »Rehabilitation« inhaltlich nicht haltbar ist. Vielmehr besteht insbesondere bei multimorbiden geriatrischen Patienten unmittelbar nach Aufnahme im Krankenhaus die Notwendigkeit einer über die Therapie einer Organpathologie hinausgehenden multidisziplinären und multimodalen Komplexbehandlung. Leider führt der für diese Komplexbehandlung (in der Regel in einer Dauer von 7-21 Tagen) gewählte Begriff »Frührehabilitation« immer wieder zu Missverständnissen. Der Platzierung »geriatrischer« Fallpauschalen im seit 2004 gültigen Abrechnungssystem (G-DRG) kam deshalb große Bedeutung zu.

Palliativversorgung

Kernziel der Palliativversorgung ist es, die Lebensqualität von Patienten mit unheilbaren onkologischen und nicht-onkologischen Krankheitsbildern und Syndromen (z. B. Herzinsuffizienz, Demenz, Altersgebrechlichkeit) zu verbessern bzw. aufrechtzuerhalten. Das moderne Verständnis von Palliativversorgung geht über die Betreuung in der Sterbephase hinaus und schließt auch frühere Phasen chronisch-progredienter Krankheit ein, wobei palliative, rehabilitative, (tertiär)präventive und akutmedizinische Interventionen in Abhängigkeit vom individuellen Versorgungsbedarf des Patienten parallel bzw. in enger Abstimmung indiziert sein können (Davies & Higginson, 2004).

Die Palliativversorgung hat sich in den vergangenen Jahren in Deutschland erheblich entwickelt, gekennzeichnet unter anderem durch eine wachsende Anzahl spezialisierter Versorgungsangebote. Die im Jahr 2007 eingeführte spezialisierte ambulante Palliativversorgung (SAPV, §§ 37b, 132d SGB V) ergänzt die vorhandenen Angebote von Haus-, Fachärzten und Pflegediensten und kann als Koordinationsleistung, Teilversorgung (additiv zur ärztlichen und pflegerischen Primärversorgung) und Vollversorgung erfolgen. Schätzungsweise benötigen rund 10 % aller Schwerkranken und Sterbenden spezialisierte Palliativversorgung, ca. 330 ambulante Palliativdienste sind bundesweit erforderlich (ein Team für ca. 250 000 Einwohner). Der Bedarf ist bislang nur zu einem Drittel gedeckt.

Im Vergleich zur spezialisierten Palliativversorgung kommt der hausärztlichen und pflegerischen Primärversorgung von Menschen im letzten Lebensabschnitt eine noch größere Bedeutung zu. Dies gilt vor allem für die Zielgruppe der älteren Palliativpatienten, bei denen nicht-onkologische Erkrankungen (v. a. Herz-Kreislauf-Erkrankungen, Demenz, Multimorbidität und Gebrechlichkeit) gegenüber onkologischen Erkrankungen, die in der spezialisierten Palliativversorgung zahlenmäßig im Vordergrund stehen, überwiegen (Schneider, Mitchell & Murray, 2010).

Die Hospizarbeit ist ein wesentlicher Bestandteil im palliativen Betreuungskonzept und hat ihre Schwerpunkte in der psychosozialen und spirituellen Begleitung. Den Kern der Hospizarbeit bildet das Ehrenamt mit ca. 80 000 Engagierten, unterstützt durch hauptamtliche Strukturen. Wichtige Organisationsformen sind stationäre Hospize und ambulante Hospizdienste. Nach § 39a SGB V haben Patienten Anspruch auf stationäre oder teilstationäre Versorgung in Hospizen, wenn eine ambulante Versorgung nicht hinreichend möglich und eine Krankenhausbehandlung nicht erforderlich ist. Die Ausgaben der gesetzlichen Krankenversicherung für stationäre bzw. ambulante Hospizarbeit machten im Jahr 2007 ca. 0,03 % bzw. 0,01 % der Gesamtausgaben aus.

Im Krankenhaus können spezialisierte palliative Betreuungsangebote als konsiliarische Mitbehandlung durch ein mobiles Palliativteam oder auf einer eigenständigen Palliativstation erfolgen. Für die Vergütung gilt, dass die individuelle Behandlungssituation des Patienten entsprechend der gültigen Fassung des Klassifikationssystems G-DRG kodiert und der resultierende Fallwert geltend gemacht wird. Die Besonderheiten der Palliativbetreuung werden in der Vergütung über einen eigenen Operations- und Prozedurenschlüssel berücksichtigt, der an definierte Leistungsmerkmale wie ein standardisiertes Basis-Assessment, Behandlungspläne und besonders entsprechend weiterqualifiziertes Personal geknüpft ist.

I Grundlagen

Ausblick

Das deutsche Gesundheitssystem ist, wie wir gezeigt haben, in vielerlei Hinsicht recht komplex und insbesondere für Nutzerinnen und Nutzer von Leistungen und Diensten kaum zu überschauen. Dies gilt insbesondere für ältere Menschen. Zudem erschwert die sektorale Trennung (Gesundheitsversorgung: SGB V, Rehabilitation: zum Teil SGB IV, zum Teil SGB V, Langzeitpflege: SGB XI) die Kombination von sinnvollen Angeboten und Maßnahmen.

Von besonderer Bedeutung sind daher Informationshilfen, Beratungen und Begleitungen hinsichtlich der vielfältigen Angebote des Gesundheitssystems. Insofern ist die Vermittlung hochwertiger und differenzierter Information über die wesentlichen inhaltlichen und rechtlichen Aspekte an ältere Menschen und ihre Angehörigen eine bedeutsame Zukunftsaufgabe und Voraussetzung für ausgewogene Behandlungsentscheidungen.

Literatur

Bundesverband Geriatrie e.V. (Hrsg.). (2010). *Weißbuch Geriatrie. Die Versorgung geriatrischer Patienten: Strukturen und Bedarf – Status Quo und Weiterentwicklung.* Stuttgart: Kohlhammer.

Davies, E. & Higginson, I. J. (2004): *Better Palliative Care for Older People.* Copenhagen: WHO Regional Office for Europe.

Medizinischer Dienst des Spitzenverbandes Bund der Krankenkassen (Hrsg.) (2010). *Leistungen der gesetzlichen Krankenversicherung: Primärprävention und betriebliche Gesundheitsförderung. Berichtsjahr 2009. Präventionsbericht 2010.* Berlin.

Sachverständigenrat zur Begutachtung der Entwicklung im Gesundheitswesen (2009). *Koordination und Integration – Gesundheitsversorgung in einer Gesellschaft des längeren Lebens. Sondergutachten.* Berlin.

Schneider, N., Mitchell, G. K. & Murray, S. A. (2010). Palliative care in urgent need of recognition and development in general practice: the example of Germany. *BMC Family Practice, 11*(66), 1471–2296.

Schwartz, F. W., Schneider, N. & Klein-Lange, M. (in Druck). Ambulante Krankenversorgung. In: F. W. Schwartz, U. Walter, M. L. Dierks., P. Kolip, R. Leidl, N. Schneider & J. Siegrist (Hrsg.), *Das Public Health Buch. Gesundheit und Gesundheitswesen.* München: Elsevier.

Seger, W., Petri, B, Müller-Fahrnow, W., Lay, W., Grotkamp, S., Hüller, E., Seidel, E., Steinke, B., Deetjen, W., Gronemeyer, St., Lübke, N., von Mittelstaedt, G., Korsukéwitz, Ch., Aubke, W., Schian, H.-M., Heipertz, W., Wallrabenstein, H., Zelfeld, R. C., Cibis, W. & Philgus, B. (2008). Perspektiven der Rehabilitation. Ein Positionspapier des Ärztlichen Sachverständigenrates der Bundesarbeitsgemeinschaft für Rehabilitation (BAR) zur Weiterentwicklung der Rehabilitation. *Rehabilitation, 70*, 267–280.

Simon M. (2010). *Das Gesundheitssystem in Deutschland. Eine Einführung in Struktur und Arbeitsweise* (3. überarbeitete und aktualisierte Auflage). Bern: Huber.

21 Pflegeversicherung

Thomas Klie

Zusammenfassung

Die Wahrscheinlichkeit, auf die Unterstützung und Pflege anderer angewiesen zu werden, steigt mit dem hohen Alter deutlich (vgl. Statistisches Bundesamt, 2008a, S. 22). Mit dem demographischen und sozialen Wandel wird die Leistungsfähigkeit der Familien, Pflegeaufgaben im Wesentlichen allein zu übernehmen, deutlich eingeschränkt. Damit werden politische Fragen der sozialen Sicherung der Pflege aufgeworfen, auf die in den unterschiedlichen Sozialstaaten unterschiedliche Antworten gefunden wurden und werden (Sieveking, 1998). Während die Niederlande und die skandinavischen Länder im Wesentlichen steuerfinanzierte Sicherungssysteme etabliert haben, setzen andere im Wesentlichen auf private Pflegeversicherungen. Deutschland hat in der Tradition seiner Sozialversicherungen den Weg einer umlagefinanzierten Sozialversicherung eingeschlagen, um dem Risiko »Pflegebedürftigkeit« zu begegnen.

Unterschiedlich und mehrdeutig ist das Verständnis von Pflege, das bei den sozialen Sicherungskonzepten angesprochen wird. So kann sich das Verständnis von Pflege an der beruflichen Tätigkeit von Pflegefachkräften, an den Sorgeaufgaben von Familien gegenüber Menschen mit einem individuellen Unterstützungsbedarf und an dem individuellen Unterstützungsbedarf eines Menschen mit Behinderung ausrichten, der der Pflege bedarf.

Nach 20 Jahre dauernden Diskussionen wurde im Mai 1994 das Pflegeversicherungsgesetz verabschiedet (Udsching, 2007). Das mit ihm eingeführte elfte Buch des SGB trat ab dem 01.01.1995 in mehreren Stufen in Kraft und wurde seitdem mehrfach geändert.

Einführung

Die Deutsche Pflegeversicherung wurde als fünfte Säule der umlagefinanzierten Sozialversicherung eingeführt. Ihre Finanzierung beruht für die Pflichtversicherten auf dem sozialversicherungsüblichen Beitragssystem. Der Beitragssatz wird gesetzlich bestimmt. Er beträgt bundeseinheitlich 1,95 % der beitragspflichtigen Einnahmen, für Kinderlose 2,2 %. Auch für die von der Versicherungspflicht entbundenen privat gegen Krankheit versicherten Personen wurden vom Gesetzgeber die Spielregeln für die Beitragssatzgestaltung festgelegt (z. B. Mitversicherung von Familienangehörigen, keine

148

unterschiedlichen Beitragssätze für Mann und Frau). Der Grundsatz der Beitragssatzstabilität soll verhindern, dass sich die Ausgaben von der Einnahmesituation lösen. Ein Staatszuschuss für die Pflegeversicherung ist anders als etwa in der Renten- und Krankenversicherung nicht vorgesehen.

Der Pflegebedürftigkeitsbegriff gemäß §§ 14f SGB XI ist aufgebaut auf 21 Verrichtungen aus vier Hilfebereichen, in denen ein Hilfebedarf bestehen muss, der sich auf ein Defizit in den gewöhnlich und regelmäßig wiederkehrenden Verrichtungen und Abläufen des täglichen Lebens bezieht. Der aktuelle Pflegebedürftigkeitsbegriff kennt drei Stufen und als vierte den sogenannten Härtefall. Der Hilfebedarf ist unterteilt in den grundpflegerischen und den hauswirtschaftlichen. Der verrichtungsorientierte Pflegebedürftigkeitsbegriff berücksichtigt weder Kontextfaktoren noch psychosozialen Hilfebedarf als solche (zur Kritik vgl. Klie & Steppe, 2009, in LPK SGB XI vor § 14 ff, Rz 6). Der spezifische Unterstützungsbedarf von Menschen mit Demenz und anderen in ihrem Hilfebedarf nicht primär somatisch charakterisierten Personengruppen wird nur selektiv berücksichtigt. Um dieser Selektivität entgegenzuwirken,

wurden Personen mit eingeschränkter Alltagskompetenz (§ 45a SGB XI) besondere Leistungsansprüche respektive Leistungserweiterungen eingeräumt.

Eingebettet ist die Pflegeversicherung in die Pflegeleistung der gesetzlichen Krankenversicherung. Die Leistungen der gesetzlichen Krankenversicherungen beziehen sich im Wesentlichen auf die sogenannte medizinische Behandlungspflege, d. h. auf Leistungen, die von den behandelnden Ärzten an Pflegekräfte delegiert werden. Für die Personen, für die die Leistungen der Pflegeversicherung zur Bedarfsdeckung nicht ausreichen, tritt die Sozialhilfe im Rahmen der Hilfe zur Pflege ein. Hier gilt ein weiterer Pflegebedürftigkeitsbegriff als in der Pflegeversicherung (§ 61 SGB XI), auch ist der Leistungsrahmen der Sozialhilfe sowohl in finanzieller als auch in sachlicher Hinsicht weiter als der der Pflegeversicherung. Die Pflegeversicherung ist nicht Teil des Rehabilitationsrechtes, das im Jahre 2001 im SGB IX kodifiziert wurde (vgl. Welti, 2005, S. 63ff.). Das gilt auch angesichts der »Tatsache«, dass alle sogenannten pflegebedürftigen Personen auch Menschen mit Behinderungen im Sinne des § 2 SGB IX sind.

Grundsätze

Zu wichtigen Grundsätzen der Pflegeversicherung gehört zunächst der Vorrang der häuslichen Pflege (§ 3 SGB XI). Die Pflegeversicherung setzt auf die Bereitschaft der Familien, Pflegeaufgaben für ihre Angehörigen zu übernehmen, und soll sie dabei unterstützen. Dies tut sie auf unterschiedliche Weise: Durch Beratung (§§ 7, 7a SGB XI), durch Pflegegeld (§ 37 SGB XI) und durch Angebote von Leistungen der häuslichen Pflege durch zugelassene Pflegedienste (§ 36 SGB XI). Den pflegenden Angehöri-

gen, den sogenannten Pflegepersonen steht ein eigener Anspruch auf soziale Sicherung und Qualifizierung zu. Durch die neu eingeführten Pflegezeiten haben Angehörige einen Anspruch auf eine Kurz-Arbeitsfreistellung, sowie auf eine unbezahlte Freistellung von der Arbeit für die Dauer von sechs Monaten.

Auch der Vorrang »Prävention und Rehabilitation« vor Pflege zählt zu den zentralen Grundsätzen der Pflegeversicherung (§ 5 SGB XI). Die programmatische Vorrangsregelung findet sich auch in § 11 SGB V: Kranken- und Pflegeversicherung sollen durch ihre Leistungen darauf hinwirken, dass der Eintritt der Pflegebedürftigkeit verhindert, und auf eine bald mögliche Beendigung der Pflegebedürftigkeit durch gezielte Rehabilitationsmaßnahmen. Der Vorrang von Prävention und Rehabilitation vor Pflege ist nach wie vor notleidend. Es fehlt an finanziellen Anreizen für die Krankenversicherung, Reha-Maßnahmen zu ergreifen und zu finanzieren: Die Vermeidung und Verringerung von Pflegebedürftigkeit infolge erfolgreicher Rehabilitation kommt weder den Krankenkassen noch den Pflegekassen angesichts des zwischen ihnen geregelten Finanzausgleichs zugute.

Ein weiterer wesentlicher Grundsatz der Pflegeversicherung ist das Verständnis der pflegerischen Versorgung der Bevölkerung als gesamtgesellschaftliche Aufgabe (§ 8 SGB XI). Länder, Kommunen, Pflegeein-

richtungen und Pflegekassen sind unter Beteiligung des medizinischen Dienstes der Krankenversicherung (MDK) zur engen Zusammenarbeit aufgefordert, um eine leistungsfähige, regional gegliederte, ortsnahe und aufeinander abgestimmte ambulante und stationäre pflegerische Versorgung der Bevölkerung zu gewährleisten. Dabei wird auch auf Angehörige, Nachbarn und bürgerschaftliche Engagierte abgehoben, die sich an der gesamtgesellschaftlichen Aufgabe »Pflege« beteiligen sollten und für eine neue Kultur der Hilfe unverzichtbar seien. Eine eindeutige Infrastrukturverantwortung und daraus resultierende Planungsverpflichtungen kennt das SGB XI nicht. Die Länder tragen Verantwortung für eine ausreichende pflegerische Versorgungsstruktur, ohne allerdings selbst nach Aufgabe der Subventionierung von Pflegeeinrichtungen noch handhabbare Instrumente in der Hand zu haben (§ 9 SGB XI).

Leistungen

Im Jahre 2007 haben etwa 2,2 Mio. Pflegeversicherte, die die Voraussetzungen für die Leistungsgewährung (Pflegebedürftigkeit) erfüllen, Leistungen der Pflegeversicherung in Anspruch genommen. Etwa 68 % der Pflegebedürftigen im Sinne der Pflegeversicherung werden zu Hause versorgt, davon etwa 70 % allein von Familienangehörigen, 32 % in Einrichtungen der stationären Pflege (vgl.: Statistisches Bundesamt, 2008b, S. 12). Die Leistungen der Pflegeversicherung sind als »Grundsicherungsleistungen bei Pflegebedürftigkeit« nach oben hin limitiert und in der jeweiligen Höhe abhängig von den Pflegestufen. Sie sind nicht dazu da, den gesamten Pflegebedarf zu decken. Im ambulanten Bereich ergänzen und stabilisieren sie die Familienpflege, im stationären Bereich sollen sie

von Sozialhilfe unabhängig machen, aber verlangen auch Zuzahlungen aus eigenem Einkommen und Vermögen, respektive werden sie durch Leistungen der Sozialhilfe im Bereich der Hilfe zur Pflege ergänzt und komplettiert.

Leistungen bei häuslicher Pflege

Die Pflegesachleistung, die häusliche Pflege durch Pflegedienste ist der »Primärtyp« der Leistungen und häuslichen Pflege (§ 36 SGB XI). Sie umfasst die Grundpflege ebenso wie die hauswirtschaftliche Versorgung und gewährt Sachleistungen abhängig von der jeweiligen Pflegestufe. Auch wenn die Sachleistungen der Regeltyp der Leistungen bei häuslicher Pflege sind, ist das

Pflegegeld für selbstverschaffte Pflegehilfen empirisch betrachtet die dominante Leistung (§ 37 SGB XI). Pflegebedürftige haben einen im Wert gegenüber der Pflegesachleistung abgesenkten Anspruch auf Pflegegeld. Auch das Pflegegeld ist nach Pflegestufen gestaffelt. Der Einsatz des Pflegegeldes ist grundsätzlich frei. Ob beim Einsatz des Pflegegeldes die Versorgung der Pflegebedürftigen sichergestellt wird, wird im Rahmen von Pflegeberatungsbesuchen geprüft (§ 37 in SGB XI). Das SGB XI kennt auch die so genannte Kombinationsleistung: Werden wohl Geld- als auch Sachleistungen in Anspruch genommen, wird das Pflegegeld um den Prozentsatz der in Anspruch genommenen Sachleistungen gemindert (§ 38 SGB XI).

Pflegepersonen, das heißt Personen, die nicht erwerbsmäßig einen Pflegebedürftigen mindestens 14 Stunden wöchentlich in seiner häuslichen Umgebung pflegen, haben einen Anspruch auf Unfallversicherungsschutz und ggf. auf Übernahme oder auf Entrichtung von Beiträgen in die Rentenversicherung (§ 44 SGB XI). Ist eine Pflegeperson wegen Erholungsurlaub, Krankheit oder aus anderen Gründen an der Pflege gehindert, besteht ein Anspruch auch auf eine Ersatzpflegekraft im Rahmen der sogenannten Verhinderungspflege (§ 39 SGB XI). Im häuslichen Bereich haben Pflegebedürftige auch einen Anspruch auf Versorgung mit Pflegehilfsmitteln und technischen Hilfen, die in ihrem jeweiligen Umfang begrenzt sind. Leistungen in der häuslichen Pflege können grundsätzlich auch in ambulant betreuten Wohngemeinschaften gewährt werden. Hier ist auch das »Poolen« von Leistungen (gemeinsame Inanspruchnahme von Pflegesachleistungen) möglich. Die Inanspruchnahme der Pflegesachleistungen als Budget (Pflegebudget) wurde zwar umfangreich erprobt, bislang aber nicht als Regelleistung eingeführt. Personen, die entweder zusätzlich zu ihrem anerkannten Pflegebedarf oder in der Vorstufe zu diesem einen erheblichen allgemeinen Betreuungsbedarf aufweisen (§ 45a SGB XI), erhalten im Rahmen einer Kostenerstattungsregelung einen Anspruch auf zusätzliche Betreuungsleistungen gemäß § 45bff. SGB XI.

Teilstationäre und Kurzzeitpflege

Pflegebedürftige haben auch einen Anspruch auf Tages- und Nachtpflege (§ 41 SGB XI). Die Leistungen werden als Entlastungsangebote für pflegende Angehörige attraktiver gemacht, als sie nicht voll auf die Leistungen der häuslichen Pflege angerechnet werden. Einen Anspruch auf Kurzzeitpflege besteht dann, wenn die häusliche Pflege zeitweise nicht oder noch nicht oder nicht im erforderlichen Umfang erbracht werden kann. Der Regelfall ist die Krankenhausentlassung, in der eine häusliche Versorgung noch nicht wieder möglich oder sicher gestellt ist. Der Anspruch auf Kurzzeitpflege ist auf vier Wochen pro Kalenderjahr beschränkt (§ 42 SGB XI).

Vollstationäre Pflege

Ist eine ambulante Versorgung nicht möglich, besteht Anspruch auf stationäre Versorgung (§ 43 SGB XI). Im Pflegeheim werden von der Pflegeversicherung lediglich die Leistungen der allgemeinen Pflege und der sozialen Betreuung sowie der medizinischen Behandlungspflege übernommen. Die Aufwendungen für Unterkunft und Verpflegung sind vom Betroffenen selbst oder der Sozialhilfe zu tragen. Auch im Pflegeheim sind die Leistungen abhängig von den Pflegestufen. Sogenannte Zusatzleistungen (Komfortleistungen, § 88 SGB XI) sind vom Pflegebedürftigen selbst zu zahlen.

Leistungserbringung

Die Sachleistungen der sozialen Pflegeversicherung werden durch Pflegeeinrichtungen (und Pflegedienste) erbracht, die von den Pflegeversicherungen qua Versorgungsvertrag zugelassen werden (§ 72 SGB XI). Sie müssen bestimmte Mindestanforderungen hinsichtlich der Struktur und Prozessqualität erfüllen und verantwortliche Pflegefachkräfte mit der Verantwortung für eine sachgerechte Pflege und die Steuerung des Pflegeprozesses betrauen (§ 71 SGB XI). Pflegekassen kommen ihrem Sicherstellungsauftrag durch den Abschluss von Versorgungs- und Vergütungsvereinbarungen nach. In den Vergütungsverträgen wird nicht nur das Entgelt für die allgemeinen Pflegeleistungen, sondern auch für Unterkunft und Verpflegung sowie die Investitionskosten verhandelt.

Eine große Bedeutung im Leistungserbringungsrecht kommt der Qualitätssicherung zu (§§ 113ff SGB XI). Die nicht abreißenden Skandalmeldungen über Pflegeheime, zum Teil auch über Pflegedienste, haben den Gesetzgeber motiviert, recht strenge und auf Transparenz hin ausgerichtete Qualitätssicherungsmaßstäbe und -prüfungen einzuführen und immer wieder nachzubessern (vgl. Klie & Krahmer, 2009, S. 2042). Die Einrichtungen sind verpflichtet zur Unterhaltung eines Qualitätsmanagements. Sie haben die für verbindlich erklärten Expertenstandards einzuhalten (§ 113a SGB XI). Pflegeeinrichtungen und Dienste werden externen Qualitätsprüfungen unterworfen (§ 114 SGB XI). Die Prüfberichte über die Qualitätsprüfung werden veröffentlicht. Prüfberichte werden nach den Pflegetransparenzvereinbarungen in Noten für die einzelnen Leistungsbereiche zusammengefasst. Die Aussagekräftigkeit dieser Noten ist ebenso umstritten wie die Eignung der Qualitätsmaßstäbe, an denen sich die Qualitätsprüfungen orientieren.

Ausblick

Die Pflegeversicherung befindet sich in einem Dauerreform-Prozess. Das hängt zum einen mit der demographischen Entwicklung zusammen, die eine Nachjustierung der Finanzierung verlangt, aber auch damit, dass sich der Pflegebedarf aus fachlicher und aus lebensweltlicher Perspektive anders darstellt als im Pflegebedürftigkeitsbegriff der Pflegeversicherung bisher niedergelegt. Schließlich wird neuer Unterstützungsbedarf, etwa hinsichtlich der Beratung, evident und es gesellen sich neue Versorgungsformen (etwa ambulant betreute Wohngemeinschaften) zu den traditionellen, die ihrerseits der rechtlichen Ausgestaltung und Rahmung bedürfen. Das Pflegeweiterentwicklungsgesetz hat zuletzt sowohl die Leistungen dynamisiert als auch die Instrumente der Qualitätssicherung weiterentwickelt und darüberhinaus eine Pflegeberatungs- und Case Management basierte Pflegestützpunktestruktur eingeführt. Die Erarbeitung eines neuen Pflegebedürftigkeitsbegriffs ist in Auftrag gegeben worden, der bei einer großen Reform der Pflegeversicherung den alten ablösen soll (Rothgang, 2009, S. 41ff). Auf der Finanzierungsseite wurden die Beiträge moderat angehoben, es stehen aber grundlegende Entscheidungen über die Finanzierungsstrategie der Pflegeversicherung auf der politischen Agenda (Rothgang, 2009).

Die Reformbemühungen beschränken sich nicht auf die Finanzierungsseite, sondern erstrecken sich auch auf die der Leistungen der Pflegeversicherung und ihrer möglichen (Teil-)Integration in die gesetzliche Krankenversicherung oder aber Rückführung in ein (auch) steuerfinanziertes System (Schütte, 2007; Klie, 2009). Auch wird über die neue und alte Bedeutung der Kommunen in der Pflegesicherung debattiert: Die Sicherung der Pflege findet ganz wesentlich vor Ort statt. Eine neue Kultur der Hilfe aber auch die Voraussetzungen für die Familienpflege werden ähnlich wie in der Kindererziehung wesentlich durch eine lokale Infrastruktur und Vereinbarkeitspolitik geprägt. Die »caring community« steht als Leitbild für entsprechende Diskussionen.

Literatur

Klie, T. (2009). *SONG-Expertise »Soziales neu gestalten«*. Gürtersloh: Bertelsmann Stiftung.

Klie, T. & Krahmer, U. (2009). *Lehr und Praxiskommentar SGB XI*, 3. Auflage. Baden Baden: Nomos.

Klie, T. & Steppe, H. (2009). LPK SGB XI vor § 14 ff, Rz 6. In T. Klie & U. Krahmer (Hrsg.), *Lehr- und Praxiskommentar zum SGB XI*, S. 208 ff (3. Auflage). Baden Baden: Nomos Verlag.

Rothgang, H., Kulik, D., Müller, R. & Unger, R. (2009). Bericht des Beirats zur Überprüfung des Pflegebedürftigkeitsbegriffs. *GEK-Pflegereport 2009*, Band 73, S. 41.

Schütte, W. (2007). *Freiwilligenpflege, Angehörige und sozial Engagierte. Kritik des Pflegegeldes*. Vortrag auf der Veranstaltung der Berufsgenossenschaft für Wohlfahrtspflege. Bertelsmann Stiftung.

Sieveking, K. (1998). *Soziale Sicherung bei Pflegebedürftigkeit in Europa*. Baden Baden: Nomos.

Statistisches Bundesamt (2008a). *Demografischer Wandel in Deutschland*. Heft 2. Auswirkungen auf Krankenhausbehandlungen und Pflegebedürftige im Bund und in den Ländern. Wiesbaden. (www.statistikportal.de/statistikportal/demografischer_wandel_heft2.pdf), Zugriff am 01.09.2011.

Statistisches Bundesamt (2008b). Pflegestatistik 2007. *Pflege im Rahmen der Pflegeversicherung. Deutschlandergebnisse*. Wiesbaden.

Udsching, P. (2007). Die Entwicklung des Sozialrechts für ältere Menschen am Beispiel der Pflegeversicherung. In G. Igl & T. Klie (Hrsg.), *Das Recht älterer Menschen* (S. 75–94). Baden Baden: Nomos.

Welti, F. (2005). *Behinderung und Rehabilitation im sozialen Rechtsstaat: Freiheit, Gleichheit und Teilhabe behinderter Menschen*. Tübingen: Mohr Siebeck.

22   Höchstaltersgrenzen im Recht

Gerhard Igl

Zusammenfassung

Höchstaltersgrenzen im Recht betreffen verschiedene Lebensbereiche und wirken in unterschiedlichen gesellschaftlichen Dimensionen. Besonders davon betroffen ist die Erwerbstätigkeit. Gesetzlich angelegte Höchstaltersgrenzen haben bestimmte Funktionen, wie etwa den Schutz des Gemeinwohls oder von Rechtsgütern Dritter, wenn aufgrund mangelnder Leistungsfähigkeit die Ausübung bestimmter Berufe und Tätigkeiten nicht mehr für tunlich gehalten wird, oder den Schutz der Person selbst, wenn diese einen belastenden Beruf ausübt. Aktuell werden Höchstaltersgrenzen in Deutschland mit einem verallgemeinernden Grundsatz begründet (»Die Leistungsfähigkeit von Personen lässt im höheren Alter nach« – Generalisierungsgrundsatz). Dieser Grundsatz könnte aber angesichts der hohen Variabilität zwischen Menschen desselben Alters in Frage gestellt und durch einen Grundsatz der Individualisierung abgelöst werden (»Die Leistungsfähigkeit von Personen im höheren Alter muss individuell festgestellt werden« – Individualisierungsgrundsatz). Zurzeit scheint eher ein gesellschaftlicher Konsens in Richtung auf eine Verallgemeinerung der abnehmenden Leistungsfähigkeit und gegen eine individuelle Prüfung der Leistungsfähigkeit im höheren Alter zu bestehen.

Einführung

Höchstaltersgrenzen betreffen verschiedene Lebensbereiche und wirken in unterschiedlichen gesellschaftlichen Dimensionen. Dies betrifft vor allem die Erwerbstätigkeit allgemein, die Berufe und Tätigkeiten mit Gemeinwohlbezug oder mit Bezug zu individuellem Güterschutz und die Berufe und Tätigkeiten mit hohem Belastungspotenzial und den Bezug von einigen Sozialleistungen. Der Zugang zu medizinischer Versorgung wird unter dem Gesichtspunkt von Altersgrenzen kritisch diskutiert.

Die Rechtswissenschaft beschäftigt sich erst seit den 1990er Jahren mit Altersgrenzen im höheren Lebensalter im Sinne von gesetzlichen Höchstaltersgrenzen (Büsges, 1990). Schon sehr schnell hat sich die weitere Diskussion auf einen Teilaspekt der Thematik, die Altersgrenzen beim Übergang vom Erwerbsleben in den Ruhestand, konzentriert (Boecken, 1998; Preis, 2008). Eine Übersicht zur aktuellen Diskussion findet sich in Igl & Klie (2007; BMFSFJ, 2010). Mit dem Allgemeinen Gleichbehandlungsgesetz (AGG) vom 14.08.2006 hat sich eine Ausweitung der Diskussion hin zum Privatrechtsverkehr ergeben.

Erwerbstätigkeit

Auf dem Gebiet der Erwerbstätigkeit sind die unselbstständige und die selbstständige Erwerbstätigkeit zu unterscheiden. Bei den abhängig Beschäftigten wird das Ausscheiden aus dem Arbeitsmarkt nicht genuin durch Altersgrenzen im Arbeitsrecht gesteuert, sondern durch die arbeits- und tarifvertragliche Bezugnahmen auf Altersgrenzen, ab denen typischerweise der Bezug von Altersrente möglich ist. Altersgrenzen, die den Austritt aus dem Arbeitsmarkt und den Eintritt in den Ruhestand markieren, sind gesellschaftlich, politisch und rechtlich mittlerweile höchst umstritten. Die Debatte betrifft vor allem die abhängig Beschäftigten (Preis, 2008) und die öffentlich Bediensteten (Baßlsperger, 2008). Allerdings hat jüngst der Gerichtshof der Europäischen Union es nicht als altersdiskriminierend erachtet, wenn ein Tarifvertrag die Beendigung des Beschäftigungsverhältnisses mit dem Erreichen der Regelaltersgrenze verknüpft (Gerichtshof der Europäischen Union, 2010). Bei den selbstständig Erwerbstätigen werden Höchstaltersgrenzen nur im Zusammenhang mit der Leistungsfähigkeit und dem Schutz Dritter angebracht.

Zahlreiche Berufe und Tätigkeiten haben einen *Gemeinwohlbezug und/oder dienen dem Schutz Dritter*, oder die Ausübung der jeweiligen Tätigkeit kann eine Gefahr für Dritte darstellen, wenn die nötige Fachlichkeit nicht oder nicht mehr gegeben ist. An erster Stelle sind hier der öffentliche Dienst und dort insbesondere die Beamten- und Richterschaft zu nennen. Hierher zählen auch die ehrenamtlichen Beamten und Richter. Die Diskussion um die Altersgrenzen für Beamte wird aber in der Regel nicht unter dem Aspekt der besonderen Schutzbelange für das Gemeinwohl und für Dritte geführt. Sie folgt vielmehr in den Grundlinien der Diskussion um die Altersgrenzen für unselbstständig Beschäftigte. Anderes gilt für die Sicherheitskräfte, insbesondere die im Vollzug tätigen Angehörigen der Sicherheitskräfte, bestimmte Beamtengruppen bei der Polizei, die Soldaten und die Angehörigen der Feuerwehr. Diese haben einen besonderen Schutzauftrag und damit einen besonderen Gemeinwohlbezug, der besondere Anforderungen an die körperliche und geistige Leistungsfähigkeit bedingt.

Neben dem öffentlichen Dienst gibt es bestimmte Berufe mit einer besonderen Nähe zu staatlichen Aufgaben, so etwa die Notare, aber auch die Rechtsanwälte als Organe der Rechtspflege. Während für letztere keine Altersgrenzen gelten, sind für erstere Altersgrenzen (70 Jahre) gegeben. Nicht als staatlich gebundener Beruf, aber als Beruf, der von der Art seiner Tätigkeit her sehr direkt mit der Gefährdung von Personen zu tun hat, gilt der ärztliche Beruf. Seit dem 01.10.2008 ist die bisherige Altersgrenze von 68 Jahren für Vertragsärzte weggefallen. Für approbierte Ärzte ohne Vertragsarztstatus hat eine solche Altersgrenze nie existiert.

Bestimmte Berufe und Tätigkeiten weisen ein *besonders hohes Belastungspotenzial* für die Ausübenden auf, das es rechtfertigt, im Vergleich zu anderen Berufsgruppen und Tätigkeiten Höchstaltersgrenzen einzuführen, die niedriger sind als die sonst üblichen Altersgrenzen. Dies gilt für herabgesetzte Altersgrenzen beim Ausscheiden aus dem Beruf bzw. der Tätigkeit und für den früheren Bezug von Altersersatzeinkommen.

Bezug von Sozialleistungen und Zugang zur medizinischen Versorgung

Neben der indirekten Wirkung der Renteneintrittsgrenzen auf den Austritt aus dem Arbeitsmarkt enthalten einige wenige sozialrechtliche Regelungen direkte und indirekte Bezugnahmen auf Altersgrenzen. Direkte Bezugnahmen auf das höhere Alter sind in der *Arbeitslosenversicherung* zu finden. Dabei sind für ältere Versicherte teilweise günstigere Regelungen vorgesehen. In der *Kranken- und Pflegeversicherung* finden sich keine leistungsprivilegierenden oder leistungsausschließenden Regelungen für ältere Menschen. Beide Versicherungszweige sind altersneutral angelegt, auch wenn bestimmte Leistungen, so vor allem die Pflegeleistungen, überwiegend von älteren Versicherten bezogen werden.

Das Sozialleistungsrecht ist allgemein – bis auf die spezifischen gerade auf das Alter abstellenden Leistungstatbestände der »Rentenversicherung« und der Grundsi-

cherung im Alter sowie der Altenhilfe im *Sozialhilferecht* – sehr altersneutral. Das hängt mit dem Leistungsauftrag zusammen, der den verschiedenen Sozialleistungen zugrunde liegt. Sozialleistungen sollen in spezifischen Bedarfssituationen Defiziten abhelfen, sollen Belastungen ausgleichen und chancenfördernd wirken. Das Alter einer Person tritt dann in den Hintergrund. Eine Lebensaltersspezifik ist für das höhere Alter – bis auf die genannten Leistungstatbestände – nicht gegeben.

In der Debatte um die Rationierung bzw. Priorisierung von Gesundheitsleistungen werden Höchstaltersgrenzen für den Bezug solcher Leistungen diskutiert. Bisher ist eine rechtlich fixierte Rationierung von bestimmten Gesundheitsleistungen aus Gründen des höheren Alters nicht gegeben (Welti, 2009).

Funktionen von Höchstaltersgrenzen

Höchstaltersgrenzen, die aus Gründen der Leistungsfähigkeit angebracht werden, können mehrere Facetten haben. So kann mit Leistungsfähigkeit eine Befähigung fachlicher Art gemeint sein, also eine bestimmte formelle und materielle Qualifikation. Die fachliche Befähigung kann eine körperliche, geistige und/oder psychische Leistungsfähigkeit zur Voraussetzung haben. Auf dem Gebiet der Sicherheitskräfte,

der Polizei, des Militärs oder der Feuerwehr müssen diese Fähigkeitskomponenten beim direkten Aufgabenvollzug (z. B. Verfolgung von Straftätern, Kriegseinsatz, Feuerwehreinsatz) insgesamt vorhanden sein. Außerhalb des direkten Vollzugs können die körperlichen Fähigkeiten zurücktreten.

Im Folgenden werden Aspekte herausgearbeitet, die im Zusammenhang von geminderten oder wegfallenden Fähigkeiten einer Person eine Rolle spielen können, wobei es sich nicht um scharf voneinander abgrenzbare Kategorien handelt:

- Die Fähigkeiten werden vorrangig dafür benötigt, um das Gemeinwohl, auch die Rechtsgüter Dritter zu schützen bzw. nicht in Gefahr zu bringen (früher bei den Vertragsärzten, jetzt noch immer bei den Notaren und bei bestimmten Sachverständigen).
- Die Fähigkeiten werden dafür benötigt, um bestimmte Aufgaben zu erfüllen oder Tätigkeiten auszuüben, der Güter- und Rechtsgüterschutz Dritter ist im Verhältnis dazu eher nachrangig, obwohl ein Gemeinwohlinteresse besteht (z. B. in Unterrichtsfunktionen oder in der Wissenschaft).
- Die spezifische Tätigkeit, die eine Person ausübt, ist von Hause aus gefährlich (z. B. bestimmte Tätigkeiten von Polizisten, Piloten, Soldaten, Ärzten).

Altersgrenzen können auch die Funktion haben, die ausübende Person selbst zu schützen. Die Tätigkeit im Bergbau und die früheren Rentenbezugsgrenzen bei den Knappschaftsrenten sind Ausdruck hierfür: die Tätigkeit ist gefährlich, körperlich stark belastend, die Fähigkeit, sie jenseits einer bestimmten Altersgrenze auszuüben, ist eingeschränkt. Daher wird die ausübende Person selbst durch vorgezogene Altersgrenzen beim Berufsaustritt, kombiniert mit früheren Rentenbezugsgrenzen, geschützt. Ähnliches gilt etwa bei bestimmten Berufen auf dem Gebiet der öffentlichen Sicherheit, z. B. bei bestimmten Polizeibeamtengruppen (60 bzw. 62 Jahre).

Es bereitet einige Schwierigkeiten, das Gewicht der auf Fähigkeiten bezogenen Argumente genau zu bestimmen. Sicherlich kommt dem Gemeinwohlbezug ein besonderer Wert zu, da potenziell die Allgemein-heit der Staatsbürger und wichtige öffentliche Interessen geschützt werden sollen. Ein funktionierendes Gesundheitswesen auf hohem qualitativem Niveau stellt etwa einen solchen herausragenden Gemeinwohlbelang dar. Der individuelle Schutz von Rechtsgütern oder wirtschaftlichen Interessen Dritter, gewährleistet z. B. durch ein Gutachten eines von der Handwerkskammer bestellten Sachverständigen, mag hiergegen im Rang zurücktreten, obschon die Tatsache, dass eine öffentliche Institution für Streitigkeiten mit Handwerkern eine solche Möglichkeit vorhält, gemeinwohlrelevant sein mag. Ähnliches gilt für den Ausbildungsbereich.

Ist eine Tätigkeit gerade wegen der Art und Weise ihrer Ausübung geeignet, dass Dritte bei unsachgemäßer Ausübung gefährdet werden, ist der Schutz der ausübenden Person wie der Schutz der möglicherweise gefährdeten Personen an eine besondere fachliche Befähigung und an die individuelle körperliche und/oder geistige Leistungsfähigkeit geknüpft.

Die Schutzrichtung von Altersgrenzen und die Anforderungen an die jeweilige Befähigung und an die damit zusammenhängenden körperlichen und geistigen Fähigkeiten bestimmen sich daher nach dem jeweiligen Schutzgut. Das spricht aber gegen die Einrichtung einer verallgemeinernden und den angenommenen Fähigkeitsverlust pauschalisierend festsetzenden Altersgrenze. Verschiedene Ruhestandsregelungen im Bereich des öffentlichen Dienstes, vor allem bei den sicherheitsrelevanten Tätigkeiten, tragen einer auf das Schutzgut bezogenen Betrachtungsweise insofern Rechnung, als hier in der Regel unterschiedliche Altersgrenzen angesetzt werden. Damit wird auch die gesteigerte körperliche und geistige Belastung berücksichtigt.

Ausblick

Es können zwei alternative Grundsätze für den politischen wie den rechtspolitischen Umgang mit der Problematik der Höchstaltersgrenzen in Hinblick auf die Verwendung des Kriteriums der altersbedingten Leistungsfähigkeit als Ausschlusskriterium formuliert werden. Weil die Leistungsfähigkeit von Personen im höheren Alter allgemein nachlässt, ist eine allgemeine Ausschlussregel für bestimmte Tätigkeiten, die von älteren Personen ausgeübt werden, festzulegen (Generalisierungsgrundsatz). Alternativ: weil die Leistungsfähigkeit einer Person auch im höheren Alter von individuell-personalen Elementen abhängt, verbietet es sich, eine allgemeine Ausschlussregel für bestimmte Tätigkeiten, die von älteren Personen ausgeübt werden, festzulegen (Individualisierungsgrundsatz). Zurzeit herrscht der Grundsatz vor, allgemeine Ausschlussregeln für bestimmte Tätigkeiten, die von älteren Personen ausgeübt werden, zu errichten. Dieser Grundsatz bildet die Basis für die Einrichtung von Betätigungsgrenzen für Personen höheren Alters.

Eine Umstellung vom Generalisierungs- auf den Individualisierungsgrundsatz würde angesichts der aktuellen Dominanz des Generalisierungsgrundsatzes eine doch beachtliche politische und gesellschaftliche Umgewöhnung erfordern. Allerdings würde eine Umstellung auf den Individualisierungsgrundsatz auch eine Individualisierung der Überprüfung der jeweiligen Leistungsfähigkeit in Hinblick auf bestimmte Tätigkeiten bedingen. Der allgemeine Genuss der schönen Früchte der Individualisierung der Leistungsfähigkeit könnte dann im konkret veranlassten Fall für den einzelnen älteren Menschen durch den Biss in den sauren Apfel einer individuellen Leistungsfähigkeitsüberprüfung getrübt werden.

In der Bundesrepublik, in der bisher der Generalisierungsgrundsatz verfolgt worden ist, ist dem Druck der Anerkennung einer erhöhten Leistungsfähigkeit der älteren Generation durch eine sukzessive Anhebung der Altersgrenzen auf dem Gebiet des Rentenalters und entsprechend des Ruhestandsalters im öffentlichen Dienst nachgegeben worden. Freilich ist diese Anhebung angesichts der demographischen Veränderungen vor allem finanziellen Erwägungen geschuldet. Ein qualitativer Umschwung, d. h. eine allgemeine Umstellung auf den Individualisierungsgrundsatz, war und ist gesellschaftlich und politisch bisher nicht bezweckt. Dies ist angesichts der insbesondere auf europäischer Ebene in vielen Bereichen angeregten Antidiskriminierungspolitik erstaunlich. Allerdings ist auch die europäische Politik in Altersdiskriminierungsfragen bisher nicht von klaren Grundsätzen geprägt.

Angesichts der demographischen Entwicklung und insbesondere angesichts der Verbesserung des Gesundheitszustandes der älteren Bevölkerung erscheint jedoch eine sukzessive Umstellung auf den Individualisierungsgrundsatz angebracht. Auch unter rechtlichen Gesichtspunkten wird man dies fordern können (Nussberger, 2002, S. 532; Mann, 2007, S. 334). Einen rechtlichen Grundsatz, dass ältere Mensch aufgrund einer verallgemeinernd angenommenen Reduzierung ihrer Leistungsfähigkeit von bestimmten Tätigkeiten ausgeschlossen werden *müssen*, gibt es nicht. Bisher stand es allerdings dem Gesetzgeber frei, ältere Menschen aus diesen Gründen von bestimmten Tätigkeiten ausschließen zu *können*. Solange zwingende und damit für den Gesetzgeber handlungsleitende verfassungsrechtliche Maßstäbe für ein umfassendes allgemeines Verbot der Altersdiskriminierung fehlen, bleibt es Aufgabe der gesetzgebenden Körperschaften, entsprechend tätig zu werden.

Literatur

Baßlsperger, M. (2008). Altersdiskriminierung durch Beamtenrecht. Rechtsprobleme und Lösungsansätze nach Inkrafttreten des Beamtenstatusgesetzes. *Zeitschrift für Beamtenrecht (ZBR)*, 339–350.

Boecken, W. (1998). *Wie sollte der Übergang vom Erwerbsleben in den Ruhestand rechtlich ausgestaltet werden?* Gutachten B zum 62. Deutschen Juristentag, Bremen 1998. München: C.H. Beck.

Büsges, E.-M. (1990). *Gutachten zur Überprüfung von Altersfragen in bundesgesetzlichen Regelungen*, in Auftrag gegeben vom Bundesministerium für Jugend, Familie, Frauen und Gesundheit. [Typoskript]. August 1990.

Bundesministerium für Familie Senioren Frauen und Jugend (BMFSFJ). (2010). *Sechster Bericht zur Lage der älteren Generation in der Bundesrepublik Deutschland. Altersbilder in der Gesellschaft*. Berlin: BMFSFJ.

Gerichtshof der Europäischen Union (2010). *Urteil vom 12.10.2010*, Rechtssache C-45/09 (Rosenbladt). 2010.

Igl, G. & Klie, T. (2007). *Das Recht der älteren Menschen*. (S. 17–47). Baden-Baden: Nomos.

Mann, T. (2007). Gesetzliche Höchstaltersgrenzen und Verfassungsrecht. In Grote, R., Härtel, I., Hain, K.-W., Schmidt, T. I., Schmitz, T., Schkuppert, G. F. & Winterhoff, C. (Hrsg.), *Die Ordnung der Freiheit, Festschrift für Christian Starck* (S. 319–334). Tübingen: Mohr Siebeck.

Nussberger, A. (2002). Altersgrenzen als Problem des Verfassungsrechts. *Juristenzeitung (JZ)*, *57*(11), 524–532.

Preis, U. (2008). *Alternde Arbeitswelt – Welche arbeits- und sozialrechtlichen Regelungen empfehlen sich zur Anpassung der Rechtsstellung und zur Verbesserung der Beschäftigungschancen älterer Arbeitnehmer?* Gutachten B zum 67 Deutschen Juristentag, Erfurt 2008. München: C.H. Beck.

Welti, F. (2009). Rechtliche Rahmenbedingungen von Priorisierung in der Gesetzlichen Krankenversicherung. *Zeitschrift für Evidenz, Fortbildung und Qualität im Gesundheitswesen (ZEFQ)*, *103*(2), 104–110.

I Grundlagen

Teil II Interventionszugänge auf individueller Ebene

Prävention im Lebenslauf

23 Formen und Bedeutung von Prävention

Benjamin Schüz und Jochen P. Ziegelmann

Zusammenfassung

Prävention ist ein wichtiger Inhalt der angewandten Gerontologie. Präventive Maßnahmen für ältere Menschen haben vor allem das Ziel, gesundheitliche Ressourcen aufrechtzuerhalten und Verschlechterungen des Gesundheitszustandes vorzubeugen. In diesem Kapitel werden einige verhaltensbezogene Empfehlungen für Prävention im Alter vorgestellt und ein protokollbasierter Ansatz zur Entwicklung von theorie- und evidenzbasierten Maßnahmen zur Gesundheitsförderung diskutiert.

Einführung

Auch im höheren und höchsten Alter stellt Prävention einen wichtigen Inhalt angewandter gerontologischer Forschung und Praxis dar. Diese Bedeutung zeigt sich auch darin, dass die Weltgesundheitsorganisation der Prävention im Alter einen großen Stellenwert einräumt und als Ziele erfolgreicher Prävention formuliert, dass ältere Menschen Gesundheit, Selbstwertgefühl, Unabhängigkeit und aktive Teilhabe am gesellschaftlichen Leben erfahren (Weltgesundheitsorganisation, 1999). Allerdings zeigen diese Ziele auch, dass Prävention bei älteren Menschen nicht auf den engen Begriff der Vorbeugung von Erkrankungen reduziert werden kann – aktuelle Daten der Gesundheitsberichterstattung zeigen beispielsweise, dass in der Gruppe älterer Menschen zwischen 64 und 69 Jahren 62 % an zwei oder mehr Erkrankungen leiden; in der Gruppe von 70 – 75 Jahren sind das bereits 74 % und in der Gruppe von 76 – 81 Jahren rund 80 % (Wurm, Schöllgen & Tesch-Römer, 2010). Das bedeutet, dass der Schwerpunkt bei der Prävention im höheren Alter eher auf der Vorbeugung der Verschlechterung des Gesundheitszustandes und auf der Aufrechterhaltung von Gesundheitsressourcen als auf der Vermeidung von Neuerkrankungen liegen muss, um eine Kompression der Morbidität zu erreichen. In der oft verwendeten Einteilung von Prävention in Primär-, Sekundär-, und Tertiärprävention ist also vor allem die Vorbeugung von Verschlechterungen und Rückfällen wichtig. Allerdings sollte nicht außer Acht gelassen werden, dass, auch wenn das Ziel der völligen Vermeidung von Erkrankungen bei alten und sehr alten Menschen nicht mehr realistisch ist, durchaus spezifischen Krankheiten wie kardiovaskulären Erkrankungen durch geeignete Maßnahmen wie körperlicher Aktivität vorgebeugt werden kann (Gregg et al.,

2003). Im Folgenden möchten wir einige Ansatzpunkte für Prävention im Alter entwickeln, aufzeigen, welche Inhalte und Ziele präventive Maßnahmen im Alter haben können, und vorschlagen, wie solche Maßnahmen systematisch entwickelt werden können.

Ansatzpunkte für Prävention im Alter

Die Ansatzpunkte für Prävention – also die Einflussgrößen, durch deren Veränderung man sich Veränderungen in der Gesundheit verspricht – ergeben sich zunächst aus den Risiko- und Schutzfaktoren für Krankheiten im Alter. In der Gruppe älterer Menschen sind das neben nicht oder nur schwer veränderbaren Faktoren (z. B. genetische Prädisposition, stabile Umweltbedingungen) und variablen, veränderbaren Faktoren (z. B. variable Umweltbedingungen oder verhaltensbedingte Risikofaktoren) auch altersphysiologische Veränderungen des Körpers, die eine dritte wichtige Einflussgröße auf die Gesundheit im Alter darstellen. Diese Einflussgrößen können miteinander interagieren oder sich gegenseitig aufheben.

Zum Beispiel können altersphysiologische Veränderungen wie die Abnahme von Muskelmasse teilweise durch gezieltes Training kompensiert werden – Effekte von solchen gezielten Maßnahmen konnten auch noch bei sehr alten Menschen (teilweise über 90 Jahre) gezeigt werden (Fiatarone et al., 1994). Andererseits können diese altersphysiologischen Veränderungen durch stabile Einflussgrößen, wie beispielsweise ungünstige Umweltbedingungen, wie einem Mangel an altersangepassten Bewegungsmöglichkeiten, auch beschleunigt werden.

Diese Unterscheidung steht scheinbar der oft gebräuchlichen Unterscheidung von Verhältnis- und Verhaltensprävention gegenüber, die Maßnahmen zur Veränderung der Umweltbedingungen von Maßnahmen zur Veränderung individuellen Verhaltens trennt. Allerdings wird sie hauptsächlich um den Aspekt der Veränderbarkeit ergänzt, der für die Planung von präventiven Maßnahmen entscheidend ist. Schließlich zielen alle präventiven Maßnahmen darauf ab, Veränderungen in der Gesundheit über die Veränderung individueller Verhaltensweisen zu erreichen, ob nun über Veränderungen in sozioökonomischen Rahmenbedingungen oder über kleinteilige psychologische Determinanten individuellen Verhaltens. Die Unterscheidung stabiler, variabler und altersbedingter Einflussgrößen ermöglicht es, gezielte präventive Maßnahmen zu entwickeln. Während sich stabile Einflussgrößen wie genetische Prädisposition kaum verändern und altersphysiologische Veränderungen bestenfalls verlangsamen lassen, können variable Einflussgrößen durch geeignete Maßnahmen durchaus günstig beeinflusst werden. Was genau eine geeignete Maßnahme ist, hängt davon ab, ob es um präventive Maßnahmen für eine spezifische Krankheit oder eher um allgemeine Maßnahmen geht. Im Rahmen allgemeiner Maßnahmen werden für ältere Menschen mehrere Verhaltensweisen diskutiert, bei denen Nikotinkarenz, moderater Alkoholkonsum, körperliche Aktivität, eine ausgewogene Ernährung und die regelmäßige Einnahme von Medikamenten im Vordergrund stehen (Peel, McClure & Bartlett, 2005). Die meisten dieser Empfehlungen wirken sich dabei auf die Auftretenswahrscheinlichkeit mehrerer Erkrankungen aus

– so kann sich körperliche Aktivität beispielsweise günstig auf die Vorbeugung von Herz-Kreislauf-Erkrankungen auswirken, aber auch Diabetes mellitus Typ II und das Auftreten dementieller Erkrankungen verzögern. Im Folgenden werden wir einige dieser Empfehlungen und Möglichkeiten zu ihrer Umsetzung genauer vorstellen.

Verhaltensbezogene Prävention – Empfehlungen

Die folgenden Empfehlungen orientieren sich an den verhaltensbezogenen Faktoren, die sich in verschiedenen Überblicksarbeiten als wichtige Einflussgrößen auf Gesundheit im Alter herausgestellt haben.

Auch bei Menschen im hohen Alter (80 Jahre und älter) ist *Rauchen* noch ein bedeutsamer Risikofaktor für Mortalität, was bedeutet, dass sich auch in dieser Altersgruppe noch gesundheitliche Verbesserungen ergeben können, wenn Menschen mit dem Rauchen aufhören. Diese Effekte sind meist darüber vermittelt, dass sich die Anfälligkeit für Atemwegs- und kardiovaskuläre Erkrankungen deutlich verringert. Programme für jüngere Zielgruppen lassen sich auch in älteren Populationen anwenden, teilweise (abhängig vom Grund für den Rauchstopp) sogar mit höheren Erfolgsquoten als bei jüngeren Teilnehmern (Whitson, Heflin & Burchett, 2006). Allerdings wird am Beispiel des Rauchens die Bedeutung des Verhältnisses von individuellen Kosten (Stress durch Verhaltensänderung) und Nutzen (Zugewinn an Lebenszeit) deutlich, die mit steigendem Alter sicherlich zunimmt und individuell abgewogen werden muss.

Die *regelmäßige Einnahme von Medikamenten* scheint bei älteren Menschen ein geringeres Problem als bei jüngeren zu sein, viele Studien belegen aber dennoch, dass sich viele ältere Menschen nicht an die Empfehlungen zur Einnahme von Medikamenten halten (ein Überblick von Studien findet sich bei Banning, 2008). Neben eher unabsichtlichen Problemen bei der Einnahme von Medikamenten wie Vergessen oder Problemen mit Verpackungen und Einnahme geben viele ältere Menschen gesundheitliche Gründe für Abweichungen von Empfehlungen zur Medikamenteneinnahme an. Diese gesundheitlichen Gründe liegen oft daran, dass ältere Menschen häufig unter Mehrfacherkrankungen leiden und entsprechend mehrere Medikamente zur Einnahme verschrieben bekommen. Durch die Verschreibungspraxis vor allem in Deutschland kann es dabei allerdings dazu kommen, dass von unterschiedlichen Ärzten Medikamente verschrieben werden, die miteinander interagieren oder unerwünschte Nebenwirkungen zeigen. Maßnahmen zur Förderung der Einnahme sind vor diesem Hintergrund schwierig zu entwerfen. Während sich mechanische Hilfsmittel wie nach Wochentagen eingeteilte Medikamentenbehälter als sehr hilfreich zur Vermeidung von unabsichtlichen Problemen bei der Einnahme erwiesen haben, sind gezielte Maßnahmen zur Vermeidung von absichtlichen Änderungen der Einnahme schwierig zu gestalten. Hier könnten vor allem Maßnahmen erfolgreich sein, die die Gesamtzahl der Medikamente, die eine Person einnehmen muss, berücksichtigen und die darauf abzielen, älteren Menschen genau zu erklären, warum welche Medikamente wichtig sind (Schüz et al., 2011).

Körperliche Aktivität wird in vielen systematischen Überblicksarbeiten auch und besonders für ältere Menschen empfohlen.

Allerdings müssen bei solchen Empfehlungen die spezifischen gesundheitlichen Voraussetzungen älterer Menschen berücksichtigt werden. Das American College of Sports Medicine, das eine der wichtigsten Empfehlungen für körperliche Aktivität bei älteren Menschen herausgibt, empfiehlt beispielsweise zur Vorbeugung von Stürzen Balanceübungen, zur Vorbeugung von Einschränkungen in der Bewegungsfreiheit zweimal wöchentlich mindestens 10 Minuten lang Übungen zur Flexibilität und zur allgemeinen Verbesserung des Gesundheitszustandes dreimal wöchentlich für 20 Minuten anstrengende oder fünfmal pro Woche für 30 Minuten moderat anstrengende körperliche Aktivität. Allerdings erreichen nur die wenigsten älteren (und auch jüngeren) Menschen tatsächlich das Niveau an körperlicher Aktivität aus diesen Empfehlungen (Wurm et al, 2010). Zur dauerhaften Veränderung von körperlicher Aktivität sind neben der Schaffung von Strukturen, in denen ältere Menschen aktiv sein können, und geeigneter Unterstützungsmöglichkeiten (ein umfangreiches Programm findet sich z. B. bei Meier-Baumgartner, Dapp & Anders, 2006) auch individuelle Faktoren wie Motivation und Planung sehr wichtig, die in geeigneten Maßnahmen gezielt gefördert werden können (Ziegelmann, Lippke & Schwarzer, 2006). Diese Verhaltensweisen sind natürlich nur Beispiele – genauso wichtig ist es, die kognitive Kapazität, Mundgesundheit und die Nutzung von Früherkennungs- und Impfmaßnahmen zu fördern sowie Einschränkungen von Sinnesleistungen entgegenzuwirken. Weitere Beispiele für Verhaltensweisen, die zu erfolgreichem Altern beitragen können, finden sich auch in den »15 Regeln für gesundes Älterwerden« der Bundesvereinigung Prävention und Gesundheitsförderung.

Die in diesem Kapitel diskutierten Aspekte haben einen Schwerpunkt auf gesundheitlicher Eigenverantwortung. Die gesundheitliche Eigenverantwortung muss jedoch auch durch geeignete Umweltbedingungen ermöglicht beziehungsweise gefördert werden. Hierzu geeignete Maßnahmen wären beispielsweise der Ausbau der Prävention als vierter Säule des Gesundheitswesens, wie es seit 2005 der Entwurf eines Gesetzes zur Stärkung der Gesundheitsförderung und gesundheitlichen Prävention vorsieht (Deutscher Bundestag, 2005). In den letzten drei Legislaturperioden konnte dieses sogenannte »Präventionsgesetz« jedoch nicht verabschiedet werden. Eine weitere Maßnahme wäre die Vermittlung eines positiveren Alter(n)sbildes zusammen mit dem Hinweis auf die prinzipielle Möglichkeit der positiven Beeinflussung der Gesundheit in jedem Lebensalter. Deswegen ist neben individuellen Verhaltensänderungen auch die Veränderung der Gesellschaft hin zu altersfreundlichen und ressourcenförderlichen Lebensumwelten wichtig. Dazu gehören unter anderem die Beschäftigungsfähigkeit älterer Arbeitnehmer, Zugangsmöglichkeiten zu lebenslangem Lernen, soziale Netzwerke, bürgerschaftliches Engagement und gesellschaftliche Teilhabe. Obwohl in jedem Lebensalter die prinzipielle Möglichkeit der positiven Beeinflussung der Gesundheit gegeben ist, so ist es gerade auch bei älteren Menschen wichtig, das Verhältnis Kosten und Nutzen näher zu betrachten. Hierbei sind vor allem auch die individuellen Kosten (wie zum Beispiel eine Einbuße an Lebensqualität durch den Verzicht auf bestimmte risikobehaftete Verhaltensweisen) zu berücksichtigen, wie bereits weiter oben am Beispiel des Rauchens beschrieben. Eine weiterführende Diskussion zum Thema Eigenverantwortung im Gesundheitswesen findet sich bei Schmidt (2010). Ebenso stellt sich die Frage nach den Langzeitfolgen von Gesundheitsförderung und Prävention bis ins hohe Lebensalter (s. Kapitel 10 von Wurm »Gesundheit und Krankheit«).

Planung und Evaluation von präventiven Maßnahmen im Alter

Um bei möglichst vielen Personen in der Zielgruppe älterer Menschen so erfolgreich wie möglich zu sein, müssen Maßnahmen zur Prävention im Alter sorgfältig und systematisch geplant und evaluiert werden (Schüz & Wurm, 2009). Dabei ist ein klar umrissenes Wirkmodell unerlässlich, in dem alle Bestandteile der präventiven Maßnahme im Vornherein gut begründet mit den geplanten Ergebnissen in Verbindung gesetzt werden. Ein Beispiel für die Aufstellung und Umsetzung solcher Wirkmodelle in die Praxis der Gesundheitsförderung findet sich beispielsweise im Intervention-Mapping-Ansatz (Bartholomew et al., 2006). Dieser Ansatz ist besonders geeignet, Maßnahmen zur Gesundheitsförderung für spezifische Zielgruppen wie ältere Menschen zu entwickeln, weil er logisch aufeinander aufbauende Schritte aufzeigt, anhand derer sich Maßnahmen systematisch und unter Berücksichtigung von Evidenz und Theorie entwickeln lassen. Durch eine Bedarfsanalyse, die das Ausmaß und die Bedeutung gesundheitlicher Probleme in der Zielpopulation bestimmt, werden die Ziele einer präventiven Maßnahme definiert. Zum Beispiel zeigen Übersichtsarbeiten, dass die am weitesten verbreiteten Erkrankungen in der Gruppe der Menschen über 65 Herz-Kreislauf-Erkrankungen sind. In einem zweiten Schritt werden die veränderbaren Einflussgrößen bestimmt, die den größten Einfluss auf diese Erkrankungen haben – das könnte in diesem Beispiel körperliche Aktivität sein. Im dritten Schritt werden Faktoren gesucht, die diese Einflussgrößen am besten verändern können, beispielsweise die Bereitstellung von geeigneten Angeboten oder individuelle Überzeugungen zu körperlicher Aktivität. In einem vierten Schritt werden dann konkrete Maßnahmen entwickelt, die diese Faktoren verändern können – in Abhängigkeit von der im ersten Schritt identifizierten Zielgruppe und der verfügbaren Evidenz beispielsweise spezifische Sportgruppen für Senioren, aktivierende Maßnahmen in der ambulanten Pflege oder Informationsbroschüren über körperliche Aktivität. In einem fünften Schritt wird bestimmt, wer diese Maßnahmen wo durchführen sollte und wie diese Multiplikatoren erreicht werden können. Schlussendlich steht im sechsten Schritt die Entwicklung eines Plans zur Prozess- und Ergebnisevaluation der Maßnahme.

Der Vorteil dieser Herangehensweise liegt im schrittweisen und systematischen Aufbau, der den Prozess der Entwicklung strukturiert und jeden einzelnen Schritt empirisch überprüfbar macht, was die Überarbeitung und Weiterentwicklung von nachhaltigen Maßnahmen erleichtert.

Ausblick

Prävention ist auch im hohen und höchsten Alter wichtig. Das Ziel präventiver Maßnahmen liegt dabei vor allem in der Aufrechterhaltung von Gesundheit und Autonomie und in der Vorbeugung von gesundheitlichen Verschlechterungen. Durch gezielte und geeignete Maßnahmen zur Förderung vor allem von verhaltensbezogenen Schutzfaktoren kann erreicht werden, dass der Zugewinn an Lebensjahren durch den demographischen Wandel auch einen Zugewinn an Lebensjahren in guter Gesundheit und mit hohem Wohlbefinden mit sich bringt (Kompression der Morbidität). Gesundheitsförderung sollte sich aber an Menschen aller Altersgruppen richten, denn die Fundamente für ein gesundes Leben und gute Gesundheit im hohen Alter werden schon früh gelegt. Dementsprechend sollten auch jüngere Menschen angesprochen werden, damit diese bereits in jungen Jahren ein solides Fundament für erfolgreiche Entwicklung und insbesondere optimale Gesundheit im höheren Alter legen können. Gerade in der Förderung erfolgreichen Alterns sollte deswegen kein exklusiver Fokus auf die älteren Altersgruppen gelegt werden, sondern es sollten im Sinne lebenslangen Lernens Menschen aller Altersgruppen angesprochen werden.

Literatur

Banning, M. (2008). Older people and adherence with medication: A review of the literature. *International Journal of Nursing Studies, 45*(10), 1550–1561.

Bartholomew, L. K., Parcel, G. S., Kok, G., Gottlieb, N. H., Schaalma, H. & Markham, C. (2006). *Planning health promotion programs: An intervention mapping approach (2nd ed.).* San Francisco, CA, US: Jossey-Bass.

Deutscher Bundestag (2005). *Gesetzentwurf der Fraktionen SPD und BÜNDNIS 90/DIE GRÜNEN.* Drucksache 15/4833. Berlin: Deutscher Bundestag.

Fiatarone, M. A., O'Neill, E. F., Ryan, N. D., Clements, K. M., Solares, G. R., Nelson, M. E. Roberts, S. B., Kehayias, J. J., Lipsitz, L. A. & Evans, W J. (1994). Exercise training and nutritional supplementation for physical frailty in very elderly people. *N Engl J Med, 330*(25), 1769–1775.

Gregg, E. W., Cauley, J. A., Stone, K., Thompson, T. J., Bauer, D. C., Cummings, S. R. & Ensrud, K. E. for the Study of Osteoporotic Fractures Research Group (2003). Relationship of changes in physical activity and mortality among older women. *Journal of the American Medical Association (JAMA), 289*(18), 2379–2386.

Meier-Baumgartner, H.-P., Dapp, U. & Anders, J. (2006). *Aktive Gesundheitsförderung im Alter: Ein neuartiges Präventionsprogramm für Senioren* (2. Aufl.). Stuttgart: Kohlhammer.

Peel, N. M., McClure, R. J. & Bartlett, H. P. (2005). Behavioral Determinants of Healthy Aging. *American Journal of Preventive Medicine, 28*(3), 298–304.

Schmidt, B. (2010). Der eigenverantwortliche Mensch. *Das Gesundheitswesen, 72*, 29–34.

Schüz, B. & Wurm, S. (2009). Wie wichtig ist Prävention? In Robert Koch-Institut (Hrsg.), *Gesundheit und Krankheit im Alter* (S. 161–167). Berlin: Robert-Koch-Institut.

Schüz, B., Wurm, S., Ziegelmann, J. P., Warner, L. M., Tesch-Römer, C. & Schwarzer, R. (2011). Changes in functional health, changes in medication beliefs, and medication adherence. *Health Psychology, 30*, 31–39.

Weltgesundheitsorganisation. (1999). *Gesundheit 21 – Gesundheit für alle im 21. Jahrhundert.* Kopenhagen: Weltgesundheitsorganisation Regionalbüro für Europa.

Whitson, H. E., Heflin, M. T. & Burchett, B. M. (2006). Patterns and Predictors of Smoking Cessation in an Elderly Cohort. *Journal of the American Geriatrics Society, 54*(3), 466–471.

Wurm, S., Schöllgen, I. & Tesch-Römer, C. (2010). Gesundheit. In A. Motel-Klingebiel, S. Wurm & C. Tesch-Römer (Hrsg.), *Altern im Wandel: Befunde des Deutschen Alterssurveys (DEAS)* (S. 114–117). Stuttgart: Kohlhammer.

Ziegelmann, J. P., Lippke, S. & Schwarzer, R. (2006). Adoption and maintenance of physical activity: Planning interventions in young, middle-aged, and older adults. *Psychology and Health, 21*(2), 145–163.

24 Entwicklungsberatung

Horst Gräser

Zusammenfassung

Entwicklungsberatung wird definiert als professionelle Unterstützung von Menschen bei der intentionalen Gestaltung ihres Lebens und beim Aufbau persönlicher Orientierungen bezüglich ihrer Entwicklungsanliegen. Die an der intentionalen Selbstentwicklung beteiligten Prozesse und die aus ihrer Analyse abgeleiteten Ansatzpunkte für Entwicklungsberatung werden erörtert. Den Hintergrund bilden die Entwicklungspsychologie der Lebensspanne mit ihren speziell auf die Entwicklungsregulation im Erwachsenenalter bezogenen Modellen (Selektion, Optimierung und Kompensation, Zwei-Prozess-Modell, Modell der primären und sekundären Kontrolle) und die auf diese theoretischen Positionen gegründete empirische Forschung mit ihren Befunden. Schließlich wird die Rolle von Entwicklungsberatung für das Ziel des Positiven Alterns erörtert. Das Vorhandensein entsprechender Angebote ist als wichtige kontextuelle Entwicklungsressource zu werten.

Einführung

Entwicklungsberatung wird gewöhnlich definiert als professionelle Hilfe bei der Vorbereitung entwicklungsbezogener Entscheidungen und beim Aufbau von personalen Entwicklungsorientierungen. Sie setzt also einen Theoriekontext voraus, der der intentionalen Gestaltung des eigenen Lebens einen zentralen Platz zuweist und richtet sich in diesem Sinne vornehmlich auf die Auswahl und Verwirklichung von Lebenszielen und das Navigieren des Lebenslaufs in einem Feld von Möglichkeiten und Beschränkungen. Mitgemeint ist auch der Aufbau und die Förderung entsprechender Handlungs- und Entscheidungskompetenzen (Gräser, 2007).

Intentionale Selbstentwicklung und Entwicklungsberatung

Intentionale Selbstentwicklung umfasst Prozesse der Selbstbeobachtung, der Selbstbewertung und der Implementation von Zielen, die auf einen Hintergrund von Iden-

II Individuum

169

titätsentwürfen und kognitiven Repräsentationen der jeweiligen Entwicklungsökologie zu beziehen sind. Effektive Selbstregulation ist auf ausreichend präzise und valide Beobachtung der eigenen Person und auch der Lebensumstände angewiesen. Unzulänglichkeiten in dieser Hinsicht (z. B. immunisierende oder selbstwertdienliche Interpretation des eigenen Verhaltens oder falsche Vorstellungen von den eigenen Entwicklungsmöglichkeiten) können durch die Expertise des Beraters ausgeglichen oder korrigiert werden.

Auf die eigene Entwicklung bezogenes korrektives Handeln wird angestoßen, wenn beim Vergleich von normativen Erwartungen oder persönlichen Entwicklungszielen mit der aktuellen Entwicklungssituation Diskrepanzen wahrgenommen werden. Allgemeine Ziele wie z. B. »ein gutes Leben führen« müssen in ihrer individuellen Bedeutung konkretisiert und auf ausführbare Handlungen bezogen werden. Dazu sind die passenden Mittel in Abstimmung mit anderen persönlichen Zielen und den situativen Gelegenheiten oder Beschränkungen auszuwählen. Solche Prozesse hängen von den Konzepten des Handelnden ab, die er in der Rekonstruktion seiner Entwicklungssituation verwendet, und auch davon, wie diese Konzepte zueinander in Beziehung gesetzt werden. In der Entwicklungsberatung ist größter Wert darauf zu legen, dass Klienten ihre Entwicklungsziele explizieren und ihre persönlichen Projekte konkret artikulieren. Andererseits sind aber auch die dazugehörigen Mittel-Ziel-Ketten zu erkunden und auszuarbeiten (z. B. in einem sokratischen Dialog mit dem Berater; Stavemann, 2007). In dieser Hinsicht kann es wichtig sein, die Konzeptstrukturen des Klienten auf der Grundlage wissenschaftlicher Befunde oder der Expertise des Beraters zu erörtern und mit dem Klienten herauszuarbeiten, welches Mittel welchem Ziel in der gegebenen Situation dient. Rekonstruiert man menschliches

Streben nach dem Muster von Ziel-Mittel-Verbindungen, so sind vielfältige erleichternde oder behindernde funktionale Wechselbeziehungen zwischen Zielen und Mitteln zu berücksichtigen. Zielkonflikte können sich z. B. auch darin zeigen, dass gewisse Mittel zur Zielerreichung deshalb nicht eingesetzt werden, weil sie anderen, vielleicht aktuell höher gewichteten Zielen widersprechen (z. B. »Ein Hörgerät will ich nicht, damit sieht man so behindert aus.«). Grundsätzlich muss auch berücksichtigt werden, dass Handlungen nicht nur im Hinblick auf die Effizienz zum Erreichen eines Ziels zu beurteilen sind, sondern auch im Hinblick auf die Ressourcenerschöpfung bzw. Ressourcenerhaltung bezüglich des Erreichens weiterer Ziele. Weil ein Ziel typischerweise über verschiedene Mittel erreicht werden kann und ein bestimmtes Mittel verschiedenen Zielen dienen kann, ist es nicht immer ausgemacht, welches Mittel als »das beste« erscheint, um ein Ziel zu erreichen. In der Entwicklungsberatung sind solche »systemischen« Effekte unter den multiplen Lebenszielen des Klienten zu bedenken; dies umso mehr, als unter den relevanten Zielen auch solche sein mögen, die dem Bewusstsein des Klienten nicht vollständig zugänglich sind, seine Entscheidungen aber gleichwohl mitbestimmen.

Handlungspläne enthalten eine Sequenz von Unterzielen. Diese beziehen sich typischerweise auf kürzere Zeitspannen und sind mit den Langzeitzielen über Rückmeldeschleifen verknüpft. Die sequentielle Struktur solcher Pläne ist einerseits wichtig, weil sie die Komplexität der Aufgabe für den Augenblick herunterbricht und man sich andererseits ermutigt fühlt, wenn Zwischenziele auf dem Weg zu übergeordneten Lebenszielen erreicht werden. Die Initiierung des Handelns auf jeder der hierarchisch geordneten Handlungsebenen hängt auch von den Vorsätzen ab, die in der Vorbereitungsphase gebildet werden. Und diese wiederum setzen klare Ziele und klare Vorstellungen davon voraus, was zu tun ist. Ohne klare Ziele und klare Handlungspläne können Intentionen in einem rudimentären Zustand stecken bleiben, der mit Gefühlen der Entfremdung und Hilflosigkeit verbunden ist. Entwicklungsberatung kann sich auf solche Zustände richten und die Lebensplanung von Klienten unterstützen, indem die Zielklärung und die Ausarbeitung von Handlungsplänen gefördert wird (z. B. bezüglich des Zeitmanagements, der interpersonalen Beziehungen, der Ressourcennutzung und der Selbstregulation). Weil das Verharren im Zustand des Nichtstuns, das Aufschieben und Vermeiden von Entscheidungen zu emotionalen Belastungen und oft auch zum Verpassen von Gelegenheiten führt, ist das Durcharbeiten der kognitiven Repräsentationen und Überzeugungen, die dem Vermeiden von Entscheidungen zugrunde liegen, ein wichtiges Anliegen von Entwicklungsberatung.

Nach einer Entscheidung zum Handeln werden Handlungspläne durch eine »implementative Bewusstseinslage« automatisch gegenüber Alternativen abgeschirmt. Gleich-

wohl ist ein ständiges Nachjustieren erforderlich. Unvollständig ausgearbeitete Pläne, unrealistische Erwartungen bezüglich der eigenen Möglichkeiten, falsche Annahmen über die Verfügbarkeit von Ressourcen, unerwartete Hindernisse bei der Ausführung, aber auch Ablenkungen und Versuchungen »unterwegs« müssen korrigiert oder bewältigt werden. Auch Coaching zählt deshalb zu den Anliegen von Entwicklungsberatung. Auftretende Schwierigkeiten unterminieren eine optimistische Haltung nicht sofort, sondern führen im Gegenteil meistens zu einer Zunahme der Zielvalenz im Dienste der Mobilisierung von Ressourcen. Eine reaktive Anstrengung zur Zielerreichung ist jedenfalls so lange zu erwarten, wie man die Hindernisse für überwindbar und die eigenen Kontrollmöglichkeiten für ausreichend hält. Beim Verfolgen wichtiger persönlicher Ziele führt erst wiederholt ergebnisloses Bemühen zu Sorgen und Selbstzweifeln, evtl. zu Verzagtheit infolge der Erschütterung von Selbstwirksamkeitsüberzeugungen oder gar zu Depression und Gesundheitsproblemen (Brandtstädter, 2007; Wrosch, 2011).

Theorie, Lebenskunst und Expertise

Die am Verfolgen von Lebenszielen beteiligten Prozesse können aus verschiedenen theoretischen Perspektiven analysiert werden. Einerseits sind Prozesse der selektiven Optimierung und Kompensation am Werk (Baltes & Baltes, 1990; s. auch Kapitel 31 von Freund & Hennecke »Lebensgestaltung im Alter«). Auch auf abstrakte und allgemeine Modelle für erfolgreiche Entwicklung abzielende Entwürfe (Baltes, Glück & Kunzmann, 2002) können nützliche Orientierungen für Entwicklungsberatung bieten. Ebenso die Forschung zum Zusammenspiel von hartnäckiger Zielverfolgung und Zielan-

passung im Zwei-Prozess-Modell der Entwicklungsregulation (Brandtstädter, 2007; s. auch Kapitel 12 von Leipold und Greve »Krise und Bewältigung«) oder im Modell zur Entwicklungssteuerung durch primäre und sekundäre Kontrolle (Heckhausen, Wrosch & Schulz, 2010; Wrosch, 2011; s. auch Kapitel 33 von Kliegel, Brom, Melzer & Akgün »Krankheit und Krankheitsmanagement«). Auch Versuche zum Aufbau einer an der psychologischen Forschung orientierten Lebenskunst (z. B. Martens & Kuhl, 2009) können als Hintergrund für Entwicklungsberatung herangezogen werden.

II Individuum

In konkreten Beratungssituationen müssen solche allgemeinen Modelle jedoch auf spezifischere Konzepte abgebildet werden, die dem Lebenskontext und den Konzepten des Klienten sowie dem betroffenen Problembereich genauer angepasst werden können. Den richtigen Weg zu finden zwischen hartnäckigem Festhalten an Zielen, die schwer zu erreichen sind, und depressiver Unentschiedenheit über die wichtigen Dinge des Lebens ist mitunter schwierig. Das Herabstufen persönlicher Ziele wegen verschlechterter Umstände kann z. B. helfen, Depression zu vermeiden oder sie zu überwinden, und kann auf diese Weise dazu beitragen, sich ein Gefühl der persönlichen Kontrolle zu bewahren, sich Erfolge zu sichern und für die eigene Entwicklung positive Aussichten zu erhalten (Brandtstädter, 2007). Auch mit der Erhaltung der körperlichen Gesundheit scheint diese Anpassungsstrategie verknüpft zu sein (Wrosch, 2011). Auf der anderen Seite kann vorschnelles Aufgeben aber auch zu unsicheren Zielbindungen und zu voreiligem Abfinden mit ungünstigen Umständen führen.

Den auf unsere Entwicklung bezogenen Intentionen kann ein Moment der Fremdbestimmung anhaften, weil sie in ökonomischen und kulturellen Kontexten zustande kommen und wir diesen Vorgang weder nach Belieben steuern noch ganz verstehen können. In der Entwicklungsberatung sind deshalb auch die kulturellen und ökonomischen Beschränkungen der Wahlfreiheit bezüglich unserer selbstregulatorisch wirksamen Zielwahlen zu beachten.

Konkretes professionelles Handeln eines Beraters bezüglich der Lebensprobleme seines Klienten kann von dem oben skizzierten theoretischen Hintergrund ausgehen und sich auch auf die Kenntnis einschlägiger spezifischer Konzepte und Erfahrungen mittleren Abstraktionsniveaus stützen. Die Anpassung solcher Konzepte an die konkrete Lebenssituation und die Möglichkeiten des Klienten ist aber auf die persönliche Erfahrung und Expertise des Beraters angewiesen. Die praktische Durchführung einer Beratung setzt auch die in der Allgemeinen Psychotherapie oder der Allgemeinen Beratungspsychologie formulierten strategischen und kommunikativen Fertigkeiten voraus.

Entwicklungsberatung und Positives Altern

Die progressive Einschränkung individueller Handlungsressourcen (s. auch Kapitel 15 von Röcke & Martin »Ressourcen«) stellt trotz erheblicher Variationsbreite ein universelles Charakteristikum des Alterns dar. Die Abnahme körperlicher Funktionsreserven und der sensorischen Leistungsfähigkeit bereits ab dem mittleren Erwachsenenalter geht einher mit abnehmender fluider Intelligenz und Merkfähigkeit sowie der Zunahme chronisch-degenerativer Probleme. Zwar gibt es einen weiten und durch den technischen Fortschritt größer werdenden Spielraum für kompensatorische Interventionen (Seh- und Hörhilfen, die Beweglichkeit erhaltende Operationen usw.), die auf die Erhaltung des Funktionsniveaus und die Vermeidung weiterer Ressourcenverluste gerichtet sind. Körperliches Training, gesunde Ernährung, Vorsorgeuntersuchungen, altersgerechte Gestaltung von Wohn- und Arbeitsumwelt können sowohl kompensatorische wie präventive Aspekte enthalten. Kompensation ist jedoch nur begrenzt wirksam: einerseits sind erzielbare Trainingseffekte bereichsspezifisch und längst nicht so durchgreifend wie in jungen Jahren, andererseits sind Kompensationsbemühungen selbst ressourcenabhängig und kommen mit schwindenden Ressourcen an ihre Grenzen. Eine Zunahme des kompensatorischen Aufwands bis etwa zur Mitte des achten Lebensjahrzehnts lässt sich empirisch nachweisen (Brandtstädter, 2007) und kann durchaus als ein Merkmal Positiven Alterns in dieser Lebensphase gelten. Entwicklungsberatung bezüglich der Kompensation von Funktionsverlusten richtet sich vor allem auf Fragen der Zweckmäßigkeit (zu leistender Aufwand vs. zu erwartender Nutzen) und des richtigen Zeitpunkts (Funktionserhaltung durch Belastung und Training vs. Funktionserhaltung durch Entlastung, Stützung oder Prothese) und muss sich auf Expertenwissen im jeweiligen Problembereich stützen.

Zwar kann Altern auch mit einem Zuwachs an lebenspraktischer Erfahrung und Expertise verbunden sein, übrigens auch im Bereich der emotionalen Regulation, im subjektiven Erleben fällt die Gesamtbilanz von Gewinnen und Verlusten jedoch umso ungünstiger aus je älter man wird. Gleichwohl bleiben sowohl die Diskrepanz zwischen gewünschtem und aktuellem Selbst als auch die subjektive Lebensqualität weitgehend stabil. Nicht stabil bleiben allerdings die funktionalen Zusammenhänge: Während im jungen Erwachsenenalter die für die Investition in zukünftige Gewinne wichtigen personalen, sozialen und materiellen Handlungsressourcen höchst bedeutsam für die subjektive Lebensqualität sind, gewinnen im fortgeschrittenen Alter auf die Vergangenheit bezogene lebensgeschichtliche und »zeitlose« wert- und glaubensbezogene Sinnaspekte größeres Gewicht (Brandtstädter, Meininger & Gräser, 2003).

In diesen Befunden zeigt sich eine grundsätzliche Verschiebung von individuell zweckrationalen hin zu überindividuell wertrationalen Positionen, die von Brandtstädter, Rothermund, Kranz und Kühn (2010) als »finale Dezentrierung« bezeichnet wird. Sie kommt auch in der Bevorzugung des Strebens nach altruistischem Engagement, Spiritualität und Authentizität gegenüber dem Streben nach Kompetenzerwerb sowie Macht und Erfolg zum Ausdruck. Darin mag sich ein Prozess fortsetzen, der schon bei jungen Eltern mit der Dezentrierung von den eigenen Entwicklungsinteressen auf die Entwicklungsinteressen ihrer Kinder beginnt. Im höheren Alter kann ein veränderter Blick auf das Leben auch durch den Übergang in den Ruhestand oder durch die gegenüber der Elternrolle distanziertere Großelternrolle befördert werden. Auch das Bearbeiten biographischer Anliegen im Rahmen des Erzählens und Schreibens (McAdams, 2008) kann zu analogen Distanzierungen beitragen. Entwicklungsberatung im Sinne biographischer Arbeit in angeleiteten Gruppen kann Positives Altern unterstützen und alten Menschen dazu verhelfen, ihren Frieden mit Lebensthemen zu machen, die mit Gefühlen des Ärgers oder der Reue verbunden sind. Einer gelasseneren und humorvolleren Haltung gegenüber dem Leben näher zu kommen, kann das Genießen dessen, was noch möglich ist, befördern und das Anhaften an Dingen, die nicht mehr zu ändern sind, überwinden. Nicht zuletzt erleichtert eine solche Haltung auch die Auseinandersetzung mit dem eigenen Lebensende (s. auch Kapitel 35 von Engel »Vorbereitung auf das Lebensende«).

II Individuum

173

Ausblick

Entwicklungsberatung als an den Theorien und Befunden zur Entwicklungspsychologie der Lebensspanne orientiertes professionelles Handeln kann in vielfältiger Weise realisiert werden. Das Spektrum reicht vom Weitergeben problemspezifischen Expertenwissens über die Unterstützung selbstregulatorischer Aktivitäten im Dialog mit einem Berater und Coaching bis hin zur Anleitung von Gruppen in der Auseinandersetzung mit biographischen Themen oder der Unterstützung von Selbsthilfegruppen. Die Verfügbarkeit und Zugänglichkeit solcher Angebote allein sichert noch kein Positives Altern, kann aber die intentionale Selbstentwicklung stützen und insoweit selbst als Entwicklungsressource gelten.

Literatur

Baltes, P. B. & Baltes, M. M. (1990). Psychological perspectives on successful aging: The model of selective optimization with compensation. In P. B. Baltes & M. M. Baltes (Eds.), *Successful aging: Perspectives from the behavioral sciences* (pp. 1–34). New York: Cambridge University Press.

Baltes, P. B., Glück, J. & Kunzmann, U. (2002). Wisdom: Its structure and function in regulating successful life span development. In C. R. Snyder & S. J. Lopez (Eds.), *Handbook of positive psychology* (pp. 327–347). New York: Oxford University Press.

Brandtstädter, J. (2007). *Das flexible Selbst: Selbstentwicklung zwischen Zielbindung und Ablösung.* Heidelberg: Elsevier/Spektrum Akademischer Verlag.

Brandtstädter, J., Meininger, C. & Gräser, H. (2003). Handlungs- und Sinnressourcen: Entwicklungsmuster und protektive Effekte. *Zeitschrift für Entwicklungspsychologie und Pädagogische Psychologie, 35,* 49–58.

Brandtstädter, J., Rothermund, K., Kranz, D. & Kühn, W. (2010). Final decentrations: Personal goals, rationality perspectives, and the awareness of life's finitude. *European Psychologist, 15,* 152–163.

Gräser, H. (2007). Entwicklungsberatung. In J. Brandtstädter & U. Lindenberger (Hrsg.), *Entwicklungspsychologie der Lebensspanne* (S. 599–623). Stuttgart: Kohlhammer.

Heckhausen, J., Wrosch, C. & Schulz, R. (2010). A motivational theory of life-span development. *Psychological Review, 117,* 32–60.

Martens, J. U. & Kuhl, J. (2009). *Die Kunst der Selbstmotivierung. Neue Erkenntnisse der Motivationsforschung praktisch nutzen* (3. Aufl.). Stuttgart: Kohlhammer.

McAdams, D. P. (2008). Personal narratives and the life story. In O. P. John, R. W. Robins & L. A. Pervin (Eds.), *Handbook of personality: Theory and research* (3rd ed., pp. 242–262). New York: Guilford.

Stavemann, H. H. (2007). *Sokratische Gesprächsführung in Therapie und Beratung.* (2. Aufl.). Weinheim: Beltz.

Wrosch, C. (2011). Self-regulation of unattainable goals and pathways to quality of life. In S. Folkman (Ed.), *The Oxford* handbook of stress, health and coping (pp. 319–333). New York: Oxford University Press.

25 Prävention körperlicher Erkrankungen

Paul Gellert und Wolfram J. Herrmann

Zusammenfassung

Prävention ist eine der Säulen unseres Gesundheitssystems und rückt zunehmend in den Fokus der Aufmerksamkeit. In einer Gesellschaft der steigenden Lebenserwartung werden kumulierte Auswirkungen von Prävention über die Lebensspanne zunehmend bedeutsamer, gleichzeitig ist selbst im hohen Alter Veränderung durch Präventionsmaßnahmen möglich. Aufgrund der unterschiedlichen Begrifflichkeiten und Konzepte von Prävention und Gesundheitsförderung stellen wir im ersten Teil dieses Kapitels verschiedene Ansätze zu Prävention und Gesundheitsförderung kurz vor. Bei einer älteren Bevölkerung stellt sich auch zunehmend die Frage nach Prävention im höheren Alter (Walter & Schneider, 2008), der wir im zweiten Teil des Kapitels nachgehen. Es wird dargelegt, warum Präventionsmaßnahmen für ältere Menschen angepasst, maßgeschneidert und wissenschaftlich evaluiert werden müssen. Abschließend stellen wir anhand zweier beispielhafter Präventionsmaßnahmen die breite Palette an Möglichkeiten der Prävention vor.

Einführung

In einer Gesellschaft der zunehmenden Lebenserwartung gewinnen chronische Erkrankungen wie Herz-Kreislauf-Erkrankungen und ihre Prävention an Bedeutung. So liegt in Deutschland bei Menschen über 65 Jahren beispielsweise die Prävalenz von Herz-Kreislauf-Erkrankungen für Frauen bei 19,1 %, für Männer sogar bei 28,3 % und für Diabetes mellitus Typ II bei 17,4 % für Frauen und 18,7 % für Männer (RKI, 2011). Diese Erkrankungen können durch präventive Maßnahmen beeinflusst werden. Daher ist gerade vor dem Hintergrund des demographischen Wandels Prävention eine wichtige Säule des Gesundheitssystems.

Ansätze zu Prävention und Gesundheitsförderung

Während mit kurativen Maßnahmen bereits ausgebrochene Krankheiten behandelt werden, ist das Ziel von Prävention (Wieder-)Erkrankungen zu verhindern, schon bevor diese eingetreten sind. Prävention bezieht sich ganz allgemein auf die Verhütung von Krankheiten und Krankheitsrisiken. Gesundheitsförderung, welche eng mit dem Präventionsbegriff verbunden ist, bezieht sich stärker auf die Entwicklung von Gesundheit und gesundheitsbezogenen Ressourcen, welche wiederum auch das Erkrankungsrisiko senken sollen (vgl. Becker, 1997; Rosenbrock & Kümpers, 2006). Prävention lässt sich anhand verschiedener Dimensionen klassifizieren:

- *Zeitpunkt an dem die Prävention ansetzt.* Weit verbreitet ist die Unterscheidung nach dem Zeitpunkt, an dem präventive Maßnahmen im Krankheitsverlauf ansetzen. So kann Prävention das Ziel haben, Risikofaktoren für das Auftreten von Krankheiten zu verringern, noch bevor sie aufgetreten sind (Primärprävention). Das Ziel von Prävention kann aber auch sein, Krankheiten in einem frühen asymptomatischen Stadium zu erkennen (Sekundärprävention) oder Wiedererkrankungen und vermeidbaren Folgeerkrankungen vorzubeugen (Tertiärprävention).

- *Interventionsebene.* Auf der Interventionsebene unterscheidet man, ob Präventionsmaßnahmen sich an eine einzelne Person, eine Risikogruppe oder eine breite Population richten.
- *Allgemeinheitsgrad.* Außerdem kann man Präventionsmaßnahmen danach differenzieren, wie spezifisch sie sind, ob sie gegen eine ganz bestimmte Krankheit oder ganz bestimmte Risikofaktoren gerichtet sind oder gegen diverse Krankheiten oder Risikofaktoren.
- *Ansatzpunkt.* Häufig wird zwischen Verhaltens- und Verhältnisprävention unterschieden. Bei Verhaltensprävention ist das Ziel der Prävention die Verhaltensänderung. Verhältnisprävention richtet sich an die gesetzlichen, organisatorischen oder technischen Verhältnisse und Rahmenbedingungen der sozialen und physikalischen Umwelt.
- *Grad der Maßschneiderung.* Weiterhin kann man Präventionsmaßnahmen nach dem Grad der Maßschneiderung einteilen. So kann Prävention individuell auf den Einzelnen bezogen erfolgen, wie dies beispielsweise in der ärztlichen Konsultation geschieht. Eine präventive Maßnahme kann aber auch auf eine bestimmte Subgruppe älterer Menschen zugeschnitten oder für die gesamte Bevölkerung standardisiert sein.

Prävention im Alter und über die Lebensspanne

Die eben besprochenen Dimensionen von Prävention sind im gerontologischen und lebensspannenbezogenen Kontext häufig künstlich und unzulänglich, daher bedürfen sie der Berücksichtigung einiger Besonderheiten, die im Alter relevant werden (Bran-

des & Walter, 2007). Mit zunehmendem Alter verschiebt sich die Bedeutung von Gesundheit von einer reinen Abwesenheit von Krankheit hin zu Beschwerdefreiheit und Funktionsfähigkeit trotz Erkrankungen. Damit verschieben sich auch die Ziele und

Erfolgskriterien von Prävention im Alter: So kann im höheren Alter angesichts von Multimorbidität die völlige Freiheit von Krankheit nicht einziges Ziel von Prävention sein. Mögliche Ziele sind die Verschiebung des (Erst-)Auftretens von Erkrankungen, ein geringerer Schweregrad oder eine geringere Chronifizierungsrate, eine Verlangsamung des degenerativen Abfalls im Krankheitsverlauf und vor allem geringere funktionale Einschränkungen, Behinderungen und Pflegebedürftigkeit sowie ein höheres Wohlbefinden gerade auch trotz vielfältiger Erkrankungen. Die Zielsetzung von Prävention im Alter geht also über die reine Senkung der Inzidenz- und Prävalenzraten von Erkrankungen hinaus.

Auch inhaltlich verschieben sich die Schwerpunkte der Präventionsmaßnahmen mit zunehmendem Alter. So wird etwa die Sturzprävention aufgrund eines höheren Risikos für Stürze und schwerwiegenderer Sturzfolgen immer wichtiger.

In der Primär- und Tertiärprävention gibt es im höheren Lebensalter eine Vielzahl medizinischer Maßnahmen, beispielsweise medikamentöse Interventionen. Gleichzeitig erhöht jedes zusätzlich eingenommene Medikament die Wahrscheinlichkeit von unerwünschten Arzneimittelwirkungen und -interaktionen. Daher ist bei jeder präventiven Medikamentengabe die Frage der Priorität mit zu berücksichti-

gen. Dazu müssen ausreichend Daten aus klinischen und epidemiologischen Studien zur Verfügung stehen, welche für die Kommunikation mit den Patienten verständlich aufbereitet sein sollten.

In der Sekundärprävention steht vor allem die Frage im Vordergrund, ob mit einer Screeningmaßnahme überhaupt ein mortalitätsbezogener Effekt erreicht werden kann. Diese Effekte sind bei Screeningmaßnahmen in Populationen ohne erhöhtes Risiko eher gering. Dem steht die psychische, soziale und körperliche Belastung durch die Screeningverfahren und der möglicherweise darauf folgenden Abklärung entgegen (Gigerenzer, Gaissmaier, Kurz-Milcke, Schwartz & Woloshin, 2007). Eine verständliche Kommunikation mit den Patienten über die Möglichkeiten und Grenzen von Screening und die Bedeutung der Risikowahrscheinlichkeiten ist daher notwendig.

Darüberhinaus sind bei der konkreten Durchführung aller präventiven Maßnahmen altersbedingte körperliche Veränderungen zu beachten, die sich zum Beispiel auf Empfehlungen zu Art und Intensität körperlicher Aktivität und Ernährung, aber auch auf die Dosierung von Medikamenten auswirken, aufgrund der im Alter veränderten Pharmakokinetik (Aufnahme, Stoffwechsel und Ausscheidung von Wirkstoffen).

Evaluation von Präventionsmaßnahmen

Die breite Palette von Präventionsmaßnahmen macht eine Evaluation der Maßnahmen notwendig. Es ist entscheidend ob, wie und für wen eine Präventionsmaßnahme wirkt. So sollte die Wirksamkeit durch wissenschaftliche Studien anhand klinischer und für den einzelnen Menschen relevanter Ergebnisse erfolgen. Wirkmechanis-

men sollten, neben der reinen Wirksamkeit, mit erforscht werden, um Präventionsmaßnahmen sukzessive in ihrer Effektivität zu verbessern. Außerdem sollte die Wirksamkeit zusätzlich speziell für alte Menschen oder für relevante Subgruppen von alten Menschen gezeigt werden. Darüberhinaus sollten angesichts notwendiger Priorisie-

II Individuum

rungen im Gesundheitswesen auch gesundheitsökonomische Aspekte, wie der Kosten-Nutzen-Aufwand, berücksichtigt werden (Sachverständigenrat, 2002).

Anpassung von Präventionsmaßnahmen an die Bedingungen im Alter

Die Besonderheiten von Prävention im Alter müssen auch bei der Gestaltung von Präventionsmaßnahmen berücksichtigt werden. Wesentlich für die Wirksamkeit von Präventionsmaßnahmen im Alter ist, dass die Maßnahmen an die spezifischen Bedingungen alter Menschen und spezieller Untergruppen alter Menschen, z. B. Diabetiker oder Menschen mit kognitiven Einschränkungen, angepasst werden. Dadurch können diese besser adressiert und erreicht werden, sie sind eher motiviert teilzunehmen und es können letztlich stärkere Interventionseffekte erwartet werden.

Die formale Gestaltung von Präventionsmaßnahmen muss altersgerecht sein: So sollte der Zugang zu präventiven Einrichtungen beispielsweise barrierefrei und bei allen Dokumenten die Schrift groß und deutlich lesbar sein.

Psychische Prozesse, wie die zunehmend als endlich erlebte eigene Zukunft, Gesundheit als nicht mehr selbstverständliches und per se erreichtes Lebensziel oder auch die positive oder negative Sicht auf das eigene Älterwerden haben hierbei entscheidende motivierende oder motivationshemmende Bedeutung (Löckenhoff & Carstensen, 2004; Wurm, Tomasik & Tesch-Römer, 2010). Sie bestimmen, inwiefern sich Personen in der Lage sehen, die eigene Gesundheit im Alter aktiv zu beeinflussen.

Neben eventuellen kognitiven Einschränkungen, welche beachtet werden müssen, treten im Alter auch Veränderungen in der Informationsverarbeitung auf. Alte Menschen können sich in der kognitiven Verarbeitung von Informationen, welche die Durchführung und Effektivität von Präventionsmaßnahmen beeinflusst, von Jüngeren unterscheiden, was in Präventionsmaßnahmen genutzt werden kann. So registrieren, erinnern und befolgen ältere Menschen beispielsweise bevorzugt Informationen mit emotional positiver (Löckenhoff & Carstensen, 2004) statt mit angstauslösender Konnotation.

Eine wichtige Ressource für Prävention im Alter sind die individuellen Erfahrungen der alten Menschen (z. B. körperliche Aktivitätsbiographie, »Krankenkarriere«). Stärker als in jüngeren Jahren sollte die Fortführung von positiven Aktivitäten, die an die Biographie und die Lebensgewohnheiten der Person anknüpfen, eingebunden werden. Im Gegenzug kann die Habituation eine wesentliche motivationale Barriere sein und muss in Interventionen gegebenenfalls gesonderte Berücksichtigung finden.

Letztlich muss der Heterogenität im Alter Rechnung getragen werden. Viel stärker als in jüngeren Jahren sind im Alter interindividuelle Unterschiede (Komorbiditäten, Medikamente, funktioneller Status etc.) vorhanden und zu berücksichtigen. So kann ein 80-Jähriger fit und aktiv, der andere gebrechlich und hilfebedürftig sein.

Beispiele von Präventionsmaßnahmen zur Verhütung körperlicher Erkrankungen

Anhand zweier Beispiele soll abschließend die Palette an Präventionsmöglichkeiten für ältere Menschen zur Verhütung körperlicher Erkrankungen aufgezeigt werden, ohne dabei Vollständigkeit anzustreben. Vielmehr sollen die verschiedenen Ausgangspunkte und das Ineinandergreifen verschiedener Präventionsmaßnahmen und Präventionsziele verdeutlicht werden: Zum einen lässt sich von einem Präventionsziel (Sturzprävention) ausgehend, eine Bandbreite von Präventionsmaßnahmen ableiten, zum anderen ausgehend von einer spezifischen Präventionsmaßnahme (Förderung körperlicher Aktivität), eine Palette von Präventionszielen erreichen.

Spezifisch für das höhere Lebensalter ist die Sturzprävention. Ziel der Sturzprävention ist es einerseits, Stürze zu vermeiden, und andererseits, die Sturzfolgen im Vorhinein abzumildern. Dazu gibt es auf verschiedenen Ebenen zahlreiche mögliche Präventionsmaßnahmen, insbesondere die Vermeidung von Stürzen muss multimodal erfolgen: Auf gesellschaftlicher Ebene ist dabei die Herstellung eines möglichst barrierefreien öffentlichen Raumes notwendig. Im Privaten muss der Wohnraum mit Hilfe präventiver Hausbesuche angepasst werden. Physiotherapeutisch sollte Kraft-, Balance- und Gehtraining erfolgen. Die Sturzangst sollte psychologisch bearbeitet werden. Sehkraft und Standfestigkeit (z. B. über eine Brille und entsprechendes Schuhwerk) sollten optimal angepasst sein. Darüber hinaus sollte die Medikation älterer Patienten auf mögliche Ursachen von Unsicherheiten und Stürzen hin überprüft werden. Zur Verringerung von Sturzfolgen dienen Hüftprotektoren und die medikamentöse Stärkung der Knochenstruktur durch die Gabe von Kalzium und Vitamin D3.

Geht man hingegen nicht von einer spezifischen zu verhindernden Erkrankung aus, sondern von einer Präventionsmaßnahme, die unspezifisch mehrere Präventionsziele verfolgt, ist Bewegungsförderung und Förderung eines körperlich aktiven Lebensstils ein gutes Beispiel. Körperliche Aktivität dient der Vorbeugung und Verringerung vieler relevanter Erkrankungen, wie koronarer Herzkrankheiten, Hypertonie, Diabetes mellitus Typ II, und kann durch Interventionen beeinflusst werden (Netz, Wu, Becker & Tenenbaum, 2005). Darüber hinaus weisen körperlich aktive Personen eine bessere funktionelle Gesundheit, ein geringeres Sturzrisiko, höhere gesundheitsbezogene Lebensqualität und einen geringeren kognitiven Abbau auf als körperlich inaktive Personen. Im Alter, gerade bei multimorbiden oder funktionseingeschränkten Menschen, werden durch körperliche Aktivität meist mehrere rehabilitative Ziele verfolgt, sodass der Effekt einer Präventionsmaßnahme sich multipliziert, da die verschiedenen Einflussfaktoren sich gegenseitig begünstigen. Gerade dann ist es jedoch besonders erforderlich, präventive Maßnahmen individuell zugeschnitten und medizinisch fundiert durchzuführen, um der Gefahr unerwünschter Trainingseffekte im Alter vorzubeugen. So sollten Ausdauertrainings bei gebrechlichen alten Menschen mit Kraft- und Gleichgewichtsübungen kombiniert werden, um Nebenwirkungen wie Stürze zu minimieren, gleichzeitig kann die Sturzprävention auch ein angestrebtes Präventionsziel sein.

Zur Steigerung der körperlichen Aktivität im Alter können diverse Strategien verfolgt werden: Verhältnispräventiv können Partizipation und Angebote in Gemeinden gestärkt oder beispielsweise Rad- und Gehwege ausgebaut werden. Verhaltensprävention über Gesundheitsaufklärung, also die Vermittlung von gesundheitsbezogenem Wissen über beispielweise Broschüren oder Gespräche, ist ein erster Schritt; ein zweiter die Verhaltensänderung: altersangemessene

Motivierung zu einem aktiven Lebensstil über den Aufbau von Handlungskompetenzen durch die Steigerung von Selbstwirksamkeit und Selbstregulation.

Ausblick

Die Prävention körperlicher Erkrankungen ist ein wesentliches gesellschaftliches und individuelles Gesundheitsziel, das neben den bisherigen Feldern des Gesundheitssystems zunehmend mehr Geltung gewinnen muss. Gerade im Alter werden die kumulierten Auswirkungen von Prävention über die Lebensspanne deutlich, gleichzeitig ist immer noch ein hohes Maß an Verbesserung durch Präventionsmaßnahmen möglich. Hier sollten Präventionsstudien in Zukunft altersspezifisch durchgeführt und de-

ren Erkenntnisse, die Besonderheiten der Prävention in einer älteren Population, beachtet werden und in Präventionsmaßnahmen Anwendung finden. Individuell angepasste Prävention und alterssensitive Bausteine von Präventionsmaßnahmen können deren Akzeptanz und Wirksamkeit steigern. Durch eine solche Anpassung von Präventionsmaßnahmen und Interventionen an die spezifischen Barrieren und Ressourcen, kann eine optimale Entwicklung im Alter ermöglicht werden.

Literatur

Becker, P. (1997). Prävention und Gesundheitsförderung. In R. Schwarzer (Hrsg.), *Gesundheitspsychologie: Ein Lehrbuch* (2., überarbeitete und erweiterte Auflage, S. 517–534). Göttingen: Hogrefe.

Brandes, I. & Walter, U. (2007). Gesundheit im Alter: Krankheitskosten und Kosteneffektivität von Prävention. *Zeitschrift für Gerontologie und Geriatrie, 40*, 217–225.

Gigerenzer, G., Gaissmaier, W., Kurz-Milcke, E., Schwartz, L.M. & Woloshin, S. (2007). Helping doctors and patients to make sense of health statistics. *Psychological Science in the Public Interest. 8*, 53–96.

Löckenhoff, C. E. & Carstensen, L. L. (2004). Socioemotional selectivity theory, aging, and health: The increasingly delicate balance between regulating emotions and making tough choices. *Journal of Personality, 72*, 1395–1424.

Netz, Y., Wu, M.-J., Becker, B. J. & Tenenbaum, G. (2005). Physical activity and psychological well-being in advanced age: A meta-analysis of intervention studies. *Psychology and Aging, 20*, 272–284.

Robert Koch-Institut (2011). *Daten und Fakten: Ergebnisse der Studie »Gesundheit in Deutschland aktuell 2009. Beiträge zur Gesundheitsberichterstattung des Bundes*. Berlin: RKI.

Rosenbrock, R. & Kümpers, S. (2006). Zur Entwicklung von Konzepten und Methoden der Prävention. *Psychotherapeut, 51*, 412–420.

Sachverständigenrat für die Konzertierte Aktion im Gesundheitswesen (2002). *Gutachten 2000/2001: Bedarfsgerechtigkeit und Wirtschaftlichkeit*. Band I: Zielbildung, Prävention, Nutzerorientierung und Partizipation. Baden-Baden: Nomos.

Walter, U. & Schneider, N. (2008). Gesundheitsförderung und Prävention im Alter: Realität und professionelle Anforderung. In G. Hensen & P. Hensen (Hrsg.), *Gesundheitswesen und Sozialstaat: Gesundheitsförderung zwischen*

Anspruch und Wirklichkeit, III (S. 287-299). Wiesbaden: VS-Verlag für Sozialwissenschaften.

Wurm, S., Tomasik, M. J. & Tesch-Römer, C. (2010). On the importance of a positive view on aging for physical exercise among middle-aged and older adults: Cross-sectional and longitudinal findings. *Psychology and Health, 25,* 25–42.

II Individuum

181

26   Prävention dementieller Erkrankungen im Alter

Christine Sattler, Britta Wendelstein und Johannes Schröder

Zusammenfassung

Die Identifizierung von Risiko- und Schutzfaktoren für dementielle Erkrankungen gewinnt – nicht zuletzt aufgrund ihrer deutlich steigenden Prävalenz – zunehmend an gesellschaftlicher Bedeutung. In diesem Zusammenhang sind vor allem individuell im Lebenslauf verankerte Ressourcen von Interesse, die in der aktuellen Forschungsliteratur im Konzept der kognitiven Reserve zusammengefasst werden. Der vorliegende Beitrag vermittelt neben der Theorie der kognitiven Reserve einen Überblick über bisher bekannte Risiko- und Schutzfaktoren für dementielle Erkrankungen. Das Wissen um entsprechende Faktoren ist für die Implementierung erfolgreicher Präventionsmaßnahmen von entscheidender Bedeutung. Darüber hinaus können aus entsprechenden Forschungsergebnissen potentielle, möglichst früh ansetzende Interventionsmöglichkeiten abgeleitet werden.

Einführung

Die Prävention von Demenzen gewinnt in der Gesundheitsdiskussion zunehmend an Bedeutung. Aufgrund der erhöhten Lebenserwartung und des demographischen Wandels werden die Erkrankungszahlen in Zukunft deutlich ansteigen. Während im Jahr 2001 weltweit 24 Mio. Patienten von einer Demenz betroffen waren, wird die Zahl für 2040 auf über 80 Mio. geschätzt (Ferri et al., 2005). Dies unterstreicht die enorme Bedeutung der Früherkennung, um Methoden der Prävention und Behandlung möglichst früh gewinnbringend einsetzen zu können.

Laut Schätzungen gehen etwa 60 – 70 % aller Demenzen auf die Alzheimer-Demenz (AD) zurück (Schröder & Pantel, 2011), worauf wir uns im Folgenden konzentrieren. Dabei handelt es sich um ein langsam progredientes Leiden, das durch eine Vorstufe, die leichte kognitive Beeinträchtigung (LKB), eingeleitet wird. Letztere bezeichnet leichte, die Selbstständigkeit noch nicht gefährdende Defizite, aus denen sich über einen Zeitraum von ca. 10 Jahren vielfach eine AD entwickelt. Tatsächlich sind schon bis zu 30 % der »jungen« Alten von kognitiven Defiziten im Sinne der LKB betroffen (Schönknecht, Pantel, Kruse & Schröder, 2005).

Klinisch relevante kognitive Defizite entstehen auf individueller Ebene nicht direkt als unmittelbare Folge neurobiologischer Veränderungen, sondern werden in ihrem Verlauf durch zahlreiche Faktoren moduliert. Epidemiologische Studien fokussieren daher zunehmend auf die Identifizierung von Risiko- und Schutzfaktoren im Vorfeld der Entstehung von Demenzen. In diesem Kontext wird immer häufiger auf die Theorie der kognitiven Reserve verwiesen (Stern, 2006).

Kognitive Reserve

Die Fähigkeit des menschlichen Gehirns, den Einfluss einer neuropathologischen Schädigung bis zu einem gewissen Grad zu kompensieren, wird mit dem Konzept der kognitiven Reserve beschrieben. Das Konzept leitet sich aus der klinischen Beobachtung ab, dass eine Gehirnschädigung gewissen Ausmaßes nicht zu festlegbaren Funktionsbeeinträchtigungen führt, sondern diesbezüglich eine erhebliche interindividuelle Varianz besteht. Katzman et al. (1988) wiesen bei 10 Verstorbenen AD-typische Gehirnveränderungen nach, obwohl bei diesen zu Lebzeiten keine kognitiven Auffälligkeiten bestanden. In diesen Fällen war es trotz pathologischer Veränderungen des Gehirns nicht zu einer klinischen Symptomatik gekommen. In weiterführenden Studien wurde gezeigt, dass Personen mit vergleichbarem Atrophieausmaß nicht zwangsläufig in gleicher Weise beeinträchtigt sind – auch können Patienten mit ausgeprägter Hirnatrophie klinisch weniger beeinträchtigt sein als solche mit vergleichsweise geringer Atrophie (Stern, 2006). Das Ausmaß an Gehirnpathologie ist also nicht mit der klinischen Manifestation der AD gleichzusetzen – ein Befund, der für interindividuelle Unterschiede bzgl. der Kompensationsfähigkeit des Gehirns spricht.

Es ist davon auszugehen, dass sowohl früh gegebene als auch im höheren Lebensalter erworbene Ressourcen das Altern nachhaltig beeinflussen können (Kuhlmey, Mollenkopf & Wahl, 2007). Dementsprechend integriert die kognitive Reserve mehrere heterogene Faktoren u. a. Schulbildung und Aktivitätsniveau. Trotz intensiver Forschungsbemühungen besteht jedoch bislang kein Konsens darüber, welche Faktoren genau zur kognitiven Reserve beitragen und wie diese interagieren.

Im Folgenden wird ein Überblick über den aktuellen Kenntnisstand zu Risikofaktoren und primärpräventiven Möglichkeiten kognitiver Defizite im Alter vermittelt. Diese werden um Ergebnisse aus der Interdisziplinären Längsschnittstudie des Erwachsenenalters (ILSE) ergänzt (Martin, Ettrich, Lehr, Roether, Martin & Fischer-Cyrulies, 2000).

Risiko- und Schutzfaktoren

Trotz interindividueller Unterschiede sind kognitive Defizite im Zuge von Demenzerkrankungen grundsätzlich auf Veränderungen im Gehirn zurückzuführen. Zu diesen Veränderungen zählen die Bildung und Ablagerung amyloider Plaques, eine Verringerung der Synapsenzahl und die Degeneration von Neuronen.

II Individuum

Neben unmittelbar auf das Gehirn einwirkenden Risikofaktoren (z. B. Cholesterin) werden in der Literatur auch indirekt wirksame Risiko- bzw. Schutzfaktoren (z. B. Bildung) diskutiert, die die Wirkung direkter Risikofaktoren beeinflussen können. Je nach dem, ob diese Faktoren dem individuellen Verhalten zugänglich sind, kann zwischen beeinflussbaren und nicht-beeinflussbaren Faktoren unterschieden werden.

Nicht-beeinflussbare Faktoren

Zu den nicht-beeinflussbaren, indirekten Risikofaktoren zählen *Lebensalter* und *Geschlecht* sowie die *genetische Disposition* und *körperliche Erkrankungen.* Demenzen sind hoch mit dem Lebensalter korreliert. Während in der Altersgruppe der 65- bis 69-Jährigen noch etwa 1 % von einer dementiellen Erkrankung betroffen sind, sind bei den über 90-Jährigen nahezu 35 % aller Personen erkrankt (Bickel, 2010). Damit ist das zunehmende Lebensalter der Hauptrisikofaktor für die AD. Zudem wurden in vielen Studien Geschlechtsunterschiede bzgl. der Prävalenz dementieller Erkrankungen dahingehend berichtet, dass Frauen im Allgemeinen häufiger betroffen sind als Männer. Vermutlich steht dahinter allerdings die höhere Lebenserwartung von Frauen, die gerade in den höheren Altersgruppen zu einem größeren Anteil weiblicher Patienten führt. Einen weiteren nicht durch das Individuum beeinflussbaren Risikofaktor stellt die genetische Disposition dar. Als gesicherte Risikofaktoren für die präsenile AD gelten Mutationen des Amyloid-Precursor-Proteins bzw. der Präsenilin-Gene. Die weitaus häufiger auftretende sporadische Form der AD wird durch das Apolipoprotein-E (ApoE) beeinflusst. Ein Zusammenhang zur Demenzentwicklung wird für kardiovaskuläre Erkrankungen angenommen (arterielle Hypertonie, zerebrovaskuläre Erkrankungen, Infarkte). Au-

ßerdem werden Diabetes mellitus, Hypercholesterinämie, Adipositas und Schädelhirntraumata bzw. Kopfverletzungen als Risikofaktoren diskutiert. Entstehung und Verlauf dieser Erkrankungen können zumindest teilweise durch individuelles Verhalten beeinflusst werden.

Beeinflussbare Faktoren

Zu den beeinflussbaren indirekten Risikofaktoren zählen der Umgang mit *Genussmitteln* wie Alkohol, Koffein und Nikotin und das *Ernährungsverhalten.* Weitere wichtige Faktoren sind *Bildung* sowie *kognitive und körperliche Aktivität.* Während ein akuter und chronisch übermäßiger *Alkoholkonsum* die Funktionsfähigkeit des Gehirns nachhaltig schädigen kann, berichten Studien andererseits über eine Schutzfunktion von leichtem bis mäßigem Alkoholkonsum, der zum Erhalt der kognitiven Fähigkeiten im Alter beitragen kann. Trotz der möglichen Schutzfunktion ist ein leichtgradiger Alkoholkonsum aufgrund der individuellen Vulnerabilität für Suchtentwicklungen und organische Folgeschäden jedoch nicht als primärpräventive Maßnahme empfehlenswert. Hinsichtlich des Konsums von Koffein berichten bisherige Studien einen positiven Zusammenhang zwischen Koffeinkonsum und einem reduzierten Demenzrisiko. Allerdings kann eine präventive Wirkung nach aktueller Studienlage nicht als eindeutig belegt gelten. Der Zusammenhang zwischen Nikotin und der kognitiven Entwicklung im Alter stellt sich hingegen eindeutiger dar. Als potentes Gefäßgift trägt der Konsum von Nikotin zu mikro- und makroangiopathischen Enzephalopathien bei und stellt somit ein Risiko für die individuelle kognitive Leistungsfähigkeit dar. Aufgrund methodischer Schwierigkeiten existieren bezüglich des Einflusses von Ernährungsgewohnheiten auf das AD-Risiko kaum eindeutige Befunde. Studien weisen darauf hin, dass eine hohe Fett- und Cholesterinzufuhr sowie Übergewicht das AD-Risiko erhöhen. Dagegen soll die mediterrane Kost mit einem regelmäßigen Verzehr von Obst, Gemüse, Fisch und Omega-3-Fettsäurehaltigen Lebensmitteln das AD-Risiko reduzieren.

Zahlreiche Studien konnten bislang einen Zusammenhang zwischen AD und *Bildung* feststellen. Die AD-Prävalenz und Inzidenz ist demnach bei höher Gebildeten signifikant niedriger als bei Personen mit geringem Bildungsgrad (Fratiglioni & Wang, 2007).

Auch in der ILSE-Studie (Schröder & Pantel, 2010) unterschieden sich LKB- bzw. AD-Patienten und kognitiv gesunde Kontrollpersonen (KG) der 1930–1932 Geborenen (K30) signifikant in ihrem Bildungsgrad (X^2(2)=20.4, p<0.001). Während 11,5 % der KG einen niedrigen Bildungsabschluss aufweisen, lag der Anteil für LKB/AD-Patienten bei 19,3 %. Umgekehrt haben 31,8 % der Kontrollpersonen, jedoch nur 10,4 % der LKB/AD-Patienten einen hohen Bildungsabschluss. Diese Befunde wurden durch die Ergebnisse einer logistischen Regressionsanalyse bestätigt, nach der ein hoher gegenüber einem niedrigen Bildungsgrad einen protektiven Faktor darstellt (OR=0.19, 95 % CI 0.08–0.45, p<0.001).

Eine protektive Funktion von *kognitiv stimulierenden Freizeitaktivitäten* konnte bislang in mehreren epidemiologischen Studien festgestellt werden. In der ILSE wiesen Probanden der K30, die zum ersten Messzeitpunkt (t1) angaben, hoch kognitiv aktiv zu sein, gegenüber niedrig kognitiv Aktiven ein um 62 % geringeres LKB/AD-Risiko zu t3 nach etwa 12 Jahren auf (OR=0.38, 95 % CI 0.15–0.99, p<0.05; adjustiert für Bildung, sozioökonomischen Status und depressive Symptome).

Als weiterer dem individuellen Verhalten zugänglicher Schutzfaktor wird das Ausmaß an *körperlicher Aktivität* diskutiert.

Die Mehrzahl epidemiologischer Studien geht von der Hypothese aus, dass regelmäßige körperliche Betätigung den Beginn einer Demenz verzögern kann. Hinsichtlich dieses Zusammenhangs finden sich in der Literatur allerdings widersprüchliche Befunde. So berichten einige Studien (Podewils et al., 2005), aber längst nicht alle (Verghese et al., 2003), einen protektiven Effekt körperlicher Aktivität.

Im Rahmen der ILSE konnte der Fragestellung nachgegangen werden, inwiefern das selbst eingeschätzte Ausmaß an körperlicher Aktivität sowie objektive Maße körperlicher Kraft und Gleichgewichtsfähigkeit mit dem Demenzrisiko der K30 in Zusammenhang stehen. In einem Fragebogen wurden die Probanden zu t1 nach ihrem derzeitigen und früheren Ausmaß an körperlicher Freizeitaktivität befragt. Die Probanden hatten die Möglichkeit bis zu drei Sportaktivitäten anzugeben und einzuschätzen, wie häufig und regelmäßig sie diese Aktivitäten ausüb(t)en. Zusätzlich sollten die Probanden ihre Sportaktivität retrospektiv bzgl. verschiedener Lebensabschnitte beurteilen. Als objektive Maße für die körperliche Fitness der Probanden wurden zwei Untertests aus einer ausführlichen sportmotorischen Untersuchung zu t1 verwendet: *Einbeinstand* und *Handkraft (Martin-Vigorimeter)*. Die Aufgabe im Einbeinstandtest bestand darin, 15 Sekunden auf einem Bein zu balancieren. Die Probanden konnten daraufhin in die zwei Gruppen *bestanden* und *nicht-bestanden* eingeteilt werden. Bei der Messung der Handkraft bestand die Aufgabe darin, in vier Versuchen einen Ball so fest wie möglich zusammenzupressen, wobei zwischen rechter und linker Hand abgewechselt wurde. Für die Analyse der Handkraft wurde der Maximalwert der Versuche verwendet. Zwischen Personen, die im 12-Jahresverlauf eine LKB/AD entwickelten, und der KG bestanden signifikante Unterschiede hinsichtlich der objektiven körperlichen

II Individuum

Aktivität. So wiesen Probanden, die den Einbeinstandtest zu t1 bestanden hatten, ein signifikant geringeres Risiko auf zu t3 an einer dementiellen Erkrankung zu leiden (OR=0.38, 95 % CI 0.24–0.70, p<0.01). Während die koordinative Motorik als Prädiktor für die Entstehung dementieller Erkrankungen fungierte, konnte für die muskuläre Kraft der Probanden kein entsprechender Zusammenhang festgestellt werden. Auch die subjektiv eingeschätzte derzeitige und retrospektive körperliche Aktivität stellte keinen Prädiktor für den kognitiven Status zu t3 dar.

Ausblick

Für die Prävention dementieller Erkrankungen ist die genaue Kenntnis *beeinflussbarer* Faktoren von entscheidender Bedeutung. Eine optimale Primärprävention dementieller Erkrankungen besteht – soweit möglich – in der Ausschaltung bekannter Risikofaktoren bzw. der Aktivierung bekannter Schutzfaktoren, die in dieser Übersicht exem-plarisch dargestellt wurden. Im Rahmen der ILSE konnten bislang ein hohes Ausmaß an Bildung, sozioökonomischem Status, kognitiver Aktivität und objektiver körperlicher Fitness als Schutzfaktoren bzgl. der Entstehung dementieller Erkrankungen identifiziert werden. Die Ergebnisse sprechen dafür, dass sowohl früh als auch später im Lebenslauf erworbene Ressourcen das Potential besitzen, zum individuellen Level an kognitiver Reserve im höheren Erwachsenenalter beizutragen.

Die vorliegenden Ergebnisse beinhalten wichtige Implikationen für die Implementierung von Präventions- und frühen Interventionsmaßnahmen. Sie sprechen für eine protektive Funktion von lebenslanger kognitiver und körperlicher Aktivität, die auf individueller Ebene als primärpräventive Maßnahme sicherlich empfehlenswert ist. Auch Interventionen für bereits erkrankte Patienten, die auf eine Steigerung des Aktivitätsniveaus abzielen, sind in diesem Zusammenhang denkbar.

Literatur

Bickel, H. (2010). *Die Epidemiologie der Demenz.* (www.deutsche-alzheimer.de/fileadmin/alz/pdf/factsheets/FactSheet01_10.pdf), Zugriff am 15.10.2010.

Ferri, C. P., Prince, M., Brayne, C., Brodaty, H., Fratiglioni, L., Ganguli, M., Hall, K., Hasegawa, K., Hendrie, H., Huang, Y., Jorm, A., Mathers, C., Menezes, P. R., Rimmer, E. & Scazufca, M. (2005). Global prevalence of dementia: a Delphi consensus study. *Lancet, 366*, 2112–2117.

Fratiglioni, L. & Wang, H.-X. (2007). Brain Reserve Hypothesis in Dementia. *Journal of Alzheimer's Disease, 12*, 11–22.

Katzman, R., Terry, R., DeTeresa, R., Brown, T., Davies, P., Fuld, P., Renbing, X. & Peck, A. (1988). Clinical, pathological, and neurochemical changes in dementia: A subgroup with preserved mental status and numerous neocortical plaques. *Annals of Neurology, 23*, 138–144.

Kuhlmey, A., Mollenkopf, H. & Wahl, H. W. (2007). Gesund altern – ein lebenslauforientierter Entwurf. In H. W. Wahl & H. Mollenkopf (Hrsg.), *Altersforschung am Beginn des 21. Jahrhunderts* (S. 265–274). Berlin: AKA Verlag.

Martin, P., Ettrich, K. U., Lehr, U., Roether, D., Martin, M. & Fischer-Cyrulies, A. (Hrsg.). (2000). *Aspekte der Entwicklung im mittleren und höheren Lebensalters. Ergebnisse der Interdisziplinären Längsschnittstudie des Erwachsenenalters (ILSE).* Darmstadt: Steinkopff.

Podewils, L. J., Guallar, E., Kuller, L. H., Fried, L. P., Lopez, O. L., Carlson, M. & Lyketsos, C. G. (2005). Physical Activity, APOE Genotype, and Dementia Risk: Findings from the Cardiovascular Health Cognition Study. *American Journal of Epidemiology, 161,* 639–651.

Schönknecht, P., Pantel, J., Kruse, A. & Schröder, J. (2005). Prevalence and Natural Course of Aging-Associated Cognitive Decline in a Population-Based Sample of Young-Old Subjects. *American Journal of Psychiatry, 162,* 2071–2077.

Schröder, J. & Pantel, J. (2011). *Die leichte kognitive Beeinträchtigung – Epidemiologie, Klinik, Therapie und Prävention im Vorfeld der Alzheimer Demenz.* Stuttgart: Schattauer-Verlag.

Stern, Y. (2006). Cognitive reserve and Alzheimer disease. *Alzheimer Disease & Associated Disorders, 20,* 69–74.

Verghese, J., Lipton, R. B., Katz, M. J., Hall, C. B., Derby, C. A., Kuslansky, G., Ambrose, A. F., Sliwinski, M. & Buschke, H. (2003). Leisure Activities and the Risk of Dementia in the Elderly. *New England Journal of Medicine, 348,* 2508–2516.

II Individuum

187

27 Prävention psychischer Krankheiten im Alter

Elzbieta Kuzma, Johannes Pantel und Johannes Schröder

Zusammenfassung

Etwa ein Viertel der über 65-Jährigen ist von einer psychischen Erkrankung betroffen. Neben leichter kognitiver Beeinträchtigung und dementiellen Störungsbildern treten vor allem Depressionen, Schlafstörungen und Abhängigkeitserkrankungen auf. Gerade bei dieser Altersgruppe ist der diagnostische Prozess wegen untypischer Störungsbilder (vor allem bei depressiven Erkrankungen) häufig erschwert. Die Ursachen psychischer Erkrankungen im höheren Lebensalter, auslösende, prädisponierende und schützende Faktoren sowie Möglichkeiten der Therapie und Prävention werden erforscht, um ein selbstbestimmtes und zufriedenes Leben möglichst lange erhalten zu können. Erfolgreiche Prävention erfordert jedoch eine enge Zusammenarbeit aller Beteiligten und profitiert gerade im Hinblick auf finanzielle Limitationen von der Einbettung in bereits vorhandene Strukturen.

Einführung

Die Prävention psychischer Erkrankungen im Alter gewinnt in Anbetracht der steigenden Lebenserwartung und des demographischen Wandels zunehmend an Bedeutung. Epidemiologischen Studien zufolge leidet in Deutschland etwa ein Viertel der älteren Menschen an einer psychischen Störung (Weyerer & Bickel, 2007). Zwar sind Demenzen am stärksten mit dem höheren Alter assoziiert, aber die Bedeutung von Depressionen, Suizidalität, Schlafstörungen und Abhängigkeitserkrankungen ist nicht zu unterschätzen, Persönlichkeitsstörungen und Erkrankungen aus dem schizophrenen Formenkreis fallen dagegen weniger ins Gewicht.

Die Senkung der Prävalenz psychischer Erkrankungen im Alter erfordert das Wissen über Risiko- und Schutzfaktoren sowie an Risikogruppen orientierte Präventionsprogramme. Dabei wird zwischen der primären, sekundären und tertiären Prävention unterschieden. Die Primärprävention möchte Neuerkrankungen verhindern und setzt deswegen bei der Allgemeinbevölkerung an. Alle Maßnahmen zur Primärprävention versuchen möglichen Störungen durch Vermeidung oder Reduktion von Risikofaktoren und Förderung von schützenden Faktoren entgegenzuwirken. Dagegen bezieht sich die Sekundärprävention auf die frühzeitige Intervention bei Risikopopulationen und zielt darauf, die Manifestation einer Erkrankung zu verhindern. Mithilfe von tertiärpräventiven Maßnahmen wird bezweckt, das Fortschreiten einer bereits bestehenden Störung zu vermeiden oder zu verzögern und durch die Störung bedingte Funktionseinbußen zu verhindern oder zu lindern. Im Folgenden werden die wichtigsten Risikofaktoren und präventiven Aspekte einer Auswahl der bedeutendsten nicht-dementiellen gerontopsychiatrischen Krankheitsbilder dargestellt (zu dementiellen Erkrankungen s. Kapitel 26 von Sattler, Wendelstein & Schröder »Prävention dementieller Erkrankungen im Alter«).

Depressive Störungen

Die Häufigkeit depressiver Erkrankungen scheint zwar im höheren Lebensalter nicht anzusteigen (Weyerer & Bickel, 2007), aber die gefundenen Prävalenzen für eine *major depression* variieren zwischen 0,9 % und 9,4 % in Privathaushalten und zwischen 14 % und 42 % im institutionellen Kontext (Djernes, 2006). In der Interdisziplinären Längsschnittstudie des Erwachsenenalters (ILSE), die in Ost- und Westdeutschland durchgeführt wurde, ergab sich eine Lebenszeitprävalenz von 9,5 % bei 61- bis 65-Jährigen (Barth et al., 2002). Zu den wichtigsten Prädiktoren depressiver Störungen gehören das weibliche Geschlecht, somatische Erkrankungen, kognitive und funktionale Beeinträchtigung, Verlust sozialer Kontakte, Verwitwung sowie Depressionen in der Vorgeschichte (Djernes, 2006). Zudem sind auch Persönlichkeitseigenschaften, vor allem hoch ausgeprägter Neurotizismus, mit depressiven Störungen sowie mit Angst- und Abhängigkeitserkrankungen assoziiert (Kotov, Gamez, Schmidt & Watson, 2010).

Depressionen im Alter hängen mit einer erhöhten Morbidität und Mortalität zusammen und gehen mit einem erhöhten Suizidrisiko einher. Zudem stellen sie eine Belastung für die Familie, die Gesellschaft sowie die Gesamtwirtschaft dar und schränken die Lebensqualität erheblich ein. Die Diagnostik der Altersdepressionen wird jedoch häufig z. B. durch Maskierung oder eine somatisch geprägte Klagefassade erschwert. Dies führt zu ungenügender Erkennung und mangelnder Behandlung. Bei der Prävention ist es wichtig, neben psychologischen, sozialen und ökologischen auch körperliche Aspekte zu berücksichtigen. Die psychologische Primär- und Sekundärprävention hat zu beachten, dass Verlustereignisse häufig als auslösende oder begünstigende Bedingungen einer depressiven Erkrankung gelten. Zu diesen zählen im Alter neben dem Verlust von wichtigen Bezugspersonen auch der Verlust von beruflichen und sozialen Rollen sowie das Nachlassen körperlicher Funktionsfähigkeit und Selbstverfügbarkeit. Damit hängt die Gefahr der Immobilität, des Verlustes der Zukunftsperspektive und der Abnahme des Selbstwertgefühls zusammen. Ein Ziel psychologischer Primärprävention der Depression im Alter sollte daher sein, Strategien und Kompetenzen zur Bewältigung dieser belastenden Lebensereignisse zu vermitteln. In diesem Zusammenhang stellen tiefenpsychologische und interpersonelle Psychotherapie sowie kognitive Verhaltenstherapie besonders effektive Behandlungsmethoden dar (Wolfersdorf & Schüler, 2005). Die stützenden und begleitenden Angebote sollten stets individuelle Bedürfnisse und Ressourcen berücksichtigen. Hilfsangebote, wie z. B. psychoedukative Seminare oder Selbsthilfegruppen, sollten wohnortnah und nach Möglichkeit im Rahmen von bereits bestehenden Seniorenzentren oder Begegnungsstätten realisiert werden.

Unter sozialer Primärprävention können alle Maßnahmen verstanden werden, die der sozialen Isolation entgegenwirken. Dabei spielt der Erhalt bzw. Neuaufbau eines sozialen Netzwerks eine besonders wichtige Rolle. Als kommunikationsfördernde Wohnformen haben sich in letzten Jahren z. B. »Alten-Wohngemeinschaften« etabliert.

Neben der psychosozialen muss auch die somatische Primärprävention beachtet werden. Neuropsychiatrische Forschung zeigt, dass bei Spätdepressiven morphologische Hirnveränderungen zu beobachten sind, die möglicherweise auf zerebrovaskuläre Veränderungen zurückgeführt werden können (Pantel et al., 1997). Deswegen ist es äußerst wichtig, vaskuläre Risikofaktoren bestmöglich zu beeinflussen, d. h. Bluthochdruck, Gewicht und Blutfette zu normalisieren, das Rauchen einzustellen und körperlich aktiv zu werden. Im Hinblick auf die Ernährung sind der Verzehr von Früchten und Gemüse sowie der regelmäßige Genuss von Fisch besonders empfehlenswert. Cholesterinreiche Nahrung, gesättigte Fettsäuren und Alkohol in größeren Mengen sollten vermieden werden (Stoppe, 2007). Weiterhin ist zu beachten, dass depressive Symptome auch als Nebenwirkung einer Reihe von häufig im Alter verschriebenen Medikamenten, wie z. B. einzelnen Kreislaufmedikamenten oder Kortikoidpräparaten, auftreten können. Deswegen spielt eine adäquate Pharmakotherapie, bei der Polypragmasie nach Möglichkeit vermieden wird, eine wichtige Rolle.

Die Sekundärprävention der Depression im höheren Lebensalter umfasst außerdem Früherkennung und Frühbehandlung, die jedoch durch die somatisierte Form der Depression erschwert werden können. Davon muss somatische Komorbidität abgegrenzt werden, die im Alter ebenfalls häufig auftritt. Der möglichst frühzeitige Einsatz therapeutischer Maßnahmen ist nicht nur wegen des hohen Chronifizierungsrisikos, sondern auch wegen der erhöhten allgemeinen Mortalität und des erheblichen Suizidrisikos dieser Patientengruppe von enormer Wichtigkeit. Bezüglich der tertiären Prävention der Altersdepression, zu der auch die medikamentöse Rezidivprophylaxe (z. B. Lithium) zählen kann, sei an dieser Stelle auf die einschlägigen Lehrbücher und die S-3 Leitlinie/NVL »Unipolare Depression« verwiesen.

Suizidalität

In fast allen Ländern ist die Suizidrate bei den Älteren am höchsten (Hawton & van Heeringen, 2009). Zu den Risikofaktoren für einen Suizidversuch bei über 70-Jährigen zählen vor allem Alleinleben, niedriges Bildungsniveau, psychiatrische Vorbehandlungen, frühere Suizidversuche, depressive und andere psychische Erkrankungen einschließlich Substanzmissbrauch sowie körperliche Leiden und Vereinsamung (Wiktorsson, Runeson, Skoog, Östling & Waern, 2010). Das Ziel der Suizidprävention beruht im Wesentlichen darauf, die Umsetzung von Suizidideen in suizidale Handlungen zu verhindern. Durch optimale Hilfe und Therapie soll die Minderung des aktuellen Leidensdrucks erreicht werden (Wolfersdorf & Schüler, 2005). Die Verbesserung des sozialen Umfeldes, die Stärkung von Ressourcen älterer Menschen, psychoedukative Anstrengungen sowie die Erreichbarkeit der Maßnahmen stehen im Mittelpunkt der Suizidprävention im Alter.

Schlafstörungen

Epidemiologische Studien zeigen, dass Schlafstörungen mit dem Alter zunehmen. Dabei leidet etwa jeder vierte Ältere an Schlafstörungen, Frauen sind häufiger betroffen als Männer (Weyerer & Bickel, 2007). Wegen der im Alter zunehmenden körperlichen Probleme sind organisch bedingte Schlafstörungen wahrscheinlich. Viele Erkrankungen, wie z. B. Herz-Kreislauf-, Magen-Darm-Erkrankungen oder chronische Schmerzen, wirken sich negativ auf die Qualität des Schlafs aus. Auch der Substanzkonsum, wie z. B. von Alkohol, Koffein, Psychopharmaka und anderen Medikamenten (u. a. Blutdruckmitteln), spielt eine wesentliche Rolle und kann zu Insomnien oder Hypersomnien führen. Zudem hängen Schlafstörungen eng mit psychischen Erkrankungen wie z. B. Depression und Demenz zusammen. Ursachen für nichtorganische Insomnien stellen psychische und verhaltensbedingte Faktoren dar.

Zu diesen zählen Stress und Anspannung, Bewegungsmangel und ungünstige Schlafgewohnheiten. Häufig wird bei der Behandlung von Schlafstörungen auf die medikamentöse Therapie (Schlafmittel bzw. Hypnotika) zurückgegriffen. Dadurch wird zwar eine schnelle Wirkung erreicht, jedoch ist die medikamentöse Therapie auch mit erheblichen Nachteilen verbunden, zu denen vor allem Toleranzentwicklung und Abhängigkeit, Veränderungen der Schlafstruktur, Tagesmüdigkeit und Rebound-Effekte mit einer vermehrten Schlaflosigkeit nach Absetzen zählen (Hautzinger & Thies, 2009). Psychotherapie und Prävention setzen bei psychoedukativen Maßnahmen an. Dazu gehören die Aufklärung und Beratung über die Schlafmuster und die Schlafhygiene. Als hilfreich gelten auch Entspannungstechniken und regelmäßige körperliche Bewegung.

Abhängigkeitserkrankungen und Substanzmissbrauch

Zwar wurde dem Thema »Sucht im Alter« lange Zeit kaum Aufmerksamkeit gewidmet, die Rolle des Missbrauchs und der Abhängigkeit von Medikamenten und Alkohol sollte jedoch nicht unterschätzt werden. Über ein Drittel der verschriebenen Medikamente wird von Älteren eingenommen. Dazu gehören vor allem Tranquilizer, Antidepressiva und Schlafmittel, die z. B. bei Verlusten, Schlafstörungen oder Einsamkeit missbraucht werden (Hautzinger & Thies, 2009). 24,6 % der 70-Jährigen und Älteren werden mit Psychopharmaka behandelt, wobei die Prävalenzrate der Einnahme von Benzodiazepinen bei 13,2 % liegt (Helmchen, Linden & Wernicke,

1996). Die Verschreibung von Psychopharmaka wird oft vorschnell zur Behandlung zumeist unspezifischer Befindlichkeitsstörungen eingesetzt. In diesem Zusammenhang ist eine Sensibilisierung der in der Primärversorgung tätigen Ärzte zu fordern. Im Alter sollten geringere Dosen verschrieben und die körperlichen Funktionen wie z. B. von Leber, Nieren und Herz besonders sorgfältig überwacht werden. Medikamentenmissbrauch, aber auch multiple Medikation, kann zu Verwirrtheitszuständen führen, die u. U. eine tödliche Gefahr darstellen können (Hautzinger & Thies, 2009). Eine besondere Risikogruppe des Benzodiazepinmissbrauchs bilden innerhalb der Gesamtpopulation der älteren Menschen die Bewohner von Alten- und Pflegeheimen, da die Prävalenzraten von Langzeitverordnungen im institutionellen Kontext besonders hoch sind (Weyerer & Bickel, 2007). In präventiver Hinsicht ist zu fordern, dass jede längerfristige Verordnung von Psychopharmaka in ein psychiatrisch-psychotherapeutisches Gesamtbehandlungskonzept eingebettet sein sollte, das neben pharmakologischen auch psychotherapeutische und psychosoziale Komponenten miteinschließt. Eine längerfristige Einnahme von Benzodiazepinen (mehrere Wochen und länger) sollte darüber hinaus nur mit strenger Indikationsstellung und unter engmaschiger (fach-)ärztlicher Aufsicht erfolgen, um einem unkritischen und unkontrollierten Gebrauch vorzubeugen.

Die Prävalenz des Alkoholismus ist zwar bei älteren Menschen wegen der geringeren Lebenserwartung von Alkoholikern niedriger als in den jüngeren und mittleren Altersgruppen, jedoch sind etwa 3 % der über 65-jährigen Männer und 0,5 % der Frauen betroffen. Dabei kann bei 6–24 % der über 70-jährigen Männer und 2–10 % der Frauen ein schädlicher Konsum von Alkohol im Sinne eines Abusus festgestellt werden. Für die Prävention der Sucht im höheren Lebensalter ist von großer Bedeutung, dass bei bis zu 68 % der älteren Patienten die Alkoholabhängigkeit erst nach dem 60. Lebensjahr auftritt (Mundle, 1996). Die Prävention des Alkoholmissbrauchs und der Alkoholabhängigkeit bei Älteren kann sich jedoch bisher nur auf wenig gesichertes

Wissen stützen. Es ist zu vermuten, dass – ähnlich wie bei der Depression – psychologische, soziale und somatische Aspekte multifaktoriell zusammenwirken. Kritische Lebensereignisse wie z. B. der Tod naher Angehöriger können eine Veränderung des Trinkverhaltens bedingen und am Beginn einer Abhängigkeitsentwicklung stehen. Zu weiteren Motiven zählen die im höheren Lebensalter häufigen körperlichen Beschwerden und Schlafstörungen. Schließlich kann ein neu aufgetretener Alkoholabusus im Alter – im Sinne eines dysfunktionalen Selbstbehandlungsversuchs – auch Ausdruck einer bisher unerkannten Depression sein. In diesem Fall steht natürlich die Diagnose und adäquate Therapie der affektiven Störung im Vordergrund. Von entscheidender Bedeutung dürfte auch die Identifizierung von Risikopersonen sein bzw. die Früherkennung von älteren Menschen, die an der Schwelle der Abhängigkeit stehen. Hier kann u. U. bereits durch relativ geringfügige Interventionen (Beratung und Zuwendung, stützende Gespräche, Optimierung des sozialen Umfeldes) ein Abgleiten in die manifeste Abhängigkeit verhindert werden. Patienten mit spätem Beginn der Alkoholabhängigkeit sind sozial häufig besser integriert und sind darüber hinaus durch eine höhere Stabilität der Persönlichkeitsstruktur charakterisiert (Mundle, 1996). Da notwendige Behandlungen häufiger angetreten und abgeschlossen werden, ist die Prognose hier als relativ günstiger einzuschätzen.

Ausblick

Präventive Maßnahmen psychischer Erkrankungen im höheren Lebensalter sind gerade im Hinblick auf die demographische Entwicklung von großer Bedeutung. Sie nützen nicht nur den Betroffenen und ihren Angehörigen, sondern auch der Gesellschaft und der Gesamtwirtschaft. Die Evaluation psychosozialer Präventionsprogramme, die für eine evidenzbasierte Empfehlung vonnöten ist, findet immer häufiger statt. Um die Finanzierbarkeit und Erreichbarkeit der Interventionen und damit eine wirksame Prävention zu gewährleisten, empfiehlt sich die Anknüpfung an bestehende Strukturen, hierdurch können Kosten gesenkt und niederschwellige Angebote gestaltet werden.

Literatur

Barth, S., Voss, E., Martin, M., Fischer-Cyrulies, A., Pantel, J. & Schröder, J. (2002). Depressive Störungen im mittleren und höheren Lebensalter: Erste Ergebnisse einer Längsschnittstudie. *Verhaltenstherapie und Verhaltensmedizin 23*(2), 141–158.

Djernes, J. K. (2006). Prevalence and predictors of depression in populations of elderly: A review. *Acta Psychiatrica Scandinavica, 113*(5), 372–387.

Hautzinger, M. & Thies, E. (2009). *Klinische Psychologie : psychische Störungen kompakt ; mit Online-Materialien* (1. Auflage). Weinheim/Basel: Beltz PVU.

Hawton, K. & van Heeringen, K. (2009). Suicide. *The Lancet, 373*(9672), 1372–1381.

Helmchen, H., Linden, M. & Wernicke, T. (1996). Psychiatrische Morbidität bei Hochbetagten Ergebnisse aus der Berliner Altersstudie. *Der Nervenarzt, 67*(9), 739–750.

Kotov, R., Gamez, W., Schmidt, F. & Watson, D. (2010). Linking »big« personality traits to anxiety, depressive, and substance use disorders: A meta-analysis. *Psychological Bulletin, 136*(5), 768–821.

Mundle, G. (1996). Die Alkoholabhängigkeit im Alter. In K. Mann & G. Buchkremer (Hrsg.), *Sucht: Grundlagen, Diagnostik, Therapie* (S. 203–210). Stuttgart: G. Fischer.

Pantel, J., Schröder, J., Essig, M., Popp, D., Dech, H., Knopp, M. V., Schad, L. R., Eysenbach, K., Backenstraß, M. & Friedlinger, M. (1997). Quantitative magnetic resonance imaging in geriatric depression and primary degenerative dementia. *Journal of Affective Disorders, 42*(1), 69–83.

Stoppe, G. (2007). Prävention psychischer Erkrankungen im Alter. *Die Psychiatrie: Grundlagen & Perspektiven, 4*(3), 153–158.

Weyerer, S. & Bickel, H. (2007). *Epidemiologie psychischer Erkrankungen im höheren Lebensalter* (1. Aufl. Bd. 14). Stuttgart: Kohlhammer.

Wiktorsson, S., Runeson, B., Skoog, I., Östling, S. & Waern, M. (2010). Attempted suicide in the elderly: Characteristics of suicide attempters 70 years and older and a general population comparison group. *The American Journal of Geriatric Psychiatry, 18*(1), 57–67.

Wolfersdorf, M. & Schüler, M. (2005). Depressionen im Alter: Diagnostik, Therapie, Angehörigenarbeit, Fürsorge, gerontopsychiatrische Depressionsstationen (1. Aufl.). Stuttgart: Kohlhammer.

II Individuum

28 Prävention von Pflegebedürftigkeit

Hans-Werner Wahl und Andreas Kruse

Zusammenfassung

Der Übergang von chronischen Erkrankungen zur Pflegebedürftigkeit ist von zahlreichen Faktoren beeinflusst, die den Lebensstil des Individuums ebenso betreffen wie Merkmale der räumlichen, sozialen und infrastrukturellen (professionellen) Umwelt. Der Beitrag stellt ein Modell der Pflegebedürftigkeit vor, das von Wechselwirkungen zwischen individuellen und umweltbezogenen Merkmalen bei der Ausbildung oder Vermeidung von Pflegebedürftigkeit ausgeht. Aus diesem Modell werden zunächst grundlegende Anforderungen an die Prävention abgeleitet, bevor eine Erörterung spezifischer Präventionskonzepte und -strategien folgt. Die Morbiditätskompression wird als Beispiel für Präventionspotentiale angeführt. Der Beitrag plädiert schließlich für die vermehrte Integration von Verhaltens- und Verhältnisprävention und damit für individuelle und gesellschaftliche Verantwortung im Hinblick auf Vermeidung von Pflegebedürftigkeit.

Einführung

Pflegebedürftigkeit gilt vielfach als allgemeines Lebensrisiko, das, einmal eingetreten, nur in begrenztem Umfang gestaltbar ist. Noch deutlicher wird das schicksalhafte Element von Pflegebedürftigkeit, wenn es um Möglichkeiten der Prävention geht (vgl. auch die anderen Kapitel im Abschnitt »Prävention im Lebenslauf« in diesem Buch). So ist zu fragen: Ist es überhaupt sinnvoll, Pflegebedürftigkeit im Kontext von Prävention zu thematisieren? Das Ziel dieses Kapitels besteht darin, anhand theoretischer Überlegungen und empirischer Befunde differenzierte Antworten auf diese Frage zu geben. Unter Pflegebedürftigkeit verstehen wir dabei, analog zum deutschen Pflegeversicherungsgesetz, einen Zustand dauerhaften Hilfe- und Pflegebedarfs im Bereich der grundlegenden Aktivitäten des täglichen Lebens. Hierbei ist zu berücksichtigen, dass solcher Hilfe- und Pflegebedarf durch eine Vielzahl von Erkrankungen bzw. Funktionsverlusten ausgelöst werden kann. Deshalb muss auf der einen Seite eine Erörterung von Präventionspotentialen in Bezug auf Pflegebedürftigkeit in Zusammenhang mit derartigen Grunderkrankungen gesehen werden. Als prototypische Beispiele seien der Schlaganfall, schwere Beeinträchtigungen der Motorik in Folge einer Schenkelhalsfraktur, Karzinomerkrankungen und dementielle Erkrankungen genannt. Auf der anderen Seite kann man theoretisch, vor allem im Kontext des *Disablement Process Model* (Verbrugge & Jette, 1994), argumentieren, dass der Übergang von einer chronischen Erkrankung in einen Zustand von dauerhaftem Hilfe- und Pflegebedarf nicht unmittelbar aus der jeweiligen Grunderkrankung folgt, sondern von einer Reihe von Randbedingungen mitbestimmt wird (Kruse, 2002). Im Folgenden werden wir zunächst auf diese Randbedingungen eingehen und uns dann Fragen der Prävention zuwenden.

Ein allgemeines Modell von Pflegebedürftigkeit

In **Abbildung 28.1** wird ein Modell von Pflegebedürftigkeit vorgestellt, das pflegebezogene, psychologische, soziale und ökologische Facetten umfasst (Wahl & Schneekloth, 2006).

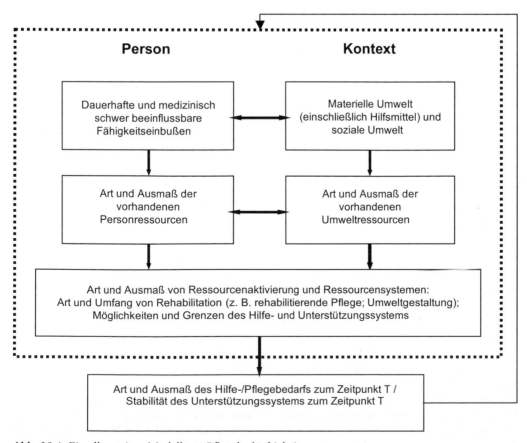

Abb. 28.1: Ein allgemeines Modell von Pflegebedürftigkeit

In diesem Modell wird Pflegebedürftigkeit als ein relationales Konstrukt verstanden, d. h. als das Ergebnis der spezifischen Interaktion zwischen den Merkmalen einer (älteren) Person und eines zugehörigen Kontextes. Dauerhafte Fähigkeitseinbußen treten in Wechselwirkung mit Gegebenheiten der materiellen, der sozialen und der infrastrukturellen Umwelt und werden dadurch in ihrem Verlauf beeinflusst. So entwickeln sich die Folgen eines Schlaganfalls in einer barrierehaften Wohnumwelt deutlich ungünstiger als in einer individuell angepassten und optimierten Umgebung. Ressourcen der Person, wie zum Beispiel eine stark ausgeprägte Selbstständigkeitsmotivation, treten in Wechselwirkung mit förderlichen oder einschränkenden Merkmalen der sozialen Umwelt. Diese kann beispielsweise die Selbstständigkeitsmotivation in hohem Maße fördern oder aber verringern, zum Beispiel aus Gründen einer nicht selten anzutreffenden Überfürsorglichkeit (Baltes, 1996). Natürlich spielen an dieser Stelle auch professionelle Umwelten eine signifikante Rolle, etwa indem Veränderungspotentiale erkannt und entsprechende rehabilitative Maßnahmen zu deren Realisierung angeboten werden. Je nach vorliegender Konstellation person- und umweltbezogener Ressourcen und Barrieren können gesundheitliche und funktionale Einschränkungen zu qualitativ und quantitativ sehr unterschiedlichem Hilfe- und Pflegebedarf führen (siehe dazu die in **Abbildung 28.1** angedeutete Feedbackschleife).

Folgerungen für die Prävention von Pflegebedürftigkeit

Aus den angestellten Überlegungen ergibt sich, dass Bemühungen um die Vermeidung von Pflegebedürftigkeit sowohl auf der Ebene der primären, sekundären als auch der tertiären Prävention ansetzen können.

Auf der Ebene der primären Prävention geht es zunächst um die Vermeidung bedeutsamer Risikofaktoren kardiovaskulärer Erkrankungen und bösartiger Neubildungen: vor allem Übergewicht, Rauchen, übermäßiger Alkoholgenuss (Kruse, 2007; vgl. auch Kapitel 25 von Gellert & Herrmann »Prävention körperlicher Erkrankungen«). Es geht ferner um die Vermeidung von schweren kognitiven Einbußen, speziell Demenz, wobei hier die präventiven Möglichkeiten derzeit relativ eng begrenzt sind (vgl. Kapitel 26 von Sattler, Wendelstein & Schröder »Prävention dementieller Erkrankungen im Alter«).

Ferner besitzt körperliche Aktivität einen positiven Einfluss auf die funktionale Gesundheit, das heißt auf die Fähigkeit, Aktivitäten des täglichen Lebens kompetent auszuführen, deren Verlust wiederum eng mit dem Eintritt von Pflegebedürftigkeit verknüpft ist. In Längsschnittstudien wurde nachgewiesen, dass physische Aktivität bei Nachfolgeuntersuchungen mit einem höheren Maß an funktionaler Kapazität einhergeht (vgl. auch Kapitel 38 von Erickson, Miller & Weinstein »Verbesserung der Gehirnfunktion und der kognitiven Leistungsfähigkeit durch körperliche Aktivität«). Körperliche Aktivität bestimmt somit die Funktionsfähigkeit im täglichen Leben mit. Durch eine Stärkung der Muskulatur und Förderung des Gleichgewichtssinns wird zu einer Prävention von Stürzen ebenso beigetragen wie zur Erhaltung der Leistungsfähigkeit des Bewegungsapparates und des Herz-Kreislauf-Systems. Befunde aus der Victoria Longitudinal Study deuten des weiteren darauf hin, dass ein hohes Maß an kognitiver Aktivität Gedächtnisfunktionen im Alter positiv beeinflusst, d. h. lebenslange körperliche und geistige Aktivität vermindert das Risiko dementieller Erkrankungen und damit auch von Pflegebedürftigkeit erheblich (Hertzog, Kramer, Wilson & Lindenberger, 2009).

Eine weitere wesentliche Zielsetzung von Maßnahmen der primären Prävention von Pflegebedürftigkeit stellt die Förderung eines angemessenen Ernährungsverhaltens im Alter dar (vgl. Kapitel 64 von Sieber »Ernährungsintervention«). Kriterien angemessenen Ernährungsverhaltens bilden dabei die Anpassung der Energiezufuhr an den veränderten Bedarf, eine eiweiß-, vitamin- und ballaststoffreiche Nahrungszusammensetzung mit viel Obst und wenig Milchfett bei zugleich vielseitiger Lebensmittelauswahl, die Verteilung der Nahrungsaufnahme auf mehrere kleine Mahlzeiten und ausreichende Flüssigkeitszufuhr. Durch angemessenes Ernährungsverhalten können gravierende Mangelzustände vermieden und körpereigene Ressourcen bewahrt werden (Strube, 2006).

Auch der Abbau sozialer Ungleichheit im Bereich der Gesundheit ist als eine vordringliche Aufgabe primärer Prävention von Pflegebedürftigkeit anzusehen. Sozioökonomische Unterschiede in der Gesundheit finden sich trotz verschiedener Krankheitsmuster in ganz Europa. Zwischen dem sozialen Status und den Morbiditäts- und Mortalitätsraten besteht eine annähernd lineare Beziehung: Ein höherer sozialer Status ist gleichbedeutend mit einer geringeren Wahrscheinlichkeit zu erkranken bzw. pflegebedürftig zu werden. Für diese Beziehung verantwortlich sind zum einen schichtspezifische Unterschiede in den Rauchmustern, in den Ernährungsmustern sowie in den Mustern körperlicher Aktivität. Zum anderen finden sich in unteren sozialen Schichten häufiger berufliche Tätigkeiten, die auf Dauer mit gesundheitlichen Beeinträchtigungen verbunden sind, sowie allgemein der individuellen Gesundheit abträgliche physische und soziale Umweltbedingun-

gen. Untersuchungen zur Entwicklung von sozialer Ungleichheit über die Lebensspanne legen die Annahme nahe, dass sich soziale Ungleichheiten in der Leistungsfähigkeit und Unabhängigkeit im Alter nicht reduzieren, sondern, im Gegenteil, im Sinne einer Kumulationshypothese *verstärken* (siehe schon Strawbridge, Cohen, Shema & Kaplan, 1996).

Da viele der genannten Risikofaktoren individuell steuerbar sind, ist Pflegebedürftigkeit im höheren Lebensalter nicht nur ein individueller Kontrolle entzogenes Lebensrisiko, sondern zumindest in gewissen Grenzen auch beeinflussbar. Auch Längsschnittstudien belegen, dass Verlauf und Schweregrad von Pflegebedürftigkeit am Lebensende mit Risikofaktoren in früheren Lebensabschnitten zusammenhängen (Hubert, Bloch, Oehlert & Fries, 2002), im späten Leben eintretende Pflegebedürftigkeit also im Rahmen eines Lebensspannenansatzes betrachtet werden sollte.

Auf der Ebene der sekundären Prävention muss dem Konzept des *präventiven Hausbesuchs* erhöhte Aufmerksamkeit geschenkt werden (Kruse, 2002; vgl. Kapitel 29 von Born & Stuck »Präventive Hausbesuche«). Über mehrere Jahre durchgeführte Untersuchungen zeigten, dass bei jenen Menschen, die den präventiven Hausbesuch in Anspruch nahmen, ein im Vergleich zu den Kontrollgruppen (bei denen solche Hausbesuche nicht erfolgten) höherer körperlicher und geistiger Funktionsstatus, eine höhere Selbstständigkeit im Alltag, eine geringere Zahl von Umzügen in ein Heim sowie eine höhere Zahl von Hausarztbesuchen erzielt wurde. Berechnungen der Wirtschaftlichkeit dieses Konzept machten deutlich, dass die – durch Vermeidung von Hilfe- oder Pflegebedarf erreichte – Mittelschöpfung die mit dem präventiven Hausbesuch verbundenen Kosten bei weitem überwog (Stuck, Egger, Hammer, Minder & Beck, 2002).

II Individuum

Auf der Ebene der tertiären Prävention von Pflegebedürftigkeit haben sich mehrere Interventionsstrategien als effektiv erwiesen: Kognitives Training kann im Falle schwerer körperlicher Einbußen dazu beitragen, die kognitive Leistungsfähigkeit zu stabilisieren, was sich auch förderlich auf den Erhalt von Alltagskompetenz auswirkt. Körperliches Training wiederum kann gerade im Falle von bedeutsamen kognitiven Einbußen sehr hilfreich sein, um zumindest das Ausmaß an Pflegebedürftigkeit in Folge der kognitiven Verluste zu begrenzen. Hilfreiche Wohnraumanpassungen können erreichen, dass die Folgen von Pflegebedürftigkeit in Bezug auf Hilfeintensität und Abhängigkeit von Diensten gemindert werden.

Ausblick

Es spricht nach der heutigen Befundlage viel dafür, dass die Prävention von spät im Leben eintretender Pflegebedürftigkeit zu einem bedeutsamen und immer noch weit unterschätzten Teil eine Frage des Lebensstils in früheren Lebensperioden darstellt. Dabei geht es zum einen um die Prävention von Krankheit, also um präventives Verhalten ganz allgemein. Es geht auf der anderen Seite aber auch darum zu verhindern, dass der Übergang von eingetretenen Krankheiten in Pflegebedürftigkeit möglichst verhindert bzw. hinausgezögert wird. Insofern gilt es, noch deutlicher, intensiver und beharrlicher als bislang Aufklärungs- und Bildungsarbeit zu leisten, nicht zuletzt auch deswegen, weil entsprechende Prävention möglicherweise später im Leben notwendige Pflegekosten in effizienter Weise einzusparen verspricht. Möglichkeiten der Prävention von Pflegebedürftigkeit beschränken sich aber nicht allein auf die Beeinflussung des Verhaltens (»Verhaltensprävention«), sondern sie schließen auch – wie durch das eingangs erläuterte allgemeine Modell von Pflegebedürftigkeit deutlich wurde – die Beeinflussung der gegebenen Situations- und Umweltbedingungen ein (»Verhältnisprävention«). Gerade hier wird deutlich, dass die Vermeidung von Pflegebedürftigkeit nicht allein eine individuelle, sondern auch eine gesellschaftliche Aufgabe darstellt, die auf die im individuellen Falle jeweils verfügbaren Ressourcen, Gestaltungs- und Verhaltensspielräume verweist.

Literatur

Baltes, M. M. (1996). *The many faces of dependency.* Cambridge: Cambridge University Press.

Hertzog, C., Kramer, A., Wilson, R. & Lindenberger, U. (2009). Enrichment effects on adult cognitive development: Can the functional capacity of older adults be preserved? *Psychological Science in the Public Interest, 9,* 1–65.

Hubert, H., Bloch, D. A., Oehlert, J. W. & Fries, J. F. (2002). Lifestyle habits and compression of morbidity. *Journal of Gerontology: Medical Sciences, 57,* 347–351.

Kruse, A. (2002). *Gesund altern.* Baden-Baden: Nomos.

Kruse, A. (2007). Präventions- und Trainingsansätze im höheren Alter. In J. Brandtstädter & U. Lindenberger (Hrsg.), *Entwicklungspsy-*

chologie der Lebensspanne (S. 624–655). Stuttgart: Kohlhammer.

Strawbridge, W. J., Cohen, R. D., Shema, S. J. & Kaplan, G. A. (1996). Successful aging: predictors and associated activities. *American Journal of Epidemiology, 144,* 135–141.

Strube, H. (2006). Es ist nie zu spät – Ernährung im Alter. *Bundesgesundheitsblatt, 49,* 547–557.

Stuck, A. E., Egger, M., Hammer, A., Minder, C. E. & Beck, J. D. (2002). Home visits to prevent nursing home admission and functional decline in elderly people. Systematic review and meta-regression analysis. *JAMA, 287,* 1022–1028.

Verbrugge, L. M. & Jette, A. M. (1994). The disablement process. *Social Science & Medicine, 38,* 1–14.

Wahl, H.-W. & Schneekloth, U. (2006). Hintergrund und Positionierung des Projekts MuG III. In U. Schneekloth & H.-W. Wahl (Hrsg.), *Selbständigkeit und Hilfebedarf bei älteren Menschen in Privathaushalten* (S. 13–54). Stuttgart: Kohlhammer.

II Individuum

29 Präventive Hausbesuche

Stephan Born und Andreas E. Stuck

Zusammenfassung

Präventive Hausbesuche können einen wichtigen Beitrag dazu leisten, die Selbstständigkeit älterer Personen zu erhalten und dadurch Pflegeheimeinweisungen zu reduzieren bzw. zu verzögern. Hausbesuche haben Vorteile, weil bei der Beratung bezüglich Mobilität, Ernährung und Medikamenteneinnahme der häusliche Kontext mitberücksichtigt werden kann. Hausbesuche haben aber auch Nachteile, weil sie aufwändig und damit kostspielig sind. Zudem sind Studienergebnisse zu präventiven Hausbesuchen diskrepant. Eine Synthese der Literatur zeigt Kriterien, welche für erfolgreiche präventive Hausbesuche unabdingbar sind. Dazu gehören die systematische Koordination mit der hausärztlichen Versorgung, die Verwendung eines multidimensionalen geriatrischen Assessments, die Beschränkung auf evidenzbasierte Empfehlungen und die Durchführung über einen längeren Zeitraum.

Einführung

Gesundheitliche Probleme im Zusammenhang mit Umfeldfaktoren können zu Behinderung und Pflegebedürftigkeit im Alter führen. Untersuchungen belegen, dass eine Vielzahl von medizinischen, psychischen, sozialen und funktionellen Problemen das Risiko einer späteren Pflegebedürftigkeit erhöhen kann. Die Beratung mit dem Ziel, frühzeitig aufgedeckte Risikofaktoren modifizieren zu können, entspricht dem Grundansatz präventiver Hausbesuche. Dabei wird versucht, diese Risiken in Absprache mit den Hausärzten mit geeigneten Maßnahmen zu reduzieren. Die Durchführung in der häuslichen Umgebung der betroffenen älteren Menschen weist folgende Vorteile auf (Hendriksen, Lund & Stromgard, 1984; Stuck et al., 1995; Stuck & Kane, 2008):

- *Ernährung:* In der häuslichen Umgebung können Faktoren, welche eine Mangelernährung oder eine Überernährung bedingen, besonders gut identifiziert werden. Bezüglich Mangelernährung kann beispielsweise die Beschaffung und Lagerung von Nahrungsmitteln gezielt in die Beratung miteinbezogen werden.
- *Mobilität und Sturz:* Falls Einschränkungen der Gangsicherheit oder des Gleichgewichts bestehen, können die Umgebungsfaktoren wie Sturzrisiken

200

(beispielsweise ungenügende Beleuchtung, mangelnde Haltevorrichtungen) erkannt und gezielte Maßnahmen formuliert werden.

- *Medikamenteneinnahme:* Die zu Hause gelagerten Medikamente können alle erfasst werden. Oft gibt es bei Einnahme vieler Medikamente, manchmal durch verschiedene Ärzte verordnet, Fehler bei der Zusammensetzung oder der Einnahme der Medikamente. Hier kann die ältere Person gezielt bezüglich des Medikamentenmanagements beraten werden.
- *Häusliche Situation:* Die ältere Person hat ein »Heimspiel« und empfängt die professionelle Beratungsperson in ihrer eigenen Umgebung. Empfehlung und Beratung können sich so besonders gut an die spezifischen Gegebenheiten der älteren Person anpassen.

Definition des präventiven Hausbesuchs

Der Begriff »präventive Hausbesuch« wird unterschiedlich verwendet und entsprechend können Struktur und Prozess variieren. In der Literatur werden zwei hauptsächliche Formen von präventiven Hausbesuchen beschrieben: Zum Ersten geht es um präventive Hausbesuche bei gebrechlichen (»frail«) oder behinderten, meist hochbetagten Personen: Ein solcher Hausbesuch dient der umfassenden Evaluation der gebrechlichen älteren Person mit dem Ziel, mögliche Ursachen für die Gebrechlichkeit oder Pflegebedürftigkeit zu identifizieren und auf dieser Basis Maßnahmen zur Besserung der Situation zu veranlassen. Solche Maßnahmen können medizinische, rehabilitative, soziale und andere Aspekte betreffen. Wichtig ist hier die Abgrenzung zu den Angeboten der ambulanten Pflege, welche bei bereits pflegebedürftigen Menschen vergleichbare Abklärungen trifft. Zum Zweiten können präventive Hausbesuche bei nicht-behinderten, relativ gesunden, älteren Personen eingesetzt werden: Die Zielsetzung hier ist die umfassende Evaluation der älteren Person zum frühzeitigen Aufdecken möglicher Risikofaktoren einer späteren Pflegebedürftigkeit. Oft stehen dabei das Gesundheitsverhalten (z. B. körperliche Aktivität, Ernährung), die Vorsorge (z. B. Krebsfrüherkennung, Impfungen), kardiovaskuläre Prävention (z. B. Blutdruck, Blutzucker) und frühe funktionelle Einschränkungen (z. B. Sehen, Hören, Kognition) im Vordergrund. Zu prüfen gilt hier, ob das aufsuchende Setting wirklich einen Zusatznutzen bringt bzw. ob nicht mit anderen Beratungsformen (beispielsweise in der Hausarztpraxis oder am Telefon) ein vergleichbarer Effekt erzielt werden kann.

Wirksamkeit von präventiven Hausbesuchen

Die Wirksamkeit von präventiven Hausbesuchen wird in der Literatur wegen unterschiedlicher Ergebnisse von kontrollierten Studien kontrovers diskutiert (Stuck, Egger, Hammer, Minder & Beck, 2002). Hauptgrund für diese Diskrepanzen ist der große Unterschied zwischen den verschiedenen Modellen von präventiven Hausbesuchen, die in der Literatur verglichen worden sind. Erfolgreiche Hausbesuchs-Programme kön-

II Individuum

nen Pflegeheimeinweisungen der besuchten älteren Personen um einen Drittel reduzieren. Dabei zeigte sich, dass kurzfristig durch die zusätzlichen Hausbesuche Mehrkosten entstehen können und sich die Einsparungen aufgrund von reduzierten Heimeinweisungen mittelfristig einstellen. Die Analyse der aktuell verfügbaren Studien zeigt, dass erfolgreiche Programme folgende Eigenschaften haben (Huss, Stuck, Rubenstein, Egger & Clough-Gorr, 2008):

- *Koordination mit der hausärztlichen Versorgung:* Der Hausarzt spielt in praktisch jedem Gesundheitssystem eine zentrale Rolle für die umfassende Betreuung der älteren Person. Dies erfordert eine enge Koordination der Abklärung und Abstimmung der Beratungsinhalte der Fachperson für Hausbesuche mit dem Hausarzt.
- *Verwendung eines multidimensionalen geriatrischen Assessments:* Die Studienlage weist darauf hin, dass der Besuch zu Hause nicht aufgrund des sozialen Kontakts wirksam ist, sondern durch die fachlich kompetente Beratung. Dies setzt voraus, dass die Fachperson ein standardisiertes und valides geriatrisches Assessment einsetzt, sodass eine systematische Evaluation des Gesundheitszustands der älteren Person stattfindet.

Dies ermöglicht, in Kooperation mit dem Hausarzt, eine anschließende evidenzbasierte Beratung.

- *Langfristige Durchführung:* Einmalige präventive Hausbesuche sind, aus verschiedenen Gründen, nicht nachhaltig und nicht wirksam. Viele Empfehlungen können ihre Wirkung erst bei nachhaltiger Umsetzung entfalten, wie z. B. eine Verhaltensänderung mit erhöhter körperlicher Aktivität. Zudem treten im Alter oft neue Probleme oder Aspekte auf, sodass Empfehlungen angepasst oder neu formuliert werden müssen. Viele Programme dauern deshalb über mehrere Jahre und die Besuche finden dann beispielsweise alle drei Monate oder auch jährlich statt.
- *Programme an Nieder-Risikopersonen:* Studien bei relativ gesunden älteren Personen zeigten bisher die beste Wirksamkeit (Stuck et al., 2000). Im Gegensatz dazu hatten Studien mit präventiven Hausbesuchen bei gebrechlichen älteren Personen kaum günstige Effekte (Bouman, van Rossum, Ambergen, Kempen & Knipschild, 2008). Dies unterstützt die Hypothese, dass bei frühzeitiger Erkennung von Risikofaktoren die Entstehung von Pflegebedürftigkeit noch verhindert werden kann.

Struktur und Prozess von präventiven Hausbesuchen

Zur Illustration eines möglichen Hausbesuch-Programms sei hier ein Beispiel aus einer Forschungsanwendung in Deutschland genannt (Dapp et al., 2011). Hier wurden zwei Elemente eingesetzt: Zunächst wurde ein *Gesundheits-Profil-Verfahren* verwendet, bei dem die älteren Personen einen umfassenden Fragebogen erhielten, den sie selbst ausfüllen sollten. Dieser Fragebogen

enthielt validierte Erhebungsinstrumente in mehr als 20 Bereichen (z. B. Selbstständigkeit, Ernährung, körperliche Aktivität, Vorsorge, Hören, Sehen und Depressionsrisiko). Die ausgefüllten Fragebogen wurden computerbasiert ausgewertet und so ein Bericht mit Empfehlungen für die ältere Person und eine Zusammenfassung der Befunde für den Hausarzt und die Fachperson für den Hausbesuch erstellt (Stuck et al., 2007a). Im Rahmen eines *anschließenden Hausbesuchs* führt die Fachperson ein Assessment in weiteren Bereichen durch (wie beispielsweise Medikamentenerhebung, Erfassung der Mobilität), um auf dieser Basis gezielt beraten zu können (Stuck et al., 2007b).

Ausblick

Die Prävention im Alter, basierend auf einem multidimensionalen geriatrischen Assessment, hat ein großes Potential, sowohl bezüglich Lebensqualität älterer Menschen wie auch hinsichtlich Gesundheitskosten. Es gibt verschiedene systemische und individuelle Möglichkeiten, eine gezielte Prävention im Alter zu fördern. Bei den individuellen Angeboten sind präventive Hausbesuche eine gute Möglichkeit, intensiv und gezielt präventiv beraten zu können. Wegen des relativ hohen Aufwands werden präventive Hausbesuche wohl in Zukunft nur sehr restriktiv zur Verfügung stehen. Damit die gesamte ältere Bevölkerung von präventiven Maßnahmen profitieren kann, sind zusätzlich weitere Umsetzungsarten mit alternativen Beratungsangeboten im Bereich der Prävention im Alter notwendig.

Literatur

Bouman, A., van Rossum, E., Ambergen, T., Kempen, G. & Knipschild, P. (2008). Effects of a home visiting program for older people with poor health status: a randomized, clinical trial in The Netherlands. *Journal of the American Geriatrics Society, 56,* 397–404.

Dapp, U., Anders, J. A. M., Renteln-Kruse, W. von, Minder, C. E., Meier-Baumgartner, H. P., Swift, C. G., Gillmann, G., Egger, M., Beck, J. C. & Stuck, A. E. (2011). Health Risk Appraisal for Older People Combined with Group Sessions and Preventive Home Visits – A Randomized Controlled Study in Germany. *Journal of Gerontology: Medical Sciences,* doi:10.1093/Gerona/glr021.

Hendriksen, C., Lund, E. & Stromgard, E. (1984). Consequences of assessment and intervention among elderly people: a three year randomised controlled trial. *British Medical Journal, 289,* 1522–1524.

Huss, A., Stuck, A. E., Rubenstein, L. Z., Egger, M. & Clough-Gorr K. (2008). Multidimensional preventive home visit programs for community-dwelling older adults: A systematic review and meta-analysis of randomized controlled trials. *Journal of Gerontology: Medical Sciences, 63,* 298–307. Erratum published in *Journal of Gerontology: Medical Sciences, 64,* 318.

Stuck, A. E., Aronow, H. U., Steiner, A., Alessi, C. A., Büla, C. J., Gold, M. N., Yuhas, K. E., Nisenbaum, R., Rubenstein, L. Z. & Beck, J. C. (1995). A trial of annual in-home comprehensive geriatric assessments for elderly people living in the community. *New England Journal of Medicine, 333,* 1184–1189.

Stuck, A. E., Egger, M., Hammer, A., Minder, C. E. & Beck, J. C. (2002). Home visits to prevent nursing home admission and functional decline in elderly people: systematic review and meta-regression analysis. *Journal of the American Medical Association, 287,* 1022–1028.

Stuck, A. E. & Kane, R. L. (2008). Whom do preventive home visits help. *Journal of the American Geriatrics Society, 56,* 561–563.

Stuck, A. E., Kharicha, K., Dapp, U., Anders, J., Renteln-Kruse, W. von, Meier-Baumgartner, H. P., Harari, D., Swift, C. G., Ivanova, K., Egger, M., Gillmann, G., Higa, J., Beck, J. C.

II Individuum

& Iliffe, S. (2007a). Development, feasibility and performance of a health risk appraisal questionnaire for older persons. *BMC Medical Research Methodology*, 7, 1.

Stuck, A. E., Kharicha, K., Dapp U., Anders J., Renteln-Kruse W. von, Meier-Baumgartner H. P., Iliffe S., Harari D., Bachmann M. D., Egger M., Gillmann G., Beck J. C. & Swift C. G. (2007b). The PRO-AGE study: An international randomised controlled study of health risk appraisal for older persons based in general practice [ISRCTN28458424]. *BMC Medical Research Methodology; 7, 2.*

Stuck, A. E., Minder, C. E., Peter-Wuest, I., Gillmann, G., Egli, C., Kesselring, A., Leu, R. E. & Beck J. C. (2000). A randomized trial of in-home visits for disability prevention in community-dwelling older people at low and high risk for nursing home admission. *Archives of Internal Medicine, 160, 977–986.*

30   Suizidprävention

Eva-Marie Kessler

Zusammenfassung

Die ältere Bevölkerung weist in ca. zwei Drittel aller Länder höhere Suizidraten als alle anderen Altersgruppen auf. Ausdrucksformen von Suizidalität sind neben vollendeten Suiziden Todeswünsche, Suizidgedanken und -versuche, aber auch »Hochrisikoverhalten« und passive Unterlassungshandlungen. Als Risikofaktoren für Suizidalität im Alter wirken insbesondere depressive Störungen; die Erforschung der diesem Zusammenhang zugrundeliegenden psychologischen und psychosozialen Faktoren muss noch weiter vorangetrieben werden. Trotz der hohen Suizidrate im Alter waren bisherige primärpräventive Maßnahmen und deren Evaluation fast ausschließlich auf Jugendliche und jüngere Erwachsene ausgerichtet. Strategien zur Suizidprävention sollen auf der Ebene der Sozial- und Altenhilfepolitik, der Informations- und Weiterbildung sowie der Strukturverbesserung im medizinischen und psychosozialen Versorgungssektor angesiedelt sein.

Einführung

Ein Großteil älterer Menschen verfügt in Anbetracht zunehmender Verlusterfahrung über eine hohe emotionale Widerstandsfähigkeit (Überblick bei Kessler & Staudinger, 2010). Gleichzeitig aber weist die ältere Bevölkerung in ca. zwei Drittel aller Länder der Welt höhere Suizidraten als alle anderen Altersgruppen auf (WHO, 2007). Dies ist auch in Deutschland der Fall. Nach Angaben des Statistischen Bundesamtes von 2006 betrug der Anteil der Männer über 60 an der Gesamtbevölkerung 22,1 %, an den Suiziden aber 40,2 %, der Anteil der Frauen an der Gesamtbevölkerung 27,8 %, an den Suiziden sogar 49,3 % (Schmidtke, Sell & Löhr, 2008).

Die über 70-jährigen Frauen stellen 32,0 % der Suizide, die Männer der entsprechenden Altersgruppe 23,6 %. Dabei ist die tatsächliche Suizidrate im Alter sehr wahrscheinlich sogar noch höher als die offiziellen Statistiken anzeigen, da die Dunkelzifferquote von Suiziden älterer Menschen höher vermutet wird als die jüngerer Altersgruppen. Als Suizidmethoden werden in der Altersgruppe ab 60 Jahre überwiegend »harte« Suizidmethoden angewandt. 55 % der männlichen und 40 % der weiblichen Suizide gehen auf Erhängen, Erdrosseln und Ersticken zurück. An zweiter Stelle folgen Feuerwaffen bei Männern und Vergiftungen bei Frauen.

Primäre, sekundäre und tertiäre Suizidprävention

Bedingt durch den demographischen Wandel besteht die Gefahr, dass in Zukunft die Absolutzahlen von Suiziden älterer Menschen zunehmen werden – oder doch zumindest den seit etwa 1990 zu verzeichnenden abnehmenden Trend in den Suizidziffern aller Altersgruppen untergraben werden (WHO, 2007). Diese Ausgangssituation macht die Suizidprävention im Alter zu einer wichtigen präventiv-gesundheitspolitischen sowie therapeutisch-individuellen Herausforderung. Prinzipiell lassen sich drei Typen möglicher Präventionsmaßnahmen unterscheiden. Primäre Suizidprävention zielt auf eine Verhütung erstmaliger Suizide und Suizidversuche durch ein vielfältiges Spektrum allgemeiner suizidpräventiver Maßnahmen ab, z. B. durch Verbesserung der psychologisch-psychiatrischen Versorgungsstrukturen älterer Menschen, durch Aufklärungskampagnen in den Medien oder durch Einschränkung verfügbarer Suizidmethoden (z. B. Einzäunung hochgelegener Plateaus). Die Umsetzung solcher Aufgaben liegt primär in der Hand der Politik. Sekundäre Prävention setzt an der Erkennung und Behandlung suizidgefährdeter Menschen an. Ziel ist es, bei Personen in suizidalen Krisen, mit psychischen Erkrankungen und/oder einer Vorgeschichte von Suizidversuchen das erhöhte Risiko von Suizidhandlungen durch geeignete Beratungs-, Betreuungs- und Behandlungsmaßnahmen zu erkennen und zu verringern. Tertiäre Prävention zielt darauf ab, Menschen, die bereits eine Suizidhandlung begangen haben, optimal zu behandeln und so ihre Prognose zu verbessern. Sowohl bei der sekundären als auch der tertiären Prävention fällt insbesondere Psychologen, Ärzten, Sozialarbeitern und Pflegepersonal eine zentrale Funktion zu.

Darüber hinaus können Suizidpräventionsmaßnahmen im Alter universell (d. h. auf die ältere Allgemeinbevölkerung) ausgerichtet sein oder auch selektiv (d. h. speziell für bestimmte Risikogruppen, z. B. Patienten in der geriatrischen Versorgung) bzw. indiziert (d. h. für Menschen mit einer individuellen Risikokonstellation, z. B. ältere Patienten mit Todeswünschen und Hoffnungslosigkeit).

Ausdrucksformen von Suizidalität

Zu den Ausdrucksformen von Suizidalität gehören Lebensüberdruss (Leben wird nicht mehr als lebenswert betrachtet), Todeswünsche (Gedanken daran, sterben zu wollen) sowie Suizid-(versuchs-)ideen bzw. -absichten. In der Berliner Altersstudie wurden auf der Grundlage eines psychiatrischen Urteils bei 15 % der Untersuchten Lebensüberdrussgedanken, bei 5 % Todeswünsche und bei 1 % Suizidideen oder -gesten festgestellt (Linden & Barnow, 1997). Bei älteren Patienten, die sich in hausärztlicher oder gerontopsychiatrischer Behandlung befinden, fallen die Raten erwartungsgemäß deutlich höher aus. Für die Fremdeinschätzung von Suizidalität durch Ärzte und Psychologen gibt es entsprechende Items bzw. Interviewfragen in der Hamilton Depressions-Skala sowie der deutschen Version des »Geriatric Mental Status Interviews«. Für den englischsprachigen Raum wurde kürzlich die »Geriatric Suicide Ideation Scale« entwickelt und validiert; diese liegt allerdings noch nicht in deutscher Sprache vor.

Die Altersverteilung der Personen mit Suizidversuchen ist der der Suizide entgegengesetzt. Ältere Altersgruppen weisen deutlich niedrigere Suizidversuchsraten auf (Schmidtke et al., 2008). Dies ist nicht primär auf die schlechtere körperliche Konstitution älterer Menschen und die daraus resultierende niedrigere Wahrscheinlichkeit, selbstschädigendes Verhalten zu überleben, zurückzuführen. Vielmehr wird von Erstbehandlern selbstschädigendes Verhalten bei älteren Suizidenten häufiger als bei jüngeren Menschen als »ernsthafter Suizidversuch« beurteilt. Im Alter kommt häufig auch indirektes suizidales Verhalten vor: Hierunter versteht man »Hochrisikoverhalten« und passive Unterlassungshandlungen, (z. B. Verweigern der Nahrungsaufnahme und Medikamenteneinnahme sowie Nicht-Befolgen ärztlicher Maßnahmen). Psychogener Tod beschreibt ein Konzept, bei dem angenommen wird, dass die Person eigentlich noch leben will, aufgrund der von ihr aber nicht mehr zu meisternden schwierigen Lebenslage (z. B. Tod des Partners) glaubt, nicht mehr leben zu können, wobei kein direkter Sterbewunsch vorliegt. Professionelle unterschätzen häufig das Suizidrisiko älterer Menschen, selbst wenn sie von ihnen aktiv kontaktiert werden. Neben mangelnder Qualifizierung im Bereich der Suiziderkennung kommt hier wahrscheinlich der Sachverhalt zum Tragen, dass ältere Menschen ihre suizidalen Intentionen gegenüber anderen seltener kommunizieren als jüngere Menschen.

Risikofaktoren von Suizidalität

Grundlegende Ansatzpunkte für Suizidpräventionsmaßnahmen müssen aus der psychologischen, medizinischen und epidemiologischen Alternsforschung abgeleitet werden. Derzeit mangelt es insbesondere an Wissen über das komplexe Zusammenspiel von Risiko- bzw. protektiven Faktoren in der Ätiologie von Suizidalität. Alle internationalen und nationalen Studien stimmen darin überein, dass – neben vorausgehenden Suizidversuchen in der Biographie – affektive Störungen den Hauptrisikofaktor für alle Formen von Suizidalität im Alter darstellen (Cattell, 2000). In einem systematischen Review kommen Chan, Draper und Banerjee (2007) zu dem Schluss, dass bis zu 86 % der älteren Personen mit Suizidversuch eine vorausgehende affektive Störung (meistens Depression) aufweisen. Persönlichkeitsstörungen dagegen gehen deutlich seltener als im Jugend- und jungen Erwachsenenalter mit Suizid einher. Neben dem Zusammenhang mit psychischen Störungen wurde auch ein Zusammenhang zwischen körperlicher Konstitution und suizidalen Verhaltensweisen gefunden. Trotz der hohen Inkonsistenz der Befunde lässt sich sagen, dass Multimorbidität, funktionelle Beeinträchtigungen, fehlende Heilungsaussichten und Schmerzerleben die Suizidrate deutlich erhöhen (z. B. Catell, 2000). Die Untersuchung von Demenz als Risikofaktor für Suizide, Suizidversuche und Suizidgedanken hat bisher zu inkonsistenten Befunden geführt. Als gesichert gilt jedoch, dass die Suizidrate bei Menschen mit Demenz zumindest nicht so hoch ist, wie landläufig vermutet wird, und ein erhöhtes Risiko, wenn überhaupt, dann v. a. in frühen Krankheitsstadien vorliegt. Es gibt Hinweise darauf, dass sich der positive Zusammenhang zwischen körperlicher Krankheit bzw. Demenz und Suizidalität zumindest teilweise durch Depressivität erklären lässt. Dieser Befund widerspricht der Annahme, dass es sich bei Alterssuizi-

II Individuum

den primär um »Bilanzsuizide« (im Englischen: »rational suicides«) handelt. Verwitwung ist bei hochaltrigen Männern ein weiterer, wenn auch distaler Risikofaktor für Suizide. Für die Entwicklung von Präventionsmaßnahmen fällt neben medizinisch-psychiatrischen Faktoren der Untersuchung psychologischer und psychosozialer Risikofaktoren eine wichtige Bedeutung zu. Dazu zählen u. a. Hoffnungslosigkeit, die Abwesenheit positiver Gefühle, die Wahrnehmung begrenzter Lebenszeit sowie das Gefühl bzw. die Überzeugung, einer anderen Person (z. B. Angehörigen) zur Last zu fallen. Die Erfassung dieser Aspekte durch Ärzte und Psychologen, die mit älteren Menschen arbeiten, hat daher eine zentrale Bedeutung. Neben der klinischen Exploration können hierfür auch Selbstberichtsskalen zum Einsatz kommen, z. B. – in der Reihenfolge ihrer Nennung – die »Skalen zur Erfassung von Hoffnungslosigkeit« (H-Skalen) sowie die deutschen Versionen der »Positive and Negative Affect Scale« (PANAS), der »Zimbardo Time Perspective Inventory« (ZTPI) sowie der »Self-perceived Burden Scale« (SPBS).

Evaluationsforschung zu Suizidprävention

Trotz der hohen Suizidrate im Alter waren bisherige primärpräventive Maßnahmen fast ausschließlich auf Jugendliche und jüngere Erwachsene ausgerichtet und sind nur unzureichend evaluiert worden. Eine Ausnahme bildet die vielzitierte Studie von DeLeo, Dello Buono und Dwyer (2002), in welcher ein telemedizinisches Hilfsangebot für eine italienische Population von 12 000 Personen über 60 Jahre evaluiert wurde. Ein »Tele Help/ Tele Check«- Service umfasste die Betreuung der älteren Personen durch geschultes Personal (inkl. Information, Unterstützung und unmittelbare Intervention in Notfallsituationen). Es zeigte sich, dass vier Jahre nach Einführung des Präventionsprogramms die Suizidrate unter der erwarteten lag. Neben dieser primärpräventiven Maßnahme gab es vereinzelt auch sekundäre Präventionsprogramme, die direkt auf Hochrisikogruppen älterer Personen abzielten. Z. B. wurden in dem »Gatekeeper Programm in Spokane« Angestellte von öffentlichen Einrichtungen, Apotheker, Ablesepersonal etc. darin geschult, sozial isolierte und hilfsbedürftige ältere Personen zu identifizieren und an professionelle Helfer weiterzuvermitteln. Dabei zeigte sich, dass 40 % aller an lokale »Aged Care Services« überwiesenen Personen auf diesem Wege vermittelt wurden (Florio et al., 1996). In dem Projekt PROSPECT (Prevention of Suicide in Primary Care Elderly) wurden depressive ältere Patienten, die sich in hausärztlicher Behandlung befanden, mit einer Experimentalgruppe von Patienten verglichen, die zusätzlich von speziell geschulten Fallmanagern betreut wurden. Die Evaluation des Projektes ergab, dass die Experimentalgruppe eine erhöhte Remissionsrate sowie eine durchschnittlich schnellere Remission aufwiesen (Alexopoulos et al., 2005). Für den deutschsprachigen Raum gab es im Rahmen des »Nürnberger Bündnisses gegen Depression«, eines universell ausgerichteten Programms zur Verbesserung der Symptomatik depressiv erkrankter Menschen aller Altersgruppen in der Region, ein Trainingsprogramm für Pflegekräfte in der stationären Pflege. Unmittelbar nach dem Programm zeigten sich auf Seiten der Pflegekräfte positive

Effekte im Bereich des Wissens und der Einstellungen bezüglich Depression und Suizidalität, die sich allerdings im drei Monats-Follow-up nur noch teilweise zeigten (Ziervogel, Pfeiffer & Hegerl, 2005).

Handlungsfelder

Konkrete Suizidpräventionsmaßnahmen im Alter sollen nach Erlemeier (2004) auf drei Ebenen angesiedelt sein, für deren Umsetzung und Vernetzung Deutschland bereits das Nationale Suizidpräventionsprogramm eingesetzt hat:

(1) Auf der Ebene der Sozial- und Altenhilfepolitik zur Herstellung und Sicherung altersfreundlicher Rahmenbedingungen. Hier geht es primär um Maßnahmen im Bereich der Gesundheits- und Sozialpolitik. Darüber hinaus sind Maßnahmen gegen Altersdiskriminierung in der Arbeitswelt und im Gesundheitswesen sowie die soziale Integrationsförderung (z. B. durch intergenerationelle Projekte) notwendig.

(2) Auf der Ebene der Information, Aufklärung und Edukation zum Zweck der Einstellungs- und Verhaltensänderung in der Bevölkerung sowie in Fachkreisen gegenüber der Suizidproblematik. Es geht dabei um Maßnahmen mit gesellschaftlich-politischer Breitenwirkung. Eine zentrale Maßnahme besteht in der Information und Aufklärung der Allgemeinbevölkerung über Suizidrisiken im Alter und im Abbau falscher Toleranz gegenüber dem Alterssuizid. Von zentraler Bedeutung ist auch ein Diskurs über Ethik im Zusammenhang mit Suizid und Sterbehilfe. Eine wichtige Maßnahme ist die Positionierung des Themas in den Curricula der Aus-, Fort- und Weiterbildung. Nach dem Vorbild der Gotland-Studie wurden im Rahmen des »Nürnberger Bündnisses gegen Depression« Ärzte in Sachen Erkennung und Behandlung depressiver und suizidaler Gefährdung besonders sensibilisiert und fortgebildet.

(3) Auf der Ebene der Strukturverbesserungen im medizinischen und psychosozialen Versorgungssektor geht es erstens um den Ausbau der Krisendienste mit besonderer Akzentuierung der ambulanten, aufsuchenden und lebensweltnahen Angebote sowie deren Vernetzung mit lokalen und regionalen Altenhilfe-/Altenpflegestrukturen. Derzeit sind in Deutschland nach Befunden von Erlemeier (2004) Menschen über 60 Jahre als Ratsuchende in ambulanten Krisendiensten mit nur maximal 10 % erheblich unterrepräsentiert (im Vergleich zu ihrem Anteil an der Gesamtsuizidmortalität). Ein zweiter wesentlicher Ansatzpunkt ist der Ausbau ambulanter gerontopsychiatrischer Beratungseinrichtungen und Tageskliniken sowie die stärkere psychotherapeutische Versorgung älterer Menschen. Eine kürzlich veröffentlichte Studie der Gmünder Ersatzkasse (Grobe, Doering & Schwarz, 2007) mit ca. 1,5 Millionen Versicherten zeigte, dass im Jahre 2006 in Deutschland die Rate an genehmigten Psychotherapien bei der älteren Bevölkerung verschwindend gering war. Außerdem sollten Personen, die in kontinuierlichem Kontakt zu älteren Personen stehen, gezielt in der Früherkennung von und im Umgang mit Suizidalität geschult werden. Analog zur Rolle von Lehrern oder Gleich-

II Individuum

209

Tab. 30.1: Programmelemente eines Schulungsprogramms für Pflegekräfte zur Suizidprävention

Informationen über:	Reflexion über:	Übungen zu:
• Ausdrucksformen von Suizidalität • Prävalenz von Suizidalität im Alter • Risikofaktoren von Suizidalität • juristische Aspekte • Meldeverhalten	• Einstellung zum Alter • Einstellung zu Krankheit und Pflegebedürftigkeit (»Bilanzsuizid«) • Einstellung zu Rollenverteilung / Machtgefälle in der Pflegesituation • eigene Möglichkeiten und Grenzen	• Interaktionsverhalten • Erkennung von Depressivität und Suizidalität • Erstinterventionen

altrigen in Suizidpräventionsprogrammen im Jugendalter sollten z. B. Pflegekräfte in der ambulanten sowie stationären Pflege als »Gatekeeper« an der Schnittstelle zu psychiatrisch/psycho-therapeutischen Hilfsangeboten fungieren. Ein Schulungsprogramm für Pflegekräfte könnte etwa die in **Tabelle 30.1** skizzierten Programmelemente bzw. -inhalte umfassen.

Ausblick

Eine entscheidende Voraussetzung für die Planung effektiver und effizienter Suizidpräventionsmaßnahmen ist die Intensivierung der psychologischen und gerontologischen Grundlagenforschung im Bereich von Risiko- und protektiven Faktoren. Gleichzeitig muss auch der Kenntnisstand über die Versorgung alter Menschen in suizidalen Krisen durch die Versorgungsforschung vorangetrieben werden. In Anbetracht der hohen Suizidraten älterer Menschen ist die Sozial- und Gesundheitspolitik aufgefordert, die institutionellen Strukturen für die Umsetzung darauf aufbauender Programme weiter auszubauen.

Literatur

Alexopoulos, G. S., Katz, I. R., Bruce, M. L., Heo, M., Ten Have, T., Raue, P., Bogner, H. R., Schulberg, H. C., Mulsant, B. H., Reynolds, C. F. & The PROSPECT Group (2005). Remission in depressed geriatric primary care patients: a report from the PROSPECT Study. *American Journal of Psychiatry, 162,* 718–724.

Cattell, H. (2000). Suicide in the elderly. *Advances in Psychiatric Treatment, 6,* 102–108.

Chan, J., Draper, B. & Banerjee, S. (2007). Deliberate self harm in older adults: A review of literature from 1995 to 2004. *Internal Journal of Geriatric Psychiatry, 22,* 720–732.

De Leo, D., Dello Buono, M. & Dwyer, J. (2002). Suicide among the elderly: The long-term impact of a telephone support and assessment intervention in northern Italy. *British Journal of Psychiatry, 181,* 266–229.

Erlemeier, N. (2004). Die Versorgung suizidaler alter Menschen in Deutschland. *Zeitschrift für*

Gerontopsychologie und -psychiatrie, 17(1), 3–41.

Florio, E. R., Rockwood, T. H., Hendryx, M. S., Jensen, J. E., Raschko, R. & Dyck, D. G. (1996). A model gatekeeper program to find the at-risk elderly. *Journal of Case Management, 5*(3), 106–114.

Grobe, T. G., Doering, H. & Schwarz, F. W. (2007). *GEK-Report: Ambulant-ärztliche Versorgung 2007 – Auswertung der GEK-Gesundheitsberichtserstattung.* St. Augustin: Asgard-Verlag.

Kessler, E.-M. & Staudinger, U. M. (2010). Emotional resilience and beyond: A Synthesis of findings from lifespan psychology and psychopathology. In P. S. Frey & C. L. M. Keyes (Eds.), *Frontiers of Resilient Aging. Life-Strengths and Well-Being in Late Life.* (pp. 258–282). Cambridge, UK: Cambridge University Press.

Linden, M. & Barnow, S. (1997). The wish to die in very old persons near the end of life: A psychiatric problem? Results from the Berlin Aging Study (BASE). *International Psychogeriatrics, 9*, 291–307.

Schmidtke, A., Sell, R. & Löhr, C. (2008). Epidemiologie von Suizidalität im Alter. *Zeitschrift für Gerontologie und Geriatrie, 41*(1), 3–13.

WHO (2007). www.who.int/mental_health/prevention/suicide/suicideprevent/en/index.html. Zugriff am 03.01.2008.

Ziervogel, A., Pfeiffer, T. & Hegerl, U. (2005). How effective is advanced training concerning depression and suicidality among the elderly? Results of a pilot study. *Archives of Suicide Research, 9*(1), 11–17.

II Individuum

Unterstützung bei Herausforderungen des Alterns und Lebensendes

31 Lebensgestaltung im höheren Alter

Alexandra M. Freund und Marie Hennecke

Zusammenfassung

Im Vordergrund einer erfolgreichen Lebensgestaltung im höheren Erwachsenenalter steht der Umgang mit Verlusten in verschiedenen Lebens- und Funktionsbereichen (z. B. nachlassende kognitive Fähigkeiten, Verschlechterung der körperlichen Gesundheit). Modelle der Lebensgestaltung im höheren Alter müssen daher Prozesse der Verlustbewältigung einbeziehen. Befunde verschiedener Studien belegen, dass hierfür persönliche Ziele eine wichtige Rolle spielen. Die Auswahl (Selektion), Verfolgung (Optimierung) und Aufrechterhaltung (Kompensation) persönlicher Ziele tragen zum erfolgreichen Altern bei. Eine stärkere Ausrichtung persönlicher Ziele auf die Vermeidung von Verlusten und die Fokussierung auf den Prozess statt auf das Ergebnis der Zielverfolgung können ebenfalls dabei helfen, zunehmende Verluste im höheren Erwachsenenalter zu bewältigen.

Einführung

Im höheren Alter gibt es eine Vielzahl von Veränderungen, die eine besondere Herausforderung für die Lebensgestaltung darstellen. Diese Veränderungen stellen zu großen Teilen Verluste dar und sind von Abbauprozessen gekennzeichnet, z. B. hinsichtlich der physischen Gesundheit, der fluiden Intelligenz und der Gedächtnisleistung. Es ist jedoch keineswegs so, dass das höhere Alter ausschließlich von Verlusten geprägt ist. In einigen Lebensbereichen herrscht Stabilität vor, wie z. B. in den sprach- und wissensbasierten Fähigkeiten der kristallinen Intelligenz. Einige Lebensbereiche weisen sogar altersbedingte Gewinne auf, z. B. berichten Ältere über eine größere Zufriedenheit mit sozialen Kontakten (Carstensen, Isaacowitz & Charles, 1999).

Zweischneidig ist die Bedeutung der Verrentung. Einerseits ist diese mit Verlusten verbunden (z. B. Kontakt zu den Arbeitskollegen, feste Tagesstruktur), andererseits eröffnet die Pensionierung neue Freiheiten in der Zeiteinteilung, sodass Reisen oder die Beschäftigung mit Hobbys verwirklicht werden können. Die Zeit nach der Pensionierung stellt daher ein großes Potential für die Lebensgestaltung dar.

Die Veränderungen im höheren Alter und insbesondere die zunehmenden Verluste bei gleichzeitig größerem Freiraum aufgrund der geringeren sozialen Normen oder Erwartungen für diese Lebensphase stellen besondere Herausforderungen an die Lebensgestaltung. Daher spielen Prozesse, die sowohl die Gestaltung von Freiräumen als auch den Umgang mit Verlusten beinhalten, eine besondere Rolle für die Lebensgestaltung im höheren Alter.

Prozesse der Lebensgestaltung im höheren Alter

Derzeit gibt es drei vorherrschende Modelle der Lebensgestaltung, die die Meisterung von Entwicklungsveränderungen und den Umgang mit der sich verändernden Ressourcenlage über das Erwachsenenalter thematisieren. Der zentrale Unterschied zwischen diesen Modellen besteht in der Schwerpunktsetzung auf proaktive, reaktive oder kontrollpsychologische Prozesse. Das Modell der Selektion, Optimierung und Kompensation (SOK) stellt in seiner handlungstheoretischen Formulierung (z. B. Freund & Baltes, 2002) proaktive, motivationale Prozesse in den Vordergrund. Das Modell assimilativen und akkomodativen Copings (z. B. Brandtstädter & Renner, 1990) fokussiert stärker auf den Aspekt der reaktiven Bewältigung von Zieldiskrepanzen. Das Modell der primären und sekundären Kontrolle (OPS-Modell; z. B. Heckhausen & Schulz, 1995) betont die Wichtigkeit der Maximierung des Kontrollpotentials. In diesem Beitrag soll das SOK-Modell als das allgemeinste dieser drei Modelle vorgestellt werden.

Das SOK-Modell von Paul B. Baltes und Margret M. Baltes (1990) postuliert, dass erfolgreiche Entwicklung – definiert als die gleichzeitige Maximierung von Entwicklungsgewinnen und die Minimierung von Verlusten – durch das Zusammenspiel von Selektion, Optimierung und Kompensation gefördert wird. Die handlungstheoretische Formulierung des SOK-Modells stellt das Setzen und die Verfolgung persönlicher Ziele in den Vordergrund erfolgreicher Lebensgestaltung (Freund & Baltes, 2002).

Selektion wird definiert als die Entwicklung, Auswahl, Priorisierung und Kontextualisierung von Zielen (d. h. die Abstimmung persönlicher Ziele auf den jeweiligen Lebenskontext) sowie die (subjektive) Verpflichtetheit gegenüber ausgewählten Zielen. Erfolgreiche elektive Selektion bezeichnet dabei die Auswahl von Zielen in Anbetracht einer Fülle von Handlungsmöglichkeiten. Verlustbasierte Selektion beinhaltet das Verändern oder Aufgeben von Zielen als Folge erwarteter oder eingetretener Verluste der eigenen Handlungsmöglichkeiten. Selektionsprozesse tragen zur Fokussierung auf eine Teilmenge alternativer Möglichkeiten und damit zum Umgang mit altersbedingten Ressourcenlimitierungen bei. So konnten Riediger und Kollegen (z. B. Riediger, Freund & Baltes, 2005; Riediger & Freund, 2006) in einer Reihe von Studien belegen, dass ältere Personen nicht nur eine geringe Anzahl von persönlichen Zielen verfolgen, sondern dass sie auch weniger konfligierende und sich wechselseitig stärker unterstützende Ziele auswählen als jüngere oder mittelalte Erwachsene, da ihre Ziele denselben, übergeordneten Werten oder Lebensvorstellungen von hoher persönlicher Wichtigkeit dienen. Dies trägt zu einer erfolgreichen Lebensgestaltung im Alter bei, da einander unterstützende Ziele das emotionale Wohlbefinden steigern, Zielkonflikte dagegen die Zielverfolgung und -erreichung behindern.

Optimierung bezieht sich auf den Prozess der Verfolgung von Zielen, die auf einen

II Individuum

Entwicklungsgewinn hin ausgerichtet sind. Hierzu zählen der Erwerb neuer Fertigkeiten oder Ressourcen, Übung von Fertigkeiten, Investition von Zeit und Anstrengung, Fokussierung der Aufmerksamkeit auf die Zielverfolgung, Modellierung erfolgreicher anderer, Ergreifen des richtigen Augenblicks und die Orchestrierung von einzelnen Fertigkeiten in größere Handlungsabläufe. Optimierungsprozesse tragen damit zur Steigerung oder zur Beibehaltung des Funktionsniveaus bei.

Aufgrund der im höheren Alter verstärkt auftretenden Verluste nimmt der Prozess der Kompensation eine hohe Wichtigkeit für die Lebensgestaltung in dieser Lebensphase ein. Kompensation bezeichnet den Erwerb und den Einsatz von Mitteln, um Verlusten entgegenzuwirken (z. B. Verwendung eines Rollstuhls bei Gehschwierigkeiten). Typische Strategien der Kompensation sind die Substitution von verlorenen Handlungsmitteln durch neu erworbene oder zuvor ungenutzte Ressourcen sowie die Inanspruchnahme von Hilfsmitteln oder von Unterstützung durch andere Personen.

In mehreren Fragebogenuntersuchungen konnte gezeigt werden, dass die SOK-Strategien zur erfolgreichen Lebensgestaltung beitragen (z. B. Freund & Baltes, 2002). Bis ins sehr hohe Alter berichten Erwachsene, dass sie SOK-Strategien im Alltag ein-

setzen, auch wenn der Einsatz in der Intensität vom mittleren zum höheren Erwachsenenalter abnimmt. Aber auch im höheren Alter sind Personen, die sich klare Ziele und Prioritäten setzen (Selektion) und diese auch angesichts von Rückschlägen und Verlusten verfolgen (Optimierung, Kompensation) mit ihrem Leben zufriedener, sie fühlen sich weniger einsam, sind emotional ausgeglichener und bewältigen ihren Alltag besser als Personen, die die Dinge eher auf sich zukommen lassen, sich vom Leben treiben lassen und Verluste akzeptieren.

Gesundheitsbezogene Verhaltensveränderungen betreffend zeigten Ziegelmann und Lippke (2006), dass SOK-Prozesse den Zusammenhang zwischen der Planung eines Gesundheitsverhaltens und der tatsächlichen Ausführung dieses Verhaltens bei Rehabilitationspatienten bis ins höhere Erwachsenenalter vermitteln. Interventionsansätze sollten daher ein Training von SOK-Strategien einbeziehen, um eine Verhaltensänderung zu unterstützen. Die Ergebnisse von Ziegelmann und Lippke (2006) legen nahe, dass die Anpassung von Zielen nach dem Erleiden von physischen Einschränkungen (verlustbasierte Selektion) und der Einsatz von Handlungsmitteln, die Verluste kompensieren können, hierbei von besonderer Wichtigkeit sind.

Gewinne und Verluste

Während im jüngeren Erwachsenenalter mit Blick auf die Zukunft eine Anhäufung von Ressourcen und Fähigkeiten, also eine Optimierung in Bereichen wie Ausbildung, Finanzen, Familie oder Freizeit, im Vordergrund steht, sind ältere Erwachsene stärker mit Ressourcenverlusten in Bereichen wie Gesundheit, Sensomotorik und kognitiven Fähigkeiten konfrontiert. Entsprechend

zeichnet sich auch ein Wandel in der vorherrschenden Zielorientierung gegenüber Gewinnen und Verlusten über das Erwachsenenalter ab: Während die Motivation, Verlusten entgegenzuwirken und das gegenwärtige Funktionsniveau aufrechtzuerhalten, im höheren Alter zunimmt, nimmt die Motivation Gewinne zu erzielen eher ab. Entsprechend setzen sich ältere Erwachsene eher Ziele, die der Vermeidung von Funktionsverlusten entgegensteuern (z. B. die kognitiven Fähigkeiten aufrechtzuerhalten), während jüngere Erwachsene sich eher Ziele setzen, die der Erreichung höherer Funktionsniveaus dienen (z. B. die kognitiven Fähigkeiten zu verbessern; Ebner, Freund & Baltes, 2006). Nicht nur nimmt die Motivation Verluste zu vermeiden im Alter zu, laut Ebner et al. (2006) hängt sie im Alter auch mit höherem subjektiven Wohlbefinden zusammen. Wer hingegen im Alter gewinnorientiert bleibt, muss mit verringertem Wohlbefinden rechnen. Auch auf der Verhaltensebene zeigt eine Studie von Freund (2006), dass ältere Erwachsene motivierter (nämlich persistenter) eine Aufgabe verfolgen, in der sie versuchen sollen ihre Leistung aufrechtzuerhalten, während jüngere Erwachsene dieselbe Aufgabe persistenter verfolgen, wenn sie darin ihre Leistung steigern sollen. Eine Veränderung von einer vorherrschenden Gewinn- zu einer stärkeren Verlustorientierung bei der Zielsetzung hat im Alter also möglicherweise positive Auswirkungen auf sowohl das subjektive Wohlbefinden als auch die Motivation bei der Verfolgung persönlicher Ziele.

Prozess- und Ergebnisorientierung

Nicht nur darin, *welche* Ziele sie sich setzen, sondern auch darin *wie* sie diese Ziele verfolgen, scheinen sich ältere von jüngeren Erwachsenen zu unterscheiden. Studien von Freund, Hennecke und Riediger (2010) konnten zeigen, dass Ältere eher darauf fokussieren, mit welchen Mitteln und Prozessen sie ihre Ziele verfolgen (Prozessorientierung), als auf die positiven Ergebnisse und Konsequenzen der Zielverfolgung (Ergebnisorientierung). So bevorzugen sie verglichen mit jüngeren Erwachsenen Beschreibungen von Zielen (z. B. »ein Klassentreffen organisieren«), die sich mit dem Prozess der Zielverfolgung befassen (z. B. »Einladungen gestalten«), gegenüber Beschreibungen, die Ergebnisse thematisieren (z. B. »frühere Schulfreunde und Lehrpersonen wiedersehen«). Ältere Erwachsene beschäftigen sich verglichen mit jüngeren auch gedanklich lieber mit dem Prozess der Zielverfolgung (»wie man einen schönen Urlaub machen kann«), als mit den Ergebnissen (»wozu man einen schönen Urlaub machen kann«). Schließlich gaben Ältere an, bei der Verfolgung des Ziels, regelmäßig die eigene Fitness zu trainieren, eher prozessbezogene Aspekte der Zielverfolgung wertzuschätzen (z. B. »Spaß haben«) als ergebnisbezogene (z. B. »Gewicht reduzieren«). Die Präferenz für einen Prozessanstelle eines Ergebnisfokus ist darüber hinaus adaptiv und wirkt sich positiv sowohl auf die Stimmung als auch auf den Erfolg in der Zielerreichung aus. So führte ein Prozessfokus über den Zeitraum von vier Monaten dazu, eine geringere Distanz zum Ziel und mehr zielbezogene Zufriedenheit zu empfinden, sowie das Ziel als wichtiger und erreichbarer einzustufen. In Bezug auf die Lebensgestaltung lässt sich also festhalten, dass die primäre Fokussierung auf die angestrebten Ergebnisse mit dem Alter abnimmt und das Motto »Der Weg ist das Ziel« zur positiven Lebensgestaltung im höheren Alter beitragen kann.

Bisher liegen keine Interventionsstudien vor, in denen der Zielfokus auf den Prozess oder das Ergebnis systematisch trainiert werden. Insbesondere im höheren Alter, einer Lebensphase, in der die Erreichung neuer Ziele aufgrund von Ressourcenverlusten immer unwahrscheinlicher wird, könnte jedoch eine stärkere Hinwendung auf den Prozess als auf das Ergebnis der Zielverfolgung zur erfolgreichen Lebensgestaltung beitragen.

Ausblick

Die Lebensgestaltung im höheren Alter besteht nicht nur in der erfolgreichen Bewältigung von Verlusten sondern auch in der aktiven Gestaltung des eigenen Lebens durch das Setzen und Verfolgen persönlicher Ziele. Da Entwicklungsverläufe bis ins hohe Alter multidirektional verlaufen, erfordern sie die Orchestrierung von Strategien, um Entwicklungsgewinnen und -verlusten gerecht zu werden. Kann die Anwendung von solchen Strategien im Alter gefördert werden? In der Tat scheint die Selbstregulation zur Verfolgung persönlicher Ziele einen Bereich darzustellen, in dem auch im Alter noch Gewinne möglich sind. Eine Studie von Hennecke und Freund (2010) zu dem schwierigen gesundheitsbezogenen Ziel, mit Hilfe einer Diät abzunehmen, zeigt, dass ältere Erwachsene weniger vom Diätplan abweichen und mit zwischenzeitlichen Ausrutschern besser umgehen können als jüngere Erwachsene, nämlich weniger über sie grübeln oder sie seltener zum Anlass für einen kurzfristigen Abbruch der Diät nehmen. Möglicherweise wird dies bedingt durch lebenslange Erfahrung im Bereich der Selbstregulation sowie die im Alter zunehmende Wichtigkeit des Ziels Emotionen zu regulieren, um negative Affekte zu vermeiden und positive Affekte aufrechtzuerhalten oder zu verstärken (Carstensen et al., 1999).

Die Ergebnisse zur verbesserten Selbstregulationskompetenz im höheren Alter legen somit nahe, dass sich Selbstregulation durch gezielte Interventionen trainieren lässt (Muraven, Baumeister & Tice, 1999). Es wäre wünschenswert, Interventionen zum Training spezifischer Selbstregulationsfertigkeiten im Alter zu entwickeln. Diese sollten insbesondere den Umgang mit altersbedingten Ressourcenverlusten vermitteln, z. B. Strategien zur erfolgreichen Fokussierung auf zentrale Lebensbereiche oder zur Verstärkung einer Prozessorientierung während der Zielverfolgung.

Die bisherige Forschung zu den oben erläuterten Prozessen bezieht sich primär auf das sogenannte dritte Alter, eine Lebensphase, in der viele Personen noch über ein großes Potential an Lebensgestaltung und Selbstregulation verfügen. Bisher ist weitgehend unerforscht, wie sich die Lebensgestaltung im vierten Lebensalter entwickelt. Es ist denkbar, dass Kompensationsprozesse und die Verlustorientierung weiterhin zunehmen und zur erfolgreichen Lebensgestaltung beitragen. Alternativ könnte man aber auch annehmen, dass im sehr hohen Alter, z. B. aufgrund von Demenzen, die Grenzen der individuellen Lebensgestaltung deutlich hervortreten und der Einsatz von externen Hilfsstrukturen an Wichtigkeit zunimmt.

Literatur

Baltes, P. B. & Baltes, M. M. (1990). Psychological perspectives on successful aging: The model of selective optimization with compensation. In P. B. Baltes & M. M. Baltes (Eds.), *Successful aging. Perspectives from the behavioral sciences* (pp. 1–34). New York: Cambridge University Press.

Brandtstädter, J. & Renner, G. (1990). Tenacious goal pursuit and flexible goal adjustment: Explication and age-related analysis of assimilative and accommodative strategies of coping. *Psychology and Aging, 5*, 58–67.

Carstensen, L. L, Isaacowitz, D. M. & Charles, S. T. (1999). Taking time seriously: A theory of socioemotional selectivity. *American Psychologist, 54*, 165–181.

Ebner, N. C., Freund, A. M. & Baltes, P. B. (2006). Developmental changes in personal goal orientation from young to late adulthood: From striving for gains to maintenance and prevention of losses. *Psychology and Aging, 21*, 664–678.

Freund, A. M. (2006). Differential motivational consequences of goal focus in younger and older adults. *Psychology and Aging, 21*, 240–252.

Freund, A. M. & Baltes, P. B. (2002). Life-management strategies of selection, optimization, and compensation: Measurement by self-report and construct validity. *Journal of Personality and Social Psychology, 82*, 642–662.

Freund, A. M., Hennecke, M. & Riediger, M. (2010). Age-related differences in outcome and process goal focus. *European Journal of Developmental Psychology, 7*, 198–222.

Heckhausen, J. & Schulz, R. (1995). A life-span theory of control. *Psychological Review, 102*, 284–304.

Hennecke, M. & Freund, A. M. (2010). Staying on and getting back on the wagon: Age-related improvement in self-regulation during a low-calorie diet. *Psychology and Aging, 25*, 876–885.

Muraven, M., Baumeister, R. & Tice, D. M. (1999). Longitudinal improvement of self-regulation through practice: Building self-control strength through repeated exercise. *The Journal of Social Psychology, 139*, 446–457.

Riediger, M. & Freund, A. M. (2006). Focusing and restricting: Two aspects of motivational selectivity in adulthood. *Psychology and Aging, 21*, 173–185.

Riediger, M., Freund, A. M. & Baltes, P. B. (2005). Managing life through personal goals: Intergoal facilitation and intensity of goal pursuit in younger and older adulthood. *Journals of Gerontology: Psychological Sciences, 60B*, 84–91.

Ziegelmann, J. P. & Lippke, S. (2006). Selbstregulation in der Gesundheitsverhaltensänderung: Strategienutzung und Bewältigungsplanung bei Erwachsenen im jungen, mittleren und höheren Alter. *Zeitschrift für Gesundheitspsychologie, 14*, 82–90.

II Individuum

32 Vorbereitung auf und Umgang mit Pensionierung

Wolfgang Clemens

Zusammenfassung

Das Ausscheiden aus dem Erwerbsleben und die Anpassung an die nachberufliche Phase hat in den letzten Jahrzehnten – neben dem persönlichen – ein gewachsenes öffentliches Interesse gefunden. Der Übergang in Rente oder Pension – möglicherweise als »kritisches Lebensereignis« – wird dabei oft als Gestaltungsaufgabe verstanden, die u. a. auch Interventionsmaßnahmen erfordert. Maßnahmen zur Vorbereitung werden älteren Beschäftigten von ihren Unternehmen angeboten, durch Angebote der Erwachsenenbildung befördert oder durch rentenrechtliche Regelungen (wie z. B. Altersteilzeit) geprägt. Ehrenamtliches Engagement und dessen (öffentliche) Förderung haben in den letzten Jahren zur Bewältigung des Umgangs mit Pensionierung stetig an Bedeutung gewonnen, wobei projektorientierte Konzepte einen besonderen Stellenwert einnehmen.

Einführung

Der Ruhestand als eigenständige Lebensphase nach dem Erwerbsleben ist eine Errungenschaft des 20. Jahrhunderts. Nach einer Phase reduzierter Erwerbsbeteiligung älterer Beschäftigter durch die Wirtschafts- und Arbeitsmarktkrise seit Mitte der 1970er Jahre in (West-)Deutschland zeigt sich – wegen krisenhafter Staats- und Rentenfinanzen und einem verstärkten demographischen Wandel – seit Beginn der 1990er Jahre ein Trend zur besseren Integration älterer Beschäftigter und längeren Lebensarbeitszeit. Maßnahmen dazu waren z. B. die Rentenreformen seit 1992 mit einer Reduzierung vorzeitiger Verrentungsformen und die Einführung von Abschlägen bei Rentenbeginn vor dem Ruhestandsalter von 65 Jahren, die europäische Beschäftigungsinitiative zur Erhöhung der Beschäftigungsquote von 55- bis 64-Jährigen auf über 50 % und zur Erhöhung des durchschnittlichen Ruhestandsalters um fünf Jahre bis zum Jahr 2010 sowie die (stufenweise) Anhebung des Rentenalters auf 67 Jahre ab 2012.

Entsprechend ist die Erwerbsbeteiligung älterer Beschäftigter (55–64 Jahre) im letzten Jahrzehnt gestiegenen: Die Erwerbsquote erhöhte sich auf über 50 % und das Durchschnittsalter, zu dem das Erwerbsleben verlassen wird, stieg auf über 63 Jahre (Naumann & Romeu Gordo, 2010). Im

Ost-West- wie auch im Geschlechtervergleich und im beruflichen Spektrum zeigen sich allerdings unterschiedliche Rentenübergangsmuster mit einem größeren Maß an Frühverrentungen und unterbrochenen Erwerbsverläufen. So verbleibt insgesamt nur die Hälfte der älteren Erwerbstätigen bis zum regulären Rentenalter im Arbeitsmarkt (Zähle, Möhring & Krause, 2009). Aufgrund einer erweiterten Diversifizierung der beruflichen Austrittsmodi haben sich die Bedingungen des Umgangs mit Pensionierung bzw. Verrentung und teilweise auch die Möglichkeiten zur Vorbereitung darauf verändert.

Ausscheiden aus dem Erwerbsleben und Anpassung an die nachberufliche Phase

Mit dem Übergang in den »Ruhestand« ergeben sich für die betreffenden Personen – ebenso wie für ihr persönliches Umfeld – Herausforderungen, die als kritisches Lebensereignis verstanden werden können und sich je nach Qualifikation, Lebens- und Erwerbsbiographie, persönlichen und familiären Merkmalen sehr unterschiedlich darstellen. Entscheidende Bedeutung gewinnen dabei biographische Aspekte. So sind die Vorbereitung auf und der Umgang mit Pensionierung im biographischen Kontext vor allem durch die Erfahrungen der letzten Berufsjahre, die Art des Ausscheidens aus dem Erwerbsleben und durch die sozialen wie auch gesundheitlichen Umstände der Betroffenen geprägt (Clemens, 2002; Lehr, 2007).

In der Gerontologie, Psychologie und Soziologie hat die sich verändernde Lebenssituation – mit anderen Werten, Orientierungen und erforderlichen individuellen Anpassungsleistungen – zu einer Vielzahl von Studien und Publikationen geführt. Dabei zeigt sich ein differenzierteres Bild der Auswirkungen des Berufsendes (Naegele, 2004; Lehr, 2007). Der Übergang in den Ruhestand wird durch den berufsbiographischen Verlauf, gesundheitliche Disposition, finanzielle Bedingungen, Qualifikation und Berufsbezug, aber auch von familiären und sonstigen sozialen Faktoren bestimmt. Geschlechtsspezifisch zeigen sich keine gravierenden Unterschiede in der Anpassung an den Ruhestand. Günstige Voraussetzungen sind eine höhere Qualifikation, keine oder nur geringe gesundheitliche Einbußen und ein antizipierbares Ende des Erwerbslebens, das gezielte Vorbereitung und Planung für den Ruhestand zulässt (Backes & Clemens, 2008).

Zu den Auswirkungen der Berufsaufgabe sind eine Reihe einzelner Merkmale untersucht worden (vgl. zusammenfassend Maier, 2000). Mit dem Eintritt in die Rente bzw. Pension ändert sich die finanzielle Situation. Bei durchschnittlichen Einkommenseinbußen von 25 % bis 35 % zeigen sich größere Unterschiede je nach dem früheren beruflichen Status, zwischen Männern und Frauen, West- und Ostdeutschland. Ehepaare weisen höhere, ledige, geschiedene oder verwitwete Personen – insbesondere Frauen – z. T. deutlich niedrigere Alterseinkommen auf (Bäcker, Naegele, Bispinck, Hofemann & Neubauer, 2008). Hinsichtlich des Gesundheitszustandes wird von nur geringen Veränderungen berichtet. Die gesundheitliche Verfassung verbessert sich häufig bei Personen, die wegen gesundheitlicher Einbußen (vorzeitig) mit einer Erwerbsminderungsrente in den

II Individuum

Ruhestand gehen mussten. Das subjektive Wohlbefinden bleibt in der Regel hoch, wobei spezifische Gewinne im Freizeit- und familiären Bereich leichten Verlusten (finanzieller Bereich, Status) gegenüberstehen. Größere Verschlechterungen des Befindens im Übergang zum Ruhestand zeigen sich bei einer Minderheit, vor allem bei Frauen sowie Personen mit niedrigem sozioökonomischen Status und einem lückenhaften sozialen Netz (Mayring, 2000). Mit Verlusten von sozialen Kontakten – v. a. zu den ehemaligen Arbeitskollegen – wird in Abhängigkeit vom Sozialstatus und partnerschaftlichen sowie familiären Konstellationen unterschiedlich umgegangen: Einer stärkeren Konzentration auf familiäre Bezüge in unteren Sozialschichten steht eine tendenziell stärkere Öffnung nach außen in höheren gegenüber. Allgemein bringt die Pensionierung häufig Änderung sozialer Beziehungen in Partnerschaft, Familien- und Freundeskreis mit sich. Hier zeigen sich oftmals positive Auswirkungen – durch mehr Zeit für Partner, Kinder und Enkel. Mit dem Übergang in den Ruhestand wird für viele Betroffene auch ein verändertes Zeitmanagement erforderlich: Zeitstrukturen sind zu modifizieren, vorhandene Interessen können ausgeweitet, früher nicht oder nur bedingt mögliche Vorhaben umgesetzt werden (Reisen, Bildung, ehrenamtlichen Tätigkeiten etc.).

Zur *Anpassung an die Pensionierung und den Ruhestand* sind eine Antizipation des Ruhestandes mit Plänen für die Zukunft und eine positive Einstellung zur Verrentung günstige Voraussetzungen. Merkmale der vorhergehenden Berufstätigkeit spielen eine bedeutende Rolle, weniger die grundsätzliche Berufsorientierung, sondern ein großer Handlungsspielraum sowie viele Kontroll- und Entscheidungsmöglichkeiten. Schlechte Arbeitsbedingungen, hohe Arbeitsbelastungen und geringe Dispositionsspielräume führen zu eingeschränkter Gesundheit, vorzeitiger Verrentung und ungünstigen Bewältigungschancen (Naegele, 2004). Je früher, je unfreiwilliger und je unvermittelter das Ende des Erwerbslebens eintritt, umso negativer wird der Übergang in die nachberufliche Phase erlebt und umso schwieriger gestaltet sich die Anpassung an den Ruhestand. Insgesamt gesehen verläuft die Anpassung an die Pensionierung für die überwiegende Zahl der Betroffenen eher positiv und ohne größere Probleme (Maier, 2000).

Interventionsmaßnahmen zur Vorbereitung auf und Anpassung an die Pensionierung

Bestehende Interventionsmaßnahmen beziehen sich auf die verschiedenen Phasen des Übergangs in den Ruhestand. Sie betreffen Arbeitszeitregelungen für ältere Beschäftigte am Ende des Erwerbslebens, (Fort-)Bildungsangebote zur Vorbereitung auf die Pensionierung und Aktivitätsangebote für die direkte Zeit nach dem Ausstieg. Bisherige Maßnahmen der Arbeitszeitpolitik, die z. B. einen gleitenden Übergang in den Ruhestand ermöglichen sollten, wurden kaum angenommen (Bäcker et al., 2008). So wurde bei der *Altersteilzeit* überwiegend das sog. »Blockmodell« mit vollzeitiger Weiterarbeit bei vorzeitigem vollen Ausstieg und kaum die Teilzeitvariante – als »gleitende« Form – gewählt. Zudem ist nach dem Auslaufen der Förderung durch die Bundesagentur für Arbeit zu Ende 2009 von einer deutlichen

Reduzierung der Altersteilzeitfälle auszugehen. Auch die schon länger existierende Möglichkeit des Bezugs einer *Teilrente* bei teilzeitiger Weiterarbeit wird kaum wahrgenommen. Andere Modelle einer Flexibilisierung des Übergangs in den Ruhestand, die einem Bedürfnis der älteren Arbeitnehmer nach vorzeitigem (oder auch späterem) Bezug einer Rente bzw. Pension entgegenkommen, werden selektiv genutzt: So ist ein früherer Rentenzeitpunkt ab Vollendung des 60. Lebensjahres bei monatlichen Abschlägen von 0,3 % möglich und wird häufiger praktiziert: im Rentenzugang 2005 von der Hälfte der Rentner, in den neuen Bundesländern sogar von etwa drei Vierteln aller Zugänge (Bäcker et al., 2008, S. 412). Weitere, bisher wenig genutzte Möglichkeiten der Flexibilisierung der Arbeitszeit älterer Beschäftigter bieten *innovative Arbeitszeitmodelle* – wie Langzeitkonten oder Wahlarbeitsmodelle. Von Seiten der Unternehmen werden – wenn auch von niedrigem Niveau aus – zunehmend flexiblere Arbeitszeitformen im Rahmen eines »Altersmanagements« angeboten und dies als Maßnahme der Organisations- und Personalentwicklung durchgeführt. Befördert haben diese Entwicklung u. a. die Abschlüsse von »Demographie«-Tarifverträgen in einzelnen Branchen – wie im Bereich Bergbau, Chemie, Energie und der Eisen- und Stahlindustrie (vgl. Clemens, 2010). Zur Förderung eines flexibleren Übergangs vom Erwerbsleben in den Ruhestand sind darin Regelungen zur alterns- und altersgerechten Arbeitsorganisation, Qualifizierung, Gesundheitsförderung, Altersteilzeit, Langzeitkonten, Teilrente und Berufsunfähigkeit enthalten. Besondere Bedeutung haben lebenslagen- und bedarfsspezifische Arbeitszeitregelungen für Beschäftigte in den letzten Jahren vor der Pensionierung als Möglichkeit, Interessen und Aktivitäten zu entwickeln, die im Ruhestand weitergeführt werden können (wie z. B. ehrenamtliches Engagement).

Einen Schwerpunkt der Intervention bilden allgemeine (Fort-)Bildungsmaßnahmen zur Vorbereitung auf und Anpassung an die Pensionierung (Backes & Clemens, 2008, S. 315ff.). Anknüpfend an die konkrete Lebens- und Arbeitssituation der Teilnehmer wird versucht, »die mit dem Wechsel vom Erwerbsleben in den Ruhestand einhergehenden Lebensveränderungen zu thematisieren und daraus Perspektiven für die persönliche Zukunft zu gewinnen.« (Maier, 2000, S. 410). Themenbereiche bilden z. B. die sich ändernden Zeit- und Tätigkeitsstrukturen alltäglichen Lebens, Partnerschaft und Familie, gesundheitliche Entwicklung sowie Freizeit- und sonstige mögliche Aktivitäten – wie ehrenamtliches oder bürgerschaftliches Engagement. Es sollen Anregungen gegeben werden für eine realistische Einschätzung der aktuellen Lebenssituation, zu Vorstellungen zum kommenden Ruhestand, zu Möglichkeiten zur Realisierung von Plänen und Aktivitäten sowie Informationen zu Institutionen, die Hilfestellungen und Angebote für interessierte Ruheständler geben können. Besondere Bedeutung kommt den betrieblichen Maßnahmen zur »Vorbereitung auf den Ruhestand« zu, die im Rahmen der Organisationsentwicklung – z. T. betriebsvertraglich gesichert – inzwischen häufiger angeboten werden und oft auch die (Ehe-)Partner der Betroffenen miteinbeziehen. Angebote zu Vorbereitungsmaßnahmen stellen verschiedene Bildungsträger (wie z. B. Evangelische Akademien), aber zunehmend auch gewerkschaftsnahe Bildungseinrichtungen und privatwirtschaftliche Anbieter (wie Consultingfirmen).

Interventionsstrategien zur Anpassung an den Ruhestand sind heute vorwiegend von den *Leitbildern eines »produktiven Alter(n)s«* (Lehr, 2007) und einer »Integration durch aktive Partizipation« (Maier, 2000) geprägt. Zu entsprechenden Maßnahmen zählen vielfältige Angeboten der Altenbildung – wie Seniorenuniversität, Volkshochschul- und sonstige Bildungsangebote (Kruse & Maier, 2010). Einen weiteren Schwerpunkte bilden Initiativen, die das (Experten-)Wissen von Ruheständlern – z. T. weltweit – an Privatpersonen, aber v. a. an kleine und mittlere Industrie- und Handwerksbetriebe, Organisationen oder Kommunen beratend weitergeben (Beispiele: Wissensbörse, Senior Experten Service). *Projektorientierte Konzepte* zur Anpassung an die Pensionierung sind in den letzten zwei Jahrzehnten häufiger – teilweise als Modellprojekte – mit öffentlichen Mittel gefördert sowie begleitend wissenschaftlich erforscht worden. Teilnehmer tauschen ihre Erfahrungen aus, erarbeiten dabei gemeinsame Ziele und Handlungsperspektiven und entwickeln nach ihren Interessen und Kompetenzen entsprechende Projekte bzw. Selbsthilfegruppen (Maier, 2000). Beispiele sind die Initiative »ZWAR« (Zwischen Arbeit und Ruhestand), Seniorengenossenschaften, Seniorenbüros, Erfahrungswissen für Initiativen (EFI). Beabsichtigt wird bei diesen Initiativen auch ein »Multiplikationseffekt« zur Förderung und Verbreitung nachberuflichen, ehrenamtlichen bzw. bürgerschaftlichen Engagements.

Die Finanzierung der Interventionsmaßnahmen ist einerseits privatwirtschaftlich, andererseits aber auch mit beträchtlichen öffentlichen Mitteln erbracht worden. Auffällig hoch ist der Anteil an Anschubfinanzierung, um v. a. ehrenamtliches Engagement möglich zu machen.

Ausblick

Ein Ausblick muss zwischen der Entwicklung von Maßnahmen zur Vorbereitung auf die Pensionierung und von Interventionsmaßnahmen zur Anpassung an den Ruhestand unterscheiden. Vorbereitungsmaßnahmen wurden in den letzten Jahrzehnten forciert und finden unter dem Eindruck eines fortschreitenden demographischen Wandels auch zunehmend Eingang in ein »Altersmanagement« von – v. a. größeren – Unternehmen. Doch oft genug finden sich noch durch betriebliche Problemlagen ausgelöst Ad-hoc-Strategien, wo eine Verstetigung entsprechend angepasster Maßnahmen notwendig wäre. Die praktische Anwendung und Nutzung hat sich in Deutschland insgesamt stärker entwickelt, während die wissenschaftlich-theoretische, konzeptionelle Entwicklung entsprechender Maßnahmen – anders als z. B. in den USA – stagniert. Allgemein sind bestehende Angebote kritisch darauf zu hinterfragen, welches Bild vom Alter vermittelt wird, welche Ziel- und Problemgruppen identifiziert werden und ob diese Gruppen überhaupt zu erreichen sind (Backes & Clemens, 2008).

Hinsichtlich der Interventionsmaßnahmen zur Anpassung an den Ruhestand zeigt sich ein positiveres Bild. Hier sind – angestoßen durch aktive Betroffene und (sozial-) politische Initiativen – unter dem Ziel einer »Integration durch aktive Partizipation« Projekte entstanden, die den doppelten Charakter einer »neuen Ehrenamtlichkeit« verkörpern. Selbst- und Fremdhilfe prägen die gemeinschaftlichen Initiativen, durch die ein bemerkenswerter Beitrag zur gesellschaftlichen Entwicklung geleistet wird. Doch bei der bisherigen Praxis ehrenamtlichen bzw. bürgerschaftlichen Engagements darf eine bestehende Selektivität nach sozialer Schicht nicht übersehen werden.

Literatur

Backes, G. M. & Clemens, W. (2008). *Lebensphase Alter. Eine Einführung in die sozialwissenschaftliche Alternsforschung* (3., überarbeitete Auflage). Weinheim/München: Juventa.

Bäcker, G., Naegele, G., Bispinck, R., Hofemann, K. & Neubauer, J. (2008). *Sozialpolitik und soziale Lage in Deutschland, Band 2* (4. Auflage). Wiesbaden: VS Verlag.

Clemens, W. (2002). Arbeitsleben und nachberufliche Tätigkeiten – Konzeptionelle Überlegungen zum Zusammenhang von Erfahrungen der Erwerbsarbeit und Aktivitäten im Ruhestand. In U. Dallinger & K. R. Schroeter (Hrsg.), *Theoretische Beiträge zur Alternssoziologie* (S. 169–200). Opladen: Leske + Budrich.

Clemens, W. (2010). *Auswirkungen des demographischen Wandels auf die Beschäftigungssituation und Beschäftigte in öffentlichen Verwaltungen.* Düsseldorf: Hans-Böckler-Stiftung. (http://www.boeckler.de/pdf_fof/S-2009-289-3-1.pdf), Zugriff am 07.10.2010.

Kruse, A. & Maier, G. (2010). Höheres Erwachsenenalter und Bildung. In R. Tippelt & B. Schmidt (Hrsg.), *Handbuch Bildungsforschung* (3. Auflage) (S. 529–544). Wiesbaden: VS Verlag.

Lehr, U. M. (2007). *Psychologie des Alterns* (11., überarbeitete Auflage). Wiebelsheim: Quelle & Meyer.

Maier, G. (2000). Zwischen Arbeit und Ruhestand. In H.-W. Wahl & C. Tesch-Römer (Hrsg.), *Angewandte Gerontologie in Schlüsselbegriffen* (S. 407–411). Stuttgart: Kohlhammer.

Mayring, P. (2000). Pensionierung als Krise oder Glücksgewinn? – Ergebnisse aus einer quantitativ-qualitativen Längsschnittuntersuchung. *Zeitschrift für Gerontologie und Geriatrie, 33*(2), 124–133.

Naegele, G. (2004). *Zwischen Arbeit und Rente. Gesellschaftliche Chancen und Risiken älterer Arbeitnehmer* (2. Auflage). Augsburg: Maro.

Naumann, D. & Romeu Gordo, L. (2010). Gesellschaftliche Partizipation: Erwerbstätigkeit, Ehrenamt und Bildung. In A. Motel-Klingebiel, S. Wurm & C. Tesch-Römer (Hrsg.), *Altern im Wandel. Befunde des Deutschen Alterssurveys (DEAS)* (S. 118–141). Stuttgart: Kohlhammer.

Zähle, T., Möhring, K. & Krause, P. (2009). Erwerbsverläufe beim Übergang in den Ruhestand. *WSI-Mitteilungen, 62*(11), 586–595.

II Individuum

223

33 Krankheit und Krankheitsmanagement

Matthias Kliegel, Sarah S. Brom, Marlen Melzer und Canan Akgün

Zusammenfassung

Krankheit im Alter zeichnet sich durch Multimorbidität und Chronizität aus. Demnach leiden Ältere häufig an mehreren Erkrankungen, bei denen keine vollständige Heilung zu erwarten ist und die umfassende psychische Anpassungen sowie Lebensstiländerungen erfordern. Daher kommt der Mitarbeit der Patienten im Krankheitsmanagement besondere Bedeutung zu. Diese wird u. a. von den Ressourcen einer Person, der Krankheits- und Therapieerfahrung, sich daraus ergebenden krankheits- und therapiebezogenen Einstellungen sowie der Unterstützung durch das soziale Umfeld beeinflusst. Innerhalb der Ressourcen sind im höheren Erwachsenenalter die kognitiven Ressourcen einer Person ein wichtiger, aber eher vernachlässigter Faktor. Diese moderieren das aktive Krankheitsmanagement insofern, als sie einerseits den Rahmen für das Verständnis komplexer krankheitsbezogener Detailinformationen und der sich daraus ergebenden Therapiemaßnahmen geben, andererseits notwendige Grundlage für die erfolgreiche Ausführung dieser Maßnahmen sind.

Einführung

In der Gerontopsychologie gewinnen *Krankheiten* (körperliche/psychische Normabweichungen, die subjektive/objektive Beeinträchtigungen zur Folge haben) an Bedeutung. Eine Ursache hierfür ist die mit zunehmendem Alter steigende Prävalenz von Erkrankungen. Angesichts dessen steigt mit fortschreitendem Alter auch die Bedeutung des *Krankheitsmanagements* im Sinne der Vorsorge und Bewältigung von Erkrankungen. Krankheitsmanagement wird maßgeblich durch zwei Bewältigungsoptionen bestimmt (s. Kapitel 12 von Leipold und Greve »Krise und Bewältigung«): zum einen das aktive *Gesundheitsverhalten* einer Person, vor allem zur Vermeidung der Verschlechterung und von Folgeschäden einer Erkrankung (*sekundäre und tertiäre Prävention*), zum anderen die psychologische Bewältigung im Sinne eines Anpassens von Zielen und Einstellungen (*Coping*). Krankheitsmanagement umfasst dabei sämtliche Verhaltensmuster, Handlungen und Gewohnheiten, die die psychophysische Gesundheit tatsächlich bzw. in der Wahrnehmung der handelnden Person so beeinflussen, dass das *Risiko*, der zu erwartende *Schweregrad* und/

oder das *Forschreiten* einer Erkrankung vermindert wird (Sutton, 2001).

Krankheit im höheren Erwachsenenalter

Krankheit im höheren Erwachsenenalter ist durch zwei Besonderheiten charakterisiert: Multimorbidität und Chronizität. *Multimorbidität* bezeichnet die mit zunehmendem Alter steigende Wahrscheinlichkeit, an mehreren unterschiedlichen Krankheiten zu leiden (s. Kapitel 5 von Holzhausen & Scheidt-Nave »Multimorbidität als Interventionsherausforderung«). Z. B. liegt in der Gruppe der über 70-Jährigen der Anteil von Personen mit fünf oder mehr Erkrankungen bei über 30 %. Damit korrespondiert wiederum ein deutlich größerer Anteil von Personen, bei denen das Erfordernis zur Einnahme mehrerer Medikamente besteht (Steinhagen-Thiessen & Borchelt, 1999). Diese Erkrankungen sind insbesondere durch *chronische Prozesse* geprägt. Diese zeichnen sich durch eine länger währende Krankheitsdauer aus und lassen keine vollständige Heilung erwarten. Chronische Krankheiten treten in der Gruppe der über 60-Jährigen etwa dreimal so häufig auf wie in der Gruppe der unter 40-Jährigen.

Krankheitsmanagement – allgemeine Grundlagen

Die Bewältigung chronischer Krankheiten und krankheitsassoziierter Einschränkungen ist grundsätzlich von dem Zusammenspiel des subjektiv erlebten Grades der Belastungen durch die Einschränkungen mit den individuell vorhandenen Ressourcen bestimmt. Für ein erfolgreiches Krankheitsmanagement ist es daher unabdingbar, (a) die individuelle Ressourcensituation und (b) die Krankheitsakzeptanz zu erfassen sowie (c) beides ggf. in Interventionsmaßnahmen zu verbessern. In der Forschung werden auf Seiten der Ressourcen neben den persönlichen Ressourcen wie Einstellungen und Überzeugungen (z. B. Selbstwirksamkeitserwartung), Stressmanagementkompetenzen sowie neben dem Wissen über die Erkrankungen vor allem die sozialen Ressourcen (z. B. familiäre Unterstützung) als entscheidend diskutiert. Auf Seiten der Krankheits-akzeptanz ist zentral, eine Integration der Erkrankungen in das Selbstkonzept zu realisieren, die sowohl die Erkrankungen selbst als auch die Behandlungsaspekte und individuellen Lebensstiländerungen einschließt. Für alle diese Bereiche liegen je nach Krankheit verschiedenste Interventionskonzepte vor, wie z. B. Schulungsprogramme bei Diabetes, Stressbewältigungstrainings, familientherapeutische Maßnahmen zur Kompetenzerhöhung bei Angehörigen oder Interventionen zur Steigerung der allgemeinen Selbstwirksamkeit (Nuovo, 2007).

Neben diesen Randbedingungen für individuelle Maßnahmen zum Krankheitsmanagement haben sich international in verschiedenen Gesundheitssystemen unter dem Begriff Krankheitsmanagement sogenannte *Disease-Management-Programme* etabliert. Diese stellen systematische, oft

II Individuum

zentral organisierte und interdisziplinär angelegte Behandlungsprogramme für chronisch Kranke dar. Dieses Vorgehen versucht den Besonderheiten einer Behandlung von chronisch Kranken Rechnung zu tragen. Die zahlreichen und häufigen fachärztlichen bzw. -therapeutischen Individualinterventionen werden koordiniert und der Patient ist aktiv in die Behandlung eingebunden (**Empowerment**). Schwerpunkte dieser Programme sind nicht nur die Verbesserung der Gesundheitsversorgung durch Sicherung evidenz-basierter Maßnahmen mittels einer Evaluation der Programme sondern auch die Senkung der Kosten (Boyd et al., 2007).

Die vorliegende Darstellung von Krankheitsmanagement hat jedoch einen individualpsychologischen Fokus, der theoretisch verankert und gerontopsychologisch weiterentwickelt werden soll. Verschiedenste Modelle unterscheiden hierbei zwei prinzipielle Modi der Bewältigung von Krisen im Allgemeinen und krankheitsbedingten Einschränkungen im Besonderen. Zum einen kann eine betroffene Person versuchen, aktiv erlebte Einschränkungen zu verändern; zum anderen können durch die Einschränkungen betroffene Bereiche des Selbstkonzeptes verändert, Werthierarchien modifiziert und Ziele angepasst werden, um so die nicht oder nicht vollständig abbaubaren Einschränkungen zu akzeptieren. Ein gerontopsychologisches Beispiel für ein solches Modell ist die Kontrolltheorie von Schulz und Heckhausen (1996). Hier werden zwei Arten von Kontrolle unterschieden: erstens die primäre Kontrolle, die für die direkte Einflussnahme auf die die Person unmittelbar umgebende externe Umwelt steht, etwa wenn bei einer Erkrankung des Bewegungsapparates zur Verringerung von Barrieren Veränderungen in der Wohnumgebung vorgenommen werden; zweitens die sekundäre Kontrolle, die für die Möglichkeit einer internalen Selbst-Veränderung steht, etwa wenn in Bezug auf eine die

Beweglichkeit beeinträchtigende Erkrankung persönliche Mobilitätsziele neu ausgerichtet werden (s. Kapitel 31 von Freund & Hennecke »Lebensgestaltung im höheren Alter«).

Innerhalb der primären Kontrollbemühungen anzusiedelnde Interventionsprogramme zur Abschwächung oder Vermeidung von Folgen chronischer Erkrankungen setzen insbesondere die *aktive Mitarbeit* des Patienten voraus. Diese kann unterschiedlich komplexe Verhaltensweisen umfassen – z. B. die selbstständige Einnahme verordneter Medikamente, den Besuch von Kontrolluntersuchungen, aber auch eine Änderung des alltäglichen Lebensstils. Bei der Therapie chronischer Erkrankungen ist es daher entscheidend, zusätzlich zur Beeinflussung der physiologischen Symptome auch eine Einflussnahme auf das *Verhalten des Patienten* vorzunehmen. Als konzeptionelle Basis zur Beschreibung und Erklärung von Krankheitsmanagement in diesem zentralen Punkt kann der *Health Action Process Approach* (HAPA) von Schwarzer (2004) dienen. In diesem Modell werden zwei aufeinanderfolgende Phasen der Entstehung und Aufrechterhaltung von Gesundheitsverhalten im Allgemeinen unterschieden. In der *präintentionalen Motivationsphase* erfolgt zunächst ein Überdenken bisheriger Verhaltensweisen sowie die Bildung konkreter Gesundheitsziele. Die sich daran anschließende *postintentionale Volitionsphase* beinhaltet dann die konkrete Planung, Ausführung und Aufrechterhaltung des gesundheitsrelevanten Verhaltens.

Für das Krankheitsmanagement heißt dies, dass bei der Realisierung von aktiven Bewältigungsmaßnahmen, die das gesundheitsrelevante Verhalten der Patienten zum Gegenstand haben, zunächst die Bereitschaft des Patienten zur aktiven Mitarbeit im Therapieprozess, d. h. die Motivation zur Unterstützung therapeutisch erforderlicher Verhaltensänderungen, einbezogen werden muss. Diese ergibt sich aus der Bewertung der im Falle einer Beibehaltung aktueller dysfunktionaler Verhaltensweisen zu erwartenden Einschränkungen und Verluste *(Risikowahrnehmung)*, der wahrgenommenen Effektivität der vorgesehenen Maßnahmen *(Handlungsergebniserwartung)* sowie der Einschätzung der Verfügbarkeit von Ressourcen, die die vorgesehene Verhaltensänderung unterstützen (aufgabenbezogene *Selbstwirksamkeitserwartung)*. Wesentlich für die tatsächliche Mitarbeit des Betroffenen im Krankheitsmanagement sind jedoch Prozesse, die das Modell in der *postintentionalen Volitionsphase* verortet. Zentral ist hierbei die *aktive Handlungsplanung*. Dabei wird festgelegt,

wie das geplante Verhalten umgesetzt und die Initiative zur Ausführung ergriffen werden kann. Eine detaillierte Planung unterstützt die Handlungsinitiierung und Aufrechterhaltung sowie die Wiederherstellung des Verhaltens nach Rückfällen. Nach einer ersten Handlungsausführung erfolgt in der *postaktionalen Phase* eine *Handlungsbewertung*, die darüber entscheidet, ob das Verhalten beibehalten bzw. wiederholt oder – im Falle großer Barrieren oder Störeinflüsse – aufgegeben wird. Sofern letztere zu einflussreich sind oder die Selbstwirksamkeitserwartung einer Person bezüglich der auszuführenden Handlung zu schwach bzw. nicht vorhanden ist, kann dies zur Beendigung des Verhaltens führen.

Krankheitsmanagement in der gerontopsychologischen Konkretisierung

Angesichts der besonderen Bedeutung des *individuellen Gesundheitsverhaltens* ist die langfristige Sicherstellung ausreichender *Therapiemotivation* eine der zentralen Herausforderungen gerontopsychologischer Interventionen. Diese ist insbesondere vor dem Hintergrund der Chronizität und Multimorbidität von besonderer Bedeutung, da auch durch umfassende Änderungen des eigenen Lebensstils vollständige Heilung wenig wahrscheinlich ist. Damit ist der Vorbeugung von Resignation und vorzeitigem Therapieabbruch besondere Aufmerksamkeit zu widmen. Bezug nehmend auf das Modell müssen daher im gerontopsychologischen Kontext insbesondere *altersspezifische Einflussfaktoren* auf die motivationalen und volitionalen Prozesse bei der Entstehung von Gesundheitsverhalten berücksichtigt werden. Solche altersspezifischen Einflussfaktoren sind zum einen *personale und soziale Ressourcen* des Betroffenen, hinsichtlich de-

rer systematische Unterschiede im Alter vorliegen. Dazu zählen auch krankheits- und therapiebezogene *Einstellungen* des Patienten, die sich aus den vielfältigen Erfahrungen mit Krankheit und Behandlungsmaßnahmen ergeben. Darüber hinaus bestimmen auch andere über die Lebensspanne entwickelte Einstellungen, u. a. zur Kontrollierbarkeit der eigenen Physis und der Umwelt, ob und in welchem Maße sich ältere Personen aktiv an der Bewältigung ihrer eigenen Erkrankungen beteiligen. Insbesondere die Präsenz von *Altersstereotypen*, die dem Betroffenen suggerieren, dass sich Maßnahmen oder Verhaltensänderungen im fortgeschrittenen Alter nicht mehr lohnen, ist daher vor Beginn der Intervention zu ermitteln und ggf. zu modifizieren.

Ein weiterer Einflussfaktor ist die Größe und Qualität des *sozialen Netzwerks,* das sich qualitativ und quantitativ im Alter verändert (s. Kapitel 65 von Lang & Rohr

227

»Die Gestaltung sozialer Beziehungen im Alter«). Da hier oft eine Konzentration auf wenige intensive Kontakte beobachtet wird, ist der Einfluss der im sozialen Netz verbliebenen Personen auf Wahrnehmung und Verhalten der Patienten als hoch einzuschätzen und somit adäquat in die Therapie einzubeziehen. Eine langfristige erfolgreiche Änderung relevanter Verhaltensweisen bleibt insbesondere im höheren Alter oft dann erfolglos, wenn durch das soziale Umfeld keine Unterstützung erfolgt.

Eine bislang nur wenig berücksichtigte Gruppe von Einflussfaktoren sind schließlich die *kognitiven Ressourcen* des Betroffenen. Gerade diese sind jedoch ein wichtiger Rahmen für gesundheitsbezogene Verhaltensweisen und moderieren diese. So wird die Ausführung therapierelevanter Verhaltensweisen u. a. durch altersabhängig sich verändernde Fähigkeiten zum Planen und des prospektiven Gedächtnisses bedingt. In Bezug auf Gesundheitsverhalten sind kognitive Ressourcen unabdingbar, um teilweise hochkomplexe Wirkzusammenhänge einer Krankheit zu verstehen, zeitliche und planerische Anforderungen spezieller Medikamentenregimes umzusetzen oder moderne technische Therapieinstrumente anzuwenden. Zahlreiche Studien zeigen jedoch eine tendenzielle Abnahme einiger für die Planung und Realisierung von gesundheitsrelevanten Verhaltensweisen entscheidender kognitiver Ressourcen im Alter. Diese kognitiven Voraussetzungen sind insbesondere in der Volitionsphase des HAPA-Modells relevant: In allen drei Schritten werden Fähigkeiten vorausgesetzt, die im Alter Beeinträchtigungen zeigen. In der präaktionalen Phase, die die aktive Handlungsplanung beinhaltet, wird u. a. die Fähigkeit zu neuartigen Vorausplanungen benötigt. Diese nimmt jedoch mit dem Alter ab. Daher ist zu erwarten, dass sich dieses Defizit auch im Gesundheitsverhalten niederschlägt. Vergleichbares gilt für das Initiieren, Ausführen und Aufrechterhalten von zielbezogenen Handlungen in der aktionalen Phase. Auch diese Prozesse sind altersabhängig. So zeigen konsistente Befunde, dass das selbstständige Initiieren von Intentionen mit steigendem Lebensalter schwieriger wird (Martin & Kliegel, 2010). Bei der abschließenden Handlungsbewertung ist das sogenannte Output-Monitoring erforderlich. Im höheren Erwachsenenalter fällt es jedoch oft schwerer, Ergebnisse eigener Handlungen adäquat zu erinnern und zu bewerten. Vor dem Hintergrund dieser Befunde wurde von Kliegel (2004) eine Modifizierung des HAPA-Modells für den gerontopsycholologischen Kontext vorgeschlagen. Diese Modifikation zeichnet sich durch die Berücksichtigung der differentiellen Einflüsse verschiedener kognitiver Ressourcen (z. B. prospektives Gedächtnis) in den Prozessschritten des HAPA-Modells aus und erlaubt damit möglicherweise zutreffendere Vorhersagen zum aktiven Krankheitsmanagement älterer Menschen.

Potentiell reduzierte kognitive Ressourcen können jedoch in Trainings und mittels Strategien beeinflusst werden. Im Sinne einer Reduktion kognitiver Anforderungen an Interventionsmaßnahmen sei daher beispielhaft auf die Strategie der »Implementation Intentions« (Gollwitzer, 1999) hingewiesen, die einfach realisiert und in verschiedensten Kontexten eingesetzt werden kann. Hierbei werden die angestrebten Verhaltensweisen anhand spezifischer »Wenn-Dann«-Pläne mit Festlegungen zu Zeitpunkt, Ort und Art der Ausführung dieses Verhaltens mental simuliert. Ausgehend davon, dass im Alter die Initiation intendierter Handlungen beeinträchtigt ist, verbindet diese Strategie die Realisierung gesundheitsbezogener Handlungen wie z. B. regelmäßiges Blutzuckermessen mit spezifischen Hinweisreizen. Dies führt dazu, dass bei der Wahrnehmung des Hinweisreizes die assoziierte Handlung automatisch ausgeführt wird – ein Prozess, der auch im Alter keine Beeinträchtigung zeigt (Liu & Park, 2004).

Ausblick

Krankheitsmanagement für *ältere* Personen sollte insbesondere unter Fokussierung auf die *individuelle Ressourcenlage* erfolgen. Sowohl in Bezug auf die im HAPA-Modell postulierten *motivationalen* Faktoren (z. B. Selbstwirksamkeitserwartung) als auch hinsichtlich der *kognitiven* Variablen (z. B. prospektives Gedächtnis) des modifizierten Modells liegen deutliche Unterschiede zwi-schen Personen gleichen biologischen Alters vor. Das Erzielen eines optimalen Interventionsergebnisses ist daher nur dann möglich, wenn die Planung und Gestaltung von Maßnahmen im Kontext der *Biographie* des Betroffenen erfolgt. Bislang existieren allerdings nur wenige Therapiekonzepte, die z. B. explizit die kognitive Situation älterer Erwachsener berücksichtigen.

Literatur

Boyd, C. M. Boult, C., Shadmi, E., Leff, B., Bra-ger, R., Dunbar, L., Wolff, J. L. & Wegener, S. (2007). Guided care for multimorbid older adults. *Gerontologist, 47*(5), 697–704.

Gollwitzer, P. M. (1999). Implementation Intentions. *American Psychologist, 54*(7), 493–503.

Kliegel, M. (2004). Gesundheitsverhalten bei chronischen Krankheiten im höheren Erwachsenenalter. In A. Kruse & M. Martin (Hrsg.), *Enzyklopädie der Gerontologie: Alternsprozesse in multidisziplinärer Sicht* (S. 313–326). Bern: Huber.

Liu, L. L. & Park, D. (2004). Aging and medical adherence: The use of automatic processes to achieve effortful things. *Psychology and Aging, 19*(2), 318–325.

Martin, M. & Kliegel, M. (2010). *Psychologische Grundlagen der Gerontologie* (3. überarb. und erw. Aufl.). Stuttgart: Kohlhammer.

Nuovo, J. (Ed.) (2007). *Chronic disease management*. New York: Springer.

Schulz, R. & Heckhausen, J. (1996). A life span model of successful aging. *American Psychologist, 51*, 702–714.

Schwarzer, R. (2004). *Psychologie des Gesundheitsverhaltens* (3. Aufl.). Göttingen: Hogrefe.

Steinhagen-Thiessen, E. & Borchelt, M. (1999). Morbidität, Medikation und Funktionalität im Alter. In K. U. Mayer & P. B. Baltes (Hrsg.), *Die Berliner Altersstudie* (2. korr. Aufl., S. 151–184). Berlin: Akademie Verlag.

Sutton, R. S. (2001). Psychosocial theories of health. In N. J. Smelser & P. B. Baltes (Eds.), *The International Encyclopaedia of the Social and Behavioral Sciences* (pp. 6499–6506). Oxford: Elsevier.

II Individuum

229

34 Umgang mit Verwitwung

Kathrin Boerner

Zusammenfassung

Einer der häufigsten Verluste im höheren Alter ist der Tod des Ehepartners. Was dieser Verlust im Einzelnen bedeutet, kann sehr stark variieren. Dabei ist positiv zu verzeichnen, dass viele ältere Menschen mit dem Verlust ihres Ehepartners weitgehend gut umgehen können. Lang anhaltende Anpassungsprobleme finden sich ausschließlich bei einer kleinen jedoch bedeutsamen Gruppe. Ein wichtiges Ziel ist, die Schwierigkeiten und Bedürfnisse dieser Gruppe besser zu verstehen, um entsprechend die bestmögliche Unterstützung bieten zu können.

Einführung

Der Tod eines nahestehenden Menschen ist eines der einschneidendsten Lebensereignisse, die uns im Laufe des Lebens widerfahren können. Diese Art von Verlust wird mit zunehmendem Alter wahrscheinlicher. Der Umgang mit Verlust ist daher ein wesentlicher Bestandteil erfolgreichen Alterns und ein wichtiges Thema für das Fachgebiet der Gerontologie. Einer der häufigsten Verluste im höheren Alter ist der Tod des Ehepartners. Was dieser Verlust im Einzelnen bedeutet, kann sehr stark variieren. So mag beim einen der Verlust der wichtigsten Vertrauensperson im Vordergrund stehen oder der Person, mit deren Hilfe die Kinder großgezogen wurden. War die gemeinsame Organisation des alltäglichen Lebens ein wichtiger Bestandteil der Ehe, wiegt der Verlust dieses Aspekts womöglich besonders schwer. Wenn Ehepartner in jedem Aspekt ihres Lebens eng miteinander verwachsen waren, kann der Tod für die Hinterbliebenen so erscheinen, als ob ein Teil von ihnen selbst fortgenommen wurde. Zusätzlich haben die Bedingungen, unter denen das Lebensende stattfindet, einen wesentlichen Einfluss darauf, was die verwitwete Person initial beschäftigt. So ist es zum Beispiel im Falle eines Todes nach langer Krankheit möglich, dass die Hinterbliebenen erschöpft sind von einer Zeit der intensiven Pflege, nach der ein Gefühl der Leere entsteht oder auch der Erleichterung, dass das Leiden der geliebten Person vorbei ist. Der Umgang mit Verwitwung kann vielerlei Formen annehmen, da die Erfahrung eines jeden einzigartig ist. Und doch ist ein allgemeineres Verständnis von möglichen Folgen der Verwitwung und der Bewältigung dieses meist sehr einschneidenden Lebensereignisses wichtig.

Folgen und Bewältigung

Beeinflusst durch die frühen Werke Freuds und später durch Stufenmodelle wie das Phasenmodell von Kübler-Ross, galt für lange Zeit eigentlich nur eine Art von Verhaltensmuster als »normale« oder »gesunde« Reaktion auf den Tod einer nahestehenden Person: eine Phase intensiver Trauer, in der sich die betreffende Person auf ihren Kummer und Verlust konzentriert, gefolgt von gradueller Normalisierung, die irgendwann in einem Zustand mündet, der im Volksmund als »darüber hinweg sein« bezeichnet wird (Wortman & Boerner, 2011). Jegliche Abweichungen von diesem Reaktionsmuster, wie beispielsweise das Ausbleiben augenscheinlicher Trauer, galten als Anzeichen einer pathologischen Reaktion, die wahrscheinlich mit der weitaus problematischeren Form der verspäteten Trauer endet. Ebenso galt als Grund zur Sorge, wenn die verwitwete Person den Toten nicht »gehen lassen« wollte. So schien die Aufrechterhaltung einer symbolischen Verbindung zu Verstorbenen, die in nicht-westlichen Kulturen weitgehend üblich ist, als suspekt.

Diese traditionellen Denkweisen zum Umgang mit Verlust waren stark geprägt von klinischer Beobachtung und einer sehr begrenzten empirischen Datenbasis. Insbesondere im Laufe der letzten zehn Jahre hat unser Wissen über Trauerreaktionen erheblich zugenommen. Hierzu beigetragen haben vor allem groß angelegte prospektive Längsschnittstudien mit Messzeitpunkten vor und nach dem Tod, die es ermöglichen, die gesamte Bandbreite möglicher Reaktionsmuster abzubilden. Diese Studien haben wiederholt gezeigt, dass die Variabilität der Reaktionen auf Verluste bedeutend größer ist als angenommen. Der empirische Wissensgewinn hat auch zu einer Veränderung im konzeptionellen Denken geführt, gekennzeichnet von einer Wegbewegung von der ausschließlichen Konzentration auf Trauer, hin zu der Perspektive, dass Trauer eben nur ein Teil dessen ist, was nach einem Verlust zu bewältigen ist. Das Duale Prozess-Modell der Trauer (Stroebe & Schut, 1999) repräsentiert diese neue Denkrichtung. Die Autoren schlagen zwei Ebenen der Bewältigung vor: *Loss-oriented Coping* konzentriert sich auf Gefühle der Trauer und auf die Realität des Verlustes, während *restoration-oriented Coping* den Versuch beinhaltet, den Schmerz zu lindern oder sich von der Trauer zu distanzieren, um sich auf die Anforderungen des alltäglichen Lebens konzentrieren zu können. Letzteres ermöglicht der betreffenden Person, das Durchleben der Trauer für sich zu »dosieren« und gleichzeitig den Raum zu schaffen und Kraft zu sammeln, um sich den nötigen Umstellungen im Alltagsleben zu widmen. Die grundlegende Annahme hier ist, dass Umgang mit Verlust meist beide Ebenen involviert und dass der flexible Wechsel zwischen beiden in vielen Fällen wahrscheinlich ideal wäre.

Reaktionsverläufe

Die erste Studie, die verschiedene Reaktionsverläufe nach der Verwitwung im höheren Lebensalter aufzeigen konnte, stammt von Bonanno et al. (2002). In einer prospektiven Längsschnittstudie wurden die Studienteilnehmer vor sowie 6 und 18 Monate nach dem Verlust befragt. Zu beobachten waren fünf Reaktionsverläufe:

Eines der Muster reflektiert die Vorstellung des »normalen« Trauerverlaufs, wie zuvor beschrieben. Allerdings traf dies nicht für die Mehrheit der Studienteilnehmer, sondern nur für 12 % zu. Fast der Hälfte der Verwitweten (45 %) schien es zu allen Messzeitpunkten relativ gut zu gehen (d. h. sie erlebten ein geringes Ausmaß an Depressionssymptomen), weshalb die Autoren diese Gruppe resilient nannten. Dies bedeutet nicht, dass sie nicht traurig über den Verlust waren, sondern eher, dass sie mit der Situation der Verwitwung sehr gut umgehen konnten. So berichteten sie beispielsweise häufiger als andere Studienteilnehmer, aus dem Denken an den Verstorbenen Trost zu beziehen. Eine dritte Gruppe wurde als »depressed improved« bezeichnet (11 %). In dieser Gruppe gab es eine Phase großen Kummers vor dem Tod, gefolgt von einer drastischen Verbesserung nach dem Tod. Einer vierten Gruppe schien es vor dem Verlust gut zu gehen, was jedoch dann in eine intensive Phase der Trauer mündete, die sich selbst nach 18 Monaten durch eine gleichbleibende Trauerintensität auszeichnete (chronische Trauer, 17 %). Einer fünften Gruppe ging es durchgehend nicht gut (chronisch depressiv, 9 %). Nachfolgestudien konnten diese Muster wiederholt replizieren.

Zu zeigen, wie unterschiedlich der Umgang mit Verlust aussehen kann, war ein sehr wichtiger Schritt. Vor allem wurde deutlich, dass Reaktionsmuster, die als typisch galten, durchaus nicht so verbreitet sind wie zuvor angenommen und dass Verläufe, die lange Zeit als anormal oder möglicherweise krankhaft galten, eher Normalität widerspiegeln. Jedoch blieb offen, wie sich diese Reaktionsverläufe längerfristig entwickeln. Führt beispielsweise der resiliente Verlauf zu verspäteten Trauererscheinungen? Tatsächlich hat die empirische Forschung wiederholt zeigen können, dass dies normalerweise nicht der Fall ist. So fanden wir in einer Folgeanalyse der Studie von Bonanno et al., dass es unter den resilienten Teilnehmern auch 4 Jahre nach dem Verlust keine Anzeichen von verspäteter Trauer gab (Boerner, Wortman & Bonanno, 2005).

Eine weitere wichtige Frage ist, welche »chronischen« Reaktionen sich wirklich zu chronischen Problemen entwickeln. Die mittlerweile relativ klare Antwort ist, dass in den verschiedensten Studienpopulationen immer wieder eine kleine, aber bedeutsame Gruppe (10–30 %) mit einem hohen Grad an Stress und psychiatrischen Problemen gefunden wird. Ziel derzeitiger Forschungsbemühungen ist daher, die Schwierigkeiten und Bedürfnisse dieser Gruppe besser zu verstehen, um entsprechend die bestmögliche Unterstützung bieten zu können.

Das in diesem Zusammenhang prominenteste Reaktionssyndrom wird als komplizierte oder anhaltende Trauer bezeichnet (Prigerson, Vanderwerker & Maciejewski, 2008). Diese Art von Trauer zeichnet sich durch die Unfähigkeit aus, den Tod in irgendeiner Form zu akzeptieren. Einerseits nimmt die Sehnsucht nach der verstorbenen Person die Hinterbliebenen so stark ein, dass kaum etwas anderes Raum hat. Andererseits ist der Verlust so schmerzhaft, dass es den ständigen Versuch gibt, Situationen zu vermeiden, die Erinnerungen hervorrufen können. Die Betroffenen fühlen sich oft in ihrer Trauer gefangen, und das mitunter für viele Jahre. Das Leben wird bestimmt durch die Vermeidung von Situationen oder Personen, die schmerzhafte Erinnerungen hervorrufen könnten. Das Ergebnis ist oft ein extrem isoliertes und eingeschränktes Dasein. Empirische Studien zeigen, dass sich das Syndrom der komplizierten Trauer deutlich von anderen psychischen Störungen (z. B. klinische Depression) unterscheidet. Es ist daher geplant, dieses Syndrom in das DSM-V, das Handbuch der American Psychiatric Association zur Diagnostik mentaler Störungen, aufzunehmen.

Wer ist gefährdet?

Einer der häufigsten Befunde der Trauerforschung ist, dass Personen, die zuvor an psychischen Störungen litten (z. B. klinische Depression oder Angststörungen), mit hoher Wahrscheinlichkeit auch im Umgang mit einem Verlust Schwierigkeiten erleben. Folglich gelten vorangegangene psychische Probleme als erheblicher Risikofaktor. Dasselbe gilt für Verluste, die unter gewaltsamen und unerwarteten Bedingungen stattfinden (Stroebe, Schut & Stroebe, 2007). Abgesehen von diesen allgemeinen Merkmalen ist bei der Bestimmung von Risikofaktoren der konkrete Kontext zu berücksichtigen.

Bei einer Verwitwung im höheren Lebensalter ist hierbei zu beachten, dass dem Verlust oft lang anhaltende Gesundheitsprobleme des Ehepartners und eine damit verbundene Phase des Pflegens vorausgehen. Risikofaktoren in diesem Kontext sind hohe Pflegebelastung, Gefühle der Erschöpfung sowie Mangel an Unterstützung in der Rolle des Pflegenden (Boerner & Schulz, 2009). Auch findet sich häufig ein Zusammenhang zwischen niedrigem Einkommen und Bildungsgrad der verwitweten Person und Anpassungsproblemen nach dem Tod des zu Pflegenden. Möglicherweise erschwert die belastende Pflegeaufgabe eine ressourcenknappe, angespannte Lebenssituation. Neuere Befunde zeigen darüber hinaus, dass nicht nur besonders schwierige Pflegesituationen (z. B. Pflege eines dementen Patienten) zu chronischen Trauerreaktionen führen können, sondern dass dies auch der Fall sein kann, wenn die Zeit der Pflege als sehr positiv erlebt wurde (Schulz, Boerner, Shear, Zhang & Gitlin, 2006). In diesem Fall könnte es sein, dass die Pflegerolle im Wesentlichen zum Lebenssinn des Pflegenden beitrug, sodass durch den Tod in dieser Hinsicht eine große Lücke entstand.

Ein weiterer Aspekt der Pflegesituation, der einen Einfluss darauf hat, wie Menschen mit dem Verlust umgehen, ist die innere Vorbereitung auf den Tod der gepflegten Person. Obwohl die Forschung zu diesem Thema erst in ihren Anfängen ist, scheint bereits klar zu sein, dass viele Angehörige sich auf den Tod unvorbereitet fühlen, selbst nach jahrelanger intensiver Pflege. Weiterhin gibt es Hinweise, dass diese Pflegenden häufig komplizierte Trauerreaktionen erleben. Bislang ist jedoch wenig darüber bekannt, was genau das »Vorbereitetsein« charakterisiert. Basierend auf einer Reihe von Fokusgruppen mit Personen, die ein älteres Familienmitglied pflegen, schlugen Hebert und Kollegen vor, dass die innere Vorbereitung auf den Tod auf drei Ebenen stattfindet: die emotionale (z. B. Frieden schließen mit der Aussicht auf den Tod), die pragmatische (z. B. die Beerdigung geplant haben) und die informationsbezogene Ebene (z. B. Verständnis medizinischer Aspekte der Lebensendphase; Hebert, Schulz, Copeland & Arnold, 2009). Diese Studie zeigte auch, dass beispielsweise eine Person, die im Hinblick auf pragmatische Aspekte gut vorbereitet ist, sich dennoch emotional ausgesprochen unvorbereitet fühlen kann. Insgesamt legt diese Forschung nahe, dass selbst die relativ sichere Aussicht auf den Tod nicht unbedingt bedeutet, dass wir auf das, was im Zusammenhang mit dem Lebensende und nach dem Tod vor uns liegt, vorbereitet sind und dass dies ein wichtiger Bereich ist für Fachleute in ihren Begegnungen mit Personen, die ein älteres Familiemitglied pflegen.

II Individuum

Ausblick

Als allgemeine Schlussfolgerung ist es wichtig zu erkennen, dass viele, wenn nicht sogar die meisten älteren Witwer und Witwen keine unterstützende Intervention brauchen. Die Datenlage weist zudem darauf hin, dass viele sogar besser zurechtkommen, wenn ihre natürlichen adaptiven Reaktionen ablaufen können, ohne gestört oder von anderen unnötig in Frage gestellt zu werden. Gleichzeitig ist aber entscheidend, dass den Betreffenden ihr persönliches Erleben der Verlusterfahrung zugestanden wird. Eine Validierung des eigenen Erlebens von außen wird zumeist als hilfreich empfunden. Hier spielen Trauergruppen oft eine wichtige Rolle, da Trauernde, die diese Unterstützung suchen, in solchen Gruppen ein Ausmaß an Akzeptanz vorfinden, das in ihrem sonstigen sozialen Netzwerk nicht notwendigerweise gegeben ist. Von professioneller Hilfe würde hingegen wahrscheinlich eher eine kleine Gruppe von Verwitweten (ca. 10–30 %) profitieren, wobei es wichtig scheint, die spezifischen Bedürfnisse der einzelnen zu identifizieren (Boerner & Schulz, 2009; Wortman & Boerner, 2011). So ist beispielsweise professionale Unterstützung sinnvoll, wenn der Verlust unter erschwerenden Umständen (z. B. plötzlicher Verlust oder gewaltsamer Tod) stattfindet.

Weiterhin zeigt die Literatur deutlich, dass es für diejenigen, die ihren Ehepartner vor dem Tod gepflegt haben, oft hilfreich ist, über ihre Erfahrungen zu sprechen, und dass sich jegliche Bemühung, die mit der Pflegerolle zusammenhängende Belastung zu verringern, später auszahlt (Schulz et al., 2006). Ein weiterer beachtenswerter Aspekt in diesem Zusammenhang ist, inwieweit die Pflegeaufgabe dem Alltagsleben der Pflegenden Bedeutung und Sinn gab. In diesem Szenario könnte professionelle Hilfe darin bestehen, der verwitweten Person zu helfen, dies als Thema zu erkennen und mit ihr an der Definition und Entwicklung neuer Ziele und Sinnquellen zu arbeiten. Folgende Fragen eignen sich hierbei für einen Gesprächseinstieg: Inwieweit fühlt(e) sich die Person deprimiert oder ängstlich? Wieviel Unterstützung durch Familie/Freunde ist/war vorhanden? Im Falle einer Pflegesituation: Wie anstrengend und belastend ist/war die Pflege und wie zentral ist/war die Pflegerolle im Leben der pflegenden Person? Inwieweit und in welcher Hinsicht fühlt sich die Person vorbereitet auf den Tod und das Leben danach? Empfehlungen für mögliche Unterstützungs- oder Behandlungsoptionen können in Abhängigkeit davon erfolgen, wie diese Fragen beantwortet werden. Eine Empfehlung könnte sein, sich an einen Lebensberater oder Geistlichen zu wenden, um emotionale und Lebenssinnfragen zu besprechen; eine andere könnte sein, eine Psychotherapie und/oder medikamentöse Behandlung von Depressionen und Angstzuständen in Betracht zu ziehen.

Im Falle einer schwierigen Lebensendphase könnte der Einsatz von Hospizkräften zur Verringerung der Pflege- und Gesamtbelastung für die Familie führen. Wenn es Anzeichen für eine komplizierte Trauerreaktion gibt, wäre die Überweisung an Spezialisten, die dieses Syndrom diagnostizieren können, ratsam. Speziell zur Behandlung von komplizierter Trauer entwickelte Interventionsstrategien haben sich in diesem Fall als der effektivste Ansatz erwiesen (Shear, Frank, Houck & Reynolds, 2005). Zu einer solchen Behandlung gehören Komponenten wie das Erzählen der Sterbeepisode, imaginäre Gespräch mit dem Verstorbenen und die graduelle Konfrontation von bislang vermiedenen (Erinnerungs-) Situationen. Shear und Kollegen fanden, dass diese Behandlungsstrategie bedeutend erfolgreicher war als der interpersonelle Therapieansatz zur Behandlung von Depressionen.

Literatur

Boerner, K. & Schulz, R. (2009). Caregiving, bereavement, and complicated grief. *Bereavement Care, 28*(3), 10–13.

Boerner, K., Wortman, C. B. & Bonanno, G. (2005). Resilient or at risk? A four-year study of older adults who initially showed high or low distress following conjugal loss. *Journal of Gerontology: Psychological Sciences, 60B*(2), 67–73.

Bonanno, G. A., Wortman, C. B., Lehman, D. R., Tweed, R. G., Haring, M., Sonnega, J., Carr, D. Nesse & Randolph M. (2002). Resilience to loss and chronic grief: A prospective study from preloss to 18-months postloss. *Journal of Personality and Social Psychology, 83*(5), 1150–1164.

Hebert, R. S., Schulz, R., Copeland, V. C. & Arnold, R. M. (2009). Preparing family caregivers for death and bereavement. Insights from caregivers of terminally ill patients. *Journal of Pain Symptom Management, 37*(1), 3– 12.

Prigerson, H. G., Vanderwerker, L. C. & Maciejewski, P. K. (2008). A case for including Prolonged Grief Disorder in DSM-V. In M. Stroebe, R. Hansson, H. Schut & W. Stroebe (Eds). *Handbook of bereavement research and practice: advances in theory and intervention* (pp. 165–186). Washington, DC: American Psychological Association.

Schulz, R., Boerner, K., Shear, K., Zhang, S. & Gitlin, L. N. (2006). Predictors of complicated grief among dementia caregivers: A prospective study of bereavement. *The American Journal of Geriatric Psychiatry, 14*(8), 650–658.

Shear, K., Frank, E., Houck, P. R. & Reynolds, C. F. (2005). Treatment of complicated grief: A randomized controlled trial. *Journal of the American Medical Association, 293,* 2601–2608.

Stroebe, M. & Schut, H. (1999). The dual process model of coping with bereavement: Rationale and description. *Death Studies, 23,* 197–224.

Stroebe, M., Schut, H. & Stroebe, W. (2007). Health outcomes of bereavement. *Lancet, 370,* 1960–1973.

Wortman, C. B. & Boerner, K. (2011). Reactions to the death of a loved one: Myths of coping versus scientific evidence. In H. S. Friedman (Ed.), *Oxford Handbook of Health Psychology.* Oxford University Press.

II Individuum

35   Vorbereitung auf das Lebensende

Sabine Engel

Zusammenfassung

Die Vorbereitung auf das Lebensende stellt eine zentrale Entwicklungsaufgabe im Prozess des »erfolgreichen Alterns« dar. Deren Bewältigung scheint zwar für ältere Menschen größere Aktualität zu haben, doch handelt es sich um einen lebenslangen Lernprozess, der idealerweise bereits in jungen Lebensjahren beginnt. Interventionen, die Menschen dazu ermutigen, sich mit ihrer Sterblichkeit auseinanderzusetzen, können sich auf unterschiedliche Phasen im Lebenslaufduktus beziehen: Ob bildende, beratende oder therapeutische Angebote für ältere Menschen, ob pädagogische Konzepte für jüngere Menschen, ob kulturelles und politisches Handeln, das zum Wandel von Werten und sozialen Tatbestände führt – im engeren oder weiteren Sinne können alle diese Interventionen als Maßnahmen einer angewandten Gerontologie verstanden werden.

Einführung

Sich auf das eigene Lebensende vorzubereiten heißt, eine grundlegende Haltung dem Leben gegenüber einzunehmen, die das Ende der Lebenszeit als unabänderlichen, zentralen, vielleicht sogar alles bestimmenden Teil des Lebens anerkennt und annimmt. Dabei geht es weniger um ein passives Hintergrundwissen von der Tatsache der eigenen Sterblichkeit, sondern um die bewusste und aktive Integration der Gewissheit der eigenen Endlichkeit in den handlungsleitenden Wissensbestand eines Menschen, aus dem sich für sein weiteres Leben praktische Folgen ableiten. »Abschiedliche Existenz« nennt die Psychoanalytikerin Verena Kast (2011) diese Haltung dem Leben gegenüber und stellt damit einen Zusammenhang her zwischen den vielen Abschieden, die Menschen im Laufe ihres Lebens bewältigen müssen und dem letzten großen Abschied vom Leben überhaupt: Wer die eigene Endlichkeit antizipierend annimmt, so die Annahme der Autorin, könne Verluste im Leben gelassener und produktiver bewältigen und ein glücklicheres Leben führen.

Die Vorbereitung auf das Lebensende stellt keine spezifische Aufgabe des höheren Lebensalters dar. Dennoch scheint dem Thema für ältere und alte Menschen größere Dringlichkeit zu erwachsen, zum einen, weil sie vermehrt Verluste erleben, die sie annehmen und bewältigen müssen und die sie immer wieder auch an den bevorstehenden »letzten großen Abschied« erinnern mögen, zum anderen, weil sich im Alter auch das Bewusstsein entwickelt, dass das Verhältnis von noch zu lebender Lebenszeit zu bereits gelebter Lebenszeit immer kleiner wird.

Obwohl angenommen werden kann, dass gerade ältere Menschen das Bedürfnis haben, sich mit ihrer eigenen Endlichkeit bewusst auseinanderzusetzen, zeigen Untersuchungen jedoch andererseits, dass diese Beschäftigung bei vielen durch vorwiegend angstbesetzte Kognitionen blockiert ist.

Eine Ermutigung zur Vorbereitung auf das Lebensende und eine begleitende Unterstützung in diesem Entwicklungsprozess durch empathische Kommunikationspartner stellen somit wichtige Aufgaben der angewandten Gerontologie dar. Dabei soll es in diesem Beitrag nicht um die palliative Fürsorge sterbender Menschen gehen, sondern um die Begleitung von Menschen im mittleren und späten Erwachsenenalter, die noch nicht mit ihrem nahe bevorstehenden Tod konfrontiert sind.

Empirische Befunde

Die aktuelle Befundlage zu der Frage, wie sehr sich Menschen bewusst auf das »Einüben des vollkommenen Sterbens« einlassen, wie Epikur die Vorbereitung auf das Lebensende bezeichnet, ist sehr schwach. Die wissenschaftlichen Untersuchungen zu diesem Themenkomplex beziehen sich fast ausschließlich auf Menschen, die an einer unheilbaren Krankheit leiden. Im Mittelpunkt solcher Untersuchungen steht die Fragestellung, welche Wünsche Sterbende für ihre letzte Lebensphase haben. In welcher Weise und in welchem Ausmaß sich Menschen, die sich noch nicht am Ende ihres Lebens wähnen, mit ihrer Endlichkeit auseinandersetzen, ist dagegen kaum erforscht.

Interpretiert man die Tatsache, dass jemand eine Patientenverfügung verfasst hat, als Anzeichen für seine Auseinandersetzung mit der Verletzlichkeit und Endlichkeit seines Lebens, lässt sich an aktuellen Daten zur Verbreitung von Patientenverfügungen ablesen, wie gering die Beschäftigung mit der eigenen Sterblichkeit ist: Nur etwa 10 % der ›präklinischen‹ Bevölkerung haben für den Fall einer zukünftigen Einwilli-

gungsunfähigkeit eine Vorausverfügung verfasst (Lang & Wagner, 2007).

Überlegungen zu den Gründen dieser fehlenden Vorbereitung legen den Schluss nahe, dass es sich um eine Abwehrreaktion gegen die Angst handelt, mit der die Vorstellung des eigenen Sterbens offenbar besetzt ist. So fragten Pinquart und Sörensen (2002) gesunde ältere Menschen, was sie davon abhielte, sich mit zukünftigem Hilfebedarf auseinanderzusetzen, und erhielten häufig die Antwort, dass die Befragten befürchteten, ein Nachdenken über zukünftige Gesundheitsprobleme könne sie depressiv machen. Zu vermuten ist auch, dass gesellschaftliche Bedingungen diese Abwehr verstärken. So wird es in einer Welt, in der technischer Fortschritt immer neue Möglichkeiten eröffnet, offenbar immer schwerer, das Unmögliche, nämlich das Abwenden des eigenen Todes, zu akzeptieren und anzunehmen. Negative Altersbilder, die sich in einer gesellschaftlich verbreiteten Nichtakzeptanz eigener Endlichkeit und in »Anti-aging-Bewegungen« äußern, mögen diese Verdrängung auf Mikro- wie auf Makroebene noch intensivieren.

II Individuum

237

Vorbereitung auf das Lebensende: Entwicklungsaufgabe und menschliches Bedürfnis

Jede Verdrängung hat eine Funktion für denjenigen, der verdrängt. So betont die Terror-Management-Theorie (Solomon, Greenberg & Pyszczynski, 2004), dass das Wissen um die eigene Sterblichkeit einen »existentiellen Terror« für den Menschen darstellt, den er mithilfe seiner kognitiven Fähigkeiten zu verdrängen versucht. Und so stellt sich hier die Frage, warum es überhaupt sinnvoll erscheint, Menschen zur Auseinandersetzung mit ihrer Endlichkeit zu ermutigen. Zwei Antworten bilden sich vor dem Hintergrund von Literaturstudium und eigener praktischer Erfahrung heraus: Philosophische und entwicklungspsychologische Erkenntnisse zeigen einerseits, dass das bewusste Integrieren des Todes in die Vorstellung des eigenen Lebens eine Entwicklungsaufgabe darstellt, deren Bewältigung zu einem »gelingenden Leben« beiträgt. Praktische Erfahrungen in der Arbeit mit älteren und alten Menschen machen andererseits deutlich, dass das Reflektieren über die eigene Vergänglichkeit bei vielen einem tiefen Bedürfnis entspringt – was empirisch noch überprüft werden müsste.

Die Auffassung, die schon Epikur vertritt, dass nämlich der Mensch durch die Beschäftigung mit der eigenen Endlichkeit eine Gelassenheit gegenüber den Tatsachen des Lebens, wie der des eigenen Todes, gewinnt und somit die Angst davor verliert, findet sich auch bei Seneca. Dieser betont darüber hinaus, dass diese Auseinandersetzung auch die Voraussetzung für eine Selbstbestimmung im Sterben bedeutet. Im Mittelalter gilt die Vorbereitung auf das Sterben als Selbstverständlichkeit eines glückenden Lebens, wovon die Literaturgattung der »ars morendi« zeugt. Karl Jaspers hält die bewusste Auseinandersetzung des Menschen mit seiner Endlichkeit für eine Voraussetzung dafür, er selbst zu werden.

Auch für moderne Philosophen konstituiert sich Lebenssinn in der Fähigkeit, menschlich Wichtiges von Unwichtigem zu unterscheiden – was des Begreifens der eigenen Endlichkeit bedarf (Rentsch & Birkenstock, 2004).

Neben diesen philosophischen Überlegungen findet sich auch in entwicklungspsychologischer Literatur Bestätigung für die Annahme, dass die Auseinandersetzung mit der eigenen Endlichkeit zu einem glückenden Leben – hier: zu einer gelingenden Identitätsentwicklung im höheren Lebensalter – gehört. Nach Erikson kommt es bei Misslingen dieser Entwicklungsaufgabe zu Verzweiflung und Angst vor dem Tod, das Gelingen hingegen führt zu Weisheit. Auch Baltes und Mitarbeiter erkennen in dem reflektierten Wissen um die eigene Endlichkeit Weisheit (Baltes & Glück, 2006). Den Gedanken der Fähigkeit des Verlustbewältigens durch Vorbereitung auf den Tod findet sich auch bei Kruse (2005). Er betont dabei aber einen speziellen Verlust: den der Selbstständigkeit. »Bewusst angenommene Abhängigkeit« wird somit erst möglich durch das Annehmen der eigenen Endlichkeit. Einen weiteren Gewinn eines abschiedlichen Lebens im höheren Alter nennen Kruse und Wahl (2010) »emotionale Produktivität« und meinen damit die Möglichkeit, durch die Vorbildfunktion jüngeren Menschen zu helfen, das Reflektieren über das eigene Lebensende bereits früh einzuüben und so zu einer größeren Lebenszufriedenheit zu gelangen.

Gerontologisch Tätige machen zudem die Erfahrung, dass viele ältere Menschen das Bedürfnis haben, sich mit ihrer Endlichkeit auseinanderzusetzen – und dabei Unterstützung aus ihrer sozialen Umgebung suchen. Ein Zitat einer 90-jährigen Frau mag dies illustrieren: »Zunehmend beschäftigt mich der Gedanke, mein Leben könnte bald vorbei sein. Für die meisten Jüngeren ist dieses Thema tabu. Mir ging es als junger Frau genauso. Meine Mutter wollte darüber sprechen, leichthin tat ich es ab: ›Ach Mutti, das ist noch so weit weg.‹ Heute sehe ich manches anders. Ich habe das Bedürfnis, über das Sterben zu reden. [...] Zuweilen geht mir durch den Kopf: Meine arme Mutter, sie hatte niemanden, dem sie sich anvertrauen konnte.« (Biesel, 2008, S.36).

Interventionsmöglichkeiten zur Vorbereitung auf das Lebensende

Interventionen, die es Menschen erleichtern, im Leben das Sterben zu lernen, und mit Wilkening und Martin (2003) »death-education« genannt werden könnten, lassen sich in drei Gruppen einteilen: Interventionen für ältere Menschen, für die dieser Entwicklungs- und Lernprozess von aktueller Relevanz ist, Interventionen für jüngere Menschen, die sich dadurch beizeiten mit diesem zentralen Lernprozess des Lebens beschäftigen, und schließlich gesellschaftliche Interventionen, die darauf abzielen, Normen, Werte und Altersbilder den Herausforderungen einer alternden Gesellschaft anzupassen.

Die psychotherapeutisch ausgerichtete Altersforschung misst dem Lebensrückblick eine zentrale Rolle bei der Bewältigung der »letzten Entwicklungsaufgabe« bei: Indem der ältere Mensch in der Rückschau seine Lebenserinnerungen zu einem sinnvollen Ganzen integriert, stärkt er seine Identität und seine Fähigkeit, auch das Ende seines Lebens mitzudenken. Erleichtert wird diese Rekonstruktion des eigenen Lebens durch die Beziehung zu einem empathischen Dialogpartner, der durch sein Bemühen, das Leben des anderen aus dessen Perspektive zu verstehen, dazu beiträgt, Struktur und Kohärenz herzustellen, Vermächtnisse bewusst zu machen und persönliche Stärken zu erkennen. Eine wichtige Intervention für ältere Menschen ist daher das Schaffen von Erzählzusammenhängen, die das Erinnern und Erzählen von Lebensgeschichten fördern. Viele Formen von Interventionen gehören zu diesem Bereich, der sich von sog. »Erzählcafés« bis hin zur psychotherapeutischen oder seelsorgerischen Begleitung erstreckt. Auch spezielle Bildungsangebote können die Funktion erfüllen, ältere Menschen darin zu unterstützen, sich mit ihrer Vergangenheit, ihrem Alter und ihrer Endlichkeit auseinanderzusetzen. Dass dies für eine Gruppe älterer Menschen auch ein Senioren-Hochschulstudium leisten kann, zeigen die Erfahrungen des Erlanger Masterstudienganges Gerontologie.

Als ein wichtiges Ziel der Interventionsgerontologie nennt Ursula Lehr (1979) die Verbesserung der Entwicklungsbedingungen für die heute noch jüngeren Alten der Zukunft und bezeichnet dies als »Optimierung«. Aus der Sicht der Entwicklungspsychologie kann auch die Fähigkeit, die eigene Endlichkeit bewusst anzunehmen, durch optimierende Interventionen in jüngeren Jahren gefördert werden, handelt es sich doch um eine Kompetenz, die enge empirische Zusammenhänge zu sozialer Kompetenz, Kreativität und Toleranz aufweist (Staudinger & Baltes, 1996), deren Entwicklung ebenfalls früh gestärkt werden können. Staudinger und Baltes (1996) schlagen daher die Integration von Schulfächern wie »Lebenskunst« oder

»Lebenslehre« vor. Die frühe Beschäftigung mit allen möglichen Facetten des Lebens und Alterns, die auch eine Auseinandersetzung mit den Grenzsituationen des Lebens beinhaltet, kann die Grundlage für die Akzeptanz der »facts of life« darstellen und kann schon bei jungen Menschen die Vorstellung eines selbstbestimmten würdigen Sterbens entstehen lassen, für das man im Laufe seines Lebens durch bewusste Auseinandersetzung Fürsorge tragen kann. Dass insbesondere jüngere Menschen, die in gerontologischen Arbeitsfeldern tätig sind bzw. sein wollen, »die existentielle Phantasie aufbringen [sollten], sich als zukünftige alte, gebrechliche [...] Menschen vorzustellen« (Rentsch & Birkenstock, 2004, S. 619), macht eine Studie von Heyman und Gutheil (2003) deutlich. Die Daten dieser Untersuchung zeigen, dass es zwischen der Haltung von Studierenden der Sozialarbeit gegenüber dem Einsatz einer Patientenverfügung und dem Grad ihrer persönlichen Auseinandersetzung mit dem Thema »Endlichkeit« einen positiven Zusammenhang gibt. Da Angehörige dieser Berufsgruppe immer wieder auch mit Klienten konfrontiert sind, die sich in Grenzsituationen ihres Lebens befinden und der Unterstützung bei der Vorbereitung auf ihr Lebensende bedürfen, schlussfolgern die Autoren, dass Studiengänge der Sozialarbeit Seminare über Tod und Sterben umfassen müssen, die zum Reflektieren über die eigene Sterblichkeit anleiten. In Ergänzung ließe sich sagen, dass dies auch für alle anderen Bildungsmaßnahmen gilt, durch die Menschen für helfende, beratende oder heilende Berufe aus- und weitergebildet werden. Die Förderung der Auseinandersetzung mit der eigenen Sterblichkeit im Rahmen einschlägiger Studiengänge könnte zudem zu einer Steigerung der Forschungstätigkeit über den Gegenstandsbereich »Vorbereitung auf das Lebensende« führen und die empirische Befundlage zu diesem zentralen Thema erweitern. Ein intergenerationeller Forschungsprozess, in dem ältere Menschen ihr weisheitsbezogenes Wissen über ihre Auseinandersetzung mit der eigenen Sterblichkeit an jüngere Forschende weitergeben, birgt nicht nur große Potentiale, die Entwicklungsprozesse der daran beteiligten Akteure zu fördern, sondern kann auch zu einem veränderten gesellschaftlichen Verständnis von Altern und Altsein beitragen – womit bereits die dritte Gruppe von Interventionen angesprochen ist.

In einer alternden Gesellschaft, so betonen Kruse und Wahl (2010), müssen sich alle Menschen mit dem Alter beschäftigen, unabhängig vom eigenen Lebensalter. Hierbei gilt es, Altern in seiner Differenziertheit und ganzen Bandbreite an Herausforderungen zu begreifen und die bewusste Annahme des eigenen Todes als bedeutenden Teil dieses Spektrums an Herausforderungen mitzudenken. Jede Form von kulturellem und politischem Handeln, das die Kommunikation unter den Menschen über ihre Endlichkeit fördert und ein Leben mit dem Sterben enttabuisiert – mag es in wissenschaftlichen Studien, Bildungsmaßnahmen, Kunstwerken oder Gesetzestexten resultieren–, kann daher als interventionsgerontologische Maßnahme angesehen werden, die jungen und alten Menschen hilft, erfolgreich zu altern.

Ausblick

Da Menschen heute durchschnittlich länger leben und höheres Lebensalter mit dem wachsenden Risiko von Gebrechlichkeit, Krankheit und Abhängigkeit einhergeht, scheint es immer wichtiger, dass Menschen bewusst die Unabwendbarkeit des eigenen Lebensendes reflektieren und Vorsorge für ein würdevolles, selbstbestimmtes Sterben tragen. Doch dies erfordert eine soziale Umwelt, die Menschen ermutigt, sich mit der Schattenseite ihres Daseins auseinan-derzusetzen und tragfähige wertschätzende Beziehungen zu anderen Menschen aufzu-bauen, die helfen, Ängste und Verlustaver-sion zu überwinden. Bei dieser gesellschaft-lichen Aufgabe kommt allen gerontolo-gisch Tätigen eine besondere Funktion zu.

Literatur

Baltes, P. M. & Glück, J. (2006). Using the con-cept of wisdom to enhance the expression of wisdom knowledge. Not the philosopher's dream, but differential effects of developmen-tal preparedness. *Psychology and Aging, 21,* 679–690.

Biesel, J. (2008). Langeweile kenn ich nicht. In K. Rohnstock (Hrsg.), *Am Ende meines Le-bens* (S. 35–56). Opladen: Verlag Barbara Bu-drich.

Heyman, J. C. & Gutheil, I. A. (2003). Attitudes of social work students toward end-of-life planning. *Educational Gerontology, 29,* 313–326.

Kast, V. (2011). *Trauern – Phasen und Chancen des psychischen Prozesses.* Freiburg, Kreuz-Verlag.

Kruse, A. (2005). Selbstständigkeit, bewusst an-genommene Abhängigkeit, Selbstverantwor-tung und Mitverantwortung als zentrale Kate-gorien einer ethischen Betrachtung des Alters. *Zeitschrift für Gerontologie und Geriatrie, 38*(4), 273–287.

Kruse, A. & Wahl, H.-W. (2010). *Zukunft Al-tern. Individuelle und gesellschaftliche Wei-chenstellungen.* Heidelberg: Spektrum Akade-mischer Verlag.

Lang, F. R. & Wagner, G. G. (2007). Patienten-verfügungen in Deutschland: Bedingungen für ihre Verbreitung und Gründe der Ablehnung. *Deutsche Medizinische Wochenschrift, 132,* 2558–2562.

Lehr, U. M. (Hrsg.). (1979). *Interventionsgeron-tologie.* Darmstadt: Steinkopff.

Pinquart, M. & Sörensen, S. (2002). Factors that promote and prevent preparation for fu-ture care needs: perceptions of older Canadi-an, German and U.S. women. *Health Care for Women International, 23,* 729–741.

Rentsch, T. & Birkenstock, E. (2004). Ethische Herausforderungen. In A. Kruse & M. Martin (Hrsg.), *Enzyklopädie der Gerontologie* (S. 613–626). Bern, Göttingen, Toronto, Se-attle: Verlag Hans Huber.

Solomon, S., Greenberg, J. & Pyszczynski, T. (2004). The cultural animal: Twenty years of terror management theory and research. In J. Greenberg, S. L. Koole & T. Pyszczynski (Eds.), *Handbook of experimental existential psychology* (pp. 13–34). New York: Guilford.

Staudinger, U. M. & Baltes, P. B. (1996). Weis-heit als Gegenstand psychologischer For-schung. *Psychologische Rundschau, 47,* 57–77.

Wilkening, K. & Martin, M. (2003). Lebensqua-lität am Lebensende: Erfahrungen, Modelle und Perspektiven. *Zeitschrift für Gerontologie und Geriatrie, 36,* 333–338.

II Individuum

36 Hospizbewegung und Sterbebegleitung

Andreas Kruse und Eric Schmitt

Zusammenfassung

Die Palliativversorgung ist zunehmend von Anforderungen bestimmt, die alte Menschen mit schwersten chronischen Erkrankungen an die medizinisch-pflegerische und psychosoziale Versorgung stellen; diese Anforderungen stehen zunächst im Zentrum der Ausführungen. Es wird eine Definition von *Palliative Care* vorgenommen, wobei aufgezeigt wird, dass sich diese an Patienten mit unterschiedlichsten Erkrankungen richtet und zudem Schnittmengen zwischen Geriatrie und Palliativversorgung bestehen. Die besonderen Anforderungen einer Integration von Palliative Care in die stationäre Altenhilfe werden skizziert, das Leitbild der Selbstverantwortung im Prozess des Sterbens wird in sechs Aspekten ausdifferenziert.

Einleitung

Die Versorgung sterbender Menschen im hohen und höchsten Lebensalter stellt eine wachsende Herausforderung ambulanter und stationärer Einrichtungen der Alten- und Krankenpflege wie auch der im ambulanten und stationären Bereich spezialisierten palliativen Versorgungsdienste dar. Dieses Thema gewinnt zunehmend an Aktualität, da durch den Einsatz intensivmedizinischer Maßnahmen jene Schwerstkranken, die in vergangenen Jahrzehnten die bestehende Krankheit nicht überlebt hätten, nun über Monate oder Jahre mit der Krankheit leben können. Dabei ist allerdings auch das Risiko gegeben, dass die Patienten viele Monate, wenn nicht sogar Jahre, schwerste körperliche und psychische Symptome wie auch stark ausgeprägte funktionelle Einschränkungen verarbeiten müssen – und dabei auf medizinische und umfassende pflegerische Hilfe angewiesen sind. Dieses Thema gewinnt aber noch aus anderen Gründen an Aktualität: Die Familien können vielfach die Versorgung schwerstkranker und sterbender Menschen nicht leisten – sei es, weil aufgrund der gestiegenen Erwerbstätigkeit von Frauen in der Lebensmitte potentielle pflegerische Ressourcen nicht mehr vorhanden sind, oder sei es, weil die Familien aufgrund gewachsener räumlicher Mobilität zunehmend multilokale Wohnformen zeigen, die sowohl die instrumentelle als auch die emotionale Unterstützung in Notfällen erschweren. Und schließlich ist durch gesundheitsökonomische und versorgungspolitische Entscheidungen ein weiteres Problem gegeben: Die palliative Versorgung wird sich voraussichtlich mehr und mehr von der Klinik in pflegerische Einrichtungen verlagern. Entsprechend wird die Bedeutung professioneller Pflege, sowohl im statio-

nären als auch im ambulanten Sektor, wachsen, um eine bedarfsgerechte, an den Bedürfnissen älterer Menschen und ihren Vorstellungen von Lebensqualität orientierte Betreuung am Lebensende zu gewährleisten.

Zur Entwicklung von Hospizbewegung und Palliative Care

Die Hospizbewegung geht auf eine Initiative von *Cicely Saunders* im Jahre 1967 zurück. Das von ihr gegründete *St. Christopher Hospital* stellte sich die Aufgabe der Palliativtherapie und -pflege von Patienten im Finalstadium ihrer Erkrankung. Das leitende Prinzip lautete: »Wir werden alles tun, was wir können, damit Du nicht nur in Frieden sterben kannst, sondern damit Du auch leben kannst, bis Du stirbst.«

Hospizbewegung und Palliative Care haben sich in Großbritannien und den Vereinigten Staaten deutlich früher etabliert als in Deutschland, wo sich die Hospizidee erst in den 1980er Jahren verbreitet hat und die erste Palliativstation 1983 in Köln gegründet wurde. Entsprechend ist die wissenschaftliche Auseinandersetzung mit der Etablierung von Palliative Care in den genannten Ländern auch deutlich weiter als in Deutschland.

Palliative Care zielt nach einer Definition der Weltgesundheitsorganisation aus dem Jahre 2004 auf eine Steigerung der Lebensqualität von Patienten und Angehörigen sowohl durch die Prävention und Linderung der mit einer terminalen Erkrankung assoziierten Schmerzen als auch durch die gezielte Erfassung und Behandlung weiterer körperlicher, psychosozialer und spiritueller Probleme. Der Begriff *Palliative Care* kann nicht ohne weiteres ins Deutsche übersetzt werden, da er sowohl das, was im Allgemeinen mit dem Begriff *Palliativmedizin*, als

auch das, was im Allgemeinen mit dem Begriff *Palliativpflege* bezeichnet wird, umfasst (Simmenroth-Nayda & Gágyor, 2008). Während in anderen Ländern die Begriffe *Hospice* und *Palliative Care* weitgehend synonym verwendet werden, haben sich in Deutschland Hospizbewegung und Palliativmedizin trotz des gemeinsamen Anliegens einer bedarfsgerechten Versorgung und Begleitung sterbender Menschen und ihrer Angehörigen (Aulbert, Nauck & Radbruch, 2007) getrennt voneinander entwickelt. Ist die Hospizbewegung eher durch ehrenamtliches Engagement geprägt und auf den ambulanten Sektor konzentriert, so zielt der Begriff der Palliativversorgung eher auf die interdisziplinäre Kooperation hauptamtlich tätiger Personen, wobei hier vor allem Ärzte, Pflegefachkräfte, Physiotherapeuten, Sozialarbeiter, Seelsorger und Psychologen angesprochen sind.

Im Zuge der Hospizbewegung in Deutschland haben sich alternative Orte und Einrichtungen des Sterbens herausgebildet, die allerdings bislang noch in eher geringer Zahl vorhanden sind. Der Deutsche Hospiz- und PalliativVerband (DHPV) verweist auf zum gegenwärtigen Zeitpunkt etwa 1 500 registrierte ambulante Hospizdienste, 162 stationäre Hospize und 166 Palliativstationen in Deutschland (DHPV, 2009). Man geht davon aus, dass der geschätzte Bedarf damit etwa zur Hälfte gedeckt sein dürfte, wobei regional noch große Unterschiede in der Versorgungsstruktur bestehen.

Gegenwärtig leiden etwa 90 % der Patienten spezialisierter palliativer Einrichtungen und Hospize unter Krebserkrankungen im Endstadium. Angesichts der Tatsache, dass auch ein erheblicher Teil der nicht unter bösartigen, inkurablen Erkrankungen leidenden Patienten Belastungen durch Schmerz- und Stresszustände aufweist, die jenen von Krebspatienten im Endstadium vergleichbar sind, und somit einen ganz ähnlichen Bedarf an ganzheitlicher, nicht zuletzt auch sozial-kommunikativer und emotionaler Unterstützung zeigt, wird eine Ausweitung von Palliative Care auf geriatrische Patienten seit längerer Zeit diskutiert (Sandgathe Husebø & Husebø, 2001). Diese Forderung liegt nicht zuletzt auch wegen der gemeinsamen Wurzeln von Geriatrie und Palliativmedizin nahe, die insbesondere (a) in einem umfassenden, auf die Abbildung von individuellen Problemen, Ressourcen, Zielen, Werten und Unterstützungsmöglichkeiten zielenden Assessment, (b) in dem Bemühen um die Förderung von Selbstständigkeit, Selbstverantwortung und Lebensqualität durch die Integration von kurativen, rehabilitativen und palliativen Behandlungsanteilen sowie (c) im Leitbild einer interdisziplinären Zusammenarbeit zu sehen sind. Des Weiteren bildet die Sterbebegleitung einen wichtigen Bestandteil von Geriatrie und Palliativmedizin.

Die von der Bundesärztekammer im Jahre 1998 veröffentlichten Grundsätze einer ärztlichen Sterbebegleitung gehen bei allen Patienten vom Recht auf palliativmedizinische Versorgung aus und fordern, diese Art der Versorgung auszuweiten, sodass etwa auch bei terminaler Herzinsuffizienz oder Demenz auf entsprechende Leistungen zurückgegriffen werden kann. Im Jahre 2007 wurde die ambulante Palliativversorgung als Pflichtleistung in den Leistungskatalog der gesetzlichen Krankenversicherung (§ 37b SGB V) aufgenommen. Dabei ist für die praktische Umsetzung allerdings kein verbindlicher Zeitplan vorgesehen, sodass gegenwärtig noch individuelle Lösungen gesucht werden müssen. Als ein funktionierendes Modell zur Sicherung der ambulanten Versorgung wird die Schließung integrierter Versorgungsverträge zwischen den Krankenkassen einerseits und qualifizierten Teams aus Klinik- und Hausärzten, Pflegefachkräften und Einrichtungen mit hoher palliativmedizinischer Expertise andererseits genannt.

Jene älteren Menschen, die an den Folgen einer Demenzerkrankung oder nicht-maligner Erkrankungen sterben, werden europaweit am häufigsten zuhause oder aber in stationären Altenpflegeeinrichtungen ohne Kooperation mit in Palliative Care ausgebildeten Fachkräften versorgt. Vorliegende Untersuchungen sprechen für die Annahme, dass die in Deutschland wie auch in anderen Ländern übliche medizinische Versorgung der Heimbewohner durch Hausärzte gerade in Phasen erhöhter Symptombelastung oder im Sterbeprozess keinesfalls ausreicht, da Hausärzte für die speziellen Anforderungen palliativer Versorgung oft nicht qualifiziert sind (Pleschberger, 2006). Die Notwendigkeit palliativer Konsultationsteams, die in ambulanten oder in stationären Betreuungssituationen unterstützend tätig werden könnten, wird von in Palliative Care involvierten Geriatern hervorgehoben; der Ausbau entsprechender Angebote auch für nicht an Krebs erkrankte Patienten im ambulanten und stationären Sektor wird europaweit als gesundheitspolitische Priorität gewertet.

Obwohl den Hausärzten in der Begleitung und Versorgung sterbender Patienten zentrale Bedeutung zukommt, ist über deren Sichtweise palliativer Versorgung vergleichsweise wenig bekannt. Im Kontext einer Untersuchung wurden teilstrukturierte telefonische Interviews mit insgesamt 71 Hausärzten aus vier Regionen geführt, die im Durchschnitt etwa vier Krebspatienten und acht Palliativpatienten mit nichtmalignen Erkrankungen versorgten (Schneider, Buser & Amelung, 2006). Die Daten sprechen für die Annahme, dass ein Großteil der Hausärzte in der Endphase der Erkrankung rund um die Uhr für die Patienten erreichbar ist. Den größten Verbesserungsbedarf sahen die Hausärzte in der psychosozialen Betreuung der Patienten; Fragen der Schmerzmedikation spielten dagegen eine untergeordnete Rolle. Dem Auf- und Ausbau palliativer Versorgungsstrukturen standen sie positiv gegenüber.

Zur Implementierung von Palliative Care in der stationären Altenhilfe

Eine Implementierung von Palliative Care in Einrichtungen der stationären Altenhilfe ist mit einer Reihe von prinzipiellen Herausforderungen verbunden, denen – auf Leitungs- wie auf Mitarbeiterebene – durch die Entwicklung einer *palliativen Kultur* (Wilkening & Kunz, 2003) begegnet werden muss. An dieser Stelle sei erwähnt, dass eine Integration der Hospizidee schon dadurch erschwert wird, dass in Pflegeeinrichtungen eben nicht vorwiegend onkologische Patienten aller Altersgruppen, sondern ältere Menschen, die vor allem unter Demenz, kardiovaskulären und hämatologischen Erkrankungen sowie Erkrankungen des Bewegungsapparates leiden, versorgt werden müssen (Maddocks & Parker, 2001). Die genannten Erkrankungen sind in ihrem zeitlichen Verlauf häufig sehr viel schlechter zu prognostizieren, sodass sich im Einzelfall die Frage stellt, wann mit Palliative Care begonnen werden soll (Oster, Schneider & Pfisterer, 2010). Gerade wenn demenzielle Erkrankungen vorliegen, ist nicht nur die Beteiligung der Betroffenen an allen Entscheidungen, sondern auch die Beurteilung der (Un-)Angemessenheit spezifischer Maßnahmen mit Blick auf die Verbesserung von Lebensqualität erschwert. Hinzu kommt, dass Bewohnerinnen und Bewohner stationärer Einrichtungen vielfach keine Angehörigen im Nahbereich haben, mit denen notwendige ethische Entscheidungen gemeinsam abgewogen werden könnten. Mit Blick auf die für eine Implementierung von Palliative Care in stationären Einrichtungen der Altenhilfe notwendigen Qualifizierungsmaßnahmen ist hervorzuheben, dass anders als in Hospizen und Palliativstationen ein großer Teil der Versorgung von Pflegehilfskräften geleistet wird, die nicht immer in Qualifizierungsprogramme einbezogen werden. Die Notwendigkeit solcher Qualifizierungsmaßnahmen verdeutlichen die Ergebnisse einer Befragung von insgesamt 894 in der Altenpflege tätigen Personen aus 49 Pflegeheimen (Jenull-Schiefer, Mayr & Mayring, 2006), in der ein Viertel der Befragten Schwierigkeiten angab, mit Bewohnern über deren herannahenden Tod zu sprechen, und ein Drittel, im Gespräch mit Angehörigen die Thematisierung des nahenden Todes von Bewohnern zu scheuen.

II Individuum

Ausblick

Die Hospizhilfe stellt die Selbstverantwortung in das Zentrum des Sterbebeistandes. Dabei ist Selbstverantwortung unterschiedlich zu deuten – diese Deutungen lassen sich auch als Wege zur Verwirklichung des Leitbildes der Hospizhilfe verstehen (Kruse, 2010):

1. Als Selbstständigkeit bei der Ausführung der Aktivitäten des täglichen Lebens: Es bestehen enge Zusammenhänge zwischen der Art und Weise, wie Menschen ihre Endlichkeit erleben, und dem Grad der Selbstständigkeit. Eine der größten Sorgen sterbender Menschen betrifft den zunehmenden Verlust an Selbstständigkeit.
2. Als Selbstbestimmung bei der Gestaltung des Alltags: Auch im Prozess des Sterbens suchen die meisten Menschen nach Tätigkeiten, die ihnen das Gefühl geben, am Leben teilzuhaben. Für eine gute Sterbebegleitung ist auch entscheidend, dass sterbende Menschen explizit die Frage gerichtet wird, wie sie ihren Alltag gestalten wollen.
3. Als Fähigkeit, sich auf das Sterben einzustellen: Gerade in Bezug auf diesen Aspekt der Selbstverantwortung gewinnt die Frage der psychosozialen und – sofern dies gewünscht wird – der seelsorgerischen Begleitung besondere Bedeutung.
4. Als Grad der Selbstbestimmung bei der Gestaltung von Beziehungen: Die Annahme, im Prozess des Sterbens müssten permanent Menschen anwesend sein, an die sich der Sterbende wenden könne, ist in dieser Verallgemeinerung nicht richtig. Es wird eher der Wechsel zwischen Phasen des Alleinseins und Phasen des Kontakts als Hilfe erlebt.
5. Als Fähigkeit, den Krankheitsprozess zu verstehen und an Entscheidungen über die Einleitung und Fortsetzung von Therapie- und Pflegemaßnahmen zu partizipieren: Zentral ist hier, dass der Patient zum einen über den Nutzen und die Risiken von Behandlung und Nicht-Behandlung (»Selbstbestimmungsaufklärung«), zum anderen bei unheilbarer tödlicher Krankheit über die ungünstige Prognose (»Wahrheit am Krankenbett«) aufgeklärt wird.
6. Als Möglichkeit, über den Ort des Sterbens zu entscheiden.

Literatur

Aulbert, E., Nauck, F. & Radbruch, L. (2007). *Lehrbuch der Palliativmedizin* (2. Auflage). Stuttgart: Schattauer.

Deutscher Hospiz- und PalliativVerband (DHPV) (2009). *Vom DHPV erfasste Hospizeinrichtungen in Deutschland.* www.dhpv.de/themen_hospize.html (Zugriff am 5.9.2011).

Jenull-Schiefer, B., Mayr, M. & Mayring, P. (2006). Hinter jeder Tür der lauernde Tod. Institutionalisiertes Sterben. *Zeitschrift für Gerontologie und Geriatrie, 39,* 308–314.

Kruse, A. (2010). Der Respekt vor der Würde des Menschen am Ende seines Lebens. In Th. Fuchs, A. Kruse & G. Schwarzkopf (Hrsg.), *Menschenbild und Menschenwürde am Ende des Lebens* (S. 27–55). Heidelberg: Universitätsverlag Winter.

Maddocks, I. & Parker, D. (2001). Palliative care in nursing homes. In J. M. Addington-Hall, I. J. Higginson (Eds.), *Palliative care for non-cancer patients* (pp. 147–157). Oxford: Oxford University Press.

Oster, P., Schneider, N. & Pfisterer, M. (2010). Palliative Perspektive in der Geriatrie. In A. Kruse (Hrsg.), *Leben im Alter. Eigen- und Mitverantwortlichkeit in Gesellschaft, Kultur und Politik* (S. 295–299). Heidelberg, Akademische Verlagsgesellschaft.

Pleschberger, S. (2006). Palliative Care in Pflegeheimen – Forschungsstand und Entwicklungsperspektiven. *Zeitschrift für Gerontologie und Geriatrie, 39,* 376–381.

Sandgathe Husebø, B. & Husebø, S. (2001). Palliativmedizin – auch im hohen Alter? *Schmerz, 15,* 350–356.

Schneider, N., Buser, K. & Amelung, V. E. (2006). Ansichten von Hausärzten zur Versorgung von unheilbar kranken Patienten am Lebensende – Ergebnisse einer Befragung in Niedersachsen. *Zeitschrift für Allgemeinmedizin, 82,* 298–304.

Simmenroth-Nayda, A. & Gágyor, I. (2008). Wem gehört die ambulante Palliativmedizin? *Zeitschrift für Allgemeinmedizin, 84,* 236–238.

Wilkening, K. & Kunz, R. (2003). *Sterben im Pflegeheim – Perspektiven einer neuen Abschiedskultur.* Göttingen: Vandenhoeck & Ruprecht.

II Individuum

247

37 Sterben bei Demenzkranken

Karin Wilkening

Zusammenfassung

Erst seit wenigen Jahren steht das Sterben von Menschen mit Demenz im Blickfeld öffentlicher Diskussion und wissenschaftlicher Publikationen. Hierzu mussten die lange Zeit eher parallel laufenden Bereiche der Lebensqualitätsverbesserung bei Demenz und der Hospizbewegung zu angemessenen Versorgungsstrukturen zusammengeführt werden. Eine aktuelle Notwendigkeit ergibt sich aus der im Jahre 2007 verabschiedeten gesundheitspolitischen Maßnahme einer »spezialisierten ambulanten Palliativversorgung« (SAPV im §§ 37b, 132d im SGB V), die erstmals für alle Schwerstkranken bei »besonders aufwändigen Schmerzen« einen individuellen Anspruch auf palliative Schmerzlinderung durch ambulante Palliativteams gesetzlich festschreibt – unabhängig von ihrem Lebens- und Sterbeort. Besondere Probleme der Umsetzung entstehen durch Schwierigkeiten (a) einer frühzeitigen Demenzdiagnostik, (b) bei kommunikativen Einschränkungen in der Bedürfnisermittlung Betroffener sowie (c) ethisch angemessener Entscheidungsfindung am Lebensende sowohl für Angehörige als auch professionell Begleitende.

Einführung

Je mehr Menschen hochaltrig sterben, umso mehr sterben mit Demenz. Für die aus ehrenamtlichen Strukturen und der Konzentration auf Krebskranke hervorgegangene deutsche Hospizbewegung bedeutet das eine zunehmende Berücksichtigung von Demenz sowohl bei der allgemeinen als auch der spezialisierten ambulanten palliativen Versorgung (SAPV) durch die noch im Aufbau befindlichen Palliativteams. Da Sterbende mit Demenz ihre Ansprüche auf palliative Leistung bei fortschreitender Erkrankung selbst kaum einfordern können, muss stellvertretend das sorgende Umfeld von der Sinnhaftigkeit einer solchen flächendeckenden Versorgung überzeugt sein und die hierfür angemessenen Strukturen entwickeln und umsetzen. Bereits seit einigen Jahren gibt es erprobte Beispiele in Alterseinrichtungen, die durch eine Kombination bewährter Strategien der Demenzbetreuung und Hospizarbeit einfühlsame Sterbeszenarien gestalten, die künftig handlungsleitend sein können (Wilkening & Kunz, 2005). Fragen einer Vorbereitung auf das Lebensende bei Menschen mit Demenz werden angesichts zunehmend einge-schränkter Kommunikationsmöglichkeiten bei fortschreitender Erkrankung schwierig und müssen daher möglichst frühzeitig ge-regelt werden.

Demenz als terminale Erkrankung

»Sterben bei Demenzkranken« kann so-wohl ein Sterben *mit* verschiedenen Stadien von Demenz als Begleiterkrankung bedeu-ten als auch ein Sterben *an* fortgeschritte-ner Demenz als Grunderkrankung. In aktu-ellen deutschen Todesursachenstatistiken taucht Demenz unter den acht häufigsten Todesursachen nicht auf, in den USA wird Demenz zunehmend als terminale Diagno-se eingestuft, in Schweizer Statistiken war im Jahre 2009 Demenz die dritthäufigste Todesursache. Unbestritten ist, dass De-menz mit erhöhter Vulnerabilität für Multi-morbidität und Mortalität einhergeht, so-wie am Lebensende mit weniger palliativer Schmerzlinderung und mehr invasiven Be-handlungen (Small, Froggatt & Downs,

2007). Schweizer Daten zeigen eine Institu-tionalisierung des Sterbens derart, dass in der Stadt Zürich im Jahre 2001 gegenüber 1986 der Tod doppelt so oft im Altenpfle-geheim stattfand (33,5 % vs. 14 %) und immer seltener im Krankenhaus (37,2 % vs. 55 %). Wer heute 65-jährig ist, hat – mit einer derzeitigen durchschnittlichen Le-benserwartung von über 85 Jahren – statis-tisch eine Wahrscheinlichkeit von 30 % an/ mit einer dementiellen Erkrankung zu ster-ben. In Altenpflegeheimen ist das Sterben mit Demenz inzwischen von der Ausnahme zur Regel geworden (mindestens 60 % der Bewohner sterben mit Demenz) und für viele Träger bereits zentrales Thema (vgl. dazu Wichmann & Wilkening, im Druck).

Was wissen wir über den Sterbeprozess bei Demenz?

In Untersuchungen zur Frage, wie sich Menschen (ohne Demenz) einen »guten Tod« vorstellen, werden Vorstellungen be-nannt wie: Informiert und vorbereitet sein, keine Schmerzen haben, akzeptiert werden, von Angehörigen umgeben sein, nicht zur Last fallen und noch etwas geben können (vgl. Wilkening & Martin, 2003). Die Hos-pizbewegung kommt der Umsetzung dieses Ideals eines bewussten und geborgenen Ab-schiednehmens nahe. In der Realität sind viele Sterbeprozesse auch ohne Demenz ei-nerseits in ihrem Beginn weder eindeutig bestimmbar noch von allen Beteiligten kommunizierbar, andererseits sind viele der

oben genannten Bedürfnisse nach Schmerz-freiheit, Nähe und Akzeptanz auch für Menschen mit Demenz wichtig. Insofern ist ein Sterben mit Demenz (Datenlage bisher vorwiegend aus Einzelfallstudien) zunächst nicht grundsätzlich verschieden vom Ster-ben noch orientierter Menschen; es fokus-siert jedoch auf terminale Probleme des Umgangs mit zunehmender Kommunikati-onseinschränkung (insbesondere bei der Schmerzermittlung und -behandlung) und den jeweils aktuell gültigen Vorausplanun-gen – im fortgeschrittenen Stadium einer Demenz oft nach monatelanger Inkonti-nenz, Bettlägerigkeit, Schwierigkeiten der

Nahrungsaufnahme und zunehmendem Sprachverlust, ohne dass ein Beginn des Strebeprozesses eindeutig bestimmbar ist. Auch in den USA, wo der Finanzierungsanspruch für Hospizpflege von einer erwarteten maximalen »Restlebenszeit« von ½ Jahr abhängt, sind Prognoseinstrumente der Lebenserwartung unsicher und erschweren die Definition einer »Finalphase«.

In einem Punkt jedoch ergeben sich bei Demenz Abweichungen zu den obigen Aspekten eines »guten Todes«. Abgesehen von einigen vereinzelt berichteten klaren Momenten kurz vor Todeseintritt reflektieren sich Menschen mit Demenz am Lebensende selbst eher nicht als Sterbende und ihre persönliche Vorbereitung fehlt. Es gibt unmittelbare Empfindungen und Bedürfnisse zu Schmerz, Freude oder Wut, aber nicht die Ängste »orientierter« Menschen im Angesicht des Todes (s. o.). Hierin liegen für Begleitende besondere Chancen einer möglichen angstfreien letzten Begegnung im Hier und Jetzt. Schwierig bleiben

die besonderen Herausforderungen einer ganzheitlichen Schmerzerfassung, die sich zunehmend nur noch auf nonverbale Signale stützen kann (vgl. dazu Demenz Support Stuttgart, 2006).

Gerade wenn Angehörige unter dem »psychischen Sterben« von Menschen mit Demenz in Form des Verschwindens vertrauter Persönlichkeitsanteile leiden, sowie durch soziale Isolation und Rückzug des Umfelds beinahe selbst einen »sozialen Tod sterben«, lange vor dem eigentlichen physischen »Mitsterben«, brauchen sie selbst Unterstützung und einfühlsame Begleitung durch erfahrene Fachpersonen, um letztlich den nahen Tod des geliebten Menschen akzeptieren zu können. Gerade weil der Zeitpunkt des Sterbens schwer bestimmbar ist, ist Sterbebegleitung immer auch Lebensbegleitung, d. h. jede frühzeitige, langfristige Verbesserung der Lebensqualität von Menschen mit Demenz und ihres sorgenden Umfelds ist bereits eine gute Vorbereitung für ein individuelles Sterben.

Lebensqualitätsverbesserung bei fortgeschrittener Demenz

Das Konzept der personenorientierten Pflege stellt Menschen mit Demenz in den Mittelpunkt und schafft mit wertschätzender Kommunikation und Zuwendung gepaart mit biographischen Kenntnissen ein positives, identitätsstiftendes Milieu. Durch nonverbale Kontakte, z. B. durch Berührungen oder Musik, ist auch bei weit fortgeschrittener Demenz und Bettlägerigkeit noch elementarer kommunikativer Austausch möglich – Elemente, die zur Verbesserung von Lebensqualität am Lebensende beitragen. Lebensqualität wird dabei als Summe objektiver und subjektiver Parameter gesehen, wobei der mimischen Differenzierung von Emotionen auch an Hand von Videoanaly-

sen große Bedeutung zukommt. Zusammen mit speziellen Schmerzerfassungsinstrumenten für Menschen mit kommunikativen Einschränkungen sind hier Wege entwickelt worden, auch bei Menschen mit Demenz eine gute Begleitung zu ermöglichen (Kostrzewa & Gerhard, 2010). Pflegequalität ist nicht gleichzusetzen mit Lebensqualität Gepflegter. In letzter Zeit werden insbesondere auch die spirituellen Bedürfnisse Sterbender sowohl im Hospiz- als auch im Demenzbereich in den Blick genommen als Teil einer allgemeinen Abschiedskultur. Gerade wenn es um existentielle Erfahrungen geht, werden als Ausdrucksformen individueller Wertorientierungen zunehmend Rituale und biographisch verankerte Formen religiöser/spiritueller Praxis sowohl von Angehörigen als auch Pflegenden und Seel- sorgenden aufgegriffen und in individuelle Begleitung umgesetzt (Wilkening, 2007).

Ethikfragen am Lebensende

Bei kommunikativen Problemen am Lebensende gilt es, die mutmaßliche aktuelle Bedürfnislage Sterbender unter Einbeziehung Nahestehender sowie an Hand von früher formulierten Vorausverfügungen (Patientenverfügung, Vorsorgevollmacht etc.) zu erkunden. Speziell die Frage, inwiefern Menschen (noch) ohne Demenz sich ihre eigene Lebensqualität als spätere Menschen mit Demenz vorstellen und gewichten können, ist hierbei ein fast nicht rational zu lösendes Problem, das in Publikationen auch mit Hinweis auf die Bedeutung von Umweltfaktoren ausführlich reflektiert wird (Robert-Bosch-Stiftung, 2007). Aufgrund der speziellen historisch bedingten Sensibilität für den Umgang mit Ethikfragen am Lebensende in Deutschland werden auch Wünsche nach legaler, vorzeitiger Lebensbeendigung (z. B. »assistierter Suizid« oder »passive Sterbehilfe«) im medizinisch-pflegerischen Kontext häufig kontrovers diskutiert. Die Einrichtung von Ethikkomitees mit dem Angebot ethischer Fallbesprechungen soll hier im Diskurs die Sensibilität für die notwendige Auseinandersetzung zwischen Respekt vor der Autonomie des Patienten und Aufgaben einer fürsorglichen Begleitung aller Beteiligten stärken. Handlungsbedarf zu Inhalten von Palliative Care besteht auch bei der Ausbildung von Medizinern, Pflegeberufen sowie juristischem Personal und ehrenamtlich Begleitenden mit Reflektion eigener spirituell/religiöser Werthaltungen, um darin sowohl Kraftquellen als auch mögliche Belastungen bei Menschen mit Demenz am Lebensende wahrnehmen zu können (vgl. dazu das Curriculum Mit-gefühlt der BAG Hospiz, 2004).

Am Beispiel Pro und Contra künstliche Ernährung lassen sich besonders gut Ethikkonflikte nachvollziehen. Vereinzelt wird bei Ess- und Schluckproblemen dafür plädiert, eine Magensonde (PEG) zu legen, mit dem Argument, dies seien Begleitsymptome einer fortgeschrittenen Demenz und nicht als Zeichen erlöschenden Lebenswillens zu werten. Andererseits besteht zunehmend wissenschaftlicher Konsens, dass diese Form der Ablehnung von Nahrung ein nonverbales, basales Signal akzeptierender Lebensbeendigung auch bei Menschen mit Demenz ist. Untersuchungen belegen ähnliche Überlebensraten bei Menschen in der Endphase einer dementiellen Erkrankung, ob mit oder ohne PEG. Die körpereigene Morphinproduktion bei Nahrungsreduktion wirkt dabei wahrscheinlich ebenfalls schmerzlindernd. Wichtig ist letztlich aus hospizlicher Sicht, dass es beim Thema »Essen und Trinken« nicht um die Einfuhr einer bestimmten Flüssigkeits- oder Kalorienmenge geht, sondern die Linderung des subjektiven Hunger- und Durstgefühls – etwas, was in der Palliativversorgung häufig durch gute Mundpflege möglich ist und zunehmend praktiziert wird.

II Individuum

251

Sterbeszenarien mit Abschiedskultur

Die individuelle Sterbebegleitung eines Menschen mit Demenz lässt sich von Angehörigen auch zu Hause gestalten, insbesondere wenn folgende Dimensionen im Vorfeld beachtet werden:

- Möglichst frühzeitige Gespräche über Wünsche und Möglichkeiten im Umfeld des Sterbenden mit schriftlicher Festlegung wichtiger Schritte wie Ernährung, Heimaufenthalt, Wiederbelebung etc. und Bestimmung einer Vertretungsperson, der die Vorsorgevollmacht übertragen wird.
- Suche nach Unterstützung durch ein ambulantes Palliativteam inklusive eines guten Palliativmediziners und Pflegehilfsmittel wie Pflegebett und Rollstuhl, falls benötigt.
- Psychosoziale Unterstützung im privaten Umfeld, z. B. durch Hospizgruppen sowie Alzheimergesellschaften – auch zur Unterstützung von Entscheidungsfindungen im Endstadium des Sterbeprozesses sowie zur Klärung praktischer Fragen im Vorfeld (s. u.).
- Klärung der Frage, ob die räumlichen Voraussetzungen für die Pflege gegeben sind.
- Abklärung finanzieller Möglichkeiten wie Pflegegeldbeantragung oder Verschreibung einer spezialisierten ambulanten Palliativversorgung (SAPV).

Falls die eigenen Ressourcen für häusliche Pflege nicht ausreichen, gibt es – neben der vereinzelten Möglichkeit eines Sterbens in einer stationären Hospizeinrichtung (mit speziellen Aufnahmekriterien) – zunehmend Altenpflegeheime, die sich als »palliativkompetent« verstehen und eine Sterbebegleitung von Menschen mit Demenz im hospizlichen Sinne praktizieren. Die von der Bundesarbeitsgemeinschaft Hospiz publizierten 18 Fragenkomplexe zu »Indikatoren einer palliativkompetenten Pflegeeinrichtung« (BAG Hospiz, 2007) können als »Checkliste« dienen zur Überprüfung, welche wichtigen Aspekte ein Heim als Sterbeort mit »Abschiedskultur« bereits vorhält. Hier sind u. a. folgende Merkmalsbereiche benannt: (a) Fragen und Informationen zu Patientenverfügungen bereits in der Aufnahmephase, (b) Pflegekräfte mit Zusatzqualifikation Palliative care, (c) abrufbare, externe palliativmedizinische Versorgung, (d) Einbindung von Angehörigen auch im Sterbeprozess, (e) Angebote ehrenamtlicher Hospizbegleitung, (f) Rituale des Abschiednehmens und Gedenkens in der Einrichtung – alles Dimensionen, die bis zuletzt körperliche Symptomlinderung und soziale Eingebundenheit sowie Respektierung spirituell-religiöser Bedürfnisse fördern.

In letzter Zeit werden – durchaus kontrovers diskutiert – für fortgeschrittene Stadien der Demenz spezielle milieutherapeutische Konzepte in Nachfolge des Schweizer »Drei-Welten-Konzepts« angeboten, die für ein als »Welt der Schutzlosigkeit« definiertes Endstadium von Demenz sogenannte »Pflegeoasen« mit Mehrbettzimmern vorsehen. Durch diese Art des Zusammenlebens soll mehr Nähe und Geborgenheit für bettlägerige Schwerstkranke entstehen und durch die laufende Anwesenheit Pflegender ein intensiveres Eingehen auf Bewohnerbedürfnisse. Inwieweit diese Form der Betreuung ausreichend Privatheit und individuelle Gestaltungsmöglichkeiten auch im Strebeprozess mit begleitenden Angehörigen bietet, werden die derzeitigen Evaluationen der deutschen Modellprojekte zeigen (vgl. dazu Jonas, 2007).

Ausblick

Um die Erkenntnisse einfühlsamer hospizlicher Sterbebegleitung künftig auch für Menschen mit Demenz verfügbar zu machen, wird es bei steigenden Zahlen Hochaltriger vermehrt gesellschaftlicher Anstrengungen bedürfen. An erster Stelle steht hierbei unser aller Bemühen, Menschen mit Demenz besser zu verstehen, auf ihre Signale zu achten und so Zugang zu ihrer Persönlichkeit zu erhalten. An der Frage der Ökonomisierung von Mitteln zeigt sich, was uns eine menschenwürdige Begleitung wert ist, wobei neben der Sicherstellung gesetzlicher medizinisch-pflegerischer Leistungen auch weiterhin in gemeinsamer Verantwortung individuelles Engagement Ehrenamtlicher und eine größere Anerkennung Pflegender insbesondere in der Altenhilfe notwendig sein wird. Weiterhin braucht es Angehörige und soziale Netze, die in inter- und intragenerativer Solidarität den Umgang mit unterschiedlichen Demenzen bis zum Tode aushalten und begleiten können – unterstützt und informiert von Experten und im Wissen, dass eine solche behutsam »entschleunigende Abschiedskultur« letztlich uns allen zu Gute kommt.

Literatur

Bundesarbeitsgemeinschaft Hospiz e. V. (Hrsg). (2004). *Mit-Gefühlt. Curriculum zur Begleitung Demenzkranker in der letzten Lebensphase.* Wuppertal: Der Hospizverlag.

Bundesarbeitsgemeinschaft Hospiz e. V. (Hrsg). (2007). *Hospizkultur im Alten- und Pflegeheim – Indikatoren und Empfehlungen zur Palliativkompetenz* (www.hospiznds.de/bilder/hospizkultur.pdf) Zugriff am 14.01.2012.

Demenz Support Stuttgart (Hrsg.). (2006) *Menschen mit Demenz in der letzten Lebensphase.* DeSS orientiert. (2/06). www.demenz-support.de/Repository/dessjournal_2_2006_letztelebensphase.pdf (Zugriff am 3.9.2011).

Jonas, I. (2007). Wohnkonzepte für Menschen mit Demenz: An Pflegeoasen scheiden sich die Geister. *Pro Alter, 39*(4), 41–47.

Kostrzewa, S. & Gerhard, C. (2010). *Hospizliche Altenpflege – Palliative Versorgungskonzepte in Altenpflegeheimen entwickeln, etablieren und evaluieren.* Bern: Huber.

Robert-Bosch-Stiftung (Hrsg.). (2007). *Gemeinsam für ein besseres Leben mit Demenz,* Bd. 7, *»Ethik und Recht«.* Bern: Huber.

Small, N., Froggatt, K. & Downs, M. (2007). *Living and dying with dementia: Dialogues about palliative care.* Oxford: University Press.

Wichmann, C. & Wilkening, K. (im Druck). Palliative care in Einrichtungen. In A. May, J. Brokmann, H. Kreß & T. Verrel (Hrsg.), *Patientenverfügungen. Handbuch für Berater, Ärzte und Betreuer.* Heidelberg: Springer.

Wilkening, K. (2007). Spirituelle Dimensionen der Begegnungsebenen mit Tod und Sterben im Alter. In R. Kunz (Hrsg.), *Religiöse Begleitung im Alter. Religion als Thema der Gerontologie* (S. 121–142). Zürich: TVZ.

Wilkening, K. & Kunz, R. (2005). *Sterben im Pflegeheim – Perspektiven und Praxis einer neuen Abschiedskultur.* (2., überarbeitete Auflage). Göttingen: Vandenhoeck.

Wilkening, K. & Martin, M. (2003). Lebensqualität am Lebensende – Erfahrungen, Modelle und Perspektiven. *Zeitschrift für Gerontologie und Geriatrie, 36,* 333–338.

II Individuum

Körperliche Aktivität, Alltagskompetenz und Freizeit

38 Verbesserung der Gehirnfunktion und der kognitiven Leistungsfähigkeit durch körperliche Aktivität

Kirk I. Erickson, Destiny L. Miller und Andrea M. Weinstein[1]

Zusammenfassung

Körperliche Aktivität verbessert die Funktionsfähigkeit nahezu aller Organe im Körper, das Gehirn eingeschlossen. Die überzeugendsten und umfassendsten Hinweise hierzu liefern Studien über ältere Menschen. Die Forschung, welche in diesem Kapitel dargestellt wird, konzentriert sich auf den Einfluss von körperlichem Aktivitätstraining auf kognitive und geistige Gesundheit im höheren Alter. Die Ergebnisse dieser Forschung deuten darauf hin, dass ein moderater Umfang an körperlicher Aktivität für mindestens sechs Monate ausreicht, um die Exekutiv- und Gedächtnisfunktion zu steigern, das Gehirnvolumen zu vergrößern und Gehirnfunktionen zu verbessern. Wir schließen aus diesem Überblick, dass körperliches Aktivitätstraining eine effektive Methode darstellt, um die neurokognitive Funktion im höheren Erwachsenenalter zu fördern.

Einführung

Der Anteil an Menschen über 65 Jahre wird Schätzungen zufolge innerhalb der nächsten 50 Jahre dramatisch ansteigen. Gleichzeitig werden die mit Demenz und kognitiven Beeinträchtigungen verbundenen Kosten weiterhin außerordentlich hoch sein. Deshalb ist es zwingend notwendig, dass kostengünstige und allgemein zugängliche Methoden zur Prävention oder Behandlung von altersbezogenen kognitiven Defiziten entwickelt werden.

Aerobes Bewegungstraining kann die Funktionsfähigkeit jedes Organs im Körper steigern, was zur allgemeinen Verbesserung der Gesundheit und einem verminderten Risiko für verschiedene Krankheiten führen kann. Beispielsweise wird körperliche Aktivität als entscheidend dafür angesehen, die Inzidenz und die Prävalenz von Adipositas, Diabetes mellitus und Gefäßerkrankungen wie Bluthochdruck und Schlaganfall zu reduzieren. Es konnte gezeigt werden, dass

---

1 Dieses Kapitel ist von Vera Clavairoly, Hans-Werner Wahl, Clemens Tesch-Römer und Jochen P. Ziegelmann ins Deutsche übertragen worden.

körperliche Aktivität, besonders in Form von aerobem Bewegungstraining, auch die Funktionsfähigkeit des Immunsystems, des skelettalen Systems und des Kreislaufsystems verbessert, was sich wiederum risikomindernd auf die Entwicklung einiger Krebsarten, von Herz-Kreislauf-Erkrankungen und Osteoporose auswirkt. Das Gehirn ist ebenfalls empfänglich für die positiven Effekte von Bewegung. Tatsächlich erscheint körperliche Aktivität als vielversprechende Maßnahme, kognitive Leistungsfähigkeit über die Lebensspanne hinweg zu fördern. Es wird angenommen, dass körperliche Aktivität sich sogar förderlich auf die Symptomreduktion bei psychiatrischen Erkrankungen wie Depression oder Schizophrenie auswirken kann.

Wie in diesem Kapitel dargelegt, kann ein moderates Maß an körperlicher Aktivität Gehirnfunktion und kognitive Leistungsfähigkeit verbessern. Obwohl das Wissen über die Mechanismen und das Ausmaß, in dem körperliche Bewegung das Gehirn beeinflusst, noch unvollständig ist, lassen die vorhandenen Studien an Mensch und Tier drei wesentliche Aussagen zu:

1. Körperliche Bewegung beeinflusst unterschiedliche, miteinander verbundene Gehirnregionen, in denen übergeordnete kognitive Prozesse unterstützt werden, wie beispielsweise Arbeitsgedächtnis, Aufmerksamkeitskontrolle und Aufgabenkoordination.
2. Bereits eine moderate Bewegungsintensität ist ausreichend, um einen Effekt in der Gehirnfunktion und in der kognitiven Leistungsfähigkeit nachzuweisen.
3. Diejenigen kognitiven Funktionen, welche mit fortschreitendem Alter häufig den raschesten Abfall zeigen, sind auch am empfänglichsten für Verbesserungen durch Bewegung.

Körperliche Aktivität und Kognition

Die erste grundlegende Frage lautet, ob die Durchführung regelmäßiger körperlicher Aktivität mit verbesserter kognitiver Leistung einhergeht. Einige der ersten Studien, welche diese Frage untersucht haben, zeigten, dass ältere Sportler ihre bewegungsärmeren Altersgenossen bei einer Vielzahl von kognitiven Aufgaben übertrafen. Diese frühen und überraschenden Befunde führten zu tierexperimentelle Forschungsarbeiten, in denen unter kontrollierten Bedingungen untersucht wurde, ob Bewegung die Gehirnfunktion (z. B. Gedächtnis) verbessern kann und ob diese Effekte auf molekularer oder zellulärer Ebene beobachtet werden können. Hierbei wurden beispielsweise Zellzahl, Gefäßversorgung des Gewebes oder Dichte der Synapsen untersucht. Zahlreiche Studien haben in der Zwischenzeit dokumentiert, dass Lernfähigkeit und Gedächtnis verbessert werden können, wenn man Tieren (z. B. Mäusen) einen freiwilligen Zugang zu einem Laufrad anbietet. Zum Beispiel führt ein dreiwöchiges Laufradtraining zu einer Beschleunigung der Lernraten in einem Wasserlabyrinth. Auch die Leistungsfähigkeit ist bei denjenigen Aufgaben erhöht, bei welchen die Areale im medial-temporalen Gehirnlappen von Bedeutung sind (Kramer, Erickson & Colcombe, 2006). Diese erhöhten Lernraten gehen einher mit Veränderungen der Zellzahl, der Synapsendichte, der Durchblutung und der Produktion von Molekülen, die notwendig für eine normale Gehirnfunktion sind (z. B. Dopamin).

Im Einklang mit der Forschung am Tiermodell berichten epidemiologische Studien

II Individuum

im Humanbereich, dass ein größeres Ausmaß an körperlicher Aktivität oft mit einem geringeren Umfang an kognitiver Verschlechterung und mit einem verringerten Risiko, im späteren Leben eine Demenz zu entwickeln, verbunden ist. Bei einer typischen epidemiologischen Studie werden Informationen über körperliche Aktivität (auch über Häufigkeit und Art der körperlichen Aktivität) für eine große Gruppe von Menschen erhoben. Bei Folgeerhebungen wird das Eintreten von kognitiver Beeinträchtigung oder anderen Krankheiten ermittelt und es wird geprüft, ob anhand des Ausmaßes körperlicher Aktivität in früheren Lebensabschnitten Demenz oder Krankheit im späteren Leben vorhergesagt werden kann. Diese Studien kommen häufig zum Ergebnis, dass ein größeres Ausmaß körperlicher Aktivität in früheren Lebensabschnitten mit einem verminderten Eintreten von Alzheimer, Schlaganfall, Herz-Kreislauf-Erkrankungen und einigen Krebsformen verbunden ist (Kramer & Erickson, 2007).

Epidemiologische Studien bieten faszinierende Belege für die präventiven Aspekte von körperlicher Aktivität. Dennoch lassen diese Studien wegen der Grenzen der Beobachtungsdesigns keine Aussagen darüber zu, ob es kausale Beziehungen zwischen körperlicher Aktivität und dem Eintreten von Krankheit gibt. Es ist nämlich möglich, dass eine sich allmählich entwickelnde Krankheit Menschen dazu zwingt, weniger aktiv zu sein. In diesem Fall verursacht nicht die verminderte körperliche Aktivität die Krankheit, sondern das frühe Krankheitsstadium einen Rückgang der körperlichen Aktivität. Um die Wirkungsrichtung zwischen körperlicher Aktivität und Krankheit zu ermitteln, sind demnach randomisierte kontrollierte Studien notwendig. Bei einer randomisierten Studie

zur Beziehung zwischen Bewegung und Kognition haben Kramer et al. (1999) die Versuchsteilnehmer einer Gruppe mit aerobem Bewegungstraining oder einer Kontrollgruppe mit Dehnübungen zugeordnet. Kramer und Kollegen fanden, dass die aeroben Übungen die kognitive Leistungsfähigkeit verbesserten (kognitive Leistungsfähigkeit wurde hier gemessen mit Aufgaben, für deren Lösung Exekutivkontrolle notwendig ist, bei denen es also um Planung und Entscheidungsfindung geht). Bei Aufgaben, für deren Lösung nicht-exekutive Funktionen notwendig sind, führten die aeroben Übungen allerdings nicht zu einer Leistungsverbesserung. Diese Ergebnisse legen nahe, dass sechs Monate Bewegung von moderater Intensität die kognitive Leistungsfähigkeit verbessern kann und dass der Gewinn durch die körperliche Aktivität in Bezug auf kognitive Leistungsfähigkeit bei Aufgaben der Exekutivkontrolle größer ist.

Meta-Analysen mit randomisierten Studien zur körperlichen Aktivität bestätigen heute ebenso, dass körperliche Bewegung die kognitive Leistungsfähigkeit verbessert und dass die Effekte sowohl allgemein als auch spezifisch sind. Ein »allgemeiner Effekt« bedeutet, dass die meisten kognitiven Funktionen infolge von körperlicher Bewegung verbessert werden; ein »spezifischer Effekt« bedeutet, dass Exekutivfunktionen sich mehr als andere kognitive Bereiche verbessern (Hillman, Erickson & Kramer, 2008). Zusammenfassend legen Befunde aus der Epidemiologie sowie aus der experimentellen Forschung an Mensch und Tier nahe, dass Bewegung für die kognitive Funktionsfähigkeit im späten Erwachsenenalter (in welchem das Risiko eines kognitiven Abbaus am höchsten ist) gewinnbringend ist.

Körperliche Aktivität und Gehirnvolumen

Die Ergebnisse aus randomisierten Studien, Überblicksartikeln und Meta-Analysen deuten alle darauf hin, dass Bewegung spezifische Effekte auf bestimmte Gehirnregionen haben könnte. In der Tat scheint der Effekt von Bewegung auf Funktionen der Exekutivkontrolle und des Gedächtnisses am größten zu sein. Diese Funktionen werden überwiegend von präfrontalen und medial-temporalen Hirnlappenregionen gesteuert. Auf Grundlage dieser Hypothese wurde in mehreren Studien untersucht, ob ein höheres Fitnessniveau den altersbezogenen Abbau des Volumens an grauer Hirnsubstanz puffert und zwar möglicherweise in arealspezifischer Weise. In Einklang mit diesen Voraussagen gleicht ein höheres Fitnessniveau den altersbezogenen Rückgang der präfrontalen, parietalen und temporalen Areale aus (Erickson & Kramer, 2009). Ebenso haben ältere Menschen mit größerer Fitness größere Hippocampi als ihre Altersgenossen mit weniger Fitness. Das Volumen des Hippocampus vermittelt hierbei die Beziehung zwischen Fitness und Kognition (Erickson et al., 2009).

Aus Längsschnittstudien wird ebenfalls berichtet, dass körperliche Aktivität mit einem größeren Volumen der grauen Hirnsubstanz verbunden ist. In einer Längsschnittstudie zu Herz-Kreislauf-Erkrankungen und körperlicher und kognitiver Gesundheit wurde die Beziehung zwischen dem Volumen der grauen Substanz und körperlicher Aktivität über einen Zeitraum von neun Jahren erhoben (Erickson et al., 2010). Körperliche Aktivität wurde als die Strecke quantifiziert, die Teilnehmer in einer Woche zurückgelegt hatten, gemessen als »Anzahl an Wohnblocks«, an denen sie vorbeigegangen waren. Es zeigte sich, dass mehr körperliche Aktivität zum ersten Messzeitpunkt (Baseline) mit mehr grauer Substanz im frontalen, okzipitalen und medial-temporalen Lappen neun Jahre nach der Messung der körperlichen Aktivität verbunden war. Des Weiteren wurde festgestellt, dass eine bestimmte Distanz zurückgelegt werden musste (72 Häuserblöcke in einer Woche), um einen Effekt des Gehens auf das Volumen der grauen Substanz nachweisen zu können. Eine Erhöhung dieser Distanz hatte keine zusätzlichen positiven Wirkungen. Das Volumen der grauen Substanz korrelierte mit einem reduzierten Risiko, eine Alzheimer-Erkrankung zu entwickeln. Dies spricht dafür, dass ein größeres Volumen der grauen Substanz, verbunden mit körperlicher Aktivität, mit einem reduzierten Risiko für Demenz einhergehen könnte.

Die oben diskutierten Studien können nicht für kausale Schlüsse zwischen Bewegung und Hirnvolumen herangezogen werden, da es sich entweder um querschnittliche Untersuchungen oder um Beobachtungsstudien handelt. Jedoch wurden in einer Studie ältere Personen zufällig entweder einer sechsmonatigen Walking-Intervention mit moderater Intensität oder einer Kontrollgruppe (welche Dehn- und Anspannübungen durchführte) zugeordnet. Während die Kontrollgruppe einen geringen Abfall des Gehirnvolumens über das Sechsmonatsintervall zeigte, konnte bei der Bewegungsgruppe eine Zunahme des Gehirnvolumens beobachtet werden. Wesentlich ist, dass durch die Randomisierung kausale Interpretationen gemacht werden können. Kurz gesagt, waren bereits sechs Monate Bewegung mit moderater Intensität ausreichend, um das Kortexvolumen von älteren Personen mit altersbezogener Hirnatrophie zu erhöhen (Erickson & Kramer, 2009).

II Individuum

Körperliche Aktivität und Gehirnfunktion

Während die Evidenz, dass im höheren Erwachsenenalter körperliche Aktivität mit einem größeren Gehirnvolumen assoziiert ist, sehr überzeugend ist, wurde der Effekt von körperlicher Aktivität auf die Gehirnfunktion dagegen in weitaus weniger Studien untersucht.

In einer Studie wurde funktionelle Magnetresonanztomographie (fMRT) eingesetzt, um den Effekt einer sechsmonatigen Bewegungsintervention auf die Hirnnetzwerke zu untersuchen, welche mit der kognitiven Leistungsfähigkeit in Zusammenhang gebracht werden. Die Autoren berichten über einen Aktivitätsanstieg in präfrontalen und parietalen Hirnarealen nach einem sechsmonatigen Zeitraum, in dem Spaziergänge in einer moderaten Intensität stattfanden. Diese Ergebnisse konnten durch andere Studien, die einen Anstieg der Hirnfunktionen in verschiedenen kortikalen Arealen während kognitiver Herausforderungen nachwiesen, untermauert werden (Hillman, Erickson & Kramer, 2008).

Neuere Studien untersuchen, wie die Vernetzung des Gehirns durch aerobes Bewegungstraining modifiziert werden könnte. In einer Studie konnte ein Netzwerk von Hirnarealen ausgemacht werden, das im Ruhezustand aktiv ist (Voss et al., 2010). Dieses neuronale Netzwerk nimmt mit zunehmendem Alter und bei Vorliegen einer Alzheimer-Demenz ab. Dennoch zeigen Ältere mit höherer Fitness eine verbesserte Konnektivität (d. h. Verbindungsstärke) zwischen Hirnarealen dieses Netzwerks. Dieses Ergebnis legt die Vermutung nahe, dass die Gehirne älterer Menschen mit höherer Fitness selbst im Ruhezustand effektiver arbeiten als die von älteren Menschen mit niedrigerer Fitness (Erickson & Kramer, 2009). Demzufolge zeigte sich eine Verbesserung der hippocampalen ebenso wie der präfrontalen und parietalen Funktion bei Älteren, die eine höhere aerobe Fitness hatten und die an körperlicher Aktivität mit moderater Intensität über einen Zeitraum von sechs Monaten teilnahmen.

Einflussfaktoren und klinische Implikationen

Obwohl Bewegungstraining die Gehirnfunktion und die kognitive Leistungsfähigkeit erhöht, profitieren manche Menschen stärker von körperlicher Bewegung als andere. Eine solche individuelle Variabilität könnte durch mehrere Faktoren begründet sein, etwa durch Unterschiede in der genetischen Ausstattung, in Ernährungsgewohnheiten, im Ausmaß intellektueller Beschäftigung sowie einer großen Zahl weiterer Faktoren. Obwohl körperliche Aktivität oft unabhängig von diesen Faktoren erhoben wird, ist es eindeutig, dass viele andere Faktoren des Lebensstils und der Genetik

die Kognition beeinflussen und wahrscheinlich den Einfluss von körperlicher Aktivität auf die Kognition moderieren. Zum Beispiel konnte die Verbindung von sozialer Aktivität und körperlicher Aktivität den Zellfortbestand im Hippocampus stärker erhöhen als die bloße körperliche Aktivität (Kramer & Erickson, 2007).

Ernährung beeinflusst ebenfalls Gehirn und Kognition. Eine wichtige Frage ist, ob Bewegung eine ungesunde Ernährung ausgleichen könnte. In einer Studie kehrte körperliche Aktivität die schädlichen Effekte von stark fetthaltiger Ernährung auf die

Kognition um (Hillman, Erickson & Kramer, 2008). Anhand dieser geringen, aber wachsenden Zahl an Studien wird deutlich, dass Bewegung durch eine Vielzahl von Mechanismen, von denen manche auch von der genetischen Ausstattung und Lebensstilfaktoren reguliert werden, auf das Gehirn wirkt. Zukünftige Forschung sollte versuchen, das Ausmaß moderierender Effekte zu klären, und sollte zudem die Bedingungen näher untersuchen, unter denen Bewegung den Einfluss von anderen Lebensstilfaktoren ausgleicht oder erhöht.

Ein wenig erforschtes und wenig verstandenes Gebiet betrifft die Frage, in welchem Ausmaß bei psychiatrischen oder neurologischen Populationen die Teilnahme an körperlicher Aktivität Gehirn und Kognition beeinflusst. Epidemiologische Studien zeigen, dass erhöhte körperliche Aktivität das Risiko für leichte kognitive Beeinträchtigung und für Alzheimererkrankung reduziert. Bei Personen mit Alzheimererkrankung ist erhöhte kardio-respiratorische Fitness mit reduzierter Gehirnatrophie assoziiert, insbesondere in den parietalen und medial-temporalen Hirnrinden. Die wenigen Studien zur körperlichen Aktivität, in denen randomisiert Versuchspersonen entweder einer kontrollierten Bewegungsgruppe oder einer Kontrollgruppe ohne Bewegung zugeordnet wurden, zeigten, dass sich die kognitive Leistungsfähigkeit auch bei Personen verbesserte, welche unter kognitiven Einbußen litten. Dieses kleine, aber wachsende Forschungsfeld liefert vielversprechende Belege für die Effektivität von aerober körperlicher Aktivität, um die Funktion von kognitiv beeinträchtigten Personengruppen zu verbessern (Kramer & Erickson, 2007).

Die Erkenntnisse über Vorteile körperlicher Aktivität scheinen sich ebenso auf andere Krankheiten, wie beispielsweise Parkinsonerkrankung und Depression, erweitern zu lassen. So fand man beispielsweise heraus, dass aerobe körperliche Aktivität die depressive Symptomatik von Personen mit einer Major Depression verminderte; diese anhaltende Reduzierung depressiver Symptome ist langfristig ebenso effektiv wie Pharmakotherapie. Insgesamt kann man feststellen, dass körperliche Aktivität umfassende positive Effekte auf verschiedene psychiatrische und neurologische Erkrankungen hat (Blumenthal et al., 2007).

Ausblick

Zusammenfassend kann man sagen, dass es einen Zusammenhang zwischen aerober Fitness und körperlicher Aktivität und höheren Hirnfunktionen gibt. Diese Effekte sind mit einer gesteigerten präfrontalen, parietalen und hippocampalen Aktivität verknüpft und treten selbst in Ruhephasen auf. Obgleich zukünftige Forschung noch der Frage nachgehen sollte, welche Arten von körperlicher Aktivität die effektivsten darstellen und in welcher Intensität diese ausgeübt werden sollten, um die genannten Vorteile zu erzielen, konnte bisher überzeugend nachgewiesen werden, dass die körperliche Aktivität als ein Mittel zur Modifikation von Hirnfunktionen angesehen werden kann.

Die beiden Hauptbotschaften, die wir von diesen Studien ableiten können, lauten:

- Das Gehirn bleibt über die gesamte Lebensspanne hinweg modifizierbar und ist selbst bis ins hohe Lebensalter zu Veränderungen und Verbesserungen fähig.
- Es ist nie zu spät, mit körperlicher Aktivität zu beginnen, sodass selbst Erwachsene, die

II Individuum

259

im Laufe ihres Lebens wenig körperlich aktiv waren, davon profitieren.

Obwohl wir noch immer viel über die Effekte von körperlicher Aktivität auf die Funktionsweise des Gehirns zu lernen haben, zeigen die hier dargestellten wissenschaftlichen Arbeiten überzeugend, dass es einen förderlichen Effekt von körperlicher Aktivität auf die Kognition gibt, und legen die Möglichkeit nahe, dass Aktivität nicht nur als präventive Maßnahme für Erkrankungen des Gehirns, sondern ebenso als Behandlungsmöglichkeit bei vorliegenden neurologischen oder psychiatrischen Krankheiten gelten kann.

Literatur

Blumenthal, J. A., Babyak, M. A., Doraiswamy, P. M., Watkins, L., Hoffman, B. M., Barbour, K. A., Herman, S., Craighead, W. E., Brosse, A. L., Waugh, R., Hinderliter, A. & Sherwood, A., (2007). Exercise and pharmacotherapy in the treatment of Major Depressive Disorder. *Psychosomatic Medicine, 69*, 587–596.

Erickson, K. I. & Kramer, A.F. (2009). Exercise effects on cognitive and neural plasticity in older adults. *British Journal of Sports Medicine, 43*, 22–24.

Erickson, K. I., Prakash, R. S., Voss, M. W., Chaddock, L., Hu, L., Morris, K. S., White, S. M., Wójcicki, T. R., McAuley, E. & Kramer, A, F. (2009). Aerobic fitness is associated with hippocampal volume in elderly humans. *Hippocampus, 19*, 1030–1039.

Erickson, K. I., Raji, C. A., Lopez, O. L., Becker, J. T., Rosano, C., Newman, A. B., Thompson, P., Gach, H. M., Ho, A. & Kuller, L.H. (2010). Physical activity predicts gray matter volume in late adulthood: the cardiovascular health cognition study. *Neurology, 75*, 1415–1422.

Hillman, C. H., Erickson, K. I. & Kramer, A. F. (2008). Be smart, exercise your heart: exercise effects on brain and cognition. *Nature Reviews Neuroscience, 9*, 58–65.

Kramer, A. F. & Erickson, K. I. (2007). Capitalizing on cortical plasticity: influence of physical activity on cognition and brain function. *Trends in Cognitive Science, 11*, 342–348.

Kramer, A. F., Erickson, K. I. & Colcombe, S. J. (2006). Exercise, cognition, and the aging brain. *Journal of Applied Physiology, 101*, 1237–1242.

Kramer, A. F., Hahn, S., Cohen, N. J., Banich, M. T. McAuley, E., Harrison, C. R., Chason J., Vakil, E., Bardell, L., Boileau, R. A. & Colcombe, A. (1999). Aging, fitness and neurocognitive function. *Nature, 400*, 418–419.

Voss, M. W., Erickson, K. I., Prakash, R. S., Chaddock, L., Malkowski, E., Alves, H., Kim, J. S., Morris, K. S., White, S. M., Wójcicki, T. R., Hu, L., Szabo, A., Klamm, E., McAuley, E. & Kramer, A. F. (2010). Functional connectivity: a source of variance in the association between cardiorespiratory fitness and cognition? *Neuropsychologia, 48*, 1394–1406.

39 Einfluss körperlichen Trainings auf dementielle Erkrankungen

Oliver Huxhold

Zusammenfassung

Aufgrund der demographischen Veränderungen und der steigenden Lebenserwartung wird erwartet, dass sich die Anzahl der Demenzerkrankungen in den nächsten Jahren deutlich erhöhen wird. Neben pharmakologischen und psychosozialen Therapien werden körperliche Trainings zunehmend mehr als eine weitere Säule in der Demenzbehandlung diskutiert. Körperliches Training hat sich als sehr wirksam gegen den altersphysiologischen (d. h. nicht pathologischen) Abbau kognitiver Fähigkeiten erwiesen. Die bisherigen Belege für die Verbesserung kognitiver Fähigkeiten durch körperliches Training bei dementiell erkrankten Personen sind hingegen eher heterogen. Sie verlangen nach weiterer Forschung, die sich gezielt an Subpopulationen mit einem einheitlichen Krankheitsbild richtet. Körperliches Training kann jedoch auch sensomotorische Defizite bei dementiellen Erkrankungen verbessern und so die Lebensqualität erhöhen. Der Beitrag gibt einen Literaturüberblick und spricht abschließend einige allgemeine Empfehlungen zur Durchführung eines Trainings bei Demenzkranken aus.

Einführung

Demenz ist eine progressiv verlaufende Krankheit, die durch eine Einschränkung kognitiver Funktionen insbesondere des Gedächtnisses definiert ist, wobei keine Anzeichen von Bewusstseinstrübung vorliegen dürfen. Eine leichte kognitive Einschränkung wird häufig dann diagnostiziert, wenn eine ältere Person subjektiv erlebte Gedächtnisprobleme berichtet und sie etwa 1,5 Standardabweichungen unterhalb des Durchschnitts ihrer Altersgruppe in einem Test des episodischen Gedächtnisses abschneidet. Die Ursachen von Demenz sind vielfältig, jedoch sind die Alzheimer-Krankheit und vaskuläre Problematiken die häufigsten. Eine leichte kognitive Einschränkung kann eine Vorstufe zur Entwicklung einer Demenzerkrankung sein. Bei einer festgestellten leichten kognitiven Einschränkung ist das Risiko einer Alzheimer-Diagnose im späteren Lebensverlauf statistisch stark erhöht.

Die demographische Entwicklung, die zu einer Zunahme der Anzahl der Personen führen wird, die ein hohes Alter erreichen, bringt es mit sich, dass sich auch die Anzahl dementiell erkrankter Personen erhöhen wird. Brookmeyer und Kollegen

(Brookmeyer, Johnson, Ziegler-Graham & Arrighi, 2007) haben prognostiziert, dass im Jahre 2050 weltweit ca. 107 Millionen Menschen an Alzheimer leiden werden. Wäre die Medizin in der Lage, den Ausbruch von Alzheimer nur um 12 Monate zu verkürzen, würde das im Jahre 2050 weltweit ca. 9 Millionen Fälle weniger bedeuteten. Eine effektive und präventiv wirkende Behandlung kognitiver Einschränkungen wird in Zukunft also noch wichtiger werden. In diesem Zusammenhang wird dem körperlichen Training neben den pharmakologischen und psychosozialen Therapien gerade in den letzten Jahren eine verstärkte Bedeutung beigemessen. Insbesondere seitdem allgemein bekannt ist, dass körperliches Training dem kognitiven Abbau aufgrund von altersphysiologischen (nicht-pathologischen) Prozessen vorbeugt. Die Übertragung dieses Befundes auf die Behandlung dementieller Erkrankungen ist jedoch schwierig und die Befundlage zur Wirksamkeit körperlicher Trainings in diesem Bereich ist bislang heterogen.

Der Zusammenhang zwischen körperlicher Fitness und kognitiven Einschränkungen

Sowohl quer- und längsschnittliche korrelative Studien als auch Laborexperimente weisen darauf hin, dass der Zusammenhang zwischen Körperkontrolle und mentalen Funktionen im Alter zunimmt (Schäfer, Huxhold & Lindenberger, 2007). Körperlich aktive, ältere Menschen weisen geringere negative Altersveränderungen in der Kognition auf als körperlich inaktive Ältere. Interventionsstudien zeigen zusätzlich, dass gerade Ausdauertraining einen robusten aber selektiven Effekt auf die Kognition im Alter hat (Erickson & Kramer, 2009). Der positive Einfluss eines Ausdauertrainings ist am stärksten in kognitiven Leistungen, die ein großes Maß an exekutiver Kontrolle benötigen, wie z. B. das Arbeitsgedächtnis. Dieser Befund ist deshalb ermutigend, weil exekutive Kontrolle – also die Koordination mentaler Prozesse – einer der Bereiche ist, der die stärksten negativen Alterstrends aufweist. Auch neurologische Studien zeigen die Wirksamkeit körperlichen Trainings auf die Kognition im Alter. Ein moderates Ausdauertraining erhöht z. B. bei älteren Erwachsenen das Volumen gerade in den Hirnregionen, in denen der altersbedingte Abbau am stärksten ist und die enge Zusammenhänge mit der Effizienz exekutiver Kontrollfunktionen aufweisen (Colcombe et al., 2003).

Im Bereich der Demenzforschung hat eine Reihe prospektiver Studien gezeigt, dass körperlich aktive Menschen im Vergleich zu körperlich wenig aktiven Personen ein geringeres Risiko aufweisen, an einer Demenz zu erkranken (Lautenschlager, Cox & Kurz, 2010). Die Effekte körperlichen Trainings in Interventionsstudien sind bislang weniger eindeutig. Es gibt zwar einige Anzeichen dafür, dass körperliche Aktivitäten in der Lage sind, kognitive Symptome von Demenz – z. B. Gedächtnis- und Aufmerksamkeitsdefizite – positiv zu beeinflussen (Eggermont, Swaab, Luiten & Scherder, 2006). Klare empirische Belege insbesondere für die Prävention von Demenz stehen jedoch bislang noch aus.

Ein Problem vieler dieser Studien ist die mangelnde Adhärenz, d. h. die Umsetzung der empfohlenen Aktivität in tatsächliches Verhalten. Eine Adhärenzrate von weniger als 40 % Teilnahme an den geplanten Sitzungen ist bei körperlichen Trainings von Demenzkranken nicht ungewöhnlich (Lautenschlager et al., 2010). Zusätzlich weisen theoretische Modelle darauf hin, dass körperliche Aktivität bei einem Vorhandensein von kardiovaskulären Risikofaktoren sogar kontraproduktiv sein kann und dem kognitiven Abbau möglicherweise Vorschub leistet (Eggermont et al., 2006). Allerdings ist nachgewiesen, dass körperliche Aktivität sowohl kardiovaskulären Erkrankungen vorbeugt als auch bei Diabetes mellitus und Depression hilfreich ist (Weisser, Preuss & Predel, 2009). Alle diese Krankheiten sind von einem höheren Risiko begleitet, eine Demenz zu entwickeln. Über diesen indirekten Weg kann körperliches Training vielleicht doch den Ausbruch einer dementiellen Erkrankung verzögern, wenn die Aktivität frühzeitig im Lebenslauf erhöht wird.

Sensomotorische Symptome bei Demenz und körperliches Training

Es liegt in der Natur des Phänomens der Demenz, dass sich die Forschung zur Wirkung körperlichen Trainings auf Effekte in kognitiven Leistungen konzentriert. Jedoch ist eine Demenzerkrankung zusätzlich zu den kognitiven Beschwerden häufig von sensomotorischen Defiziten begleitet (Scherder et al., 2007). Schon eine leichte kognitive Einschränkung kann zu präklinischen Auffälligkeiten in der Bewegung führen. Personen, die an Alzheimer erkrankt sind, weisen in den meisten Fällen eine reduzierte Geschwindigkeit und Flüssigkeit beim Gehen auf und haben häufig Probleme bei der Gleichgewichtskontrolle. Diese Gleichgewichtsprobleme verstärken sich noch, wenn sowohl motorische als auch kognitive Anforderungen gleichzeitig erfüllt werden müssen (Rapp, Krampe & Baltes, 2006). Die sensomotorischen Beeinträchtigungen, die durch eine Demenz hervorgerufen werden können, kumulieren darin, dass dementiell erkrankte Personen ein zwei- bis dreifach größeres Sturzrisiko haben, als es dies bei älteren Menschen ohne dementielle Erkrankung ohnehin der Fall ist (Suttanon, Hill, Said & Dodd, 2010). Dabei sind Unterschiede in der Sensomotorik zwischen dementiell erkrankten, älteren Menschen und nicht-erkrankten Älteren umso größer, je komplexer sich die Koordination eines Bewegungsablaufes gestaltet. Eine Studie mit älteren Menschen, die unter leichter kognitiver Beeinträchtigung litten, zeigte, dass sich diese Menschen nicht hinsichtlich der reinen Greifkraft aber deutlich in der Effizienz koordinierter Oberarmbewegungen von ihren gesunden Altersgenossen unterschieden (Bramell-Risberg, Jarnlo & Elmstahl, 2010).

Balance und Mobilität sind notwendige Voraussetzungen für ein unabhängiges Leben im Alter. Ein Sturz führt häufig zu noch größeren motorischen Einschränkungen und zusätzlichen Gesundheitsrisiken. Die Angst, ein weiteres Mal zu fallen, reduziert bei vielen Älteren die Bereitschaft zu körperlichen Aktivitäten. Auch die Befunde zu den Einflüssen von Demenzerkrankungen auf komplexe Handbewegungen sind bedeutsam, weil die Unerlässlichkeit dieser Bewegungen für wichtige Aktivitäten des täglichen Lebens nachgewiesen wurde (Scherder, Dekker & Eggermont, 2008). Verschiedene Autoren haben in den letzten Jahren darauf hingewiesen, dass Einschrän-

II Individuum

263

kungen im motorischen Bereich das Risiko für die Institutionalisierung dementiell erkrankter Menschen erhöhen. Diese Einsicht bedeutet, dass das gezielte Training von Bewegungsabläufen und körperlicher Fitness, die Institutionalisierungsrisiken bei Demenz verringern kann, selbst wenn sich durch das Training nur die Sensomotorik und nicht die Kognition verbessert. Motorischen Begleiterscheinungen dementieller Erkrankungen sind nicht unumkehrbar. Suttanon und Kollegen (2010) zeigen in ihrem systematischen Review, dass sowohl Mobilität als auch Gleichgewicht bei Personen mit Demenz durch ein Training gesteigert werden können. Yan und Zhou (2009) berichten über eine Reihe von Studien, in denen gezieltes Training bei Demenzpatienten auch komplexere Bewegungsabläufe

verbesserte. Insbesondere das implizite Lernen, welches auf Wiederholung und Automatisierung fußt, scheint auch bei Alzheimerpatienten noch weitgehend intakt zu sein (van Halteren-van Tilborg, Scherder & Hulstijn, 2007).

Doch auch im sensomotorischen Bereich variieren die Einflüsse körperlicher Trainings stark über Studien hinweg. Der Erfolg eines spezifischen Trainings ist möglicherweise sowohl von unterschiedlichen Trainingsregimen und Trainingszielen als auch von der Art der dementiellen Erkrankung abhängig. Bislang sind noch zu wenige Interventionsstudien mit Teilnehmern mit nur einem Typ dementieller Erkrankung veröffentlicht worden, um ein Training zu kreieren, das genau auf eine bestimmte Subpopulation zugeschnitten ist.

Wie kann ein optimales Training für Demenzerkrankte aussehen?

In den vorangegangenen Abschnitten ist deutlich geworden, dass der Wissensstand über die Effektivität körperlichen Trainings zur Behandlung dementieller Erkrankungen noch relativ gering ist. Einige allgemeine Empfehlungen lassen sich jedoch aus der Literatur ablesen.

Für die Wirksamkeit körperlicher Trainings bei älteren Menschen im Allgemeinen gilt, dass die Effekte eines Trainings auf die kognitive Leistung größer sind, wenn aerobes und anaerobes Training kombiniert werden. Für Ältere mit einer Demenz empfiehlt es sich besonders, eine Kombination von Ausdauer-, Balance- und Krafttraining durchzuführen, weil eine Demenz auch zu sensomotorischen Defiziten führt. Ein solches Training kann sowohl die Kognition als auch die Mobilität steigern und verringert die Sturzgefahr. Das kombinierte Trai-

ning könnte daher den negativen Kreislauf zwischen der Erkrankung, die Aktivitäten behindert, und verringerten Aktivitäten, die ein Fortschreiten der Erkrankung begünstigen, verlangsamen. Außerdem kann ein Wechsel der Schwerpunkte zwischen verschiedenen Sitzungen die mangelnde Adhärenz bei der Anwendung körperlicher Trainings in der Demenzbehandlung verbessern. Beim Trainieren motorischer Fertigkeiten von dementiell Erkrankten kommt es darauf an, dass die Aufgaben innerhalb einer Sitzung möglichst einfach strukturiert sind und häufig wiederholt werden, um das implizite Lernpotential zu nutzen. Weiterhin sollten Doppelbelastungen durch gleichzeitige kognitive und motorische Übungen vermieden werden, denn unter diesen Bedingungen sind die dementiellen Einschränkungen besonders deutlich.

Bei älteren Menschen ohne kognitive Einschränkungen haben sich kurze Trainingsprogramme von zwei Monaten als ebenso gut wie mittellange erwiesen, schnitten aber etwas schlechter als längere Programme mit über sechs Monaten Dauer ab. Eine Langzeitinterventionsstudie, die neben sozialen auch körperliche Aktivitäten mit einer konventionellen Behandlung verband, zeigte, dass Demenzpatienten, die an dieser Intervention teilnahmen, über einen Zeitraum von über vier Jahren einen verzögerten Krankheitsverlauf hatten (Teri et al., 2003). Mit steigender Teilnahmelänge nahmen die Unterschiede zwischen den Interventionsteilnehmern und rein pharmakologisch und psychosozial behandelten Patienten immer weiter zu. Dieser Effekt lässt sich wahrscheinlich nicht allein auf körperliches Training zurückführen. Jedoch zeigt diese Studie klar, dass sich körperliche Trainings erfolgreich in bestehende Therapieansätze integrieren lassen. In vielen Bereichen der Verhaltensmodifikation mit älteren Menschen hat sich gezeigt, dass ein gutes Gruppenklima in besonderer Weise die Effektivität der Intervention erhöht. Aktivitäten, die die Interaktion zwischen Gruppenmitgliedern fördern, könnten aus diesem Grund auch bei körperlichen Trainings mit dementiell erkrankten Menschen die Durchführung und letztlich den Erfolg erleichtern.

Auch wenn körperliche Aktivitäten ein vielversprechender Interventionsansatz für dementiell erkrankte ältere Menschen sind, muss man die Intensität des Trainings beim Vorhandensein kardiovaskulärer Risikofaktoren deutlich verringern, will man vermeiden, dass das Training die Symptomatik vielleicht noch verschlimmert (Eggermont et al., 2006). Aus diesem Grund sollten intensivere Trainings bei Demenzkranken immer von einer sorgfältigen medizinischen Kontrolle begleitet sein.

Ausblick

Zukünftig müssen sich mehr Studien mit dem gezielten Training bestimmter Subpopulationen dementiell erkrankter Menschen befassen. Schon die Ätiologien der häufigsten dementiellen Erkrankungen, nämlich die Alzheimer- und die vaskulären Demenzen, unterscheiden sich grundsätzlich. Dies berechtigt zu der Annahme, dass bei diesen beiden Formen auch körperliche Trainings unterschiedlich Einfluss nehmen können. Die Empfehlung, die Intensität des Trainings beim Vorliegen vaskulärer Risikofaktoren zu verringern, ist schon im oberen Absatz ausgesprochen worden. Doch bei dem jetzigen Stand der Forschung muss es leider bei solch generellen Empfehlungen bleiben.

II Individuum

Literatur

Bramell-Risberg, E., Jarnlo, G. B. & Elmstahl, S. (2010). Slowing of alternating forearm movements is associated with cognitive impairment in community-dwelling older people. *Dementia and Geriatric Cognitive Disorders, 29*(5), 457–466.

Brookmeyer, R., Johnson, E., Ziegler-Graham, K. & Arrighi, H. M. (2007). Forecasting the global burden of Alzheimer's disease. *Alzheimers & Dementia, 3*(3), 186–191.

Colcombe, S. J., Erickson, K. I., Raz, N., Webb, A. G., Cohen, N. J., McAuley, E. & Kramer, A. F. (2003). Aerobic fitness reduces brain tissue loss in aging humans. *Journals of Gerontology: Biological Sciences and Medical Sciences, 58*(2), 176–180.

Eggermont, L., Swaab, D., Luiten, P. & Scherder, E. (2006). Exercise, cognition and Alzheimer's disease: More is not necessarily better. *Neuroscience and Biobehavioral Reviews, 30*(4), 562–575.

Erickson, K. I. & Kramer, A. F. (2009). Aerobic exercise effects on cognitive and neural plasticity in older adults. *British Journal of Sports Medicine, 43*(1), 22–24.

Lautenschlager, N. T., Cox, K. & Kurz, A. F. (2010). Physical activity and mild cognitive impairment and Alzheimer's Disease. *Current Neurology and Neuroscience Reports, 10*(5), 352–358.

Rapp, M. A., Krampe, R. T. & Baltes, P. B. (2006). Adaptive task prioritization in aging: Selective resource allocation to postural control is preserved in Alzheimer disease. *American Journal of Geriatric Psychiatry, 14*(1), 52–61.

Schäfer, S., Huxhold, O. & Lindenberger, U. (2007). Healthy mind in healthy body? A review of sensorimotor-cognitive interdependencies in old age. *European Review of Aging and Physical Activity, 3*, 45–54.

Scherder, E., Dekker, W. & Eggermont, L. (2008). Higher-level hand motor function in aging and (preclinical) dementia: Its relationship with (instrumental) activities of daily life – A mini-review. *Gerontology, 54*(6), 333–341.

Scherder, E., Eggermont, L., Swaab, D., van Heuvelen, M., Kamsma, Y., de Greef, M., van Wijck, R. & Mulder, T. (2007). Gait in ageing and associated dementias; its relationship with cognition. *Neuroscience and Biobehavioral Reviews, 31*(4), 485–497.

Suttanon, P., Hill, K., Said, C. & Dodd, K. (2010). Can balance exercise programmes improve balance and related physical performance measures in people with dementia? A systematic review. *European Review of Aging and Physical Activity, 7*(1), 13–25.

Teri, L., Gibbons, L. E., McCurry, S. M., Logsdon, R. G., Buchner, D. M., Barlow, W. E., Kukull, W. A., LaCroix, A. Z., Cormick, W. & Larson, E. B. (2003). Exercise plus behavioral management in patients with Alzheimer disease – A randomized controlled trial. *Jama-Journal of the American Medical Association, 290*(15), 2015–2022.

van Halteren-van Tilborg, I., Scherder, E. J. A. & Hulstijn, W. (2007). Motor-skill learning in Alzheimer's disease: A review with an eye to the clinical practice. *Neuropsychology Review, 17*(3), 203–212.

Weisser, B., Preuss, M. & Predel, H. G. (2009). Physical activity for prevention and therapy of internal diseases in the elderly. *Medizinische Klinik, 104*(4), 296–302.

Yan, J. H. & Zhou, C. L. (2009). Effects of motor practice on cognitive disorders in older adults. *European Review of Aging and Physical Activity, 6*(2), 67–74.

40   Erhalt und Wiedergewinnung von Alltagskompetenz

Hans-Werner Wahl

Zusammenfassung

Nach einem umfassenden Verständnis gehören zu Alltagskompetenz sowohl die basalen und für eine selbstständige Lebensführung grundlegenden Fähigkeiten als auch die unterschiedlichsten Formen, Alltagsprobleme zu lösen, die Ausführung von Freizeitaktivitäten und die handlungsbezogene Gestaltung des sozialen Miteinanders. Insofern müssen auch Interventionen zur Erhaltung, Wiedergewinnung bzw. Verbesserung von Alltagskompetenz sehr viel mehr als die Rehabilitation grundlegender Kompetenzen umfassen. Das Kapitel gibt vor diesem Hintergrund zunächst einen Überblick zu den zentralen vorbestehenden Rahmenbedingungen von Alltagskompetenz, speziell chronische Erkrankungen, allgemeine körperliche Leistungsfähigkeit, kognitive Leistung, Depressivität und positiver Affekt, Persönlichkeitseigenschaften, soziale und räumliche Umweltaspekte und sozioökonomische Ressourcen, sowie zu den Konsequenzen von Alltagskompetenz in Bezug auf Wohlbefinden und Lebensqualität. Anschließend werden sich daraus ergebende Interventionsformen umrissen.

Einführung

Es war innerhalb der Alternsforschung eine wichtige Entwicklung, nicht nur relativ abstrakt Konstrukte wie »Krankheit« oder »kognitive Leistung« herauszustellen bzw. empirisch zu untersuchen, sondern auch die Ebene der alltäglichen Handlungsfähigkeit alternder Menschen stärker in den Mittelpunkt zu rücken. Gleichzeitig war es bedeutsam, die alltägliche Handlungsfähigkeit nicht, wie dies traditionell oft geschah, auf die sogenannten »Activities of Daily Living« (ADL) wie Aufstehen, Selbstpflege, Mahlzeiteneinnahme oder auch komplexere Aktivitäten wie die Zubereitung von Mahlzeiten, die Nutzung öffentlicher Verkehrsmittel oder die Erledigung von Geldangelegenheiten (sog. »Instrumental Activities of Daily Living«; IADL) zu begrenzen, sondern ein weites und umfassendes Verständnis von Alltagskompetenz anzustreben (s. dazu auch Kapitel 11 von Diehl »Autonomie«).

Nach einem solch umfassenden Verständnis gehören zu dem Bereich der Alltagskompetenz sowohl die basalen und für eine selbstständige Lebensführung grundlegenden ADLs und IADLs als auch die Fähigkeit, die unterschiedlichsten Formen von Alltagsproblemen zu lösen (z. B. Medikamentenwechsel im Alltag implementieren; eine Gebrauchsanleitung verstehen; eine Rechnung verstehen und ggf. reklamieren), die Ausführung von Freizeitaktivitäten und die handlungsbezogene Gestaltung des sozialen Miteinanders. Insofern greifen auch Interventionen in Richtung Alltagskompetenz sehr viel weiter als nur in den Bereich der Wiederherstellung bzw. Rehabilitation grundlegender Kompetenzen (s. Kapitel 59 von Eckardt & Steinhagen-Thiessen »Geriatrie und geriatrische Rehabilitation«); es geht auch um Trainingsansätze im Bereich der kognitiven und körperlichen Leistung, um den allgemeinen Umgang mit eingetretenen Krankheiten (z. B. sog. »Disease Management«) und

um die Gestaltung der Umwelt. Noch einen Schritt weiter gedacht lässt sich argumentieren, dass gutes Altern zukünftig neue Kompetenzen benötigt wie z. B. den Umgang mit neuen Kommunikationstechnologien, mit lebenslanger Bildung oder mit chronischen Krankheiten (Zarit, 2009). Hieraus wiederum ergibt sich, dass Interventionen im Bereich der Alltagskompetenz stets multidisziplinär und multiprofessionell vorgehen sollten. Vor diesem Hintergrund ist die Aufgabe dieses Beitrags ganz bewusst eine eher integrative, d. h., es sollen Aspekte einzelner Kapitel dieses Buches mit Bedeutung für Alltagskompetenz zusammengeführt werden.

Relevante Forschungsbefunde

Ausgehend von der Erkenntnis, dass ein komplexes und mehrdimensionales Verständnis von Alltagskompetenz bedeutsam ist, besteht heute Einigkeit hinsichtlich der Notwendigkeit, Alltagskompetenz in ein Netz von antezedenten und konsequenten Variablen einzubetten, auch wenn einzelne Modelle je nach Provenienz (z. B. eher geriatrisch, eher psychologisch, eher epidemiologisch ausgerichtet) unterschiedliche Akzente setzen (Baltes, Maas, Wilms & Borchelt, 2010; Diehl & Marsiske, 2005; Verbrugge & Jette, 1994). Im Folgenden seien zunächst zentrale, immer wieder empirisch bestätigte und damit besonders robuste Beziehungen zwischen vorbestehenden Bedingungen und daraus resultierender Alltagskompetenz zusammengefasst. Auch wenn die Kausalrichtung nicht immer völlig eindeutig geklärt ist und nicht selten auch Wechselwirkungen zu erwarten sind (z. B. kann Aktivität kognitive Leistung erhalten und niedrigere kognitive Leistung wirkt sich gleichzeitig auch negativ auf Aktivitäten aus), so ist Wissen zu solchen *Anteze-*

denzbedingungen von Alltagskompetenz mit Sicherheit interventionsbedeutsam, unterstreicht mögliche Trainingsansatzpunkte sowie die mögliche Breite des zu verfolgenden Interventionsvorgehens. **Tabelle 40.1** bietet eine Übersicht auf der Grundlage der verfügbaren Literatur (z. B. Baltes et al., 2010; Stuck et al., 1999; Diehl & Marsiske, 2005; Kruse, 2007; Wahl, Fänge, Oswald, Gitlin & Iwarsson, 2009)

Diese Übersicht soll auch unterstreichen, dass Alltagskompetenz nur in einem multikausalen Duktus verstanden werden kann. Interessant ist auch die empirische Beobachtung, dass eine Berücksichtigung eines solch komplexen Bilds der Einflussfaktoren auf Alltagskompetenz die Rolle des chronologischen Alters selbst sehr stark reduziert (z. B. Baltes et al., 2010).

Alltagskompetenz ist ferner auch als Interventionsziel bedeutsam, weil bedeutsame Ausgänge guten Alterns im Sinne von Konsequenzereignissen mit ihr verbunden sind. So gehört Alltagskompetenz in unterschiedlichen Operationalisierungen, etwa

Tab. 40.1: Antezedenzbedingungen von Alltagskompetenz und deren Bedeutung

Variable	Bedeutung
Chronische Erkrankungen, v. a. jene mit negativen Auswirkungen auf Mobilität (z. B. Arthrose, auch diverse Herzerkrankungen)	Mobilität (Grob- und Feinmotorik) ist eine bedeutsame Voraussetzung zur selbstständigen Ausführung von Handlungen wie Toilettenbenutzung, Erledigung von Hausarbeiten, Nutzung des öffentlichen Nahverkehrs.
Allgemeine körperliche Leistungsfähigkeit	Altern ist mit Verlust der körperlichen Leistungsfähigkeit, z. B. der Muskelkraft, verbunden. Viele Alltagsaktivitäten, wie z. B. Treppensteigen, ansteigende Wege gehen oder einen schweren Einkauf nach Hause tragen, setzen ein Mindestmaß an Muskelkraft und kardiovaskulärer Fitness voraus.
Seheinbußen	Viele Alltagsaktivitäten setzen visuelle Kompetenzen voraus, so z. B. Medikamenteneinnahme oder Autofahren. Höreinbußen sind hingegen für viele Alltagskompetenzbereiche weniger bedeutsam.
Kognitive Leistung	Die selbstständige Ausführung von Alltagsaktivitäten setzt vielfältige kognitive Fähigkeiten wie Planungskompetenzen (Exekutivfunktionen), Schnelligkeit von Informationsverarbeitung oder Gedächtnisfähigkeiten voraus.
Depressivität und positiver Affekt	Alltagsaktivitäten benötigen einen motivationalen Antrieb, etwas möglichst alleine, eventuell auch mit der notwendigen Beharrlichkeit, tun zu können. Depressive Episoden wirken sich hier negativ aus. Positive Emotionen ermutigen z. B. dazu, Handlungsalternativen und mögliche Kompensationen aktiv und zielgerichtet zu erkunden.
Persönlichkeitseigenschaften	Ist eine ältere Person beispielsweise auf der Dimension »Extraversion« hoch ausgeprägt, fördert dies das Investment in die Ausführung von Aktivitäten mit anderen Menschen selbst bei schwerwiegenden körperlichen Einbußen.
Soziale und räumliche Umweltaspekte	Die soziale Umwelt kann dazu anregen, eigene Handlungskompetenz auszuführen und auch, z. B. im Sinne regelmäßiger Treffen außer Haus, die Alltagskompetenz zu trainieren. Die räumliche Wohnsituation, vor allem der Grad der Barrierefreiheit der Wohnung und der Wohnumgebung, kann Alltagsaktivitäten unterstützen oder unterminieren.
Selbstwirksamkeit und Sichtweisen des eigenen Alterns	Selbstwirksamkeit und positive Sichtweisen der eigenen Person unterstützen oder verhindern Investments in die eigenen Handlungsmöglichkeiten, in Gesundheit und in die eigene Zukunft.
Sozioökonomische Ressourcen	Die Bedeutung von Variablen wie Einkommen und Bildung für Alltagskompetenz ist immer wieder nachgewiesen worden, d. h. je besser die Verfügbarkeit derartiger Ressourcen sich darstellt, desto höher die Selbstständigkeit.

II Individuum

als ADL-IADL oder als Freizeitaktivitäten, zu den bedeutsamen Prädiktoren von Lebenszufriedenheit und affektivem Wohlbefinden. Die je verfügbare Alltagskompetenz ist darüber hinaus eine wichtige Stellgröße zur Regulation psychischer Adaptation an eingetretene körperlich-geistige Verluste. Gelingt es beispielsweise, trotz einer schwerwiegenden Sehbehinderung die verbliebene Alltagskompetenz längere Zeit noch relativ hoch zu halten, so sind motivationale Strategien wie beharrliche Verfolgung von personal bedeutsamen Zielen adaptiver als möglicherweise zu frühe Zielaufgabe (Wahl, Schilling & Becker, 2007).

Trainingsansätze mit älteren Menschen und ihrer Umwelt

Die in **Tabelle** 40.1 zusammengestellten empirischen Befunde, die sich im Übrigen weitgehend mit klinisch-praktischen Erfahrungen, z. B. in geriatrischen Rehabilitationskliniken, decken, legen ein mehrdimensionales Interventionsvorgehen zur Erhaltung, Wiedergewinnung und Steigerung der Alltagskompetenz von älteren Menschen nahe.

Neben der heute state-of-the-art angebotenen stationären (und leider noch zu wenig ambulant angebotenen) geriatrischen Rehabilitation, die sich auf die möglichst weitgehende Wiederherstellung von schwerwiegenden Verlusten der Alltagskompetenz konzentriert, gehören zur Alltagsaktivitätserhaltung vor allem die vielfachen Varianten von Programmen zur Erhaltung bzw. Steigerung der physischen Aktivität (vgl. die übrigen Beiträge im Abschnitt »Körperliche Aktivität, Alltagskompetenz und Freizeit«). Eine der derzeit hochwertigsten Studien aus dem Bereich des kognitiven Trainings, die »Advanced Cognitive Training for Independent and Vital Elderly« (ACTIVE-)Studie, unterstreicht, dass kognitives Training vor allem längerfristig auch positive Wirkungen auf den Erhalt von Alltagskompetenz (hier speziell die IADL) entfalten kann, wenngleich diese Effekte in ihrer Stärke auch begrenzt zu sein scheinen (Willis et al., 2006). Multikomponenten-Studien wie das Forschungsprojekt »Selbständigkeit im Alter« (Oswald, Gunzelmann, Rupprecht & Hagen, 2006) unterstützen zudem, dass Kombinationen zwischen kognitivem Training und physischem Fitnesstraining besonders effizient sind, um Alltagskompetenzen auch längerfristig zu bewahren.

Im Vergleich zu den vorgenannten Trainings weniger gut erforscht ist die Rolle von psychosozial-beratend angelegten Interventionen. Vorliegende Befunde unterstützen die Annahme, dass Disease-Management- und Self-Management-Programme mit älteren Menschen auch positive Effekte im Hinblick auf Alltagskompetenz zeigen können (Jonker, Comijs, Knipscheer & Deeg, 2009; vgl. auch Kapitel 47 von Steverink »Selbstmanagement und psychisches Wohlbefinden bei älteren Menschen«).

Im Hinblick auf die soziale Umwelt liegen verschiedene Ansätze zum Training von Professionellen, etwa von Pflegekräften, vor, die beispielsweise unterstreichen, dass die systematische Förderung von selbstständigkeitsunterstützendem Verhalten auch tatsächlich mit einem Anstieg selbstständigen Verhaltens auf Seiten älterer Menschen verbunden ist. Auch die Edukation von pflegenden Angehörigen hat sich ganz allgemein, speziell auch in Bezug auf kognitiv veränderte ältere Menschen, als hilfreich im Sinne der Selbstständigkeitserhaltung erwiesen (Kruse, 2007).

Die systematische Verbesserung der physischen Umwelt innerhalb und außerhalb der eigenen Wohnung hat sich schließlich ebenfalls als bedeutsam für die resultierende Alltagskompetenz herausgestellt. Wahl et al. (2009) konnten in ihrer Reviewarbeit zeigen, dass Wohnanpassungsprogramme auch bei Kontrolle von anderen Faktoren (wie Ko-Morbidität) einen eigenständigen Effekt auf den Erhalt von Alltagskompetenz entfalten, auch wenn sie vielfach sinnvollerweise in Kombination mit anderen Interventionsformen (z. B. Training der körperlichen Fitness) angeboten werden. Auch finden sich empirische Belege dafür, dass eine systematische Anpassung von öffentlichen Räumen Alltagskompetenzen älterer Menschen unterstützen und fördern kann (Risser, Haindl & Stahl, 2010).

Viele der vorgenannten Leistungen stellen heute, etwa als Teil einer geriatrischen Rehabilitation oder im Rahmen eines Trainings in Alltagsfertigkeiten bei schwerer Sehbehinderung, Regelleistungen der Krankenkassen dar. Allerdings bedarf es noch weiterer Anstrengungen, um auch psychosoziale Leistungen mit hoher Wirkeffizienz wie kognitives Training und Self-management-Programme niederschwellig und transparent in existierende Angebotsstrukturen zu integrieren bzw. dann auch als Regelleistungen zu finanzieren.

Ausblick

Alltagskompetenz im Alter wird durch eine Vielzahl von Variablen beeinflusst und folglich ist es notwendig, auf verschiedenen Interventionsebenen anzusetzen, wenn Alltagskompetenz verändert werden soll. Hierbei ist die Feststellung wichtig, dass viele dieser Einflussgrößen tatsächlich auch für Interventionen zugänglich sind. Dies gilt sicherlich für Aspekte der körperlichen und kognitiven Leistungsfähigkeit insgesamt eher als beispielsweise für Persönlichkeitseigenschaften, die, lebenslang ausgebildet und verfestigt, nur schwer zu beeinflussen sind. Dennoch gibt es heute Belege, dass auch eine bestimmte Sichtweise zur eigenen Person, vor allem Selbstwirksamkeit und Bewertungen und Umgangsweisen in Bezug auf die eigene Gesundheit und das eigene Älterwerden, durch Interventionen veränderbar sind. Befunde zur Rolle sozioökonomischer Faktoren weisen ferner darauf hin, dass Interventionen nicht nur auf der individuellen Ebene, sondern auch auf der Makroebene, speziell sozialstaatliche Rahmenbedingungen sowie lebenslang hochwertige Bildungsangebote, die Erhaltung von Alltagskompetenz unterstützen können.

Allerdings muss auch gesagt werden, dass das ganze Spektrum möglicher Interventionen zur Erhaltung, Wiedergewinnung bzw. Verbesserung von Alltagskompetenz heute eher unsystematisch, wenn nicht teilweise zufallsabhängig, je nach Wohnregion, Informiertheit der unterschiedlichen »Gesundheitsakteure« etc., zur Entfaltung kommt. So spricht einiges dafür, dass nach vielfachen Evidenzen vorhandene Selbstständigkeitspotentiale älterer Menschen heute noch nicht hinreichend genutzt werden.

Literatur

Baltes, M. M., Maas, I., Wilms, H.-U. & Borchelt, M. (2010). Alltagskompetenz im Alter: Theoretische Überlegungen und empirische Befunde. In U. Lindenberger, J. Smith, K. U. Mayer & P. B. Baltes (Hrsg.), *Die Berliner Altersstudie* (3. erweiterte Auflage, S. 549–566). Berlin: Akademie Verlag.

Diehl, M. K. & Marsiske, M. (2005). Alltagskompetenz und Alltagsproblemlösen im mittleren und höheren Erwachsenenalter. In S.-H. Fillip & U. M. Staudinger (Hrsg.), *Entwicklungspsychologie des mittleren und höheren Erwachsenenalters* (S. 655–682). Göttingen: Hogrefe.

Jonker, A. A. G. C., Comijs, H. C., Knipscheer, K. C. P. M. & Deeg D. J. H. (2009). Promotion of self-management in vulnerable older persons. a narrative literature review on the outcomes of the Chronic Disease Self-Management Program (CDSMP). *European Journal of Ageing, 6,* 303–314.

II Individuum

Kruse, A. (2007). Präventions- und Trainingsansätze im höheren Alter. In J. Brandtstädter & U. Lindenberger (Hrsg.), *Entwicklungspsychologie der Lebensspanne* (S. 624–655). Stuttgart: Kohlhammer.

Oswald, W. D., Gunzelmann, T., Rupprecht, R. & Hagen, B. (2006). Differential effects of single versus combined cognitive and physical training with older adults: the SimA study in a 5-year perspective. *European Journal of Ageing, 3,* 179–192.

Risser, R., Haindl, G. & Ståhl, A. (2010). Barriers to senior citizens' outdoor mobility in Europe. *European Journal of Ageing, 7,* 69–80.

Stuck, A. E., Walthert, J. M., Nikolaus, T., Büla, C. J., Hohmann, C. & Beck, J. C. (1999). Risk factors for functional status decline in community-living elderly people: a systematic literature review. *Social Science & Medicine, 48,* 445–469.

Verbrugge, L. M. & Jette, A. M. (1994). The disablement process. *Social Science & Medicine, 38,* 1–14.

Wahl, H.-W., Fänge, A., Oswald, F., Gitlin, L. N. & Iwarsson, S. (2009). The home environment and disability-related outcomes in aging individuals: What is the empirical evidence? *The Gerontologist, 49,* 355–367.

Wahl, H.-W., Schilling, O. & Becker, S. (2007). Age-related macular degeneration and change in psychological control: Role of time since diagnosis and functional ability. *Journal of Gerontology: Psychological Sciences, 62B,* 90–97.

Willis, S. L., Tennstedt, S. L., Marsiske, M., Ball, K., Elias, J., Koepke, K. M., Morris, J. N., Rebok, G. W., Unverzagt, F. W., Stoddard, A. M. & Wright, E. (for the ACTIVE Study Group) (2006). Long-term effects of cognitive training on everyday functional outcomes in older adults. *Journal of the American Medical Association, 296,* 2805–2814.

Zarit, S. H. (2009). A good old age: Theories of mental health and aging. In V. Bengtson, M. Silverstein, N. Putney & D. Gans (Eds.), *Handbook of theories of aging* (pp. 675–692). New York: Springer.

41 Freizeitgestaltung

Franz Kolland

Zusammenfassung

Freizeitaktivitäten sind ein wesentlicher Bestandteil der Lebensphase »Alter«. In diesem Beitrag werden die verschiedenen Bedeutungen und Funktionen von Freizeit aus soziologischer und gerontologischer Perspektive diskutiert. Die Aufmerksamkeit richtet sich dabei auf die Beziehung zwischen Altern und Freizeit. Beschrieben werden die Kontinuitäten und Veränderungen in der Freizeitwelt von älteren Menschen.

Vor dem Hintergrund von empirischen Daten wird die Aufmerksamkeit auf die Einflussfaktoren auf Freizeit im Alter gerichtet. Die Forschungsergebnisse zeigen einen deutlichen Zusammenhang zwischen dem Aktivitätsniveau und Gesundheit, Lebensalter und sozialem Status. Freizeitaktivitäten bilden einen wichtigen Faktor in einer neuen Kultur aktiven Alterns und sie beeinflussen die Lebensqualität positiv.

Einführung

Am Ende des 19. Jahrhunderts ist mit der Einführung der Rentenversicherung sukzessive eine eigene Lebensphase »Alter« entstanden, die zunächst nur aus einer eher kurzen Phase nachberuflichen Lebens bestand, die als Ruhestand bezeichnet wurde. Erst in der zweiten Hälfte des 20. Jahrhunderts hat sich infolge der Verkürzung der Lebensarbeitszeit und der steigenden Lebenserwartung eine lange nachberufliche Lebensphase herausgebildet. Sowohl die besseren gesundheitlichen Bedingungen der neu in die Pension eintretenden Kohorten als auch die Expansion der Freizeitindustrie sind Ursache dafür, dass diese nachberufliche Lebensphase nicht mehr länger ein Ruhestand sein sollte sondern eine aktive Lebenszeit. Seit Ende des 20. Jahrhunderts wird von »aktivem Altern« gesprochen. Das ist auch der Grund dafür, dass in der gerontologischen Literatur von Freizeitaktivitäten und Freizeitgestaltung im Alter gesprochen wird.

Gesellschaftspolitisch sind Untersuchungen zu den Freizeitaktivitäten älterer Menschen deshalb von Bedeutung, weil nachgewiesen werden kann, dass sich ein entsprechendes Aktivitätsniveau günstig auf Lebenszufriedenheit und Gesundheit auswirkt (Rowe & Kahn, 1997). Darüber hinaus führen Freizeitaktivitäten zu sozialer Integration und zur Entwicklung von Fertigkeiten und Fähigkeiten, die eine bessere Alltagsbewältigung gewährleisten.

Was bedeutet Freizeit im Alter?

Welche Bedeutung hat Freizeit im Alter? Oder anders gefragt: Welchen Stellenwert hat Freizeit bzw. haben Freizeitaktivitäten im Ruhestand? Die häufigste Konzeptualisierung von Freizeit besteht darin, diese als freie Zeit zu bestimmen, die verbleibt, wenn die verpflichtenden Aktivitäten – insbesondere Arbeit – erledigt sind. Ein Problem besteht in diesem Kontext mit dem Begriff »Arbeit«. Manche Menschen sehen in ihrer (unbezahlten) Arbeit einen primären Ort ihres persönlichen Interesses und der Erholung. Sie sehen die »freie« Zeit als langweilig oder gefüllt durch familiäre Verpflichtungen. Die Arbeit wird somit zur Freizeit und die Freizeit wird zur Arbeit. Den Ruhestand also schlechthin als Freizeit zu verstehen, ist nicht ausreichend für die Beantwortung der Frage nach dem Stellenwert von Freizeit in einer alternden Gesellschaft. Freizeit im Alter weist unterschiedliche Konnotationen auf. Diese reichen von Freizeit als Konsum bis Freizeit als gestaltendes Handeln.

Als wichtiger Aspekt der ökonomischen Altersproduktivität gilt der private Konsum. In der gerontologischen Forschung richtet sich das Augenmerk dabei auf die Beziehung zwischen den in der Freizeitwelt verwendeten Konsumgütern und dem steigenden sozialen Status der Älteren. Alte Menschen werden nicht mehr als Teil einer unproduktiven »leisure class« gesehen und als finanzielle Belastung für die Gesellschaft, sondern sie sind wichtige Nachfragende auf privaten Konsumgütermärkten. Wie sehr dem Konsum eine bedeutende Rolle in der Vergesellschaftung der Älteren zukommt, lässt sich daran ablesen, dass im 5. Deutschen Altenbericht (BMFSFJ, 2005) die Seniorenwirtschaft nicht nur als ein Element zur Steigerung der Lebensqualität gesehen wird, sondern auch als Impulsgeber für wirtschaftliches Wachstum und Beschäf-

tigung. Als Konsumbereiche im Freizeitsektor, die in den letzten Jahren eine deutliche Steigerung erfahren haben, sind der Tourismus und die neuen Informationstechnologien zu nennen (vgl. dazu auch Kapitel 88 von Doh »Mediennutzung und Partizipation an der modernen Medienwelt«). Es ist hier insbesondere die Gruppe der 50-Jährigen und Älteren, die für die Tourismuswirtschaft eine eigene Zielgruppe bildet.

Eine zweite Bedeutung der Freizeit im Alter ist Aktivität. Freizeit als Aktivität zu definieren, hat ebenfalls eine Berechtigung, denn das Studium der Freizeit über die Form ihrer Gestaltung zu betreiben, ist sicher gerechtfertigt. Freizeit bedeutet Spiel, Sport, Kultur, soziale Interaktion. Allerdings gibt es keine Aktivität, die nur von der äußeren Form her als Freizeit eingeschätzt werden kann. So stellt sich etwa die Frage, ob die Herstellung von Weihnachtsschmuck in einer Altentagesstätte als Arbeit oder als Freizeit verstanden wird. Fast jede Aktivität kann unter bestimmten Bedingungen als Verpflichtung verstanden werden. Körperliche Bewegung kann einmal eine Freizeitaktivität sein und das andere Mal eine Aktivität, die vom Arzt verschrieben wurde und damit mehr eine Verpflichtung als eine Freizeitaktivität ist. Deshalb ist die Frage der Motivation entscheidend. Es ist jene Aktivität Freizeit, so wollen wir demgemäß einschränken, die selbstgewählt erfolgt. Wesentlich an Freizeitaktivitäten ist die Dimension der Freiheit. Was brauchen wir also, um eine Aktivität als Freizeitaktivität zu bestimmen? Wir müssen wissen, warum und wie eine Aktivität ausgeführt wird.

Damit ist ein drittes Freizeitkonzept angesprochen, nämlich jenes, welches Freizeit als subjektives Erleben bestimmt, eine Orientierung, eine Erfahrung. Gerontologische Studien (z. B. Havighurst, 1959) verweisen auf die Bedeutung von Freizeit für die Altersgruppen ab 60 Jahren in ihrer identitätsstiftenden Funktion bzw. in ihrer Bedeutung für die Selbstwahrnehmung. Freizeit hat demgemäß nicht etwas mit Zeit zu tun oder der ausgeübten Aktivität, sondern mit dem Akteur. Agiert eine ältere Person, dann wählt sie auch. Die getroffene Wahl ist mit einer intrinsischen und weniger mit einer von außen vorgegebenen Motivation verknüpft. Freizeit bedeutet in dieser Definition eine freie Wahl, um zu handeln, um etwas zu erfahren. Dies gilt insbesondere für kreative Aktivitäten und solche mit einem starken Erlebnischarakter.

Ein positiver Begriff von Freizeit im Alter, der jenseits von Ausruhen, Eskapismus und Langeweile liegt, beruht jedenfalls auf Vorstellungen von den Potentialen des Alters. Freizeit zielt nicht auf Existenzsicherung, sondern auf die Verbesserung der Lebensqualität.

Empirische Erfassung von Freizeitaktivitäten

Welche sozialwissenschaftlichen Methoden werden zur Messung des Freizeitverhaltens verwendet? Zwei Datenerhebungstechniken dominieren die Forschung zum Freizeitverhalten älterer Menschen. Die am häufigsten verwendete Methode bezieht sich auf die *Erhebung von Aktivitäten*, die in Listen abgefragt werden. Abgefragt werden verschiedene Aktivitäten in einem bestimmten Zeitintervall. Versuche, die in der Regel sehr langen Listen von Freizeitaktivitäten zu Gruppen bzw. Dimensionen zusammenzufassen, sind bislang wenig ausgereift. Neuere Studien gehen in die Richtung, Aktivitätsinventare bzw. Typen von Aktivitäten zu untersuchen. Ein Beispiel für eine Typologie im Freizeitverhalten nach der Pensionierung hat Nimrod (2007) vorgelegt, indem er zwischen »Expanders« (mehr Aktivitäten), »Reducers« (weniger Aktivitäten), »Concentrators« (weniger Aktivitäten mit einer höheren Frequenz) und »Diffusers« (mehr Aktivitäten mit geringerer Frequenz) unterschieden hat.

Eine andere Methodik sind Zeitbudgeterhebungen. Anhand von Tagebuchaufzeichnungen wird das Freizeitverhalten rekonstruiert. Diese Untersuchungen werden sehr häufig von nationalen Statistikbüros durchgeführt und umfassen die Gesamtpopulation. Ein Beispiel dafür ist die Zeitbudgeterhebung des Statistischen Bundesamtes 2001/02, in der auch die Zeitverwendung von älteren Menschen abgebildet ist (vgl. Statistisches Bundesamt, 2003). Sie sind ein Weg, durch Informationen über Art, Dauer und Verlauf der Zeitverwendung ein Bild der Alltagsgestaltung im Alter zu liefern. Diese Erhebungen zeigen, dass die nachberufliche Lebensphase keinesfalls eine Phase ist, die überwiegend aus freier Zeit besteht.

Freizeitaktivitäten im Alter

Was wissen wir nun über die Freizeitaktivitäten älterer Menschen? Welchen Einfluss hat das Alter auf das Freizeitverhalten?

Ein Großteil der Freizeitaktivitäten ist alterskorreliert, d. h., je älter jemand ist, desto geringer ist das durchschnittliche Niveau

II Individuum

der allgemeinen Ausübung von Freizeitaktivitäten. Doch dieser Zusammenhang, der allein auf Alter und Aktivität beruht, verdeckt sowohl die verschiedenen sozioökonomischen Faktoren, die moderierend wirken, als auch die beträchtliche Variabilität innerhalb des Freizeitverhaltens. So stehen das Interesse an kulturellen Veranstaltungen und die Häufigkeit der Besuche pro Jahr in einem deutlichen Zusammenhang mit der Schichtzugehörigkeit (Mayer & Wagner, 1996). Im Medienkonsum und bei Bewegungsaktivitäten mit niedriger Zugangsschwelle (z. B. Spazierengehen) sind sowohl geringe Unterschiede nach dem Lebensalter als auch nach Schichtzugehörigkeit gegeben.

Zwischen Frauen und Männern zeigen sich Unterschiede dahingehend, dass ältere Männer häufiger Hobbys nachgehen, häufiger Musik hören, Ausflüge unternehmen, Sport betreiben, fotographieren und neue Informationstechnologien nutzen, während ältere Frauen vergleichsweise häufiger Radio hören, einen Einkaufsbummel unternehmen, im Garten tätig sind und handarbeiten/basteln (Kolland, 2007). Die angeführten Unterschiede sind dabei zu einem großen Teil auf unterschiedliche Schulbildungsabschlüsse von Männern und Frauen der Altersgruppen über 60 Jahre zurückzuführen. Insgesamt gesehen weisen ältere Frauen – wie eine amerikanische Längsschnittstudie zeigt – eine signifikant höhere Beteiligung an Freizeitaktivitäten auf als ältere Männer (Janke, Davey & Kleiber, 2006).

Neben der Darstellung von einzelnen Freizeitaktivitäten im Zusammenhang mit dem Alter können für die Beschreibung von Tätigkeitsformen auch Lebensstilanalysen herangezogen werden (vgl. Künemund, 2007). Diese erlauben es auch, Veränderungen vor dem Hintergrund des Strukturwandels des Alters darzustellen. Auf Basis vorhandener empirischer Studien kommt Künemund (2007) zu dem Schluss, dass die

aktive Gestaltung der Zeit nach dem Übergang in den Ruhestand im Sinne neuer Lebensstile kaum an Bedeutung gewinnt. Die »neuen Alten« zeigen eher traditionelle Freizeitmuster. Wenn auch postmoderne Gesellschaften durch eine Konsumkultur geprägt sind, bedeutet das noch nicht automatisch, dass die Altersgruppen über 60 Jahre diese Konsumkultur übernehmen und breit neue Freizeitstile entwickeln. Hauptsächliche Tätigkeiten sind Fernsehen, das Lösen von Kreuzworträtseln, Spazierengehen. Zu erwarten ist hier aber, dass sich das Freizeitverhalten mit den nächsten in die Altersphase eintretenden Generationen deutlicher verändern wird. Begründen lässt sich diese Vermutung mit den höheren Bildungsabschlüssen der nächsten Altengenerationen und mit Veränderungen in den Konsumgewohnheiten.

Der hauptsächliche Wissensbestand hinsichtlich des Alltags- und Freizeiterlebens im Alter betrifft die 50- bis 75-Jährigen. Doch gilt dieses Wissen, welches auf ein hohes Aktivitätsniveau, auf autonome Lebensgestaltung, Mobilität und soziale Inklusion hinweist, auch für die Hochaltrigen?

Baltes (2006) verweist auf die höhere Vulnerabilität und Einschränkungen bei hochaltrigen Menschen. Demnach ist das Alltagsleben von hochaltrigen Menschen eher durch Langeweile, Einsamkeit und Sorgen bestimmt und entspricht damit nicht (mehr) jenem im »jungen Alter«. Eine qualitative Studie identifizierte die Ritualisierung der Zeit und der Beschäftigungen im Alltag als besondere Handlungsstrategien des hohen Alters (Carlsson, Berg & Wenestam, 1991), die gleichzeitig Anpassungsleistungen darstellen, um die erhöhte Vulnerabilität auszugleichen. Konsumtive Beschäftigungen nehmen im höheren Alter die vordersten Rangplätze in der Freizeitnutzung ein und können als alltagsbestimmend eingeschätzt werden. Es sind dies Fernsehen, Radio hören, Zeitungen, Zeitschriften, Illustrierte lesen (Mayer & Wagner, 1996).

Die Reduktion der Freizeitaktivitäten im höheren Alter hat mit dem Gesundheitszustand zu tun. So gehen Hochaltrige weniger ins Konzert, in Ausstellungen, ins Theater und betreiben weniger Sport, wenn und weil sie gesundheitlich eingeschränkt sind.

Aber nicht nur objektive Veränderungen der Gesundheit sind von Bedeutung für das Freizeitverhalten, sondern auch die subjektive Einschätzung der Gesundheit. Erwartungsgemäß wirkt sich dabei eine gute subjektive Gesundheit vor allem auf Aktivitäten aus, welche physische Anstrengungen oder Mobilität voraussetzen.

Ausblick

Einen Kern der Diskussion über das Leben im Alter bildet seit jeher die Suche nach sinnvollen Tätigkeitsmustern. Die Freizeit im Alter konstituiert sich zunehmend weniger als Gegensatz zur oder als Extension der Erwerbsarbeit, sondern viel umfassender als ein neuer *Aktivitätsstil* (Kolland, 1996). In einer Kultur- und Erlebnisgesellschaft kommt den Alten eine besondere Stellung zu. Es geht nicht um Tätigkeitsformen, die strukturell der Erwerbsarbeit nahe kommen und damit als ein gewisses funktionales Äquivalent gelten können, sondern um Tätigkeitsformen, die deutlich von der Erwerbsarbeit auch in ihrem Aktivitätsstil abgesetzt sind. Allerdings können zu starke Erwartungen an die freie Zeit im Alter zu einer Belastung werden und trotz eines hohen Aktivitätsniveaus zu Sinnleere führen (vgl. Kolland, 1996). So kann sich durch Überforderung der sinnstiftende Charakter von Freizeitaktivitäten ins Gegenteil verkehren, wie dies neuere Studien zu Altenwohnsiedlungen (Retirement Villages) zeigen (Bernard, Bartlam, Sim & Biggs, 2007), wo ein hoher Aktivitätsdruck als belastend erlebt wird.

Berücksichtigt werden müsste bei den Angeboten für Hochaltrige, dass die über 80-Jährigen weniger über private PKWs verfügen und mehr auf Angebote Wert legen, die mit unmittelbarer Kommunikation verknüpft sind und nicht den Zugang zum Internet voraussetzen.

Eine weitere Herausforderung in städtischen Räumen für Freizeitaktivitäten im Alter ist die Sicherheit. Ältere Menschen schränken ihre Freizeitaktivitäten im öffentlichen Raum ein, weil sie sich vor Kriminalität und Auseinandersetzungen im Verkehrsgeschehen fürchten. Dabei beruhen diese Ängste sehr oft mehr auf einem allgemeinen Gefühl der Unsicherheit und weniger oft auf persönlich erlebten Angriffen und Auseinandersetzungen. Hilfreich sind hier wohnquartiersgebundene Freizeit- und Bildungsangebote (vgl. Köster et al., 2010).

Das Wohnquartier ist deshalb von Bedeutung, weil das Alltagsleben von Menschen nach der Pensionierung und vor allem im hohen Alter ab 85 Jahren sich auf den unmittelbaren Wohnbereich konzentriert. Hilfreich sind hier etwa wohnnahe Bewegungsangebote. Werden ältere Menschen dabei in die Planung und Gestaltung von solchen Bewegungsangeboten (z. B. in Parks) miteinbezogen, dann steigt die Nutzungsfrequenz, wobei die soziale Vernetzung eine wichtige Verstärkerfunktion übernimmt (Köster et al., 2010). Gemeint ist damit, dass nicht nur Aktivität stimuliert wird, sondern auch soziale Partizipation. Über diese Partizipation geschieht eine sozial- und selbstbestimmte Gestaltung der Freizeit.

II Individuum

Literatur

Baltes, P. B. (2006). Facing Our Limits: Human dignity in the very old. *Daedalus, 135*(1), 32–39.

Bernard, M., Bartlam, B., Sim, J. & Biggs, S. (2007). Housing and care for older people: life in an English purpose-built retirement village. *Ageing & Society, 27*(4), 555–578.

Bundesministerium für Familie, Senioren, Frauen und Jugend (2005). *Fünfter Bericht zur Lage der älteren Generation in der Bundesrepublik Deutschland.* Berlin: Bundesministerium für Familie, Senioren, Frauen und Jugend.

Carlsson, M., Berg, S. & Wenestam, C. (1991). The oldest old: patterns of adjustment and life experiences. *Scandinavian Journal of Caring Science, 5*(4), 203–210.

Havighurst, R.H. (1959). Meanings of leisure. Social Forces, 37, 355–360.

Janke, M., Davey, A. & Kleiber, D. (2006). Modeling change in older adults leisure activities. *Leisure Sciences, 28*, 285–303.

Kolland, F. (1996). *Kulturstile älterer Menschen.* Wien: Böhlau.

Kolland, F. (2007). Alltag im Alter. In Bundesministerium für Soziales und Konsumentenschutz (Hrsg.), *Hochaltrigkeit in Österreich* (S. 97–123). Wien: BMSAK.

Köster, D., Kolland, F., Gankova-Ivanova, Z., Ranga, M., Saftu, L. & Wanka, A. (2010). *SEELERNETZ. Senioren in Europa lernen in Netzwerken.* Witten: FOGERA.

Künemund, H. (2007). Freizeit und Lebensstile älterer Frauen und Männer. In U. Pasero, G. M. Backes, K. R. Schroeter (Hrsg.), *Altern in Gesellschaft.* (S. 231–240). Wiesbaden: VS-Verlag.

Mayer, K. U. & Wagner, M. (1996). Lebenslagen und soziale Ungleichheit im hohen Alter. In K. U. Mayer & P. B. Baltes (Hrsg.), *Die Berliner Altersstudie* (S. 251–275). Berlin: Akademie-Verlag.

Nimrod, G. (2007). Expanding, reducing, concentrating and diffusing: Post retirement leisure behavior and life satisfaction. *Leisure Sciences, 29*(1), 91–111.

Rowe, J. W. & Kahn, R. L. (1997). Successful aging. *The Gerontologist, 37*, 433–440.

Statistisches Bundesamt (2003). *Wo bleibt die Zeit?* Berlin: Statistisches Bundesamt.

Kognitive Gesundheit und Krankheit

42 Kognitives Training

Anne Eschen, Jacqueline Zöllig und Mike Martin

Zusammenfassung

Kognitive Trainings bei älteren Erwachsenen haben das Ziel, durch wiederholtes Üben von standardisierten, kognitive Fähigkeiten beanspruchenden Aufgaben, kognitive Leistungsabfälle zu verhindern oder rückgängig zu machen. Drei Arten kognitiver Trainings werden vorgestellt: Strategie-, Prozess- und Multidomänentrainings. Die zwischen den Trainingsarten bestehenden Unterschiede in Wirkmechanismen, Trainingsaufgaben, Zielvariablen, Durchführungsmodalitäten und in der methodischen Qualität der zur Evaluation ihrer Wirksamkeit durchgeführten Studien werden beschrieben. Die Befunde deuten auf größere und breitere kognitive Leistungssteigerungen durch Prozess- und Multidomänentrainings als durch Strategietrainings hin. Es besteht jedoch erheblicher Forschungsbedarf zu Langzeiteffekten kognitiver Trainings, ihrer Wirkung auf die Alltagskompetenz und zum Einfluss von Trainings- und Personeneigenschaften. In der Praxis werden vor allem Strategietrainings angeboten. Prozesstrainings wären kostengünstiger umsetzbar, erfüllen aber keine sozialen Bedürfnisse. Eine professionelle Beratung kann durch Abklärung persönlicher Interessen, Fähigkeiten und Ressourcen Empfehlungen für individuell passende und effiziente Trainings geben.

Einführung

Im Alter lässt die kognitive Leistungsfähigkeit nach, wenn es auch deutliche Unterschiede im Beginn und Verlauf des Abfalls zwischen verschiedenen kognitiven Fähigkeiten, Personen und Kohorten gibt (Schaie, 2005). Kognitive Trainings haben das Ziel, die kognitive Leistungsfähigkeit älterer Menschen zu erhalten oder zu verbessern. Unter kognitiven Trainings versteht man angeleitetes wiederholtes Üben von standardisierten Aufgaben, die kognitive Fähigkeiten beanspruchen (Gates & Valenzuela, 2010). Grundsätzlich unterscheiden sich die bisher wissenschaftlich evaluierten kognitiven Trainings bei älteren Erwachsenen sehr stark in ihren Wirkmechanismen, den kognitiven Fähigkeiten, auf die sie abzielen, und ihren Durchführungsmodalitäten (z. B. Anzahl und Dauer der Trainingssitzungen, Einzel- oder Gruppentraining, mit Trainer oder allein, eingesetzte Medien). Wir unterteilen die bisher untersuchten kognitiven Trainings in drei Hauptarten: Strategie-, Prozess- und Multidomänentrainings. Das Kapitel gibt einen Überblick über diese Trainingsarten, ihre Wirksamkeit, praktische Umsetzbarkeit und bestehende Forschungslücken.

Wissenschaftliche Evaluation

Bei der Evaluation kognitiver Trainings werden das Ausmaß, die Breite und die Dauer ihrer Wirkungen untersucht. Für die Beurteilung des Ausmaßes von Trainingswirkungen wird methodisch der Vergleich von Veränderungen in vor und nach dem Training erhobenen Kriteriumsvariablen in der Trainingsgruppe mit Veränderungen in einer Kontrollgruppe gefordert. Eine aktive Kontrollgruppe ist dabei einer passiven vorzuziehen. Eine passive Kontrollgruppe erhält keine Intervention und soll der Kontrolle von Leistungssteigerungen durch Testwiederholungen dienen. In einer aktiven Kontrollgruppe wird eine Intervention durchgeführt, die dem untersuchten Training bzgl. seiner Durchführungsmodalitäten möglichst ähnlich ist, aber nicht die kognitiven Fähigkeiten, auf die das Training abzielt, verändert. Dadurch sollen weitere Störvariablen wie gesteigerte soziale Aktivitäten, die auch kognitive Verbesserungen bedingen können, kontrolliert werden.

Dies zieht weitere methodische Aspekte wie die randomisierte Zuteilung der Studienteilnehmer auf Trainings- und Kontrollgruppen und die Verblindung von Studienteilnehmern und -durchführern bzgl. der Gruppenzugehörigkeit der Teilnehmer nach sich (Greenhalgh, 1997). Die Breite der Trainingswirkungen wird unter dem Begriff Transfer diskutiert. Aktuell gibt es keine eindeutige Definition von Transfer, jedoch erste Ansätze von systematischen Klassifikationssystemen (Barnett & Ceci, 2002; Noack, Lövden, Schmiedek & Lindenberger, 2009). Generell wird die Breite des Transfers durch die Ähnlichkeit der Trainingsaufgaben mit den eingesetzten Kriteriumstests bzgl. beanspruchter kognitiver Prozesse und Durchführungsmodalitäten definiert: je unähnlicher, desto weiter der Transfer. Neben kognitiven Tests werden auch Fragebogen zu subjektiven Veränderungen von kognitiven Leistungen oder Alltagskompetenzen eingesetzt.

Strategietrainings

In Strategietrainings werden Strategien, d. h. bestimmte Lösungsmöglichkeiten für kognitive Aufgaben, vermittelt und geübt. Strategietrainings zielen bisher vor allem auf die Verbesserung des episodischen Gedächtnisses durch Memotechniken wie »die Methode der Orte« ab. Bei der Methode der Orte werden zu lernende Informationen in der Vorstellung mit Stationen eines bekannten Weges verknüpft. Das

mentale Ablaufen des Weges ermöglicht später ihren leichteren Abruf. Wirkmechanismus ist die veränderte Herangehensweise der Trainingsteilnehmer an kognitive Aufgaben, wodurch bei ihrer Bearbeitung andere kognitive Prozesse eingesetzt werden. Verhaeghen, Marcoen und Goosens fassten 1992 die bisherigen Befunde zu Gedächtnisstrategietrainings in einer Metaanalyse zusammen. Daraus geht hervor, dass die Trainings typischerweise in sechs 1,5-stündigen angeleiteten Gruppensitzungen innerhalb von drei Wochen erfolgten und vor allem Papier-und-Bleistift-Aufgaben eingesetzt wurden. In 65 % der Studien wurden eine, in den restlichen mehrere Gedächtnisstrategien vermittelt. Häufig wurden zusätzliche Interventionen (z. B. Entspannungs- oder Visualisierungsübungen) angeboten. Die Studienteilnehmer waren eher im jungen Alter. Viele Studien zeigten methodische Mängel wie fehlende Kontrollgruppen, Randomisierungs- und Verblindungstechniken sowie kleine Stichproben. Zur Prüfung der Trainingswirksamkeit wurden nur wenige kognitive Tests eingesetzt. Direkt nach den Trainings wurden in den Trainingsgruppen mittlere Leistungssteigerungen in den Trainingsaufgaben sehr ähnlichen Kriteriumstests beobachtet. Diese waren signifikant größer als die in den passiven und aktiven Kontrollgruppen beobachteten kleinen Leistungsverbesserungen. In den Trainingsaufgaben unähnlicheren Kriteriumstests zeigten sich kaum Leistungssteigerungen. Um die methodischen Mängel dieser Studien zu beheben, wurde die bisher größte Studie zur Wirksamkeit kognitiver Trainings bei älteren Erwachsenen initiiert – die ACTIVE (Advanced Cognitive Training for Independent and Vital Elderly)-Studie (Ball et al., 2002; Willis et al., 2006). An ihr nahmen über 2 800 ältere Erwachsene teil, die auf drei Trainingsgruppen und eine passive Kontrollgruppe randomisiert wurden. In zwei Trainings wurden in der Gruppe mehrere Strategien für das episodische Gedächtnis bzw. Schlussfolgern vermittelt und mittels Papier-und-Bleistift-Aufgaben geübt. Das dritte Training war ein individuelles computerisiertes Prozesstraining zu Geschwindigkeitsaufgaben. Es fanden zehn 60- bis 75-minütige Trainingssitzungen über fünf bis sechs Wochen statt. Die meisten Teilnehmer absolvierten nach 11 und/oder nach 35 Monaten noch vier zusätzliche Trainingssitzungen. Sofort, ein, zwei, drei und fünf Jahre nach den Trainings wurden je drei Aufgaben zum episodischen Gedächtnis, Schlussfolgern und Geschwindigkeit, je zwei Problemlöse- und Geschwindigkeitsaufgaben mit alltagsnahem Material und Selbsteinschätzungsfragebogen zu Alltagskompetenzen durchgeführt. Die Trainingsgruppen verbesserten sich stärker als die Kontrollgruppe in Aufgaben für die trainierten kognitiven Fähigkeiten. Die differentiellen Leistungssteigerungen waren für die Gedächtnis- und Schlussfolgerngruppen klein und für die Geschwindigkeitsgruppe groß und konnten über fünf Jahre aufrechterhalten werden. In den ersten drei Jahren nach den Trainings fanden sich keine größeren Leistungsverbesserungen in den Trainingsgruppen in Aufgaben für nichttrainierte kognitive Fähigkeiten und in den alltagsnahen Kriteriumsvariablen. Fünf Jahre später berichtete jedoch die Schlussfolgerngruppe über etwas weniger Schwierigkeiten in Alltagsaktivitäten als die Kontrollgruppe. Strategietrainings sind für junge Erwachsene oft wirksamer als für ältere Erwachsene. Nach den Trainings setzen weniger ältere als junge Menschen die geübten Strategien ein, wohl weil ihre Anwendung zusätzliche kognitive Ressourcen erfordert, sie ihre bisher genutzten Strategien weniger gut unterdrücken können, sich den Einsatz der Strategien weniger zutrauen, sie für weniger wirksam halten und weniger erkennen, für welche Aufgaben sie nützlich sind.

II Individuum

Prozesstrainings

In Prozesstrainings üben die Teilnehmer Aufgaben, die vor allem einen kognitiven Prozess beanspruchen. Trainiert werden meist exekutive Prozesse wie fortlaufendes Aktualisieren von Arbeitsgedächtnisinhalten, gleichzeitiges Bearbeiten von zwei Aufgaben oder kontrolliertes Abrufen. Typischerweise erfolgt das Training in 20 bis 30 halbstündigen, mehrmals die Woche stattfindenden Sitzungen. Die Teilnehmer bearbeiten in jeder Sitzung mehrere Aufgaben allein am Computer. Der Schwierigkeitsgrad der Aufgaben wird während des Trainings adaptiv an ihren Leistungsstand angepasst und sie erhalten fortlaufend Leistungsrückmeldungen. Wirkmechanismen sind die zunehmende Automatisierung des kognitiven Prozesses und sein zunehmend automatisierter Einsatz in dafür prototypischen kognitiven Anforderungen. Die Evaluationsstudien zu Prozesstrainings schließen meist aktive Kontrollgruppen ein, haben angemessene Stichprobengrößen und setzen große kognitive Testbatterien zur Beurteilung von Transfer ein. Es fehlen aber oft eine genaue Beschreibung von Randomisierungs- und Verblindungsprozeduren, alltagsnahe Kriteriumsmaße und Folgemessungen zur Beurteilung der Dauer der Trainingseffekte. Es werden meist junge Alte mit hoher Bildung untersucht. Die bisherigen Befunde (Noack et al., 2009 sowie ACTIVE-Studie) zeigen, dass durch Prozesstrainings mittlere bis große Leistungssteigerungen in Kriteriumstests, die vor allem den trainierten Prozess beanspruchen, erreicht werden können. Zudem wird im Vergleich zu Strategietrainings ein größerer Transfer zu Tests für andere kognitive Fähigkeiten (vor allem andere Exekutivfunktionen und Schlussfolgern) erzielt. Die Trainingseffekte sind für ältere Erwachsene oft genauso groß oder gar größer als für junge Erwachsene. Für die größeren Trainingswirkungen der Prozess- im Vergleich zu den Strategietrainings bei älteren Erwachsenen werden folgende Faktoren verantwortlich gemacht: die für die einzelnen Teilnehmer effektiv längere Übungszeit und ihr ständiges Üben an ihrer oberen Leistungsgrenze durch die Adaptivität der Trainingsaufgaben. Die größere Breite der Trainingseffekte wird durch die Involviertheit der trainierten exekutiven Prozesse in einer Vielzahl kognitiver Aufgaben erklärt.

Multidomänentrainings

In Multidomänentrainings bearbeiten die Teilnehmer komplexe Aufgaben, zu deren Lösung eine Vielzahl kognitiver Fähigkeiten miteinander kombiniert werden müssen. Die Aufgaben sind an kognitiv anspruchsvollen Freizeitaktivitäten modelliert und oft in soziale Kontexte eingebettet. Sie sollen dadurch interessanter und sozial relevanter als die in Strategie- und Prozesstrainings verwendeten Aufgaben sein, die abstrakten kognitiven Tests ähneln. Beispiele für Multidomänentrainings sind Gruppenkurse, die neue Fähigkeiten wie Theaterspielen, Digitalfotographie oder kreatives Problemlösen vermitteln, oder Programme, die Senioren bei Hilfstätigkeiten in Grundschulen begleiten. Die Trainings dauern meist mehrere Monate mit mehreren Sitzungen pro Woche. Die methodische Qualität der Evaluationsstudien ist sehr gut mit Einschluss von mindestens passiven Kontrollgruppen, Einsatz von Randomisierungs- und Verblindungstechniken, großen Stichproben und der Durchführung umfassender kognitiver Testbatterien und Selbstbeurteilungsfragebogen zu Kognition, Affekt und Motivation. Es liegen jedoch noch keine Befunde zu langfristigen Trainingseffekten vor. Die untersuchten Stichproben sind älter und weniger gebildet als die bei den Strategie- und Prozesstrainings evaluierten. Die bisherigen Studien zu Multidomänentrainings zeigen (Lustig, Shah, Seidler & Reuter-Lorenz, 2009), dass diese in den Trainings- im Vergleich zu den Kontrollgruppen zusätzlich zu kleinen bis mittleren Leistungssteigerungen vor allem in Exekutivfunktions- und episodischen Gedächtnistests führen, sich aber die Fragebogenwerte kaum differentiell ändern. Unklar ist, auf welchen Komponenten ihre Wirksamkeit beruht. Entwickler von Multidomänentrainings schlagen als Wirkfaktoren das Üben des Einsatzes neuer Kombinationen von vielen kognitiven Fähigkeiten und ein hohes Engagement der Teilnehmer während der Trainings wegen ihrer hohen affektiven und sozialen Anreize vor. Die Trainingseffekte könnten jedoch unspezifisch durch die lange Trainingsdauer und das Üben vieler kognitiver Fähigkeiten bedingt sein.

Ausblick

Die bisherigen Befunde zeigen, dass durch Strategie- und Multidomänentrainings leichte bis mittlere und durch Prozesstrainings mittlere bis große kognitive Leistungsverbesserungen erzielt werden können. Durch Strategietrainings verbessern sich vor allem die trainierten kognitiven Fähigkeiten, bei Prozess- und besonders bei Multidomänentrainings sind Verbesserungen in mehreren kognitiven Fähigkeiten beobachtbar. Effekte auf die Alltagskompetenz konnten bisher kaum nachgewiesen werden. Dies liegt auch an den dafür eingesetzten Messinstrumenten, die für klinische Populationen entwickelt wurden und wenig Variabilität in gesunden älteren Personen zeigen. Für Strategietrainings konnten Wirkungen bis fünf Jahre nach dem Training gezeigt werden, bei den anderen Trainingsarten fehlen noch Untersuchungen zu ihren Langzeiteffekten. Die Wirksamkeit kognitiver Trainings ist bisher vor allem für junge gebildete Alte belegt. Aktuell ist die Anwendung von Prozess- und Multidomänentrainings zu empfehlen; es besteht aber noch erheblicher Forschungsbedarf. Standardisierte Testbatterien könnten den Vergleich der Wirksamkeit verschiedener Trainingsarten und gezielte Manipulationen von Trainings- und Stichprobeneigenschaften erleichtern. Für die Erforschung der Wirkmechanismen bieten sich funktionelle bildgebende Verfahren an. Sie erlauben Rückschlüsse über Änderungen in für kognitive Aufgaben herangezogene Prozesse, die aus Verhaltensdaten oft nicht ersichtlich sind. Die Anwendung der Methode der Orte kann z. B. durch Aktivitätssteigerungen in für die visuelle Vorstellung spezialisierten Hirnregionen nachgewiesen werden. In der Praxis werden vorwiegend Gedächtnisstrategietrainings, selten auch evaluierten Multidomänentrainings ähnliche Gruppenkurse, als Präventionsmaßnahme durch Seniorenvereinigungen, an Bildungswerken oder in Institutionen der Altenbetreuung angeboten. Prozesstrainings sind bisher kaum verfügbar. Kommerzielle Computertrainings üben nicht spezifisch einzelne kognitive Prozesse und

II Individuum

sind meist nicht evaluiert. Sie sind kostengünstiger als Strategie- und Multidomänentrainings umsetzbar, da ihre Durchführung selbstständig an eigenen Computern erfolgen kann, über die viele ältere Erwachsene heute verfügen. Da Strategie- und Multidomänentrainings in Gruppen erfolgen, erfüllen sie aber zusätzlich soziale Bedürfnisse. Für eine individuell optimale Wirkung kognitiver Trainings sollte eine Passung zwi-schen den Interessen, Fähigkeiten, zeitlichen und finanziellen Ressourcen einer Person und den Eigenschaften der Trainings erzielt werden. Ein Beratungsangebot, das die individuelle Bedürfnis- und Ressourcenlage abklärt und darauf basierend Trainingsempfehlungen gibt, wurde von den Autoren pilotiert (Zöllig, Eschen & Martin, 2009).

Literatur

Ball, K., Berch, D. B., Helmers, K. F., Jobe, J. B., Leveck, M. D., Marsiske, M., Morris, J. N., Rebok, G. W., Smith, D. M., Tennstedt, S. L., Unverzagt, F. W. & Willis, S. L. (for the ACTIVE Study Group). (2002). Effects of cognitive training interventions with older adults: A randomized controlled trial. *Journal of the American Medical Association, 13*, 2271–2281.

Barnett, S. M. & Ceci, S. J. (2002). When and where do we apply what we learn? A taxonomy for far transfer. *Psychological Bulletin, 128*, 612–637.

Gates, N. & Valenzuela, M. (2010). Cognitive exercise and its role in cognitive function in older adults. *Current Psychiatry Reports, 12*, 20–27.

Greenhalgh, T. (1997). How to read a paper: Assessing the methodological quality of published papers. *British Medical Journal, 315*, 305–308.

Lustig, C., Shah, P., Seidler, R. & Reuter-Lorenz, P. A. (2009). Aging, training, and the brain: A review and future directions. *Neuropsychology Review, 19*, 504–522.

Noack, H., Lövden, M., Schmiedek, F. & Lindenberger, U. (2009). Cognitive plasticity in adulthood and old age: Gauging the generality of cognitive interventions effects. *Restorative Neurology and Neuroscience, 27*, 435–453.

Schaie, K. W. (2005). What can we learn from longitudinal studies of adult development? *Research in Human Development, 2*, 133–158.

Verhaeghen, P., Marcoen, A. & Goossens, L. (1992). Improving memory performance in the aged through mnemonic training: A meta-analytic study. *Psychology and Aging, 7*, 242–251.

Willis, S. L., Tennstedt, S. L., Marsiske, M., Ball, K., Elias, J., Koepke, K. M., Morris, J. N., Rebok, G. W., Unverzagt, F. W., Stoddard, A. M. & Wright, E. (for the ACTIVE Study Group) (2006). Long-term effects of cognitive training on everyday functional outcomes in older adults. *Journal of the American Medical Association, 296*, 2805–2814.

Zöllig, J., Eschen, A. & Martin, M. (2009). Lebenslanges Lernen: Vom Gedächtnistraining zur Ausbildung als Memory Manager. In H. Schloffer, E. Prang & A. Frick-Salzmann (Hrsg.), *Gedächtnistraining. Theoretische und praktische Grundlagen* (S. 4–12). Heidelberg: Springer Verlag.

43 Kognitives Training bei leichter kognitiver Beeinträchtigung und Demenz

Elke Ahlsdorf

Zusammenfassung

Hauptsymptome der leichten kognitiven Beeinträchtigung und der Demenz sind Defizite der kognitiven Leistungsfähigkeit. Kognitives Training stellt die wichtigste nicht-pharmakologische Intervention dar. Grundlage des Interventionsgedankens ist die Annahme einer Plastizität kognitiver Leistungen, die durch neurophysiologische Forschungen und Untersuchungen mit bildgebenden Verfahren bestätigt wird. Verschiedene Studien zeigen die Bedeutung kognitiver Trainingsmethoden, aber auch die biologischen Grenzen, die beispielsweise durch eine altersbedingte Abnahme der Dopaminausschüttung gegeben sind. Aufgrund der Heterogenität der Defizite müssen Trainingsmaßnahmen individuell ausgewählt werden, Training sollte zudem multimodal stattfinden, d. h. möglichst viele Bereiche der kognitiven Leistungsfähigkeit ansprechen. Hier bieten computergestützte Verfahren besondere Möglichkeiten. Die Befunde zu Trainingseffekten bei leichter kognitiver Beeinträchtigung und Demenz sind heterogen, was zum Teil den Mängeln der zugrundeliegenden Studien geschuldet ist. Dennoch können insgesamt auch bei pathologischen Altersveränderungen positive Trainingseffekte nachgewiesen werden, auch wenn sie im Vergleich zum gesunden Alter reduziert sind. Insgesamt sollte bei der Auswahl der Ergebnisvariablen kognitiver Trainingsmaßnahmen stärker die Bedeutung der Verbesserung bzw. Aufrechterhaltung von Lebensqualität beachtet werden.

Einführung

Der Trainingsgedanke beinhaltet die zugrundeliegende Annahme einer Veränderbarkeit von Alternsprozessen, d. h. die Annahme von kognitiver Plastizität (vgl. Kapitel 9 von Kliegel, Zinke & Hering »Plastizität«). Je nach dem, an wen sich eine Intervention richtet, kann sie verschiedene Zwecke erfüllen.

Das vorliegende Kapitel beschäftigt sich mit dem therapeutischen und rehabilitati-ven Nutzen von kognitivem Training, d. h. mit Training, das vor allem der Aufrechterhaltung der kognitiven Leistungsfähigkeit und dem Abmildern von Verlusten dient. Im Zentrum der folgenden Ausführungen steht das kognitive Training bei leichter kognitiver Beeinträchtigung und Demenz. Dazu werden zunächst die Konzepte zu diesen Krankheitsbildern, neue Forschungsbefunde zur Effektivität kognitiver Trainingsmaßnahmen sowie Ansätze und Charakteristika von Interventionen dargestellt. Ausblickend werden Möglichkeiten und Grenzen kognitiven Trainings sowie die Bedeutung von individueller Lebensqualität als ergebnisvariable diskutiert.

Konzepte von leichter kognitiver Beeinträchtigung und Demenz

Mit zunehmendem Alter kommt es typischerweise zu einer Abnahme der kognitiven Leistungsfähigkeit. Neben physiologischen, d. h. altersentsprechenden Veränderungen nehmen im Alter auch die pathologischen Veränderungen mit über das altersentsprechende Maß hinausgehenden Einbußen zu. Die häufigsten Erkrankungen dabei stellen die sogenannte leichte kognitive Beeinträchtigung und dementielle Erkrankungen dar. In der Literatur finden sich zahlreiche Benennungen leichter kognitiver Einschränkungen. Die am weitesten verbreiteten Definitionen sind die des »Aging Associated Cognitive Decline« (AACD) von Levy (1994) sowie des »Mild Cognitive Impairment« (MCI) nach den Petersen-Kriterien (Petersen et al., 1999). Auch wenn gewisse Unterschiede zwischen beiden Konzepten bestehen, ist ihnen gemeinsam, dass neben dem sekundären Gedächtnis weitere Funktionen wie Lernen, Aufmerksamkeit und Konzentration, Denken, Sprache und visuell-räumliches Vorstellungsvermögen unter dem Durchschnitt einer alters- und bildungsgleichen Stichprobe liegen, während die Alltagskompetenzen noch erhalten sind. Das MCI-Konzept unterscheidet definitorisch noch zwischen verschiedenen Formen, je nach dem, ob nur das Gedächtnis (»amnestic MCI«) oder mehrere Domänen (»multiple domain MCI«) betroffen sind. Je nach Untersuchung liegt die Prävalenz der leichten kognitiven Beeinträchtigungen bzw. des MCI bei etwa 20 % der Älteren. Zentrales Merkmal beider Erkrankungen ist die Tatsache, dass es sich aufgrund des erhöhten Konversionsrisikos um ein Hochrisikosyndrom für die Manifestation einer späteren Demenz handelt.

»Demenz« stellt den Oberbegriff für einen Symptomkomplex dar, der auf unterschiedliche zugrundeliegende pathologische Mechanismen zurückgeführt werden kann. Die häufigste Demenzform ist die Alzheimer-Demenz, auf die etwa zwei Drittel aller Erkrankungsfälle entfallen, gefolgt von vaskulären Demenzen und Mischformen mit jeweils etwa 15 %. Andere Demenzformen wie frontotemporale Demenzen sind erheblich seltener. Typisch ist ein chronisch-progredienter Verlauf. Schon im Anfangsstadium sind Störungen des deklarativen oder expliziten Gedächtnisses, aber auch der kognitiven Flexibilität und Umstellungsfähigkeit nachweisbar. Veränderungen der Sprache, etwa mit Wortfindungsstörungen, oder visuokonstruktiver Fähigkeiten sind in späteren Stadien häufig. Im weiteren Verlauf ist mit einer Progredienz der Beeinträchtigungen bis hin zu einem vollständigen Verlust kognitiver Fähigkeiten zu rechnen. Die kognitiven Symptome einer Demenz hängen von der Lokalisation der Störung ab. So sind bei der Alzheimer-Demenz als der häufigsten Demenzform zu Beginn vor allem Gedächtnisstörungen auffallend, während bei frontotemporalen Demenzen Defizite der Exekutivfunktionen oder der Sprache besonders prominent sind. Hinzu kommen bei allen Demenzen per Definition Einschränkungen in der Ausführung von Alltagsaktivitäten. Zwar sind die kognitiven Defizite nicht reversibel, dennoch kommen Trainingsinterventionen zu einem möglichst langen Erhalt der kognitiven Leistungsfähigkeit bzw. zu einer Verlangsamung der Progredienz der Erkrankung neben der pharmakologischen Therapie eine wichtige Bedeutung zu.

Forschungsbefunde

Während für das gesunde Alter Trainingsgewinne mittlerweile gut belegt sind (vgl. Kapitel 42 von Eschen, Zöllig & Martin »Kognitives Training«), finden sich im Bereich degenerativer Erkrankungen widersprüchliche Ergebnisse zur Wirksamkeit kognitiver Interventionen. Je nach Untersuchung und Schweregrad der eingeschlossenen kognitiven Beeinträchtigungen fallen die Trainingsgewinne unterschiedlich aus. Neben den Grenzen, die der Trainingsintervention durch die zugrundeliegende Pathologie gesetzt werden, spielt die große Heterogenität der zugrundeliegenden Untersuchungen eine wichtige Rolle für die Widersprüchlichkeit der Ergebnisse. Das Spektrum der Untersuchungen reicht von Einzelfallstudien bis hin zu randomisierten Kontrollstudien, dabei variieren Stichprobengrößen, Durchführungsmodalitäten, Interventionszeiträume und Untersuchungsmethoden.

Grundsätzlich lassen sich jedoch auch bei leichten kognitiven Beeinträchtigungen und Demenzen Trainingsgewinne nachweisen, wenn auch in geringerem Ausmaß als im gesunden Alter. Mittlerweile gibt es eine Vielzahl entsprechender Studien, die an dieser Stelle nur sehr exem-plarisch dargestellt werden können.

Ein Review von Jean, Bergeron, Thivierge und Simard (2010) zur Wirksamkeit von kognitiven Interventionsprogrammen für Patienten mit amnestischem MCI zeigt trotz zahlreicher Mängel und einer geringen Vergleichbarkeit der Studien eine Verbesserung in objektiven Gedächtnisfunktionen in 44 % der untersuchten Studien, wobei insgesamt die Studien mit einem multimodalen Ansatz die größte Wirksamkeit zeigen. Nach Gates und Valenzuela (2010) ist ein Strategietraining bei Patienten mit Alzheimer-Demenz wenig sinnvoll; hier ist ein multimodales kognitives Training, das verschiedene Funktionen fördert, sinnvoller.

Eine Meta-Analyse von Sitzer, Twamley und Jeste (2006) zeigt eine mittlere Effektstärke von kognitiven Trainingsinterventionen bei Patienten mit Alzheimer-Demenz mit Effekten auf Lernen, Gedächtnis, Alltagsaktivitäten, Depression und andere Bereichen.

Insgesamt sind die Befunde zum Nutzen von kognitivem Training bei leichter kognitiver Beeinträchtigung und Demenz heterogen, auch wenn einige Hinweise auf positive Effekte nachweisbar sind. Gründe für die Schwierigkeit, eindeutige Ergebnisse nachzuweisen, liegen zum einen in methodischen Limitationen, die Design, Stichproben und Methoden betreffen und zum anderen in intervenierenden Variablen, wie der Progredienz der Erkrankung und der Heterogenität der Defizite. So kommen auch Martin und Kollegen (Martin, Clare, Altgassen, Cameron & Zehnder, 2011) in ihrer Übersichtsarbeit zu kognitiven Interventionen bei gesunden Ältern und Patienten mit MCI zu dem Schluss, dass genauere Kriterien und vergleichbare Durchführungs- und Auswertungsstandards dazu

II Individuum

beitragen könnten, die Effekte von Trainingsinterventionen klarer nachzuweisen. Einen wichtigen Beitrag dazu liefern beispielsweise aktuelle Studien zur Evidenz von Trainingsmaßnahmen, die in der Cochrane Datenbank veröffentlicht werden und sehr strengen Kriterien unterliegen.

Kognitives Training: Charakteristika von Interventionen

Wenn man die Vielfältigkeit der kognitiven Beeinträchtigungen in Abhängigkeit von Art, Schweregrad und Lokalisation der jeweiligen Defizite betrachtet, wird klar, dass es *das* kognitive Training nicht geben kann. Vielmehr müssen die Trainingsmaßnahmen zur Therapie und Rehabilitation dieser Beeinträchtigungen ebenso vielfältig und individuell auf die jeweiligen Defizite zugeschnitten sein. Eine progrediente Erkrankung wie die Demenz stellt die Konzeption passender Trainingsaufgaben vor große Herausforderungen, da sinnvollerweise eine permanente Anpassung an den Leistungsstand erfolgen sollte. Zudem ist in der Regel das Instruktionsverständnis reduziert. Eine Erkrankung wie die leichte kognitive Beeinträchtigung wiederum weist zwar ein erhöhtes Risiko für eine Verschlechterung auf, immerhin bei etwa der Hälfte der Betroffenen bleibt die Erkrankung aber stabil. Es kann also kein einfaches Training nach Diagnose geben. Nicht nur den Unterschieden in Symptomatik, Ausmaß und Verlauf kognitiver Defizite bei leichter kognitiver Beeinträchtigung und Demenz muss Rechung getragen werden, auch innerhalb der einzelnen Krankheitsbilder kann die Ausprägung der kognitiven Defizite heterogen sein. So legt die Kennzeichnung »multiple domain MCI« nahe, dass verschiedene Funktionsbereiche kognitiver Fähigkeiten betroffen sind und somit auch auf mehreren Ebenen trainiert werden sollte. Um der Komplexität der kognitiven Beeinträchtigungen Rechnung zu tragen, sollte die Intervention idealerweise in Form eines multimodalen Trainings stattfinden. Multimodales Training beinhaltet die gleichzeitige Einbeziehung mehrerer kognitiver Fähigkeiten, z. B. Merkfähigkeit, Konzentration, Verarbeitungsgeschwindigkeit, Textverständnis etc. Idealerweise sollte dabei sowohl eine kognitive als auch eine körperliche Aktivierung stattfinden, da für die Kombination dieser beiden Bereiche besonders gute Langzeiterfolge nachweisbar sind. Die Entwicklung neuester computergestützter Verfahren, die realitätsnahe und höchst anspruchsvolle Settings ermöglichen, bietet für die Entwicklung und Durchführung multimodaler Trainings ganz neue Möglichkeiten. Nach einer Überblicksarbeit von Faucounau und Kollegen (Faucounau, Wu, Boulay, De Rotrou & Rigaud, 2010) zeigen herkömmliche Interventionen ebenso wie computerbasierte Trainings positive Effekte auf die Leistungsfähigkeit. Letztere bieten jedoch mehrere Vorzüge. Sie bieten für die entsprechenden Defizite individuell zusammenstellbare Trainingsprogramme, erlauben einen einfachen Vergleich mit bereits erreichten Leistungen und die entsprechende Anpassung der Aufgaben sowie ein objektives Feedback und sie ermöglichen es, große Personengruppen einfacher zu erreichen. Zu bedenken ist allerdings, dass derartige Programme, wenn sie diesen Ansprüchen genügen sollen, sehr kostspielig sind. Zudem setzen sie Computerkenntnisse und ein hohes Instruktionsverständnis voraus, was im Alter und bei größeren Defiziten unter Umständen nicht mehr gegeben ist.

Und zu guter Letzt mag der persönliche Kontakt zu einem Trainer oder einer Gruppe eine wichtige motivationale Rolle spielen.

Neben der defizitspezifischen Auswahl und Gestaltung der Trainingsintervention ist zudem die Definierung der Ergebnisvariablen von Bedeutung, d. h. die Frage, in welcher Form sich das Training auswirken soll. Sollen objektiv messbare Verbesserungen, ein Aufrechterhalten der kognitiven Leistungen oder subjektiv bedeutsame Faktoren wie Verbesserung der Lebensqualität,

Förderung von Autonomie oder Wohlbefinden fokussiert werden? Meines Erachtens sollte die Lebensqualität des einzelnen im Zentrum der Intervention stehen. Dazu sollte in einem ersten Schritt geklärt werden, wodurch diese am Besten gefördert werden kann, sei es z. B. durch den Erhalt des Erinnerungsvermögens oder durch die Aufrechterhaltung der Autonomie durch Training alltagsrelevanter exekutiver Funktionen. Daran orientiert sollte im zweiten Schritt die Trainingsintervention ausgewählt werden.

Ausblick

Trotz Leistungseinbußen in bestimmten Bereichen wie z. B. der Verarbeitungsgeschwindigkeit sprechen die Befunde zu Plastizität und kognitiver Reserve für eine hohe Anpassungsfähigkeit an Altersveränderungen. Insbesondere modernste neurophysiologische und bildgebende Verfahren gewähren hier tiefergehende Einblicke. Die Grenzen der Anpassungsfähigkeit zeigen sich allerdings im Zusammenhang mit sehr hohem Alter und mit degenerativen Erkrankungen. So kann auch bei intensivem Training das Niveau Jüngerer nicht mehr erreicht werden. Bäckman und Kollegen (Bäckmann, Lindenberger, Li & Nyberg, 2010) beschäftigen sich von einer neurophysiologischen Perspektive aus mit den biologischen Grenzen der kognitiven Plastizität im Alter. Sie nehmen eine korrelative Triade zwischen Altern, Dopaminausschüttung und Kognition an. Ältere Menschen zeigen eine reduzierte Aktivierung in frontoparietalen Regionen, was gerade bei kognitiv anspruchsvollen Aufgaben, die Exekutivfunktionen ansprechen, zu Defiziten führt. Sind die Dopaminausschüttung und die entsprechenden Hirnregionen durch degenerative Erkrankungen wie leichte kogni-

tive Beeinträchtigung und Demenzen zusätzlich geschädigt, ist die Möglichkeit für eine Beeinflussung durch Trainingsinterventionen weiter reduziert.

Zwar ermöglicht die bis ins Alter erhaltene kognitive Plastizität eine Beeinflussbarkeit der kognitiven Leistungsfähigkeit, aber dennoch kann die Unvollkommenheit des Daseins im Baltes'schen Sinne nur gemildert werden. Unter dieser Perspektive stellt sich noch einmal die Frage, anhand welcher Ergebnisvariablen sich kognitive Interventionen messen lassen sollten. Hierzu sollte der Erhalt der Lebensqualität durch die Berücksichtigung individuell bedeutsamer Trainingsziele stärker berücksichtigt werden. So findet sich nach einem Review von Schölzel-Dorenbos, van der Steen, Engels und Olde Rikkert (2007) das mögliche Ergebnis »Lebensqualität« nur in einem Bruchteil aller Studien zur Verbesserung der kognitiven Leistungsfähigkeit. Vor jeder Intervention sollten also die zentralen Anliegen der Intervention geklärt werden. Gelingt es, die für das Individuum entscheidenden Interventionsmerkmale sowie die individuell bedeutsamen Interventionsgewinne zu definieren, kann kognitives Training trotz aller Einschränkungen auch bei degenerativen Erkrankungen wie der leichten kognitiven Beeinträchtigung oder bei Demenzen zu einem wirksamen Antrieb für die faszinierende Fähigkeit des Menschen zu (kognitiver) Plastizität werden.

Literatur

Bäckmann, L., Lindenberger, U., Li, S.-C. & Nyberg, L. (2010). Linking cognitive aging to alterations in dopamine neurotransmitter functioning: Recent data and future avenues. *Neuroscience and Biobehavioral Reviews, 34,* 670–677.

Faucounau, V., Wu, Y. H., Boulay, M., De Rotrou, J. & Rigaud, A. S. (2010). Cognitive intervention programmes on patients affected by Mild Cognitive Impairment: A promising intervention tool for MCI? *Journal of Nutrition, Health & Aging, 14*(1), 31–35.

Gates, N. & Valenzuela, M. (2010). Cognitive exercise and its role in cognitive function in older adults. *Current Psychiatry Research, 12,* 20–27.

Jean, L., Bergeron, M.-E., Thivierge, S. & Simard, M. (2010). Efficacy of cognitive training in mild cognitive impairment: A systematic literature review. *American Journal of Geriatric Psychiatry, 18*(4), 281-296.

Levy, R. (1994). Aging-associated cognitive decline. *International Psychogeriatrics, 6,* 63–68.

Martin, M., Clare, L., Altgassen, A. M., Cameron, M. H. & Zehnder, F. (2011). Cognition-based interventions for healthy older people and people with mild cognitive impairment. *Cochrane Database of Systematic Reviews 2011, Issue 1. Art. No.: CD006220. DOI: 10.1002/14651858.CD006220.pub2.*

Petersen, R. C., Smith, G. E., Waring, S. C., Ivnik, R. J., Tangalos, E. G. & Kokmen, E. (1999). Mild cognitive impairment: Clinical characterization and outcome. *Archives of Neurology, 56,* 303–308.

Schölzel-Dorenbos, C., van der Steen, M., Engels, L. & Olde Rikkert, M. (2007). Assessment of quality of life as outcome in dementia and MCI intervention trials. *Alzheimer Disease and Associated Disorders, 21*(2), 172–178.

Sitzer, D. I., Twamley, E. W. & Jeste, D. V. (2006). Cognitive training in Alzheimer disease: A meta-analysis of the literature. *Acta Psychiatrica Scandinavica 114,* 75–90.

44   Medikamentöse Intervention bei Demenz

Lucrezia Hausner und Lutz Frölich

Einführung

Die Behandlung dementieller Syndrome, insbesondere der Alzheimer-Krankheit, orientiert sich im Wesentlichen an drei Zielen: der Besserung/Stabilisierung der Hirnleistungsstörungen, der Besserung/Stabilisierung der Alltagskompetenz sowie der Verminderung von Verhaltensauffälligkeiten. Das therapeutische Gesamtkonzept umfasst immer eine pharmakologische Behandlung und psychosoziale Interventionen für Betroffene und Angehörige im Kontext eines symptom- und schweregradabhängigen Gesamtbehandlungsplans. Aufgrund der variablen Symptom- und Problemkonstellationen ist eine Therapie individualisiert zu gestalten und muss auf die progrediente Natur der Erkrankung abgestimmt sein. Hier soll nur auf die medikamentösen Aspekte der Demenz-Therapie eingegangen werden.

Therapie mit Antidementiva

Die Beeinflussung von chemischen Botenstoffen im Gehirn, insbesondere des cholinergen und des glutamatergen Neurotransmittersystems, steht im Mittelpunkt der medikamentösen Behandlung der Alzheimer-Krankheit und anderer Demenzerkrankungen.

Heute stehen mit Donepezil, Rivastigmin und Galantamin drei Hemmstoffe der Acetylcholinesterase (AChE-I) sowie mit Memantine ein nichtkompetitiver Antagonist des N-Methyl-D-Aspartat-(NMDA-) Rezeptors zur Verfügung. Alle AChE-I sind zur Behandlung der leichten bis mittelschweren Alzheimer-Demenz zugelassen, für Memantine liegt die Zulassung für die moderate bis schwere Alzheimer-Demenz (AD) vor.

Die Wirksamkeit von AChE-I (Donepezil, Galantamin und Rivastigmin) auf Kognition, Aktivitäten des täglichen Lebens sowie psychische und Verhaltenssymptome ist in den gängigen Leitlinien (Überblick: DGN, S3 Leitlinie Demenzen, 2009) sowie vom Cochrane-Institut (Birks, 2006) und vom Institut für Qualität und Wirtschaftlichkeit im Gesundheitswesen (IQWiG, 2007) anerkannt. Eine Therapie mit AChE-I sollte frühzeitig begonnen werden und es sollte die höchste verträgliche Dosis angestrebt werden. Häufig, doch zumeist vorübergehend, treten in der Aufdosierungsphase Nebenwirkungen im Magen-Darm-Trakt, Schwindel und Kopfschmerzen auf, selten kommt es zu verlangsamtem Herzrhythmus oder Ohnmachtsanfällen. Eine Weiterbehandlung von mit AChE-I behandelten Patienten, die in das schwere Erkrankungsstadium eintreten, aber auch ein erstmaliger Behandlungsversuch von Patienten im schweren Demenzstadium kann empfohlen werden. Da die Behandlung der schweren AD mit AChE-I eine Off-label-Behandlung ist, d. h. nicht der zugelassenen Indikation des Medikamentes entspricht und damit zu Problemen bei der Kostenerstattung führen kann, muss diese Schwierigkeit adäquat berücksichtigt werden.

Rivastigmin steht seit Neuestem auch als Pflaster zur Verfügung. Es besteht ein deutlich verringertes Nebenwirkungsprofil (gastro-intestinale Nebenwirkungen; Winblad, Jones, Wirth, Stöffler und Möbius, 2007), vermutlich aufgrund gleichmäßigerer Wirkstoffplasmaspiegel. Eine Verbesserung der Einnahmeregelmäßigkeit ist hier zu erwarten.

Mit dem NMDA-Rezeptor-Antagonisten Memantine steht ein Medikament zur Verfügung, das die Nervenzellen vor einer Überstimulierung mit Glutamat schützen kann, ohne Glutamat-vermittelte Gedächtnisprozesse zu beeinträchtigen. Memantine hat einen Effekt auf Kognition, Aktivitäten des täglichen Lebens, auf psychische Verhaltenssymptome und den ärztlichen Gesamteindruck (Winblad et al., 2007). Eine Kombinationsbehandlung von Memantine mit Donepezil bei mäßiger bis schwerer AD ist der Monotherapie mit Donepezil überlegen, aber dies stellt wiederum eine Off-Label Behandlung dar (siehe oben).

AChE-I sind auch in der Therapie der Lewy-Körperchen-Demenz (DLB) bewährt und trotz geringer wissenschaftlicher Evidenzlage sollte ein Behandlungsversuch durchgeführt werden. AChE-I scheinen klinisch auf die kognitiven Funktionen und die Verhaltensauffälligkeiten zu wirken. Auf eine mögliche Zunahme motorischer Symptome sollte geachtet werden.

Rivastigmin ist auch für die Behandlung der Demenz bei M. Parkinson bei Wirksamkeit auf Kognition und Alltagsfertigkeiten zugelassen (Emre et. al, 2004). Für Donepezil oder Galantamin kann die Wirksamkeit nicht ausreichend beurteilt werden. Bei der Therapie mit allen AChE-I sollte auf eine Zunahme der motorischen Symptome geachtet werden.

AChE-I und auch Memantine scheinen auch bei vaskulären Demenzen auf die Kognition wirksam zu sein, insbesondere auf die exekutiven Funktionen bei Patienten mit subkortikaler vaskulärer Demenz. Sie zeigen jedoch nur eine unsichere Wirksamkeit auf die Alltagskompetenz. Aufgrund der unzureichenden Datenlage ist eine AChE-I-Anwendung nur bei genauer Analyse des Einzelfalls gerechtfertigt (Kavirajan & Schneider, 2007) und die Schwierigkeit des Off-label-Gebrauchs ist zu berücksichtigen.

Die Wirksamkeit der Behandlung mit Antidementiva sollte in regelmäßigen Abständen überprüft werden, wobei unterschiedliche Beurteilungsebenen (u. a. Testskalen, Gesamteindruck) zu berücksichtigen sind. Allein die weitere Zunahme der Symptome rechtfertigt nicht einen Abbruch der Behandlung, auch nicht das Überschreiten von (willkürlichen) Grenzwerten von psychometrischen Skalen (z. B. MMST), ebenso wenig wie ein Zeitkriterium. Eine Beendigung der Therapie kommt in Betracht, wenn im Stadium der schweren Demenz eine deutliche Verschlechterung der Symptomatik eintritt und natürlich bei intolerablen Nebenwirkungen oder Interaktionen mit anderen Medikamenten. In Zweifelsfällen ist ein kontrollierter Absetzversuch über mehrere Wochen möglich.

Zusammenfassend ist zu sagen, dass es derzeit keine kausale Therapie der Demenz bei Alzheimer-Krankheit gibt, ein Nutzen der gängigen Antidementiva auf Alltagsfunktionen und Kognition jedoch anerkannt ist. Ein Absetzen von AChE-I im Behandlungsverlauf ist nur über eine Abwägung verschiedener klinischer Aspekte sinnvoll.

Andere medikamentöse Therapiestrategien in der Behandlung dementieller Erkrankungen

Östrogene wirken in vielfältiger Weise auf neuronale Prozesse ein. Die Wirksamkeit der sogenannten Hormonersatztherapie mit Östrogenen und Progesteron bei Frauen mit Demenz ist nicht belegt. Darüber hinaus ist auch das Risiko für Schlaganfall, Thrombose und Brustkrebs erhöht.

Für Nootropica (Piracetam, Nicergolin, Hydergin, Phosphatidylcholin, Nimodipin und Selegelin) liegen keine ausreichenden Wirkungsnachweise in der Behandlung einer AD vor. Sie sind heute nicht mehr zur Behandlung dementieller Syndrome empfohlen.

Für Ginkgo biloba (EgB761) ist die Ergebnislage zur Wirksamkeit in der Behandlung und zur Prophylaxe der AD inkonsistent und nicht überzeugend (DGN, 2009).

Die klinischen Daten zur Wirksamkeit von Antioxidantien bei AD sind ebenfalls nicht überzeugend. Eine Therapie mit Vitamin E wird wegen mangelnder Evidenz für Wirksamkeit und aufgrund des Nebenwirkungsrisikos (erhöhte Sterblichkeit, vermehrte kardiovaskuläre Ereignisse) nicht empfohlen.

Zusammenfassend ist zu sagen, dass es neben den derzeit zugelassenen Antidementiva keine andere etablierte und zugelassene Behandlungsstrategie der kognitiven Störung des Demenz-Syndroms gibt.

Die medikamentöse Therapie von Verhaltensauffälligkeiten bei Demenz

Verhaltensauffälligkeiten bei dementiellen Erkrankungen sind Ausdruck vielfältiger degenerativer Veränderungen in unterschiedlichen Botenstoffsystemen im Gehirn, insbesondere dem serotoninergen, dem cholinergen, dem dopaminergen und dem noradrenergen Neurotransmittersystem. Sie stellen regelhafte und ernstzunehmende Begleitsymptome im Verlauf der Demenzerkrankung dar und können Klinik- und Pflegeheimeinweisungen verursachen.

Agitation und Unruhe mit ausgeprägtem Bewegungsdrang können vielfältige Ursachen haben, z. B. körperliche Erkrankungen oder Schmerzsyndrome, psychosoziale Einflüsse (z. B. Überstimulation, unerwünschte Betreuungsmaßnahmen), Medikamentennebenwirkungen, Schlafstörungen, delirante Syndrome und depressive Zustände. Neurobiologisch werden hierfür v. a. Defizite im Serotonin-Stoffwechsel vermutet.

Therapeutisch stehen gegen diese Verhaltensstörungen im ersten Schritt diagnostische Maßnahmen im Vordergrund wie Ausschluss körperlicher Ursachen und Schmerz. Wenn kein akuter Handlungsbedarf, z. B. wegen Gefährdung, vorliegt, sollten zunächst nicht-medikamentöse Maßnahmen versucht werden. Dazu kann eine medikamentöse Therapie mit AChE-I und Memantine eingesetzt werden. Bei deren Wirkungslosigkeit oder bei schnellem Handlungsbedarf sind andere Therapieoptionen wie atypische Antipsychotika, niedrig potente Antipsychotika oder Phasenprophylaktika sinnvoll. Die Gabe der Wirkstoffgruppe Benzodiazepine ist auf-

II Individuum

293

grund ihres Nebenwirkungsprofils (Sedierung, Sturzgefahr und Verminderung der kognitiven Leistungsfähigkeit) nicht empfohlen.

Zusammenfassend ist zu sagen, dass Verhaltensauffälligkeiten oft gut auf nicht-medikamentöse Maßnahmen und auch auf AChE-I- und Memantine-Therapie ansprechen. Vor jeder Behandlungsmaßnahme sind therapierbare körperliche Ursachen auszuschließen.

Psychotische Phänomene und aggressives Verhalten

Wahnsyndrome und Halluzinationen werden in erster Linie mit atypischen, d. h. modernen Antipsychotika behandelt. Trotz der häufigen Verordnung von Antipsychotika gegen diese Verhaltensauffälligkeiten bei Demenz ist deren Anwendungsprofil insgesamt unzureichend untersucht. Die überzeugendsten Befunde liegen noch für Risperidon vor.

Neurodegenerative Veränderungen im dopaminergen System bei dementiellen Erkrankungen steigern die Empfindlichkeit älterer Patienten für extrapyramidal-motorische Nebenwirkungen (EPMS). So gehören EPMS zu den häufigsten Nebenwirkungen einer Behandlung v. a. mit typischen Antipsychotika (z. B. Haloperidol). Folglich ist bei Lewy-Körperchen-Demenz oder Demenz bei Parkinson-Syndrom eine Behandlung mit traditionellen Antipsychotika nicht mehr sinnvoll, diese wird in erster Linie mit Quetiapin (evtl. auch mit Clozapin) durchgeführt.

Antipsychotika mit einem geringen Potential für EPMS (Risperidon, Quetiapin, Olanzapin, Pipamperon, Melperon) sind bei Patienten mit ausgeprägter psychomotorischer Unruhe bzw. Aggressivität sowie paranoid-halluzinatorischen Syndromen wirksam und haben sich im klinischen Alltag bewährt. Das Risiko für cerebro- und kardiovaskuläre Ereignisse (»Schlag- oder Herzanfall«) ist bei Patienten mit neurodegenerativen Erkrankungen unter Behandlung mit atypischen und typischen Antipsychotika im Vergleich zu unbehandelten Patienten gering erhöht (Gill et al., 2005). Deshalb sollten Patienten mit psychomotorischer Unruhe/Aggressivität bzw. paranoid-halluzinatorischen Syndromen nur dann mit Risperidon oder anderen Antipsychotika behandelt werden, wenn die Symptome starken Krankheitswert haben und keine zusätzlichen vaskulären Risikofaktoren vorliegen. Ansonsten muss eine besondere Nutzen-Risiko-Abwägung im Einzelfall vorgenommen werden.

Zusammenfassend sind psychotische Symptome und Aggression bevorzugt zunächst nicht-medikamentös und nur nach Abwägung mit modernen Antipsychotika (alternativ mit niedrig potenten klassischen Antipsychotika) zu behandeln. Das vaskuläre Risikoprofil ist hierbei genau zu erfassen und zu berücksichtigen. Eine weitere Besonderheit stellen Demenz-Syndrome mit hypokinetisch-rigider Begleitsymptomatik dar. Hier kommen Quetiapin und Clozapin zum Einsatz.

294

Depression

Ausgehend von dem heute favorisierten Konzept einer multifaktoriellen Krankheitsentstehung muss eine antidepressive Therapie in einen Gesamtbehandlungsplan eingefügt sein, der auch bei Demenz neben der Gabe von Antidepressiva psychotherapeutische Maßnahmen einschließt. Aufgrund des anticholinergen Nebenwirkungsprofils von trizyklischen Antidepressiva, welches sich besonders ungünstig auf die kognitiven Funktionen von Demenz-Patienten auswirken und bis hin zu Verwirrungszuständen führen kann, sollten diese in der antidepressiven Therapie von Demenz-Patienten nicht eingesetzt werden. Moderne Antidepressiva der Substanzklassen SSRI (Selektive Serotonin-Wiederaufnahmehemmer), RIMA (Reversible Monoaminooxidase-A-Hemmer), SNRI (Serotonin- und Noradrenalin-Wiederaufnahmehemmer), NaSSA (Noradrenerge und spezifisch serotonerge Antidepressiva) und NRI (Noradrenerge Wiederaufnahmehemmer) sind zu bevorzugen. Ein apathisches Syndrom ohne wesentliche depressive Veränderungen kann sich auch unter einer AChE-I-Therapie bessern.

Zusammenfassend ist Depression ein oft schwierig vom Demenz-Syndrom zu unterscheidendes, jedoch sehr häufig mit ihm vergesellschaftetes Symptom. Eine gezielte antidepressive Therapie mit modernen Antidepressiva hat einen hohen therapeutischen Stellenwert. Klassische Trizyklika können die kognitiven Symptome verschlechtern und sind nicht zu empfehlen.

Schlafstörungen

Therapeutisch haben hier Schlafhygiene und der Aufbau eines stabilen Tagesrhythmus einen hohen Stellenwert. Benzodiazepine sind nicht empfohlen und auch ù1-Benzodiazepin-Rezeptoragonisten sollten nur nach strenger Indikationsstellung eingesetzt werden. Der Nutzen von Schlafmitteln bei älteren Menschen ist nicht gut belegt (Schwarz, Frölich & Deuschle, 2010). Generell sollten sie nur nach strenger klinischer Prüfung unter ärztlicher Aufsicht, begrenzt und zeitlich befristet (etwa 10 Tage) eingesetzt werden. Auf eine erhöhte Sturzgefahr ist zu achten. Für einen längerfristigen Gebrauch sind atypische Antipsychotika in äquivalenter Dosierung empfohlen.

Zusammenfassend sind Schlafstörungen bei Demenz bevorzugt durch schlafhygienische Maßnahmen zu behandeln. Sind Medikamente notwendig, so sind Wirkstoffe mit abhängigkeitserzeugendem und muskelentspannendem Nebenwirkungsprofil ungünstig und moderne Antipsychotika eher zu empfehlen.

Medikamentöse Behandlung der leichten kognitiven Störung

Die leichte kognitive Beeinträchtigung (mild cognitive impairment = MCI) ist definiert als subjektive und objektivierbare kognitive Einbuße bei erhaltener Alltags-

II Individuum

kompetenz. MCI mit Gedächtnisstörungen als Leitsymptom (amnestic MCI) ist in besonderem Maße mit dem Risiko für eine Alzheimer-Demenz assoziiert. Im Einzelfall kann eine Abgrenzung zur Demenz schwierig sein, da der Übergang von MCI zur leichten Demenz fließend ist. Es sind große Studien zur medikamentösen Behandlung von Patienten mit einem MCI durchgeführt worden. Durch die Gabe der für die Alzheimer-Demenz zugelassenen Acetylcholinesterase-Hemmer konnte hier keine Verzögerung des Übergangs von MCI zu Demenz erreicht werden, ebenso wenig wie durch Ginkgo biloba oder Vitamin E.

Zusammenfassend gibt es keine Medikamente, die präventiv bei MCI gegeben werden können, um eine Verschlechterung zu einem Demenzsyndrom zu verzögern oder zu verhindern.

Ausblick

Aus den Erkenntnissen der molekularen Neurobiologie ergeben sich neue hoffnungsvolle Therapieansätze. Die therapeutischen Strategien konzentrieren sich dabei in erster Linie auf den Amyloid- und Tau-Protein-Stoffwechsel, aber auch auf Stoffwechselkaskaden, die zu Zelltod oder Neurodegeneration führen. Therapeutische Angriffspunkte könnten hier die Hemmung der Amyloidbildung, die Hemmung der Aβ-induzierten Neurotoxizität oder die Hemmung der Tau-Proteinablagerung sein (Mangialasche, Solomon, Winblad, Mecocci & Kivipelto, 2010).

Am erfolgversprechendsten wird immer noch die aktive Immunisierung gegen Aβ als Antigen oder die Gabe von spezifischen Antikörpern (passive Immunisierung) angesehen. Diese Therapiestrategien haben sich in genetischen Mausmodellen bewährt. Die erste klinische Studie mit Beta-Amyloid Aβ1–42 bei Alzheimer-Krankheit musste aufgrund des Auftretens von Meningoenzephalitiden (6 %) abgebrochen werden. Seit 2006 wurden mehr als 17 neue aktive und passive Immunisierungsstrategien (z. B. mit ACC-001, CAD-106, Bapineuzumab) entwickelt, von denen eine bessere Verträglichkeit erwartet wird. Ergebnisse zur Wirksamkeit und Verträglichkeit liegen noch nicht vor, der Studienfortschritt wird durch neue Sicherheitserwägungen verlangsamt.

Eine Reihe von innovativen klinischen Prüfungen bei Alzheimer-Krankheit, z. B. mit Tramiprosat (Alzhemed) bzw. R-Flurbiprofen (Flurizan), Latrepirdine (DIMEBON), Atorvastatin (Zocor), Phenserine und einem g-Sekretase-Inhibitor (Semagacestat), wurden mit negativem Ergebnis beendet. Viele neue Substanzen sind derzeit in klinischen Prüfungen. Dass eine einzelne Substanz als Heilung für die Alzheimer-Krankheit gefunden wird, erscheint zunehmend unwahrscheinlich. Die Forschung bewegt sich weg von der Suche nach einem hochspezifischen molekularen Stoff hin zu einem Fokus auf zelluläre Funktionssysteme (z. B. Mitochondrien) und auf Substanzen mit multiplen Wirkmechanismen. Das impliziert, dass die Identifizierung von sinnvollen Netzwerken im Gehirn das vordringliche therapeutische Ziel wird (Mangialasche, Solomon, Winblad, Mecocci & Kivipelto, 2010).

Zusammenfassend wird an vielen Ansatzpunkten der Alzheimer-Entstehung nach pharmakologischen Ansätzen geforscht, wobei das Krankheitskonzept im Fluss ist. Dass in den nächsten fünf Jahren eine Behandlung gefunden wird, die den Krankheitsprozess grundlegend beeinflusst, erscheint unwahrscheinlich.

Literatur

Birks, J. (2006). Cholinesterase inhibitors for Alzheimer's disease. *Cochrane Database Syst Rev 2006*; (1):CD005593.

Deutsche Gesellschaft für Neurologie (DGN). (2009). *S3-Leitlinie »Demenzen«* (www.dgn.org/images/stories/dgn/pdf/s3_leitlinie_demenzen.pdf; Zugriff am 6.9.2011)

Emre, M., Aarsland, D., Albanese, A., Byrne, E.J., Deuschl, G., De Deyn, P.P., Durif, F., Kulisevsky, J., van Laar, T., Lees, A., Poewe, W. Robillard, A., Rosa, M.M., Wolters, E., Quarg, P., Tekin, S. & Lane, R. (2004). Rivastigmine for dementia associated with Parkinson's disease. *N Engl J Med; 351*(24), 2509–2518.

Gill, S. S., Rochon, P. A., Herrmann, N., Lee, P. E., Sykora, K., Gunraj, N., Normand, S.-L. T.,Gurwitz, J. H., Marras, C., Wodchis, W. P. & Mamdani, M. (2005). Atypical antipsychotic drugs and risk of ischaemic stroke: population based retrospective cohort study. *BMJ; 330*(7489), 445.

IQWiG (2007). *Cholinesterasehemmer bei Alzheimer Demenz. Abschlussbericht A05-19A.* Köln: Institut für Qualität und Wirtschaftlichkeit im Gesundheitswesen (IQWiG).

Kavirajan, H. & Schneider, L. S. (2007). Efficacy and adverse effects of cholinesterase inhibitors and Memantinee in vascular dementia: a meta-analysis of randomised controlled trials. *Lancet Neurol, 6,* 782–792.

Mangialasche, F., Solomon, A., Winblad, B., Mecocci, P. & Kivipelto, M. (2010). Alzheimer's disease: clinical trials and drug development. *Lancet Neurol, 9,* 702–716.

Schwarz, S., Frölich, L. & Deuschle, M. (2010). Schlafstörungen im Alter. Ein unterdiagnostiziertes und überbehandeltes Syndrom. *Internist (Berl). 51*(7), 914–922.

Winblad, B., Jones, R. W., Wirth, Y., Stöffler, A. & Möbius, H. J. (2007). Memantine in moderate to severe Alzheimer's disease: a meta-analysis of randomised clinical trials. *Dement Geriatr Cogn Disord, 24*(1), 20–27.

II Individuum

297

45 Nicht-medikamentöse Interventionen und Lebensqualitätsverbesserung bei Demenz

Martina Schäufele

Zusammenfassung

Aufgrund der noch immer sehr begrenzten medizinischen Behandlungsmöglichkeiten bildet die Förderung der Lebensqualität ein wichtiges Versorgungsziel bei Menschen mit Demenz. Obwohl die Befundlage insgesamt noch nicht zufriedenstellend ist, existiert wissenschaftliche Evidenz dafür, dass nicht-medikamentöse Interventionen die Lebensqualität (oder Aspekte der Lebensqualität) von Menschen mit Demenz bedeutsam verbessern können. Die meisten und von der methodischen Qualität her besten Belege liegen für Mehrkomponenten-Interventionen vor, die die Schulung, Beratung und Begleitung von privat oder professionell Pflegenden einschließen. Des Weiteren konnte die positive Wirkung von folgenden Interventionen wiederholt bestätigt werden: kognitive Stimulation, körperliche Aktivität und – im stationären Bereich – spezialisierte Demenzwohngruppen. Es ist dringend notwendig, die Entwicklung, Evaluation und Verbreitung lebensqualitätsverbessernder Interventionen bei Demenz voranzutreiben.

Einführung

Eine kausale Behandlung der häufigsten Altersdemenzen ist gegenwärtig nicht möglich. Ob die aktuellen Paradigmen und Entwicklungen (z. B. Amyloidimmunisierung), die tiefer in die kausalen Mechanismen der häufigsten Demenzform, der Alzheimer-Krankheit, eingreifen sollen, schließlich zu erfolgreichen Behandlungsansätzen oder systematischen Präventionsmöglichkeiten führen, ist vor dem Hintergrund der in jüngerer Zeit erfolgten Rückschläge nicht abschätzbar. Bei zunehmender Verbreitung von dementiellen Erkrankungen mit ihren einschneidenden Folgen für Betroffene und Angehörige hat im Rahmen der Therapie- und Versorgungsforschung das Konzept der Lebensqualität auf diesem Gebiet erheblich an Bedeutung gewonnen. Damit einhergehend wächst auch der Stellenwert von tertiärer Prävention und palliativen Maßnahmen in Form von nicht-medikamentösen Interventionen. Diese Entwicklung drückt sich u. a. in einer zunehmenden Zahl von methodisch anspruchsvolleren Wirksamkeitsstudien und aktuell erschienenen systematischen Überblicksarbeiten zum Thema aus (Olazarán et al., 2010; Vernooij-Dassen, Vasse, Zuidema, Cohen-Mansfield & Moyle, 2010).

Lebensqualität bei Menschen mit Demenz

Mittlerweile besteht allgemeine Übereinkunft darüber, dass bei der Versorgung von Menschen mit Demenz (MMD) die Förderung der Lebensqualität (LQ) ein vorrangiges Ziel darstellt und Wirksamkeitsprüfungen von Interventionen jedweder Art die Messung der LQ einschließen sollten (Weyerer & Schäufele, 2003). Von zentraler konzeptueller Bedeutung für die LQ ist die subjektive Perspektive des Individuums, die subjektive Wahrnehmung und Bewertung der eigenen Lebenssituation im Kontext der jeweiligen Kultur – unabhängig davon, welche Dimensionen sonst als relevant erachtet werden. Da Demenzen mit einem gravierenden kognitiven Leistungsabbau, verbunden mit dem Schwinden des Urteilsvermögens, der Reflexionsfähigkeit und der Krankheitseinsicht einhergehen, stellt die Messung der LQ bei dieser Gruppe eine besondere Herausforderung dar (Weyerer & Schäufele, 2003). In den letzten 15 Jahren wurden deshalb Verfahren zur Bestimmung der LQ speziell für Demenzkranke entwickelt, die auf Verhaltensbeobachtung und Fremdauskunft beruhen (Lawton, 1994). Ungeachtet der Befunde, dass die Fremdbeurteilung der LQ durch nahe Bezugspersonen anfällig ist für Verzerrungen, gilt sie derzeit als wichtigster Zugang der LQ-Bestimmung bei fortgeschrittenen Demenzen, insbesondere im institutionellen Bereich. Ausgehend von Lawtons Konzept (Lawton, 1994) haben sich dafür von außen gut beobachtbare Merkmale, wie positiv erlebte Aktivitäten, soziale Interaktionen sowie positive (Freude, Interesse) und negative (Wut, Ärger, Angst) Gefühlsäußerungen, als zentrale Komponenten von Fremdbeurteilungsskalen zur LQ-Bestimmung bei Demenz etabliert. Eines der umfangreichsten Verfahren in diesem Bereich stellt das Heidelberger Instrument zur Erfassung von Lebensqualität bei Demenz (H.I.L.D.E) dar, das neben dem emotionalen Ausdruck und subjektiven Erleben viele weitere relevante Dimensionen einschließt, wie z. B. räumliche und soziale Umwelt, Verhaltenskompetenz, Betreuungsqualität oder medizinisch-funktionaler Status (z. B. Becker, Kruse, Schröder & Seidl, 2005). Bei leichten bis mittleren Demenzstadien hingegen sollte, wenn möglich, die Selbstauskunft seitens der Betroffenen mittels geeigneter Verfahren bevorzugt werden.

Da es sich bei der LQ-Forschung im Kontext von Demenzen um ein relativ junges Gebiet handelt und zudem kein Gold-Standard für die Validität eines LQ-Konzepts existiert, werden in Untersuchungen derzeit noch immer sehr unterschiedliche, oft kaum vergleichbare Methoden zur Bestimmung der LQ oder aber verwandte »Outcome«-Maße wie Wohlbefinden, Zufriedenheit oder auch Verzögerung von Heimeintritten eingesetzt. Aus diesem Grund wird im Folgenden »LQ-Verbesserung« als Maß für die Effektivität einer Intervention sehr breit verstanden.

Einflussfaktoren auf die LQ bei Demenz (Beobachtungsstudien)

Mit recht hoher Übereinstimmung wurden in einer Reihe von Beobachtungsstudien, die vor allem in den USA und in den Niederlanden durchgeführt wurden, krankheitsassoziierte Faktoren identifiziert, die die LQ von MMD beeinflussen. Auch in Deutschland bestätigten sich diese Befunde durch zwei repräsentative Untersuchungen weitgehend, sowohl bei MMD in Privathaushalten (Schäufele, Köhler, Teufel & Weyerer, 2008) als auch bei MMD in stationären Pflegeeinrichtungen (Schäufele, Köhler, Lode & Weyerer, 2009).

Als bedeutendste Faktoren, die mit einer Minderung der LQ auch für die Betreuungspersonen assoziiert sind, erwiesen sich in beiden Versorgungsformen regelmäßig die Häufigkeit und Schwere sogenannter nicht-kognitiver Symptome bei Demenz (NKSD), insbesondere Depressivität, Apathie, Agitiertheit und Aggressivität. NKSD wurden zudem wiederholt als wichtigster Grund für die Überlastung bei Pflegenden und für den Zusammenbruch häuslicher Pflegearrangements bestätigt. Des Weiteren waren folgende Faktoren mit einer geringeren LQ bei MMD verbunden: abnehmende funktionale Kompetenz (v. a. Einschränkungen in der Selbstversorgungsfähigkeit und Mobilität), zunehmende Demenzschwere (Schäufele et al., 2009) und die Einnahme psychotroper Medikamente.

Faktoren, die mit einer verbesserten LQ einhergehen, sind demnach: Abwesenheit von NKSD, bessere funktionale bzw. Alltagskompetenz, insbesondere verbesserte Mobilität, und Reduktion von psychotroper Medikation. In der stationären Pflege wurden darüber hinaus institutionelle Charakteristika identifiziert, die mit einer höheren LQ von MMD verknüpft waren: Leben in offenen, milieutherapeutisch ausgerichteten Demenzwohngruppen (gegenüber integrativer Versorgung) und Anwesenheit gerontopsychiatrischer Fachkräfte (Schäufele et al., 2009).

Einflussfaktoren auf die LQ bei Demenz (nicht-medikamentöse Interventionsstudien)

Im Gegensatz zu Beobachtungsstudien, in denen eine bestehende Versorgungssituation untersucht wird, erlauben Interventionsstudien i. d. R. weitreichendere Schlussfolgerungen. Dies ist insbesondere dann der Fall, wenn die Personengruppe, bei der eine Maßnahme neu eingeführt und auf ihre Wirksamkeit hin überprüft wird, mit einer Kontrollgruppe verglichen werden kann, bei der die Maßnahme nicht eingeführt wird. Können die Personen der Interventions- bzw. Kontrollbedingung zufällig zugewiesen werden (= randomisierte, kontrollierte Studie), können Ursache-Wirkungszusammenhänge eindeutig bestimmt werden, d. h. die Aussagekraft solcher Studien ist am größten.

Eindeutige Evidenz aus methodisch höherwertigen Studien im Hinblick auf die Förderung der LQ (oder Komponenten der LQ) von MMD liegt für die nachfolgend angeführten Interventionen vor (Olazarán et al., 2010; Vernooij-Dassen et al., 2010):

Mehrkomponenten-Interventionen, die auf Schulung, Beratung und Unterstützung von privat oder professionell Pflegenden in der häuslichen sowie in der stationären Pflege basieren. Kernstück ist i. d. R. eine Veränderung des Umgangs und der Kommunikation (verbal und nonverbal) mit den MMD auf Seiten der Pflegenden einschließlich der Förderung von Alltagskompetenz, von positiv erlebten Aktivitäten und von sozialen Interaktionen bei den MMD. Bewährt haben sich hierbei u. a.: verhaltenstherapeutische Strategien (z. B. Verhaltensanalyse, Verstärkung erwünschten Verhaltens, Stimuluskontrolle, Berücksichtigung individueller Vorlieben und Bedürfnisse), aber auch ökologische Ansätze (z. B. Orientierungshilfen, Beseitigung von Barrieren, Störreizen, Stressoren; Vernooij-Dassen et al., 2010) und personenzentrierte Pflege (Chenoweth et al., 2009).

Bei den MMD konnten dadurch in unterschiedlichem Ausmaß NKSD gemildert, Heimeintritte verzögert und/oder Zufriedenheit, Stimmung oder andere Komponenten der LQ gefördert werden. Auf Seiten der Pflegenden resultierten häufig geringere Belastungs- und Depressionswerte.

Kognitive Stimulation (eine abgewandelte, mildere Form des kognitiven Trainings) und körperliche Aktivität (z. B. Spazierengehen, isotonische Übungen) haben sich vor allem im Hinblick auf die Reduktion von NKSD als wirksam erwiesen. Kognitives Training und körperliche Aktivität führten teilweise auch zu (geringfügigen) Verbesserungen der kognitiven Leistungsfähigkeit, letztere auch zur Erhöhung der Fitness. LQ-Maße wurden hierbei nicht erhoben.

Insgesamt scheint für die Effektivität von Interventionen bei MMD ein individualisierter und verhaltensorientierter Zugang von entscheidender Bedeutung zu sein.

Spezielle nicht-medikamentöse Interventionen in der stationären Langzeitpflege (Evaluations- und Interventionsstudien)

Zu den wichtigsten Interventionen in diesem Bereich zählen *spezialisierte Demenzwohnbereiche*, deren Zahl auch in Deutschland deutlich zunimmt (Schäufele et al., 2009). Vorreiter hierzulande war das »Hamburger Modell« – maßgeblich von Jens Bruder und Jan Wojnar entwickelt und etabliert – das milieutherapeutisch ausgerichtet ist, d. h. die Wohn- und Betreuungsbereiche weisen besondere und explizit definierte räumliche, personelle und organisatorische Charakteristika auf, die den Bedürfnissen von MMD angepasst sind.

In Übereinstimmung mit einer Reihe von internationalen Befunden erbrachte eine Evaluation des Hamburger Modells, dass spezielle Demenzwohngruppen zwar keinen Einfluss auf die Kernsymptome der Demenz haben, sich aber günstig auf Aspekte der LQ auswirken (Weyerer, Schäufele, Hendlmeier, Kofahl & Sattel, 2006). MMD in den Wohngruppen waren im Vergleich zu MMD in der traditionellen integrativen Pflege signifikant

- häufiger in Aktivitäten in und außerhalb der Einrichtung eingebunden und zeigten mehr positive Gefühle (z. B. Interesse);
- häufiger in Kontakt mit dem Pflegepersonal;
- seltener von freiheitseinschränkenden Maßnahmen betroffen;
- länger gehfähig und seltener bettlägerig (Neuaufnahmen).

II Individuum

Welchen Beitrag die einzelnen Komponenten solcher speziellen Wohn- und Betreuungsbereiche zum Gesamtergebnis leisten, konnte weder bei der Hamburger Evaluation noch in den meisten anderen Studien direkt untersucht werden. Allerdings gibt es Hinweise, dass Einzelkomponenten, vor allem die personelle Ausstattung (besserer Pflegeschlüssel) und Qualifikation, per se günstige Auswirkungen haben.

Zu den Interventionen, die häufig in der stationären Pflege angewandt werden, für die die Ergebnisse bisheriger Studien jedoch überwiegend negativ ausfielen, zählen Snoezelen und die Validationstherapie (Vernooij-Dassen et al., 2010).

Ausblick

Sofern in den nächsten Jahren schlagende Erfolge in den Bereichen Prävention oder kurative Therapie der Demenzerkrankungen ausbleiben, wird die Anzahl von MMD weiterhin stark ansteigen. In Deutschland geht man derzeit von einer Verdoppelung der Krankheitsfälle auf über zwei Millionen Demenzkranke bis zum Jahr 2050 aus. Vor dem Hintergrund der Ressourcenverknappung wird die humane, qualitätsorientierte Betreuung von MMD zu einer zentralen gesellschaftlichen und gesundheitspolitischen Herausforderung. Die bisherigen Studien weisen darauf hin, dass signifikante Verbesserungen der Lebens- und Betreuungsqualität bei MMD (und Pflegenden) durch nicht-medikamentöse Maßnahmen möglich sind. Wie Olazarán und Kollegen (2010) feststellen, sind solche Maßnahmen im Vergleich zu den gegenwärtig verfügbaren medikamentösen Therapien häufig billiger, ähnlich effektiv und ohne Nebenwirkungen. Im Widerspruch dazu steht, dass diese Interventionen bisher kaum qualifiziert untersucht wurden. So fanden die genannten Autoren für ihre aktuelle Überblicksarbeit lediglich 13 methodisch hochwertige Studien, von denen sieben die Wirksamkeit der überprüften nicht-medikamentösen Methode demonstrieren konnten. Am besten belegt ist derzeit die Effektivität von Interventionsprogrammen, die die Schulung (insbesondere im Hinblick auf »Verhaltensmanagement« bei NKSD), Beratung und Begleitung von Pflegenden beinhalten. Die positiven Befunde gelten sowohl für die häusliche (private) als auch für die stationäre (professionelle) Pflege. Des Weiteren mehrt sich die Evidenz für die Wirksamkeit von: kognitiver Stimulation, körperlicher Aktivität und – im stationären Bereich – für spezialisierte Demenzwohngruppen vor allem, wenn dort individualisierte, bedürfnis- bzw. personenzentrierte Pflege praktiziert wird. Nach Vernooij-Dassen und Kollegen (2010) gibt es zudem einige vielversprechende Interventionen, deren Effektivität aber noch nicht ausreichend nachgewiesen ist und die deshalb weiterer Erforschung bedürfen: z. B. strukturierte Aktivität, Massage und Berührung, Reminiszenz, Aroma- und Musiktherapie. Aufgrund des zu erwartenden Nutzens für die Betroffenen, ihre Angehörigen und die Gesellschaft sollten die Anstrengungen insgesamt (auch finanziell) für die Entwicklung, Evaluation und Verbreitung nicht-medikamentöser Methoden deutlich erhöht werden. Gerade in Deutschland mangelt es an der systematischen flächendeckenden Umsetzung und finanziellen Absicherung von wirksamen nicht-medikamentösen Interventionen (z. B. Mehrkomponenten-Interventionen). Auch der finanzielle Mehraufwand bei speziellen Demenzwohnbereichen ist häufig nicht durch eine entsprechende Leistungsvereinbarung abgedeckt. Schließlich ist künftig der Fokus stärker auf bislang völlig vernachlässigte Gruppen zu richten, wie multimorbide oder schwer demenzkranke Menschen (Olazarán et al., 2010).

Literatur

Becker, S., Kruse, A., Schröder, J. & Seidl, U. (2005). Das Heidelberger Instrument zur Erfassung von Lebensqualität bei Demenz (H.I.L.DE.). Dimensionen von Lebensqualität und deren Operationalisierung. *Zeitschrift für Gerontologie und Geriatrie, 40*(3), 147–157.

Chenoweth, L., King, M. T., Jeon, Y.-H., Brodaty, H., Stein-Parbury, H., Norman, R., Haas, M. & Luscombe, G. (2009). Caring for Aged Dementia Care Resident Study (CADRES) of person-centred care, dementia-care mapping, and usual care in dementia: a cluster-randomized trial. *Lancet Neurol, 8,* 317–325.

Lawton, M. P. (1994). Quality of life in Alzheimer disease. *Alzheimer Dis Assoc Disord, 8,* Suppl 3, 138–150.

Olazarán, J., Reisberg, B., Clare, L., Cruz, I., Peña-Casanova, J., del Ser, T. Woods, B., Beck, C., Auer, S., Lai' C., Spector, A., Fazio, S., Bond, J., Kivipelto, M., Brodaty, H,. Rojo, J. M., Collins, H., Teri, L., Mittelman, M., Orrell, M., Feldman, H. H., Muñiz, R.,(2010). (Online). Nonpharmacological therapies in Alzheimer's Disease: A systematic review of efficacy. *Dementia and Geriatric Cognitive Disorders, 30,* 161–178. (DOI: 10.1159/00031 6119.

Schäufele, M., Köhler, L., Lode, S. & Weyerer, S. (2009). Menschen mit Demenz in stationären Pflegeeinrichtungen: aktuelle Lebens- und Versorgungssituation. In U. Schneekloth & H.-W. Wahl (Hrsg.), *Möglichkeiten und Grenzen selbständiger Lebensführung in stationären Einrichtungen (MuG IV). Demenz, Angehörige und Freiwillige, Versorgungssituation sowie Beispiele für »Good Practice«* (S. 159–221). Stuttgart: Kohlhammer.

Schäufele, M., Köhler, L., Teufel, S. & Weyerer, S. (2008). Betreuung von demenziell erkrankten Menschen in Privathaushalten: Potenziale und Grenzen. In U. Schneekloth & H.-W. Wahl (Hrsg.), *Selbständigkeit und Hilfebedarf bei älteren Menschen in Privathaushalten* (S. 103–145). Stuttgart: Kohlhammer.

Vernooij-Dassen, M., Vasse, E., Zuidema, S., Cohen-Mansfield, J. & Moyle, E. (2010). (Online). Psychosocial interventions for dementia patients in long-term care. *International Psychogeriatrics,* 1–8. (DOI: 10.1017/ S1041610210001365).

Weyerer, S. & Schäufele, M. (2003). The assessment of quality of life in dementia. *International Psychogeriatrics, 15*(3), 213–218.

Weyerer, S., Schäufele, M., Hendlmeier, I., Kofahl, C. & Sattel, H. (2006). *Demenzkranke Menschen in Pflegeeinrichtungen: Besondere und traditionelle Versorgung im Vergleich.* Stuttgart: Kohlhammer.

II Individuum

46 Lebensqualitätsverbesserung bei alten Menschen mit geistiger Behinderung

Andreas Kruse und Christina Ding-Greiner

Zusammenfassung

Zunächst wird der Begriff der geistigen Behinderung definiert, wobei deutlich gemacht wird, dass ein ausschließlich personologisch orientiertes Verständnis von Behinderung durch ein interaktiv orientiertes, die Wechselwirkungen zwischen Person und Umwelt betonendes Verständnis ersetzt werden muss. In einem weiteren Schritt wird auf Fragen der Morbidität und Mortalität wie auch der funktionellen Einbußen eingegangen; es wird aufgezeigt, welches Gewicht heilpädagogisch ausgerichtete Förderkonzepte für die Erhaltung von Gesundheit und Selbstständigkeit wie auch für die kontinuierliche Zunahme der Lebenserwartung besitzen. Die Kompetenz- und Ressourcenorientierung wird als eine für die Förderung von Lebensqualität zentrale Haltung betrachtet; in diesem Zusammenhang werden zentrale Aspekte dieser grundlegenden Orientierung differenziert.

Einführung

Klinisch lässt sich *geistige Behinderung* definieren als nicht fortschreitende Hirnschädigung, die bereits vor Abschluss der Hirnreifung eingetreten ist. Geistige Behinderung ist Folge dieser Hirnschädigung, sie ist keine Krankheit. Die Ursachen der geistigen Behinderung können chromosomaler Natur sein, wie zum Beispiel die Trisomie 21 (Down Syndrom), oder sie können genetisch bedingt sein, wie dies bei Stoffwechselerkrankungen der Fall ist. Als weitere Ursache für eine frühkindliche Hirnschädigung gelten Erkrankungen der Mutter während der Schwangerschaft, wie beispielsweise Röteln oder Toxoplasmose, oder nach der Geburt auftretende Meningitiden oder Enzephalitiden. Während der Geburt können bei einer Sturzgeburt Sauerstoffmangelzustände auftreten. Diese können zu irreversiblen Schädigungen des Gehirns führen, deren Folge eine bleibende Entwicklungsverzögerung ist. Die American Association of Mental Retardation definiert geistige Behinderung wie folgt: Eine sehr schwere (*profound*) geistige Behinderung ist bei einem IQ <25 gegeben. Von einer schweren (*severe*) geistigen Behinderung ist bei einem IQ von 25–39 auszugehen, von einer mäßigen (*moderate*) bei einem IQ von 40–54 und von einer leichten (*mild*) bei einem IQ von 55–69.

Gesundheit

Die durchschnittliche Lebenserwartung von Menschen mit geistiger Behinderung ist um fünf, von Menschen mit Down-Syndrom um 15 Jahre geringer als jene der Normalbevölkerung (Yang, Rasmussen & Friedman, 2002) Der medizinische Fortschritt – vor allem die Antibiotika-Therapie, zur Behandlung von Infektionskrankheiten und die korrigierende Herzchirurgie – wie auch kompetenzorientierte Bildungs- und Rehabilitationskonzepte haben dazu beigetragen, dass sich die durchschnittliche Lebenserwartung von Menschen mit Down-Syndrom deutlich erhöht hat: Sie ist in den vergangenen sechs Jahrzehnten von 15 Jahren auf 60 Jahre angestiegen. Vor diesem Hintergrund erscheint die Definition von Grenzen der Lebenserwartung für Menschen mit geistiger Behinderung als nicht mehr angemessen.

In Bezug auf die generelle Morbidität unterscheiden sich alte Menschen mit geistiger Behinderung nicht von jenen ohne geistige Behinderung (Janicki, Davidson, Henderson & McCallion, 2002). Doch ist zu beachten, dass deren gesundheitliche Probleme und ihr Versorgungsbedarf unterschätzt werden, da sie gesundheitliche Probleme seltener präzise ausdrücken und diese bei ihnen mit höherer Wahrscheinlichkeit als Folge natürlicher Alternsprozesse oder der Behinderung interpretiert werden (eine falsche Interpretation, die vielfach Ursache von Unterversorgung ist).

Bei alten Menschen ohne und mit geistiger Behinderung sind vergleichbare körperliche Erkrankungen erkennbar, wie Herz-Kreislauf-Erkrankungen, Arthrosen, Osteoporose, Diabetes mellitus Typ II und Lungenerkrankungen. Zudem ist bei Menschen mit geistiger Behinderung ähnlich wie bei Menschen ohne Behinderung ab dem 75. Lebensjahr das Risiko motorischer Einschränkungen, speziell aufgrund von Gon- und Coxarthrose, Parkinsonscher Erkrankung und Osteoporose, erhöht. Seheinbußen und Hörbeeinträchtigungen sind bei Menschen mit geistiger Behinderung häufiger zu beobachten. Während eine leichte geistige Behinderung im Allgemeinen keinen Einfluss auf den Hilfe- und Pflegebedarf hat, lässt sich ein solcher für das Vorliegen von schweren und sehr schweren geistigen Behinderungen und von Down-Syndromen nachweisen. Menschen mit geistiger Behinderung verfügen über geringere psychische und kognitive Ressourcen, die als Schutz gegen Belastungen im Alltag dienen können. Dadurch ist das Risiko psychischer Erkrankungen im Alter erkennbar erhöht. Insbesondere bei Menschen mit Down-Syndrom setzt der Alterungsprozess nicht nur früher ein, sondern sie weisen auch ein höheres Risiko auf, an einer Demenz zu erkranken, und dies bereits in jungen Jahren.

Kompetenz

Ergebnisse wissenschaftlicher Untersuchungen zur Kompetenz und Kompetenzförderung bei Menschen mit geistiger Behinderung deuten auf Plastizität und Veränderungskapazität auch im mittleren und hohen Erwachsenenalter (Haveman & Stöppler, 2004). Aus diesem Grund wird es als notwendig erachtet, in Konzepte der Begleitung und Betreuung älterer Menschen mit geistiger Behinderung vermehrt Bildungsaspekte und Umweltaspekte zu integrieren, wobei der anregende, ressourcenförderliche Charakter der Umwelt im Zentrum stehen soll (Wacker & Wahl, 2007). Nimmt man vor dem Hintergrund eines kompetenztheoretischen Konzepts eine Skizzierung der Fähigkeiten von älteren Menschen mit geistiger Behinderung vor, so lassen sich folgende Aussagen treffen: Die Kompetenz im Alter (im physischen wie auch im seelisch-geistigen Bereich) ist in hohem Maße vom Schweregrad der Behinderung beeinflusst; schon deswegen sind Verallgemeinerungen zu vermeiden. Für den Grad der physischen Leistungsfähigkeit ist die Frage, *ob* Menschen eine Behinderung aufweisen oder nicht, weniger entscheidend: Der *Grad der Behinderung* bildet vielmehr den entscheidenden Einflussfaktor (Cooper, 1998). Die Kompetenz älterer Menschen mit geistiger Behinderung ist in hohem Maße von sensorischen, kognitiven und sozialen Anregungen beeinflusst, die sie in früheren Lebensjahren erfahren haben und aktuell erfahren (Evenhuis, 2001). In der bei ihnen zu beobachtenden Variabilität in der Kompetenz spiegeln sich auch die großen Unterschiede im Grad und in der Qualität der Förderung in früheren Lebensaltern wider. Die Förderung von Menschen

mit geistiger Behinderung zeigt auch positive Effekte in Bezug auf die Kreativität: Zu nennen sind hier vor allem darstellend-künstlerische Leistungen, die im hohen Lebensalter mit gleicher Qualität erbracht werden können wie in früheren Lebensaltern.

Das Fehlen von Anregungen und Training im Alter ist mit einem hohen Risiko des rasch eintretenden Verlusts der im Lebenslauf entwickelten Fähigkeiten und Fertigkeiten verbunden. Aus diesem Grund sind auch im hohen Alter sensorische und kognitive Stimulation wie auch das gezielte körperliche, kognitive und kommunikative Training für die Erhaltung der Kompetenz zentral. In einer Interventionsstudie (Carmeli, Kessel, Coleman & Ayalon, 2002) erhielten ältere Menschen mit Down-Syndrom über sechs Monate ein Gehtraining auf dem Laufband. Nach Ablauf des Trainings zeigte die Interventionsgruppe eine Verlängerung der Gehstrecke, eine Erhöhung der Gehgeschwindigkeit, eine zeitliche Verlängerung der Phase der Belastbarkeit und eine höhere Mobilität. Das Sturzrisiko war durch die erzielte Erhöhung der Muskelkraft und die Stabilisierung des Gleichgewichts deutlich verringert.

Kompetenzorientierung in der Behindertenhilfe

Bei der Entwicklung von Rehabilitations- und Bildungskonzepten ist bedeutsam, dass gezielt an früheren Förderansätzen angeknüpft und zudem das Training *spezifischer* Fertigkeiten und Funktionen fortgesetzt wird, dass auch nach Ausscheiden aus der Werkstätte ein hohes Maß an Tagesstrukturierung und sinnerfüllter Aktivität gegeben ist, dass Möglichkeiten zu kreativer Tätigkeit, zu kognitivem und körperlichem Training gegeben sind und dass bei der Umwelt-

gestaltung die Forderung nach Barrierefreiheit, nach optimalem Anregungsgehalt und nach individuell zugeschnittenen Hilfsmitteln berücksichtigt wird. Wichtig für Lebenszufriedenheit, Selbstständigkeit und Selbstverantwortung im Alter ist die gezielte Vorbereitung auf das Ausscheiden aus der Werkstätte. Kontakte zur Werkstätte sollten auch nach Ausscheiden aus dem Beruf möglich sein, wenn der Wunsch danach besteht. Aufgrund verringerter körperlicher

Belastungsfähigkeit oder des Todes der Eltern ist die familiäre Betreuung älterer Menschen mit geistiger Behinderung vielfach nicht gesichert. Aus diesem Grund müssen vermehrt alternative Formen des gemeinschaftlichen Wohnens geschaffen werden. Dabei ist in besonderem Maße auf die Erhaltung der sozialen Partizipation der Menschen mit geistiger Behinderung zu achten. Diesen muss Gelegenheit gegeben werden, in einem vertrauten Umfeld mit vertrauten Menschen zu leben. Aus diesem Grund ist im Falle eines auftretenden Hilfe- oder Pflegebedarfs das Verbleiben in der Behinderteneinrichtung dem Umzug in ein Altenpflegeheim vorzuziehen. Dabei bildet die Integration von Elementen der Behinderten- und Altenhilfe in den Pflegekonzepten eine wesentliche Voraussetzung.

Die Betreuung, Versorgung und Pflege von älteren Menschen mit geistiger Behinderung erfordert von den Mitarbeitern ein differenziertes berufliches Kompetenzprofil. Bei älteren Menschen mit geistiger Behinderung sind fundierte Kenntnisse und Erfahrungen sowohl auf dem Gebiet der Heilerziehungspflege als auch auf dem Gebiet der Altenpflege notwendig. Dieses hoch differenzierte Kompetenzprofil ist jedoch nur selten anzutreffen. Die Betreuung und Pflege älterer Menschen mit geistiger Behinderung wird zumeist von Pflegefachkräften geleistet, deren Ausbildung nur in Teilen den Anforderungen entspricht, die der berufliche Alltag stellt (Ding-Greiner & Kruse, 2010). Der Einfluss theoretischen und praxisorientierten Wissens von Pflegefachkräften über die körperliche, alltagspraktische und kognitive Veränderungskapazität von alten Menschen mit geistiger Behinderung auf deren Selbstständigkeit und Selbstverantwortung im Alltag wurde in einer Interventionsstudie nachgewiesen (Kruse & Ding-Greiner, 2003). In der Interventionsgruppe wurden mit Heilerziehungspflegern aus heilpädagogischen Einrichtungen Videoaufnahmen ausgewertet, in denen deren Verhalten gegenüber alten Menschen mit geistiger Behinderung in Situationen der Selbstpflege festgehalten war. Zudem wurden Erkenntnisse der gerontologischen Heilerziehungspflege und -pädagogik vermittelt. Verglichen mit dem Prätest zeigte die Interventionsgruppe im Posttest eine deutlich stärkere Selbstständigkeitsorientierung im Pflegeverhalten; weiterhin war bei den alten Menschen mit geistiger Behinderung eine deutlich höhere Eigeninitiative erkennbar; in der Kontrollgruppe fanden sich hingegen in Bezug auf beide Merkmale keinerlei Veränderungen.

Rechtliche Fragen

Mit dem im Jahre 2001 in Kraft getretenen Neunten Buch des Sozialgesetzbuchs wurde die Eingliederungshilfe für behinderte Menschen in das übergreifende Rehabilitations- und Teilhaberecht des SGB IX einbezogen. Die Eingliederungshilfe für behinderte Menschen umfasst dabei einen *offenen* Leistungskatalog unterschiedlicher Hilfen; sie ist an keine Altersgrenze gebunden: Für Menschen aller Lebensalter ist in jedem Einzelfall zu prüfen, welche Hilfe erforderlich ist. Dabei gilt das Recht auf Eingliederungshilfe *unabhängig* von Umfang und Intensität des Pflegebedarfs. Der *gleichzeitige* Anspruch auf Eingliederungshilfe und häusliche Pflege (SGB XI) sollte aufrechterhalten werden, da sich das Zusammenwirken von Eingliederungshilfe und häuslicher Pflege in der Praxis bewährt hat (Bundesvereinigung Lebenshilfe für

II Individuum

Menschen mit geistiger Behinderung, 2010). In diesem Kontext wird auch dem leistungsträgerübergreifenden persönlichen Budget nach § 17 Abs. 2 SGB IX (eingeführt in 2008) große Bedeutung fur die Harmonisierung der Leistungen von Teilhabe und Pflege beigemessen.

Die Eingliederungshilfe für Menschen mit Behinderung bildet – betrachtet man diese im Kontext getätiger Ausgaben – die zentrale Komponente des öffentlichen Fürsorgesystems: Ende 2009 entfielen 57 % aller Sozialhilfeausgaben (insgesamt fast 22 Milliarden Euro) auf die Behindertenhilfe, 19 % auf die Grundsicherung im Al-

ter und bei Erwerbsminderung, 14 % auf die Hilfe zur Pflege und 4,7 % auf die Hilfe zum Lebensunterhalt. Dabei entfielen 32 % aller Leistungen für Menschen mit Behinderung auf »Hilfen zum selbstbestimmten Leben in betreuten Wohnmöglichkeiten«, 26 % auf »Leistungen in anerkannten Werkstätten für Menschen mit Behinderung« und 12 % auf »andere Leistungen zur Teilhabe am Leben in der Gemeinschaft«. Einen Großteil der Aufwendungen in der Behindertenhilfe – ca. 80 % – machten Personalkosten aus (Grell, 2011).

Ausblick

In der Behindertenhilfe wird großes Gewicht auf Möglichkeiten der *Teilhabe* gelegt. Neben der Fähigkeit zum Treffen von Entscheidungen (im Sinne von Entscheidungskompetenz) und der Wahlfreiheit nehmen Möglichkeiten zur Teilhabe den breitesten Raum in der Diskussion neuer Konzepte ein. Dabei wird die Bedeutung des *Wohnens* für die Teilhabe unterstrichen: Das Betreute Wohnen und das Wohnen im Verbund sind zentrale Elemente des *Wohnens in der Gemeinde*, durch die zu vermehrter Teilhabe und Autonomie beigetragen wird. Zudem leben viele stationäre Einrichtungen der Behindertenhilfe enge Beziehungen zwischen ihrer Einrichtung und der Gemeinde, um auf diese Weise Teilhabe zu fördern und soziale Segregation abzubauen. Neben dem Wohnen wird der *Gestaltung der sozialen Beziehungen* große Bedeutung für die Teilhabe beigemessen. Dabei ist wichtig, dass sich die Beziehungen nicht allein auf Menschen mit Behinderung beschränken, sondern auch Menschen ohne Behinderung einschließen. In den USA gibt es viele ehrenamtliche Initiativen,

die darauf zielen, ältere Menschen aus Einrichtungen der Behindertenhilfe und ältere Menschen ohne Behinderung zusammenzubringen, sodass (für beide Gruppen!) ein erkennbarer Zuwachs an Teilhabe möglich wird.

Die Perspektiven der Behindertenhilfe mit Blick auf die Förderung von Lebensqualität alter Menschen lassen sich wie folgt charakterisieren:

- Erhaltung von Fähigkeiten, Fertigkeiten und Interessen, die diese bereits in früheren Lebensjahren ausgebildet haben,
- Schaffung von Kreativitätsräumen,
- Erschließung neuer Möglichkeiten sozialer und kultureller Teilhabe wie auch neuer Möglichkeiten eines mitverantwortlichen Lebens,
- Erhaltung von Selbstständigkeit, Selbstverantwortung und Mitverantwortung auch im Falle bereits eingetretener funktioneller Einbußen.

Diese Vielfalt von Anforderungen, die Einrichtungen der Behindertenhilfe mit Blick auf ein »gutes Leben« im Alter zu erfüllen haben, legt auch die Forderung nach Aufrechterhaltung eines *Bildungskonzepts* für alte Menschen mit Behinderung nahe. Das Bildungsverständnis akzentuiert dabei die Lern- und Veränderungspotentiale und die Differenzierungsfähigkeit des Menschen über die gesamte Lebensspanne.

Literatur

Bundesvereinigung Lebenshilfe für Menschen mit geistiger Behinderung e.V. (2010). *Teilhabe und Pflege. Ein Positionspapier der Bundesvereinigung Lebenshilfe für Menschen mit geistiger Behinderung e.V.* Marburg: Bundesvereinigung Lebenshilfe für Menschen mit geistiger Behinderung.

Carmeli, E., Kessel, S., Coleman, R. & Ayalon, M. (2002). Effects of a Treadmill Walking Program on Muscle Strength and Balance in Elderly People With Down Syndrome. *Journal of Gerontology, 57,* 106–110.

Cooper, S. A. (1998). Clinical study of the effects of age on the physical health of adults with mental retardation. *American Journal on Mental Retardation, 102,* 582–589.

Ding-Greiner, Ch., Kruse, A. (2010). *Betreuung und Pflege geistig behinderter und psychisch kranker Menschen im Alter.* Stuttgart: Kohlhammer.

Evenhuis, H. (2001). Healthy aging – adults with intellectual disabilities: Physical health issues. *Journal of Applied Research in Intellectual Disabilities, 14,* 175–194.

Grell, B. (2011). Kommunale Fürsorgepolitik. In H.-J. Dahme (Hrsg.), *Handbuch Kommunale Sozialpolitik* (S. 162–174). Wiesbaden: VS-Verlag für Sozialwissenschaften.

Haveman, M. & Stöppler, R. (2004). *Altern mit geistiger Behinderung. Grundlagen und Perspektiven für Begleitung, Bildung und Rehabilitation.* Stuttgart: Kohlhammer.

Janicki, M. P., Davidson, P. W., Henderson, C. M. & McCallion, P. (2002). Health characteristics and health services utilization in older adults with intellectual disability living in community residences. *Journal of Intellectual Disability Research, 46,* 287–298.

Kruse, A. & Ding-Greiner, C. (2003). Ergebnisse einer Interventionsstudie zur Förderung und Erhaltung von Selbstständigkeit bei älteren Menschen mit geistiger Behinderung. *Zeitschrift für Gerontologie und Geriatrie, 36,* 463–474.

Wacker, W. & Wahl, H.-W. (2007). Altersfreundliche und ressourcenförderliche Umwelten. In Bertelsmann Stiftung (Hrsg.), *Alter neu denken* (S. 217–247). Gütersloh: Verlag Bertelsmann Stiftung.

Yang, Q., Rasmussen, S. A. & Friedman, J. M. (2002). Mortality associated with Down's Syndrome in the USA. *Lancet, 359,* 1019–1025.

II Individuum

Emotionale Gesundheit, Depression und verwandte Erkrankungen

47 Selbstmanagement und psychisches Wohlbefinden bei älteren Menschen

Nardi Steverink[1]

Zusammenfassung

Es ist mittlerweile gut belegt, dass gesundes und zufriedenes Altern nicht nur eine Frage der richtigen Gene ist, sondern auch davon abhängt, wie Individuen aktiv ihren eigenen Alternsprozess bewältigen. Ansätze des Selbstmanagements werden zunehmend innerhalb des Gesundheitssystems angewendet, aber gewöhnlich nur zur Bewältigung eines konkreten Gesundheitsproblems (z. B. Diabetes mellitus). Alternde Menschen sind nun insgesamt besonders verletzlich, z. B. durch Verluste von Ressourcen in verschiedenen Bereichen der Funktionsfähigkeit. Sie erfordern folglich einen breiteren Ansatz des Selbstmanagements, welcher sich nicht ausschließlich auf einen Bereich konzentriert, sondern der generell Fähigkeiten in den Blick nimmt, um Funktionsfähigkeit und Wohlbefinden in verschiedenen Bereichen zu erhalten. Solche Interventionen sind derzeit leider immer noch sehr selten. In diesem Beitrag werden dazu zwei beispielhafte Programme vorgestellt. Diese breiter gefassten Interventionen des Selbstmanagements sind ein wertvolles Werkzeug für Gesundheitsvorsorge und Wohlergehen älterer Menschen.

Einführung

Wenn Menschen altern, sind sie oft mit Veränderungen und Verlusten konfrontiert, welche eine Bedrohung der Gesundheit und des psychischen Wohlbefindens sein können. Inzwischen ist bekannt, dass die angemessene Bewältigung dieser Veränderungen wesentlich davon abhängt, auf welche Art Individuen aktiv ihren eigenen Alternsprozess steuern. Diese Fähigkeit variiert zwischen Menschen, kann aber verbessert werden. Ältere Menschen dabei zu unterstützen, gut zu altern, bedeutet daher in erster Linie, sie dabei zu unterstützen, die Fähigkeit zur Steuerung ihres eigenen Lebens und ihres eigenen Wohlbefindens zu bewahren oder wiederzuerlangen.

Im physischen Bereich gibt es verschiedene Interventionen des Selbstmanagements, die speziell auf ein bestimmtes chronisches körperliches Gesundheitsproblem ausge-

1 Nardi Steverink dankt Daphne Kuiper und Annemieke Visser, welche zu diesem Kapitel beigetragen haben. Dieses Kapitel ist von Vera Clavairoly und Hans-Werner Wahl ins Deutsche übertragen worden.

richtet sind, wie zum Beispiel Rheumatismus oder Diabetes mellitus (für einen Überblick s. Lawn & Schoo, 2010). Für solche Erkrankungen wurden wichtige Erkenntnisse über Verhaltensweisen des Selbstmanagements generiert und in Interventionen übersetzt. Zwischenzeitlich sind nun zwei wichtige Erkenntnisse zutage getreten, welche die Sichtweise von Selbstmanagement verändert haben. Erstens wurde zunehmend deutlich, dass ältere Menschen nicht nur im Stande sein müssen, mit einem speziellen physischen Gesundheitsproblem umzugehen, sondern mit der Tatsache, dass sie mit dem Alter vielfachen Herausforderungen (physischen, sozialen und mentalen) gleichzeitig gegenüberstehen. Folglich sind Fähigkeiten des Selbstmanagements erforderlich, die diese vielfachen Herausforderungen zeitgleich bewältigen. Zweitens schließen die Verluste, mit denen alternde Menschen konfrontiert sind, Verluste der Fähigkeit zu Selbstmanagement selbst ein. Somit werden die Herausforderungen schwerwiegender und die Fähigkeit, sie zu bewältigen, nimmt ab. Wie ist das möglich?

Altern impliziert oftmals die Abnahme von Reserven und Ressourcen in mehr als einem Bereich und die gegenseitige Verstärkung dieser Verluste. Zum Beispiel kann der Verlust von sozialen Rollen einen negativen Einfluss auf die Stimmung von Menschen haben, was wiederum die Motivation, auf seine physische Gesundheit achtzugeben, unterlaufen kann. Dies kann dann in der Folge zu einem weiteren Verlust von sozialen Aktivitäten und Ressourcen führen usw. Deshalb kann bereits ein relativ geringer Verlust in einem Bereich zu einer generellen Abwärtsspirale und letztlich zu einem Ressourcenverlust in vielfachen Bereichen führen. Aufgrund der abnehmenden allgemeinen Reservekapazitäten, spezifische Verluste von Ressourcen zu kompensieren, werden ältere Menschen zudem insgesamt psychisch und physisch vulnerabler. Dies reduziert ebenfalls ihre Fähigkeit zum Selbstmanagement. Zum Beispiel können Einschränkungen der Mobilität Menschen daran hindern, aus ihrem Haus zu gehen, was zu Einsamkeit führen kann. Einsamkeit wiederum kann zu depressiven Symptomen führen, was nochmals den Wunsch, aus dem Haus zu gehen, verringern kann und somit Mobilität reduziert. Als Folge verlieren Menschen den Antrieb, die Initiative zu übernehmen. Ihr Zeithorizont verengt sich, die Bereitschaft, in Handeln zu investieren, nimmt ebenso ab wie Gefühle der Selbstwirksamkeit und Kontrolle, d. h. all jene Kompetenzen, welche man braucht, um wieder aktiv zu werden. Insgesamt können altersbedingte Veränderungen und Verluste akkumulieren und interagieren und auf diese Weise eine abnehmende Kapazität der Selbstregulation in einer Situation bewirken, in der gerade diese Kapazität besonders stark gebraucht wird. Folglich können ältere Menschen von Interventionen des Selbstmanagements profitieren, welche sich nicht nur auf ein spezifisches physisches Gesundheitsproblem konzentrieren, sondern welche alle Kernaspekte des Wohlbefindens abdecken, die Aufrechterhaltung oder Wiedergewinnung der Fähigkeit zum Selbstmanagement selbst eingeschlossen.

Interventionen zu Selbstmanagement und Wohlbefinden

Was benötigen ältere Menschen, um ihren eigenen Alterungsprozess bezüglich des Wohlbefindens selbst zu steuern, und kann dies trainiert werden? Als eine erste Anforderung wird häufig mehr Aufmerksamkeit gegenüber psychosozialen Problemen zu-

Tab. 47.1: Beispiele für evidenzbasierte Interventionen mit dem Ziel der Verbesserung von Selbstmanagement und Wohlbefinden

Schwerpunkt der Intervention	Zielgruppe	Art der Intervention	Interventionsformen	Bereiche der Ergebnismessung	Studien zu Effekten
Körperliches Wohlbefinden / Physische Gesundheit	Patienten mit spezifischen Gesundheitsproblemen	Selbstmanagement von Gesundheitsproblemen	Auf physische Gesundheit ausgerichtete Selbstmanagement-Verhaltensweisen	Indikatoren physischer Gesundheit	Lawn & Schoo, 2010
Psychisches (emotionales) Wohlbefinden	Ältere Menschen mit psychischen Problemen, z. B. Depression oder Einsamkeit	Lebensrückblick Psychosoziale Intervention Proaktives Coping	Proaktives Coping Autobiographischer Abruf von Informationen Empowerment Gruppenunterstützung (peer support) Soziale Integration Kompetenzen vermitteln	Lebenszufriedenheit Depression Hoffnungslosigkeit Selbstwertgefühl Psychisches Wohlbefinden	Bode et al., 2007 Chiang et al., 2008 Routasalo et al., 2008 Serrano et al., 2004
Allgemeines subjektives Wohlbefinden (physisch und psychosozial)	Ältere Menschen mit Risiko-Konstellationen oder physische und psychosoziale Gefährdungen	Selbstmanagement von Wohlbefinden (z. B. die GRIP- und GLANS-Programme; s. dazu auch Text)	Training von Selbstmanagement-Fähigkeiten (gerichtet auf Kerngebiete des Wohlbefindens)	Allgemeines subjektives Wohlbefinden	Frieswijk et al., 2006 Kremers et al., 2006 Schuurmans, 2004

sätzlich zu körperlichen Gesundheitsproblemen benötigt. Obwohl sie immer noch recht selten sind, existieren zwischenzeitlich evidenzbasierte Verhaltensinterventionen, welche auf Depressionen und Einsamkeit fokussieren oder Indikatoren des psychischen Wohlbefindens, wie Lebenszufriedenheit oder Selbstwertgefühl, verbessern. **Tabelle 47.1** zeigt einige Beispiele aktueller evidenzbasierter Interventionen.

Neben gesundheitsbezogenen Interventionen des Selbstmanagements (Lawn & Schoo, 2010) gibt es auch Beispiele für Interventionen, die sich auf das psychische Wohlbefinden konzentrieren. Zum Beispiel evaluierten Serrano und Kollegen (Serrano, Latorre, Gatz & Montanes, 2004) eine

vierwöchige Lebensrückblick-Therapie mit älteren depressiven Menschen (mittleres Alter: 77 Jahre). Sie fanden in einer Folgeerhebung einen Monat nach Abschluss der Intervention Verbesserungen in Lebenszufriedenheit, Depression und Hoffnungslosigkeit. Chiang und Kollegen (Chiang, Lu, Chu, Chang & Chou, 2008) evaluierten ein Gruppenprogramm zum Lebensrückblick bei institutionalisierten älteren Menschen (mittleres Alter: 78 Jahre). Sie fanden nach acht Wochen Verbesserungen der Lebenszufriedenheit und des Selbstwertgefühls. In einer Studie zu einer zwölfwöchigen psychosozialen Gruppentherapie, ausgerichtet auf *Empowerment* und die Verbesserung der sozialen Integration bei selbstständig lebenden einsamen älteren Personen (mittleres Alter: 80 Jahre), wurde nach zwölf Monaten ein verbessertes psychisches Wohlbefinden gefunden (Routasalo, Tilvis, Kautiainen & Pitkala, 2008). Die Studie von Bode und Kollegen (Bode, de Ridder, Kuijer & Bensing, 2007) untersuchte ein vierwöchiges Gruppenprogramm zur Verbesserung proaktiver Bewältigungsstrategien für ältere Personen, welche über Altern und ihre Zukunft beunruhigt waren (mittleres Alter: 61 Jahre). Nach drei Monaten wurde eine Verbesserung in vier Bereichen von proaktiven Bewältigungsstrategien gefunden: realistische Zielsetzung, Nutzung von hilfreichem Feedback, Zukunftsbewertung und Einsatz von Ressourcen.

Studien, wie in **Tabelle 47.1** dargestellt, konzentrieren sich häufig auf ältere Personen mit spezifischen Problemen (z. B. Depression, Einsamkeit oder das Erleben von Sorgen). Zusätzlich variieren, wie aus **Tabelle 47.1** ersichtlich, die Interventionen beträchtlich hinsichtlich der auf Selbstmanagement bezogenen Verhaltensweisen und der angestrebten Effekte. Darüber hinaus variieren sie in Bezug auf die Untersuchung von Zusammenhängen zwischen Trainingsinhalten und Ergebnissen.

Eine bedeutende Anforderung an Interventionen, welche die Verbesserung der Fähigkeit zum Selbstmanagement und zum Wohlbefinden im Alternsprozess zum Ziel haben, besteht darin, dass nicht nur die wichtigen Verhaltensweisen (z. B. Fähigkeiten zum Selbstmanagement) spezifiziert werden, sondern auch, worauf die Fähigkeiten zum Selbstmanagement gerichtet sein sollten (z. B. auf Wohlbefinden). Fähigkeiten zum Selbstmanagement können nur dann effizient sein, wenn sie auf die Kerndimensionen des Wohlbefindens gerichtet sind, d. h. auf die physische und die psychosoziale Dimension des Konstrukts. Für die Planung von Interventionen impliziert dies, dass sowohl die jeweils relevanten Selbstmanagement-Fähigkeiten als auch die entsprechenden Dimensionen des Wohlbefindens explizit identifiziert und ihr Zusammenspiel bzw. ihre Orchestrierung in Interventionsprogrammen beachtet werden müssen.

Im Folgenden werden beispielhaft Interventionsprogramme, die in den Niederlande entworfen und mit Erfolg evaluiert wurden (Steverink, 2009a), beschrieben. Sie bezwecken ausdrücklich, die Fähigkeit zum Selbstmanagement und das allgemeine Wohlbefinden älterer Personen zu verbessern.

Beispiele für Interventionen

Die in den Niederlanden angebotenen Kurse GRIP (sinngemäß aus dem Niederländischen für »Griff«) und GLANS (sinngemäß für »Glanz«) richten sich an ältere Personen, die Ressourcen in mehreren Bereichen der psycho-physischen Funktionsfähigkeit verloren haben oder gefährdet sind, diese zu verlieren, was zu einer verminderten Kapazität bei der Bewältigung von neuen Verlusten und altersabhängigen Veränderungen führen kann. Die Interventionen beziehen sich deshalb explizit auf den Aspekt der vielfachen Herausforderungen des Alterns, die bereits weiter oben erörtert wurden. Außerdem basiert der Ansatz von GRIP und GLANS auf einem ausdrücklich positiven Konzept von Altern in dem Sinne, dass er auf noch erhaltene Fähigkeiten fokussiert und nicht nur auf Fähigkeiten, die bereits verloren gegangen sind. Zusätzlich sind die in den Programmen vermittelten Fähigkeiten zum Selbstmanagement nicht

II Individuum

nur als eine Antwort auf Verlusterfahrungen zu verstehen, sondern auch als ein Werkzeug, das eingesetzt werden kann, um mit zukünftigen Verlusten möglichst optimal umzugehen. Der Ansatz von GRIP und GLANS ist deshalb auch stark präventiver Natur, da er eine generative Kompetenzerhöhung anstrebt, um die eigenen physischen und sozialen Ressourcen zu steuern und zu stärken.

Die Interventionen GRIP und GLANS beziehen sich ausdrücklich auf die Theorie des »Self-Management of Well-being« (Steverink, Lindenberg & Slaets, 2005; Steverink, 2009a). Diese Theorie postuliert, dass Menschen, wenn sie Ressourcen verlieren, nicht nur hinsichtlich ihres Wohlbefindens gefährdet sind, sondern auch die Kapazität zum Selbstmanagement in Frage stehen kann. Deshalb müssen Fähigkeiten zum Selbstmanagement zusammen mit wichtigen Ressourcen des physischen und sozialen Wohlbefindens verstärkt werden. Wenn Personen gute Fähigkeiten zum Selbstmanagement haben – sprich Fertigkeiten, welche sie dazu befähigen, ihre physischen und sozialen Ressourcen angemessen einzusetzen – sollte dies erwartungsgemäß das physische und soziale Wohlbefinden unterstützen bzw. zu dessen Wiedergewinnung beitragen. Die Theorie des »Self-Management of Well-being« definiert Kernbereiche des Wohlbefindens und Kernfertigkeiten des Selbstmanagements. Beides, die Dimensionen des Wohlbefindens und die Fähigkeiten des Selbstmanagements, sind ausdrücklich untereinander verbunden in einer Matrix der Fähigkeiten und Bereiche des Wohlbefindens (s. im Detail bei Steverink et al., 2005). Diese Matrix legt im Wesentlichen dar, dass jede der Fähigkeiten auf jede der Dimensionen des Wohlbefindens Bezug nehmen muss, damit allgemeines Wohlbefinden erreicht wird. Daher bildet diese Matrix die Blaupause für die Gestaltung der Interventionen in GRIP und GLANS und folglich auch für die konkreten Bestandteile der Interventionen. Um die Effektivität dieser Interventionen bewerten zu können, wurde die Theorie auch als Basis für die Entwicklung eines Messinstruments, der Skala der Fähigkeit zum Selbstmanagement (Self-Management Ability Scale = SMAS-30), genutzt, um Selbstmanagement-Fähigkeiten direkt messen zu können (Schuurmans et al., 2005; Steverink, 2009b).

Die Interventionsprogramme GRIP und GLANS wurden in randomisierten, kontrollierten Studien evaluiert und haben sich als effektiv hinsichtlich der Verbesserung der Fähigkeit zum Selbstmanagement und der Verbesserung des Wohlbefindens in verschiedenen Gruppen älterer Menschen erwiesen. Schuurmans (2004) bewertete den GRIP-Hausbesuchskurs bei selbstständig lebenden fragilen älteren Personen (mittleres Alter: 75 Jahre). Kremers und Kollegen (Kremers, Steverink, Albersnagel & Slaets, 2006) evaluierten das GLANS-Gruppenprogramm bei einsamen älteren Frauen (mittleres Alter: 64 Jahre). Frieswijk und Kollegen (Frieswijk, Steverink, Buunk & Slaets, 2006) bewerteten die GRIP-Selbsthilfemaßnahme bei geringfügig fragilen, selbstständig lebenden älteren Personen (mittleres Alter: 73 Jahre). Alle drei Studien fanden positive Effekte der Programme sowohl im Hinblick auf die Fähigkeit zum Selbstmanagement als auch bezüglich des subjektiven Wohlbefindens. Diese Effekte waren auch nach vier bis sechs Monaten noch vorhanden.

Ausblick

In der gegenwärtigen gesellschaftlichen Situation, in der die Anzahl älterer Menschen und die Kosten des Gesundheitswesens steigen, ist es von äußerster Wichtigkeit, Wege der Unterstützung von älteren Menschen zu finden, damit diese gesund und zufrieden bleiben. Dies ist auch in Übereinstimmung mit dem klaren Wunsch von vielen älteren Menschen: sie möchten gerne die Kontrolle über ihr eigenes Leben und über ihr eigenes Wohlbefinden so lange wie möglich behalten. Daher scheinen unterstützende Interventionen zur Fähigkeit des Selbstmanagements und zur Verbesserung des Wohlbefindens ein wertvolles Werkzeug für Gesundheit und Wohlergehen bei älteren Menschen zu sein. Zwei Erkenntnisse sind hier besonders wichtig. Erstens sind viele ältere Menschen mit Veränderungen und Verlusten in verschiedenen Bereichen gleichzeitig konfrontiert, welche oftmals in Wechselwirkung zu einer Abwärtsspirale des abnehmenden allgemeinen Wohlbefindens, sowohl physisch als auch psychosozial, beitragen. Diese vielfachen Herausforderungen müssen gemeinsam – nicht isoliert – bewältigt werden, um das physische und psychosoziale Wohlbefinden aufrecht zu erhalten. Zweitens nimmt als eine Folge von negativen Veränderungen und Verlusten die Fähigkeit der Menschen ab, mit diesen Veränderungen und Verlusten umzugehen – also einer Fähigkeit, die sie mehr als jemals zuvor benötigen. Folglich gibt es zwei zusammenhängende Prozesse, welche beide die Aufmerksamkeit von professionell mit Älteren Arbeitenden benötigen. Zusätzlich bedarf die entsprechende Interventionsforschung mehr Aufmerksamkeit. Es existieren Befunde, die unterstützen, dass derartige psychosozial orientierte Interventionen Gesundheitskosten einsparen helfen. Deshalb können solche Interventionen ein wichtiges ergänzendes Werkzeug für die Gesundheitsvorsorge und das Wohlergehen älterer Menschen sein. Bislang werden die Interventionen GRIP und GLANS im niederländischen Gesundheitswesen und in den entsprechenden Wohlfahrtsorganisationen eingesetzt. Teil dieses Projekts ist auch die Bestimmung ihres Kosten-Nutzen-Verhältnisses (Kuiper, Visser, Sanderman, Reijneveld & Steverink, 2010).

Umfassende Interventionen des Selbstmanagements, wie die Interventionen GRIP und GLANS, können auch für die Prävention wichtig sein. Gesund und zufrieden zu altern, erfordert oftmals, dass Menschen bereits in jüngeren Jahren lernen, wie sie ihre Ressourcen angemessen steuern und einsetzen. Wenn sie älter werden, haben sie dann möglicherweise besser gelernt, Ressourcen aufzubauen und zu erhalten. Deshalb sind Interventionen des Selbstmanagements – welche dem breiten Spektrum der Fähigkeit zum Selbstmanagement im Zusammenspiel mit Kernaspekten des Wohlbefindens Rechnung tragen – nicht nur ein Werkzeug des reaktiven Managements (sich mit Verlusten befassen, die bereits stattgefunden haben); sie sind auch ein Werkzeug des proaktiven und vorbeugenden Handelns (Ressourcen aufbauen, bevor die Verluste stattgefunden haben). Würde man dem Aufbau der Fähigkeit zum Selbstmanagement und des Wohlbefindens sowie der Prävention von Verlusten mehr Aufmerksamkeit schenken, und dies sowohl bei älteren als auch bei jüngeren Menschen, könnte dies dazu führen, dass mehr Menschen als heute als »gute Selbstmanager« ihres eigenen Wohlbefindens ihr Altern gestalten.

II Individuum

315

Literatur

Bode, C., de Ridder, D. T, D., Kuijer, R. G. & Bensing, J. M. (2007). Effects of an intervention promoting proactive coping competencies in middle and late adulthood. *The Gerontologist, 47*, 42–51.

Chiang, K., Lu, R., Chu H., Chang, Y. & Chou, K. (2008). Evaluation of the effect of a life review group program on self-esteem and life satisfaction in the elderly. *International Journal of Geriatric Psychiatry, 23*, 7–10.

Frieswijk, N., Steverink, N., Buunk, B. P., Slaets, J. P. J. (2006). The effectiveness of a bibliotherapy in increasing the self-management ability of slightly to moderately frail older people. *Patient Education and Counseling, 61*, 219–227.

Kremers, I. P., Steverink, N., Albersnagel, F. A. & Slaets, J. P. J. (2006). Improved self-management ability and well-being in older women after a short group intervention. *Aging and Mental Health, 10*, 476–484.

Kuiper, D., Visser, A., Sanderman, R., Reijneveld, S. A. & Steverink, N. (2010). Implementatie van de GRIP- en GLANS-cursussen voor ouderen: een welzijnsproject binnen het Nationaal Programma Ouderenzorg. Poster at the NVG Conference, 1st Oktober, Ede. (http://www.nardisteverink.nl/index.php?content=publications; Zugriff am 6.9.2011)

Lawn, S. & Schoo, A. M. (2010). Supporting self-management of chronic health conditions: common approaches. *Patient Education and Counseling, 80*, 205–211.

Routasalo, P. E., Tilvis, R. S., Kautiainen, H. & Pitkala, K H. (2008). Effects of psychosocial group rehabilitation on social functioning, loneliness and well-being of lonely, older people: randomized controlled trial. *Journal of Advanced Nursing, 65*, 297–305.

Schuurmans, H. (2004). Promoting well-being in frail elderly people: Theory and intervention. Dissertation, Groningen University. (http://irs.ub.rug.nl/ppn/264412974; Zugriff am 6.9.2011).

Schuurmans, H., Steverink, N., Frieswijk, N., Buunk, B. P., Slaets, J. P. J. & Lindenberg, S. (2005). How to measure self-management abilities in older people by self-report. The development of the SMAS-30. *Quality of Life Research, 14*, 2215–2228.

Serrano, J. P., Latorre, J. M., Gatz, M. & Montanes, J. (2004). Life review therapy using autobiographical retrieval practice for older adults with depressive symptomatology. *Psychology and Aging, 19*, 272–277.

Steverink, N. (2009a). Gelukkig en gezond ouder worden: welbevinden, hulpbronnen en zelfmanagementvaardigheden. *Tijdschrift voor Gerontologie en Geriatrie, 40*, 244–252.

Steverink, N. (2009b). Self-Management Ability Scale (SMAS-30), versie 2, December 2009. (http://www.nardisteverink.nl/index.php?content=materials; Zugriff am 6.9.2011).

Steverink, N., Lindenberg, S. & Slaets, J. P. J. (2005). How to understand and improve older people's self-management of wellbeing. *European Journal of Ageing, 2*, 235–244.

48 Intervention bei Depression

Martin Hautzinger

Zusammenfassung

Psychotherapie mit älteren und alten Menschen ist möglich und erfolgreich. Die empirische Befundlage dazu ist inzwischen umfangreich und überzeugend. Am Beispiel der Depression, einer der häufigsten Störungen im höheren Lebensalter, werden exem-plarisch psychologische Interventionsmöglichkeiten und deren Begründung dargestellt.

Ausgehend von einem allgemeinen Modell erfolgreichen Alterns lassen sich psychotherapeutische (kognitiv-verhaltenstherapeutische) Angebote für depressive ältere Menschen begründen und konkret entwickeln. Unser Gruppenprogramm »Depression im Alter« wird illustriert und Befunde der Evaluation dazu werden vorgestellt.

Einführung

Depressionen sind psychische Störungen, bei denen die Beeinträchtigung der Stimmung, Verlust der Freude, emotionale Leere, Antriebslosigkeit, Interesseverlust und zahlreiche körperliche Beschwerden wesentliche Merkmale sind. Im Alter zeigen sich Depressionen grundsätzlich nicht anders als in jüngeren Jahren. Durch die Wahrscheinlichkeit gleichzeitig vorhandener körperlicher Erkrankungen und aufgrund der Möglichkeit eines beginnenden kognitiven Abbaus bei älteren Menschen, doch auch durch das Verkennen depressiver Symptome als »natürliche Folge des Alterungsprozesses«, gestaltet sich die Diagnose einer Depression schwieriger. Bei älteren Patienten bestimmen oft körperliche Symptome (insbesondere Schlafstörungen und gastrointestinale Beschwerden), kognitive Symptome (insbesondere Klagen über ein schlechtes Gedächtnis), Angst (Sorgen, dysphorischer Affekt, Klagsamkeit) bzw. somatoforme Befürchtungen das klinische Bild. Es gibt zahlreiche Studien, die zeigen, dass mit körperlichen Erkrankungen, mit hormonellen bzw. Stoffwechselkrankheiten (z. B. Diabetes mellitus), mit zerebralen Abbauprozessen sowie mit neurologischen Erkrankungen (z. B. Schlaganfall, Parkinson) Depressionen einhergehen.

Diagnostisch ist die Abgrenzung zwischen einer beginnenden degenerativen Demenz und einer Depression nicht einfach. Für depressive Störungen im Alter sprechen: depressive Episoden in der Vorgeschichte, unauffällige neurologische Symptomatik, ständige dysphorisch-depressive bzw. ängstlich-hilflose Stimmung, klagsame Haltung und Herausstellung der kognitiven Defizite, unauffällige Aufmerksamkeit, Auffassung und Orientierung, bei Tests variierende Leistungen, frühmorgendliches Erwachen mit pessimistisch-grüblerischem Denken, Schwankungen über den Tag, Antriebsminderung, Appetitstörung, Selbstmordgedanken.

Für eine beginnende bzw. manifeste Demenz sprechen: schleichender Beginn, unkooperatives, misstrauisches, ungeselliges Verhalten, neurologische Symptomatik, reduzierte Wachheit, eingeschränkte Konzentration und Aufmerksamkeit, Desorientierung und Verwirrtheit, Einschränkungen des Kurzzeitgedächtnisses, Bemühen, kognitive Defizite zu verbergen, flacher Affekt bzw. emotionale Labilität und fluktuierende Stimmungszustände, Umkehrung des Schlaf-Wach-Rhythmus, keine Hinweise auf frühere Psychopathologie und Depression, bei Tests konsistente schlechte Leistungen.

Epidemiologie und Verlauf

In der Bevölkerung findet sich bei den über 70-Jährigen eine Prävalenz von 9 bis 10 % ernsthafter Depressionen (Weyerer & Bickel, 2007). Subklinische, also unterschwellige, knapp die Diagnosegrenze verfehlende depressive Störungen werden meist mit 18 bis 20 % angegeben (Linden et al., 1998). In Verbindung mit bereits genannten chronischen Erkrankungen und Behinderungen steigen die Depressionszahlen dann auf 35 bis 40 % unter den über 75-Jährigen (Wernicke, Geiselmann, Linden & Helmchen, 1997). Es gibt Schätzungen, dass ca. 40 % der Patienten im höheren Lebensalter, die in einer Allgemeinarztpraxis vorsprechen, an in der Regel nicht erkannten Depressionen leiden und entsprechend nicht bzw. falsch behandelt werden. Auf diese Weise wird zur Chronifizierung bzw. Verschlimmerung der depressiven und der anderen körperlichen Störungen beigetragen (Reynolds, Haley & Kozlenko, 2008).

Der Ausgang Suizid im Rahmen einer Depression wird auf etwa 15 bis 20 % geschätzt, liegt also beträchtlich höher als in der Normalbevölkerung. Bei 80 % der suizidalen älteren Menschen lässt sich eine ernsthafte depressive Störungen nachweisen und durch die Schwere der Depression lassen sich suizidale Tendenzen am zuverlässigsten vorhersagen. Darüber hinaus besteht eine gegenüber Nicht-Depressiven erhöhte Mortalität wegen körperlichen Störungen.

Entwicklungs- und Risikofaktoren

Das Risiko für eine depressive Entwicklung im Alter (Hautzinger 2000; 2010) ist deutlich erhöht, wenn bereits früher depressive Episoden aufgetreten sind oder die betreffende Person in jüngeren Jahren häufig krank war, wenn ein körperliches Gebrechen bzw. eine chronische Funktionseinschränkung oder Krankheit vorliegt, wenn ein körperlicher Eingriff (z. B. Operation, invasive Behandlung) stattfand bzw. ein Krankenhausaufenthalt erforderlich war. Ferner erhöhen bestimmte Präparate das

Depressionsrisiko, dazu gehören Antihypertensiva, Hormone, Kortikosteroide, Antiparkinsonmittel. Kurz zurückliegende Verluste von nahestehenden Personen, von sozialen Rollen, Aufgaben und Funktionen begünstigen ebenso eine Depression wie Defizite bei Fertigkeiten und Ressourcen. Personen mit reduzierten Interessen, Zielen, Aktivitäten, Beschäftigungen und alternativen Handlungsräumen sind anfälliger für Depressionen als Personen, die im Alter auf vielfältige Interessen, breit gestreute Aktivitäten und Handlungsräume zurück-

greifen können. Schließlich gelingt Menschen mit festen, wenig flexiblen und rigiden Vorstellungen, hohen Ansprüchen und Perfektionismus, ausgeprägter Misserfolgsorientierung und fatalistischem Attributionsstil die Anpassung an sich verändernde Gegebenheiten und unveränderbare Entwicklungen deutlich schwerer, was über das Festhalten an den alten Zielen und Ansprüchen Enttäuschung und Hilflosigkeit begünstigt und so das Depressionsrisiko erhöht.

Verhaltenstheoretische und kognitive Depressionskonzepte

Ein verhaltenstheoretisches Modell für depressive Störungen wurde zunächst unabhängig von gerontopsychologischen Überlegungen entwickelt und empirisch überprüft, später dann auf den geriatrischen Bereich übertragen und erfolgreich bei Altersdepressionspatienten angewandt (s. Hautzinger 2000). Dieses Konzept formuliert: Eine geringe Rate verhaltenskontingenter Verstärkung bedingt depressives Verhalten. Die Rate an positiver Verstärkung wird von drei Einflussgrößen bestimmt: Anzahl und Funktion potentiell verstärkender Ereignisse, Menge verfügbarer bzw. zugänglicher Verstärker, Repertoire instrumenteller Fertigkeiten. Das auf diese Weise entstehende depressive Verhalten wird häufig zumindest kurzfristig durch Zuwendung und den Wegfall unangenehmer Bedingungen verstärkt. Damit werden Lebensbedingungen älterer Menschen passend beschrieben, gut analysierbar und die Entwicklung depressiver Störungen im Alter verständlich: Belastungen nehmen zu, Verstärker werden weniger zugänglich bzw. gehen ganz verloren, die Menge verstärkender Erfahrungen sinkt, Fertigkeitsdefizite bestehen bzw. werden deutlich.

Auch wenn die empirischen Evidenzen für die ätiologische Relevanz dieses Modells schwach sind, hat es doch einen wichtigen Beitrag zur Entwicklung therapeutischer Möglichkeiten geleistet. Diese liegen in den Methoden zur Steigerung angenehmer, verstärkender Aktivitäten, zur Reduktion belastender, aversiver Bedingungen und zum Aufbau von instrumentellen Fertigkeiten und Ressourcen, insbesondere sozialer und kommunikativer Art.

Kognitive Modelle postulieren, dass Depressionen sich dann entwickeln, wenn Belastungen und persönlich wichtige Ereignisse als unkontrollierbar erlebt werden, diese Nicht-Kontrolle als dauerhaft angenommen, dem persönlichen Versagen angelastet und auch zukünftig die eigene Hilflosigkeit angenommen wird. Es ist also nicht die mangelnde Kontrolle, sondern die subjektive Verarbeitung im Sinne einer internalen, globalen und stabilen Kausalattribution negativer Ereignisse, die motivational, emotional, somatisch-vegetativ und kognitiv blockierend wirkt. Dabei kommt es im weiteren Verlauf dazu, dass sich entsprechende Erwartungshaltungen herausbilden, die dann auf neue Situationen und Ereignisse

319

voreilig und unberechtigt angewandt werden. Diese dysfunktionale Überzeugungen, Übergeneralisierungen, zweifelhaften und voreiligen Schlussfolgerungen, verzerrten Wahrnehmungen werden dann zum Gegenstand der Therapie.

Diese theoretische Begründung für psychologische Interventionen mit depressiven älteren Menschen steht in Einklang mit einem Rahmenkonzept erfolgreichen Alterns. Dabei handelt es sich um das Modell der »Selektiven Optimierung mit Kompensation« (SOK-Metamodell) nach Baltes & Baltes (1990). Dieses Metamodell formuliert drei konstituierende Komponenten erfolgreicher Anpassung an Lebensveränderungen, Belastungen und Älterwerden: Selektion, Optimierung und Kompensation (SOK). Selektion bezieht sich auf die Auswahl bzw. Veränderung von Zielen und Verhaltensbereichen; Optimierung bezieht sich auf Stärkung und Nutzung vorhandener, zielrelevanter Handlungsmittel und Ressourcen; Kompensation zielt auf die Schaffung, das Training und die Nutzung neuer Handlungsmittel.

Psychologische Intervention

Aus den dargestellten Befunden und theoretischen Überlegungen lässt sich ein Einzel- bzw. Gruppenprogramm zur psychologischen Behandlung depressiver Störungen im Alter ableiten (Hautzinger, 2000), welches folgende inhaltliche Struktur hat und in der Abfolge der Module variiert bzw. auf die persönlichen Problembereiche eines älteren Patienten angepasst werden kann:

Modul 1 (zwei bis drei Sitzungen): Begrüßen, Kennenlernen, Rational vermitteln, Problem- und Zielanalyse

Begrüßung und Vorstellungsrunde, ggf. Gruppenregeln etablieren. Ausgehend von den Erfahrungen der Teilnehmer ein Verständnis von Depression herausarbeiten, dabei Depressionsspirale erläutern, den Zusammenhang von Denken, Fühlen und Handeln an Beispielen verdeutlichen. Wichtigkeit der Übungen innerhalb und außerhalb der Sitzungen hervorheben. Problemliste für jeden Teilnehmer erstellen,

lernen, Probleme einzugrenzen, Ziele für die Gruppentherapie formulieren, Hausaufgaben (Stimmungs- und Tagesprotokoll führen, Problem- und Zielliste ergänzen).

Modul 2 (drei bis sechs Sitzungen): Angenehme Tätigkeiten und ihre Auswirkungen auf die Stimmung

Erfahrungsaustausch zu den Stimmungs- und Tagesprotokollen, Einleitung zum Thema »Handeln und Fühlen« sowie zur Bedeutung angenehmer Tätigkeiten, Ausfüllen und Auswertung der Liste angenehmer Tätigkeiten, einige dieser angenehmen Tätigkeiten in den Alltag einbauen. Angenehme Tätigkeiten und Pflichten im Alltag, Gründe für schlechte Stimmung erkennen, Gestaltung eines ausgewogenen Alltags (Wechsel von Pflichten und angenehmen Tätigkeiten), Vorausplanung mit einem Wochenplan, mit sich selbst einen Vertrag schließen). Tätigkeitsprotokoll: Wochenplanung fortführen, persönliche Liste angenehmer Aktivitäten übertragen, mit dem Tätigkeitsprotokoll die Menge angenehmer Aktivitäten steigern, Einführung in das Thema »Denken und Fühlen«, Hausaufgaben (Wochenplan, Stimmungsprotokoll, Tätigkeitsprotokoll führen).

Modul 3 (zwei bis drei Sitzungen): Lebensrückblick und Reminiszenz

Vorstellung, Besprechung und Einordnung des eigenen Lebenswegs, der Erfahrungen und Krisen, der positiven und der negativen Erfahrungen entlang der Zeitschiene (Kindheit bis Alter). Dabei liegt der Schwerpunkt auf den schönen Erfahrungen, dem Erreichten, dem Gelungenen. Die weniger schönen Erfahrungen und die nicht erreichten Ziele werden in den Rahmen der Lebensleistung eingeordnet.

Modul 4 (drei bis sechs Sitzungen): Positive und negative Gedanken beeinflussen das Befinden

Einführung bzw. Fortführung des Themas »Denken und Fühlen«, negative Gedanken erkennen und benennen, positive Gedanken finden, persönliche Gedankenmuster, Gedankenkarten führen, Gedankenkontrolltechniken: negative Gedanken unterbrechen (Stopp-Techniken), positive Gedanken steigern (Karten, Stimuluskontrolle), Hausaufgaben (Stimmungsprotokoll, Tätigkeitsprotokoll, Gedankenkarten führen, Gedankenkontrolltechniken anwenden). Gedanken verändern lernen mittels der Ereignis-bewertenden Gedanken-Gefühle-Technik (EbG-Technik), Übungen mit dem EbG-Protokoll, Finden alternativer Gedanken und deren Wirkungen auf das Befinden. Auswertung der Erfahrungen

mit der EbG-Technik, Einführung in das Thema »Soziale Kompetenz und Befinden«, was ist selbstsicheres bzw. selbstunsicheres Verhalten, woran kann man unsicheres bzw. sicheres Verhalten, Lücken im kompetenten Verhalten erkennen, Hausaufgaben (Stimmungsprotokoll, Tätigkeitsprotokoll, EbG-Protokoll anwenden und üben, Selbstbeobachtung eigenen sozial unsicheren Verhaltens).

Modul 5 (drei bis sechs Sitzungen): Sozial kompetentes Verhalten erlernen

Selbstbeobachtung sozial unsicheren Verhaltens, dabei Wiederholung und Zusammenfassung der letzten Sitzung, Herausarbeiten von typischen Situationen für sozial unsicheres Verhalten, erste Rollenspielen, Rückmeldungen zu gezeigtem Verhalten geben, Verbesserungen einüben. Selbstsicherheit und Fertigkeiten lernen durch Übungen und Probehandeln, Rollenspiele durchführen, Rückmeldung geben, Verbesserungen erproben, Hausaufgaben (Stimmungsprotokoll, Selbstsicherheit in Situationen üben). Neue Kontakte knüpfen, um Sympathie werben, Übungen und Rollenspiele dazu, Hausaufgaben (Stimmungsprotokoll, Selbstsicherheit in sozialen Situationen, neue Kontakte knüpfen).

Modul 6 (zwei bis drei Sitzungen): Zeit nach Programmende, Fortschritte und Erfolge beibehalten

Besprechung der Hausaufgaben und Erfahrungen, Wiederholung und Zusammenfassung der letzten Sitzung, Rückschau, Zielerreichung und Fortschritte reflektieren, wie kann ich Gelerntes beibehalten und Erfolge sichern, Umgang mit Krisen, Vorbe-

II Individuum

reitung auf Krisen (Notfallplanung), Rückmeldung und Kritik des Gruppenprogramms, eigenständige Fortführung der Gruppen (falls gewünscht), Verabschiedung.

Evaluation und Wirksamkeitsbeurteilung

Erfahrungen, Erprobungen und kontrollierte Studien zu diesem Interventionsprogramm erstrecken sich über 20 Jahre. Während der ersten Jahre ging es darum,

dieses Konzept zu entwickeln (Hautzinger 2000), mit einzelnen Patienten zu erproben und erste Gruppenerfahrungen zu sammeln. Der durch die Therapie erzielte Effekt auf die depressive Symptombelastung (im Vergleich zum Effekt des Wartens) erweist sich auf allen Maßen als statistisch und vor allem klinisch bedeutsam (s. **Abb. 48.1**). Unser spezifisches, kognitiv-verhaltenstherapeutisches Programm, vor allem als Einzelintervention, erweist sich auch gegenüber unspezifischen, unterstützenden Gruppen überlegen (Hautzinger & Welz, 2008).

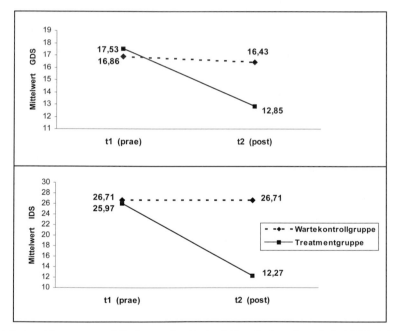

Abb. 48.1: Mittlere Eingangs- und Endwerte der Geriatrischen Depressionsskala (GDS; Selbstbeurteilung) und des Inventars Depressiver Symptome (IDS; klinisches Fremdurteil) für die Behandlungsgruppe (Treatmentgruppe) und die Wartekontrollgruppe (Hautzinger & Welz, 2004).

Ausblick

Depressive Störungen bei Menschen im höheren Lebensalter lassen sich durch psychologische Interventionen erfolgreich behandeln. Es wäre jedoch falsch anzunehmen, dass diese Erkenntnis bereits ausreichend empirisch abgesichert und wissenschaftlich begründet ist. Was fehlt, sind weitere kontrollierte Therapiestudien mit langfristigen Nachuntersuchungen und unterschiedlichen Kontroll- bzw. Vergleichsbedingungen. Unklar ist, welche älteren depressiven Patienten von der kognitiven Verhaltenstherapie besonders profitieren, welche zusätzlich medikamentös behandelt werden sollten und bei welchen Patienten eine Psychotherapie kontraindiziert ist. Zu all diesen Fragen kann man aus den bisherigen Forschungsarbeiten nur erste Anhaltspunkte ableiten, die jedoch ermutigend sind, um sie auch in den klinischen Alltag und die Versorgung älterer depressiver Patienten zu übernehmen.

Literatur

Baltes, P. B. & Baltes, M. M. (1990). Psychological perspectives on successful aging: The model of selective optimization with compensation. In P. B. Baltes & M. M. Baltes (Eds.), *Successful aging: Perspectives from the behavioral sciences* (pp. 1–34). Cambridge: Cambridge University Press.

Hautzinger, M. (2000) *Depression im Alter*. Weinheim: Beltz/PVU.

Hautzinger, M. (2010) *Akute Depression*. Göttingen: Hogrefe.

Hautzinger, M. & Welz, S. (2004) Kognitive Verhaltenstherapie bei Depressionen im Alter. Ergebnisse einer kontrollierten Vergleichsstudie unter ambulanten Bedingungen an Depressionen mittleren Schweregrads. *Zeitschrift für Gerontologie und Geriatrie, 37*, 427–435.

Hautzinger, M. & Welz, S. (2008) Kurz- und langfristige Wirksamkeit kognitiver Verhaltenstherapie bei Depressionen im Alter. *Zeitschrift für Klinische Psychologie und Psychotherapie 37*, 52–60.

Linden, M., Kurtz, G., Baltes, M. M., Geiselmann, B., Lang, F. R., Reischies, F. M. & Helmchen, H. (1998). Depression bei Hochbetagten. Ergebnisse der Berliner Altersstudie. *Nervenarzt, 69*, 27–37.

Reynolds, S., Haley, W. E. & Kozlenko, N. (2008) The impact of depressive symptoms and chronic diseases on active life expectancy in older Americans. *American Journal of Geriatric Psychiatry 16*, 425–432.

Wernicke, T. F., Geiselmann, B., Linden, M. & Helmchen, H. (1997). Prävalenz von Depressionen im Alter – Die Berliner Altersstudie. In H. Radebold, Hirsch, R. D., Kipp, J., Kortus, R., Stoppe, G., Struwe, B. & Wächtler, C. (Hrsg.), *Depressionen im Alter* (S. 81–82). Darmstadt: Steinkopff.

Weyerer, S. & Bickel, H. (2007). *Epidemiologie psychischer Erkrankungen im höheren Lebensalter*. Stuttgart: Kohlhammer.

II Individuum

49   Intervention bei Ängsten

Annette Kämmerer

Zusammenfassung

Bei Ängsten im Alter ist zunächst eine sorgfältige diagnostische Abklärung notwendig; nicht alle Angstsymptome erfüllen die Kriterien einer Angststörung, sondern sind angemessene Reaktionen auf vielfältige Erfahrungen, die mit dem Altern einhergehen. Die Prävalenz von Angststörungen ist schwer zu bestimmen, da die epidemiologischen Zahlen stark schwanken. Am häufigsten wird die Generalisierte Angststörung beobachtet. Therapeutisch werden Angststörungen oft medikamentös behandelt. Wenn psychotherapeutische Behandlungen durchgeführt werden, dann wird in der Regel eine kognitiv-verhaltenstherapeutische Intervention gewählt. Im Zentrum steht dabei die Unterbrechung des Vermeidungsverhaltens, das die Angststörung aufrechterhält. Das therapeutische Vorgehen sollte auf die individuellen Möglichkeiten der alten Menschen zugeschnitten sein. In jüngster Zeit eröffnen achtsamkeitsbasierte Verfahren vielversprechende Aussichten auf eine erfolgreiche Behandlung von Angststörungen bei alten Menschen.

Einführung

Mit steigendem Lebensalter häufen sich für viele Menschen die Sorgen um die eigene Gesundheit, Gedanken an das Sterben treten auf, Verluste geliebter Menschen und vertrauter Umgebungen sind zu bewältigen. Alle diese Erfahrungen können mit Ängsten verbunden sein. Angstgefühle bei alten Menschen sollten demnach zunächst hinsichtlich ihrer Verursachung analysiert werden. Sind sie

- eine angemessene Reaktion auf ein kritisches Lebensereignis, etwa Verlusterfahrungen,

- mit einer körperlichen Krankheit verbunden,
- als Nebenwirkung oder Folge einer Medikamenteneinnahme zu verstehen,
- als Symptome einer spezifischen Angststörung, etwa einer Panikstörung oder Agoraphobie zu verstehen,
- oder sind sie unspezifisch und generalisiert, an keine Auslösesituation gebunden?

Erst wenn diese diagnostischen Fragen detailliert beantwortet werden können, sind angemessene Maßnahmen zur Bewältigung dieser Ängste möglich. Psychotherapeutische Interventionen sind dann angebracht, wenn die Ängste sich verselbstständigen, in ihrer Intensität nicht mehr regulierbar sind und Vermeidungsverhalten bedingen, das zu Rückzug und Isolation führt.

Epidemiologie und Ätiologie

Klinisch relevante, intensive Ängste sind unter alten Menschen nicht selten, wobei subklinische Angstsymptome häufiger sind als manifeste Angststörungen. Die Häufigkeitsangaben für Angststörungen im Alter schwanken erheblich; nimmt man die Mittelwerte der berichteten Prävalenzzahlen, so leidet etwa ein Fünftel der alten Menschen in der Allgemeinbevölkerung unter intensiven Angstsymptomen. Allerdings kann dieser Anteil höher sein und sich bis auf 50 % steigern (Schaub & Linden, 2000), je nach dem, welche diagnostischen Merkmale zugrunde gelegt und welche Verfahren eingesetzt werden.

Die Kriterien einer klinisch relevanten Angststörung erfüllen ca. 5 bis 6 % der alten Menschen (Alwahhabi, 2003; Bryant, Jackson & Ames, 2008), wobei die Häufigkeit zwischen den verschiedenen Angststörungen variiert. Am häufigsten ist die Generalisierte Angststörung, deren Prävalenz mit rund 7 % angegeben wird (Alwahhabi, 2003), andere Autoren (z. B. Flint, 2005) kommen zu niedrigeren Prävalenzraten von 1 bis 4 %. Die enorme Schwankungsbreite in der berichteten Auftretenshäufigkeit zeigt sich auch bei den Phobien: Knapp 2 % (McCabe, Cairney, Veldhuizen, Herrmann & Streiner, 2006) bis hin zu 25 % alter Menschen seien davon betroffen, wobei die Soziale Phobie am seltensten sei. Zwangsstörungen, Panikstörungen und Posttraumatische Belastungsstörungen werden als relativ selten bei alten Menschen angegeben (ca. 1 bis 2 %; Bryant et al., 2008).

Von allen Angststörungen sind Frauen häufiger betroffen als Männer. Immer wieder wird darauf hingewiesen, dass es mit steigendem Alter eine Abnahme in der Häufigkeit klinisch relevanter Angststörungen gibt, am häufigsten sind sie in der Altersspanne zwischen 65 und 70 Jahren (Schaub & Linden, 2000). Angststörungen treten selten alleine auf, sondern sind durch Komorbiditäten gekennzeichnet. Vor allem Depressionen treten zusammen mit Angststörungen auf, am meisten mit Panikstörungen. Das Vorliegen einer affektiven Erkrankung ist als ein Risikofaktor für die Entwicklung einer Angststörung zu sehen. Weitere Risikofaktoren für die Entwicklung einer klinisch bedeutsamen Angststörung sind vor allem körperliche Erkrankungen und ein schlechter körperlicher Allgemeinzustand, der zum Beispiel mit funktionellen Einschränkungen verbunden ist. Aber auch Verlusterfahrungen, fehlende soziale Unterstützung, kritische Lebensereignisse und Einsamkeit können zu Angststörungen beitragen. Als psychologische Risikofaktoren werden niedriger Selbstwert, externale Attribuierung und schlechte Bewältigungskompetenzen genannt (Vink, Aartsen & Schoevers, 2008).

Die Heterogenität der Befunde zur Auftretenshäufigkeit spiegelt die eingangs skizzierten diagnostischen Schwierigkeiten: Wann kann von einer klinisch bedeutsamen Angststörung bei alten Menschen gesprochen werden? Der Zeitpunkt und die Art der Erhebung spielen eine entscheidende Rolle: Wie ist die aktuelle (psycho-)soziale Situation des alten Menschen? Wie werden die diagnostischen Befunde erhoben? Angstfragebogen sind in aller Regel für junge

II Individuum

Menschen entwickelt und für alte Menschen in ihrer Reliabilität und Validität möglicherweise eingeschränkt. So kann es beispielsweise zu einer Überschätzung von Angstsymptomen bei gleichzeitigem Vorliegen einer kardiologischen Erkrankung kommen, weil im Angstfragebogen vorwiegend physiologische Parameter abgefragt werden.

Hingegen können spezifische Ängste alter Menschen übersehen werden, weil sie in den diagnostischen Klassifikationssystemen nicht auftauchen. So zählt die Angst zu stürzen zu den Ängsten, die bei alten Menschen bedeutsam sind, und kann zu Rückzug und Vermeidungsverhalten führen (Gagnon, Flint & Naglie, 2005).

Therapeutische Interventionen

Der größte Teil der Angststörungen in der älteren Bevölkerungsgruppe wird medikamentös behandelt. Sehr häufig werden Benzodiazepine verschrieben, die zwar bei manchen Angststörungen lindernd wirken, aber ein hohes Abhängigkeitsrisiko bergen, das gerade bei alten Menschen häufig übersehen wird. Aber auch Medikamente, die in der Behandlung depressiver Erkrankungen eingesetzt werden, finden bei Angststörungen Verwendung, zum Beispiel Serotonin-Noradrenalin-Wiederaufnahme-Hemmer (z. B. Duloxetin) oder Antikonvulsiva (z. B. Pregabalin). Am intensivsten kommen diese Medikamente bei den nicht an identifizierbare Auslösesituationen gebundenen Generalisierten Angststörungen zum Einsatz (Flint, 2005).

Nur ein geringer Teil alter Menschen mit Angststörungen erhält psychotherapeutische Hilfe. Zwar suchen viele aufgrund der vorhandenen Beschwerden den Allgemeinarzt auf, aber nur knapp 3 % davon erfahren eine psychotherapeutische Behandlung (Eidecker & Gerlach, 2009). Das kann damit zusammenhängen, dass die Therapie von Angststörungen im höheren Lebensalter eine Reihe von Anforderungen an Inhalt und Gestaltung der therapeutischen Intervention stellt:

- Die Komorbidität mit anderen psychischen (vor allem Depression) und physischen Erkrankungen ist zu berücksichtigen. Gerade weil sich Angst häufig durch körperliche Symptome äußert, ist eine sorgfältige diagnostische Abklärung notwendig.
- In vielen Fällen sind die Symptome chronifiziert.
- Mit zunehmendem Alter kann es zu einer Verringerung der kognitiven Verarbeitungskapazität kommen, sodass für einzelne therapeutische Schritte längere Zeiträume eingeplant werden müssen.
- Jüngere und ältere Menschen haben andere Angstinhalte, die für die Therapie bedeutsam sein können. So stehen möglicherweise existentielle Fragen und Verlusterfahrungen für alte Menschen stärker im Vordergrund des Angsterlebens als für jüngere Menschen.
- Ältere Menschen stellen andere Anforderungen an die Gestaltung der Therapeut-Patient-Beziehung; sie sind oft deutlich älter als die behandelnden Personen, sodass die Therapeuten in der Rollenstruktur eher den eigenen Kindern oder Enkelkindern ähneln, woraus sich für alle am therapeutischen Prozess Beteiligten therapierelevante Konflikte ergeben können (Heuft, Kruse & Radebold, 2006).
- Für alte Menschen ist eine transparente, strukturiere und zielorientierte Therapie wichtig, um Verwirrungen zu vermeiden

und die Veränderungsmotivation aufrechtzuerhalten.

Die am häufigsten angewendete psychotherapeutische Intervention bei Ängsten im Alter ist die Kognitive Verhaltenstherapie (KVT; Sheikh & Cassidy, 2000; Mohlmann, 2004). Die KVT erfüllt die Kriterien der Strukturiertheit und Transparenz und wird in mehreren, aufeinander aufbauenden Schritten durchgeführt:

Psychoedukation über die Störung: Es werden Informationen über das Störungsbild vermittelt, die zum Ziel haben, eine Normalisierung des subjektiven Erlebens zu bewirken und die eigenen Angstgefühle besser einordnen zu können (»Entdramatisierung«). Die Patienten werden angeleitet, die eigenen Angstgefühle hinsichtlich der physiologischen Begleiterscheinungen, der Gedanken und des Vermeidungsverhaltens zu beobachten und zu registrieren. Schließlich werden die persönlichen Therapieziele festgelegt.

Einüben von Entspannung: Das Erlernen von Entspannungsverfahren ist ein wesentlicher Bestandteil in der Bewältigung von Angst. Am besten bewährt ist die Progressive Muskelrelaxation, die für die alten Menschen leicht zu erlernen ist und deren entspannende Wirkung schnell erlebt werden kann.

Kognitive Umstrukturierung: Vor allem bewältigungsorientierte Selbstverbalisationen sollten zum Einsatz kommen: Welche Bewertungen, Einschätzungen können helfen, die Angstgefühle zu reduzieren? Hierzu können aus der KVT bekannte Strategien wie »Spaltentechniken« ebenso verwendet werden wie sorgfältig vorbereitete und durchgeführte Verhaltensübungen bis hin zur Exposition. Auch verschiedene Formen der Selbstinstruktion haben sich bewährt (Diefenbach, Tolin, Gilliam & Meunier, 2008). Es ist darauf zu achten, dass alle diese Maßnahmen so konkret wie möglich durchgeführt werden und Hilfsmittel in Form von Verschriftlichung, Symbolisierung etc. genutzt werden, um der kognitiven Verlangsamung alter Menschen Rechnung zu tragen.

Problemlöse-Training: Eine Unterstützung in der rationalen und zielführenden Bewältigung von Alltagsproblemen kann ergänzend angewendet werden, um potentielle Auslöser von Angstgefühlen vorbeugend zu erkennen und zu vermeiden. Auch hierbei sollte bei alten Menschen vor allem auf praktische Relevanz und direkte Umsetzbarkeit der Problemlösungen geachtet werden.

Ressourcenaktivierung: Schließlich ist in der Therapie auf eine sorgfältige und umfassende Aktivierung vorhandener Ressourcen zu achten, um noch vorhandene Kompetenzen zu nutzen.

Für die einzelnen Angststörungen werden in der KVT verschiedene Schwerpunkte gesetzt. Bei den verschiedenen Phobien liegt der Schwerpunkt der Behandlung in der Etablierung von Annäherungsverhalten, das an die Stelle der Vermeidung von potentiell Angst auslösenden Situationen rücken soll. Hier kommen vor allem Übungen in Frage, die ein Aufsuchen der angstbesetzten Situationen in graduierten Schwierigkeitsstufen vorsehen. So werden etwa bisher gemiedene Orte aufgesucht und durch die Verhinderung der Vermeidung können die Betroffenen lernen, dass die befürchteten Konsequenzen nicht auftreten und sich die Angst verringert. Bei allen Konfrontationsübungen dient die therapierende Person als ein bewältigungsorientiertes Modell, mit dessen Hilfe die Patienten lernen, sich angemessen mit ihren eigenen Ängsten auseinanderzusetzen und konkretes Bewältigungsverhalten zu lernen.

Bei der Behandlung der Generalisierten Angststörung, die durch intensive Sorgen, Grübeln etc. gekennzeichnet ist, stehen Strategien der kognitiven Umstrukturierung im Vordergrund der kognitiv-verhaltenstherapeutischen Behandlung. Kognitive

II Individuum

Verzerrungen sollen durch realitätsange-messene Bewertungen ersetzt werden. Wie bei der Behandlung der anderen Angststö-rungen auch, hat das Einüben von Entspan-nung eine besondere Bedeutung bei der Be-handlung der Generalisierten Angststö-rung, um die Patienten in der Bewältigung der körperlichen Begleiterscheinungen der Angstgefühle zu unterstützen.

Zwangsstörungen werden auch bei alten Menschen dadurch behandelt, dass eine längere Konfrontation mit den die Zwänge auslösenden Reizen stattfindet, zum Bei-spiel mit einem unaufgeräumten Schrank oder öffentlichen Verkehrsmitteln, und eine Reaktionsverhinderung der ritualisierten Verhaltensweisen, zum Beispiel exzessives Aufräumen oder ständiges Händewaschen, erprobt wird.

Die KVT kann sowohl in der Gruppe als auch in der Einzeltherapie durchgeführt werden und hat sich in der empirischen Prüfung in vielfachen Studien als wirksam erwiesen. Gute Erfolge erzielen gestufte, multivariate Therapiekonzepte, bestehend aus kognitiv-verhaltenstherapeutischer In-tervention mit einem hohen Anteil an Res-sourcenaktivierung und kognitivem Pro-blemlösetraining (Eidecker & Gerlach, 2009). Wichtig ist vor allem eine flexible Anpassung des therapeutischen Vorgehens an die individuellen Möglichkeiten der älte-ren Patienten, etwa durch die Einführung von Lern- und Gedächtnishilfen (Mohl-mann, 2004).

Ausblick

In jüngster Zeit haben sich sogenannte achtsamkeitsbasierte Therapieformen in der Behandlung von Ängsten etabliert, die an die Stelle von kognitiver Verhaltensthe-rapie treten oder aber eine Ergänzung der KVT darstellen. Erste meta-analytische Überprüfungen dieses Ansatzes sind ermu-tigend (Hofmann, Sawyer, Witt & Oh, 2010), obwohl noch keine empirischen Be-funde speziell für die Behandlung von Ängsten bei alten Menschen vorliegen.

Im Zentrum dieses therapeutischen Han-delns steht die Orientierung an einer nicht-wertenden, selbstfürsorglichen Beachtung des Gegenwärtigen, die eigene Gefühle, Körperwahrnehmungen, Gedanken, Be-wusstseinsströme ebenso einschließt wie eine offene, akzeptierende Haltung gegen-über der Umgebung. Es kommt bei diesem Vorgehen also nicht so sehr auf eine kogni-tive, an Rationalität orientierte Verände-rung bestimmter Einstellungen an, sondern mehr auf eine versöhnliche, an den eigenen Fähigkeiten und Möglichkeiten orientierte Haltung (Kämmerer, 2007). Zusammen mit den auf Verhaltensänderung zielenden Techniken der Kognitiven Verhaltensthera-pie, die ein direktes Erfahren von Verände-rung, zum Beispiel durch die eintretende Habituation bei der Konfrontation mit Angst auslösenden Reizen, ermöglichen, er-öffnen die achtsamkeitsbasierten Techni-ken eine ganzheitlichere Behandlung von Angstsymptomen im Alter. Insbesondere existentielle Fragen, die gerade bei alten Menschen stärker im Vordergrund des Er-lebens und damit auch im Vordergrund der Ängste und Befürchtungen stehen, können damit angemessen behandelt werden.

Literatur

Alwahhabi, F. (2003). Anxiety symptoms and generalized anxiety disorder in the elderly: A review. *Harvard Review of Psychiatry, 11/4,* 180–193.

Bryant, C., Jackson, H. & Ames, D. (2008). The prevalence of anxiety in older adults: Methodological issues and a review of the literature. *Journal of Affectice Disorders, 109,* 233–250.

Diefenbach, G. J., Tolin, D. F., Gilliam, C. & Meunier, S. (2008). Extending cognitive-behavioral therapy for late-life anxiety to home care. *Behaviour Modification, 32/5,* 595–610.

Eidecker, J. & Gerlach, A. L. (2009). Kognitivverhaltenstherapeutische Behandlung von Angststörungen im hohen Erwachsenenalter. *Zeitschrift für Psychiatrie, Psychologie und Psychotherapie, 57/3,* 177–184.

Flint, A. J. (2005). Generalised anxiety disorder in elderly patients. Epidemiology, diagnosis and treatment options. *Drugs Aging, 22/2,* 101–114.

Gagnon, N., Flint, A. & Naglie, G. (2005). Affective correlates of fear of falling in elderly persons. *American Journal of Geriatric Psychiatry, 13,* 7–14.

Heuft, G., Kruse, A. & Radebold, H. (2006). *Lehrbuch der Gerontopsychosomatik und Alterspsychotherapie* (2., überarb. Aufl.). München: Ernst Reinhardt Verlag.

Hofmann, S., Sawyer, A. T., Witt, A. A. & Oh, D. (2010). The effect of mindfulness-based therapy on anxiety and depression: A meta-analytic review. *Journal of Consulting and Clinical Psychology, 78/2,* 169–183.

Kämmerer, A. (2007). Vergeben: eine Quelle von Wohlbefinden. In R. Frank (Hrsg.), *Therapieziel Wohlbefinden. Ressourcen aktivieren in der Psychotherapie* (S. 227–235). Heidelberg: Springer.

McCabe, L., Cairney, J., Veldhuizen, S., Herrmann, N. & Streiner, D. L. (2006). Prevalence and correlates of agoraphobia in older adults. *American Journal of Geriatric Psychiatry, 14/6,* 515–522.

Mohlmann, J. (2004). Psychosocial treatment of late-life generalized anxiety disorder: Current status and future directions. *Clinical Psychology Review, 24,* 149–169.

Schaub, R. T. & Linden, M. (2000). Anxiety and anxiety disorders in the old and very old – Results from the Berlin Aging Study (BASE). *Comprehensive Psychiatry, 41/2, Suppl. 1,* 48–54.

Sheikh, J. I. & Cassidy, E. L. (2000). Treatment of anxiety disorders in the elderly: Issues and strategies. *Journal of Anxiety Disorders, 14/2,* 173–190.

Vink, D., Aartsen, M. J. & Schoevers, R. A. (2008). Risk factors for anxiety and depression in the elderly: A review. *Journal of Affective Disorders, 106,* 29–44.

II Individuum

50 Intervention bei posttraumatischer Belastungsstörung

Simon Forstmeier und Andreas Maercker

Zusammenfassung

Als posttraumatische Belastungsstörung (PTBS) wird die psychische Störung bezeichnet, die nach extrem belastenden Ereignissen, wie etwa Gewalt, Krieg, Folter, Vergewaltigung oder Unfall, auftreten kann und mit starker Furcht einhergeht. Drei Formen der PTBS im höheren Lebensalter können differenziert werden: aktuelle PTBS nach Traumatisierung im höheren Lebensalter, chronische PTBS nach früherer Traumatisierung sowie verzögert auftretende PTBS. Die Prävalenz von PTBS-Syndromen ist in Deutschland bei den älteren Menschen deutlich größer als bei den jüngeren und mittelalten Erwachsenen. PTBS-Symptome werden von älteren Menschen häufig abgeschwächt berichtet, ganz verschwiegen oder aufgrund ihrer Sozialisation dissimuliert. Eine sorgfältige psychologische Anamnese, gepaart mit medizinischer und neuropsychologischer Beurteilung ist im Alter besonders wichtig. Eine Form der Lebensrückblicksinterventionen, die ein wiederholtes Berichten der traumatischen Erlebnisse neben einem ressourcenorientierten Durchgehen des Lebenslaufes beinhaltet, ist für ältere Patienten besonders geeignet.

Einführung

Im höheren Lebensalter ist die Auseinandersetzung mit früheren Erlebnissen, sowohl positiven als auch negativen, ein häufiges Thema. Die Verarbeitung traumatischer Erlebnisse, die lange zurückliegen oder kürzlich erlebt wurden, kann besonders wichtig werden. Leider bleibt eine Posttraumatische Belastungsstörung (PTBS) im Alter oft unentdeckt und unbehandelt.

Ein Trauma ist definiert als kurz- oder langanhaltendes Ereignis von außergewöhnlicher Bedrohung mit katastrophalem Ausmaß, welches bei nahezu jeder Person große Angst und Verzweiflung auslösen würde. Beispiele für traumatische Ereignisse sind Kriegserlebnisse, sexuelle und körperliche Gewalterlebnisse, Naturkatastrophen, schwere Verkehrsunfälle. Eine PTBS ist dadurch charakterisiert, dass es nach dem Erleben eines Traumas zu folgenden Symptomen kommt: Ungewolltes Wiedererinnern des Ereignisses (Intrusion); Vermeidung von Gedanken, Situationen und Objekten, die an das Ereignis erinnern; emotionale Betäubtheit sowie physiologische Übererregung (z. B. Reizbarkeit, Nervosität, Schlafstörung). Lebensspannenpsychologisch kann man drei Formen der PTBS im höheren Lebensalter differenzieren (Maercker, 2002):

- Aktuelle PTBS nach Traumatisierung im höheren Lebensalter: Nach Traumatisierungen wie Verkehrsunfall und Überfall können ältere Menschen – wie in allen Lebensaltern – PTBS-Syndrome entwickeln. Ein häufig tabuisiertes Thema stellt der Missbrauch (Gewalt und Vernachlässigung) pflegebedürftiger Personen dar.

- Chronische PTBS nach früherer Traumatisierung: In der heute lebenden älteren Generation ragen besonders die Traumatisierungen während des Zweiten Weltkrieges sowie im Rahmen politischer Verfolgung durch ehemalige Ostblockstaaten hervor (Kuwert, Braehler, Glaesmer, Freyberger & Decker, 2009).
- Verzögert auftretende PTBS: Nach längerer Zeit der Störungsfreiheit können im Alter PTBS-Symptome nach früherer Traumatisierung entweder wieder aufleben oder erstmals auftreten.

Prävalenz und Komorbidität

In einer aktuellen repräsentativen Studie in Deutschland zeigte sich, dass ältere Menschen (über 60 Jahre) deutlich mehr traumatische Ereignisse berichteten (47,4 %) als die jungen Erwachsenen (9,9 %) und mittelalten Erwachsenen (13,3 %; Maercker, Forstmeier, Wagner, Glaesmer & Brähler, 2008). Der Anteil der Kriegstraumatisierungen war sehr hoch, wodurch auch die hohe Prävalenz in der älteren Stichprobe zu erklären ist. Dementsprechend war die PTBS-Prävalenz bei den Älteren mit 3,4 % deutlich größer als bei den jüngeren und mittelalten Erwachsenen. Wenn auch subsyndromale Symptombilder der PTBS berücksichtigt werden, resultiert eine Prävalenz von 7,3 %. In der Schweiz, in der kaum Kriegstraumatisierungen erlebt wurden, wurde dagegen eine deutlich geringere PTBS-Prävalenz bei Älteren gefunden (Vollbild der PTBS 0,7 %, inkl. subsyndromale PTBS 4,9 %; Maercker, Forstmeier, Enzler, Krüsi, Hörler, Maier, et al., 2008).

Die PTBS tritt generell häufig mit komorbiden Störungen wie Angst-, depressiven, somatoformen und Persönlichkeitsstörungen auf. Das Suizidrisiko von Personen mit PTBS ist 15-mal höher als bei nichttraumatisierten Personen der Allgemeinbevölkerung. Unbehandelte PTBS führt zu höheren Raten von Familien-, Partnerschafts- und Arbeitsproblemen. Gründe für diese psychosozialen Komplikationen sind symptombedingte Beeinträchtigungen der Patienten (z. B. Vermeidungsverhalten, Konzentrationsschwierigkeiten, erhöhte Reizbarkeit).

Bei älteren Menschen ist die Komorbidität mit dementiellen Störungen zu beachten. Eine großangelegte Studie weist auf den Einfluss einer früheren Traumatisierung und PTBS in der Lebensgeschichte auf ein erhöhtes Demenzrisiko hin (Yaffe et al., 2010). Besonders bei fortgeschrittener Demenz sind Erinnerungen an frühere Traumatisierungen als Grundlage für psychopathologische Symptome zu bedenken, z. B. die Missdeutung von Pflegeanwendungen als Vergewaltigungsversuche oder Verfolgungswahninhalte nach früherer Kriegsvertreibung.

II Individuum

Entstehungsmodelle

In einem multifaktoriellen Rahmenmodell der Ätiologie von Traumafolgen unter scheidet Maercker (2009) zwischen fünf Faktorengruppen:

- Risikofaktoren: frühere Traumata, jüngeres Alter zum Traumazeitpunkt, geringere Intelligenz, weibliches Geschlecht;
- Ereignisfaktoren: Traumaschwere, initiale Reaktion (Interpretation, Dissoziation);
- Aufrechterhaltungsfaktoren: vermeidender Bewältigungsstil, kognitive Veränderungen;
- Gesundheitsfördernde Faktoren: Offenlegen des Erlebnisses, soziale Anerkennung als Opfer/Überlebender;
- Posttraumatische Prozesse und Resultate: Störungsbilder (PTBS, Depression, Angststörungen etc.), psychosoziale Konsequenzen (Partnerschaft, Beruf), persönliche Reifung.

Dieses Modell, welches für alle Altersgruppen formuliert wurde, kann mit altersspezifischen Aspekten ergänzt werden (Maercker, 2002). Zum einen sind dies Faktoren, die in ungünstiger Weise mit dem traumatischen Erlebnis und der Art seiner Bewältigung interagieren. Dazu gehören die Multimorbidität, die mit dem Alter zunimmt, interpersonelle Verluste, Umzug in ein Seniorenheim, Fähigkeitseinschränkungen, kognitiver Abbau und das Erleben einer eingeschränkten Lebenszeit. Zum anderen gibt es Faktoren, die in dieser Altersgruppe das Bewältigen eines traumatischen Ereignisses begünstigen bzw. bei Fehlen dieser Bewältigungsressourcen die psychische und körperliche Gesundheit zusätzlich erheblich beeinträchtigen. Zu den schützenden Faktoren gehören eine akkumulierte Lebenserfahrung bzw. Reife, Weisheit und das Phänomen der angepassten Wohlbefindensregulation (d. h. trotz alterstypischen Verlusten bleibt das allgemeine subjektive Wohlbefinden relativ stabil). Diese altersspezifischen Bedingungen sollten in der Behandlung berücksichtigt werden, beispielsweise durch eine besonders bewusste Aktivierung von Ressourcen, die während des Lebens aufgebaut wurden.

Diagnostik

Nicht nur bei vorliegender PTBS-Symptomatik, sondern auch bei depressiven und Angstsymptomen, sollte die Anamnese auch eine Erfassung früherer und aktueller traumatischer Erfahrungen beinhalten. Die Initiative sollte beim Diagnostiker liegen, da viele Ältere Traumatisierungen selten selbst ansprechen, zumal ein möglicher Zusammenhang oft nicht offensichtlich ist.

Grundsätzlich können die üblichen diagnostischen Instrumente wie in anderen Lebensaltern angewendet werden. Als Interviewverfahren kann neben dem Strukturierten Klinischen Interview für DSM-IV (SKID) und dem Diagnostischen Interview bei psychischen Störungen (DIPS), die auch ein Kapitel für PTBS enthalten, die Clinician-Administered PTSD Scale (CAPS) eingesetzt werden. Selbstbeurteilungsverfahren eignen sich besonders zur Erfassung der Intensität und Häufigkeit der Symptome. Zu den wichtigsten Verfahren gehört die Impact of Event Scale (IES), die PTSD Symptom Scale (PSS), die Posttraumatic Diagnostic Scale (PDS) und die Posttraumatische Stressskala (PTSS-10; vgl. Maercker, 2009).

Bei der Erfassung und Interpretation sind allerdings einige Besonderheiten zu berücksichtigen: PTBS-Symptome werden häufig von älteren Menschen abgeschwächt berichtet oder ganz verschwiegen, da sie sich aufgrund ihrer Sozialisation eher schämen, unter psychischen Symptomen zu leiden. Dies ist bei älteren Männern noch ausgeprägter als bei Frauen. Kollektive Traumatisierungen wie Kriegserlebnisse werden eher bagatellisiert (»das haben ja alle erlebt«). Durch altersbedingte Einschränkungen der täglichen Aktivitäten kann das langjährig durchgeführte traumabedingte Vermeidungsverhalten als weniger gravierend erlebt werden. Die zunehmende Erfahrung der Einsamkeit kann das traumabedingte Entfremdungsgefühl gegenüber anderen Menschen abschwächen, weil die Einzigartigkeit der eigenen Erfahrung besser akzeptiert wird.

Der allgemeine Gesundheitszustand und die Medikamenteneinnahme können die PTBS-Symptome maskieren. Daher sind eine sorgfältige medizinische Anamnese und der Kontakt zum Arzt notwendig. Der kognitive Status kann durch PTBS-spezifische Hyperarousalsymptome (z. B. Konzentrationsstörungen) oder durch dementielle Erkrankungen beeinträchtigt sein. Dies bestimmt auch das Tempo der Therapie, den Einsatz von Hausaufgaben und weiteren Übungen. Schlafstörungen, welche ein PTBS-assoziiertes Symptom sind, werden durch die veränderte Schlafphysiologie modifiziert und subjektiv eher als zwangsläufiges Altersphänomen angesehen und nicht als Traumafolge.

Altersunabhängige und altersspezifische Interventionen

Altersunabhängige Interventionen

Neben den Lebensrückblicksinterventionen, die altersspezifische Verfahren in der PTBS-Therapie darstellen, kommen die bei Erwachsenen etablierten Therapieverfahren zur Anwendung. Allgemein anerkannt ist eine zeitliche Einteilung der Therapie in drei Phasen (Maercker, 2009): Vorbereitungs- oder Stabilisierungsphase, Traumakonfrontationsphase sowie Integrations- und Trauerphase (kognitive Umstrukturierung, Neuorientierung). In Therapiestudien zu diesen Verfahren werden zumeist ältere Menschen ausgeschlossen, sodass für die Anwendung der etablierten Verfahren auch bei Älteren bisher weitgehend nur klinische Erfahrungen sprechen. Es gibt jedoch Fallberichte mit positivem Ergebnis für die Standardbehandlung mit Kognitiver Verhaltenstherapie.

Altersspezifische Interventionen: Lebensrückblicksinterventionen

Lebensrückblicksinterventionen sind eine Gruppe psychotherapeutischer Verfahren, die seit Jahren in der klinischen Gerontologie angewendet werden (Haight & Haight, 2007). Im Folgenden wird eine strukturierte Variante in ihrer Anwendung für traumatisierte Patienten vorgestellt, für die positive Effekte aus Fallstudien vorliegen (Maercker & Zöllner, 2002). Indiziert ist die Lebensrückblicksintervention auch bei depressiven Störungen und komplizierter Trauer im Alter.

II Individuum

Ziele der Lebensrückblicksintervention: Drei Ziele werden verfolgt: Förderung einer ausgewogene Lebensbilanz durch positive und negative Erinnerungen, Beistand bei der Sinngebung auch von negativen Erlebnissen, Unterstützung bei der Elaboration von Erinnerungen an traumatische Erlebnisse sowie dem Aufbau einer erzählbaren Geschichte.

Begründung für den Patient: Zunächst werden mit dem Patienten die Ziele und das konkrete Vorgehen besprochen. Bei Patienten mit guter Auffassungsgabe kann sich das Gespräch direkt an den drei genannten Zielen orientieren. Bei Patienten mit einfacherer Auffassungsgabe kann erklärt werden, dass das Erinnern von Erlebnissen Menschen in eine gute Stimmung bringt und manchmal durch Probleme hindurch hilft. Der Patient wird gebeten, zu jeder Stunde passende persönliche Erinnerungsgegenstände (z. B. Fotos, Briefe, Tagebuchaufzeichnungen) mitzubringen.

Ablauf der Sitzungen: Das Vorgehen folgt dem Aufeinanderfolgen der Lebensabschnitte: Jedes Lebensalter von der Kindheit, über Jugend, frühes und spätes Erwachsenenalter bis zum jetzigen Alter wird in einer in sich abgeschlossenen Form in mindestens einer Sitzung besprochen. Das traumatische Erlebnis wird in einer speziellen Sitzung besprochen, und zwar genau vor der Sitzung, in der es um die Lebensphase geht, in der das Ereignis geschehen ist.

Kindheit und Jugend: Für die Kindheit und Jugend werden insgesamt mehr Stunden verwendet als für die darauffolgenden Lebensabschnitte. Wichtig ist, sich nicht nur die Erinnerungen schildern zu lassen, sondern die Reflektion über die Erinnerungen anzuregen (»Was hat das für Sie damals bedeutet?«).

Erwachsenenalter: Fragen, die zum Erwachsenenalter gestellt werden können, sind z. B. »In welche Abschnitte können Sie Ihr Leben einteilen? Gab es bestimmte Phasen, die einen abgeschlossenen Lebensabschnitt darstellen? Wie waren Sie damals? Worauf legen Sie Wert? Was war Ihnen wichtig? Was waren Ihre Stärken? Hatten Sie Freude an Ihrer Arbeit? Welche Bedeutung hatte diese Tätigkeit für Sie?«

Traumatisches Erlebnis: Der Therapeut gibt zu verstehen, dass er weiß, wie schwierig es für den Patient sein kann, sich in großer Ausführlichkeit mit dem schrecklichen Erlebnis auseinanderzusetzen. Die Erzählung des Patienten wird zunächst nicht durch Nachfragen nach positiven Aspekten (z. B. der eigenen Bewältigung) unterbrochen. Dies kann im Anschluss oder in der späteren Sitzung geschehen, in der es um die Integration der Lebensbilanz geht. Die existentielle Schwere des Traumas wird vielmehr durch den Therapeuten gewürdigt. Zum Abschluss der Sitzung wird nach positiven Veränderungen durch das Überstehen des Traumas gefragt. Im Falle der Verneinung kann an dieser Stelle das Thema des Abschluss-Findens angesprochen werden. Wichtig ist, in den nachfolgenden Stunden mit der Besprechung der folgenden Lebensphasen weiterzumachen, da dies implizit ein wesentliches Ziel des Lebensrückblicks unterstützt.

Abschluss der Therapie: Schließlich werden die Erlebnisse aus den einzelnen Lebensabschnitten integriert und (wiederholt) bewertet (z. B. »Wir haben nun eine Weile über Ihr Leben gesprochen. Berichten Sie doch jetzt über Ihre persönliche Entwicklung, über das, was Sie im Leben dazugelernt haben! Was würden Sie als die drei wichtigsten Dinge in Ihrem Leben bezeichnen? Warum? Was würden Sie ändern, besser machen, unverändert lassen? Was sind heute die wichtigsten Dinge in Ihrem Leben?«). Als ein ergänzendes therapeutisches Mittel kann im Laufe oder nach Abschluss der Therapie der Patient beauftragt werden, seine Biographie aufzuschreiben.

Ausblick

Die Prävalenz von PTBS-Syndromen ist bei älteren Menschen in Deutschland höher als bei mittelalten Erwachsenen. Dennoch gibt es nur wenige Studien, die altersadaptierte Therapieprogramme empirisch untersuchen. Fallstudien belegen allerdings bereits die Effektivität von altersspezifisch modifizierter kognitiv-behavioraler Behandlung sowie spezieller Formen der Lebensrückblicksintervention. Weitere Forschung ist dringend notwendig, um die empirische Befundlage zu verbessern.

In der Arbeit mit älteren Patienten sollte ein Screening von Traumatisierungen in der Lebensgeschichte und PTBS-Symptomen zur diagnostischen Routine werden. Für den psychologischen Psychotherapeuten gehört die Zusammenarbeit mit den medizinischen Kollegen dazu, um Effekte der körperlichen Komorbidität und Medikamenteneinnahme in der Behandlung zu berücksichtigen. Auch der neuropsychologische Status sollte dem Psychotherapeuten bekannt sein. Dies macht zum einen eine Weiterbildung in Alterspsychotherapie und altersgerechter PTBS-Therapie notwendig, zum anderen eine Kooperation mit Arzt, Neuropsychologen und anderen beteiligten Dienstleistern des Gesundheitssystems.

II Individuum

Literatur

Haight, B. K. & Haight, B. S. (2007). *The handbook of structured life review*. Baltimore: Health Professions Press.

Kuwert, P., Braehler, E., Glaesmer, H., Freyberger, H. J. & Decker, O. (2009). Impact of forced displacement during World War II on the present-day mental health of the elderly: A population-based study. *International Psychogeriatrics, 21*, 748–753.

Maercker, A. (Hrsg.). (2002). *Alterspsychotherapie und klinische Gerontopsychologie*. Berlin: Springer.

Maercker, A. (Hrsg.). (2009). *Posttraumatische Belastungsstörungen* (3. Aufl.). Heidelberg: Springer.

Maercker, A., Forstmeier, S., Enzler, A., Krüsi, G., Hörler, E., Maier, C. & Ehlert, U. (2008). Adjustment disorders, posttraumatic stress disorder, and depressive disorders in old age: Findings from a community survey. *Comprehensive Psychiatry, 49*, 113–120.

Maercker, A., Forstmeier, S., Wagner, B., Glaesmer, H. & Brähler, E. (2008). Posttraumatische Belastungsstörungen in Deutschland: Ergebnisse einer gesamtdeutschen epidemiologischen Untersuchung. *Nervenarzt, 79*, 577–586.

Maercker, A. & Zöllner, T. (2002). Life-Review-Therapie als spezifische Form der Behandlung Posttraumatischer Belastungsstörungen im Alter. *Verhaltenstherapie und Verhaltensmedizin, 23*, 213–226.

Yaffe, K., Vittinghoff, E., Lindquist, K., Barnes, D., Covinsky, K. E., Neylan, T., Kluse, M. & Marmar, C. (2010). Posttraumatic Stress Disorder and risk of dementia among US veterans. *Archives of General Psychiatry, 67*, 608–613.

51 Somatoforme Erkrankungen

Anja Born und Elmar Brähler

Zusammenfassung

Somatoforme Erkrankungen – Körperbeschwerden, die durch einen organischen Befund nicht ausreichend erklärt werden – treten im höheren Lebensalter häufig auf. Sie sind multifaktorieller Genese und im Verlauf nehmen die Beschwerden bei etwa einem Drittel der Patienten zu. Leichte somatoforme Erkrankungen können primär- ärztlich behandelt werden, bei länger andauernder, schwerer Symptomatik sind die kognitive Verhaltenstherapie, die psychodynamische Psychotherapie bzw. eine multimodale Therapie aus symptombezogenen Maßnahmen, aktivierender Physiotherapie und Psychotherapie die Methoden der Wahl.

Einführung

Somatoforme Erkrankungen beschreiben subjektive, im Körper lokalisierbare und über einen längeren Zeitraum andauernde oder häufig wiederkehrende Körperbeschwerden ohne hinreichenden organischen Befund, die das Befinden des Patienten, seine Lebensqualität, die Funktionalität seines Körpers und damit die sozialen Funktionen beeinträchtigen. Sie sind von unangenehmen Körperwahrnehmungen abgrenzbar durch ihre zeitliche Dauer, die einhergehende Funktionsbeeinträchtigung subjektive Interpretation der Beschwerden als Erkrankung und durch die wissenschaftliche sowie soziokulturelle Interpretation der Beschwerden, die deren Krankheitswert anerkennt.

Diagnostik und Prävalenz

Das zentrale Merkmal somatoformer Erkrankungen ist das anhaltende Leiden an auch nach ausgedehnter Diagnostik nicht hinreichend erklärten Körperbeschwerden, die zu einer relevanten Beeinträchtigung von Lebensqualität und Leistungsfähigkeit des Patienten führen (Dilling, Mombour & Schmidt, 2004; Saß, Wittchen & Zaudig, 2003). Die multiplen Beschwerden halten über einen längeren Zeitraum an (sechs Monate bei der undifferenzierten somatoformen Störung und der Schmerzstörung bzw. zwei Jahre bei der Somatisierungsstörung) oder treten wiederholt auf. Die aktuelle Ausgabe der International Classification of Diseases (ICD-10) enthält die Kategorie F45 mit der Bezeichnung »Somatoforme Störungen«. Eine Vielzahl von verschiedenen Symptomen kann auf somatoforme Störungen hinweisen. Die häufigsten sind Schmerzen unterschiedlicher Lokalisation, funktionelle Störungen in verschiedenen Organsystemen sowie kardiovaskuläre Symptome. Bei älteren Menschen wird die Diagnose durch die Tendenz erschwert, auf das zunehmende Risiko für organische Erkrankungen und Multimorbidität zu fokussieren und vorrangig körperlich bedingte und gerontopsychiatrische Störungen wahrzunehmen (Hessel, Brähler, Gunzelmann, Rief & Geyer, 2005). Mit dem Screening für Somatoforme Störungen, SOMS (Rief, Hiller & Heuser, 1997), lassen sich somatoforme Störungen unter Beachtung der Kriterien der ICD-10 sowie des amerikanischen Klassifikationssystems DSM-IV diagnostizieren.

Bei der vollständigen Anamnese aktueller und früherer Beschwerden sind Krankheitsannahmen und -verhalten des Patienten inklusive Inanspruchnahmeverhalten des medizinischen Versorgungssystems zu beachten. Dem subjektiven, somatisch orientierten Störungsmodell des Patienten kommt aufrechterhaltende Funktion zu. Es gilt aber nicht mehr als zwingend mit somatoformen Störungen assoziiertes diagnostisches Kriterium. Dennoch sollten Patienten mit Körperbeschwerden im Hinblick auf mögliche maladaptive Krankheitsannahmen beurteilt werden.

Parallel zur Klassifikation somatoformer Erkrankungen als psychische Störung im Sinne des Kapitels F45 des ICD-10 werden häufig funktionelle Syndromdiagnosen gestellt, die allerdings syndromal über-

lappen und neben dem Schweregrad der Störung maladaptive Krankheitsannahmen und -verhaltensweisen wie somatische Ursachenattribution, krankheitsbezogene Ängste, externe Kontrollattribution, katastrophisierendes Denken, erhöhtes Inanspruchnahmeverhalten sowie Schon- und Vermeidungsverhalten vernachlässigen und damit die Verstärkung der Symptome möglicherweise befördern.

Die Diagnosereliabilität somatoformer Erkrankungen ist unbefriedigend, da heterogene körperliche Symptome, deren Konstellationen und unterschiedliche Ausprägungen bis dato unter verschiedenen Begriffen gefasst werden. Die deskriptiven Definitionen der somatoformen Störungen in ICD-10 und DSM-IV sind weniger an einer gemeinsamen Psychopathologie als an somatischen Symptomen orientiert. Die Bestimmung einer adäquaten Therapie ist in Folge gefährdet. Dies kann zu fortgesetzten Diagnoseversuchen und Interventionsmaßnahmen oder Behandlungsabbrüchen führen, die Patienten und behandelnde Primär- und Fachärzte frustrieren und aus gesundheitsökonomischer Perspektive problematisch sind. Für die nächsten Auflagen der diagnostischen Klassifikationssysteme DSM-V (2013) und ICD-11 (2014) soll die Klassifikation organisch nicht hinreichend erklärter, somatoformer oder funktioneller Beschwerden neu organisiert werden. So werden psychobehaviorale Krankheitskriterien sowie dimensionale Aspekte stärker berücksichtigt als bislang, das Kriterium der fehlenden organischen Erklärbarkeit wird seine Bedeutung verlieren und das subjektive Körpererleben mehr in den Mittelpunkt der Betrachtung gerückt.

Angaben zur Epidemiologie somatoformer Erkrankungen schwanken aufgrund unterschiedlicher diagnostischer und klassifikatorischer Zugänge. Zwar beschreiben 82 % der deutschen Allgemeinbevölkerung das Auftreten mindestens eines somatoformen Symptoms im Laufe der letzten Woche

II Individuum

und 23 % berichten eine symptombegleitende Funktionsminderung (Hiller, Rief & Brähler, 2006), doch werden unter Benutzung der Diagnosekriterien aus ICD-10 und DSM-IV somatoforme Erkrankungen bei weniger als 10 % der deutschen Allgemeinbevölkerung festgestellt (Ladwig, Marten-Mittag, Erazo & Gundel, 2001). In der primärärztlichen Versorgung machen Patienten mit somatoformen Beschwerden einen Anteil von rund 20 % aus (Mergl et al., 2007). Deutlich höher ist der Anteil in der spezialisierten Versorgung, wie etwa der Psychotherapie und Psychosomatik.

Beinahe allgegenwärtig sind somatoforme Symptome bei Menschen höheren Lebensalters. Nach Beschwerden gefragt, die das Wohlbefinden ernsthaft beeinträchtigten, mit denen ein Arzt aufgesucht wurde und für die eine organische Ursache nicht feststellbar war, berichten 72 % der über 60-Jährigen von mindestens einem Symptom und fast ein Viertel (23 %) der Befragten in der bevölkerungsrepräsentativen Erhebung von mindestens acht Symptomen (Hessel, Geyer, Gunzelmann, Schumacher & Brähler, 2003). »Ältere Alte« (≥ 71 Jahre) häufen im Vergleich zu den »jüngeren Alten« (≥ 61 Jahre) signifikant mehr Symptome in verschiedenen Beschwerdegruppen an (Hessel et al., 2005).

Ätiologie

Es muss angenommen werden, dass somatoforme Störungen multifaktorieller Ätiologie sind. Obwohl eine Reihe psychosozialer, biologischer, iatrogener und soziokultureller Aspekte als disponierende, auslösende und/oder aufrechterhaltende Risikofaktoren untersucht wurden, sind die Ursachen somatoformer Störungen bislang nicht hinreichend durch eine Störungstheorie erklärt (vgl. **Tab. 51.1**).

Als Protektivfaktoren gelten neben der Abwesenheit einer Prädisposition allgemeine gesundheitsförderliche Einflüsse: genetische oder funktionelle Anpassungen der Stressregulation; bestimmte Persönlichkeits-, kognitive- oder Verhaltensmerkmale wie adaptive Coping-Strategien; frühe Umgebungsfaktoren wie sichere Bindungen; bestimmte aktuelle Umgebungsfaktoren wie soziale Unterstützung; iatrogene Faktoren wie ein entkatastrophisierender Umgang mit Beschwerden und Untersuchungen; soziokulturelle Faktoren wie ein frei zugängliches, aber auf Eigenverantwortung und Gesundheitsförderung setzendes Gesundheitssystem.

Pathogenese und Verlauf

Auch wenn sich somatoforme Symptome im natürlichen Verlauf bei den meisten Patienten mindern, nehmen sie immerhin bei 10 bis 30 % der Patienten zu, wobei Anzahl der Symptome und Symptomschwere zu Beginn der Erkrankung mit ihrer Prognose assoziiert sind (Olde Hartman et al., 2009). Die Beschwerdezunahme entsteht durch eine Wiederholung früheren Erlebens unsicherer Bindung, wie sie

Tab. 51.1: Prädisponierende, auslösende und aufrechterhaltende Faktoren (modifiziert nach Henningsen, Derra, Türp & Häuser, 2004; Stone, Carson & Sharpe, 2010)

Ebenen	Faktoren
Psychosozial	• Traumatisierung in Kindheit oder aktueller Lebenssituation • Persönlichkeitsakzentuierungen, Strukturdefizite und Bindungsstörungen sowie eine frühe Störung in der Beziehung zum eigenen Körper • psychische Konflikte und Komorbidität • mangelnde soziale Unterstützung • primärer und sekundärer Krankheitsgewinn • gestörte Affektwahrnehmung und -verarbeitung oder Mentalisierungsfähigkeit • frühere unklare eigene Beschwerden oder bei Bezugspersonen beobachtete Beschwerden • maladaptive Krankheitsannahmen und -verhaltensweisen • somatosensorische Amplifikation
Biologisch	• (weibliches) Geschlecht • genetische Belastungen, z. B. hinsichtlich Stressmodulation • epigenetische Modifikationen • Veränderungen der Stressregulation oder der Neurotransmission • Veränderte peripher- oder zentralnervöse Symptomgenerierung oder -prozessierung • körperliche Vorschädigungen • somatosensorische Amplifikation • körperliche Dekonditionierung
Iatrogen (Medien und medizinisches System)	• Überinterpretation von Bagatell-, Labor- und Bildgebungsbefunden • Traumatisierung durch nicht-indizierte invasive Diagnostik und Therapie • Behandlungsdualismus (Soma versus Psyche) • primärer und sekundärer Gewinn der Ärzte/Therapeuten • wissenschaftliche Bewertung unklarer oder nichtsomatischer Beschwerden als illegitim • sekundärer Krankheitsgewinn durch das Versorgungssystem, z. B. Frühberentung
Soziokulturell	• mechanistisches und dualistisches Krankheitsverständnis • Induktion bestimmter organischer Erklärungsmodelle und Krankheitsängste • soziokulturelle Bewertung unklarer Beschwerden als illegitim

II Individuum

der Patient durch das vermeintliche Nicht-Ernst-Genommen-Werden in der aktuellen Arzt-Patient-Beziehung erfahren kann. In diesem Fall kommt es im Laufe der Zeit zu einem Hervortreten der Symptome im Sinne einer Verdeutlichungstendenz. Gleichermaßen kann aber auch das Modell der somatosensorischen Amplifikation die Beschwerdezunahme erklären: Durch die Aufmerksamkeitsfokussierung auf passagere Phänomene, die maladaptiv (zum Beispiel katastrophierend) gedeutet werden, entsteht ein erhöhtes psychophysiologisches Anspannungsniveau, welches seinerseits die dysfunktionale Körperwahrnehmung verstärkt. Wenn sich betroffene Patienten häufig diagnostischen und medizinischen Behandlungsmaßnahmen unterziehen, kann sich eine iatrogene pathologische Fixierung auf das Krankheitsbild und die Interaktion mit dem Gesundheitssystem entwickeln.

Therapie

Somatoforme Erkrankungen finden bei Diagnostik und Therapieindikation in der primärärztlichen Versorgung häufig noch zu wenig Berücksichtigung. Primärärzten kommt die Aufgabe zu, eine Diagnose zu benennen, die ihnen selbst als organmedizinisch nicht hinreichend erklärbar gilt. Außerdem ist wenigen Primärärzten die Vermittlung eines pathogenetischen Prozesses wie etwa der somatosensorischen Amplifikation geläufig. Durch eine unangemessene Kommunikation des Arztes kann die Aufmerksamkeitsfokussierung des Patienten auf die somatischen Beschwerden erhöht werden, weshalb grundlegende Regeln in der Arbeit mit somatoform erkrankten Patienten zu beachten sind:

- mit dem Patienten gemeinsam schrittweise, nicht konfrontative Etablierung des Zusammenhangs zwischen sozialen Stressoren und somatischen Symptomen;
- Vermittlung der Diagnose;
- regelmäßiger Kontakt mit einem Primärarzt;
- regelmäßige fokussierte, körperliche Diagnostik (dabei invasive diagnostische Prozeduren und Interventionen minimieren; iatrogene Verfestigung meiden);
- Interventionen, die das körperliche Wohlbefinden verbessern (Sport);
- Motivation zur Psychotherapie.

Im Hinblick auf eine spezialisierte Psychotherapie ist die Wirksamkeit der Kognitiven Verhaltenstherapie für Patienten mit somatoformen Störungen hinreichend evident: körperliche Beschwerden und komorbide psychische Beeinträchtigungen reduzieren sich und eine Besserung der Alltagsfunktion tritt ein (Kroenke, 2007). Psychodynamische Psychotherapie (Abbass, Kisely & Kroenke, 2009) sowie eine integrierte interpersonale kognitive Verhaltenstherapie (Stuart, Noyes, Starcevic & Barsky, 2008) sind vielversprechend, doch weniger gut belegt. Befunde zur Wirksamkeit medikamentöser Behandlung mittels Antidepressiva sind uneindeutig. Der Einbezug der Familie in die Therapie könnte nützlich sein, wenn bei persistierender Symptomatik das soziale Umfeld im Sinne eines sekundären Krankheitsgewinns involviert wurde. Es ist für alle therapeutischen Interventionen zentral, dass sich das therapeutische Gespräch entlang der Krankheitsannahmen und des -verhaltens des Patienten bewegt und der Versuch der psychoedukativen Vermittlung eines fixen Störungsmodells unterlassen wird. Die ernst genommene Symptomklage des Patienten mit somatoformer Störung bildet den Ausgangspunkt einer aktiv unterstützenden therapeutischen Beziehung, gefolgt von einer multidisziplinären Therapie, die idealerweise symptombezogene Maßnahmen, Psychotherapie und aktivierende Physiotherapie integriert und in Kooperation zwischen Primär- und Fachärzten, Psychotherapeuten sowie Physiotherapeuten erbracht wird (Henningsen, Zipfel & Herzog, 2007).

Ausblick

Longitudinale Untersuchungen der vielfältigen Einflussgrößen somatoformer Erkrankungen könnten die Kenntnis pathogenetischer und vor allem auch salutogenetischer Faktoren erweitern. Die Entwicklung und der Wirksamkeitsnachweis von Kurzzeitinterventionen für die Anwendung in primärärztlicher Praxis stehen noch aus. Gleichwohl können somatoforme Erkrankungen gut in primärärztlicher Praxis im Rahmen der psychosomatischen Grundversorgung behandelt werden, wenn die Dauer der Symptomatik kurz und die Symptomschwere gering ist und wenn der Primärarzt über Wissen zur Diagnosevermittlung, Vermeidung iatrogener Fixierung auf das Störungsbild und zu grundlegenden kognitiv-behavioralen Therapietechniken verfügt oder eng mit einem Facharzt kooperiert. Der Weg in die ambulante psychotherapeutische Behandlung wie auch in gerontologische Zentren könnte für ältere Menschen mit somatoformen Erkrankungen erleichtert werden, indem deren Hemmschwellen und die der Ärzte und Psychotherapeuten durch ein grundsätzlich multidisziplinäres, ressourcen- und problemlöseorientiertes Vorgehen aktiv gemindert werden.

Literatur

Abbass, A., Kisely, S. & Kroenke, K. (2009). Short-term psychodynamic psychotherapy for somatic disorders. Systematic review and meta-analysis of clinical trials. *Psychotherapy and Psychosomatics, 78*, 265–274.

Dilling, H., Mombour, W. & Schmidt, M.H. (Hrsg.). (2004). *Internationale Klassifikation psychischer Störungen. ICD-10 Kapitel V (F). Klinisch-diagnostische Leitlinien* (5. Auflage). Bern: Huber.

Henningsen, P., Derra, C., Türp, J. C. & Häuser, W. (2004). Funktionelle somatische Schmerzsyndrome. Zusammenfassung der Hypothesen zur Überlappung und Ätiologie. *Der Schmerz, 18*, 136–140.

Henningsen, P., Zipfel, S. & Herzog, W. (2007). Management of functional somatic syndromes. *Lancet, 369* (9565), 946–955.

Hessel, A., Brähler, E., Gunzelmann, T., Rief, W. & Geyer, M. (2005). Diagnostik somatoformer Beschwerden im Alter. *Zeitschrift für Gerontopsychologie und Gerontopsychiatrie, 18*(4), 189–201.

Hessel, A., Geyer, M., Gunzelmann, T., Schumacher, J. & Brähler, E. (2003). Somatoforme Beschwerden bei über 60-Jährigen in Deutschland. *Zeitschrift für Gerontologie und Geriatrie, 36*, 287–296.

Hiller, W., Rief W. & Brähler E. (2006). Somatization in the population: from mild bodily misperceptions to disabling symptoms. *Social Psychiatry and Psychiatric Epidemiology, 41*, 704–712.

Kroenke, K. (2007). Efficacy of Treatment for Somatoform Disorders: A Review of Randomized Controlled Trials. *Psychosomatic Medicine, 69*, 881–888.

Ladwig, K. H., Marten-Mittag, B., Erazo, N. & Gundel, H. (2001). Identifying somatization disorder in a population-based health examination survey – Psychosocial burden and gender differences. *Psychosomatics, 42*, 511–518.

Mergl. R., Seidscheck, I., Allgaier, A. K., Möller, H. J., Hegerl, U. & Henkel, V. (2007). Depressive, anxiety, and somatoform disorders in primary care: Prevalence and recognition. *Depression and Anxiety, 24*, 185–195.

Olde Hartman, T. C., Borghuis, M. S., Lucassen, P. L., van de Laar, F. A., Speckens, A. E. & van Weel, C. (2009). Medically unexplained symptoms, somatisation disorder and hypochondriasis: course and prognosis. A systematic review. *Journal of Psychosomatic Research, 66*(5), 363–377.

Rief, W., Hiller, W. & Heuser, J. (1997). SOMS – *Das Screening für Somatoforme Störungen* (Manual zum Fragebogen). Bern: Huber.

Saß, H., Wittchen, H.-U. & Zaudig, M. (Hrsg.). (2003). *Diagnostisches und Statistisches Manual Psychischer Störungen – Textrevision – DSM-IV-TR*. Göttingen: Hogrefe.

Stone, J., Carson, A. & Sharpe, M. (2010). Functional symptoms in neurology: Management. *Journal of Neurology, Neurosurgery & Psychiatry, 76*(1), 13–21.

Stuart, S., Noyes, R., Starcevic, V. & Barsky, A. (2008). An integrative approach to somatoform disorders combining interpersonal and cognitive-behavioral theory and techniques. *Journal of Contemporary Psychotherapy, 38*, 45–53.

II Individuum

52 Psychopharmakaintervention bei primär affektiven Störungen

Tarik Karakaya und Johannes Pantel

Zusammenfassung

Affektive Störungen, insbesondere Depressionen, gehören zu den häufigsten psychischen Erkrankungen in der Bevölkerung. Gerade im höheren Lebensalter ist ein vermehrtes Auftreten depressiver Symptome zu beobachten. Die Depression im Alter ist jedoch nicht selten eine differentialdiagnostische Herausforderung, da die psychopathologischen Symptome mit den Symptomen anderer altersassoziierter Erkrankungen überlappen. Zu diesen sind insbesondere beginnende Demenzen aber auch somatische Erkrankungen zu rechnen. Erst mit der Diagnose eröffnet sich die Möglichkeit einer adäquaten Therapie, die auch psychopharmakologische Interventionen beinhaltet. Deren Anwendung ist für viele Patienten mit einem nachweisbaren Nutzen verbunden, ist aber aufgrund der erhöhten Vulnerabilität des alternden Menschen, körperlicher Begleiterkrankungen und aufgrund von Nebeneffekten der pharmakologischen Therapie durch Risiken begrenzt. Eingebettet in ein multimodal-integratives Behandlungskonzept können moderne Psychopharmaka die Remission der depressiven Symptome beschleunigen, deren Wiederauftreten vorbeugen und damit Lebensqualität und Lebenserwartung des psychisch erkrankten älteren Menschen positiv beeinflussen.

Einführung

Depressive Störungen gehören zu den häufigsten psychiatrischen Erkrankungen und haben eine Prävalenz von bis zu 15 %. In einigen epidemiologischen Studien nimmt die Prävalenz depressiver Störungen im Alter scheinbar ab (Barth, Voss, Martin, Fischer-Cyrulies, Pantel & Schröder, 2002). Das Auftreten depressiver Symptome steigt im Alter jedoch anderen Studien zufolge stark an. Dies weist auf einen möglichen Syndromwandel depressiver Störungen im Alter hin, insofern gegenüber jüngeren Erwachsenen subsyndromale Formen der Depression zunehmen, die in der Regel nicht dem in den internationalen Diagnosekriterien definierten klinischen Vollbild entsprechen. Depressionen sind damit neben den Demenzen die häufigsten gerontopsychiatrischen Erkrankungen.

Die Prävalenz der Angststörungen im Alter hingegen variiert zwischen 2 und 19 %. Ähnlich wie bei den Depressionen kommen noch bis zu 20 % ältere Patienten mit Angstsymptomen hinzu, die nicht die Kriterien einer Angststörung erfüllen (s. auch Kapitel 49 von Kämmerer »Intervention bei Ängsten«; Pollock, Forsyth & Bies, 2009). Die Praxis der pharmakologischen Behandlung von Angsterkrankungen und anderen affektiv-ängstlich gefärbten psychischen Störungen im Alter entspricht zwar in großen Teilen der Behandlung der Depression, ist jedoch insgesamt durch weniger empirische Daten abgestützt. Im Folgenden werden wir uns daher auf Letztere konzentrieren.

Depressive Störungen im Alter

Depressive Störungen im Alter können gegenüber der Depression bei jüngeren Patienten eine Reihe von Unterschieden in den psychopathologischen Symptomen zeigen. Häufig werden Antriebsprobleme, Schlafstörungen und Libidoverlust beklagt. Charakteristisch sind auch Klagen über kognitive Defizite und Konzentrationsstörungen, Vergesslichkeit und Unfähigkeit Neues zu erlernen, welche sich bei starker Ausprägung in einer depressiven Pseudodemenz ausdrücken kann. Insbesondere letztgenannte Symptome machen eine Abgrenzung zur Demenz erforderlich, die dann einer spezifischen Behandlung bedarf. Ausgeprägte somatoforme Beschwerden, wie beispielsweise unspezifische Schmerzen aber auch somatische Symptome realer körperlicher Erkrankungen können die charakteristische depressive Symptomatik verschleiern und eine Diagnose erschweren. Eine sonst typische gedrückte Stimmung kann sogar ganz fehlen.

Auch aufgrund des erhöhten Suizidrisikos bei älteren Depressiven ist der Erkennung und der Behandlung der Erkrankung eine große Bedeutung beizumessen (Minino, Arias, Kochanek, Murphy & Smith, 2002). Weiterhin kann eine unbehandelte Depression gerade bei Älteren in letzter Konsequenz bis zu einer Pflegebedürftigkeit führen, wenn sie mit schweren Funktionsbeeinträchtigungen einhergeht. Ist die Depression diagnostiziert, gibt es, neben der großen Vielfalt an psychotherapeutischen Methoden, verschiedene Möglichkeiten der pharmakologischen Intervention.

Gerontopsychopharmakologische Besonderheiten in der Behandlung

Gerade bei älteren Patienten muss der physiologische Alterungsprozess beachtet werden. Durch diesen verändert sich unter anderem das physiologisch-chemische Gleichgewicht des Körpers, was zu einer veränderten Verstoffwechselung führen kann. Im Gegensatz zu jüngeren, körperlich gesunden Patienten müssen z. B. eine veränderte Leber- und Nierenfunktion, eine veränderte Fett- und Muskelverteilung und auch variierende Halbwertszeiten der einzelnen Wirkstoffe beachtet werden. Dies erfordert beim älteren Patienten eine niedrigere Einstiegsdosis und langsames Aufdo-

II Individuum

sieren (»start low, go slow!«). Eine genaue Beobachtung der Behandlung, der Dosierung und auch der dabei auftretenden unerwünschten Nebeneffekte sollte hierbei eine Selbstverständlichkeit sein (Pjrek, Winkler & Kasper, 2006).

Medikamente, die aufgrund der häufiger vorkommenden körperlichen Begleiterkrankungen im höheren Lebensalter gegeben werden müssen, können auch depressi-

ve Symptome induzieren. Die Begleit- bzw. Hauptmedikation sollte daher stets kritisch überprüft werden. Häufig eingesetzte Wirkstoffe mit depressogenem Potential sind unter anderem Kortikosteroide, Beta-Rezeptoren-Blocker, Antiarrhythmika, Magen-Darm-Mittel wie Metoclopramid oder Cimetidin und z. B. auch Antiparkinson-Medikamente wie L-Dopa oder Carbidopa (Alexopoulos, 2005).

Psychopharmakologische Interventionsmöglichkeiten

In der Behandlung von depressiven Erkrankungen kommen am häufigsten thymoleptische bzw. antidepressive Medikamente zum Einsatz. Hier gibt es in der klinischen Praxis bewährte Medikamente aus verschiedenen Wirkstoffklassen, die zwar alle über unterschiedliche pharmakologische Mechanismen wirken, letztlich aber überwiegend das bei der Depression vermutete Neurotransmitter-Ungleichgewicht von Serotonin und/oder Noradrenalin und/oder Dopamin im Gehirn beeinflussen.

Bei schwer wahnhaften oder auch akuten gehemmten und ängstlich-agitierten Zuständen kann insbesondere in der Akutbehandlung zusätzlich der Einsatz von Antipsychotika bzw. Neuroleptika und Benzodiazepinen in Erwägung gezogen werden. Aufgrund der Nebeneffekte hat hier aber der Einsatz unter Beachtung einer strengen Risiko-Nutzen-Abwägung zu erfolgen.

Grundsätzlich gilt, dass eine pharmakologische Behandlung immer im Rahmen eines Gesamtplans erfolgen sollte, welcher psycho- und soziotherapeutische Maßnahmen beinhaltet. Die antidepressive Therapie wird in Akut- und Erhaltungstherapie sowie Rezidivprophylaxe eingeteilt. Primärziel sollte eine Symptomreduktion und im Anschluss daran eine Symptomfreiheit über längere Zeit (Rezidivschutz) sein. Ein

zusätzlicher Vorteil der Behandlung kann in der Verbesserung der körperlichen Konstitution und der psychosozialen Anpassung bestehen (Martire, Schulz, Reynolds & Karp, 2010). Begrenzt werden die Interventionsmöglichkeiten durch die teilweise erst nach mehreren Wochen einsetzende Wirksamkeit und durch die unerwünschten Arzneimittelwirkungen. Es besteht auch die Möglichkeit eines Nicht-Ansprechens eines Präparates (bis zu 30 %), sodass ein Substanzwechsel notwendig sein kann (Baghai, Volz & Möller, 2011).

Im Folgenden werden wir einige der Substanzklassen und Wirkstoffe beschreiben, die in der Behandlung älterer depressiver Menschen am häufigsten zum Einsatz kommen.

Antidepressiva

Antidepressive Medikamente sind bei älteren Patienten in gleichem Maße wirksam wie bei jüngeren Patienten (Alexopoulos, 2005). Es gibt allerdings deutlich weniger klinische Studien mit älteren Patienten, die teilweise widersprüchliche Ergebnisse ergaben, die klinische Erfahrung aber zeigt, dass die Behandlung mit Antidepressiva, gerade in Kombination mit einer Psychotherapie, wirksam ist und den Patienten eine Chance auf Remission bietet. Antidepressiva sind aber nicht nur bei depressiven Erkrankungen wirksam. Krankheitsübergreifend kann eine stetige Erweiterung der Einsatzgebiete beobachtet werden. So wissen wir heute, dass Antidepressiva ebenso bei Angst- und phobischen Störungen, Zwangsstörungen, somatoformen Störungen, Schmerzsyndromen und auch bei posttraumatischen Belastungsstörungen wirksam sein können. Von Patienten und auch Therapeuten wird als häufigster Vorbehalt gegen Antidepressiva die Angst vor einer Abhängigkeit genannt. Diese Angst ist aber im Allgemeinen nicht begründet, da Antidepressiva praktisch kein Suchtpotential besitzen.

Selektive Serotonin-Wiederaufnahmehemmer (SSRI)

Selektive Serotonin-Wiederaufnahmehemmer sind in der Behandlung von depressiven Erkrankungen derzeit Mittel der ersten Wahl. Ihre Wirkung besteht in der Erhöhung der Verfügbarkeit von Serotonin als Botenstoff durch eine Wiederaufnahmehemmung. Die in Deutschland zugelassenen und am häufigsten verwendeten Wirkstoffe sind Citalopram, Escitalopram, Fluoxetin, Paroxetin, Fluvoxamin und Sertralin. Allen gemeinsam ist eine gute Verträglichkeit. Hervorzuheben sind Citalopram, Escitalopram und Sertralin aufgrund ihres geringen Interaktionspotentials und ihrer hohen Selektivität. Für Escitalopram, Fluoxetin und Fluvoxamin konnten besonders gute Effekte bei ängstlichen Syndromen nachgewiesen werden. Nebenwirkungen können z. B. Übelkeit, Erbrechen, Diarrhö, Unruhe und Agitation, Schlafstörungen, Benommenheit, Kopfschmerzen und sexuelle Funktionsstörungen sein. Selten kann es zum sog. Serotonin-Syndrom mit Desorientierung,

Unruhe, Myoklonien, Hyperreflexie und Tremor kommen (Mottram, Wilson & Strobl, 2009; Baghai et al., 2011).

Selektive Noradrenalin- und Serotonin-Wiederaufnahmehemmer (SNRI)

Die derzeit verfügbaren Wirkstoffe sind Venlafaxin und Duloxetin. Ihre Wirkung besteht in der Erhöhung der Verfügbarkeit von Noradrenalin und Serotonin (dualer Wirkmechanismus). Beide zeigen sich in der klinischen Realität gut einsetzbar und verträglich. Venlafaxin ist zudem zur Behandlung der Angst- und Panikstörung und der sozialen Phobie zugelassen, Duloxetin zur Behandlung von Schmerzen bei der diabetischen Polyneuropathie. Beiden gemeinsam sind Hinweise auf gute Wirksamkeit bei ängstlichen und Schmerzsyndromen (Baghai, Volz & Möller, 2011) und auf Wirksamkeit gerade auch bei älteren Patienten (Wolitzky-Taylor, Castriotta, Lenze, Stanley & Craske, 2010; Alexopoulos & Kelly, 2009). In der Praxis ist aufgrund der noradrenergen Wirkung auf anfängliche Blutdruckerhöhung zu achten. Das weitere Nebenwirkungsprofil entspricht in etwa denen der SSRIs.

Tri- und Tetrazyklische Antidepressiva (TCA)

Trotz guter klinischer Wirkung und langer Erfahrung mit dieser Wirkstoffgruppe ist ein Einsatz bei älteren Patienten nur als Mittel der zweiten Wahl anzusehen. Ihre Wirkung besteht aus der überwiegenden, aber nicht selektiven, Verstärkung der monoaminergen Neurotransmission. Typische Nebenwirkungen sind beispielsweise auf die anticholinerge Wirkung der Wirkstoffklasse zurückzuführen. Es kann unter anderem zu Mundtrockenheit, Obstipation, Er-

II Individuum

höhung des Augeninnendrucks, Miktionsstörungen, Müdigkeit und Benommenheit sowie zu kognitiven Einschränkungen kommen. Es besteht zudem ein erhöhtes kardiotoxisches Potential. In dieser Wirkstoffklasse sind Nortriptylin und Desipramin am verträglichsten (Baghai et al., 2011; Pjrek, Winkler & Kasper, 2006; Mottram, Wilson & Strobl, 2009).

Andere Antidepressiva

Das Wirkprinzip des zunehmend bei älteren Patienten eingesetzten Mirtazapins ist die indirekte Erhöhung der Serotonin- und Noradrenalin-Verfügbarkeit. Sind Depressionen von ausgeprägten Schlafstörungen begleitet, kann Mirtazapin gut eingesetzt werden, da es zusätzlich eine sedierende Wirkung hat, was aber wiederum zu einer erhöhten Tagesmüdigkeit führen kann. Außerdem ist eine appetitsteigernde Wirkung zu beobachten. Bei Mirtazapin konnte eine mindestens genauso gute Wirksamkeit wie bei trizyklischen Antidepressiva nachgewiesen werden. Ferner konnte gezeigt werden, dass Patienten auf Mirtazapin schneller angesprochen haben als auf die Behandlung mit SSRIs. Die Verträglichkeit und Sicherheit ist denen der SSRIs gleichzusetzen (Mottram et al., 2009; Baghai et al., 2011; Pjrek et al., 2006). Weitere Nebenwirkungen können Blutbildveränderungen und das Restless-Legs-Syndrom sein.

Benzodiazepine

Benzodiazepine verstärken die Wirkung des inhibitorischen Botenstoffs GABA im Nervensystem. Sie wirken dadurch angstlösend, muskelrelaxierend, antiepileptisch und sedierend. Ihr Stellenwert in der Behandlung von depressiv-ängstlichen, agi-

tiert-unruhigen oder gehemmten (stuporösen) Syndromen ist besonders in der Akuttherapie sehr hoch, da gerade im klinischen Umfeld ihr Einsatz häufig nicht zu umgehen ist. Ein Dauereinsatz sollte aber aufgrund des hohen Abhängigkeitspotentials und auch der Nebenwirkungen vermieden werden. Häufige Nebenwirkungen sind vermehrte Tagesmüdigkeit, Unfall- und Sturzgefahr und auch kognitive Einschränkungen wie z. B. eine Verminderung der Aufmerksamkeit. Kurzwirksame Benzodiazepine sollten den länger wirksamen (z. B. Diazepam) vorgezogen werden (Pjrek et al., 2006).

Antipsychotika

Antipsychotika oder auch Neuroleptika beeinflussen hauptsächlich den Dopamin-Stoffwechsel im Gehirn. Ausgehend von der Hypothese, dass psychotische Phänomene wie Wahn oder Halluzinationen von einem Neurotransmitter-Überschuss an Dopamin erzeugt werden, ist der Hauptwirkungsmechanismus eine Antagonisierung von Dopamin-Rezeptoren. Eine grobe Einteilung kann in typische und atypische Neuroleptika erfolgen. Sollte ein (begleitender) Einsatz aufgrund von starken psychotischen Symptomen, Aggressionen oder starker Unruhe und Agitation unumgänglich sein, profitieren ältere Patienten hauptsächlich von den besser verträglichen sog. atypischen Neuroleptika (z. B. Risperidon oder Quetiapin). Typische Neuroleptika (z. B. Haloperidol o. ä.) sollten nur als zweite Wahl eingesetzt werden, da das Nebenwirkungsprofil ungünstiger ist. Beim Einsatz von Neuroleptika sind u. a. kardiotoxische, anticholinerge und parkinsonoide Nebenwirkungen zu beachten (Pjrek et al., 2006; Baghai et al., 2011).

Ausblick

Aufgrund des demographischen Wandels sollten Forschung und Entwicklung mehr Rücksicht auf ältere Menschen nehmen und diese Population z. B. in klinische Studien gezielter einbeziehen. Psychische Störungen, insbesondere affektive Erkrankungen, werden nach wie vor unterschätzt. Sie bleiben häufig undiagnostiziert und werden nur inadäquat oder gar nicht behandelt. Neben einer insgesamt größeren Aufmerksamkeit sollten daher auch zur Verfügung stehende Diagnoseinstrumente wie z. B. psychometrische Assessments (Geriatrische Depressionsskala = GDS, Becks Depressionsinventar = BDI etc.) häufiger eingesetzt werden. Nicht-spezialisierte Ärzte und Therapeuten sollten verfügbare Fort- bzw. Weiterbildungsangebote in Anspruch nehmen oder an eine spezialisierte Einrichtung oder einen Fachmann weiterverweisen. Gerontopsychiatrische Erkrankungen, insbesondere Depressionen, sind immer im psychosozialen Kontext zu sehen. Chronische somatische Erkrankungen und schwerwiegende biographische Belastungsfaktoren erschweren bisweilen den Verlauf und die Behandlung. Gleichzeitig stehen bereits heute gute pharmakologische Behandlungsmöglichkeiten zur Verfügung, die nach der klinischen Erfahrung und den bisherigen wissenschaftlichen Ergebnissen ebenso gut bei älteren wie auch bei jüngeren Patienten wirken. Diese Wirkstoffe zeigen insgesamt ein angemessenes Nutzen-Risiko-Verhältnis. Die Besonderheiten der Nebeneffekte und des Alterungsprozesses sollten durch den behandelnden Arzt oder Therapeuten immer berücksichtigt werden. Für die Zukunft ist zu hoffen, dass verträglichere, schneller und besser wirksame Wirkstoffe auf den Markt kommen werden, die die therapeutischen Möglichkeiten weiter optimieren können.

II Individuum

Literatur

Alexopoulos, G. S. (2005). Depression in the elderly. *Lancet, 365*, 1961–1970.

Alexopoulos, G. S. & Kelly, R. E. Jr. (2009). Research advances in geriatric depression. *World Psychiatry, 8*, 140–149.

Baghai, T. C., Volz, H. P. & Möller, H. J. (2011). Antidepressive Pharmakotherapie: aktueller Stand und neue Entwicklungen. *Journal für Neurologie, Neurochirurgie und Psychiatrie, 12*(1), 70–81.

Barth, S., Voss, E., Martin, M., Fischer-Cyrulies, A., Pantel, J. & Schröder, J. (2002). Depressive Störungen im mittleren und höheren Lebensalter: erste Ergebnisse einer Längsschnittstudie. *Zeitschrift für Verhaltenstherapie und Verhaltensmedizin, 23*, 141–158.

Martire, L. M., Schulz, R., Reynolds, C. F. & Karp, J. F. (2010). Treatment of late-life depression alleviates caregiver burden. *Journal of the American Geriatrics Society, 58*, 23–29.

Minino, A. M., Arias, E., Kochanek, K. D., Murphy, S. L. & Smith, B. L. (2002). Deaths: Final data for 2000. *National Vital Statistics Reports, 50*, 1–119.

Mottram, P. G., Wilson, K. & Strobl, J. J. (2009). Antidepressants for depressed elderly (Review). *Cochrane Database of Systematic Reviews 2006*, Issue 1. Art. No.: CD003491. DOI: 10.1002/14651858.CD003491.pub2.

Pjrek, E., Winkler, D. & Kasper, S. (2006). Psychopharmakotherapie im Alter. *NeuroGeriatrie, 4*(4), 113–119.

Pollock, B. G., Forsyth, C. E. & Bies, R. R. (2009). The critical role of clinical pharmacology in geriatric psychopharmacology. *Clinical Pharmacology & Therapeutics, 85*(1), 89–93.

Wolitzky-Taylor, K. B., Castriotta, N., Lenze, E. J., Stanley, M. A. & Craske, M. G. (2010). Anxiety disorders in older adults: A comprehensive Review. *Depression and Anxiety, 27,* 190–211.

Psychotherapie

53 Wirkung von Psychotherapie im Alter

Martin Pinquart

Zusammenfassung

Der Beitrag gibt anhand von Meta-Analysen einen Überblick über die Wirksamkeit von Psychotherapie bei älteren Patienten. Bei Depressionen und Angststörungen ist Psychotherapie sehr effektiv. Ihre Wirksamkeit ist bei Depressionen vergleichbar mit derjenigen der Pharmakotherapie, bei Angststörungen ist sie jedoch geringer. Effekte psychotherapeutischer Interventionen auf Schlafstörungen älterer Menschen liegen im kleinen bis mittleren Bereich. Effekte der Psychotherapie auf andere Störungsbilder wurden bei älteren Menschen bisher selten untersucht. Beim Vergleich verschiedener Psychotherapiemethoden liegen die stärksten Belege für die Wirksamkeit der Verhaltenstherapie und bei der Depressionsbehandlung auch für die Wirksamkeit der Reminiszenz-Therapie vor.

Einführung

Feldstudien zeigen, dass etwa 25 % der über 65-Jährigen psychische Störungen aufweisen (Weyerer & Bickel, 2007). Am stärksten verbreitet sind Depressionen und hirnorganische Erkrankungen/Demenzen. Häufig treten auch Angststörungen, Belastungsstörungen (z. B. nach dem Verlust einer vertrauten Person) und somatoforme Störungen (wie chronische Rückenschmerzen) sowie Substanzmissbrauch auf. Im Mittel sind über 75-Jährige häufiger von psychischen Erkrankungen betroffen als Jüngere. Mit Ausnahme der Demenzen erfolgt ein erstmaliger Ausbruch psychischer Erkrankungen im höheren Alter allerdings seltener als in jüngeren Jahren (s. auch Kapitel 3 von Weyerer »Epidemiologische Grundlagen«).

Psychische Störungen gehen bei älteren Erwachsenen oft mit körperlichen Erkrankungen einher. So ist z. B. das Risiko für psychische Störungen bei Personen mit mäßigen bis starken körperlichen Einschränkungen etwa zwei- bis dreimal so hoch wie bei anderen.

Psychische Störungen im Alter sind – mit Ausnahme der Demenz – prinzipiell psychotherapeutisch behandelbar. Selbst bei Demenzen kann durch Psychotherapie zumindest deren psychische Bewältigung unterstützt und das Ausmaß begleitender Verhaltensstörungen und Kompetenzeinbußen reduziert werden (Werheid & Thöne-Otto, 2010), allerdings gibt es hierzu wenig Forschung. Ältere Menschen mit psychischen Erkrankungen erhalten jedoch – gemessen an ihrem Anteil an den psychisch Erkrankten insgesamt – seltener als andere Altersgruppen Psychotherapie. So zeigt eine Studie der Gmünder Ersatzkasse, dass in Deutschland ab dem 65. Lebensjahr ambulante Psychotherapie kaum noch durchgeführt wird und nach dem 75. Lebensjahr praktisch nicht mehr vorkommt (Grobe, Dörning & Schwartz, 2008). Hierbei wirken drei Gruppen von Barrieren: Erstens definieren ältere Menschen ihre Probleme oftmals nicht als psychisch, sondern führen sie eher auf körperliche Ursachen oder einfach auf ihr Alter zurück. Zudem wird eine psychische Erkrankung von ihnen oft mit »verrückt zu sein« gleichgesetzt und deshalb der Weg zum Therapeuten gescheut.

Hinzu kommen ein geringes Wissen über therapeutische Angebote und Mobilitätseinschränkungen, die das Aufsuchen der Therapeuten behindern. Zweitens bestehen Barrieren auf Seiten der Therapeuten, wie das Fehlen gerontopsychiatrischer Kenntnisse sowie die Existenz negativer Altersstereotypien. Letztere beinhalten Zweifel an der Therapierbarkeit älterer Menschen (etwa wegen eingeschränkter kognitiver Flexibilität) und Zweifel, ob sich angesichts der begrenzten Lebenserwartung eine Psychotherapie überhaupt lohnt. Drittens schließlich gibt es Defizite des Versorgungssystems, wie Probleme bei der Zusammenarbeit von Hausärzten und Heimträgern mit Psychotherapeuten.

Die Wirksamkeit von Psychotherapie im Alter

Psychotherapie kann allgemein definiert werden als bewusster und geplanter Interaktionsprozess zur Behandlung von Verhaltensstörungen und Leidenszuständen mit psychologischen Mitteln. Der Abbau der psychischen Störung und die Verbesserung des subjektiven Wohlbefindens bilden gemeinhin die wichtigsten Therapieziele, aber auch die Aufrechterhaltung einer selbstständigen Lebensführung und die Verbesserung der Integration in die Familie und Gesellschaft können durch Psychotherapie gefördert werden. Mittel, um diese Ziele zu erreichen, sind die gezielte Auseinandersetzung mit den Problemen, die Förderung der Problembewältigung (z. B. durch die Vermittlung von Bewältigungsfähigkeiten), die Aktivierung von Ressourcen der Patienten und die Stärkung der Motivation zur Veränderung (Grawe, 2000).

Wichtige Aussagen über die Wirksamkeit der Psychotherapie liefern randomisierte, kontrollierte Therapiestudien. Hierbei werden Patienten per Zufall einer Therapiebedingung und einer oder mehrerer Kontrollbedingungen zugeordnet (wie etwa einer Wartekontrollgruppe, die erst nach Abschluss der Intervention in der Therapiegruppe behandelt wird). Als statistisches Maß der Wirksamkeit dient hierbei oft das Effektstärke-Maß d. Dieses erfasst die relative Verbesserung der Therapiegruppe im Vergleich zur nicht behandelten Kontrollgruppe, dividiert durch die Standardabweichung der Prätestwerte. In einem Teil der Studien wird auch erfasst, welcher Anteil der Patienten nach Abschluss der Intervention nicht mehr die diagnostischen Kriterien für eine psychische Erkrankung erfüllt.

Ergebnisse der Therapiestudien werden auf zwei Arten zusammengefasst: Meta-Analysen berechnen die mittleren Effekte von Interventionsstudien (z. B. einer Therapiemethode) und testen mit Hilfe statistischer Methoden, welche Studienmerkmale die Effektstärke beeinflussen (s. Kapitel 96 von Pinquart »Bedeutung systematischer Reviews und Meta-Analysen«). Hierfür ist eine Mindestzahl von Studien notwendig. Kategoriale Zugänge kategorisieren dagegen die Therapiemethoden nach ihrer Effizienz in verschiedene Gruppen. Die American Psychological Association (APA) definiert z. B. als Kriterien evidenzbasierter klinischer Interventionen, dass diese sich in randomisierten Studien als wirksamer im Vergleich zu einer nicht behandelten Kontrollgruppe erweisen oder als vergleichbar zu bereits als wirksam nachgewiesenen Interventionen. Idealerweise sollte dies in mehreren Studien von unterschiedlichen Forschergruppen belegt worden sein. Die Kriterien der APA fordern auch den Einsatz von Therapiemanualen, um sicherzustellen, dass die Interventionen weitgehend standardisiert werden können (Chambless & Hollon, 1998). Manuale für die Psychotherapie im Alter, wie das Programm von Hautzinger (2009 bzw. Kapitel 48 von Hautzinger »Intervention bei Depression«) zur Depressionsbehandlung, gibt es im deutschen Sprachraum bisher selten.

Meta-Analysen zur Wirksamkeit der Psychotherapie mit älteren Patienten liegen für Depression und Angststörungen vor. In einer Meta-Analyse zum Vergleich von Psychotherapie und Pharmakotherapie bei Depression wurde bei selbstberichteten depressiven Symptomen eine relative Verbesserung von 0.83 Standardabweichungseinheiten bei über 60-jährigen Teilnehmern an Psychotherapie und von 0.62 Standardabweichungseinheiten bei medikamentöser Behandlung gefunden. Bei Fremdeinschätzungen durch Ärzte oder Psychologen fielen die Verbesserungen mit d = 1.09 und 0.69 Standardabweichungseinheiten noch etwas stärker aus (Pinquart, Duberstein & Lyness, 2006). Die scheinbar etwas geringere Wirksamkeit der medikamentösen Interventionen kam dadurch zustande, dass diese häufiger eine aktive Kontrollgruppe (Pillen mit Placebos) benutzten, und deshalb durch Placebo-Effekte in deren Kontrollgruppen stärkere Verbesserungen als in den Wartekontrollgruppen der

Psychotherapiestudien auftraten. Berücksichtigt man dies, so sind Psychotherapie und Pharmakotherapie bei Depressionen älteren Patienten im Mittel ähnlich wirksam. Folglich sind bei Therapieentscheidungen andere Kriterien zu berücksichtigen, wie z. B. Neben- und Wechselwirkungen der Medikamente. Zur Veranschaulichung der Verbesserung in Standardabweichungseinheiten kann auch das sogenannte *Binomial Effect Size Display* herangezogen werden: Wenn gleich viele Teilnehmer der Interventions- und der Kontrollgruppe zugeordnet wurden und man diese danach unterscheidet, ob sie eine Verbesserung über oder unter dem Median aller Teilnehmer zeigen, dann bedeutet ein d von 1.09, dass 73,9 % der psychotherapeutisch Behandelten und 26,1 % der nicht Behandelten eine über dem Median liegende Verbesserung zeigen.

In einer darauf aufbauenden Meta-Analyse wurden verschiedene Formen psychotherapeutischer Behandlung älterer depressiver Patienten verglichen. Hierbei konnten 57 kontrollierte Interventionsstudien einbezogen werden (Pinquart, Duberstein & Lyness, 2007). Die Teilnehmer hatten ein mittleres Alter von 71.8 Jahren und zwei Drittel waren Frauen. Kognitiv-behaviorale Interventionen erzielten im Mittel die stärksten Verbesserungen von d = 1.06 Standardabweichungseinheiten im Posttest und d = 0.79 im Follow-up, der im Mittel 31 Wochen nach Abschluss der Intervention stattfand. Sofern in der Psychotherapie allgemeine Fähigkeiten zur Problembewältigung aufgebaut werden und eine gute Rückfallprophylaxe erfolgt (etwa indem Pläne für den Umgang mit möglichen zukünftigen Problemen gemacht werden), ist ein langzeitiger Nutzen der Therapie zu erwarten.

Ebenfalls mittlere bis große Effekte erzielten Interventionen, die einen angeleiteten, strukturierten Lebensrückblick (Reminiszenz) durchführten. Hier lag die Verbesserung bei d = 1.0 im Posttest und d = 0.63

im Follow-up. Während zur kognitiven Verhaltenstherapie 35 und zur Reminiszenz 8 kontrollierte Studien in die Meta-Analyse einbezogen wurden, war die Datenbasis für die psychodynamische Therapie und die interpersonelle Psychotherapie mit jeweils drei Studien deutlich schwächer. Im Posttest erzielten psychodynamische Interventionen mäßige Verbesserungen der depressiven Symptome (d = 0.76), während zu dieser Therapiemethode keine Follow-up vorlagen. Die interpersonelle Psychotherapie erbrachte im Mittel keine signifikanten Verbesserungen im Posttest (d = 0.14); Follow-up-Effekte waren in den Studien wiederum nicht erfasst worden. Für einige Therapieverfahren, wie z. B. die klientenzentrierte (humanistische) Therapie, liegen bisher noch nicht genug Evaluationsstudien vor, um deren Effektivität bei älteren depressiven Patienten zu bewerten.

Eine weitere Meta-Analyse wertete 32 Interventionsstudien zu Angststörungen im höheren Erwachsenenalter aus (Pinquart & Duberstein, 2007). Psychotherapeutisch behandelte Angstpatienten zeigten im Mittel eine relative Verbesserung der Angstsymptome von d = 0.80 Standardabweichungseinheiten im Vergleich zu unbehandelten Kontrollpersonen. Effekte der Pharmakotherapie fielen hier ähnlich aus (d = 0.83). Betrachtet man allerdings nur die absoluten Veränderungen in der Therapiegruppe, war die Psychotherapie im Mittel weniger wirksam als die Pharmakotherapie (d = 1.76 vs. d = 0.81), bei deren Kontrollgruppen wiederum deutliche Placeboeffekte auftraten. Die Therapieeffekte blieben im Follow-up nach durchschnittlich 37 Wochen bestehen. Kognitive Verhaltenstherapie erbrachte im Mittel eine etwas stärkere Verbesserung von Angstsymptomen (d = 0.90) als andere psychotherapeutische Interventionen (d = 0.58), aber der Unterschied war nicht signifikant.

Psychotherapeutische Interventionen werden nicht nur bei psychischen Störungen im engeren Sinne angewendet, sondern auch bei Verhaltensauffälligkeiten mit körperlichen Störungen, wie z. B. nichtorganischen Schlafstörungen. Zwischen 9 % und 19 % der älteren Menschen berichten über Schlafprobleme wie Ein- und Durchschlafstörungen. Psychotherapeutische Interventionen bei Schlafproblemen beinhalten eine Vielzahl von Techniken, wie Entspannungsübungen, Stimuluskontrolle (Beseitigung von mit Schlafproblemen assoziierten Stimuli), kognitive Umstrukturierung (wie die Veränderung dysfunktionaler Überzeugungen über den Schlaf, die wiederum eine Quelle von Stress sein können) und Schlafhygiene (die Wissensvermittlung über den Einfluss von Alltagsaktivitäten auf Müdigkeit und Schlaf). Eine Meta-Analyse von Irwin, Cole und Nicassio (2006) fand, dass psychotherapeutische (behaviorale) Interventionen auf ältere Personen (hier definiert als ≥ 55 Jahre) ähnlich positive Effekte wie auf jüngere hatten. Die Effekte lagen hierbei bei älteren Erwachsenen im kleinen (Schlafeffizienz d = 0.38) bis mittleren Bereich (Reduzierung der Häufigkeit nächtlichen Aufwachsens d = 0.73). Lediglich die Gesamtschlafdauer wurde im Gegensatz zu Studien mit jüngeren Teilnehmern nicht durch die Interventionen beeinflusst. Gliedert man die eingesetzten Interventionsmethoden weiter auf, so erfüllen die multimodal angelegte kognitive Verhaltenstherapie und die Schlafkompressionstherapie die Kriterien empirisch validierter Therapie, während die Wirkung von ausschließlich eingesetzten Entspannungsverfahren und Psychoedukation nicht ausreichend belegt ist.

Einflüsse auf die Wirksamkeit von Psychotherapie

Bei Patienten mit Major Depression und bei Patienten mit zusätzlich bestehenden Komorbiditäten fielen die Interventionseffekte auf depressive Symptome geringer aus als bei Patienten mit Minor Depression oder Dysthymie und bei Patienten ohne Komorbiditäten (Pinquart et al., 2007).

Interessanterweise nahmen die Interventionseffekte auf Angstpatienten mit wachsendem Alter zu (Pinquart & Duberstein, 2007), während es bei den Effekten auf depressive Symptome keine Altersunterschiede gab (Pinquart et al., 2007). Diese Befunde zur Therapie bei Angststörungen und Depressionen sprechen klar gegen Mutmaßungen, dass Psychotherapie im höheren Alter weniger wirksam als bei jüngeren Erwachsenen sei. Allerdings gibt es bisher erst sehr wenige Therapiestudien mit depressiven und Angstpatienten jenseits des 80. Lebensjahres. Zudem ist natürlich zu beachten, dass eine Anpassung des therapeutischen Vorgehens an die Arbeit mit älteren Menschen erfolgt (s. Abschnitt »Psychotherapie« in diesem Buch).

Unter der Gruppenbedingung und in der Dyade durchgeführte Interventionen erbrachten im Mittel ähnliche Effekte, auch wenn natürlich Einzeltherapien besser an die Lebenslage der jeweiligen Patienten angepasst werden können. Ebenso variierte die Größe der Effekte nicht in Abhängigkeit von der Zahl der Therapiesitzungen, wobei allerdings längere Interventionen zu höheren Abbruchquoten führten (Pinquart et al., 2007).

Ausblick

Psychotherapie mit älteren Menschen lohnt sich. Jedoch erhalten viele ältere Menschen mit psychischen Erkrankungen bisher nicht die benötigte Therapie. Notwendig ist somit eine bessere Aufklärung älterer Menschen über psychische Störungen, deren Behandelbarkeit sowie über psychotherapeutische Angebote in ihrem Umfeld. Ebenso ist in der Aus- und Weiterbildung von Psychotherapeuten mehr Wert auf die Vermittlung gerontopsychiatrischer Kenntnisse zu legen, damit ältere Patienten kompetent behandelt werden. Therapieprogramme für ältere Menschen sollten noch stärker alternspsychologisch und gerontologisch fundiert werden, etwa durch Berücksichtigung von alterstypischen Entwicklungsaufgaben (z. B. Erlangung von Ich-Integrität) und Stressoren (z. B. Verwitwung). Bedarf besteht auch bei der Verbesserung der Kooperation von Hausärzten und Heimträgern mit Psychotherapeuten.

Da die meisten vorliegenden kontrollierten Interventionsstudien auf Depression und Angststörungen im Alter beschränkt sind, ist mehr Forschung zur Wirksamkeit der Psychotherapie bei anderen Störungsbildern wie etwa Substanzmissbrauch und -abhängigkeit notwendig. Zudem ist zu beachten, dass sich die Rahmenbedingungen von kontrollierten Therapiestudien oft systematisch von der täglichen klinischen Praxis unterscheiden. In Therapiestudien kommen in der Regel in der Arbeit mit älteren Patienten gut geschulte Therapeuten zum Einsatz und Patienten mit stärkeren kognitiven oder körperlichen Beeinträchtigungen werden zum Teil von vornherein ausgeschlossen. Dies könnte zu höheren Effekten kontrollierter Therapiestudien im Vergleich

II Individuum

353

zur täglichen Praxis führen, sodass auch Forschung zur Wirksamkeit der Psychothe-

rapie unter Praxisbedingungen notwendig ist.

Literatur

Chambless, D. L. & Hollon, S. D. (1998). Defining empirically supported therapies. *Journal of Consulting and Clinical Psychology, 66,* 7–18.

Grawe, K. (2000). *Psychologische Therapie* (2. Aufl.). Göttingen: Hogrefe.

Grobe, T. G., Dörning, H. & Schwartz, F. W. (2008). *GEK-Report ambulant-ärztliche Versorgung 2008.* St. Augustin: Asgard.

Hautzinger, M. (2009). *Depression im Alter: Erkennen, bewältigen, behandeln. Ein kognitiv-verhaltenstherapeutisches Gruppenprogramm.* Weinheim: Beltz.

Irwin, M. R., Cole, J. C. & Nicassio, P. M. (2006). Comparative meta-analysis of behavioral interventions for insomnia and their efficacy in middle-aged adults and in older adults 55+ years of age. *Health Psychology, 25,* 3–14.

Pinquart, M. & Duberstein, P. (2007). Treatment of anxiety disorders in older adults – A meta-analytic comparison of behavioral and pharmacological interventions. *American Journal of Geriatric Psychiatry, 15,* 639–651.

Pinquart, M., Duberstein, P. & Lyness, J. M. (2006). Treatments for later life depressive conditions: A meta-analytic comparison of pharmacotherapy and psychotherapy. *American Journal of Psychiatry, 163,* 1493–1501.

Pinquart, M., Duberstein, P. & Lyness, J. M. (2007). Effects of psychotherapy and other behavioral interventions on clinically depressed older adults: A meta-analysis. *Aging and Mental Health, 11,* 645–657.

Werheid, K. & Thöne-Otto, A. (2010). *Alzheimer-Krankheit: Ein neuropsychologisch-verhaltenstherapeutisches Manual.* Weinheim: Beltz.

Weyerer, S. & Bickel, H. (2007). *Epidemiologie psychischer Erkrankungen im höheren Lebensalter.* Stuttgart: Kohlhammer.

54 Psychoanalyse

Gereon Heuft

Zusammenfassung

Einer aktuellen Stellungnahme des Wissenschaftlichen Beirates Psychotherapie (Bundesärztekammer/Bundespsychotherapeutenkammer) folgend bilden die Psychoanalytische Psychotherapie und die Tiefenpsychologisch-fundierte Psychotherapie zusammen das Verfahren der Psychodynamischen Psychotherapie in Abgrenzung zu dem zweiten in Deutschland zur Krankenbehandlung wissenschaftlich anerkannten Verfahren der Verhaltenstherapie. Nach einer kurzen Skizze der Versorgungssituation Älterer werden aktuelle psychodynamische Konzepte und daraus ableitbare differentielle Psychotherapieindikationen dargestellt. Obwohl psychodynamische Psychotherapie auch bei Älteren ein wirksames Verfahren darstellt und keinen gesundheitspolitischen Restriktionen unterliegt, denken die Betroffenen dieser Generation noch selten an diese Behandlungsoption. Um Gegen- und Eigenübertragungsprobleme der Behandelnden gegenüber Älteren zu verringern, bedarf es einer vertieften Vermittlung alterspsychotherapeutischer Kompetenzen in der Aus- und Weiterbildung.

Einführung

Die Diskussion über eine anhaltende »Indikationszensur« kann sich heute kaum noch auf die bekannte skeptische Haltung Freuds (1903) zur Analysierbarkeit älterer Patienten gründen, zumal er später selbst einräumte, es gäbe aber Personen, »bei denen diese psychische Plastizität weit über die gewöhnliche Altersgrenze hinaus bestehen bleibt« (1918, S. 151). Abraham hatte bereits 1919 den Erfolg von psychoanalytischer Behandlung auch im Alter betont: »Das Lebensalter, in welchem die Neurose ausgebrochen ist, fällt für den Ausgang der Psychoanalyse mehr ins Gewicht als das Lebensalter zum Zeitpunkt der Behandlung. Man kann auch sagen, das Alter der Neurose sei belangreicher als dasjenige des Neurotikers« (S. 116).

Bolk-Weischedel veröffentlichte 2002 eine Studie über 3 200 Psychotherapieanträge für psychodynamische Psychotherapien in den Jahren 2000 und 2001: Für über 60-jährige Patienten fanden sich 17 Anträge auf eine Kurzzeittherapie (entsprechend 0,5 %), 40 Anträge auf eine tiefenpsychologisch-fundierte Psychotherapie (1,3 %) und nur 3 Anträge (0,1 %) auf eine psychoanalytische Behandlung für Ältere.

II Individuum

Eine Studie (Imai, Telger, Wolter & Heuft, 2008) unserer eigenen Arbeitsgruppe wies am Beispiel des Münsterlands bei 310 von 478 niedergelassenen ärztlichen und psychologischen Psychotherapeuten nach, dass die Ratio tatsächlich psychotherapeutisch Behandelter zu psychisch Erkrankten für Erwachsene 25 % betrug. Ab dem 60. Lebensjahr nahm die psychotherapeutische Behandlungsquote bis auf 1,6 % bei den über 70-Jährigen ab. Diese »Indikationszensur« für Ältere ist durch keine gesundheitspolitische (Kosten-)Restriktion, sondern eher durch Unkenntnis aktueller Konzepte und Behandlungschancen erklärbar. Diese Relationen gelten tendenziell auch für psychosomatisch-psychotherapeutische Krankenhaus- und Rehabilitationsbehandlungen.

Psychodynamische Konzepte psychoanalytischer Psychotherapien

Da sich die zentralen Entwicklungsaufgaben in der zweiten Hälfte des Erwachsenenalters wesentlich auf die Herausforderungen durch den körperlichen Alternsprozess beziehen, bekommen Konzepte der *Gerontopsychosomatik* (Heuft, 1990) einen zentralen Stellenwert, wobei die interindividuelle Variabilität physiologischer und psychologischer Parameter mit dem Alter zunimmt (Schneider et al., 2003; Steinhagen-Thiessen & Borchelt, 1996*).* (Verwitwete) Frauen sind in den hohen Altersgruppen überrepräsentiert, die Netzwerkgröße verringert sich insgesamt. Dennoch bleibt das subjektive Wohlbefinden bei der Mehrzahl alter Menschen stabil (Schneider, Driesch, Kruse, Nehen & Heuft, 2006). Empirische Untersuchungen belegen, dass subjektive Bewertungen der objektiven Lebensbedingungen und Persönlichkeitsmerkmale das subjektive Wohlbefinden mehr beeinflussen als die objektiven Lebensbedingungen. Dies sind Hinweise auf die Bedeutung aktiver Bewältigungsprozesse Älterer.

Psychodynamische Diagnostik

Es bedarf keiner grundsätzlich anderen psychodynamischen Diagnostik im Alter, jedoch sollten in der Biographischen Anamnese alterstypische Aspekte und Themen (Verluste und Belastungen, aber auch Ressourcen) besonders berücksichtigt werden. Gegebenenfalls explizit zu erfragen sind die besonderen historischen Erfahrungen und die politische Biographie: So haben die in den Jahren 1930 bis 1947 Geborenen in der Kriegs- und/oder Nachkriegszeit ihre Kindheit bzw. Jugend erlebt. Ein Drittel der nicht-jüdischen deutschen sog. Kriegskinder hat dabei schwerste Belastungen erlitten (z. B. durch Elternverlust, Flucht und Vertreibung, Bombenangriffe etc.). Der Anteil schwerst Belasteter geht bei den jüdischen Kindern und Jugendlichen gegen 100 %. Die heute über 80-Jährigen haben die Zeit des Nationalsozialismus und des Zweiten Weltkriegs als Jugendliche oder junge Erwachsene erlebt, waren evtl. schuldhaft verstrickt, Funktionäre oder Opfer, Soldaten, leidtragende Zivilpersonen oder ähnliches mehr.

Neben einer syndromalen Diagnostik psychischer Störungen gemäß ICD-10 ist für eine valide psychodynamische Diagnostik die Operationalisierte Psychodynamische Diagnostik (OPD-2; Arbeitskreis OPD, 2006) mit den Achsen (I) Krankheitserleben und Behandlungsvoraussetzungen, (II) repetitiv-dysfunktionale Beziehungen, (III) repetitiv-dysfunktionale Konflikte und (IV) Struktur (i. S. von Ich-Funktionen) unabdingbar. Die OPD wird sowohl im Bereich ambulanter als auch stationärer Psychotherapie sowie in der Qualitätssicherung eingesetzt und hilft auch bei der Psychotherapieplanung und -evaluation.

Wissenschaftliche Hypothesen zur Erkrankungsursache (Ätiologie)

Bisherige entwicklungspsychologische Modelle des Alterns lassen sich häufig dem sogenannten »Halbkreismodell« oder »Defizitmodell« zurechnen. Es suggeriert, dass der Alternsprozess sich im »absteigenden Schenkel des Halbkreises« abspielt. Dagegen hat E.H. Erikson (1982) das Leben als aus acht aufeinander bezogene zentrale Entwicklungsaufgaben bestehend beschrieben und damit eines der wenigen psychodynamischen Modelle einer psychischen Weiterentwicklung über den gesamten Lebenslauf postuliert. Er kommt jedoch über eine idealisierende Beschreibung des Alterns nicht hinaus und sein Stufenmodell lässt offen, wie es zu der Entwicklungsnotwendigkeit von der einen zur nächsten Stufe kommt.

Weiterführend entwickelte unsere Arbeitsgruppe das Konzept von *Organisatoren* als Triebfedern der Entwicklung über den gesamten Lebenslauf (Heuft, 1993). Der Trieb kann als Organisator der psychosexuellen Entwicklung in den ersten Lebensjahren begriffen werden. Die individuelle Triebausstattung drängt zur Auseinandersetzung mit den typischen psychosozialen Krisen in Kindheit und Jugend. Neben der Triebentwicklung konstituieren sich in einer gleichzeitigen Wechselwirkung das autonome Ich (i. S. von H. Hartmann), der Narzissmus (i. S. von H. Kohut) und die sich zunehmend internalisierenden Beziehungen zu den (Primär-)Objekten. Eine mögliche Traumagenese und deren Folgen bleiben hier für die Diskussion einer normal konflikthaften Entwicklung unberücksichtigt. Jede dieser vier genannten Entwicklungssäulen (psychosexuelle Triebe; Ich-Funktionen; Selbstwertregulationssystem; Objektbeziehungen) stellt eine komplexe Funktion sowohl der individuell-historischen Zeitdimension als auch der soziokulturellen Bedingtheiten dar. Kommt es in dieser Dynamik zu Störungen, können repetitiv-dysfunktionale Konfliktmuster oder strukturelle Störungen entstehen (Achse III und IV der OPD-2).

Nach Erreichen des Erwachsenenalters übernimmt der objektale Organisator die Schrittmacherfunktion für die weitere Entwicklung – aufbauend auf den angesprochenen vier Entwicklungssäulen. Unentrinnbare Veränderungen in den gelebten Objektbeziehungen (wie Partnerschaft, Auszug der Kinder, nachelterliche Gefährtenschaft, berufliche Veränderungen etc.) müssen unter Einbeziehung der funktionalen Komponente von »Sozialer Kompetenz« stets aufs Neue mit den internalisierten Objektbeziehungen und den hinzukommenden Objekterfahrungen im weiteren Lebenslauf abgeglichen werden. Ungelöste Problem- und Konfliktlagen aus den ersten Lebensjahren können die Entwicklungsaufgaben im Erwachsenenalter naturgemäß zusätzlich erschweren.

In der zweiten Hälfte des Erwachsenenalters kommt es zu einer schrittweisen Verschiebung der Organisatorfunktion zum Soma hin (somatogener Organisator). Unter Fortführung des auf den vier Säulen ruhenden Entwicklungsmodells entspricht dem psychischen Ich der Körper, den ich habe (funktionaler Aspekt), während der Leib, der ich bin, dem narzisstischen As-

II Individuum

pekt entspricht. So kann beispielsweise der alternde Leib das Selbstwertgefühl klinisch in relevantem Ausmaß unter Druck setzen. Der Ebene der internalen Objektbeziehungen und der späteren grundlegenden Objekterfahrungen analog sind die Körpererinnerungen, Somatisierungen oder Verkörperungen: »der Körper erinnert sich«. Studienergebnisse sprechen für eine veränderte Wahrnehmung des Körpers und seiner Funktionen. Die leibliche Existenz und die körperliche Funktion werden in dieser Entwicklungsphase nicht mehr als ausschließlich selbstverständlich gegeben wahrgenommen. Analog zur Veränderung der Körperfunktionen besteht das Ich-strukturelle Problem der kognitiven Bewältigung dieser Veränderungen. Die sich verändernde Körperlichkeit im Alternsprozess stellt zugleich auch eine intrapsychische Symbolisierungsebene für das Zeiterleben und die Strukturierung der Zukunftsperspektive dar. Dabei muss das Individuum stets in seinem historischen und soziokulturellen Kontext mitgedacht werden.

So kann ein in der Kindheit entstandener neurotischer (repetitiv-dysfunktionaler) Kernkonflikt (Achse III der OPD-2) oder eine strukturelle Störung (Achse IV der OPD-2) durch eine Auslösesituation in der Biographie (hier z. B.: Übergang ins Rentenalter; Verwitwung) aktiviert werden. Im Rahmen eines »suboptimalen« unbewuss-

ten Lösungsversuchs entsteht eine körperliche oder psychische Symptomatik.

Bei einer zweiten Patientengruppe finden sich keine seit langem bestehenden repetitiv-dysfunktionalen Konflikte und keine strukturelle Vulnerabilität (Achse III und IV der OPD-2). Ursächlich für den Aktualkonflikt dieser Patienten sind unlösbare konflikthafte äußere oder intrapsychische Lebensbelastungen. Besonders prägnant sind die erwähnten Auseinandersetzungen mit dem körperlichen Alternsprozess als Organisator der Entwicklung in der zweiten Hälfte des Erwachsenenalters. Dabei sind dem Patienten im Gegensatz zu psychoneurotischen Konflikten die motivationalen Beweggründe teilweise oder ganz bewusst.

Eine dritte Gruppe von Patienten ist dadurch charakterisiert, dass der Symptombeginn auf eine akute Traumatisierung (nach ICD-10 schwerste Erlebnisse, die praktisch jeden Menschen extrem belasten und zur Verzweiflung treiben würden mit Erleben von Hilflosigkeit und Ausgeliefertsein) oder eine Trauma-Reaktivierung zurückzuführen ist. So kann beispielsweise durch das plötzliche Erleben von Hilflosigkeit und Angewiesensein (z. B. durch Pflegebedürftigkeit) die Erfahrung von Hilflosigkeit im Rahmen eines früheren Traumas (Kriegserfahrungen, Flucht und Vertreibung, Vergewaltigung, Konzentrationslagerhaft u. a.) reaktiviert werden.

Behandlungsansätze: Psychotherapie im Alter

Wie in der Diagnostik bedarf es auch keiner ganz anderen psychodynamischen Psychotherapie im Alter. Es können die üblichen psychodynamischen Verfahren angewendet werden (ambulante tiefenpsychologisch-fundierte oder psychoanalytische Einzel- bzw. Gruppen-Psychotherapie bzw. stationäre psychodynamisch-multimodale Set-

tings). Die Indikationsstellung für ein bestimmtes Verfahren bzw. Setting sollte unter ähnlichen Gesichtspunkten wie auch für jüngere Patienten erfolgen (Heuft, Kruse & Radebold, 2006).

Die technischen Modifikationen aufgrund sensorischer und motorischer Einschränkungen sind in allen Psychotherapieverfahren gleichermaßen zu berücksichtigen.

Spezifische Themen in der Psychotherapie mit Älteren, die nicht nur, aber vorrangig im höheren Lebensalter auftreten, sind: Verlust wichtiger Bezugspersonen, Rollenwechsel, Verlust sozialer Rollen oder körperlicher und kognitiver Fähigkeiten, körperliche Erkrankungen, Schmerzen, aktualisierte Abhängigkeits-Autonomie- oder Selbstwert-Konfliktthemen, Tod und Sterben, interpersonelle und intergenerationelle Konflikte unter besonderer Berücksichtigung der historischen Biographie.

Ein Literaturüberblick über die Behandlungsziele in der Psychotherapie mit Älteren nennt vorrangig folgende Ziele, die sich nicht wesentlich von jüngeren Erwachsenen unterscheiden: Symptomreduktion, Wiederherstellung von Selbstwertgefühl, Bewältigung der körperlichen und interpersonellen Belastungen, Erwerb neuer interpersoneller Fähigkeiten und Bewältigungsmechanismen, Bearbeitung individueller Konflikte und Ängste, Anpassung an die Situation und Rolle des Alternden trotz eingeengter Möglichkeiten.

Übertragungs- bzw. Gegenübertragungsprobleme und Eigenübertragungsphantasien bei chronologisch jüngeren Therapeuten

Die psychoanalytische bzw. tiefenpsychologisch orientierte Einzel- und Gruppenpsychotherapie Älterer unterscheidet sich von der Behandlung jüngerer Erwachsener durch mögliche »umgekehrte und multigenerationelle« *Übertragungskonstellationen* (Heuft et al., 2006), in denen der Therapeut nacheinander oder parallel Eltern, Kinder, Geschwister, Kollegen oder Partner des Patienten repräsentieren kann.

In der Gegenübertragung (hier verstanden als die nicht-neurotische Reaktion des Therapeuten auf die Übertragung des Patienten) kann der Therapeut die älteren Patienten in der Elternrolle erleben. Neben den durch die Übertragung des Patienten auf den Therapeuten aktivierten Gegenübertragungsaspekten können aber auch eigene Übertragungsbereitschaften (sog. Eigenübertragung; Heuft, 1990) des Therapeuten aktiviert werden, z. B. im Zusammenhang mit ungelösten Konflikten in der Beziehung zu den eigenen Eltern. Daraus können spezifische Abwehrreaktionen gegenüber den älteren Patienten resultieren, die zum Teil die »Indikationszensur« erklären könnten. Anzeichen dafür könnten infantilisierende Äußerungen sein oder die mangelnde eigene Behandlungskompetenz bzw. Unsicherheit wird projektiv verkannt als Rigidität und fehlende Motivation des Patienten.

Wirksamkeit von psychodynamischer Psychotherapie im Alter

Die Wirksamkeit tiefenpsychologisch-fundierter Einzeltherapie bei alten Menschen wurde in einigen Studien vor allem für depressive Störungen auch im Vergleich zu kognitiv-behavioraler Therapie nachgewiesen, wobei beide Verfahren sich als gleich wirksam erwiesen. Für die psychoanalytische Psychotherapie gibt es nur Einzelfallberichte (z. B. Radebold & Schweizer, 2001).

Für psychodynamische und kognitiv-behaviorale Gruppenpsychotherapie mit Älteren wurde die Wirksamkeit in kontrollierten Studien für eine ganze Reihe von Störungen nachgewiesen (Depressionen; Angststörungen; psychosomatische Beschwerden; Persönlichkeitsstörungen; reaktive Störungen nach Verlusterlebnissen u. a.), wobei vergleichende Gruppentherapiestudien keine klare Überlegenheit für ein bestimmtes Verfahren ergeben haben (s. Kapitel 53 von Pinquart »Wirkung von Psychotherapie im Alter«).

Ausblick

Zusammenfassend ist die psychodynamische Psychotherapie im Alter offenbar erfolgreich und effizient, bedarf jedoch weiterer Evaluation durch kontrollierte Studien. Es gibt bisher keine gesicherten besonderen Indikationskriterien für ein bestimmtes Setting oder bestimmtes Verfahren. In der Psychotherapie Älterer sind Besonderheiten der Übertragung, Gegen- und Eigenübertragung zu berücksichtigen, jedoch gibt es insgesamt mehr Gemeinsamkeiten als Unterschiede zur Psychotherapie Jüngerer. Da Erfahrungen in der Psychotherapie mit Älteren die Bereitschaft erhöhen, Ältere in Psychotherapie zu nehmen, und zu besseren Therapieergebnissen beitragen, ist eine stärkere Verankerung der Gerontopsychosomatik und Alterspsychotherapie in der Aus- bzw. Weiterbildung von Psychotherapeuten zu fordern.

Literatur

Abraham, K. (1919). Zur Prognose psychoanalytischer Behandlungen in vorgeschrittenem Lebensalter. *Internationale Zeitschrift für Psychoanalyse, 6,* 113–117.

Arbeitskreis OPD (Hrsg.). (2006). *Operationalisierte Psychodynamische Diagnostik OPD-2. Das Manual für Diagnostik und Therapieplanung.* Bern: Huber.

Bolk-Weischedel, D. (2002). Lebenskrisen älterer Frauen. Eine Auswertung von Berichten für gutachterliche Psychotherapie. In M. Peters & J. Kipp (Hrsg.), *Zwischen Abschied und Neubeginn-Entwicklungskrisen im Alter* (S. 125–138). Giessen: Psychosozial-Verlag.

Erikson, E. H. (1982). *The life cycle completed.* New York: Norton.

Freud, S. (1903). *Die Freudsche psychoanalytische Methode.* GW 1903; V, S. 1–10.

Freud, S. (1918): *Aus der Geschichte einer infantilen Neurose.* GW XII, S. 27–157.

Heuft, G. (1990). Bedarf es eines Konzepts der Eigenübertragung? *Forum der Psychoanalyse, 6,* 299–315.

Heuft, G. (1993). Psychoanalytische Gerontopsychosomatik – Zur Genese und differentiellen Therapieindikation akuter funktioneller Somatisierung im Alter. *Psychotherapie, Psychosomatik, Medizinische Psychologie, 43,* 46–53.

Heuft, G., Kruse, A. & Radebold, H. (2006). *Lehrbuch der Gerontopsychosomatik und Alterspsychotherapie* (2., überarbeitete und erweiterte Auflage). München: Ernst Reinhardt.

Imai, T., Telger, K., Wolter, D. & Heuft, G. (2008) *Versorgungssituation älterer Menschen hinsichtlich ambulanter Richtlinien-Psycho-*

therapie. Zeitschrift für Gerontologie und Geriatrie, *41*, 486–496.

Radebold, H. & Schweizer, R. (2001). *Der mühselige Aufbruch – über Psychoanalyse im Alter* (2. Auflage). München: Ernst Reinhardt.

Schneider, G., Driesch, G., Kruse, A., Nehen, H. G. & Heuft, G. (2006). Old and ill and still feeling well? Determinants of subjective well-being in > 60 year olds: The role of the sense of coherence. *American Journal of Geriatric Psychiatry, 14*, 850–859.

Schneider, G., Driesch, G., Kruse, A., Wachter, M., Nehen, H. G. & Heuft, G. (2003). Ageing styles: Subjective well-being and somatic complaints in inpatients aged > 60 years. *Psychotherapy & Psychosomatics, 72*, 324–332.

Steinhagen-Thiessen, E. & Borchelt, M. (1996). Morbidität, Medikation und Funktionalität im Alter. In K. U. Mayer & P. B. Baltes (Hrsg.), *Die Berliner Alterstudie* (S. 152–183). Berlin: Akademie Verlag.

II Individuum

55   Verhaltenstherapie im Alter

Ilga Opterbeck und Susanne Zank

Zusammenfassung

Die Verhaltenstherapie verfügt über ein breites Spektrum an Methoden für die Einzel- und Gruppenpsychotherapie, welche auch bei der Behandlung älterer Menschen in meist modifizierter Form angewendet werden. In diesem Beitrag werden zunächst kurz die theoretischen Grundlagen – hier insbesondere das S-O-R-K-C-Modell – der allgemeinen Verhaltenstherapie diskutiert. Die Verhaltenstherapie für ältere Menschen erfordert auch den Einbezug gerontologischer Konzepte. Daher werden im Anschluss zwei störungsübergreifende gerontopsychologische Modelle dargestellt: dies sind zum einen das alters- und störungsspezifische Rahmenmodell (ASR-Modell) und zum anderen das Modell der selektiven Optimierung mit Kompensation (SOK-Metamodell). Es folgt ein Überblick über die bekanntesten verhaltenstherapeutischen Behandlungstechniken im Alter, und es wird kurz auf deren Besonderheiten eingegangen. Interventionen in der Altersverhaltenstherapie bedürfen bestimmter Modifikationen und unterscheiden sich teilweise nicht unerheblich von denen im jüngeren und mittleren Erwachsenalter. Dieser Umstand wird am Beispiel der Behandlung von Depressionen und Angsterkrankungen im Alter erläutert.

Einführung

Die Verhaltenstherapie zeichnet sich durch eine Symptom- und Ressourcenorientierung aus. Verhaltensänderungen werden primär durch Lernprozesse und durch Veränderungen der Bedingungen des unmittelbaren Umfeldes erzielt. So geht das ihr zugrunde liegende Konzept davon aus, dass abnormes Verhalten nach den gleichen Gesetzmäßigkeiten erklärt und verändert werden kann wie normales Verhalten (Reinecker & Lakatos-Witt, 2006). Daher ist die Grundlage des verhaltenstherapeutischen Ansatzes die Verhaltensanalyse; gemeint ist hiermit, dass das Verhalten nach bestimmten Merkmalen differenziert sowie funktional und strukturell-topographisch beschrieben wird. Als theoretischer Orientierungsrahmen dient dabei das S-O-R-K-C-Modell. S-O-R-K-C steht hierbei für die fünf Komponenten des Modells: (S)timulus – (O)rganismus – (R)eaktion – (K)ontingenz – (C)onsequenz. Diese einzelnen Komponenten lassen sich wie folgt beschreiben:

S (Stimulus): Er umfasst die verhaltens-auslösenden Bedingungen und die verhaltensrelevanten Situationsmerkmale, die dem Verhalten vorausgehen und im systematischen, funktionalen Zusammenhang zu diesem Verhalten stehen.

O (Organismus): Hierzu zählen alle biologisch-physiologischen und psychosozialen Faktoren einer Person (z. B. Intelligenz, Selbstkonzept, Kontrollüberzeugungen) sowie ihre Sozialisationsbedingungen und familiären Gegebenheiten, die allesamt in einem funktionalen Zusammenhang mit den gezeigten Verhaltensweisen stehen bzw. diese beeinflussen.

R (Reaktion): Hiermit sind das unerwünschte Verhalten oder die unerwünschten Verhaltensketten gemeint, die dem Stimulus und seiner Verarbeitung im Organismus folgen. Dieses Verhalten sollte nach behavioralen, kognitiven, emotionalen und physiologischen Aspekten möglichst präzise beschrieben werden.

K (Kontingenz): Sie bezeichnet die zeitliche Aufeinanderfolge des Verhaltens, das Muster des Zusammenhangs zwischen dem Verhalten und den Konsequenzen.

C (Konsequenz): Dies sind die negativen oder positiven bzw. kurz- oder langfristigen sowie internen oder externen Konsequenzen, die dem Verhalten folgen. Die Konsequenzen beeinflussen wiederum den Zeitpunkt, die Frequenz, die Intensität, die Dauer und die Stabilität des Ausgangs- und Zielverhaltens.

Grundsätzlich lässt sich also sagen, dass ein Reiz auf einen Organismus einwirkt. Dies löst im Organismus eine emotional-physiologische Reaktion (z. B. unerwünschtes Verhalten) aus. Auf diese Reaktion folgen bestimmte Konsequenzen (z. B. Flucht, Erleichterung). Durch häufige Wiederholungen des beschriebenen Vorgangs können die unerwünschten Verhaltensweisen verstärkt werden und sich manifestieren, infolgedessen unter bestimmten Umständen psychische Störungen entstehen. Im Rahmen von verhaltenstherapeutischen Maßnahmen werden daher durch Einübung anderer Verhaltensweisen oder durch eine Veränderung von Stimuli bzw. Konsequenzen Verhaltensänderungen angestrebt.

Grundlagen verhaltenstherapeutischer Maßnahmen sind deshalb neben kognitiven Modellen insbesondere Lerntheorien und neurobiologische Theorien (Forstmeier & Maercker, 2008). Für die Verhaltenstherapie im Alter ist darüber hinaus charakteristisch, dass sie neben den genannten Theorien insbesondere auch gerontopsychologische Modelle als Grundlage ihrer Interventionen hat (Forstmeier & Maercker, 2008a; Maercker, 2002). Hier sollte zum einen das alters- und störungsspezifische Rahmenmodell (ASR-Modell) von Maercker (2002) sowie das Modell der selektiven Optimierung mit Kompensation (SOK-Modell; Baltes & Carstensen, 1996) erwähnt werden. Diese beiden alternativen gerontopsychologischen Konzepte spielen insbesondere im Hinblick auf die Beschreibung verhaltenstherapeutischer Interventionen eine wichtige Rolle und werden daher nachfolgend kurz erläutert.

II Individuum

Das alters- und störungsspezifische Rahmenmodell (ASR-Modell)

Nach dem alters- und störungsspezifischen Rahmenmodell (ASR-Modell) von Maercker (2002) sollte die psychologische Behandlung älterer Menschen zwei Perspektiven zugleich berücksichtigen, nämlich zum einen die altersbezogene und zum anderen die störungsspezifische Perspektive.

Die Altersspezifik der Störungen setzt sich aus dem Wechselspiel der altersbezogenen erschwerenden und erleichternden Faktoren zusammen. Multimorbidität, interpersonelle Verluste, Fähigkeitseinschränkungen und die eingeschränkte Lebenszeit bilden die erschwerenden Faktoren, während zu den erleichternden Faktoren beispielsweise die angepasste Wohlbefindensregulation, die kumulierte Bewältigungs- und Lebenserfahrung oder eine positive Affektbilanz zählen. Nach Forstmeier und Maercker (2008a) leitet sich aus der Altersspezifik der Störungen zum einen ab, dass bestehende psychotherapeutische Verfahren auf notwendige Modifikationen hinsichtlich ihres Einsatzes in der Alterspsychotherapie untersucht werden müssen. Zum anderen schlussfolgern die Autoren, dass die Therapieziele in der Alterspsychotherapie einer konsequenteren Auswahl sowie einer stärkeren Optimierung bedürfen, als dies bei Patienten in früheren Lebensphasen der Fall ist.

Nach der Störungsspezifik sollten sich die Therapieziele und die Behandlungen älterer Personen noch konsequenter auf einzelne Störungen beziehen. Hierbei darf nicht außer Acht gelassen werden, dass eine Störung einerseits im Alter neu erworben worden sein kann, andererseits aber auch ihren Ursprung in früheren Lebensphasen haben und bis ins Alter hineinreichen kann. Forstmeier und Maercker (2008a) betonen, dass die Störungsspezifik auch ein Aspekt der Psychotherapie von jüngeren Menschen ist.

Modell der selektiven Optimierung mit Kompensation (SOK-Metamodell)

Das Modell der selektiven Optimierung mit Kompensation (SOK-Metamodell) nach Baltes und Carstensen (1996) ist ein Modell des positiven Alterns und wurde im Rahmen der Lebensspannenpsychologie entwickelt (Zank, Peters & Wilz, 2010). So diente das Modell ursprünglich der Erklärung normalen Alterns. Es lässt sich jedoch auch als theoretische Begründung für psychotherapeutische Interventionen mit älteren Menschen heranziehen.

Erfolgreiche Anpassungsprozesse werden nach diesem Metamodell durch drei Komponenten erreicht:

- Selektion,
- Optimierung,
- Kompensation.

Selektion meint die Auswahl und Veränderung bzw. Neuanpassung von Zielen und Verhaltensbereichen. Sie ergibt sich aus den Entwicklungsaufgaben des Alterns und aus der Konzentrierung auf die zunehmend geringer werdenden Ressourcen. Soziale Verluste, körperliche Beschwerden und damit verbundene Einschränkungen können den Bedarf an Interventionen zur Selektion begründen.

Optimierung betont, dass sich auch ältere Menschen noch weiter entwickeln können. Denn sie bezieht sich auf die Stärkung und Nutzung sowie Verfeinerung der vorhandenen Handlungsmittel und Ressourcen. Um Optimierungsprozesse zu initiieren, bedarf es einer fördernden, angereicherten Umwelt sowie der Bereitstellung von Möglichkeiten. Daher zielen psychologische Interventionen zur Optimierung vor allem auf die physikalische Gestaltung der Umwelt (z. B. seniorengerechtes Wohnen) sowie den Einbezug bzw. den Einsatz von Hilfsmitteln (z. B. Pflegedienste) ab.

Kompensation wirkt den Einschränkungen und Verlusten entgegen, indem neue Handlungsmittel geschaffen, genutzt und trainiert werden. Interventionen im Bereich der Kompensation verfolgen unter anderem das Ziel, die mentalen Reserven aus den verschiedensten Bereichen (z. B. Gedächtnis, soziale Kompetenz) älterer Menschen durch Übung und Training einzelner Komponenten zu aktivieren (Hautzinger, 2000).

II Individuum

Verhaltenstherapeutische Behandlungstechniken im Alter und deren Besonderheiten

Prinzipiell werden für ältere Menschen die gleichen Therapieverfahren und Behandlungstechniken angewendet, die auch bei Personen in jüngeren Lebensphasen zum Einsatz kommen. Dennoch müssen diese Interventionen bei älteren Personen häufig modifiziert werden. Forstmeier und Maercker (2008b) nennen eine Reihe von Besonderheiten, die für die Alterspsychotherapie von zentraler Bedeutung sind. Hierzu zählen beispielsweise das langsamere Vorgehen und das bewusste Fokussieren auf das Gesprächsthema, bestimmte Strategien des Aufmerksamkeitserhalts (z. B. verkürzte Sitzungen) oder aber auch unkonventionelle Settings. Mit letztgenanntem Beispiel ist der Umstand gemeint, dass Psychotherapien im Alter oft im Krankenhaus oder in Seniorenheimen stattfinden.

Die verhaltenstherapeutischen Interventionstechniken lassen sich in störungsübergreifende und störungsspezifische Verfahren einteilen. Störungsübergreifende Behandlungstechniken kommen in der Regel bei jeder Erkrankung zur Anwendung. Hierzu zählen die kognitiven Verfahren, das Problemlösetraining, der Aktivitätsaufbau, die Psychoedukation, das soziale Kompetenztraining und die Entspannungsverfahren (Zank, Peters & Wilz, 2010). **Tabelle 55.1** fasst die bekanntesten verhaltenstherapeutischen Behandlungstechniken bei alten Menschen zusammen, die entweder in Einzel- oder Gruppentherapie durchgeführt werden können.

Ein wichtiger Aspekt bei den verhaltenstherapeutischen Behandlungen älterer Menschen stellt die Förderung und Beibehaltung der Selbstkontrolle dar. Während Pflegekräfte oft unbewusst unselbstständiges Verhalten von Älteren verstärken, können Selbstkontrollansätze älteren Personen dabei helfen, ihre Selbstständigkeit und somit auch ihre Handlungsfreiheit sowie ihr Selbsthilfepotential herzustellen bzw. zu erhöhen.

Außerdem treten im Alter sogenannte sekundäre und tertiäre unterstützende, ver-

Tab. 55.1: Die verhaltenstherapeutischen Behandlungstechniken bei alten Menschen mit ihren typischen Indikationsbereichen (nach Heuft et al., 2006)

Verhaltenstherapeutische Behandlungstechnik	Typische Indikationen
Kognitive Umstrukturierung (z. B. Pössel & Hautzinger, 2009)	Negative Altersbilder
Lösungen von Alltagsproblemen (z. B. Moberg & Lazarus, 1990)	Unbewältigte altersbedingte Veränderungen im Alltag
Störungsspezifische Therapiemanuale der Depressionen (z. B. Hautzinger, 2000)	Depressive Störungen
Störungsspezifische Therapieansätze der Angstbehandlung durch operantes Konditionieren	Angststörungen
Realitäts-Orientierungs-Training (ROT; z. B. Linden & Hautzinger, 2008)	Selbstständigkeit und Selbstsicherheit – auch bei dementen Patienten

haltenstherapeutische Maßnahmen in den Vordergrund. Bei den sekundären Maßnahmen steht ein anderer primärer, meist medizinischer Behandlungsansatz der Grunderkrankung (z. B. Demenz) im Vordergrund, sekundäre verhaltenstherapeutische Indikationen beziehen sich hierbei auf einzelne Verhaltensprobleme, die sich aus der Grunderkrankung ergeben. Tertiäre Interventionen wiederum beziehen sich nicht auf den Patienten selbst sondern auf seine soziale und ökologische Umwelt. Die subjektiv empfundene Belastung pflegender Angehöriger dementiell Erkrankter kann beispielsweise bedeutsam verringert werden, wenn den Angehörigen adäquate Lösungen für den Umgang mit den häufig sehr belastenden nicht-kognitiven Symptomen und Defiziten im Sozialverhalten der Demenzkranken gezeigt werden.

Verhaltenstherapeutische Interventionen bei Älteren sind insgesamt betrachtet mit zahlreichen Vorteilen verbunden. Heuft, Kruse und Radebold (2006, S. 274) fassen diese wie folgt zusammen:

- die Gegenwarts- und Problemorientierung;
- die Zerlegung komplexer Ziele in Teilziele;
- Vermeidung von regressionsförderndem Setting und Betonung der Kompetenzen des Patienten;
- Vermittlung rascher Erfolgserfahrungen;
- direkte und kontinuierliche Beobachtung von Effekten; Erfolgskontrollen;
- Anwendung der Methodik auch von Paraprofessionellen und Mediatoren;
- Verfügbarkeit eines breiten Methodenrepertoires, das verschiedensten Gruppen älterer Menschen gerecht werden kann – nämlich von in physischer oder psychischer Hinsicht kaum oder gar nicht Beeinträchtigten (die sich beispielsweise eine Optimierung ihrer Möglichkeiten und eine Erweiterung ihres Lebensraums wünschen) bis hin zu in ihren psychischen und kognitiven Funktionen schwerst gestörten geriatrischen Patienten;
- Kombinations- und Erweiterungsmöglichkeit mit anderen Ansätzen und Therapieformen.

Depressionen

Hautzinger (2000) zieht das SOK-Modell nach Baltes und Carstensen (1996) zur Erklärung der Entstehung von Depressionen im Alter heran. Entsprechend der drei Komponenten des SOK-Modells besteht nach Hautzinger (2000) das Risiko, eine Depression zu entwickeln, wenn neue oder modifizierte Ziele von den älteren Personen nicht entwickelt werden können, wenn keine Selektion hinsichtlich der noch möglichen Aktivitäten vorgenommen wird und wenn eine Kompensation der Verluste durch die vorhandenen Ressourcen nicht gelingt. Die Therapieziele formuliert er nach den drei Komponenten des SOK-Modells wie folgt:

- Selektion: Ziele, Ansprüche und Wünsche den vorhandenen Möglichkeiten und der körperlichen Verfassung anpassen; Bearbeiten und Aufgeben alter Enttäuschungen und Hoffnungen.
- Optimierung: Depressionsfördernde Bedingungen in der Alltagswelt des Patienten verringern bzw. beseitigen (z. B. belastende Wohnbedingungen, Isolation); wichtige Bezugspersonen (z. B. Lebenspartner) mit in die Behandlung einbeziehen.
- Kompensation: Aktives, nicht depressives Verhalten kontinuierlich verstärken und aufbauen, zudem die Umwelt kontrollierendes Verhalten wieder aktivieren; dysfunktionale, wenig hilfreiche, resignative Kognitionen reduzieren und durch hilfreiche, selbstwertförderliche ersetzen.

Die Interventionen, mit denen versucht wird, die genannten Therapieziele zu erreichen, entsprechen weitgehend den verhaltenstherapeutischen Depressionsbehandlungen im jüngeren und mittleren Erwachsenenalter, d. h. Aktivitätsaufbau sowie die Identifikation und die Veränderung von dysfunktionalen, depressionsfördernden Gedanken stehen im Mittelpunkt der Therapien. Außerdem können zusätzlich zu den genannten Interventionsstrategien Stimmungs-, Tages- bzw. Wochenpläne zur Selbstbeobachtung und Planung, Psychoedukation, das Erstellen von Krisen- und Notfallplänen sowie das soziale Kompetenz- und Problemlösetraining angewendet werden.

Die Themen der Interventionen mit älteren depressiven Patienten unterscheiden sich allerdings teilweise erheblich von denen mit jüngeren. So spielen beim Aktivitätsaufbau Aspekte der Komorbidität mit körperlichen Erkrankungen und die damit verbundene Zunahme an unangenehmen Ereignissen und Einschränkungen sowie Aspekte der selbstständigen Lebensführung eine wichtige Rolle. Weiterhin sollten beim Aufbau positiver Aktivitäten bei älteren Menschen die finanziellen Möglichkeiten, die körperlichen Beeinträchtigungen, leichte kognitive Einschränkungen sowie die Reduktion des sozialen Netzwerkes im Alter beachtet werden, da sonst die Gefahr besteht, dass sich die Patienten nicht richtig wahrgenommen fühlen und dadurch die therapeutische Beziehung gestört werden kann (Zank et al., 2010). Bei den kognitiven Depressionsinterventionen mit älteren Menschen stehen insbesondere die Verarbeitung kritischer Lebensereignisse sowie gesundheits- und altersbedingter Veränderungen im Vordergrund.

Studien zur Wirksamkeit von Psychotherapie bei Depressionen im Alter sind bislang noch eher spärlich zu finden. So existieren nach Hautzinger und Welz (2008) international bis dato lediglich 20 Interventionsstudien, die sich mit dem Thema befassen. Die kognitiv-verhaltenstherapeutischen Interventionen erzielten hier eine Effektstärke von d = 1.15 und damit eine vergleichbar hohe Effektstärke wie sie bei Wirksamkeitsstudien für verschiedene, also nicht ausschließlich ältere Personen zu finden ist (s. hierzu auch Kapitel 53 von Pinquart »Wirkung von Psychotherapie im Alter«).

Angsterkrankungen

Da Angsterkrankungen recht heterogen sind, gibt es verschiedene störungsspezifische Modellannahmen zur Entstehung und Aufrechterhaltung der jeweiligen Angststörung sowie indikationsspezifische Therapiekonzepte, die in diesem Rahmen nicht dargestellt werden können (siehe z. B. Zank et al., 2010). Ähnlich wie bei den Depressionen entsprechen jedoch auch bei den Angsterkrankungen die verhaltenstherapeutischen Therapieansätze im Alter weitgehend denjenigen im jüngeren und mittleren Erwachsenalter. Hierzu zählen neben der Psychoedukation die Bedingungsanalyse, das Entspannungstraining, die Reizkonfrontation, das Training sozialer Kompetenzen sowie die kognitive Restrukturierung (Wisocki, 2002).

In Bezug auf die Diagnostik und Behandlung von Angsterkrankungen im Alter sind einige Besonderheiten zu beachten. Forstmeier und Maercker (2008b) geben hierzu einen Überblick. So betonen die Autoren, dass die Behandlung von Angsterkrankungen im Alter etwa eine doppelt so hohe Anzahl an Sitzungen, eine reduzierte Intensität bei der Desensibilisierung und Exposition aufgrund der gesundheitlichen Beeinträchtigungen und eine intensive Zusammenarbeit mit den behandelnden Ärzten beinhalten sollte.

Die Befunde zur Wirksamkeit kognitiv-verhaltenstherapeutischer Interventionsmaßnahmen bei Angststörungen im Alter sind bisher noch recht limitiert. Die wenigen existierenden Studien belegen jedoch, dass die kognitive Verhaltenstherapie bei älteren Angstpatienten wirksam ist, obgleich sich in diesen Studien in der Regel deutlich geringere Effektstärken als bei jüngeren Angstpatienten ergeben (z. B. Nordhus & Pallesen, 2003; Kapitel 53 von Pinquart »Wirkung von Psychotherapie im Alter«).

Ausblick

Wenngleich Verhaltenstherapie im Alter immer noch ein eher vernachlässigtes Forschungsfeld und ein von primär defizitorientierten Konzepten geprägtes Thema darstellt, sprechen die bislang vorliegenden Ergebnisse dafür, dass verhaltenstherapeutische Maßnahmen auch für ältere Menschen äußerst hilfreich sein können.

Psychische Störungen wie Depressionen oder Angststörungen werden im Alter meist medikamentös behandelt. Es ist jedoch bekannt, dass Psychopharmaka zum einen das Sturzrisiko im Alter erhöhen können und zum anderen durch die Einnahme von Psychopharmaka das Risiko von negativen Nebenwirkungen oder Wechselwirkungen mit anderen Medikamenten deutlich erhöht ist. Da ältere Menschen häufig wegen körperlicher Erkrankungen Medikamente einnehmen müssen, werden zudem bereits vorhandene somatische Beschwerden nicht selten als Nebenwirkungen fehlinterpretiert. Psychotherapeutischen Behandlungen sollte deshalb gerade bei älteren Menschen der Vorzug gegeben und sie sollten häufiger durchgeführt werden. Hierfür bedarf es jedoch einer noch konsequenteren Weiter- und Neuentwicklung verhaltenstherapeutischer Konzepte sowie der Adaption der bereits vorhandenen an die spezifischen Bedürfnisse der älteren Generation. Der Fokus der altersspezifischen Modifikationen sollte hierbei vor allem auf der Integration der körperlichen und kognitiven Einschränkungen sowie auf der erhöhten sozialen Isolation im Alter liegen.

Literatur

Baltes, M. M. & Carstensen, L. L. (1996). Gutes Leben im Alter. Überlegungen zu einem prozessorientierten Metamodell gelingenden, erfolgreichen Alterns. *Psychologische Rundschau, 47*, 199–215.

Forstmeier, S. & Maercker, A. (2008a). Ressourcenorientierte Diagnostik im Alter (Resourceoriented assessment in older age). *Klinische Diagnostik und Evaluation, 1*, 186–204.

Forstmeier, S. & Maercker, A. (2008b). *Probleme des Alterns*. Göttingen: Hogrefe.

Hautzinger, M. (2000). *Depression im Alter*. Weinheim: Beltz Psychologie Verlags Union.

Hautzinger, M. & Welz, S. (2008). Kurz- und längerfristige Wirksamkeit psychologischer Interventionen bei Depressionen im Alter. *Zeitschrift für Klinische Psychologie und Psychotherapie, 37*(1), 52–60.

Heuft, G., Kruse, A. & Radebold, H. (2006). *Lehrbuch der Gerontopsychosomatik und Alterspsychotherapie* (2., erweiterte und überarbeitete Auflage). München: Ernst Reinhardt.

Linden, M. & Hautzinger, M. (Hrsg.). (2008). *Verhaltenstherapiemanual* (6., vollst. überarb. u. erw. Aufl.). Berlin: Springer.

Maercker, A. (Hrsg.). (2002). *Alterspsychotherapie und klinische Gerontopsychologie*. Berlin, Heidelberg: Springer.

Moberg, P.J. & Lazarus, L.W. (1990). Psychotherapy of depression in the elderly. *Psychiatric Annals, 20*(2), 92-96.

Nordhus, I. J. & Pallesen, S. (2003). Psychological treatment of late-life anxiety: An empirical review. *Journal of Consulting and Clinical Psychology, 71*, 643–651.

Pössel, P. & Hautzinger, M. (2009). Verhaltensdiagnostik aus der Perspektive der kognitiven Therapie – Analyse automatischer Gedanken und Grundüberzeugungen. *Verhaltenstherapie und Verhaltensmedizin, 30*(4), 430-438.

Reinecker, H. & Lakatos-Witt, A. (2006). Psychotherapie: Was kann man davon erwarten? In H. Reinecker (Hrsg.) *Verhaltenstherapie mit Erwachsenen* (S. 9–10). Göttingen: Hogrefe.

Wisocki, P. A. (2002). Angststörungen. In A. Maercker (Hrsg), *Alterspsychotherapie und klinische Gerontopsychologie* (S. 319–339). Berlin: Springer.

Zank, S., Peters, M. & Wilz, G. (2010). *Klinische Psychologie und Psychotherapie des Alters*. Grundriss der Gerontologie (Band 19). Stuttgart: Kohlhammer.

56 Klientenzentrierte Gesprächspsychotherapie

Zusammenfassung

Die von Carl Rogers begründete Klientenzentrierte Gesprächspsychotherapie zählt zu den Therapieverfahren der Humanistischen Psychologie, die sich Mitte des 20. Jahrhunderts als Alternative zum Behaviorismus und zur Psychoanalyse etablierte. Das Menschenbild der Humanistischen Psychologie beinhaltet, dass das Individuum grundsätzlich nach Freiheit und Selbstverwirklichung strebt. Dementsprechend wurden neue psychotherapeutische Verfahren entwickelt, die alle die lebendige Begegnung zwischen Therapeut und Klient als den entscheidenden Wirkfaktor bei psychotherapeutischen Veränderungen besonders betonten. In Deutschland ist die Klientenzentrierte Psychotherapie am stärksten verbreitet. Sie ist durch eine warme, empathische und unterstützende Beziehung gekennzeichnet, die dem Patienten hilft, seine individuelle Entwicklung zu verfolgen. Die unterstützende und akzeptierende Haltung des Klientenzentrierten Psychotherapeuten wirkt auf ältere Patienten entlastend und kann so den psychotherapeutischen Zugang zu ihnen erleichtern und persönliches Wachstum und psychische Entwicklung bis ins hohe Alter fördern.

Einführung

Geprägt von Einflüssen aus der Philosophie, insbesondere der Phänomenologie, entwarf die Humanistische Psychologie ein Menschenbild, das die Einzigartigkeit des Individuums im besonderen Maße hervorhebt. Es entstanden neue Psychotherapieverfahren, die sich als Alternative zu den herkömmlichen, von der Psychoanalyse und vom Behaviorismus geprägten Verfahren verstanden. Die Bekanntesten sind die Gestalttherapie (Fritz Pearls), die Klientenzentrierte Gesprächspsychotherapie (Carl Rogers) und das Psychodrama (Jakob Moreno). Alle humanistischen Verfahren gehen grundsätzlich von einem positiven Kern und von einer wachstumsorientierten Energie im Menschen aus. Unter günstigen Umweltbedingungen wird diese Energie freigesetzt und persönliche Entwicklung wird gefördert (Butollo, Krüsmann & Hagl, 2008). So soll das psychotherapeutische Setting diese entwicklungsbegünstigende Situation unmittelbar darstellen. Der Blick des Psychotherapeuten richtet sich dabei eher auf die konstruktiven Entwicklungsmöglichkeiten des Patienten und we niger auf vorhandene Defizite, Störungen und Symptome. Zentrales Therapieziel ist somit die Verwirklichung der Persönlichkeit durch Entwicklung latenter Fähigkeiten und Potentiale (Eberwein, 2009). Der Therapeut lässt sich auf eine echte Begegnung mit dem Klienten ein, und eine vertrauensvolle Beziehung entsteht im Hier und Jetzt (Butollo et al., 2008). Erst durch diese Begegnung zwischen Therapeut und Klient werden therapeutische Veränderungen möglich. Der Begriff Behandlung tritt bei den humanistischen Verfahren in den Hintergrund.

Es fehlt bisher an aussagekräftigen Forschungsergebnissen, die den Erfolg der verschiedenen humanistischen Psychotherapieverfahren bei Älteren belegen. Am ehesten wird in der Literatur über den Einsatz von Klientenzentrierter Psychotherapie bei dieser Patientengruppe berichtet. Dieses 1959 von Carl Rogers begründete Psychotherapieverfahren ist von den humanistischen Psychotherapiemethoden in Deutschland die bekannteste. Sie bietet für die therapeutische Arbeit mit älteren Menschen besonders günstige Entwicklungsbedingungen.

Daher beschränkt sich der folgende Beitrag auf die Darstellung des klientenzentrierten Ansatzes und dessen Anwendung in der Psychotherapie bei älteren Menschen.

Gesprächspsychotherapie

Rogers entwickelte eine neue, an der subjektiven Erfahrung orientierte Therapietheorie und eine Handlungsorientierung, wonach es nicht darum geht, ein spezifisches Problem des Patienten zu lösen, sondern darum, ihm bei seinem individuellen Wachstum zu helfen. Dabei misst Rogers den gefühlsmäßigen Aspekten der gegenwärtigen Situation (hier und jetzt) eine größere Bedeutung zu als den intellektuellen. Die therapeutische Beziehung beinhaltet für ihn in erster Linie eine hilfreiche Beziehung (Rogers, 1982). Das Ziel des therapeutischen Handelns ist es, dem Individuum dabei zu helfen, sich eigenständig zu entwickeln. Der Therapeut kann das Problem des Klienten nicht lösen und seine Symptome nicht beseitigen. Er versteht sich nicht als Experte für das Leben seines Klienten. Die Entscheidung darüber, ob die Interventionen des Therapeuten hilfreich und gut sind, trifft ausschließlich der Patient (Eckert, Biermann-Ratjen & Höger, 2006). So legt der Therapeut nicht fest, wie ältere Patienten ihr Altwerden leben sollen. Vielmehr lässt er sich ausschließlich vom individuellen Empfinden und Erleben des betagten Patienten leiten. Diese Haltung wirkt sich auf diese Patientengruppe günstig aus und führt oft zu einer deutlichen Entlastung und Reduzierung der vorhandenen Symptomatik (Heuft, Kruse & Radebold, 2006).

Zentrale Begriffe

Organismus: Wesentlich für den Organismus ist seine Tendenz, als organisiertes Ganzes zu reagieren. Er bewertet die vom Individuum gemachten Erfahrungen und bestimmt sein Verhalten. So steht in der Klientenzentrierten Therapie nicht die objektive Realität im Vordergrund, sondern die individuelle Sicht des Einzelnen (Eckert et al., 2006).

Erfahrung beinhaltet die Repräsentation der Welt im Organismus im jeweils gegebenen Augenblick. Erfahrungen sind für das Individuum seine Realität und sind prinzipiell nur für die Person selbst erfahrbar (Eckert et al., 2006).

Die Aktualisierungstendenz, das Selbst und die Selbstaktualisierungstendenz: Nach Rogers besitzt jedes Lebewesen eine angeborene und vorwärtstreibende Richtungskraft, die nach Selbstentfaltung strebt (Rogers, 1982). Diese Annahme ist in der Klientenzentrierten Theorie grundlegend und hat den Stellenwert eines Axioms. Sie bestimmt heute noch die Haltung und das Vorgehen eines jeden Klientenzentrierten Therapeuten (Eckert et al., 2006). So gibt der Therapeut keine eigenen Ziele und Richtungen vor. Er weiß, dass er keine Veränderungen beim Patienten hervorbringen kann. Vielmehr ergeben sich diese aus eigenständigen Entwicklungsprozessen im Patienten. Der Therapeut unterstützt den Patienten dabei, seinen ganz individuellen Weg zu finden, und verschafft ihm so die Gelegenheit, sein Entwicklungspotential überhaupt erfahren zu können (Eckert et al., 2006). Das Postulat der Aktualisierungstendenz vertraut darauf, dass das Individuum lebenslang über Entwicklungsmöglichkeiten verfügt. Das gilt uneingeschränkt auch für alte Menschen, und der Klientenzentrierte Therapeut bringt dieses Vertrauen dem betagten Patienten entgegen. Gelingt es dem älteren Patienten, dieses Vertrauen sich selbst gegenüber zu spüren, können die gelungene Umorientierung an veränderten Umweltbedingungen sowie das Meistern der Herausforderungen des Alterns erleichtert werden. So wird das psychische Wohlbefinden bewahrt oder wiederhergestellt, was sich stabilisierend auf die Entwicklung des alten Menschen auswirkt (Elfner, 2008). »Im Selbst sind alle Erfahrungen, also Vorstellungen, Bilder, Gefühle und Gedanken, enthalten, die wir über uns selbst und in der Beziehung zu anderen Personen und zur Welt haben« (Elfner, 2008, S. 45). Dabei ist nicht die Person als solche gemeint, sondern die Abbildung ihres Selbst für sich selbst. Es geht also darum, wie das Individuum seine Eigenschaften, seine Beziehungen zu anderen und zu allen Aspekten seines Lebens wahrnimmt und bewertet. Das Selbst hat eine strukturierende, eine emotionale und eine handlungssteuernde Funktion (Eckert et al. 2006). Mit zunehmender Entwicklung des Selbst bildet sich bis ins hohe Alter die Selbstaktualisierungstendenz immer weiter heraus (Elfner, 2008). Im ganzen therapeutischen Prozess steht die Selbstentwicklung des Klienten im Mittelpunkt und nicht sein Problem (Elfner, 2008). So wird der ältere Patient nicht mit seinen Defiziten konfrontiert; vielmehr wird er dazu ermuntert, die eigenen noch vorhandenen Ressourcen und Entwicklungspotentiale aufzuspüren und wieder eigenverantwortlich zu handeln. Die Betonung der Eigenverantwortlichkeit der Person wirkt sich auf die Entwicklung älterer Patienten förderlich aus. Sie erleben sich als Gestalter ihrer (eigenen) Entwicklung, was eine konstruktive Voraussetzung für die Bewältigung von Krisen des Alters darstellt (Heuft et al., 2006).

Inkongruenz: Zustände, die mit dem Selbstbild des Individuums nicht vereinbar sind, rufen Inkongruenz hervor. Dieser Zustand wird von Patienten als Unausgeglichenheit empfunden, und sie leiden an seiner Symptomatik. Das Selbst wird durch diese Erfahrung in Frage gestellt und bedroht (Elfner, 2008). Diese Bedrohung führt dazu, dass die Selbstaktualisierungstendenz Abwehr produziert und Beeinträchtigungen hervorruft, und die neue Erfahrung kann in das Selbstkonzept nicht integriert werden. So können psychische

Störungen entstehen. Das Ziel der Klientenzentrierten Gesprächspsychotherapie ist die Reduzierung der Inkongruenzen des Patienten. Werden diese vermindert, nimmt die Kompetenz des Patienten zur eigenen Bewältigung seiner Probleme zu. Seine Symptome reduzieren sich oder verschwinden. Aber auch die Vulnerabilität des Patienten nimmt ab und eine »Immunisierung« erfolgt (Eckert et al., 2006).

Rogers hebt das Bedürfnis des Menschen nach positiver Zuwendung und Beachtung seiner Person besonders hervor. Diesem Bedürfnis trägt der Klientenzentrierte Therapeut Rechnung, indem er dem Patienten eine hilfreiche und entwicklungsfördernde Beziehung anbietet, die durch eine einfühlende, akzeptierende und authentische Haltung gekennzeichnet ist.

Empathie, einfühlendes Verstehen: Empathie bedeutet im Klientenzentrierten Konzept, dass es dem Therapeuten gelingt, die innere Welt des Klienten genau und einfühlend so zu verstehen, als ob sie die eigene wäre (Rogers, 1982). Der Therapeut spürt genau die Gefühle und das Erleben des Klienten sowie dessen innere Perspektive (Bezugsrahmen). Er teilt dem Klienten das Verstandene mit, wenn es für den therapeutischen Prozess angebracht erscheint. Die Empathie des Therapeuten fördert die Selbstempathie des Klienten (Biermann-Ratjen, Eckert & Schwartz, 2003).

Unbedingte Wertschätzung, bedingungsfreies Akzeptieren: Diese therapeutische Zuwendung ist nicht an Bedingungen oder an ein bestimmtes Verhalten des Klienten gekoppelt. So entsteht ein Klima, das von Anteilnahme und Wärme des Therapeuten gegenüber dem Klienten geprägt ist. Dabei ist es gleichgültig, ob der Klient von negativen und abnormalen Gefühlen spricht oder reiferes und positiveres Verhalten zeigt (Rogers, 1982). Der Klient, der sich vom Therapeuten voll akzeptiert fühlt, lernt, sich selbst zu akzeptieren, was dazu führt, dass er zu sich selbst genau die Beziehung aufnehmen kann, die ihm der Therapeut anbietet (Biermann-Ratjen et al., 2003).

Echtheit, Kongruenz: Ein kongruenter Therapeut bringt das Interesse am Klienten wirklich auf und spielt sein Verständnis nicht vor. Er setzt in der Beziehung zu seinem Klienten keine Fassade auf und spielt keine Rolle (Rogers, 1982). Damit ist nicht eine alltagsbezogene Ehrlichkeit gemeint. Vielmehr heißt es, sich aller Gefühle bewusst werden zu können, die der Klient in einem auslöst, und stets in der Lage zu sein, sich in ihn einzufühlen und ihn ohne Bedingungen positiv zu beachten (Biermann-Ratjen et al., 2003). Therapeutische Veränderungen können nur dann entstehen, wenn Empathie, unbedingte Wertschätzung und Kongruenz gleichzeitig im Therapeuten vorherrschen (Eckert, 2008).

Das von Empathie, Wertschätzung und Kongruenz gekennzeichnete Beziehungsangebot hilft dem älteren Patienten, sich selbst zu verstehen und zu akzeptieren. Das nicht-direktive Vorgehen des Therapeuten erleichtert ihm die Selbstfindung. Er darf ohne Vorgaben sein Altern individuell reflektieren. So können neue Einsichten und Lebensperspektiven leichter gefunden werden (Gatterer, 2008). Die erworbene Selbstakzeptanz kann es dem älteren Patienten erleichtern, die schweren Veränderungen im Alter besser zu bewältigen, und ihm helfen, sich so anzunehmen, wie er ist. Der Klientenzentrierte Therapeut bietet dem Patienten bei den vielen schmerzhaften Veränderungen des Alters Unterstützung und fördert so die Persönlichkeitsentwicklung im Alter. (Elfner, 2008). Er kann dem älteren Patienten helfen, ein neues Verständnis für sich in einer erschwerten Lebenssituation zu entwickeln, und die Therapiemotivation günstig beeinflussen. Er kann bewirken, dass der Patient die Wertschätzung und die Achtung für sich behält bzw. wiedergewinnt. Durch den Fokus auf die aktuelle Situation können akute Konflikte und Krisen, die das Altwerden zwangsläufig mit sich bringt, gemildert werden (Elfner, 2008; Heuft et al., 2006).

So beschreibt Elfner (2008), wie es einer schwer depressiven 66-jährigen Patientin durch eine Klientenzentrierte Psychotherapie allmählich gelang, wieder eine vertrauensvolle Beziehung zu sich selbst aufzubauen. Sie empfand wieder Empathie für sich selbst und konnte erkennen und verstehen, wie ihr Selbstkonzept durch ihre Verlusterfahrungen bedroht wurde und wie ihr Selbst sich nur in einer langdauernden depressiven Erstarrung hatte behaupten können. Die steigende Selbstempathie bewirkte allmählich einen konstruktiveren Bezug zur

ihrer veränderten Lebenssituation, was ihr Selbstwohlwollen steigerte und ihr ermöglichte, das Leben wieder selbst in die Hand zu nehmen. Sie entwickelte wieder eigenständig Ziele. Die Überzeugung des Klientenzentrierten Therapeuten von ihren noch vorhandenen Entwicklungsmöglichkeiten konnte sie für sich selbst ein Stück übernehmen und ihre frühere Kraft wieder spüren. Dieser Entwicklung der Patientin ging eine monatelange Motivationsarbeit voraus. Eine antidepressive und neuroleptische Medikation war während des Therapieprozesses erforderlich.

Ausblick

Leider werden psychische Störungen im Alter in der Regel ausschließlich medikamentös behandelt, obwohl zahlreiche Studien belegt haben, dass ältere Patienten von einer Psychotherapie gut profitieren können. Über die Wirksamkeit von Klientenzentrierter Psychotherapie bei dieser Patientengruppe liegen keine gesicherten Forschungsergebnisse vor. Eine Anpassung des therapeutischen Vorgehens an ältere Patienten wurde bisher in Ansätzen von einzelnen Klientenzentrierten Psychotherapeuten vorgenommen. Um den spezifischen Besonderheiten von alten psychisch kranken Menschen gerecht zu werden, sind aber weitere Anpassungen erforderlich (Elfner, 2008). Die sorgfältige Beachtung der für diese Altersgruppe besonderen Indikationskriterien wie z. B. Chronifizierung der psychischen Störung, vorhandene Ich-Funktionen, bestehende Abhängigkeiten sowie gegebene Therapiemotivation ist dringend erforderlich, um Misserfolgen vorzubeugen (Heuft et al., 2006). Als ein wesentliches Indikationskriterium für eine Klientenzentrierte Gesprächspsychotherapie gilt die Fä-

higkeit der Person, Inkongruenzen zu erleben und zu formulieren. Alte Menschen sind aber häufig nicht (mehr) in der Lage, die in diesem Indikationskriterium geforderte Selbstöffnung zu leisten. Oft ist die sprachliche Ausdrucksfähigkeit emotionaler Zustände nicht ausgeprägt oder reduziert. Sie verfügen kaum über Informationen über solche Behandlungsverfahren und sind diesen gegenüber skeptisch eingestellt. Der ältere Patient bringt sein psychisches Leiden häufig über körperliche Symptome zum Ausdruck und ist selbst nicht in der Lage, eine psychische Störung dahinter zu erkennen. Dennoch kann Klientenzentrierte Psychotherapie indiziert sein. Der Therapeut wird seine Bereitschaft zur Motivationsarbeit erhöhen müssen. Die bei älteren Patienten häufig erforderliche Prämotivationsphase sollte stärker als Bestandteil des Psychotherapieprozesses betrachtet werden. Die Berücksichtigung von körperlichen, kognitiven und sozialen Grenzen der älteren Patienten kann eine höhere Aktivität seitens des Therapeuten erfordern. Konkrete Hilfestellungen, Psychoedukation und Aufklärung sollten in das therapeutische Vorgehen integriert werden. Solche Interventionen schließen nicht die Arbeit an der therapeutischen Beziehung und an der Beziehung des älteren Patienten zu sich selbst aus (Elfner, 2008).

Literatur

Biermann-Ratjen, E.-M., Eckert, J. & Schwartz, H.-J. (2003). *Gesprächpsychotherapie. Verändern durch Verstehen.* Stuttgart: Kohlhammer.

Butollo, M., Krüsmann, M. & Hagl, M. (2008). Humanistische Psychotherapieverfahren. In H.-J. Möller, G. Laux. & H.-P. Kapfhammer (Hrsg.), *Psychiatrie und Psychotherapie. Band 1, Allgemeine Psychiatrie* (S. 841–870). Heidelberg: Springer.

Eberwein, W. (2009). *Humanistische Psychotherapie. Quellen, Theorien und Techniken.* Stuttgart: Thieme.

Eckert, J. (2008). Empathie. In M. Hermer & B. Röhrle (Hrsg.), *Handbuch der therapeutischen Beziehung. Band 1, Allgemeiner Teil* (S. 435–455). Tübingen: dgvt-Verlag.

Eckert, J. & Biermann-Ratjen, E.-M. (2008). Die Gesprächspsychotherapie des alten Menschen. *Psychotherapie im Dialog, 9*(1), 33–37.

Eckert, J., Biermann-Ratjen, E.-M. & Höger, D. (Hrsg.). (2006). *Gesprächspsychotherapie. Lehrbuch für die Praxis.* Heidelberg: Springer.

Elfner, P. (2008). *Personenzentrierte Beratung und Therapie in der Gerontopsychiatrie.* München: Ernst Reinhardt.

Gatterer, G. (2008). Themenschwerpunkt. Psychotherapie und klinisch-psychologische Maßnahmen im Alter. *Zeitschrift für Gerontopsychologie und -psychiatrie, 21*(1), 21–32.

Heuft, G., Kruse, A. & Radebold, H. (2006). *Lehrbuch der Gerontopsychosomatik und Alterspsychotherapie.* München: Ernst Reinhardt.

Rogers, C. R. (1982). *Entwicklung der Persönlichkeit.* Stuttgart: Klett-Cotta.

II Individuum

57 Paartherapie mit älteren Paaren

Astrid Riehl-Emde

Zusammenfassung

Paartherapie mit älteren Paaren ist sowohl für die Psychotherapieforschung als auch für die klinische Praxis ein relativ neues Gebiet. Im Mittelpunkt dieses Beitrags steht das paartherapeutische Behandlungssetting in der ambulanten Praxis und dementsprechend therapeutische Herangehensweisen, die primär auf die Beziehungsmuster und auf die Interaktion eines älteren Paares zielen. Dargestellt werden darüber hinaus Überlegungen zur Indikation und Unterschiede zur Arbeit mit jüngeren Paaren. Die Wirksamkeit von Paartherapie im Allgemeinen ist belegt und Psychotherapie mit älteren Menschen hat sich als erfolgreich erwiesen. Daher lässt sich bis zum Vorliegen spezifischer Ergebnisstudien zunächst einmal ableiten, dass Paartherapie auch bei älteren Paaren erfolgreich eingesetzt werden kann. Kontrollierte Studien stehen allerdings noch aus.

Einführung

Was veranlasst ältere Menschen, gemeinsam mit ihrem Partner/ihrer Partnerin eine Paarberatung oder Paartherapie aufzusuchen? In einer universitären Sprechstunde für ältere Paare (mindestens einer der Partner ist 60 Jahre alt oder älter) werden folgende Gründe genannt (Riehl-Emde, 2008): zunehmende Streitigkeiten oder sexuelle Außenbeziehungen nach dem Übergang in den Ruhestand; Probleme mit der Eltern- oder Großelternschaft wie beispielsweise Kontaktabbruch von Kindern und Enkeln; Belastung durch Krankheit sowie asynchrone Alterungsprozesse oder unterschiedliche Vitalität beider Partner; unbefriedigende Situationen in der partnerschaftlichen Sexualität; zunehmende Belastung durch unbewältigte Ereignisse der Vergangenheit. Zu den lebensphasen-spezifischen Problemen Älterer, die insbesondere in der Paarbeziehung zum Ausdruck kommen, gehören darüber hinaus Verdachtsdiagnosen wie Alzheimer/Demenz, Themen rund um altersgerechtes Wohnen, das Aufgeben der eigenen Behausung und die potentielle Pflegebedürftigkeit in Verbindung mit zunehmender Abhängigkeit eines Partners.

Zum Vorgehen in der Paartherapie

Paartherapie hat zum Ziel, die Interaktionen oder die Beziehungsdynamik zwischen den Partnern so zu verändern, dass die Probleme der Einzelnen, des Paares und manchmal auch der Familie gemildert werden beziehungsweise die Zufriedenheit beider Partner mit der aktuellen Lebenssituation erhöht wird. Sie ist sowohl zur Behandlung von Störungen als auch zur Ressourcenaktivierung und als Bewältigungshilfe bei psychischen und körperlichen Krankheiten indiziert. Anlass können darüber hinaus auch allgemeine Lebensprobleme oder Beziehungskrisen sein. Die Einbindung des Menschen in eine funktionale Paarbeziehung gilt als wesentlicher Prädiktor für Gesundheit und Wohlbefinden, und die Paarbeziehung als bedeutsame Ressource für die Bewältigung von Krisensituationen. Gerade bei älteren Paaren wird die Paarbeziehung besonders wichtig, nachdem die Familien- und Berufsphase in den Hintergrund getreten sind.

Das therapeutische Vorgehen bei älteren Paaren beinhaltet die Mittel und Techniken, die auch in der Arbeit mit jüngeren Paaren üblich sind. Das Vorgehen besteht aus einer Verbindung von systemischen und psychodynamischen Elementen und basiert im Wesentlichen auf zwei Grundpfeilern (Riehl-Emde, 2006):

- *Lebenszyklus/Entwicklungsorientierung/ Lebensthemen*: Die Orientierung am Lebenszyklus stellt ein ressourcen-orientiertes Rahmenkonzept dar. Einfache, scheinbar »oberflächliche« Hypothesen und dazu passende Interventionen kommen in der Regel zu Beginn der Paartherapie zum Einsatz, komplexere Hypothesen und Interventionen folgen nur dann, wenn die einfachen nicht ausreichen.
- *Paardynamik/Kollusion:* Im Mittelpunkt steht die interpersonelle Aufteilung von Lebensthemen in komplementären Rollen. Komplementäre Rollenaufteilungen gelten dann als kollusiv, wenn in Krisensituationen keine flexible Rollenaufteilung möglich ist und die dem Partner delegierte Seite in der eigenen Person abgewehrt und im anderen bekämpft wird (Willi, 1986).

Eine Paartherapie beinhaltet sowohl die Beziehungsdiagnostik des Paares im weiteren familiären und soziokulturellen Kontext als auch die Erfragung des körperlichen und seelischen Befindens beider Partner, ihrer möglichen physiologischen oder sensorischen Fähigkeitsbeeinträchtigungen. Letzteres wird bei Bedarf durch das Einholen ärztlicher Befunde ergänzt.

Besonderheiten in der Paartherapie mit älteren Paaren

Für ältere Paare werden keine neuen oder anderen Psychotherapieverfahren und Behandlungstechniken benötigt. Das allgemeine paartherapeutische Vorgehen wird jedoch ergänzt durch spezifische Kenntnisse über ältere Paare und deren Paardynamik (z. B. Qualls, 1995; Riehl-Emde, 2002; Rosowsky, 1999; Willi, 1986). Darüber hinaus sollten die Therapeuten zeitgeschichtlich denken und über Kenntnisse vom Altern verfügen.

Ältere Paare kommen zumeist mit ganz konkreten Problemen, seltener mit dem Wunsch, ganz allgemein ihre Beziehung verbessern zu wollen. Daher bewährt es sich, von den aktuellen Konflikten auszugehen und begrenzte Ziele zu verfolgen. Denn es geht oft um Situationen, die einerseits sehr belastend sind und eine Veränderung dringend nötig machen, in denen andererseits die Interventionsmöglichkeiten beschränkt sind. Da ältere Menschen in ihrem bisherigen Leben in der Regel schon etliche Krisen erlebt und bewältigt haben, gilt es, an früheren Bewältigungsformen anzuknüpfen und diese als Ressourcen zu nutzen. Durch die erfolgreiche Bewältigung situationsbedingter Probleme können dann oftmals auch die Sichtweisen der Betroffenen und damit die Auswirkungen einer Pathologie gemildert werden.

Ältere Paare sollten noch ausführlicher als jüngere über den Rahmen und die Funktion einer Paartherapie informiert werden (Gesprächsregeln, die Bedeutung subjektiver Wahrnehmungen, Vertraulichkeit, der Umgang mit dem in der Therapie Besprochenen im Alltag). Die meisten Paare sind beruhigt, wenn ihre Probleme nachvollziehbar und nicht ganz ungewöhnlich sind. Insbesondere zu Therapiebeginn sind die Vermittlung von Hoffnung und Vertrauen sehr wichtig. Ältere Menschen mit Vergesslichkeit können sich mitunter nicht mehr an alles erinnern, was in einer vorhergehenden Sitzung Thema war, zumal bei niederfrequenter Therapie. Man kann sie ermuntern, wichtige Gedanken zu notieren. Wenn keine aktuellen Vorkommnisse anstehen, kann der Therapeut ein Thema vorhergehender Sitzungen nochmals aufgreifen und so einen Wiedereinstieg in das Gespräch ermöglichen. »Bei schlechtem Frischgedächtnis kann weniger mit anhaltender Einsicht [...] gerechnet werden. Umso wichtiger sind positives Konnotieren und Humor in den Sitzungen. Nicht die Einsichten wiegen primär, sondern die in den Sitzungen erreichte Stimmung der Entspannung und Versöhnung« (Bösch, 1995, S. 299).

Die Paartherapie mit älteren Paaren bezieht sich derzeit auf die Geburtsjahrgänge bis 1950. Unter ihnen befinden sich Personen, die den Nationalsozialismus, die Kriegs- und Nachkriegszeit noch bewusst erlebt haben. Im Gegensatz zur psychodynamischen Einzeltherapie kommen diese Themen in der Paartherapie meist nicht zur Sprache. Die gemeinsame Beziehungsgeschichte steht in der Regel mehr im Fokus als die jeweiligen individuellen Biographien. Dass diese individuellen Biographien weniger zur Sprache kommen, könnte auch als Auswirkung einer gemeinsamen Abwehr des Paares interpretiert werden, die durch das niederfrequente Setting tendenziell verstärkt wird.

Paare im Übergang zum Ruhestand und unmittelbar danach ziehen Bilanz: Soll das alles gewesen sein? Auf diese Art miteinander alt werden? Das Trennungsthema ist virulenter und bedrohlicher als mit Anfang 70, wenn Paare in Paartherapie zwar auch noch an Trennung denken, meist aber davon ausgehen, diese lohne sich eigentlich nicht mehr. Gleichzeitig stellen Loyalität und Zugehörigkeit zentrale Werte dar.

Jüngere und ältere Paare in kurzen Beziehungen thematisieren die Ambivalenz zwischen Zusammenbleiben und Trennung ernsthafter als ältere Paare in Langzeitbeziehungen, die eher die Paartherapie beenden, bevor die Ehe tatsächlich gefährdet ist. Für ältere Paare in Langzeitbeziehungen wäre eine Trennung mit deutlich höheren »Kosten« verbunden aufgrund der langen gemeinsamen Geschichte, die sich in den gewachsenen Strukturen der Lebensumwelt materialisiert hat und in gemeinsamen Kindern, Enkeln, Freunden und auch im Besitz zum Ausdruck kommt. Weitere Unterschiede zur Paartherapie mit jüngeren Paaren bestehen darin, dass Themen von Glauben und Sinnfindung einen größeren Stellenwert bei den Älteren haben und dass oftmals medizinische Behandlungen parallel stattfinden oder anzuregen sind. Auch soziale Angebote für Ältere sind häufig zusätzlich angezeigt. Die Paare, die gegenwärtig zur Kohorte der Älteren gehören, sind übrigens weniger als jüngere Paare zur therapeutischen Arbeit im Gruppen-Setting bereit.

Spezifische Gefahren für Allparteilichkeit

Die (Gegen-)Übertragungsprobleme jüngerer Therapeuten gegenüber älteren Paaren gelten als größer als die Probleme älterer Paare gegenüber jüngeren Fachpersonen. Die Erschwernisse auf Therapeutenseite haben im Wesentlichen mit Gefühlen von Hilf- und Hoffnungslosigkeit zu tun beziehungsweise mit Zweifeln an Nutzen und Sinn der Therapie; mit dem Wiedererwachen schwieriger Gefühle gegenüber den eigenen Eltern oder Großeltern, insbesondere beim Thema Sexualität; mit sozialen Rollen-, Norm- und Wertevorstellungen, die sich von denen der Älteren unterscheiden und mit eigenen Altersängsten der Therapeuten, die in der Paartherapie zusätzlich die eigene Paarbeziehung betreffen.

Es gibt jedoch auch erleichternde Faktoren: Neben der größeren zeitlichen Flexibilität älterer Paare, die auch tagsüber und nicht nur zu Randzeiten zur Therapie kommen können und oftmals auch an einem Gespräch mit jüngeren Fachpersonen interessiert sind, neben den besseren finanziellen Möglichkeiten, die es vielen Paaren erlauben, die Kosten selbst zu tragen, können Erfahrungsreichtum und Vielfältigkeit jahrzehntelanger Beziehungsgeschichten auch faszinieren, können schwere Schicksale älterer Paare nicht nur Angst auslösen, sondern auch Mut machen für das eigene Altwerden. Die wiederholt beschriebene Verschlossenheit Älterer in Beziehungsfragen erweist sich zunehmend als Kohorteneffekt, d. h. die Paare, die derzeit zwischen 60 und 75 Jahre alt sind, haben während ihres Erwachsenenalters bereits eine Sozialisierung hin zur Psychologisierung ihrer Lebensumwelt erfahren, sind offener in Beziehungsfragen und können daher bisweilen an frühere Therapie-Erfahrungen anknüpfen.

Indikation und Kontraindikation

Speziell bei älteren Menschen ist ein paartherapeutisches Vorgehen indiziert,

- weil der Anteil von psychischen und zwischenmenschlichen Problemen an den möglichen Krisen im Alter hoch ist und weil diese sich in der Regel gerade in den Beziehungen zu den nächsten, den Ehepartnern oder Kindern, ausdrücken;
- weil im Alter oftmals in sehr kurzer Zeit gravierende Veränderungen auftreten,

die Neuorientierungen erforderlich machen und überfordern können.

Beide Partner sollten bereit sein zu kooperieren, sie sollten Verantwortung für sich übernehmen und sich für ihre eigenen Belange einsetzen können. Wichtiger als das Lebensalter sind die Flexibilität und die Entwicklungsmöglichkeiten der Einzelnen. Bei Demenz oder Pflegebedürftigkeit, beziehungsweise wenn einer der Partner seine Interessen nicht mehr vertreten kann, sind familienmedizinische Angebote angemessener als Paartherapie. Darüber hinaus stellt die Voreinstellung des Psychotherapeuten, insbesondere seine Bereitschaft, mit Alten zusammenzuarbeiten, eine Voraussetzung für die Indikation dar.

Kontraindiziert ist das paartherapeutische Setting,

- wenn es über längere Zeit nicht gelingt, die Partner vor Entwertung und Demütigung zu schützen, oder wenn die Therapie die Feindseligkeit zwischen beiden verstärkt;
- wenn die Gespräche vor allem dazu dienen, dem Partner zu beweisen, dass die letzten 30, 40 Jahre schlecht waren oder dass er/sie schon immer irgendetwas falsch gemacht oder versagt hat.

Paartherapie fördert im günstigen Fall Verständnis und Akzeptanz für das eigene Verhalten und das Verhalten des Partners, sie fördert kommunikative Fertigkeiten, den Mut zur Konfrontation, die Fähigkeit zum konstruktiven Streiten. Wenn Konflikte offen, jedoch nicht verletzend ausgetragen werden, lassen sie sich eher als Chance zur Neuorientierung und Weiterentwicklung

wahrnehmen. Offene, nicht verletzende Kommunikation und klare Strukturen können Vertrauen schaffen und individuelle neurotische Reaktionsbereitschaften eindämmen.

Kostenübernahme

Paartherapie ist offiziell *keine Krankenkassenleistung*. Allerdings besteht infolge einer Ergänzung der Psychotherapie-Vereinbarungen die Möglichkeit, bei »spezifischer Hinzuziehung von Bezugspersonen« Doppelsitzungen (d. h. zweimal 50 Minuten) durchzuführen und abzurechnen; dies gilt für die Verhaltenstherapie, für die tiefenpsychologisch fundierte und für die analytische Psychotherapie (Kassenärztliche Bundesvereinigung, 1997). Unter Berücksichtigung der finanziellen Ressourcen bestehen aber auch gute Erfahrungen damit, wenn ein Paar die Kosten selbst trägt. Außerdem bieten Ehe-, Familien- und Lebensberatungsstellen in kommunaler, kirchlicher oder freier Trägerschaft zunehmend auch Beratung für ältere Paare an, die in der Regel sehr kostengünstig ist.

Wirksamkeit von Paartherapie mit Älteren

Die bedeutendsten Übersichtsarbeiten über Effektivitäts- und Effizienzstudien zur Paartherapie einschließlich Meta-Analysen stammen aus dem anglo-amerikanischen Sprachraum (Gurman & Fraenkel, 2002; Snyder, Castellani & Whisman, 2006). Allerdings beinhalten diese weder separate Daten über ältere Paare noch eine Diskussion zum Alter der Paare.

Untersuchungen mit unbehandelten Kontrollgruppen bestätigen, dass Paartherapie sowohl in statistischer als auch in klinischer Hinsicht effektiver ist als keine

Therapie. Sie bewirkt in zwei Drittel der Fälle positive Ergebnisse in Bezug auf eheliche Zufriedenheit und Reduktion von ehelichem Distress. Bei Ehe- und Beziehungsproblemen erweist sich Paartherapie wirksamer als Einzeltherapie.

Heuft & Marschner (1994) bezogen in eine Übersichtsarbeit zur Psychotherapie im Alter die zwischen 1970 und 1993 publizierte Literatur zur Paartherapie ein: In drei Viertel der Fälle gehe es um allgemeine Beziehungskonflikte in Wechselwirkung mit Depressionen, Angstsyndromen, psychoorganischen Syndromen und körperlichen Erkrankungen, in einem Viertel der Fälle um sexuelle Probleme. Es überwiegen Kurzformen von 15 bis 20 Sitzungen. Der generelle Nachweis, dass Psychotherapie mit älteren Menschen möglich, sinnvoll, notwendig und langfristig erfolgreich ist, sei erbracht, lautet das Fazit der Autoren, das auch die Paartherapie einschließt.

Ausblick

Das bereits jetzt verfügbare umfassende Know-how und die inzwischen vorliegenden positiven Erfahrungen unterstreichen, dass Paartherapie auch bei älteren Paaren erfolgversprechend eingesetzt werden kann. Systematische Angaben zu Bedarf und Inanspruchnahme bisher vorliegender Angebote liegen noch nicht vor. Und Ergebnisstudien eigens für ältere Paare stehen nicht zuletzt deswegen noch aus, weil ältere Paare im paartherapeutischen Setting bisher unterrepräsentiert sind. Allerdings wird in Weiterbildungscurricula angehender Paartherapeuten die Arbeit mit Älteren zunehmend vermittelt, sodass es vermutlich nur eine Frage der Zeit sein wird, bis derartige Studien vorliegen.

Literatur

Bösch, J. (1995). Paar- und Sexualtherapie mit älteren Menschen. In N. Jovic & A. Uchtenhagen (Hrsg.), *Psychotherapie mit Älteren* (S. 296–309). Zürich: Fachverlag.

Gurman, A. S. & Fraenkel, P. (2002). The history of couple therapy: A millennial review. *Fam Process, 41*, 199–260.

Heuft, G. & Marschner, C. (1994). Psychotherapeutische Behandlung im Alter. State of the Art. *Psychotherapeut, 39*, 205–219.

Kassenärztliche Bundesvereinigung (1997). *Änderungen und Ergänzungen der Psychotherapievereinbarungen.* DÄB; 94: B-396.

Qualls, S. H. (1995). Marital therapy with later life couples. *Journal of Geriatric Psychiatry, 28*, 139–163.

Riehl-Emde, A. (2002). Paartherapie – warum nicht auch für ältere Paare? *Familiendynamik, 27*, 43–73.

Riehl-Emde, A. (2006). Paartherapie für ältere Paare. State of the Art. *Psychotherapie im Alter, 3*(4), 9–35.

Riehl-Emde, A. (2008). Paartherapie für ältere Paare. Konzepte einer Spezialsprechstunde und Einblick in die Praxis. *Psychotherapie im Dialog (PiD), 9*(1), 38–42.

Rosowsky, E. (1999). Couple therapy with long-married older adults. In M. Duffy (Ed.), *Handbook of counseling and psychotherapy with older adults* (pp. 224–266). Hoboken NJ: Wiley & Sons.

Snyder, D. K., Castellani, A. M. & Whisman, M. A. (2006). Current status and future directions in couple therapie. *Annual Review Psychology, 57*, 317–344.

Willi, J. (1986). Die Ehe im Alter in psycho-ökologischer Sicht. *Familiendynamik, 11*, 294–306.

58 Familientherapie

Johannes Johannsen

Zusammenfassung

Psychische Störungen älterer Menschen sind sehr oft mit Problemen in ihren familiären Beziehungen und/oder ihren Beziehungen zur weiteren Umwelt verknüpft. Deshalb kommt Familientherapie für psychisch kranke ältere Menschen besonders infrage. Von den verschiedenen familientherapeutischen Schulen wird die systemische Therapie schwerpunktmäßig dargestellt, zumal sie im Jahre 2008 als wissenschaftliches Psychotherapieverfahren anerkannt worden ist. Methode und Techniken der systemischen Therapie werden in Grundzügen beschrieben. Nach einem knappen Abriss der Familientherapie mit älteren Menschen wird die systemische Praxis bei dieser Klientengruppe skizziert. Ein Fallbeispiel veranschaulicht das praktische Vorgehen.

Einführung

Die Familientherapie ist ein psychotherapeutisches Verfahren, das zur Behandlung der erkrankten Person die Familie bzw. das existentiell bedeutsame Bezugssystem einbezieht. Familientherapie ist vor allem dann indiziert, wenn das auffällige Verhalten eines Patienten im Zusammenhang mit seinen familiären Beziehungen bzw. seinem relevanten Bezugssystem zu sehen ist. Dies ist bei älteren Menschen häufig der Fall.

Je nach theoretischem Ansatz gibt es neben der systemischen Therapie noch andere Konzeptionen der Familientherapie, u. a. die psychoanalytische einschließlich der Mehrgenerationen-Perspektive, die kommunikationstheoretische und die verhaltenstherapeutische, daneben die psychoedukativen Methoden. Die systemische Therapie ist das bei weitem am häufigsten eingesetzte Verfahren. Sie entwickelte sich ab den 1970er Jahren theoretisch und praktisch zu einem über die Familientherapie hinausgehenden und auch in anderen Settings, z. B. im Einzel- oder Paarsetting, angewandten Verfahren (Schweitzer & Zwack, 2010).

Die systemische Therapie betont die folgenden Aspekte: Verstehen im Kontext, subjektive Wirklichkeitskonstruktionen, Zirkularität, Neutralität, Ressourcen- und Lösungsorientierung sowie die Autonomie des Systems. Theoretisch beziehen sich diese Ansätze auf die Systemtheorie und den Konstruktivismus. Die Wurzeln liegen in der Kybernetik und den kommunikationstheoretischen Konzepten.

Die systemische Sichtweise siedelt Probleme zwischen den Elementen eines Systems an, nicht in einem Element. Problematisches, störendes oder als krank diagnostiziertes Verhalten einzelner Menschen wird als Ausdruck der Kommunikation und Interaktion innerhalb des relevanten Bezugssystems verstanden. Systemische Therapeuten gehen von der Annahme aus, dass jedes menschliche Verhalten in einem bestimmten Kontext Sinn macht und oftmals einen Lösungsversuch für ein anderes Problem darstellt(e), der seinerseits zum Problem geworden ist. Die systemische Therapie fokussiert deshalb auf die Interaktionen zwischen den Familienmitgliedern und versucht, mehr und günstigere Handlungsoptionen für alle Beteiligten bzw. das ganze System zu eröffnen.

Die Indikation zur systemischen Therapie besteht bei Vorliegen einer seelischen Störung, jeder Art von dysfunktionalen Verhaltensweisen, in Krisensituationen und generell bei innerfamiliären Spannungen. Im Erstgespräch stehen die Kontext- und Auftragsklärung im Vordergrund. Es werden dabei nicht nur der Überweisungsweg und der Kontext, in dem das Problem auftritt, erfragt, sondern ebenso bisherige Lösungsversuche (Johannsen, 2004). Die Beziehungs- und Interaktionsmuster sowie die Weltbilder, d. h. die subjektiven Sichtweisen der Mitglieder des Systems, werden erkundet. Der Therapeut, der sich allparteilich bzw. neutral sowie wertschätzend und ressourcenorientiert verhält, interveniert aktiv und kommentiert positiv. Er achtet darauf, zu jedem Systemmitglied einen tragfähigen Kontakt herzustellen.

Zentrale Interventionstechnik sind Fragen, die zur Erzeugung neuer Informationen häufig zirkulär gestellt werden, und das Umdeuten (Reframing). Aus unveränderlichen Eigenschaften von einzelnen werden veränderliche Verhaltensweisen (Verflüssigung). Weitere Techniken bestehen u. a. in der Genogrammarbeit und der Verwendung von darstellenden Verfahren. Als Schlussinterventionen werden Beobachtungs- oder Handlungsaufgaben eingesetzt, wie die Verordnung von Ritualen oder die vorläufige Nichtveränderung des Symptoms.

Zur Entwicklung der Familientherapie mit Älteren

Im Jahre 1965 wiesen die amerikanischen Gerontologen Shanas und Streib (1965) erstmals darauf hin, dass der ältere Mensch mit seinen Problemsituationen und Erkrankungen immer im sozialen Kontext seiner Familie zu betrachten sei. Brody und Spark beschrieben 1966, dass die Familieninteraktion einen entscheidenden ätiologischen Faktor bei Altersproblemen darstelle, weshalb bei der Behandlung von Altersproblemen nicht der ältere Patient alleine, sondern die ganze Familie als Klient gelten solle (Brody & Spark, 1966).

Die systemorientierte Betrachtung älterer Menschen und ihrer Probleme bzw. Erkrankungen wurde von Weakland und Herr (1979) erstmalig dargestellt. Das therapeutische Vorgehen solle sich vorrangig im Hier und Jetzt bewegen, eine neue Sicht der Situation erzeugen, nur kleine, aber strategisch wichtige Veränderungen einführen und dadurch Lösungen möglich machen.

In den 1990er Jahren breitete sich eine stärker an Aktivitäts- und Kompetenzansätzen orientierte Sichtweise aus, in der Familientherapie mit Älteren das gleiche Potential zuerkannt wurde wie der mit jüngeren Familien. Unter Einbeziehung möglichst vieler Familienmitglieder wie auch Mitarbeiter aus dem psychosozialen Unterstützungsnetz und unter Berücksichtigung bisheriger Konsultationen und Problemlösungsversuche seien neue Optionen zu erzeugen und hypothetisch durchzuspielen, wobei verstärkt Gefühlen wie Angst und Schuld Rechnung zu tragen sei. Darüber hinaus müsse die Autonomie der Familie stärker respektiert werden. Familien benötigten für ihre Entscheidungen mehr Zeit, um dann selbst zu handeln.

In Deutschland gaben Radebold und Schlesinger-Kipp (1982) einen ersten Überblick über familientherapeutische Ansätze mit älteren Klienten. Die systemische Familientherapie mit Älteren wird im deutschsprachigen Raum erstmals im Jahre 1990 von Johannsen (1992) vorgestellt. Wenn auch methodisch im therapeutischen Prozess ähnlich wie bei einem Familiensystem mit einem jüngeren Symptomträger vorzugehen sei, so gebe es doch eine ganze Reihe von Unterschieden und Modifikationen in der Familientherapie mit älteren Menschen.

Systemische Familientherapie mit Älteren

Das Bezugssystem eines älteren Menschen als Symptomträger unterscheidet sich von dem eines jüngeren Patienten dadurch, dass oft drei oder sogar vier Generationen beteiligt sind. Das relevante Beziehungsgefüge kann mehr bzw. etwas anderes sein als die Familie, die vielleicht kaum noch oder gar nicht mehr vorhanden ist, nämlich Freunde, Nachbarn, Bekannte, alltägliche Helfer, gesetzliche Betreuer oder Mitarbeiter von Institutionen – z. B. aus Alten- und Pflegeheimen oder von ambulanten psychosozialen Hilfsdiensten.

Das Bezugssystem des Klienten lässt sich gut in einem Genogramm darstellen. Daraus können sich Hypothesen zur Funktion des Symptoms sowie Hinweise auf Ressourcen oder fehlende Systemmitglieder ergeben. Das Beziehungsgefüge des alten Menschen kann anfänglich nur aus ihm selbst bestehen, etwa bei Vereinsamung oder bei einer Wahnerkrankung. Von daher ist möglicherweise ein Beziehungsnetz erst aufzubauen, sodass das ursprüngliche Problemsystem und das im therapeutischen Prozess aufzubauende Lösungssystem sehr unterschiedlich sein können (Johannsen, 2008).

In der Gestaltung des Gespräches mit dem älteren Patienten und seinen Angehörigen bedarf es eines ebenso wertschätzenden wie respektvollen Umgangs, um ins Gespräch zu kommen und das System für spätere Interventionen zugänglich zu machen. Es kann hilfreich sein, den Alters- bzw. Generationsunterschied zwischen den Älteren und den Therapeuten zu thematisieren. Manches Mal sind ältere Menschen zwar zum Gespräch bereit, mögen sich dann zum Problemkontext aber nicht äußern, z. B. weil sie bis dahin noch nie mit Außenstehenden über familiäre Angelegenheiten gesprochen haben. Dieser zögernden Einstellung der älteren Generation kann durch das zirkuläre Fragen recht gut begegnet werden, indem der Therapeut z. B. ein Mitglied der jüngeren Generation nach den vermuteten Anliegen und den Beziehungen untereinander befragt.

Beim kontextuellen Verstehen der Problemsituation sind die bisherigen Lösungsversuche und die Autonomie des Systems zu würdigen. Im Hinblick auf das therapeutische Vorgehen empfiehlt es sich, die Grundprinzipien aus der Informationstheorie wie Reduktion der Komplexität, Redundanz der Information und häufige Rückkopplung mit allen Beteiligten besonders zu beachten. Zeit, Ort und Umstände des Gespräches sind je nach Befindlichkeit und Gesundheit der älteren Teilnehmer zu modifizieren. Hausbesuche eignen sich gut, um die Familie in ihrem Kontext zu erleben. Die Einbeziehung auch kognitiv beeinträchtigter Familienmitglieder ins Gespräch kann sich als nützlich erweisen (Johannsen & Fischer-Johannsen, 2011).

Da bei der Familientherapie mit Älteren sowohl auf Seiten der Angehörigen als auch auf Seiten der professionellen Helfer mehr Beteiligte möglich sind, können mehr Beobachtungen und Erfahrungen vorliegen. Der Überweisungskontext kann unübersichtlicher, der Behandlungsauftrag schwerer zu definieren sein. Mehrere Behandlungsziele und -aufträge sind denkbar.

Die Wirklichkeiten und ihre Beschreibungen der Mitglieder des Systems können unterschiedlicher sein – unter anderem wegen verschiedener Wahrnehmungen und Einschätzungen der Facetten des Alters, nicht zuletzt aufgrund unterschiedlicher

Traditionen, Normen und Werte. Grundsätzlich sollte der Therapeut – unabhängig von seiner methodischen Ausrichtung – über die entsprechenden historischen Kenntnisse verfügen, um den Erlebnis- und Erfahrungshorizont der Älteren zu verstehen. Aufgrund der höheren Komplexität kann der Verhandlungsbedarf größer sein. Krankheit, Multimorbidität, Chronizität, Behinderung, Siechtum, Pflegebedürftigkeit und Erberwartungen stehen oftmals ebenso wie Tod und Sterben im Mittelpunkt der Problemsituation. Wie wurden in der Vergangenheit Krisen gemeistert? Welche Bewältigungsstrategien haben sich bewährt? Wie wurden Trauerprozesse gestaltet? Auch wenn die Vergangenheit als Ressource oder zum Verständnis der Gegenwart herangezogen wird, so liegt der zeitliche Fokus doch auf Gegenwart und Zukunft. Für deren Bewältigung gilt es, Ressourcen zu aktivieren und neue Handlungsspielräume zu eröffnen, damit sich die Beteiligten nicht länger als Opfer, sondern als handelnde Subjekte erleben können (Johannsen & Fischer-Johannsen, 2009).

Klinisches Fallbeispiel

Eine 71-jährige Patientin wurde von der behandelnden Nervenärztin mit der Diagnose »Rezidivierende depressive Störung« in die Klinik eingewiesen. Bei Aufnahme klagte die Patientin über Schwindelgefühle, atemabhängige Schmerzen, manchmal Herzschmerzen und Kraftlosigkeit in den Beinen, weshalb sie nicht mehr allein gehen könne. Außerdem leide sie unter Angst vor Krankheiten, vor fremden Menschen und davor, dass sie wie ihr Mann zusammenbrechen und sterben könne.

Wegen dieser Symptomatik war die Patientin ein Jahr zuvor in einer Internistischen Klinik behandelt worden. Bei Entlassung

wurden neun Diagnosen gestellt, zwölf verschiedene Medikamente verordnet, allerdings in der Gesamtbewertung darauf hingewiesen, dass die zahlreichen apparativen Untersuchungen »keinen wesentlichen pathologischen Befund« ergeben hätten.

In der gerontopsychiatrischen Klinik wurde die Patientin fünf Wochen lang stationär behandelt. Es wurden wöchentlich mit ihr und der Tochter, mit der sie in einem Haushalt zusammenlebte, sowie weiteren Angehörigen familientherapeutische Gespräche z. T. im Rahmen der Angehörigenvisite geführt. Es stellte sich heraus, dass die Patientin ihren Ehemann bis zu

II Individuum

dessen Tod zwei Jahre zuvor wegen eines Schlaganfalls aufopfernd pflegerisch versorgt hatte. Ca. eineinhalb Jahre nach dem Tod des Ehemannes wurde das Haus der Patientin im Einvernehmen mit ihren vier Kindern verkauft. Es soll nicht zu Erbstreitigkeiten gekommen sein.

Die körperlichen Beschwerden nahmen ein knappes Jahr vor der jetzigen klinischen Einweisung an Intensität zu. Als die Patientin ca. sechs Monate zuvor mit ihrer zweitältesten Tochter und ihrem unehelichen 30-jährigen Sohn in einen gemeinsam geführten Haushalt in einer Mietwohnung einzog, nahmen die Beschwerden bzw. auffälligen Verhaltensweisen deutlich zu, insbesondere die Angstgefühle sowie die Schwindelzustände, woraus schließlich die Unfähigkeit, selbstständig zu gehen, resultierte.

Am Ende der fünfwöchigen Behandlung, in der die familientherapeutischen Gespräche im Mittelpunkt der Behandlung standen, konnte die Patientin wieder selbstständig gehen und das Klinikgelände verlassen.

Sie verspürte keine Angstzustände mehr. Dies wurde in dem Maße möglich, wie es der Patientin im Rahmen der Familiengespräche mit Unterstützung der Angehörigen gelang, ihre bisherige Rolle als »Dienerin der Familie« und ihre unbedingte Loyalität gegenüber dem Ehemann, der sich wiederholt jähzornig und gewalttätig verhalten hatte, infrage zu stellen. Zugleich konnte sie im weiteren Fortgang der Behandlung auch zur arbeitslos gewordenen Tochter auf Distanz gehen, der sie sich zuvor mit ihrer Unselbstständigkeit als neuer Mittelpunkt der Aufmerksamkeit angeboten hatte. Mit der Tochter wollte sie auf Dauer nicht in einem Drei-Generationen-Haushalt leben. Die vergleichsweise jung wirkende Patientin äußerte gegen Ende der Behandlung, dass sie selbst auch noch etwas vom Leben haben wolle – »nicht nur immer für andere da sein«. Im Nachhinein war zu erfahren, dass sich die Tochter erfolgreich eine neue Arbeitsstelle gesucht hatte.

Empirische Untersuchungen

Zur Wirksamkeit der Familientherapie weisen Grawe und Mitarbeiter in ihrem kritischen Vergleich verschiedener psychotherapeutischer Verfahren darauf hin, dass die Familientherapie als besonders geeignete und erfolgversprechende Interventionsform erscheine, insbesondere der system- oder kommunikationsorientierte Ansatz mit seinen am weitesten ausgearbeiteten Konzepten (Grawe, Donati & Bernauer, 1994). Die nachgewiesenen Effekte werden einerseits in der Verbesserung der Familienbeziehungen und andererseits in der Verringerung der jeweiligen Problematik des identifizierten Patienten gesehen.

Im Jahre 2008 wurde die systemische Therapie aufgrund einer ausführlichen Expertise (von Sydow, Beher, Retzlaff & Schweitzer-Rothers, 2007) vom Wissenschaftlichen Beirat Psychotherapie als wissenschaftliches Psychotherapieverfahren anerkannt (Wiss. Beirat Psychotherapie, 2008). Die Indikation für Familientherapie/systemische Therapie wird insbesondere in den Anwendungsbereichen affektive Störungen, Abhängigkeiten und Missbrauch, psychische und soziale Faktoren bei somatischen Krankheiten, Schizophrenie und wahnhafte Störungen sowie Essstörungen gesehen. In diesen Bereichen treten bei älteren Menschen – abgesehen von den dementiellen Erkrankungen – die häufigsten Störungen auf. Während die Familientherapie seit 1991 zum Regelangebot psychiatrischer Kliniken gehört, steht die sozialrechtliche Anerkennung der systemischen Therapie als kassenärztliche Leistung durch den Gemeinsamen Bundesausschuss noch aus.

Ausblick

Aufgrund der demographischen Entwicklung und der zu beobachtenden Pluralität der Familienformen sowie der zunehmenden gesellschaftlichen Individualisierung und Auflösung tragfähiger Familienstrukturen mit erheblichen Auswirkungen für die ältere Generation kommt dem systemischen Blickwinkel besondere Bedeutung zu. Der einzelne alte kranke oder behinderte Mensch oder die Familie mit älteren Mitgliedern und ihrer Problemsituation werden künftig stärker als bisher im Rahmen eines ressourcenorientierten sozialen Netzwerkes zu sehen sein – also in systemischer Sichtweise.

Inhaltlich könnte sich die Familientherapie mit Älteren besonderen Problemkonstellationen zuwenden wie Umgang der Familie mit ihrer Vergangenheit in der NS-Zeit oder zu Zeiten der DDR, Erfahrungen im Krieg und auf der Flucht, also z. B. posttraumatischen Belastungssituationen und Aufarbeitung von Familiengeheimnissen zuwenden, darüber hinaus Familien mit Migrationshintergrund, Gewalt gegen Ältere, Umgang mit Demenzkranken oder auch dem Lebensbereich Altenheim.

Literatur

Brody, E. H. & Spark, G. M.(1966). Institutionalization of the elderly. A family crisis. *Family Process, 5*, 76–90.

Grawe, K., Donati, R. & Bernauer, F. (1994). *Psychotherapie im Wandel. Von der Konfession zur Profession.* Göttingen: Hogrefe.

Johannsen, J. (1992). Systemische Therapie mit Älteren. In R. D. Hirsch, J. Bruder, H. Radebold & H. K. Schneider (Hrsg.), *Multimorbidität im Alter*. Bern: Huber.

Johannsen, J. (2004). Das systemische Erstgespräch mit älteren Menschen. *Psychotherapie im Alter, 1*, 111–122.

Johannsen, J. (2008). Systemische Therapie/Familientherapie mit älteren Menschen. *Psychotherapie im Dialog, 9*, 20–25.

Johannsen, J. & Fischer-Johannsen, J. (2009). Systemische Therapie älterer Menschen. *Psychotherapie, 14*, 287–295.

Johannsen, J. & Fischer-Johannsen, J. (2011). Systemische Therapie und Beratung mit einem Demenzerkrankten. *Familiendynamik, 36*, 296–309.

Radebold, H. & Schlesinger-Kipp, G. (Hrsg.). (1982). *Familien- und paartherapeutische Hilfen bei älteren und alten Menschen*. Göttingen: Vandenhoeck & Ruprecht.

Schweitzer, J. & Zwack, J. (2010). Grundlagen der systemischen Therapie. In V. Arolt & A. Kersting (Hrsg.), *Psychotherapie in der Psychiatrie* (S. 75–96). Berlin/Heidelberg: Springer.

Shanas, E. & Streib, G. F. (Eds.). (1965). *Social structure and the family. General relations*. New Jersey: Englewood Cliffs, Prentice-Hall.

Sydow, K. von, Beher, S., Retzlaff, R. & Schweitzer-Rothers, J. (2007). *Die Wirksamkeit Systemischer Therapie/Familientherapie*. Göttingen: Hogrefe.

Weakland, J. H. & Herr, J. J. (1979). *Counseling elders and their families*. New York: Springer.

Wissenschaftlicher Beirat Psychotherapie (2008). Gutachten zur wissenschaftlichen Anerkennung der Systemischen Therapie. *Deutsches Ärzteblatt, 106*, 176–179.

II Individuum

Rehabilitation

59 Geriatrie und geriatrische Rehabilitation

Rahel Eckardt und Elisabeth Steinhagen-Thiessen

Zusammenfassung

Durch den demographischen Wandel wird es zu einem steigenden Bedarf an geriatrischer, auf Multimorbidität ausgerichteter Rehabilitation kommen. Als Ziele der geriatrischen Rehabilitation stehen die Wiedergewinnung, Verbesserung oder Erhaltung von größtmöglicher Selbstständigkeit und Selbstbestimmtheit bei den alltäglichen Verrichtungen und damit das Verbleiben in der gewünschten Umgebung im Vordergrund. Das Geriatrische Assessment beinhaltet eine umfassende, interdisziplinäre Abklärung aller Probleme und Ressourcen eines Patienten durch das therapeutische Team. Gestützt auf die Ergebnisse des Assessments erfolgt eine Einschätzung des vorhandenen Rehabilitationspotentials. Danach wird ein Behandlungsziel formuliert und ein individueller Therapieplan aufgestellt. Von Anfang an dient die Therapie auch der Vorbereitung der Entlassung in eine konkrete räumliche, soziale, familiäre und wirtschaftliche Situation, an deren Bewältigung der Rehabilitationsverlauf gemessen wird.

Einführung

Die Geriatrie erlangt in der heutigen Medizin aufgrund der demographischen Entwicklung einen immer größeren Stellenwert. Das Statistische Bundesamt prognostiziert für die Altersgruppe der über 65-Jährigen bis zum Jahr 2030 einen Anstieg von heute 16 Millionen auf rund 22 Millionen Menschen, das entspricht einem Zuwachs von über 40 %. Damit wäre etwa jeder Dritte in Deutschland im Jahr 2030 65 Jahre und älter (Statistisches Bundesamt, 2006). Betreuungs- und Behandlungsangebote für ältere Menschen werden daher zunehmend erweitert werden müssen. Die

Besonderheiten des alternden Organismus bestehen darin, dass es zu strukturellen und funktionellen Veränderungen in Geweben und Organen mit Abnahme der Leistungsfähigkeit und Belastbarkeit kommt. Der Alterungsprozess läuft in jedem Menschen durch genetische und Umweltfaktoren unterschiedlich und mit zunehmendem Alter verschieden ab.

Auch in den einzelnen Organsystemen sind diese altersphysiologischen Veränderungen unterschiedlich stark ausgeprägt. Biologisches und chronologisches Alter stimmen häufig nicht überein. Symptomatik und Phänomenologie im Alter unterscheiden sich von den bekannten typischen Krankheitsbildern jüngerer Menschen. Zudem sind Symptome oft nicht auf eine Krankheit zurückzuführen, sondern es spielen mehrere Faktoren eine Rolle, die zur Entstehung von Funktionseinschränkungen führen. Ein weiteres Problem der richtigen Erfassung eines Krankheitsbilds ist die häufige Tabuisierung durch den Patienten oder mangelnde eigene Wahrnehmung und die seiner Umwelt. So zeigt sich oft eine Diskrepanz zwischen der subjektiv empfundenen und der objektiv feststellbaren Gesundheit.

Besonderheiten geriatrischer Patienten

Geriatrische Patienten werden über ein höheres Lebensalter (70 Jahre und älter) sowie die sogenannte geriatrietypische Multimorbidität definiert. Multimorbide bedeutet das Vorhandensein von mindestens zwei behandlungsbedürftigen Diagnosen, die engmaschig ärztlich überwacht und bei der Therapie berücksichtigt werden müssen. Nach dem Alterssurvey 2005 weisen 80 % der 70- bis 85-Jährigen zwei oder mehr Erkrankungen auf, 24 % sogar fünf und mehr Erkrankungen (Tesch-Römer, Engstler & Wurm, 2005). Geriatrietypisch ist eine charakteristische multifaktorielle Problemkonstellation mit Merkmalkomplexen wie Immobilität, herabgesetzte Belastbarkeit/Gebrechlichkeit, Sturzneigung, kognitive Defizite, Fehl- und Mangelernährung, chronische Schmerzen, Seh- und Hörminderung, Inkontinenz, Medikationsprobleme oder chronische Wunden (Medizinischer Dienst der Spitzenverbände der Krankenkassen e.V., 2005).

Geriatrische Patienten sind durch folgende, die Behandlung erschwerende Besonderheiten gekennzeichnet:

- somatisch, kognitiv und affektiv erhöhte Instabilität mit verringerter Anpassungsfähigkeit und reduzierten Kompensationsmöglichkeiten auf der Organebene, der persönlichen und/oder sozialen Ebene,
- organübergreifende Wechselwirkungen bei Multimorbidität,
- verlängerte Rekonvaleszenzzeiten, häufig chronische Verläufe,
- erhöhter Rehabilitationsbedarf,
- drohender Verlust der Selbstständigkeit,
- Auftreten von Pflegebedarf,
- oft unzureichende soziale Netzwerke,
- große Variabilität der Befunde,
- veränderte Reaktion auf Medikamente,
- untypische Krankheitssymptome.

Behandlungsziele und Grundlagen der geriatrischen Rehabilitation

Nach schweren Erkrankungen und Operationen können ältere Menschen infolge verschiedener funktioneller Beeinträchtigungen (z. B. in der Mobilität, in den Aktivitä-

II Individuum

389

ten des täglichen Lebens) häufig nach der akutmedizinischen Behandlung nicht direkt in das gewohnte Lebensumfeld zurückkehren. Ein kurativer Ansatz kann den chronischen Erkrankungen sowie der Multimorbidität im Alter oft nicht gerecht werden. Das Ziel der medizinischen Behandlung älterer Patienten besteht daher nicht in einer Restitutio ad integrum, denn eine Heilung bzw. vollständige Wiederherstellung der physischen, psychischen und sozialen Fähigkeiten ist oft nicht möglich. Vielmehr ist eine Restitutio ad optimum anzustreben mit dem Ziel, die Selbstversorgungsfähigkeit des Patienten zu verbessern sowie Hilfsbedürftigkeit und Pflegeabhängigkeit zu verringern oder zu verhindern.

Die Rehabilitation ist der zentrale Ansatz in der Behandlung eines geriatrischen Patienten. Heute ist die rehabilitative Geriatrie nachweislich in der Lage, Pflegebedürftigkeit zu vermindern oder ganz zu vermeiden, was den Gesetzgeber veranlasst hat, in den Sozialgesetzbüchern V und XI den Grundsatz »Rehabilitation vor Pflege« zu verankern. Die Rehabilitation sollte so früh wie möglich bereits im Krankenhaus parallel zur akutmedizinischen Behandlung als sogenannte Frührehabilitation durchgeführt werden. Frührehabilitation ist indiziert, wenn ein Patient sowohl einen akutmedizinischen als auch einen rehabilitationsmedizinischen Behandlungsbedarf aufweist. Sie ist damit integraler Bestandteil der medizinischen Versorgung im Krankenhaus.

Sozialrechtlich wird zwischen stationärer geriatrischer Akutbehandlung (§ 108/109 SGB V) und stationärer geriatrischer Rehabilitation (§ 111 SGB V) differenziert. Dabei ist es eine historisch gewachsene Besonderheit, dass der ältere Patient je nach seinem Wohnort und Bundesland entweder nach den Bedingungen des § 109 oder § 111 behandelt wird.

Eine Rehabilitation bei einem älteren Menschen kann aufgrund eines akuten Er-

eignisses wie z. B. eines Schlaganfalls oder einer Fraktur nach einem Sturzereignis, aber auch im Rahmen von chronischen Erkrankungen bzw. einer progredienten Funktionseinschränkung oder Behinderung erforderlich werden. Auch vor jeder Heimeinweisung eines älteren Menschen sollte geprüft werden, ob als Grund der Behinderung nicht eine rehabilitativ behebbare Störung vorliegt.

Liegen bei einem älteren Menschen Rehabilitationsfähigkeit, alltagsrelevante realistische Rehabilitationsziele, Rehabilitationsbedürftigkeit und eine positive Rehabilitationsprognose vor, können indikationsspezifische Rehabilitationsleistungen (z. B. kardiologische/neurologische Rehabilitation) oder eine geriatrische Rehabilitation in Betracht kommen. Art und Schweregrad der zugrundeliegenden Erkrankung und der resultierenden funktionellen Einschränkung sowie der person- und umweltbezogene Kontext entscheiden darüber, welche Form der Rehabilitation gewählt bzw. ob eine stationäre, teilstationäre oder ambulante Rehabilitation durchgeführt wird.

Beispiele für konkrete alltagsrelevante Ziele:

- Erreichen der Stehfähigkeit,
- Erleichterung der Transfers,
- Verbesserung der Rollstuhlfähigkeit,
- Ermöglichung des Toilettengangs,
- selbstständige Nahrungsaufnahme,
- selbstständiges An- und Auskleiden,
- Gehfähigkeit über mehrere Treppenstufen,
- Gehfähigkeit innerhalb und außerhalb der Wohnung.

Schwerstpflegebedürftigkeit oder auch eine schwere Demenz gelten als Ausschlusskriterien für eine erfolgversprechende geriatrische Rehabilitation. Bei akutmedizinischem Handlungsbedarf sind diese Patienten aber in einer akutgeriatrischen Einrichtung gut aufgehoben.

Das Geriatrische Assessment

Die geriatrische Rehabilitation beginnt zunächst mit einer spezifischen Diagnostik, dem Geriatrischen Assessment (Steinhagen-Thiessen, 1998; s. auch Kapitel 16 von Stuck »Geriatrisches Assessment«). Hierunter versteht man einen multidimensionalen und interdisziplinären Prozess zur systematischen Erfassung der medizinischen, funktionellen und psychosozialen Probleme und Ressourcen bei älteren Patienten, um damit einen umfassenden Plan für die weitere Behandlung und Betreuung aufzustellen (Nikolaus, 2000, S. 159–188). Das Assessment soll durch gezielte und standardisierte Befunderhebung die motorischen, kognitiven, psychischen und sensorischen Funktionseinschränkungen der älteren Patienten und die Therapieausrichtung besser erfassen. Bei den Testverfahren werden Fragebogen (z. B. Geriatrische Depressionsskala), Performance-Tests (z. B. Tinetti- und Timed Up & Go-Test), beobachtende Tests (z. B. Barthelindex), Kombinationen aus beiden (z. B. Mini Mental State Examination) oder die Interviewform (z. B. Sozialfragebogen) verwendet. Die zahlreichen Assessmentinstrumente näher darzustellen, wäre an dieser Stelle zu ausführlich.

Das Geriatrische Assessment stellt eine zusätzliche, spezifisch geriatrische Herangehensweise an die Erkrankungen und Probleme eines älteren Patienten dar und ist nachweislich in der Lage, die Selbstständigkeit zu erhöhen, die Prognose zu verbessern sowie die Überlebensrate zu verlängern (Stuck, Siu, Wieland, Adams & Rubenstein, 1993).

Das therapeutische Team

Prinzipiell führen alle an der unmittelbaren Patientenversorgung beteiligten Berufsgruppen das Geriatrische Assessment durch. Dieses therapeutische Team setzt sich in der Regel aus Ärzten, Pflegekräften, Physio- und Ergotherapeuten, Logopäden, Neuropsychologen, Ernährungsberatern, Sozialarbeitern und der Seelsorge zusammen. Die einzelnen Berufsgruppen werden durch den Arzt in der Rolle des Primus inter pares geleitet. Er muss für die Verordnung von Therapien gute Kenntnisse über die Behandlungsmöglichkeiten der jeweiligen Berufsgruppen besitzen und darüber hinaus die gesamte Lebenssituation des Patienten in ein ganzheitliches Behandlungskonzept einbeziehen.

Bei der Behandlung durch die Physiotherapeuten stehen Unterstützung und Anleitung bei alltäglichen Bewegungsübergängen (Transfers) sowie die Erhaltung, Verbesserung und Wiedergewinnung von Mobilität im Vordergrund. Im Rahmen der Therapie werden Kraft, Ausdauer und Gleichgewicht trainiert. Physikalische Therapiemaßnahmen wie Lymphdrainage oder thermische Anwendungen unterstützen den Behandlungsverlauf.

Zur Rehabilitation durch Ergotherapeuten gehören die Aufgabenbereiche der motorisch-funktionellen Therapie, insbesondere der oberen Extremitäten, das Training der Aktivitäten des täglichen Lebens wie z. B. Waschen und Anziehen sowie neuropsychologisches und psychosoziales Training zur Verbesserung von Wahrnehmung, Orientierung, Gedächtnis und Kommunikationsfähigkeit. Eine weitere Aufgabe der

II Individuum

Ergotherapeuten besteht in der Durchführung von Hausbesuchen zur individuellen Anpassung des Wohnraums an die Bedürfnisse des behinderten Menschen.

Aufgaben von Logopäden sind die Diagnostik und Therapie von Sprach-, Sprech- und Schluckstörungen (Aphasie, Dysarthrie und Dysphagie). Behandlungsziele sind die Wiederherstellung oder Verbesserung der sprachlichen Kommunikation sowie der Schluckfunktion für eine bessere Nahrungsaufnahme einschließlich der Vermittlung von Techniken zur Kompensation.

Neuropsychologen behandeln die psychischen Folgen hirnorganischer Erkrankungen wie Schlaganfall oder Demenz, die gerade im Alter häufig sind. Dazu gehören eine Funktionsdiagnostik zu Gedächtnis, Aufmerksamkeit, Konzentration, visuell-räumlichen Leistungen, Antrieb und Affekt. Schwerpunkte der neuropsychologischen Therapie stellen Gespräche zur Krankheitsverarbeitung, computergestütztes Funktionstraining, psychotherapeutische Begleitung, Vermittlung von Entspannungstechniken sowie die Vermittlung und Einübung von Kompensationsstrategien dar.

Zu den Aufgaben des Sozialdienstes gehören die Beratung zu Rehabilitation und Pflegeversicherung, die Prüfung von sozialrechtlichen Ansprüchen oder auch die Vorbereitung der Entlassung. Aber auch Hilfestellung durch ambulante Pflegedienste oder die Unterbringung in einer vollstationären Pflegeeinrichtung werden durch die Sozialarbeiter eingeleitet bzw. vorbereitet. Die intensive Beratung der Patienten und ihrer Angehörigen ist für alle Berufsgruppen eine zentrale Aufgabe.

Praktische Umsetzung der geriatrischen Rehabilitation

Aufgrund der primär diagnostischen und nicht therapeutisch-rehabilitativen Ausrichtung der allgemeinen Akutkrankenhäuser leitet sich ihre eingeschränkte Eignung für die Versorgung älterer Patienten ab. Daher wurden in den letzten Jahren zunehmend Spezialeinrichtungen für die Behandlung älterer Menschen geschaffen. Es handelt sich hierbei um Fachabteilungen für Geriatrie in Akutkrankenhäusern, Krankenhäuser für Geriatrie, geriatrische Rehabilitationskliniken, Tageskliniken für Geriatrie sowie um die ambulante Rehabilitation durch niedergelassene Geriater. Die stationären und teilstationären Einrichtungen nehmen insgesamt den größten Anteil ein; im ambulanten Sektor besteht nur ein relativ geringer Anteil an geriatrischer Versorgungskapazität. Auch in Einrichtungen der Alten-, Kurzzeit- und Tagespflege, in Senioren-Tagesstätten, Therapeuten-Praxen und Beratungsstellen für ältere Bürger und ihre Angehörigen ist eine Behandlung möglich.

Prävention der Krankheiten im Alter

Wegen demographischer Veränderungen mit Zunahme des Anteils chronisch kranker, multimorbider Menschen sollte in Zukunft vermehrt Wert auf die Prävention der zu erwartenden Krankheiten gelegt werden. Inwieweit primärpräventive Maßnahmen im hohen Alter wirksam sind, ist bisher kaum untersucht. Dagegen gewinnen die Sekundär- und Tertiärprävention, d. h. die frühe Erfassung von beobachteten Risiken und Symptomen bzw. die Vermeidung von Behinderungen und Komplikationen, im Alter eine zunehmende Bedeutung. Hierzu gehören zum Beispiel die Prävention von kardiovaskulären Ereignissen oder die Verhinderung von Stürzen.

So ergab eine Langzeitstudie, dass bestimmte Lebensumstände wie Nikotinkonsum, Körpergewicht und körperliche Betä-tigung die Morbidität und Behinderung im Alter beeinflussen (Vita, Terry, Hubert & Fries, 1998). Je geringer das entsprechende Risikoprofil ist, umso länger leben die Menschen. Dauerhafte Behinderungen treten erst später auf und sind auf wenige Jahre vor dem Tod reduziert. Daraus ergibt sich die zusätzliche Zielsetzung im medizinischen Bereich, der frühzeitigen Primärprävention von Krankheiten mehr Bedeutung einzuräumen, sodass neben der Lebensverlängerung auch eine verbesserte Lebensqualität im Alter erreicht wird.

Ausblick

Trotz positiver Entwicklungen ist eine differenzierte geriatrische Versorgungsstruktur mit stationären, teilstationären und ambulanten Angeboten flächendeckend in Deutschland bisher nicht verfügbar. Das Prinzip »ambulant vor stationär« kann daher erst umgesetzt werden, wenn diese Strukturen vorhanden sind. Die Weiterentwicklung, stärkere Vernetzung und der Ausbau des geriatrischen Versorgungssystems mit den beschriebenen Institutionen sind daher unerlässlich. Von entscheidender Bedeutung wird es sein, die Aus- und Fortbildung medizinischer Berufe zu »geriatrisieren« und damit geriatrische Kompetenz in den verschiedenen Abteilungen und Bereichen vorzuhalten. Auch ein vermehr-tes Angebot geriatrischer Schwerpunktpraxen sowie die Identifikation geriatrischer Patienten bereits in den Rettungsstellen der Krankenhäuser könnten zu einer Verbesserung der Versorgung älterer Menschen beitragen. Vielgestaltig sind auch die Herausforderungen an die geriatrische Forschung: Neben der eigentlichen Behandlung von alterstypischen Krankheiten sind Ärzte und Wissenschaftler hier aufgerufen, Konzepte für den Erhalt von Selbstständigkeit und für die Prävention schwerer Erkrankungen zu entwickeln. Aber auch die Grundlagenforschung ist ein integraler Bestandteil geriatrischer Forschung, denn noch sind viele alterstypische Prozesse und Besonderheiten nicht ausreichend verstanden.

II Individuum

Literatur

MDS (Medizinischer Dienst der Spitzenverbände der Krankenkassen e.V.) (2005). *Begutachtungs-Richtlinie Vorsorge und Rehabilitation.* www.vdak.de (Stand 19.12.2005).

Nikolaus, T. (2000). Geriatrisches Assessment. Grundlagen. In T. Nikolaus (Hrsg.), *Klinische Geriatrie* (S. 159–188). Berlin: Springer.

Statistisches Bundesamt (2006). *Bevölkerung Deutschlands bis 2050. 11. koordinierte Bevölkerungsvorausberechnung.* Wiesbaden: Statistisches Bundesamt – Pressestelle.

Steinhagen-Thiessen, E. (Hrsg.). (1998). *Das geriatrische Assessment.* Robert Bosch Stiftung, Materialien und Berichte 48. Stuttgart: Schattauer Verlag

Stuck, A. E., Siu, A. L., Wieland, G. D., Adams, J., Rubenstein, L. Z. & Stuck, E. (1993). Comprehensive geriatric assessment: Meta-analysis of controlled trials. *Lancet, 342,* 1032–1036.

Tesch-Römer, C., Engstler, H. & Wurm, S. (Hrsg.). (2005). *Sozialer Wandel und individuelle Entwicklung in der zweiten Lebenshälfte.* Wiesbaden: VS-Verlag für Sozialwissenschaften.

Vita, A. J., Terry, R. B., Hubert, H. B. & Fries, J. F. (1998). Aging, health risks, and cumulative disability. *New England Journal of Medicine, 338,* 1035–1041.

60 Schlaganfall

Peter Oster und William Micol

Zusammenfassung

Sowohl in der Akutbehandlung des Schlaganfalls (Intensivbehandlung und Lyse) wie in der Rehabilitation (neue und evidenzbasierte Therapieansätze) wurden in den letzten Jahren erhebliche Fortschritte gemacht, was auch für die Rehabilitation des chronischen Schlaganfalls gilt. Nach wie vor gibt es aber trotz zunehmender Prävalenz zu wenige wissenschaftliche Daten für die am häufigsten betroffenen alten und multimorbiden Patienten. Hier ist deshalb für die Behandlung eine Beachtung der allgemeinen geriatrischen Grundsätze zu fordern mit entsprechender multiprofessioneller Teamarbeit. In Verbindung mit den häufigen internistischen Komplikationen ist auch eine fachlich geriatrische Rehabilitation erforderlich, um die Krankenhausbehandlungsdauer zu verkürzen, Pflegebedürftigkeit zu vermeiden/zu verringern und Selbstständigkeit zu erhalten respektive zurückzugewinnen.

Einführung

Der Schlaganfall ist eine typische Alterserkrankung, obwohl er auch in jungen Jahren vorkommen kann. Er ist weltweit die zweithäufigste Todesursache und einer der Hauptgründe für Behinderung. Ein Drittel der Betroffenen mit ischämischem Schlaganfall verstirbt innerhalb eines Jahres. In den letzten Jahren wurde dieser Erkrankung vermehrte Aufmerksamkeit gewidmet mit einer erheblichen Verbesserung der Akutversorgung (siehe auch www.schlaganfall-hilfe.de). In öffentlichkeitswirksamen Kampagnen konnte die Akutsymptomatik bekannt gemacht werden wie plötzliche Lähmungen, Sprach- oder Sehstörungen, stärkste Kopfschmerzen. Hier liegt ein Notfall vor. Die Rettungsdienste wurden geschult und ein Netz von Stroke Units geschaffen. Bei günstiger Ausgangslage kann innerhalb von drei (bis zu sechs) Stunden der Versuch unternommen werden, das den Schlaganfall auslösende Gerinnsel aufzulösen, was bei 5 bis 10 % der Betroffenen gelingen kann.

Mehr als die Hälfte der Patienten ist beim ersten Schlaganfall über 70 Jahre alt; ab diesem Alter spricht man, in Kombination mit einer Multimorbidität, nach einer europäischen Definition vom *geriatrischen Patienten*. Ab dem 80. Lebensjahr sollte regelhaft geriatrisch behandelt werden wegen der gesteigerten Vulnerabilität mit vermehrten Komplikationen und Folgeerkrankungen, der Gefahr einer Chronifizierung und dem noch höheren Risiko eines Autonomieverlustes (Bundesverband Geriatrie, 2010). Die unspezifische Präsentation eines Schlaganfalls mit häufigen geriatrischen Syndromen wie Immobilität, Sturz, Verwirrtheit und Inkontinenz kann die Diagnose erschweren (Schuler & Oster, 2008). Dabei ist die geriatrische Behandlung eine Kombination aus rehabilitativen, kurativen und präventiven Elementen. Bei einer Rehabilitation müssen die Patienten rehabilitationsfähig, -willig und -bedürftig sein; gerade für alte Menschen ist eine rehabilitative Behandlung aus ethischen und ökonomischen Gesichtspunkten geboten (Vermeidung von Pflegebedürftigkeit).

Akutbehandlung

Die Akutbehandlung des Schlaganfalls ist wichtig. Es gilt das Motto »time is brain«: je schneller gehandelt werden kann, umso eher kann Gehirngewebe gerettet werden. Es sollte in jedem Lebensalter nach den Prinzipien der Stroke Units erfolgen. Inzwischen ist auch eine Reihe kleinerer Krankenhäuser telemedizinisch mit den speziell ausgewiesenen Stroke Units verbunden. Es ist also vorrangig und schnell die Möglichkeit abzuklären, ob eine Auflösung (Thrombolyse) der den Schlaganfall auslösenden Blutgerinnsel erfolgen kann. Die Chancen sind bei frischem Ereignis in den ersten drei Stunden am größten, die Zulassung der geeigneten Medikamente besteht in der Regel aber nur bis zum 80. Lebensjahr. Bei noch älteren, aber biologisch jüngeren Patienten werden derzeit weitere Erfahrungen gesammelt. Wahrscheinlich ist der Zustand der Gefäße entscheidend für die Abschätzung des Lyserisikos (v. a. Gefahr iatrogener Blutungen).

Voraussetzung für die Indikation zur Lyse ist eine umfassende klinische Untersuchung mit Bildgebung, um die Differentialdiagnose abzuklären (ca. 20 % Blutung, 75 % Ischämie, 5 % andere Ursachen wie Tumor, Krampfanfall oder Traumafolge). Bei der internistischen Abklärung werden beispielsweise die in 12 % der Schlaganfälle gleichzeitig auftretenden kardialen Durchblutungsstörungen gesucht oder eine Unterzuckerung ausgeschlossen, die das Bild eines akuten Schlaganfalls vortäuschen kann. Insbesondere bei Patienten mit einem alten Schlaganfall kann auch eine Infektion die Zeichen eines neuen Schlaganfalls (Verschlechterung bestehender Lähmungen) hervorrufen. In der Frühphase muss das Schlucken evaluiert werden (bei 20–50 % gestört), für Thromboseprophylaxe gesorgt und Sauerstoff bei Hypoxie gegeben werden; frühe Mobilisierung und Management von Fieber, Puls und Blutdruck sind essentiell.

In Deutschland kommen inzwischen etwa zwei Drittel aller Patienten mit Schlaganfall zur Erstversorgung in Stroke Units, knapp ein Drittel erreicht diese Kliniken rechtzeitig. Allerdings tritt die Mehrzahl der Todesfälle bei über 80-jährigen Patienten auf, die in den Studien zur Lyse aber nur 0,5 % der untersuchten Patienten ausmachen.

Anschließend besteht die Möglichkeit zur frührehabilitativen geriatrischen Komplexbehandlung im Akutkrankenhaus und zur geriatrischen Rehabilitation, die nicht in Phasen unterteilt ist wie die fachspezifische neurologische Rehabilitation. Die Regelungen und möglichen Kombinationen sind in den verschiedenen Bundesländern unterschiedlich (Bundesverband Geriatrie, 2010). Abweichungen von der oben beschriebenen Leitlinie sind mit guter Begründung bei geriatrischen Patienten möglich, manchmal auch nötig. Es fehlen aus verschiedenen Gründen wissenschaftliche Daten insbesondere für Hochbetagte (über 85 Jahre substantielle Zunahme der Schlaganfallprävalenz), Behandlungsempfehlungen sind in der Regel extrapoliert von Untersuchungen bei jüngeren Patienten. Dies gilt auch für die Behandlung der kardiovaskulären Risikofaktoren.

Rehabilitation

Grundsätzlich bleibt die Plastizität des Gehirns bis ins hohe Lebensalter erhalten. Die rehabilitativen Verfahren werden wie in der indikationsspezifischen Rehabilitation eingesetzt, müssen aber altersadaptiert werden (Knecht, Hesse & Oster, 2011).

Der Arzt ist für die Koordination, die Therapie der Risikofaktoren und Begleiterkrankungen verantwortlich und ist in der Regel Leiter des therapeutischen Teams. Die Aufgaben der Pflege gehen über die Grund- und Behandlungspflege hinaus und schließen ständig auch rehabilitative Aspekte im Sinne einer »aktivierenden Pflege« mit ein.

In der Physiotherapie werden vorwiegend aktive Übungen zu Laufen und Gleichgewicht durchgeführt, die passiven Bewegungen sind in den Hintergrund getreten. Repetitives Üben, teilweise robotergesteuert, Laufbandtraining, die Spiegeltherapie, das Üben in virtuellen Welten oder mit Videofeedback sind neue Ansätze, die »constrained induced movement therapy« (CIMT) mit Fesselung der gesunden Seite hat Erfolge gebracht, es werden Vibrationsplatten zur Muskelaktivierung eingesetzt. Nach wie vor wird in vielen geriatrischen Kliniken nach dem Bobath-Konzept gearbeitet, die Rehabilitation auf neurophysiologischer Grundlage. Grundsätzlich muss eine Rehabilitation aber individuell erfolgen unter Verwendung des passenden Konzepts.

Die Ergotherapie strebt an, durch Anpassung der Umwelt und des häuslichen Umfelds dem Menschen die größtmögliche Handlungsfähigkeit im Alltag, Lebensqualität und gesellschaftliche Teilhabe zu ermöglichen. Schwerpunkte sind die Hilfsmittelverordnung und das alltagspraktische Training vorwiegend der oberen Extremität (Waschen, Anziehen, Haushalt), dazu kognitive Schulung.

Die Sozialarbeiter sind in vielen Situationen entscheidend, um die passende Unterstützung oder Wohnform zu organisieren einschließlich der Angehörigenberatung – ebenso wie zahlreiche weitere Berufsgruppen, die den Schlaganfallpatienten in seiner Genesung fördern (Physikalische Therapie, Medizinische Trainingstherapie, Kunst- und Werktherapie, Neuropsychologie, Seelsorge etc.).

In den letzten Jahren rückt auch die Rehabilitation des chronischen Schlaganfalls mehr in den Blickpunkt, weil sogar Monate nach der Akutphase noch Erfolge erzielt werden können. Grundsätzlich kann man etwa vier Wochen nach dem Akutereignis eine relativ genaue Prognose dazu stellen, welche Verbesserungen im weiteren Verlauf zu erwarten sind. Bei der Aphasiebehandlung ist aber beispielsweise erst nach drei Monaten ca. 70 % des Verbesserungspotentials erreicht. Wie oben ausgeführt, bleibt die Plastizität und Lernfähigkeit des Gehirns lebenslang erhalten, eine individuelle Analyse ist immer erforderlich.

Probleme in der Rehabilitation hängen mit den Komorbiditäten und funktionellen Einschränkungen zusammen (körperlich,

II Individuum

Tab. 60.1: Besonders häufige Komplikationen des Schlaganfalls im Alter

- Stürze
- Inkontinenz (Urin und Stuhl)
- Delir (akute Verwirrtheit), demenzielle Entwicklung
- Depression, Angststörung
- Schluckstörung, Aspirationspneumonie
- Thrombose, Lungenembolie
- psychosoziale Probleme
- Medikamentennebenwirkungen und -interaktionen
- Nosokomiale Infektionen (Krankenhausinfektion)

geistig, seelisch, sozial). Auch sind die Komplikationen des Schlaganfalls (s. **Tab. 60.1**) bei geriatrischen Patienten häufiger, verbunden mit schlechterer Prognose insbesondere bei schwerem Schlaganfall mit ausgeprägten neurologischen Defiziten. Je älter der Patient, desto häufiger ist die internistische Behandlung der Komorbiditäten (z. B. Herzinsuffizienz, Diabetes) und Komplikationen notwendig. Der Schlüssel zur Behandlung der funktionellen Defizite ist das *Geriatrische Assessment*, aus dem sich der multidimensionale, multiprofessionelle Behandlungsplan des Teams ergibt. Frühzeitige Mobilisierung, Vermeidung ei-

nes Dauerkatheters, Beachtung von Schluckstörungen sind wichtige Faktoren in der ersten Phase. Die Kau- und Schluckstörungen müssen sorgfältig abgeklärt werden (Trinkversuch, Videoendoskopie etc.), um die Ernährung entsprechend anpassen zu können, um Aspirationspneumonien durch Verschlucken zu vermeiden.

Die klinischen Zeichen sind mitunter schwieriger zu deuten (stille Aspiration!). Eine fachlich geriatrische Rehabilitation ist zu fordern (s. Kapital 59 von Eckardt & Steinhagen-Thiessen »Geriatrie und geriatrische Rehabilitation«).

Aspekte der Prävention und weitere Besonderheiten der Schlaganfallbehandlung im Alter

In der Primärprävention gilt es, die bekannten Risikofaktoren der Arteriosklerose zu behandeln, insbesondere hohen Blutdruck, Vorhofflimmern, Diabetes mellitus und auch exzessiven Alkoholkonsum. Als Sekundärprävention ist dazu im Alter besonders die Aufgabe des Rauchens und vermehrte Bewegung nicht nur angezeigt, sondern wegen der erhöhten Inzidenz von Schlaganfällen sogar wirksamer. Programme zur frühzeitigen Entlassung geria-

trischer Patienten aus dem Krankenhaus bei verbesserten ambulanten Strukturen werden derzeit überprüft (»hospital at home«, ambulante geriatrische Rehabilitation, auch mobil). Die geeignete Rehabilitationsform sollte nicht unter monetären Gesichtspunkten ausgesucht werden. Zur weiteren Sekundärprävention sind Acetylsalicylsäure und verwandte gerinnungsaktive Substanzen wirksam; trotzdem müssen Wirkung und Nebenwirkung (Magenbeschwerden, Blutungen, möglicherweise verstärkt bei Malnutrition und der im Alter häufigeren Helicobacter-pylori-Infektion) gegeneinander abgewogen werden.

Sturzprophylaxe beim geriatrischen Patienten

Dieser bisher weniger beachtete Ansatz – die meisten Stürze/Frakturen ereignen sich erst nach der stationären Behandlung – weist auf die besondere Bedeutung des Gleichgewichtstrainings hin, neben Kraft- und Ausdauertraining (Batchelor, Hill, Mackintosh & Said, 2010; Ng, 2010). Nicht zu unterschätzen und rehabilitationsbehindernd ist auch die Angst vor Stürzen (fear of falling). Unterstützend wirkt eine Osteoporoseprophylaxe mit Calcium- und Vitamin-D-Substitution.

Geriatrische Rehabilitation bei kognitiv eingeschränkten Patienten

Bestand schon vor dem akuten Ereignis eine dementielle Entwicklung, galt eine Rehabilitationsbehandlung bisher häufig als kontraindiziert. Inzwischen gibt es erste Befunde, die im Rahmen eines dual-task-Trainings auch Erfolge bei kognitiv eingeschränkten Patienten zeigen (Schwenk, Zieschang, Oster & Hauer, 2010). Auf diesem Gebiet sind weitere Therapieansätze zu erwarten. Mit Hilfe der Neuropsychologie sind alle Therapieverfahren in der Geriatrie zu überprüfen – angesichts eines Drittels kognitiv beeinträchtigter Patienten.

Palliativmedizinische Behandlung nach Schlaganfall

Bisher weitgehend onkologischen Patienten vorbehalten, gewinnt die palliativmedizinische Behandlung bei alten und sehr alten Menschen immer mehr an Bedeutung, insbesondere beim Vorliegen schwerer Schlaganfälle und weiterer schwerer Begleiterkrankungen wie beispielsweise schwere Herz- oder Niereninsuffizienz oder/und Demenz (Burton, Payne, Addington-Hall & Jones, 2010). Hier ist die Patientenverfügung eine entscheidende Behandlungshilfe. Mit dem Instrument eines ethischen Fallgesprächs kann bei unklaren Situationen versucht werden, den mutmaßlichen Willen des Patienten zu ergründen. An dieser Stelle sei auch die Bedeutung von Betreuungs- und Vorsorgevollmacht betont.

Ausblick

Der Schlaganfall ist auch im Alter ein Notfall, weitere Untersuchungen bei Hochbetagten sind notwendig. Verbesserungen und Trainingseffekte scheinen in jedem Alter und Stadium möglich. Manche Verfahren wie die Hirnentlastung bei schwerem Schlaganfall durch Hemikraniektomie sind nur bei unter 60-jährigen Patienten wirksam. Neue Behandlungsmethoden werden permanent entwickelt bis hin zum »brain repair« mit Stammzellen oder Wachstumsfaktoren auf molekularbiologischer Grundlage. Weitere neuroprotektive Medikamente werden getestet, um die Plastizität des Gehirns zu stimulieren. Unabhängig davon muss, vor dem gesetzlichen Anspruch »Rehabilitation vor Pflege«, eine solide Finanzierung der ethisch und ökonomisch gebotenen geriatrischen Rehabilitation gesichert werden. Nur wenige Wochen eines durch

II Individuum

geriatrische Rehabilitation vermiedenen Pflegeheimaufenthaltes finanzieren diese Maßnahme, was bei der getrennten Buch-führung von Kranken- und Pflegekassen nicht immer gesehen wird.

Literatur

Bachmann, S., Finger, C., Huss, A., Egger, M., Stuck, A. & Clough-Gorr, K. (2010). Inpatient rehabilitation specifically designed for geriatric patients: Systematic review and meta-analysis of randomised controlled trials. *BMJ, 340*, c1718.

Batchelor, F., Hill, K., Mackintosh, S. & Said, C. (2010). What works in falls prevention after stroke? A Systematic review and meta-analysis. *Stroke, 41*, 1715–1722.

Bundesverband Geriatrie (Hrsg.). (2010). *Weißbuch Geriatrie*. Stuttgart: Kohlhammer.

Burton, C., Payne, S., Addington-Hall, J. & Jones, A. (2010). The palliative needs of acute stroke patients: A prospective study of hospital admissions. *Age & Ageing, 39*, 554–549.

Knecht, S., Hesse, S. & Oster, P. (2011). Rehabilitation nach Schlaganfall. *Deutsches Ärzteblatt 108, 36*, 600–606.

Ng, S. S. M. (2010). Balance ability, not muscle strength and exercise endurance, determines the performance of hemiparetic subjects on the timed-sit-to-stand test. *American Journal of Physical Medicine and Rehabilitation, 89*, 497–504.

Schuler, M. & Oster, P. (2008). *Geriatrie von A bis Z*. Stuttgart: Schattauer.

Schwenk, M., Zieschang, T., Oster, P. & Hauer, K. (2010). Dual-task performances can be improved in patients with dementia. *Neurology, 74*, 1961–1968.

61 Sturz und Motorik

Clemens Becker und Simone Nicolai

Zusammenfassung

Die motorischen Grundleistungen Ausdauer, Balance, Kraft, Beweglichkeit und Schnelligkeit sind die Grundvoraussetzungen für eine sichere Mobilität im Alter. Im Stand muss der Körper innerhalb bestimmter Stabilitätsgrenzen gehalten werden. Beim Aufstehen bedarf es einer Mindestkraft und Leistung, um vom Sitz in den Stand zu gelangen. Bei der Fortbewegung und den damit verbundenen Richtungsänderungen bedarf es der raschen Integration sensorischer und kognitiver Prozesse, um sich in der Umgebung sicher zu bewegen. Alterung, Inaktivität und Krankheitsprozesse führen zu einem Nachlassen dieser motorischen Fähigkeiten. In den letzten zwei Jahren sind neue systematische Reviews und Meta-Analysen publiziert worden, die als Grundlage dienen können, in der Sturzprävention sinnvolle evidenzbasierte Entscheidungen zu treffen und Programme durchzuführen. Allerdings wird auch deutlich, dass durch eine bessere Integration der gerontologischen Grundlagenforschung wie der ökologischen Gerontologie und Psychogerontologie ein zusätzlicher Erkenntnisgewinn erwartet werden kann.

Einführung

Die Sturzinzidenz nimmt von etwa 30 % bei älteren Menschen über 65 Jahre auf über 50 % bei Menschen über 85 Jahre zu. In Deutschland kann davon ausgegangen werden, dass sich mehr als 5 Millionen Stürze jährlich ereignen. Von diesen führen etwa 10 % zu medizinischen Behandlungen. Bei den sturzbedingten Krankenhausaufnahmen stehen die proximalen Femurfrakturen an erster Stelle. Von 1996 bis zum Jahr 2004 hat die Zahl der proximalen Femurfrakturen in Deutschland um etwa 20 000 Fälle zugenommen. Die Entwicklungen sind in den Altersgruppen so-wie regional uneinheitlich. Bei den hochaltrigen Patienten liegen die Zahlen über den demographiebedingten Veränderungen. Bei den Frauen unter 75 Jahren sind die Zahlen signifikant rückläufig. Lag die Inzidenz sturzbedingter Hüftfrakturen in den neuen Bundesländern nach der Wiedervereinigung etwa 20 % unterhalb der Werte in den alten Bundesländern, ist 15 Jahre später hier nahezu eine Angleichung zu beobachten. Etwa 20 % der schwersten Verletzungen treten bei Bewohnern von Pflegeheimen auf. Erste Berechnungen deuten darauf hin, dass weitere 30 % der proximalen Femurfrakturen bei den Menschen auftreten, die zu Hause familiäre oder professionelle Pflege in Anspruch nehmen. Die Kosten der medizinischen Versorgung liegen deutlich über 2,5 Milliarden Euro pro Jahr. 0,8 bis 1,5 % der Krankheitskosten werden in Deutschland für die Versorgung der sturzbedingten Unfälle ausgegeben (Heinrich, Rapp, Rissmann, Becker & König, 2009).

Sturzursachen und Risikobewertung

In den letzten 20 Jahren haben zahlreiche epidemiologische Untersuchungen festgestellt, dass Störungen des Gleichgewichts, funktionelle Einschränkungen beim Gehen, Kraftdefizite, Sehbeeinträchtigungen, Probleme der Aufmerksamkeit und Handlungsplanung, die Einnahme sedierender Medikamente und die Überforderung in Dual- oder Multitaskingsituationen zu den wichtigsten Risikofaktoren für Stürze und damit für sturzbedingte Verletzungen gehören. Besonders Patienten mit dementiellen Symptomen, alltagsrelevanten Parkinsonsyndromen und gehfähige Schlaganfallpatienten mit Residualschäden sind besonders gefährdet. Aus den oben genannten Risikofaktoren geht hervor, dass auch Patienten mit funktionell relevanten Augenerkrankungen wie Makuladegeneration, Glaukom oder Katarakt ein erhöhtes Sturzrisiko haben (Lord, Smith & Menant, 2010). Wichtig ist hierbei zu betonen, dass meist nicht die Diagnosen per se, sondern die funktionellen Auswirkungen das Risiko eines Sturzes hervorrufen. **Tabelle 61.1** stellt die am häufigsten diagnostizierten Risikofaktoren zusammen und wurde im Rahmen einer Metaregression (American Geriatrics Society & British Geriatrics Society, 2011) ermittelt.

Es ist hervorzuheben, dass die in **Tabelle 61.1** aufgeführte Liste der Risikofaktoren keinesfalls vollständig ist. Auch zahlreiche andere medizinische und umgebungsbedingte Ko-Faktoren können zu einer motorischen Instabilität, die einen Sturz zur Folge haben kann, führen. Ein Beispiel für eine iatrogene Problematik ist die Einnahme zu hoher Dosen kardiovaskulär wirksamer Medikamente, die den Blutdruck stark senken (Orthostase) und somit zu Schwindel führen.

Neben der Betrachtung der intrinsischen Risikofaktoren sollten auch Umgebungsfaktoren in der persönlichen Beratung bewertet werden (Pynoos, Steinman & Nguyen, 2010). Es sollte beachtet werden, dass der »gesunde Menschenverstand« bestimmte Ursachen in ihrer Bedeutung überbewertet (z. B. Kabel und Teppiche). Es gilt, Passungsprobleme zwischen persönlichen Fähigkeiten und Umgebungsfaktoren zu identifizieren, die zu situativen Überforderungen führen können. Die Anwendung von Checklisten zur Umgebungsanpassung hat sich nicht bewährt. Vielmehr sollte bei der Analyse ein dynamisches Modell zum Einsatz kommen, das die individuellen Einschränkungen und die persönliche Umwelt gemeinsam betrachtet, um hieraus die entsprechenden Schlussfolgerungen zu ziehen. Ein Verfahren, das diesen Weg beschreitet, ist der »Housing Enabler«, der von einer schwedischen Arbeitsgruppe entwickelt wurde (Iwarsson, Horstmann, Carlsson, Oswald & Wahl, 2009). Die numerische Reduktion von Barrieren ist kein Selbstzweck, sondern sollte sorgfältig abgewogen werden. Probleme der Zugänglichkeit oder Nutzbarkeit können durchaus auch Trainingseffekte haben. Oft handelt es sich bei Barrieren um Schwellenphänomene oder

Tab. 61.1: Am häufigsten diagnostizierte Risikofaktoren (nach American Geriatrics Society und British Geriatrics Society, 2011)

Risikofaktor	Relatives Risiko
Standunsicherheit	1,7
Gangunsicherheit	2,3
Schwierigkeiten beim Aufstehen	2,2
Kognitives Defizit (z. B. Exekutivfunktion)	1,9
Psychopharmakaeinnahme	1,9
(Drang-)Inkontinenz	2,3
Visusminderung	1,6
Sturz in den letzten Monaten	3,0

II Individuum

modifizierende Variablen. Es ist zu erwarten, dass ältere Menschen erst bei zunehmenden funktionellen Einschränkungen von einer Barrierenreduktion profitieren.

Als weiteres Beispiel für die komplexe Interaktion von Umgebung und individuellen Einschränkungen können Untersuchungen (Rapp, Lamb, Buchele, Lall, Lindemann & Becker, 2008) angeführt werden, die zeigen, dass neu einziehende Heimbewohner in den ersten Wochen erhöhte Frakturraten haben. Offenbar ist das Neueinleben in einer fremden Umgebung außerordentlich schwierig. Die Zahl der schweren Sturzverletzungen liegt nach 6 Monaten um fast die Hälfte niedriger im Vergleich zu den ersten Wochen nach der Aufnahme. Zusammenfassend kann daher festgehalten werden, dass eine Umgebungsanalyse, eine Wohnraumberatung und die Analyse des außerhäuslichen Umfelds mit Bedacht durchgeführt werden sollten, um unsinnige Fehlinvestitionen und Überreaktionen zu vermeiden.

Eine weitere Dimension, die bei der Betrachtung von Stürzen oft übersehen wird, ist die Exposition. Bei unveränderten intrinsischen und extrinsischen Risikokonstellationen kann die Durchführung einer Handlung dazu führen, dass ein Sturz auftritt. Beispiele hierfür sind die Benutzung einer Treppe bei vorhandenem Aufzug oder die fehlende Inanspruchnahme von Hilfsmitteln, z. B. der Toilettengang ohne Rollator. Bei der Bewertung der Exposition spielen das Risikoverhalten und andere Persönlichkeitsfaktoren eine erhebliche Rolle. Neuere Untersuchungen (Delbaere, Close, Brodaty, Sachdev & Lord, 2010) zeigen, dass ältere Menschen teilweise exzessive Risiken eingehen und ihre Fähigkeiten fehleinschätzen. Neben der Risikounterschätzung zeigen neuere Untersuchungen aber auch, dass es eine erhebliche Anzahl älterer Menschen gibt, die bei ausreichender motorischer Kompetenz eine hohe Angst vor Stürzen schildern bzw. eine deutlich reduzierte Selbstwirksamkeit bei der Bewältigung motorischer Aufgaben beschreiben. Die Feststellung dieser Persönlichkeitsmerkmale ist von Bedeutung, da diese auf die Präventionsempfehlungen einen erheblichen Einfluss haben werden.

Bei der Durchführung von Assessmentuntersuchungen ist aufgrund der bisher aufgeführten Beispiele daher darauf zu achten, dass die Komplexität des Sturzgeschehens verstanden wird und keine voreiligen simplifizierenden Schlussfolgerungen gezogen werden. Der »einfache« Test, der als Goldstandard dienen kann, existiert nicht. Dies ist jedoch kein Anlass für Nihilismus, vielmehr sollten Assessmentverfahren gezielt eingesetzt werden, um Interventionschancen zu erkennen und entsprechende kompensierende bzw. optimierende Strategien zu entwickeln. Die Durchführung der motorischen Basistests für die Bestimmung des Gehtempos mit gleichzeitiger Dualtask-Bewertung oder der Sitz-Stand-Transfer-Zeiten, ist nach wie vor sinnvoll. Hieraus lässt sich ableiten, ob eine kognitiv-motorische Intervention zur Sturzprävention sinnvoll ist (Lord, Sherrington, Menz & Close, 2007).

Auch bei neu aufgenommenen Krankenhaus- oder Pflegeheimpatienten (bei denen keine Vorerfahrungen bestehen) ist ein Assessment unter bestimmten Voraussetzungen sinnvoll. Allerdings muss betont werden, dass ein einmalig durchgeführtes Assessmentverfahren unzureichend ist. Bei Änderung des Gesundheitszustands kann sich z. B. das Risiko innerhalb von Stunden verändern. Häufig werden Assessmentverfahren statisch betrachtet und die situativen Faktoren ignoriert (Oliver, Healey & Haines, 2010; Becker & Rapp, 2010).

Interventionen

Im Jahr 2009 wurde ein Update des Cochrane Reviews zur Sturzprävention bei zu Hause lebenden älteren Menschen vorgestellt (Gillespie et al., 2009). Ein Jahr später erfolgte die erstmalige Vorstellung eines Cochrane Reviews zur Sturzprävention von Pflegeheimbewohnern und älteren Menschen, die im Krankenhaus behandelt werden (Cameron et al., 2010). Aufgrund der mehr als 100 randomisiert kontrollierten Studien ergibt sich ein zunehmend klareres Bild. In manchen Teilbereichen liegt jedoch noch nicht ausreichend Evidenz vor, um eine abschließende Bewertung vornehmen zu können.

Bei älteren Menschen, die noch zu Hause leben, steht an erster Stelle die Durchführung eines körperlichen Trainings (siehe auch weiter unten). Im Bereich der Visuseinschränkungen liegen ebenfalls neuere Daten vor. So wissen wir, dass das Tragen von Bifokalbrillen und Gleitsichtbrillen außerhalb des eigenen Wohnumfelds mit einem erhöhten Sturzrisiko verbunden ist. Weitere Untersuchungen zeigen, dass eine rechtzeitige Kataraktoperation das Risiko von Stürzen senken kann. Bei schwerst sehbeeinträchtigten Patienten mit Makuladegeneration sind Trainingsprogramme alleine kontraindiziert. Die Wohnraumanpassung ist für blinde Personen von besonderer großer Bedeutung (Lord et al., 2010).

Wohnraumanpassungen sollten auch bei anderen Hochrisikopatienten z. B. nach sturzbedingten Verletzungen durchgeführt werden. Sinnvolle medizinische Maßnahmen sind die regelmäßige Überprüfung der Medikation, die Vermeidung unsinniger Psychopharmaka und die Substitution von Vitamin D bei Mangelzuständen.

Im Pflegeheimbereich und im Krankenhaus sollten überwiegend multifaktorielle Programme zum Einsatz kommen, die an anderer Stelle ausführlich geschildert sind (Oliver et al., 2010; Becker & Rapp, 2010).

Motorische Aspekte des Sturzpräventionstrainings

Trainingsprogramme zur Sturzprävention müssen häufig genug, ausreichend lange und mit angemessener Intensität durchgeführt werden (Becker & Blessing-Kapelke, 2011). Die Kernbotschaften hierbei sind, dass ein mindestens dreimonatiges Training stattfinden sollte, dass eine Übungsdauer von mehr als einer Stunde pro Woche erforderlich ist und die wichtigste Komponente ein progressives Balancetraining darstellt. Dabei spielt es keine Rolle, in welcher Art das Balancetraining durchgeführt wird. Mögliche Formen für ein Gleichgewichtstraining sind demnach: progressives Gleichgewichts- bzw. Funktionstraining, Spielformen, Tänze oder die Vermittlung von ausgewählten balancefördernden Ganzkörperübungen, wie sie z. B. durch Tai Chi Chuan vermittelt werden.

Viele der vorhandenen Trainingsangebote des Seniorensports in Deutschland sollten weiterentwickelt werden, um die entsprechenden Anforderungen zu erreichen.

Muskulär geschwächten Personen sollte zusätzlich ein Muskelaufbautraining angeboten werden. Ein Krafttraining alleine kann zwar die Muskelkraft verbessern, trägt jedoch nicht zu einer Verringerung des Sturzrisikos bei. Daher sollte ein Krafttraining immer mit einem Funktions-/Gleichgewichtstraining verbunden werden, um den Transfer zwischen der erhöhten Muskelkraft und der Anwendung im Alltag gewährleisten zu können. Besonders schwachen Personen wird zunächst ein initiales Krafttraining empfohlen.

Studien haben gezeigt, dass Programme, die nur die Ausdauer verbessern, unzureichend sind oder sogar das Risiko von Stürzen und Verletzungen bei älteren Menschen erhöhen.

Die motorischen Assessmentverfahren sind eine Grundlage, Personen zu identifizieren, die von einem entsprechenden Trainingsprogramm profitieren. Sturzpräventive Maßnahmen sollten flächendeckend umsetzbar sein (Sherrington et al., 2008). Ein Leistungszuwachs von mindestens 20 % sollte durch das ausgewählte Trainingsprogramm zu erwarten sein.

Ein evidenzbasiertes Programm, dass sich auch für eine aufsuchende Beratung eignet, kann an dieser Stelle genannt werden: das Otago Exercise Programm (OEP; Campbell et al., 1997). Eine davon abgeleitete deutsche Version wurde für Heimbewohner angepasst (Becker et al., 2003). Die geeignetste Form stellt das Training in Gruppen dar. Diese Form des Trainings fördert vor allem psychosoziale Aspekte und steigert die allgemeine Trainingsmotivation.

Ausblick

Stürze sind die häufigsten Unfälle älterer Menschen. Sie gehören aus psychosozialer und medizinischer Sicht zu den wichtigsten unerwünschten Ereignissen im Leben älterer Menschen. Sozialer Rückzug, Heimeinweisungen, Krankenhausaufnahmen und Angst sind Beispiele für Erfahrungen und Reaktionen, die mit Stürzen verbunden sind. Die epidemiologischen Daten sind inzwischen von ausreichender Qualität, um konkrete Ziele in der Sturzprävention zu benennen. Es gibt wenige Bereiche in der Gerontologie, in denen so belastbare Interventionsdaten auf der Grundlage von kontrollierten Studien vorliegen. Die Herausforderung besteht darin, die notwendigen Interventionen zu initiieren und nachhaltig zu verankern.

Literatur

American Geriatrics Society & British Geriatrics Society. (Eds.). (2011). Panel on Prevention of Falls in Older Persons, Summary of the Updated American Geriatrics Society/British Geriatrics Society Clinical Practice Guideline for Prevention of Falls in Older Persons. *Journal of the American Geriatrics Society, 59*(1), 148–157.

Becker, C. & Blessing-Kapelke, U. (2011). Empfehlungspapier für das körperliche Training zur Sturzprävention bei älteren, zu Hause lebenden Menschen. *Zeitschrift für Gerontologie und Geriatrie, 44*(2), 121–128.

Becker, C., Kron, M., Lindemann, U., Sturm, E., Eichner, B., Walter-Jung, B.& Nikolaus, T. (2003). Effectiveness of a multifaceted intervention on falls in nursing home residents. *Journal of the American Geriatric Society, 51,* 306–313.

Becker, C. & Rapp, K. (2010). Fall prevention in nursing homes. *Clinics in Geriatric Medicine, 26*(4), 693–704.

Cameron, I. D., Murray, G. R., Gillespie, L. D., Robertson, M. C., Hill, K. D., Cumming, R. G. & Kerse, N. (2010). Interventions for preventing falls in older people in nursing care facilities and hospitals. *The Cochrane Library* (Issue 1) CD005465.

Campbell, A. J., Robertson, M. C., Gardner, M. M., Norton, R. N., Tilyard, M. W. & Buchner, D. M. (1997). Randomised controlled trial of a general practice programme of home based exercise to prevent falls in elderly women. *British Medical Journal, 315,* 1065–1069.

Delbaere, K., Close, J. C., Brodaty, H., Sachdev, P. & Lord, S. R. (2010). Determinants of disparities between perceived and physiological risk of falling among elderly people: Cohort study. *British Medical Journal, 341,* c4165.

Gillespie, L. D., Robertson, M. C., Gillespie, W. J., Lamb, S. E., Gates, S., Cumming, R. G. &

Rowe, B.H. (2009). Interventions for preventing falls in older people living in the community. *Cochrane.Database.Syst.Rev.,* CD007146.

Heinrich, S., Rapp, K., Rissmann, U., Becker, C. & König, H. H. (2009). Cost of falls in old age: A systematic review. *Osteoporosis International, 21*(6), 891-902.

Iwarsson, S., Horstmann, V., Carlsson, G., Oswald, F. & Wahl, H.-W. (2009). Person-environment fit predicts falls in older adults better than the consideration of environmental hazards only. *Clinical Rehabilitation, 23,* 558–567.

Lord, S., Sherrington, C., Menz, H. & Close, C. (2007). *Falls in Older People: Risk Factors and Strategies for Prevention.* Cambridge: Cambridge University Press.

Lord, S. R., Smith, S. T. & Menant, J. C. (2010). Vision and falls in older people: Risk factors and intervention strategies. *Clinics in Geriatric Medicine, 26,* 569–581.

Oliver, D., Healey, F., Haines, T. P. (2010). Preventing falls and fall-related injuries in hospitals. *Clinics in Geriatric Medicine, 26*(4), 645–692.

Pynoos, J., Steinman, B. A. & Nguyen, A. Q. (2010). Environmental assessment and modification as fall-prevention strategies for older adults. *Clinics in Geriatric Medicine, 26,* 633–644.

Rapp, K., Lamb, S. E., Buchele, G., Lall, R., Lindemann, U. & Becker, C. (2008). Prevention of falls in nursing homes: subgroup analyses of a randomized fall prevention trial. *Journal of the American Geriatrics Society, 56,* 1092–1097.

Sherrington, C., Whitney, J. C., Lord, S. R., Herbert, R. D., Cumming, R. G. & Close, J. C. (2008). Effective exercise for the prevention of falls: A systematic review and meta-analysis. *Journal of the American Geriatrics Society, 56,* 2234–2243.

62 Seh- und Höreinbußen

Clemens Tesch-Römer und Hans-Werner Wahl

Zusammenfassung

Sehen und Hören sind umweltrelevante Fähigkeiten, die im höheren Lebensalter in ihren Leistungen bedeutsam abnehmen. Es ist ein gemeinsames Kennzeichen von Seh- und Höreinbußen, dass sie aufgrund ihrer Umweltrelevanz unmittelbare Auswirkungen auf die Alltagsgestaltung im Alter und den weiteren Verlauf des Alternsprozesses besitzen. Medizinische Maßnahmen haben bei Seh- und Höreinbußen eine unterschiedliche Bedeutung und Wirksamkeit. Aus diesem Grunde bedarf die medizinische Behandlung der Ergänzung durch rehabilitative Maßnahmen. Schließlich spielen auch psychosoziale Interventionen eine zunehmende Rolle.

Einführung

Sehen und Hören sind umweltrelevante Fähigkeiten. Das Sehen dient primär der Wechselwirkung mit der dinglichen Umwelt, das Hören dem Austausch mit der sozialen Umwelt. Sehen betrifft die schnelle, hochempfindliche und hochauflösende Wahrnehmung der Umwelt in einem weiten Bereich zwischen unmittelbarer Nähe bis hin zu sehr weiten Entfernungen. Bedeutsame Funktionen des Sehsinnes sind die Orientierung im Raum, das Erkennen von Handlungsmöglichkeiten sowie die Koordination von Handlungsabfolgen. Die Sinnesmodalität Hören kann als Fernsinn bezeichnet werden, der es möglich macht, Informationen über Ereignisse der näheren und ferneren Umwelt wahrzunehmen. Dem auditiven System können die folgenden Funktionen zugeordnet werden: Alarmierung, Orientierung, emotional-ästhetisches Empfinden und Kommunikation.

Seh- und Höreinbußen lassen sich aufgrund ihrer hohen Auftrittshäufigkeit als typische Kennzeichen des Altwerdens und Altseins bezeichnen. So ist der Großteil der Menschen mit schweren Sehbeeinträchtigungen (ca. 70 %) 60 Jahre und älter, wobei wiederum die meisten dieser Personen (ca. 90 %) als späterblindet oder spätsehbehindert zu bezeichnen ist. Die wichtigsten Erkrankungen des Auges bei über 65-Jährigen sind die senile Katarakt (Linsentrübung, 16 %), die Makuladegeneration (krankhafte Veränderung der Stelle des schärfsten Sehens auf der Netzhaut, 9 %), das Glaukom (Erhöhung des Augeninnendrucks, 3 %) sowie die diabetische Retinopathie (krankhafte Veränderungen der Netzhaut als Spätfolge einer Diabeteserkrankung, 3 %). Im höheren Alter steigen die Prävalenzraten erheblich an: Es wird beispielsweise geschätzt, dass ab dem 85. Lebensjahr über die Hälfte der älteren Menschen an Makuladegeneration erkranken (Wahl & Heyl, 2007)

Höreinbußen gehören zu den häufigsten chronischen Einschränkungen, die mit dem Alter verknüpft sind (Tesch-Römer, 2001). Die Prävalenz von Presbyakusis (Altersschwerhörigkeit) kann auf mindestens ein Drittel aller über 60-jährigen Menschen und mindestens die Hälfte aller über 70-Jährigen geschätzt werden. Männer sind in stärkerem Maß als Frauen von Hörverlust betroffen. Mit zunehmendem Alter nimmt

das Ausmaß der Schwerhörigkeit zu, die Rate an Menschen, die von einem kompletten Hörverlust betroffen sind, steigt, wobei subjektive Hörprobleme nicht immer mit audiometrischen Ergebnissen übereinstimmen: Häufig unterschätzen ältere schwerhörige Menschen den Grad ihrer Höreinbußen. Auch das Lautheitsempfinden verändert sich: Während Geräusche geringer Schallintensität nicht oder kaum wahrgenommen werden, empfinden altersschwerhörige Menschen Geräusche mittlerer und hoher Schallintensität häufig als »zu laut«, ein Phänomen, das gerade bei der Rehabilitation durch Hörgeräte beachtet werden muss.

Psychosoziale Auswirkungen mit direkter Interventionsrelevanz

Es ist ein gemeinsames Kennzeichen von Seh- und Höreinbußen, dass sie aufgrund ihrer Umweltrelevanz unmittelbare Auswirkungen auf die Alltagsgestaltung im Alter und den weiteren Verlauf des Alternsprozesses besitzen. Die Erfahrung von schweren Sehbeeinträchtigungen stellt die bislang als selbstverständlich unterstellte Handlungskompetenz der betroffenen Person, insbesondere die gewohnte normale Lesefähigkeit, in Frage. Die psychosozialen Korrelate von Einbußen des visuellen Systems sind in einer Reihe von Studien untersucht worden (Burmedi, Becker, Heyl, Wahl & Himmelsbach, 2001 a, b). Seheinbußen beeinträchtigen die Kompetenz zur Durchführung von basalen Aktivitäten des täglichen Lebens (z. B. Einnahme von Mahlzeiten, Ankleiden, Baden). Noch stärker sind die Auswirkungen auf sogenannte instrumentelle Aktivitäten des täglichen Lebens (z. B. Einkaufen, Mahlzeitenzubereitung, Benutzung öffentlicher Verkehrsmittel) sowie auf

Freizeitaktivitäten (z. B. Besuch kultureller Veranstaltungen). Seheinschränkungen sind zudem unter den wichtigsten Gründen, weshalb alte Menschen nicht mehr Auto fahren können. Sie sind zudem ein bedeutsamer Risikofaktor für Stürze. Seheinbußen berühren nicht zuletzt aufgrund dieser Folgen auch die emotionale Befindlichkeit und das subjektive Wohlbefinden der betroffenen älteren Menschen: So zeigen Sehbeeinträchtigte ältere Menschen im Vergleich mit Sehenden eine verringerte Lebenszufriedenheit, reduzierte Selbstwerteinschätzung sowie erhöhte Depressivität.

Höreinbußen im Alter berühren vor allem zwei Funktionen des auditiven Systems (Tesch-Römer, 2001): Die lautsprachliche Kommunikation mit anderen Menschen ist behindert und die Orientierung in der akustischen Welt ist eingeschränkt. Ältere schwerhörige Menschen berichten häufig darüber, einen Gesprächspartner zu hören, aber nicht verstehen zu können. Um den

Sinn (gesprochener) Sprache zu verstehen, ist es daher für altersschwerhörige Menschen unumgänglich, Gesprächen mit hoher Konzentration zu folgen und zusätzliche Informationsquellen heranzuziehen (Kontext, Körperhaltung, Gesichtsausdruck, Lippenbewegungen). Allerdings verhindert auch dies nicht immer, dass ältere schwerhörige Menschen die Erfahrung von unangenehmen und peinlichen Missverständnissen in sozialen Interaktionen erleben. Zudem verlieren altersschwerhörige Menschen die Orientierung in der Welt der Töne und Laute: Hintergrundgeräusche und Geräusche als Hinweise für einen Handlungsabschluss entfallen. Trotz dieser Beeinträchtigung der Kommunikationsfähigkeit – und der subjektiven Klagen betroffener älterer Menschen darüber – sind nur geringe Korrelationen zwischen Höreinbußen einerseits und Alltagskompetenz sowie sozialen Aktivitäten andererseits beobachtet worden. Allerdings leiden ältere schwerhörige Menschen in erheblichem Maße unter ihren Kommunikationsproblemen.

Interventionsmöglichkeiten und -bedarf

Medizinische Maßnahmen spielen bei Seh- und Höreinbußen im Alter eine wichtige Rolle, müssen aber häufig durch rehabilitative Maßnahmen ergänzt werden. Besonders risikoarm und erfolgreich sind selbst im sehr hohen Alter chirurgische Verfahren zur Behandlung der Katarakt; im Gegensatz dazu sind medizinischen Behandlungsmöglichkeiten bei der senilen Makuladegeneration derzeit nur begrenzt und nur bei etwa 10 % erfolgversprechend (Holz, Pauleikhoff, Spaide & Bird, 2003). Bei Schwerhörigkeit im Alter ist zu konstatieren, dass nur sehr wenige Formen der Schwerhörigkeit medizinisch behandelbar sind (z. B. operative Eingriffe bei Schallleitungsschwerhörigkeiten). Im typischen Fall der Presbyakusis sind technische Hilfsmittel die Methode der Wahl und machen eine Zusammenarbeit von Medizin und anderen Berufsgruppen, z. B. Hörgeräte-Akustikern und Sprachheilpädagogen, notwendig (siehe bereits Plinkert & Zenner, 1996).

Bei der Rehabilitation von Seh- und Höreinbußen spielen technische Hilfen eine herausragende Rolle. Wenn Brillen, medikamentöse oder operative Maßnahmen das Sehvermögen nicht verbessern können, so sind vergrößernde Hilfsmittel für die Ferne und für die Nähe besonders wichtig, um die eigene Selbstständigkeit zu erhalten oder wieder zu erlangen (Rosenthal & Williams, 2000). Als technische Hilfsmittel für die Ferne dienen Ferngläser nach Galilei und Kepler, die in der Regel monokular erfolgen. Vergrößernde Hilfsmittel für die Nähe sind Großdruckbücher und -zeitungen, Lupen und andere vergrößernde Sehsysteme, elektronische Bildschirmlesegeräte sowie elektronische Vorlesesysteme mit Sprachausgabe. Allerdings muss die Bedienung und das Lesen mithilfe der komplizierten Vergrößerungssysteme erst erlernt werden. Zunehmend spielen auch neue Technologien, wie z. B. auf dem Global Positioning System basierende Orientierungs- und Navigationshilfen für ältere Menschen mit Sehbehinderung, eine bedeutsame Rolle.

Komplementär zur bestmöglichen Rehabilitation von Seheinbußen anhand von technischen Hilfen sind in der Regel weitere Interventionen notwendig. Orientierungs- und Mobilitätstrainings, bei Früherblindeten eine Selbstverständlichkeit, sind auch bei alten Menschen erfolgreich, wenngleich

II Individuum

Besonderheiten zu beachten sind (z. B. zusätzliche Einschränkungen der Gehfähigkeit, kognitive Veränderungen). Trainings in alltagspraktischen Fertigkeiten dienen dazu, durch optimale Nutzung der in der Wohnumwelt gegebenen Bedingungen sowie Neuerlernen von »Tricks« und sinnvollen Verhaltensvereinfachungen ein Höchstmaß an Alltagskompetenz aufrechtzuerhalten bzw. wiederzuerlangen. Konsequenterweise ist dabei nicht nur an der Person, sondern auch an der räumlich-dinglichen Umwelt anzusetzen (z. B. Verbesserung der Beleuchtung, Erhöhung des Kontrasts, Abbau von Barrieren).

Im Fall der Altersschwerhörigkeit, die sich in den meisten Fällen durch symmetrischen Hörverlust auf beiden Ohren auszeichnet, sind als Regelversorgung zwei Hörgeräte vorgesehen (Tesch-Römer, 2001). Obwohl in der tatsächlichen Versorgungspraxis bisweilen nur ein Hörgerät angepasst wird, lässt sich dies aus audiologischer Sicht kaum rechtfertigen: Für das räumliche Hören sowie die Nutzschallerkennung im Störgeräusch (z. B. die Unterhaltung in einem Restaurant mit Hintergrundgeräuschen) ist das Hören mit zwei Ohren eine notwendige Voraussetzung. Ebenfalls von großer Bedeutung bei der Hörgeräteversorgung ist die Berücksichtigung des im Alter häufig veränderten Lautheitsempfindens: Im Vergleich mit linear verstärkenden Hörgeräten ist bei Hörsystemen, die dem individuellen Lautheitsempfinden der schwerhörigen Menschen angepasst werden können, bessere Akzeptanz und höherer Nutzen zu erwarten. Hinsichtlich der psychosozialen Situation lässt sich eine positive Auswirkung technischer Hilfsmittel festhalten: Die Verbesserung der Kommunikationsmöglichkeiten durch Hörgeräte führt zu erhöhtem subjektivem Wohlbefinden älterer schwerhöriger Menschen (Tesch-Römer, 1997, 2001). Auch ist darauf hinzuweisen, dass sich die Leistungsfähigkeit von Hörgeräten ständig verbessert und heute zu Hörergebnissen führt, die man vor zehn Jahren kaum für möglich gehalten hat.

Hörgeräte allein sind allerdings nicht immer ausreichend. Zusätzlich sind sogenannte »assistive listening devices« (technische Hilfsmittel) sinnvoll, wie etwa der Einsatz von akustischen Übertragungssystemen in öffentlichen Vortragssälen, Theatern und Kinos, Hilfen für die Benutzung von Telefon und Fernseher sowie Signalgeräte (Lampen mit Signalblitzen zur Unterstützung von Türklingel und Telefon). Letztlich ist jedoch die Unterstützung von zwischenmenschlicher Kommunikation von großer Bedeutung: Hier ist es sinnvoll, Hörtaktiken und andere Kommunikationsstrategien einzusetzen. Beispielsweise ist es außerordentlich wichtig, den Schwerhörigen nicht von hinten anzusprechen, störende Nebengeräusche möglichst abzustellen sowie langsam und deutlich, aber nicht übermäßig laut zu sprechen. Schließlich ist auch an eine Umgestaltung der räumlichen Umwelt zu denken. Besonders in Seniorenheimen ist darauf zu achten, dass starke Hallbildung (z. B. in Gängen) vermieden wird und Möbel so arrangiert werden, dass sie Lust auf Kommunikation machen und gleichzeitig das Hören und Verstehen erleichtern (z. B. Stühle nicht nebeneinander an der Wand, sondern im rechten Winkel zueinander).

Für beide sensorischen Beeinträchtigungen sind schließlich psychosozial orientierte Interventionen bedeutsam. So haben sich beispielsweise Disease-Management-Programme (auch Self-Management-Programme genannt), häufig in Gruppen durchgeführt, bei sehbehinderten älteren Menschen im Hinblick auf die Reduktion von Depressivität und die Erhöhung von Selbstwirksamkeit als erfolgreich erwiesen (Wahl, Heyl & Langer, 2008). Auch spricht vieles dafür, dass bei seh- und hörbehinderten älteren Menschen kognitive Trainings zur Ressourcenstärkung und möglichen Kompensation sensorischer Defizite hilfreich wären (z. B. Heyl & Wahl, 2010). Hinzu kommen entsprechende Beratungen von Angehörigen.

Hinsichtlich der Finanzierung ist schließlich zu sagen, dass viele der hier beschriebenen Interventionen heute Regelleistungen sind, wobei allerdings die Regelfinanzierung das technisch Machbare nicht immer abdeckt und die psychosozialen und alltagspraktischen Rehabilitationsaspekte weiterhin schwieriger zu finanzieren sind als die reine »Hardware«.

Ausblick

Seh- und Höreinbußen im Alter treten zwar häufig auf, haben aber in der angewandten Gerontologie bislang noch nicht die Aufmerksamkeit erfahren, die ihnen aufgrund ihrer hohen alltäglichen Bedeutsamkeit zukommt. Vor allem ist trotz des raschen technologischen Fortschritts auf dem Gebiet der Hilfsmitteltechnologie und trotz des reichhaltigen Wissens über psychosoziale Interventionsmöglichkeiten weiterhin eine deutliche rehabilitative Unterversorgung älterer Menschen mit Seh- und Höreinbußen zu konstatieren. Für die von kombinierten Seh- und Höreinbußen betroffenen Personen, ein gerade im sehr hohen Alter häufiges Phänomen, ist es zudem außerordentlich nachteilig, dass in der gerontologisch-geriatrischen Praxis Seh- und Höreinbußen in der Regel unabhängig voneinander behandelt werden, obwohl sensorische Einbußen in beiden Modalitäten die Lebenssituation und die Befindlichkeit der betroffenen Personen in erheblicher Weise beeinträchtigen können. Zukünftig werden sich ferner neue Kohorten von älteren Menschen mit Seh- und Höreinschränkungen konfrontiert sehen. Es ist zu erwarten, dass damit der psychosoziale Umgang (»Self-Management«) und der zielgerichtete Einsatz von Hilfsmitteln und neuen Technologien noch selbstverständlicher werden und zu einer weiteren Optimierung im Umgang mit diesen chronischen Einschränkungen führen.

Auch das in der interdisziplinären Alternsforschung zunehmend prägnanter werdende Bild von Seh- und Höreinbußen als hoch relevanten alterssystemischen Veränderungen dürfte und sollte, so unsere Erwartung, in der Zukunft noch deutlicher auch auf die Rehabilitationspraxis durchschlagen. So verfügen wir beispielsweise heute über robuste Evidenz dahingehend, dass enge Verschränkungen zwischen sensorischen Beeinträchtigungen, kognitiven und emotionalen Veränderungen existieren, und wir lernen auch zunehmend die zentralnervösen Korrelate derartiger Veränderungen des Gesamtsystems Altern besser zu verstehen (Wahl & Heyl, 2007). Aus diesen Grundlagenforschungsbefunden ergeben sich bedeutsame Hinweise darauf, auch bei Diagnostik, Rehabilitation und Intervention von Seh- und Höreinbußen einer gegenüber der traditionellen Praxis erweiterten Sicht- und Handlungsweise zu folgen. Beispielsweise könnten zukünftig objektive Seh- und Hör-Assessments bei alten Menschen stets auch mit einer Messung der verbliebenen kognitiven Leistungen, der (verbliebenen) Alltagskompetenzen und der Bewältigungsanstrengungen verbunden werden, um auf diese Weise Hilfsmitteladaptationen weiter zu optimieren und damit auch Interventionsansätzen jenseits der klassischen ophthalmologischen und auditiven Rehabilitation, wie z. B. systematische Förderung der kognitiven Kompetenzen, den

II Individuum

411

Weg zu ebnen. Gleichzeitig sollten Interventionen im Sinne des psychosozialen Umgangs und damit auch mit emotionalen Aspekten zu einer Regelversorgungskomponente führen, deren Finanzierung genau so gesichert ist wie medizinische Behandlungen und Hilfsmittelanpassungen. Wahrscheinlich ließen sich auf diesem Wege, beispielsweise durch die Vermeidung von Drehtüreffekten und unnötig hohem Psychopharmakaverbrauch, auch Gesundheitskosten einsparen.

Literatur

Burmedi, D., Becker, S., Heyl, V., Wahl, H.-W. & Himmelsbach, I. (2002a). Emotional and social consequences of age-related low vision: A narrative review. *Visual Impairment Research*, 4, 47–71.

Burmedi, D., Becker, S., Heyl, V., Wahl, H.-W. & Himmelsbach, I. (2002b). Behavioral consequences of age-related low vision: A narrative review. *Visual Impairment Research*, 4, 15–45.

Heyl, V. & Wahl, H.-W. (2010). Cognitive ability as resources for everyday functioning among older adults how are visually impaired. *Journal of Visual Impairment and Blindness*, 104, 391–403.

Holz, F. G., Pauleikhoff, D., Spaide, R. F. & Bird, A. C. (2003). *Age-related macular degeneration*. Heidelberg, Germany: Springer.

Plinkert, P. & Zenner, H. P. (1996). Physiologie des Innenohres und pathophysiologische Aspekte im Alter. In C. Tesch-Römer & H.-W. Wahl (Hrsg.), *Seh- und Höreinbußen älterer Menschen: Herausforderungen in Medizin, Psychologie und Rehabilitation* (S. 13–31). Darmstadt: Steinkopff.

Rosenthal, B. P. & Williams, D. R. (2000). Devices primarily for people with low vision. In B. Silverstone, M. A. Lang, B. P. Rosenthal & E. E. Faye (Eds.), *The Lighthouse handbook on vision impairment and vision rehabilitation* (Vol. 2, pp. 951–981). New York: Oxford University Press.

Tesch-Römer, C. (1997). Psychological effects of hearing aid use in older adults. *Journal of Gerontology: Psychological Sciences, 52 B*, 127–138.

Tesch-Römer, C. (2001). *Schwerhörigkeit im Alter: Belastung, Bewältigung und Rehabilitation*. Heidelberg: Median.

Wahl, H.-W. & Heyl, V. (2007). Sensorik und Sensumotorik. In J. Brandtstädter & U. Lindenberger (Hrsg.), *Lehrbuch zur Entwicklungspsychologie der Lebensspanne* (S. 130–161). Stuttgart: Kohlhammer.

Wahl, H.-W., Heyl, V. & Langer, N. (2008). Lebensqualität bei Seheinschränkung im Alter: Das Beispiel altersabhängige Makuladegeneration. *Der Ophthalmologe, 107*, 735–743.

63 Umgang mit Schmerzen

Thomas Fischer und Kirsten Kopke

Zusammenfassung

Schmerzen sind ein subjektives Phänomen, das nur auf Basis der Selbstauskunft des Betroffenen erfasst werden kann. Schmerzen treten häufig in Zusammenhang mit altersassoziierten Erkrankungen auf. Mindestens die Hälfte aller alten Menschen ist von Schmerzen betroffen. Schmerzen beeinflussen die Aktivitäten des täglichen Lebens und das soziale Leben negativ und können zu weiteren Folgeproblemen führen. Neben medikamentösen Interventionen haben nicht-medikamentöse Maßnahmen eine große Bedeutung für alte Menschen. Allerdings sind angepasste diagnostische und therapeutische Möglichkeiten bei alten Menschen noch entwicklungsbedürftig. Zudem muss ein auf das Alter angepasster Bezugsrahmen für die Schmerzdiagnostik entwickelt werden.

Einführung

Schmerzen gehören zu den elementaren menschlichen Erfahrungen. Definitorisch sind sie allerdings schwer zu fassen. Die Internationale Gesellschaft zum Studium des Schmerzes (IASP) definiert Schmerz als »eine unangenehme körperliche und emotionale Erfahrung, die in Zusammenhang steht mit einer tatsächlichen oder potentiellen Gewebeschädigung oder die mit Begriffen einer solchen Schädigung beschrieben wird« (Merskey & Bogduk, 1994, S. 210). In dieser Definition kommt zum Ausdruck, dass Schmerz nicht nur sensorisch-körperliche Erfahrungen umfasst (»wo und wie stark tut etwas weh?«), sondern auch motivational-affektive Komponenten (»welche emotionalen Valenzen sind mit Schmerz verbunden?«) und kognitiv-evaluative Komponenten (»wie wird der Schmerz bewertet?«; vgl. Melzack & Katz, 2006). Für den praktischen Alltag hat sich eine andere Definition durchgesetzt: »Schmerzen sind das, was der Betroffene über Schmerzen mitteilt, sie sind vorhanden, wenn der Betroffene sagt, dass er Schmerzen hat« (McCaffery & Pasero, 1999, S. 40). Diese Definition stellt die Subjektivität des Schmerzerlebens in den Mittelpunkt. Schmerz kann nicht »objektiv« gemessen werden, sondern es kommt auf die Selbstauskunft des Betroffenen und den damit verbundenen kommunikativen Prozess an.

Schmerz wird in der Regel als Folge einer Gewebeschädigung betrachtet. Hier hat er als akuter Schmerz insbesondere eine Warn- und Schutzfunktion. Allerdings kann Schmerz auch chronisch werden. Dann verliert er die Warn- und Schutzfunktion und wird zu einer eigenständigen Schmerzkrankheit. Nicht ausreichend gelinderte Schmerzen können zahlreiche Folgeprobleme nach sich ziehen, die von eingeschränkter Mobilität, nicht ausreichender Atmung und Nahrungsaufnahme bis hin zu Depression und eingeschränkter kognitiver Leistungsfähigkeit reichen können.

Häufigkeit und Ursachen von Schmerzen bei alten Menschen

Derzeit herrscht die Auffassung vor, dass sich im Alter die Schmerzschwelle leicht erhöht. Verglichen mit früheren Lebensabschnitten werden im Alter noziceptive Reize (Reize, die auf eine drohende oder eingetretene Verletzung des Körpergewebes hinweisen) weniger stark als Schmerz wahrgenommen, sodass die Frühwarnfunktion des Schmerzes bei verschiedenen Erkrankungen vermindert ist. Gleichzeitig werden Schmerzen weniger gut ausgehalten, weil die Schmerztoleranz im Alter sinkt (Edwards, 2005). Schmerz ist aber nicht Teil des physiologischen Alterns, sondern Ausdruck einer oder mehrerer Pathologien. Insbesondere die im Alter gehäuft auftretenden Erkrankungen des Bewegungs- und Halteapparates und neuropathische Erkrankungen verursachen oft Schmerzen. Dementielle Erkrankungen scheinen das Schmerzempfinden nicht zu dämpfen. Allerdings haben sie Auswirkungen auf die Möglichkeiten der Betroffenen, ihre eigenen Wahrnehmungen zu deuten und als Schmerz an die Umwelt zu kommunizieren.

Genaue epidemiologische Daten zu Schmerz in der deutschen Altenbevölkerung fehlen leider, da die entsprechenden Studien nicht altersspezifisch ausgewertet wurden bzw. Hochaltrige nicht einschließen. Im Bundesgesundheitssurvey von 1998 wurde – für die Altersspanne von 18 bis 80 Jahren – eine Prävalenz von mittleren oder starken Schmerzen von 55 % bei Frauen und 41 % bei Männern ermittelt. Da alle Schmerzarten im Altersgang anstiegen, ist von einer eher noch höheren Prävalenz im Alter auszugehen.

Nach einer repräsentativen Erhebung mittels des Giessener Beschwerdebogens stellen in der Altenbevölkerung Schmerzen die häufigsten Beschwerden dar (Gunzelmann, Schumacher & Brähler, 2002). So liegen in der Rangfolge »erheblicher« und »starker« Beschwerden Kreuz- und Rückenschmerzen auf Rang 1, Gelenk- und Gliederschmerzen auf Rang 2 sowie Nacken- und Schulterschmerzen auf Rang 3. Kopfschmerzen folgen erst auf Rang 8. Gleichzeitig leiden Betroffene im Alter oft unter multiplen Schmerzen, was den Zusammenhang zur Multimorbidität verdeutlicht. So wiesen über 65-jährige Patienten in schmerztherapeutischer Behandlung Schmerzen an durchschnittlich vier bis fünf Körperstellen auf (Basler et al., 2003).

Internationale Befunde ergeben, dass etwa jeder zweite Patient in geriatrischen Fachkrankenhäusern an Schmerzen leidet und jeder dritte dieser Schmerzpatienten an starken bis stärksten Beschwerden (Thomas, Peat, Harris, Wilkie & Croft, 2004). Im Pflegeheim kommen Prävalenzstudien zu Raten von 45 % bis 80 % (AGS, 2002). Von Bewohnern, die zur Selbstauskunft fähig sind, berichtet mehr als jede zweite Person von Schmerzen, die mehrheitlich bereits seit Jahren bestanden (Dräger et al., im Druck). Bei mehr als der Hälfte der schwer dementiell erkrankten Studienteilnehmer zeigten sich Hinweise auf Schmerz im Verhalten.

Schmerzerkennung und Schmerzeinschätzung

Die Erkennung und Einschätzung von Schmerzen ist der erste Schritt zu ihrer Linderung oder sogar Beseitigung. Dabei steht die Selbstauskunft des Betroffenen im Mittelpunkt. Alte Menschen neigen allerdings eher als jüngere dazu, Schmerzen nicht von sich aus zu kommunizieren. Oftmals sind sie der Überzeugung, dass Schmerzen Teil des Alters und unvermeidlich seien.

Die Schmerzerkennung bei alten Menschen folgt grundsätzlich dem Vorgehen in jüngeren Jahren und setzt auf standardisierte Skalen zur regelmäßigen und systematischen Erfassung der Selbstauskunft zur Schmerzstärke, wie numerische Rangskalen oder visuelle Analogskalen (Hadjistavropoulos et al., 2007). Für den deutschsprachigen Raum steht als umfassendes Assessment das »Geriatrische Schmerzinterview« zur Verfügung (Basler et al., 2001).

Auch bei Menschen mit kognitiven Einschränkungen bis etwa MMSE = 10 ist das Geriatrische Schmerzinterview anwendbar. Erst wenn aufgrund einer Demenz keine Selbstauskunft mehr möglich ist, können Fremdbeobachtungsinstrumente zum Einsatz kommen, die Schmerzverhalten abbilden. Zu beachten ist jedoch, dass Schmerzverhalten nicht mit der Selbstauskunft gleichgesetzt werden kann. Auch ohne entsprechendes Verhalten können Schmerzen vorhanden sein. Die Schmerzerkennung bei Menschen mit Demenz ist daher besonders anspruchsvoll und muss auch einbeziehen, ob üblicherweise Schmerz verursachende Erkrankungen oder Interventionen vorliegen. Die probeweise Gabe eines Schmerzmittels ist in Erwägung zu ziehen (Hadjistavropoulos et al., 2007). Mittlerweile liegen zwei geprüfte deutsche Schmerzskalen zur Erfassung von Schmerzverhalten von dementiell erkrankten Menschen vor: BESD (deutsche Fassung der PAINAD) sowie BISAD (deutsche Fassung der ECPA).

Zur Schmerzeinschätzung bei alten Menschen, die aus anderen Gründen als Demenz, etwa Aphasie nach Schlaganfall, in ihrer Kommunikation eingeschränkt sind, ist die Forschungslage derzeit dürftig. Eine Leitlinie zum Schmerzassessment bei alten Menschen in stationären Einrichtungen wird derzeit erarbeitet.

Interventionen

Schmerzen wirken sich negativ auf die Bewältigung der Aktivitäten des täglichen Lebens aus. Sie schränken auch die Teilhabe am sozialen Leben teils erheblich ein und verstärken soziale Isolation. Primäres Ziel therapeutischer Interventionen bei alten Menschen ist es daher, die funktionalen Beeinträchtigungen durch Schmerz zu minimieren. Die Schmerzbehandlung umfasst angemessene Schmerzmittel (Analgetika) sowie nicht-medikamentöse Maßnahmen, eingebettet in eine Stärkung des Selbstmanagements und der Selbstwirksamkeitserwartung.

II Individuum

Das Kernstück der Schmerzbehandlung bildet die medikamentöse Therapie mit Opioiden, Nichtopioiden und Adjuvantien (Begleitmedikamente). Es gibt aber Analgetika, die für ältere Menschen unangemessen sind. Diese werden in der sogenannten PRISCUS-Liste aufgeführt (Holt, Schmiedl & Thürmann, 2010). Grundsätzlich ist bei älteren Menschen das Risiko für unerwünschte Arzneimittelwirkungen (UAW) erhöht im Vergleich zu jüngeren. Mittels einer Intervallverlängerung und Einzeldosisreduktion kann vielen UAW jedoch aktiv entgegengewirkt werden. Die langsame und kontinuierliche Titration folgt dabei dem Grundsatz »Start low, go slow«. Für eine bessere Schmerzreduktion ist die Kombination zweier sich ergänzender Präparate häufig der höheren Dosis eines Einzelmedikaments vorzuziehen. In der Regel begründen chronische Beschwerden eine kontinuierliche medikamentöse Therapie. Bei dieser sollte dann auf die Einnahme nach festem Zeitschema und die Verordnung einer festen Bedarfsmedikation geachtet werden.

Die medikamentöse Therapie sollte durch nicht-medikamentöse Maßnahmen ergänzt werden. Dies sind physikalische Maßnahmen (peripher wirkende Maßnahmen), kognitiv-verhaltensorientierte Verfahren (zentral wirkende Maßnahmen) und körperliche Übungen (McCaffery & Pasero, 1999). Bei peripher wirkenden Maßnahmen soll über gezielte Hautstimulation eine Schmerzreduktion sowie eine größere Schmerztoleranz erreicht werden, besonders bei muskuloskeletalen Schmerzen. Mit Kälte- und Wärmeanwendungen sowie Massage kann es gelingen, den Kreislauf von Schmerz, Muskelverspannung, Durchblutungsstörung und verstärktem Schmerz zu durchbrechen. Dies kann zu einer Zunahme der körperlichen Aktivität und Reduktion des subjektiven Leidens führen. Als eine weitere geeignete Intervention hat sich die atemstimulierende Einreibung aus dem Konzept der Basalen Stimulation erwiesen.

Kognitiv-verhaltensorientierte Methoden sind ein wichtiger Bestandteil der Therapie chronischer Beschwerden. Kognitive Bewältigungsstrategien können helfen, sich von der häufig die Schmerzen begleitenden Angst zu befreien, die eigene Kontrolle über die bestehenden Schmerzen zu verbessern sowie die eigene Selbstwirksamkeitserwartung zu steigern. Die Strategien umfassen Ablenkungs- und Entspannungsverfahren. Ablenkung hat zum Ziel, die Aufmerksamkeit vom eigentlichen Schmerzgeschehen wegzuführen, während Entspannung eine relative Freiheit von Angst und Muskelanspannung erreichen soll. Die Anwendung von z. B. autogenem Training, progressiver Muskelrelaxation, Atemtechniken, Imagination oder Musiktherapie kann die Spirale aus Schmerz, Muskelanspannung, Angst bzw. Stress und verstärktem Schmerz durchbrechen.

Besonders wichtig bei älteren Menschen ist der Erhalt der körperlichen Aktivität im Rahmen der Schmerzbehandlung. Die Kombination aus chronischen Beschwerden, abnehmender Kondition und altersbedingten physiologischen Veränderungen kann dazu führen, dass körperliche Bewegung als besonders unangenehm empfunden wird. Angst vor dem Schmerz (Pain Anxiety) führt zu Vermeidungsstrategien, ebenso wie Überzeugungen, dass Bewegung schädlich sei und den Schmerz verstärke (Fear-Avoidance-Beliefs). Körperliche Aktivität in Form von physikalischer Therapie fördert Beweglichkeit, Kraft und Ausdauer und trägt damit zur Reduktion von einigen schmerzbedingten Problemen bei. Um mit entsprechenden Trainingseinheiten positive Effekte erreichen zu können, sollte auf eine kontinuierliche Anwendung, auch über erste Erfolge hinaus, geachtet werden. Die Bereitschaft zu solchen Therapieansätzen hängt auch von Pain Anxiety und Fear-Avoidance-Beliefs ab. Altersangepasste Interventionskonzepte zu ihrer Reduktion, wie sie für Jüngere längst zur Praxis der multimodalen Schmerztherapie gehören, werden für Ältere derzeit entwickelt.

Die Anwendung nicht-medikamentöser Maßnahmen zur Schmerzreduktion in Kombination mit der Analgetikagabe ist integraler Bestandteil einer multimodalen Schmerztherapie. Nachweislich führt diese zum größtmöglichen Erfolg hinsichtlich einer Schmerzreduktion und einer Verbesserung der Funktionsfähigkeit. Ein gelungenes Beispiel multimodaler Schmerztherapie im Alter ist die Seniorenschmerzgruppe der Tagesklinik an der Universität Erlangen (Mattenklodt et al., 2008). Durch ein interdisziplinär besetztes Team wird mit über 70-Jährigen über den Zeitraum von zehn Wochen an 20 Behandlungstagen an der Behandlung chronischer Schmerzen gearbeitet. Neben der üblichen medikamentösen Anpassung wird ein Programm körperlicher Übungen sowie verhaltenstherapeutischer Maßnahmen angeboten. Im Vergleich mit einer gleichaltrigen Wartegruppe konnten signifikante Veränderungen hinsichtlich Schmerzreduktion, Steigerung der Lebensqualität sowie Reduktion von Depressivität gezeigt werden. Leider gehören entsprechende Angebote derzeit nicht zum Regelangebot bei der Behandlung alter Menschen. Die Schmerzbehandlung ist zudem zentraler Bestandteil der Palliativversorgung.

Ausblick

Neben der grundlegenden Forschung, die zum Verständnis altersassoziierter Veränderungen bei der Nozizeption (Schmerzwahrnehmung) beiträgt, müssen auch die Einflüsse unterschiedlicher Pathologien auf die Schmerzwahrnehmung besser erforscht werden. Dies gilt insbesondere für Demenzen, für die die These im Raum steht, dass einige Arten der Demenz sogar zu verstärkter Schmerzwahrnehmung führen. Nicht vergessen werden dürfen aber auch andere altersassoziierte Erkrankungen wie der Schlaganfall mit seinen Folgen oder andere zentrale sowie periphere Neuropathien. Diagnostische, therapeutische und pflegerische Herangehensweisen bedürfen hier dringend einer Weiterentwicklung. Vielversprechend sind auch die Ansätze im Bereich der nicht-medikamentösen Interventionen. Die wenigen bisher durchgeführten Studien erbrachten Hinweise auf ihre Wirksamkeit, müssen aber noch vertieft werden. Im besten Fall könnten zukünftig nicht-medikamentöse Methoden helfen, Polypharmazie zu mildern – vorausgesetzt es stehen ausreichend qualifizierte Mitarbeiter zu ihrer Anwendung zur Verfügung.

Die Entwicklung von Leitlinien für das Schmerzmanagement, die abgestimmt sein müssen auf unterschiedliche Settings, wird weitere Impulse setzen, um das durch Schmerz verursachte Leid zu verringern. Bei komplexen gesundheitlichen Beeinträchtigungen wird es jedoch immer wieder zur Kollision zwischen den Behandlungsmaximen für unterschiedliche Pathologien kommen. Welche Priorität die Schmerzbehandlung bei multimorbid erkrankten älteren Menschen erhalten muss und welchen Anteil ein gelungenes Schmerzmanagement zur Bewältigung von Multimorbidität und zum Erhalt von Autonomie beiträgt, wird weiter zu erhellen sein. Von grundlegender Bedeutung ist es, bestehende therapeutische Optionen und diagnostische Instrumente auf ihre Angemessenheit für alte Menschen zu prüfen und zu adaptieren. Die Schaffung eines Bezugsrahmens, welcher der Lebens-

II Individuum

phase angemessen ist und zentrale Komponenten wie Selbstbestimmung und Lebensqualität beinhalten dürfte, wird ein zentraler Schritt dabei sein zu verstehen, welche systemische Rolle Schmerzen bei der Lebensgestaltung und Gesunderhaltung alter Menschen spielen.

Literatur

American Geriatrics Society Panel on persistent Pain in Older Persons (AGS). (2002). The management of persistent pain in older persons. *Journal of the American Geriatrics Society 50*(S6), 205–224.

Basler, H.-D., Bloem, R., Casser, H.-R., Gerbershagen, H. U., Griessinger, N., Hankemeier, U., Hesselbarth, S., Lautenbacher, S., Nikolaus, T., Schröter, C. & Weiß, L. (2001). Ein strukturiertes Schmerzinterview für geriatrische Patienten. *Der Schmerz, 15,* 164–171.

Basler, H.-D., Hesselbarth, S., Kaluza, G., Schuler, M., Sohn, W. & Nikolaus, T. (2003). Komorbidität, Multimedikation und Befinden bei älteren Patienten mit chronischen Schmerzen. *Der Schmerz, 17,* 252–260.

Dräger, D., Kölzsch, M., Wulff, I., Kalinowski, S., Ellert, S., Kopke, K., Fischer, T. & Kreutz, R. (in Druck). *Autonomie trotz Schmerz? Ressourcen und Barrieren in der Lebenswelt von Pflegeheimbewohner/innen.* In A. Kuhlmey & C. Tesch-Römer (Hrsg.), *Autonomie trotz Multimorbidität im Alter.* Bern: Huber.

Edwards, R. (2005). Age-associated differences in pain perception and pain processing. In S. Gibson & D. Weiner (Hrsg.), *Pain in older persons. Progress in pain research and management, 35,* 45–65.

Gunzelmann, T., Schumacher, J. & Brähler, E. (2002). Prävalenz von Schmerzen im Alter: Ergebnisse repräsentativer Befragungen der deutschen Altenbevölkerung mit dem Gießener Beschwerdebogen. *Der Schmerz, 16,* 249–254.

Hadjistavropoulos, T., Herr, K., Turk, D., Fine, P., Dworkin, R., Helme, R., Jackson, K., Parmelee, P.A., Rudy, T.E., Lynn Beattie, B.,

Chibnall, J.T., Craig, K.D., Ferrell, B., Ferrell, B., Fillingim, R.B., Gagliese, L., Gallagher, R., Gibson, S.J., Harrison, E.L., Katz, B., Keefe, F.J., Lieber, S.J., Lussier, D., Schmader, K.E« Tait, R.C« Weiner, D.K., Williams, J. (2007). An interdisciplinary expert consensus statement on assessment of pain in older persons. *Clinical Journal of Pain, 23,* 1–43.

Holt, S., Schmiedl, S. & Thürmann, P. (2010). Potentially inappropriate medication in the elderly – The PRISCUS list. *Deutsches Ärzteblatt International, 107,* 543–551

Mattenklodt, P., Ingenhorst, A., Wille, C., Flatau, B., Hafner, C., Geiss, C., Mattenklodt, P., Ingenhorst, A., Wille, C., Flatau, B., Hafner, C., Geiss, C., Sittl, R., Ulrich, K. & Griessinger, N. (2008). Multimodale Gruppentherapie bei Senioren mit chronischen Schmerzen. Konzept und Ergebnisse im Prä-Post Vergleich. *Der Schmerz, 22,* 551–561.

McCaffery, M. & Pasero, C. (1999). *Pain. A clinical manual* (2nd edition). St Louis: Mosby.

Melzack, R. & Katz, J. (2006). Pain assessment in adult patients. In S. McMahon & M. Koltzenburg, M. (Eds.), *Wall and Melzack's textbook of pain* (5th edition, pp. 291–304). Edinburgh: Elsevier Churchill Livingston.

Merskey, H. & Bogduk, N. (Eds.). (1994). *Classification of chronic pain* (2nd Edition). Seattle: IASP Press.

Thomas, E., Peat, G., Harris, L., Wilkie, R. & Croft, P. R. (2004). The prevalence of pain and pain interference in a general population of older adults: Cross-sectional findings from the North Staffordshire Osteoarthritis Project (NorStOP). *Pain, 110,* 361–368.

64   Ernährungsintervention

Cornel C. Sieber

Zusammenfassung

Altersveränderungen bei der Regulation der Nahrungsaufnahme und der Körperzusammensetzung, wie auch hinsichtlich der Lebens- und Gesundheitssituation, machen alte Menschen anfälliger für eine Mangelernährung. Im Zusammenhang mit gesundheitlichen Beeinträchtigungen und funktionellen Einschränkungen ist eine multifaktoriell bedingte Mangelernährung häufig. Da Mangelernährung im Alter oft nur schwer zu beheben ist, gewinnen präventive Ansätze an Bedeutung. Ein Screening auf Mangelernährung sollte routinemäßig erfolgen und Bestandteil jeder ärztlichen Untersuchung älterer Menschen sein. Dies ist eine »conditio sine qua non« für die Einleitung geeigneter Maßnahmen zur Prävention und Therapie mangelernährungs-(mit)bedingter Gesundheitsstörungen. Durch strukturierte, interdisziplinäre Zusammenarbeit und Kombination ärztlicher, diätetischer, pflegerischer und therapeutischer Maßnahmen kann die Ernährungsversorgung älterer Menschen mit überschaubarem Aufwand optimiert werden.

Einführung

Mangelernährung ist bei älteren Menschen wesentlich weiter verbreitet als bei jüngeren Erwachsenen (Volkert, Saeglitz, Gueldenzoph, Sieber & Stehle, 2010). In einer Analyse unter Verwendung des »Mini Nutritional Assessments« in 27 Studien fanden wir folgende Prävalenzen (Kaiser et al., 2010): Bei Personen über 65 Jahren, die im eigenen Haushalt lebten, war bei 32 % ein Risiko für eine Mangelernährung vorhanden (»at risk«) und 6 % waren mangelernährt. Im Akutkrankenhaus waren 47 % der Patienten »at risk« und 39 % mangelernährt, im Pflegeheim waren 53 % »at risk« und 14 % mangelernährt. Erstaunlich war die hohe Anzahl in Rehabilitationskliniken mit 41 % der Patienten »at risk« und 50 % mangelernährt. Hier waren somit 9 von 10 Personen entweder offenkundig mangelernährt oder vom Risiko einer Mangelernährung betroffen.

Von weitreichender Bedeutung sind Altersveränderungen in der Körperzusammensetzung: Mit zunehmendem Alter nimmt die fettfreie Körpermasse ab, der Körperfettanteil nimmt hingegen zu. Da Körperfett außerdem von den Extremitäten zum Rumpf hin verlagert wird, findet sich bei alten Menschen vermehrt intra-abdominelles Fett. Die Abnahme der fettfreien Körper-

419

masse umfasst eine Abnahme des Körperwassergehalts, der Körperzellmasse und der Knochenmasse und erklärt sich auf Organebene im Wesentlichen durch eine Atrophie der Skelettmuskulatur. Zwischen der dritten und der achten Lebensdekade reduziert sich die Muskelmasse um nahezu die Hälfte mit weitreichenden Folgen für Muskelkraft und Mobilität, aber auch für Grundumsatz und Stressstoffwechsel. Überschreitet die Abnahme der Muskelmasse das normale Maß, spricht man von Sarkopenie, die insbesondere im hohen Alter häufig vorkommt und wesentlich zur Altersgebrechlichkeit (Frailty) beiträgt (Bauer & Sieber, 2008).

Da der Gastrointestinaltrakt nur geringfügig von Altersveränderungen betroffen ist, sollte bei Zeichen einer Malabsorption im Alter immer nach einer Pathologie gesucht werden. Die Häufigkeit von atrophischer Gastritis nimmt mit dem Alter zu und kann so über eine geringere Produktion von Magensäure zu übermäßigem Bakterienwachstum im Dünndarm führen. Auch vermindert sich so die Bioverfügbarkeit von Kalzium, Eisen und Vitamin B_{12}. Die hohe Prävalenz einer Obstipation kann ebenfalls den Appetit vermindern.

Risikofaktoren für Mangelernährung und Altersanorexie

Kau- und Schluckbeschwerden sind im Alter, vor allem aber in geriatrischen Einrichtungen, weit verbreitet. Zahnverlust, kariöse Restzähne und schlecht sitzende Zahnprothesen beeinträchtigen die Ernährung ebenso wie entzündliche Veränderungen und Infektionen im Mundraum wie auch eine Mundtrockenheit (z. T. medikamentös bedingt). Schluckstörungen bergen die Gefahr der Aspiration (»Verschlucken« von exogen zugeführter Nahrung und Flüssigkeit, aber auch von Speichel). In ausgeprägten Fällen ist die orale Ernährung nicht mehr möglich. Behinderungen der Arme und Hände erschweren selbstständiges Essen und Trinken. Die adäquate Ernährungsversorgung hängt dann an den verfügbaren Hilfs- und Pflegepersonen.

Ein großer Teil geriatrischer Patienten und Pflegeheimbewohner ist von geistigen und psychischen Beeinträchtigungen betroffen, die sehr häufig mit Ernährungsproblemen einhergehen. So gelten Depressionen als Hauptursache von Mangelernährung im Alter. Im Laufe einer Demenzerkrankung entwickeln die meisten Patienten einen relevanten Gewichtsverlust. Häufig setzt dieser bereits vor der Diagnosestellung ein. Auch delirante Syndrome beeinträchtigen durch die Störung von Vigilanz und Psychomotorik die Nahrungsaufnahme in erheblichem Maß.

Soziale Veränderungen spielen ebenfalls eine wesentliche Rolle für die Ernährung älterer Menschen. Mahlzeiten gewinnen als soziales Ereignis an Bedeutung, Einsamkeit und soziale Isolation beeinträchtigen den Appetit und die Nahrungsaufnahme. Einschneidende Lebensereignisse wie der Verlust des Ehepartners oder ein Umzug ins Heim können die Lust am Essen vermindern. Altersarmut ist ein zusätzlicher Risikofaktor für eine inadäquate Ernährung, speziell bei Frauen.

Nicht zuletzt wirken sich die zunehmende Häufigkeit akuter und chronischer Krankheiten und die damit einhergehende Polypharmazie in vielen Fällen ungünstig auf die Ernährung aus. Arzneimittel können durch unerwünschte Nebenwirkungen wie Appetitverlust, gestörtes Geschmacksempfinden, Mundtrockenheit, Übelkeit und Somnolenz auf vielfältige Weise zu einer Reduktion der Essmenge beitragen.

Viele ältere Menschen befolgen selbst auferlegte oder verordnete Diätrichtlinien mit großer Sorgfalt und schränken dadurch ihre Ernährung ein. Dabei sind jedwelche Diäten im Alter nur selten indiziert. Weiterhin können direkte Ernährungsfaktoren wie eine einseitige Lebensmittelauswahl, das Auslassen von Mahlzeiten oder ein hoher Alkoholkonsum für eine ungenügende Nährstoffversorgung verantwortlich sein.

Zahlreiche Veränderungen im komplexen System der Hunger- und Sättigungsregulation führen dazu, dass der Essantrieb mit zunehmendem Alter nachlässt (Bauer, Kaiser & Sieber, 2010). Dabei werden sowohl eine Abnahme von Hungersignalen wie auch eine Zunahme von Sättigungssignalen beschrieben. So trägt eine reduzierte Geruchs- und Geschmackswahrnehmung wesentlich zur Altersanorexie bei. Weiter wird bei älteren Menschen eine fehlende Kompensation der Nahrungsaufnahme nach Fastenperioden berichtet. Der damit verbundene Verlust an Körpergewicht – und hier fast nur von Muskelmasse – wird dementsprechend nicht kompensiert.

Screening und Assessment von Ernährungs- und Trinkverhalten

Im ambulanten Bereich sollte das Screening von Ernährungs- und Trinkverhalten fester Bestandteil der hausärztlichen Behandlung sein und mindestens jährlich durchgeführt werden. Bei Patienten, die beim Screening Hinweise auf Mangelernährung oder eine Risikokonstellation zeigen, muss sich eine detailliertere Untersuchung anschließen (Assessment), aus der sich die nachfolgende Ernährungstherapie ableiten und begründen lässt.

Das einzige Screening-Instrument, das speziell für ältere Menschen entwickelt wurde, ist das Mini Nutritional Assessment (MNA), auf das hier kurz eingegangen werden soll (Bauer, Kaiser & Sieber, 2010; Kaiser et al., 2009). Die kürzlich aktualisierte Kurzform umfasst sechs Fragen und ermöglicht anhand eines Scores je nach Punktezahl die Kategorisierung in »normaler Ernährungszustand«, »Risiko für Mangelernährung« bzw. »Mangelernährung« (s. **Abb. 64.1**). Bei Schwierigkeiten der Größen- und Gewichtsermittlung kann die Bestimmung des BMI durch die Messung des Wadenumfangs ersetzt werden, was die Anwendung vereinfacht, die Aussagekraft jedoch nicht einschränkt (Kaiser et al., 2009). Das MNA wird insbesondere im Pflegeheimbereich als Goldstandard zur Erfassung von Mangelernährung angesehen. Im Unterschied zu allen anderen Screening-Instrumenten beinhaltet es zusätzlich zu den zentralen Ernährungskriterien die Mobilität und neuropsychologische Probleme (Demenz, Depression).

Ess- und Trinkprotokolle ermöglichen auch bei alten Menschen eine Einschätzung der aktuellen Energie- und Nährstoffversorgung. Da die Nahrungszufuhr von Tag zu Tag stark variieren kann, sollte sich die Erfassung über mehrere (ca. 3–5) Tage erstrecken. Relativ einfach einsetzbar ist das Tellerschema, d. h. die Aufzeichnung, wie viel von einem Teller aufgegessen wird.

II Individuum

421

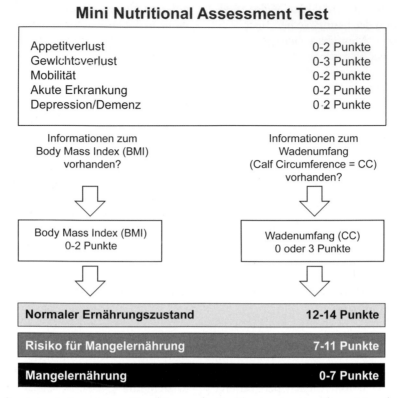

Mini Nutritional Assessment Test

Appetitverlust	0-2 Punkte
Gewichtsverlust	0-3 Punkte
Mobilität	0-2 Punkte
Akute Erkrankung	0-2 Punkte
Depression/Demenz	0 2 Punkte

Informationen zum Body Mass Index (BMI) vorhanden?	Informationen zum Wadenumfang (Calf Circumference = CC) vorhanden?

Body Mass Index (BMI) 0-2 Punkte	Wadenumfang (CC) 0 oder 3 Punkte

Normaler Ernährungszustand	12-14 Punkte
Risiko für Mangelernährung	7-11 Punkte
Mangelernährung	0-7 Punkte

Abb. 64.1: Screening-Instrument zur Einschätzung der Ernährungssituation älterer Menschen »Mini Nutritional Assessment« (nach Kaiser et al., 2009)

Maßnahmen zur Verbesserung der Nahrungsaufnahme

Die individuelle Analyse der Ernährungssituation sollte neben bedarfsorientierten Aspekten auch besondere Bedürfnisse und Ressourcen des Betroffenen beinhalten. Insbesondere im stationären Setting ist die Kenntnis dieser Aspekte eine Grundvoraussetzung für eine gute Ernährungsversorgung (Pauly, Stehle & Volkert, 2007; Valentini et al., 2009). Zu diesen Ernährungsbedürfnissen zählen neben individuellen Vorlieben und Abneigungen auch bevorzugte Essenszeiten sowie kulturell oder religiös bedingte Essenswünsche. In Pflegeeinrichtungen empfiehlt sich zur Erfassung der

Ernährungsbedürfnisse der Bewohner die Erstellung einer sogenannten Essbiographie beim Einzug. Auch Verhaltensauffälligkeiten beim Essen können systematisch erfasst und dokumentiert werden, um daraus mögliche unterstützende Maßnahmen abzuleiten. Generell sollten die funktionellen Fähigkeiten – z. B. bei Aspiration die Konsistenz der Speisen – und Ressourcen für die Planung geeigneter Maßnahmen bekannt sein.

Wird Mangelernährung bzw. ein Risiko für Mangelernährung im Rahmen des Assessments bestätigt (Bauer & Sieber, 2008), sollten konkrete und realistische Ziele festgelegt werden, die hinsichtlich Körpergewicht, BMI bzw. Nahrungsmenge erreicht werden sollen. Erhaltung des Körpergewichts ist häufig bereits als Erfolg zu werten. Die Erhaltung bzw. Verbesserung der Ernährung und des Ernährungszustandes haben das Ziel, den Gesundheits- und Allgemeinzustand zu stabilisieren sowie Funktionalität und Lebensqualität bestmöglich zu erhalten. Die adäquate medizinische Behandlung vorliegender Erkrankungen zählt ebenso dazu wie z. B. bei Bedarf eine Zahnbehandlung, Schlucktraining, Organisation von Einkaufshilfe, Essen auf Rädern oder soziale Betreuung nach der Entlassung aus der Klinik.

In Pflegeeinrichtungen sollten, wenn immer möglich, die Mahlzeiten in einem gemeinsamen Speisezimmer eingenommen werden, das genügend Platz für Rollstühle und andere Hilfsmittel, für angemessenes Mobiliar und auch für mit essende Pflegepersonen und Angehörige bietet. Die Mahlzeiten sollten möglichst wie zuhause im Kreis der Familie eingenommen werden (»family style meals«). Farbiges Geschirr zum Beispiel kann bei Bewohnern mit fortgeschrittener Demenz positive Auswirkungen auf die Essmenge haben. Zur angemessenen Unterstützung beim Essen zählt die Hilfe beim Einnehmen einer aufrechten Sitzhaltung ebenso wie beim Essen selbst.

Mit früheren Lieblingsspeisen können Erinnerungen an aktivere Lebensabschnitte geweckt und dadurch zum Essen angeregt werden (Teil des »biographischen« Arbeitens). Bei permanenter Unruhe und Umherwandern kann »Finger food« zum Mitnehmen und unterwegs essen hilfreich sein (»Eat by walking«). In verschiedenen Studien wurde gezeigt, dass durch Modifikationen des Essensangebotes, z. B. durch ein verstärktes Angebot von vertrauten und gewünschten Speisen, durch Steigerung der Energiedichte, Anreicherung oder zusätzliche Zwischenmahlzeiten, eine Steigerung von Nahrungsaufnahme und Körpergewicht bei Heimbewohnern erreicht werden kann.

Kann die Essensmenge trotz aller Bemühungen mit üblichen Lebensmitteln nicht ausreichend gesteigert werden, kann Trinknahrung einen guten Beitrag zur Nährstoffversorgung leisten. Wichtig ist generell die Gabe zwischen den üblichen Mahlzeiten, um hier die Nahrungsaufnahme nicht negativ zu beeinflussen. Bleibt die orale Ernährung trotz aller anderweitigen Maßnahmen unzureichend oder ist sie krankheitsbedingt nicht möglich (z. B. bei schweren Schluckstörungen), ist auch im Alter die enterale Ernährung über eine Sonde indiziert. Oft ist die Entscheidung für oder gegen enterale Ernährung im Alter nicht leicht zu fällen. In jedem Einzelfall müssen der zu erwartende Nutzen und die möglichen Risiken sorgfältig abgewogen werden. Als Hilfestellung bei der Entscheidung können die evidenzbasierten Leitlinien der Deutschen Gesellschaft für Geriatrie (DGG) und der Deutschen Gesellschaft für Ernährungsmedizin (DGEM) bzw. der ESPEN (The European Society for Clinical Nutrition and Metabolism) dienen (Volkert et al., 2006). Eine parenterale Ernährung ist weit seltener indiziert.

Ein spezielles Problem beim Betagten ist die Protein-Mangelernährung (PEM). Man muss von einem täglichen Bedarf von 1,2–1,5 g Protein pro kg Körpergewicht ausgehen, also höher, als bislang angegeben (0,8 g pro kg Körpergewicht pro Tag). Dies ist proportional zu den insgesamt etwa 30 Kilokalorien pro kg Körpergewicht pro Tag Gesamtenergiezufuhr zu berechnen.

Durch die Gemeinschaftsverpflegung mit einem gemischten Angebot an Speisen und Getränken und regelmäßigen Mahlzeiten scheint die Ernährungsversorgung in geriatrischen Institutionen auf den ersten Blick zwar gesichert, in der Realität stellen sich diesbezüglich jedoch vielfache Herausforderungen. Für die Bewohner ist das Speisenangebot zunächst fremd. Wie die ge-

II Individuum

samte Pflege ist auch die Ernährungsversorgung von starkem Zeit- und Kostendruck geprägt. Hektik und Lärm beim Essen, eine ungünstige Sitzordnung mit unliebsamen Tischnachbarn und ungenügende Aufmerksamkeit des Pflegepersonals wirken sich ungünstig auf die Ernährung aus. Häufig müssen mehrere Personen gleichzeitig von einer Person mit Essen versorgt werden. Sowohl für Bewohner als auch für die Pflegepersonen können die Mahlzeiten zur emotionalen Belastung werden, wenn die individuellen Bedürfnisse nicht erkannt und nicht berücksichtigt werden.

Maßnahmen zur Verbesserung der Flüssigkeitsaufnahme

Alte Menschen haben aufgrund verschiedener Altersveränderungen ein erhöhtes Risiko für einen Flüssigkeitsmangel (Dehydratation; Volkert, Kreuel & Stehle, 2005). Einerseits ist die Flüssigkeitsaufnahme durch das reduzierte Durstempfinden begrenzt. Häufig spielen Angst vor nächtlichen Toilettengängen, Angst vor Inkontinenz oder der Wunsch, bei Inkontinenz die Urinmenge zu reduzieren, eine Rolle. Erhöhte Wasserverluste sind im Sommer durch vermehrtes Schwitzen üblich, sowie in überheizten Räumen oder bei Erkrankungen mit Fieber, Durchfällen oder Erbrechen. Auch Medikamente – Diuretika und Laxantien – können zu übermäßigen Flüssigkeitsverlusten beitragen.

Umso wichtiger ist es im Alter, kontinuierlich auf eine ausreichende Trinkmenge zu achten. Insbesondere in Situationen mit erhöhten Flüssigkeitsverlusten muss durch reichliches Trinken möglichst schnell für einen Ausgleich der Flüssigkeitsbilanz gesorgt werden. Bei hilfs- und pflegebedürftigen Senioren sind in besonderem Maß auch Angehörige und Pflegepersonen für die ausreichende Trinkmenge mitverantwortlich. Hilflosen Patienten muss immer wieder der Becher gereicht oder beim Trinken sogar gehalten werden. Richtwerte zur täglichen Flüssigkeitszufuhr im Alter liegen bei 30 ml/kg Körpergewicht (bei 50 kg bedingt dies 1 500 ml/Tag). Etwa zwei Drittel davon sind als Trinkmenge zu veranschlagen, ein Drittel stammt bei üblicher Ernährung aus Lebensmitteln.

In den meisten Fällen kann nach erfolgter Rehydratation durch entsprechende Achtsamkeit eine ausreichende orale Flüssigkeitszufuhr sichergestellt werden. Tagestrinkpläne, Flüssigkeitsbilanzen und Gewichtskontrollen erleichtern die Überwachung.

Diese allgemeinen Leitlinien und Standards müssen für die einzelne Einrichtung konkretisiert, an die lokalen Gegebenheiten angepasst werden (Volkert, 2009; Deutsches Netzwerk für Qualität in der Pflege, 2010). Hierzu sollte ein Ernährungsteam eingerichtet werden, das sich in regelmäßigen Abständen trifft, Abläufe und Verantwortlichkeiten regelt und für die alltägliche Umsetzung sorgt. Unerlässlich hierzu ist die Bereitschaft zur interdisziplinären Zusammenarbeit.

Ausblick

Wohlbefinden bis ins hohe Alter setzt eine gesundheitsbewusste Lebensführung voraus, zu der auch eine gute und ausgewogene Ernährung gehört. Bei älteren Menschen ist die ausgewogene, an individuelle Bedürfnisse angepasste Ernährung wichtig für das Wohlbefinden. Aber nicht allein bei älteren Menschen, die im eigenen Haushalt leben, sondern auch bei Menschen in Pflegeeinrichtungen kommt es auf gute Ernährung und Flüssigkeitsaufnahme an. Für den Bereich der stationären Pflege gibt es mittlerweile die Möglichkeit, Qualitätsstandards zu implementieren, damit die Zusammenarbeit des Fachpersonals aus Küche, Hauswirtschaft und Pflege zu verbessern und mit vollwertiger Verpflegung einen wichtigen Beitrag zum Erhalt von Gesundheit und Lebensqualität zu machen.

Literatur

Bauer, J. M., Kaiser, M. J. & Sieber, C. C. (2010). Evaluation of nutritional status in older persons: Nutritional screening and assessment. *Current Opinion in Clinical Nutrition & Metabolic Care, 13*, 8–13.

Bauer, J. M. & Sieber, C. C. (2008). Sarcopenia and frailty: A clinician's controversial point of view. *Experimental Gerontology, 43*, 674–678.

Deutsches Netzwerk für Qualitätsentwicklung in der Pflege (DNQP). (2010). Expertenstandard »Ernährungsmanagement zur Sicherstellung und Förderung der oralen Ernährung in der Pflege (Sonderdruck). Osnabrück.

Kaiser, M. J., Bauer, J. M., Ramsch, C. Uter, W., Guigoz, Y., Cederholm, T., Thomas, D. R., Anthony, P., Charlton, K.E., Maggio, M., Tsai, A. C., Grathwohl, D., Vellas, B., Sieber, C. C. & MNA-International Group (2009). Validation of the Mini Nutritional Assessment short-form (MNA-SF): A practical tool for identification of nutritional status. *Journal of Nutrition Health and Aging, 13*, 782–788.

Kaiser, M. J., Bauer, J. M., Rämsch, C., Uter, W., Guigoz, Y., Cederholm, T., Thomas, D.R., Anthony, P.S., Charlton, K.E., Maggio, M., Tsai, A.C., Vellas, B., Sieber, C.C. & Mini Nutritional Assessment International Group. (2010). Frequency of malnutrition in older adults: A multinational perspective using the Mini Nutritional Assessment. *Journal of the American Geriatrics Society, 58*(9), 1734–1738.

Pauly, L., Stehle, P. & Volkert, D. (2007). Nutritional situation of elderly nursing home residents. *Zeitschrift für Gerontologie und Geriatrie, 40*, 3–12.

Valentini, L., Schindler, K., Schlaffer, R., Bucher, H., Mouhieddine, M., Steininger, K., Tripamer, J., Handschuh, M., Schuh, C.,Volkert, D., Lochs, H. Sieber, C.C., Hiesmayr, M. (2009). The first nutritionDay in nursing homes: Participation may improve malnutrition awareness. *Clinical Nutrition, 28*(2), 109–116.

Volkert, D. (2009). Leitfaden zur Qualitätssicherung der Ernährungsversorgung in geriatrischen Einrichtungen. *Zeitschrift für Gerontologie und Geriatrie, 42*, 77–87.

Volkert, D., Cederholm, T., Coti-Bertrand, P., Milne, A., Palmblad, J., Schneider, S., Sobotka, L., Stanga, Z., DGEM, Lenzen-Grossimlinghaus, R., Krys, U., Pirlich, M., Herbst, B., Schütz, T., Schröer, W., Weinrebe, W., Ockenga, J., Lochs, H. (2006). ESPEN Guidelines on Enteral Nutrition: Geriatrics. *Clinical Nutrition, 25*, 330–360.

Volkert, D., Kreuel, K. & Stehle, P. (2005). Fluid intake of community-living, independent elderly in Germany – a nationwide, representative study. *Journal of Nutrition Health and Aging, 9*, 305–309.

Volkert, D., Saeglitz, C., Gueldenzoph, H., Sieber, C. C. & Stehle, P. (2010). Undiagnosed malnutrition and nutrition-related problems in geriatric patients. *Journal of Nutrition Health and Aging, 14*, 387–392.

II Individuum

Teil III Interventionen in der Nahumwelt älterer Menschen

III Nahumwelt

Interventionen zur Förderung sozialer Beziehungen und sozialer Eingebundenheit

65 Die Gestaltung sozialer Beziehungen im Alter

Frieder R. Lang und Margund K. Rohr

Zusammenfassung

Die sozialen Beziehungen älterer Menschen beruhen auf individuellen Bedürfnissen, Kompetenzen, sozialen Normen, Gelegenheiten sowie auf psychischen Anpassungen an die Grenzen der Lebensgestaltung. Eine solche Sichtweise auf Beziehungskontexte des Alters stellt die angewandte Gerontologie in zweierlei Hinsicht vor Herausforderungen. Erstens erfordern Stabilität und Wandel von sozialen Beziehungen auch ein Verständnis der alternden Persönlichkeit sowie der besonderen Anforderungen sozialer Beziehungen im Alter. Zweitens gilt es, die schützenden und positiven Aspekte unterschiedlicher sozialer Beziehungen für Gesundheit und Lebensqualität gegen deren jeweilige »Nebenwirkungen« abzuwägen. Aus diesen Überlegungen folgt für die Prävention und Intervention, dass eine Stärkung der sozialen Beziehungen im Alter eine netzwerkorientierte Perspektive erfordert, die sowohl das Bedürfnis nach Selbstbestimmung in sozialen Beziehungen berücksichtigt als auch die Risiken, Störungen und Ambivalenzen, die sich in den Beziehungen älterer Menschen zeigen.

Einführung

Wenn Menschen altern, so altert mit ihnen in aller Regel auch das soziale Umfeld. Dies lässt erwarten, dass die Beziehungsgestaltung älterer Menschen in erster Linie darin besteht, mögliche Folgen krankheitsbedingter Einschränkungen, Mobilitätsbarrieren und schließlich persönlicher Verluste von nahestehenden Personen zu bewältigen. Dies ist aber nicht so. Tatsächlich besteht in der psychologischen Alternsforschung ein Konsens im Hinblick auf die gestaltenden Rolle der alternden Person, die eine hohe Anpassungsfähigkeit zeigt und den Anforderungen des Alters sowohl durch Wandel als auch durch Kontinuität in der Gestaltung ihrer Beziehungen und Netzwerke begegnet (Lang, 2005; Rohr & Lang, 2009). In allen Lebensphasen bis in ein hohes Alter sind Menschen befähigt, – innerhalb der vorgegebenen biologischen und soziokulturellen Grenzen – ihre soziale Umwelt in Einklang mit ihren Bedürfnissen, Zielen und Wünschen zu bringen. In diesem Kontext bezeichnet der Begriff der Beziehungsgestaltung solche Verhaltens- und Erlebensweisen der beteiligten Akteure einer Beziehung, welche dazu führen, dass Beziehungen (neu) begonnen, intensiviert oder auch beendet werden (Lang, 2005). Für die angewandte Gerontologie bedeutsam sind dabei die sich in Auseinandersetzung mit veränderten Ressourcen und Lebensbedingungen des Alters verändernden Bedürfnisse und Bewertungsmaßstäbe in der »Beziehungsarbeit« älterer Menschen. So gilt es beispielsweise zu verstehen, welche kognitiven Fähigkeiten und emotionalen Kompetenzen zu verbesserten Beziehungsqualitäten beitragen und in welcher Weise oftmals nicht vermeidbare Belastungen durch bestimmte Beziehungskontexte verringert und gemeistert werden. Soziale Förder- und Interventionsprogramme, etwa im Hinblick auf Generationenbeziehungen, Partnerschaften oder die Prävention von Einsamkeit, müssen dabei der Vielfalt, Pluralität und Plastizität des Alterns gerecht werden.

Lebensspannenpsychologische Ansätze wie das Modell der Selektion, Optimierung und Kompensation (SOK; Baltes & Baltes, 1990) und die Theorie der sozioemotionalen Selektivität (Carstensen & Lang, 2007) erlauben ein Verständnis der Anpassungsstrategien, die zur Herstellung einer bestmöglichen Person-Umwelt-Passung genutzt werden. Nach Baltes und Baltes (1990) umfasst Selektion neben der Auswahl und Verfolgung bestimmter Ziele und Aufgaben auch die Abkehr und Loslösung von anderen Zielen und Bereichen. Optimierung umfasst die Verfeinerung von Ressourcen zur Zielerreichung. Kompensation meint die Nutzung neuer Ressourcen oder Verhaltensweisen, durch die verlorengegangene Fähigkeiten und Fertigkeiten ausgeglichen werden können. Von Bedeutung ist hierbei die Überlegung, dass Beziehungen nicht nur eine kompensatorische Ressource des Alterns darstellen, sondern nicht selten auch selbst den Fokus der Lebensgestaltung im Alter bilden, somit auch einen Gegenstand von Selektion und Optimierung bilden (Rohr & Lang, 2009).

Die Theorie der sozioemotionalen Selektivität geht davon aus, dass die Endlichkeit der Lebenszeit und die dadurch ausgelösten mentalen Prozesse sich auf die Wahl von Zielen und Interaktionspartnern wie auch auf die Emotionsverarbeitung in Beziehungen auswirken (Carstensen & Lang, 2007). Wird die (Lebens-)Zeit als weniger stark begrenzt erlebt, verfolgen Menschen eher instrumentelle und wissensbezogene Ziele. Wird die eigene Zukunft dagegen als begrenzt erlebt, suchen Menschen vermehrt expressive Inhalte in sozialen Beziehungen (z. B. Zusammenhalt, Nähe). Mittlerweile gelten viele der zentralen Annahmen der Theorie als gut belegt, allerdings ist noch eine offene Frage, wie gerade unausweichliche Risiken und Belastungen vieler sozialer Beziehungen gemeistert werden.

Stabilität und Wandel sozialer Netzwerke

Eine Vielzahl von Befunden belegt, dass sich die Größe und die Struktur sozialer Netzwerke über die Lebensspanne wandeln. Im Allgemeinen werden hierbei Strukturen (Größe, Zusammensetzung) und Funktionen (Qualität, Unterstützungsleistungen) in der Beschreibung sozialer Netzwerke unterschieden. In struktureller Hinsicht zeigt sich in den meisten Studien eine Abnahme der Beziehungen wie der Anzahl sozialer Kontakte im Altersverlauf. In einer Längsschnittbetrachtung der Netzwerke von 70- bis 103-Jährigen beobachtete Lang (2001), dass die Abnahme der Beziehungen nicht allein auf Morbidität oder Mortalität zurückzuführen war. Nach vier Jahren hatten die Befragten die Hälfte ihrer Beziehungen aufgrund selbst gewählter

Gründe beendet, nur ein Drittel der Abbrüche waren auf Krankheit oder Verlust zurückzuführen. Wie erwartet, wurden vor allem periphere Beziehungen beendet, während enge und Familienbeziehungen fortgeführt oder intensiviert wurden.

Im Zusammenhang mit funktionalen Veränderungen von Beziehungsgefügen werden häufig die Unterstützungsleistungen der Netzwerkpartner thematisiert, etwa im Fall einer Erkrankung oder eines schweren Verlustes. Demnach erhalten ältere Menschen im Falle einer Erkrankung oder Hilfsbedürftigkeit von ihren Familienangehörigen meist instrumentelle Unterstützungsleistungen, während Freunde eher emotionalen Beistand leisten. Solche Unterstützungsleistungen sind auch von der Zusammensetzung des Beziehungsnetzwerks abhängig. Beispielsweise unterstützen Kinder ihre Mutter oder ihren Vater mehr, wenn diese alleine leben, wobei in aller Regel die Eltern von der emotionalen Zuwendung ihrer Kinder mehr profitieren als von der instrumentellen Hilfe.

Die Bedeutung sozialer Beziehungen für die Funktionstüchtigkeit im Alter

In der empirischen Alternsforschung ist unbestritten, dass eine hohe soziale Integration im Alter mit einer besseren Gesundheit, Funktionstüchtigkeit und sogar höheren Lebenserwartung einhergeht. Wer verheiratet ist, aufgeschlossene Kinder und Verwandte und gute Freunde und Nachbarn hat, der altert gesünder, erleidet weniger Einschränkungen und hat sogar ein verringertes Risiko, an einer Demenz zu erkranken. Aber nicht alle Menschen profitieren in gleicher Weise von guten sozialen Beziehungen, was darauf hinweist, dass Persönlichkeitsunterschiede eine große Rolle spielen. Zudem zeigen sich die Zusammenhänge nicht in allen Beziehungskontexten. Einfache Patentrezepte für die Gestaltung gesundheitsförderlicher Beziehungen im Alter lassen sich somit nicht ableiten.

Vermutet wird beispielsweise, dass soziale Beziehungen zu einer verbesserten Ernährung und zu gesunder Bewegung im Alter beitragen. Belegt ist, dass das Essen in Gesellschaft das Risiko für Mangelernährung mindert. DeCastro (2002) beobachtete, dass Menschen mehr und größere Portionen zu sich nahmen, wenn sie ihre Mahlzeiten gemeinsam einnahmen. Dabei ist zu beachten, dass die Gewichtsabnahme im Alter ein besonderes Risiko bedeutet. Eine niederländische Studie zeigt, dass eine familienähnliche Atmosphäre bei Mahlzeiten in einer Gruppe älterer Heimbewohner im Vergleich zur Kontrollgruppe mit erhöhtem Wohlbefinden, Zunahme des Gewichts und verbessertem Funktionsstatus einherging (Nijs, de Graaf, Kok & van Staveren, 2006). Auch im Hinblick auf die Bereitschaft zu sportlicher Betätigung sind positive Einflüsse von unterstützenden Beziehungen belegt. Soziale Beziehungskontexte können zudem die kognitive Leistungsfähigkeit älterer Menschen fördern, etwa im Hinblick auf das Gedächtnis und das Erinnerungsvermögen. So profitieren ältere Ehepartner bei Erinnerungsaufgaben besser vom sozialen Kontext als jüngere Paare, beispielsweise indem sie mehr auf das beziehungsspezifische Wissen ihres Partners zurückgreifen (Gagnon & Dixon, 2008). Diese Beispiele lassen erkennen, dass fehlende oder negative soziale Beziehungen auch Risiken mit sich bringen.

III Nahumwelt

Risiken und Belastungen sozialer Beziehungen meistern

Eine zunehmende Zahl von empirischen Befunden belegt die besonderen Risiken und vielfältigen Belastungen durch manche soziale Kontakte im Alter. Einige dieser Studien legen sogar nahe, dass nicht selten die Kosten von belastenden sozialen Interaktionen im Verhältnis zum Nutzen der unterstützenden oder positiven Wirkungen von Beziehungen deutlich überwiegen. Damit verbindet sich die Herausforderung, gewünschte und angenehme Beziehungsfunktionen zu verbessern, zugleich aber belastende und unerwünschte Beziehungsaspekte zu vermindern.

Eine solche balancierende Gestaltung der unmittelbaren sozialen Umwelt kann mit Befunden zum sogenannten Abhängigkeit-Unterstützung-Skript (Baltes, 1996) illustriert werden. Dieses Modell beruht auf Beobachtungen, nach denen abhängiges Verhalten von Altenheimbewohnern häufiger durch Hilfeleistung und Zuwendung der Pflegeperson belohnt wurde, während selbstständiges Verhalten häufig ignoriert wurde. Heimbewohner erhielten Zuwendung vom Personal, wenn sie sich inkompetent und hilflos anstellten. Das abhängige Verhalten der Bewohner wurde vermindert, nachdem Pflegende trainiert wurden, selbstständiges statt abhängiges Verhalten zu fördern. Pflegebedürftige Altenheimbewohner waren somit fähig, sich an das Anreizsystem ihrer sozialen Umwelt anzupassen.

Oftmals bringen Beziehungsrisiken auch hohe emotionale Belastungen mit sich. Einige Befunde konnten jedoch belegen, dass gerade ältere Menschen mit zunehmendem Alter besser in der Lage sind, unerwünschten Emotionen aus dem Weg zu gehen und sich in Konfliktsituationen besser zu kontrollieren (Carstensen & Lang, 2007). Im Vergleich mit jüngeren Ehepaaren neigen ältere, langjährige Ehepaare weniger zu Eskalation in konflikthaften Gesprächssituationen, zeigen weniger negative Emotionen und drücken ihrem Partner gegenüber mehr Zuneigung aus.

Soziale Unterstützung mobilisieren

Eine besondere Herausforderung sind Situationen, in denen ältere Menschen auf Unterstützung und Hilfe angewiesen sind. Hierbei stellen Pflegekontexte sowie Verwitwung exem-plarische Illustrationen für die Beziehungsgestaltung im Alter dar.

Die Pflege wird in aller Regel innerhalb der Familie organisiert, wobei meist die (Ehe-)Partnerinnen und Töchter den größten Anteil leisten. Mit dieser Pflegetätigkeit geht in aller Regel eine hohe Belastung der pflegenden Angehörigen einher, die aber durch eine hohe Qualität in der Pflegebeziehung vermindert wird. Hatte die Beziehungen bereits vor der Pflegesituation eine hohe Qualität, waren die Pflegenden später weniger stark belastet und die Gepflegten wurden seltener in einem Heim untergebracht. Die Befunde zeigen, wie bedeutsam im Übergang zur Pflege die Einflüsse der lebenslangen Beziehungsregulation auf Verlauf und Erfolg der Pflegebeziehung sind (Rohr & Lang, 2009).

Mit einer Verwitwung verknüpft sich zumeist neben dem schweren Verlust eines geliebten Partners auch eine gravierende Umstellung des bisherigen Lebens, im Hinblick auf das weitere soziale Umfeld und die Lebensgestaltung. Wie gut es gelingt, diese Krise zu meistern, wird dabei in besonderer Weise durch das vorhandene Beziehungsnetzwerk geprägt oder sogar determiniert. In der ersten Zeit nach dem Verlust intensivieren Hinterbliebene meist den Kontakt zu ihren Familien, Nachbarn und Freunden und strukturieren dabei auch ihr Netzwerk nach und nach um, wobei zunehmend auch neue Beziehungen hinzukommen. Zettel und Rook (2004) beobachteten beispielsweise bei älteren Witwen, dass diese nach und nach neue Kontakte knüpften, aber auch eingeschlafene Beziehungen wiederbelebten und bestehende Verbindungen intensivierten. Allerdings können enge Bindungen der verwitweten Personen zu anderen Familienangehörigen in diesem Prozess sogar als belastend erlebt werden zum einen, da die verschiedenen Angehörigen in ihrer Trauer unterschiedlich sind und die verschiedenen Sichtweisen nicht immer leicht geteilt werden können, und zum anderen, da gerade die Notwendigkeit einer Neuorientierung des hinterbliebenen Lebenspartners für Kinder und Schwiegerbeziehungen eine besondere Bedrohung darstellen kann.

Ausblick

Die ausgewählten Themen und Beispiele verdeutlichen die Bedeutung sozialer Einbettung für Entwicklungsprozesse über die Lebensspanne und verweisen auf das Potenzial sozialer Beziehungen in Hinblick auf Interventionen in den verschiedensten Bereichen. Zusammenfassend lassen sich drei Schlussfolgerungen aus der Betrachtung der Beziehungsgestaltung im Alter ziehen:

Erstens gilt es anzuerkennen, dass die soziale Umwelt des älteren Menschen auf einer lebenslangen, nicht nur auf das Alter begrenzten Gestaltung von Beziehungen beruht. Ältere Menschen sind aktiv beteiligt, wenn es um die Herstellung passender Lebensumstände geht. Entscheidend ist dabei, wie gut es den Akteuren gelingt, ihre Ressourcen, Kompetenzen und Anforderungen zu vereinbaren. Interventions- und Beratungsansätze sollten dabei alle Beziehungspartner, Betroffene wie Angehörige, einbinden. Zweitens folgt aus der Einsicht, dass alle Alternsprozesse in Beziehungsgefüge eingebettet sind, auch eine umfassendere, sozial-ökologische Perspektive auf die Bedingungen gesunden wie krankhaften Alterns. Beispielsweise wirken sich chronische Erkrankung nicht nur auf ältere Betroffene aus, sondern immer auch auf ihr soziales Umfeld. Fallbetrachtungen erfordern ein netzwerkorientiertes Vorgehen. So erleben pflegende Angehörige von Demenzpatienten geringere psychische Belastungen in einem positiven Familienumfeld, als wenn es dort Konflikte und Kommunikationsdefizite gibt. Eine Folge ist, dass Interventionen im Pflegekontext wirksamer sind, je präziser sie an der Kommunikation zwischen Pflegenden und Gepflegten ansetzen. Drittens gilt es in besonderer Weise, die Risiken und Konfliktquellen in sozialen Beziehungen zu betrachten, wobei gerade scheinbar geringfügige Störungen und Defizite in sozialen Beziehungen oftmals in ihrer Wirkung unterschätzt werden. Die Befunde zur »Abhängigkeit-Unterstützung« heben die Gefahr paradoxer Folgen vermeintlich supportiver Beziehungen hervor. Solche Risiken können durch eine explizite Formulierung nachprüfbarer Zielkriterien in der Beratung und Intervention eingedämmt werden. Die Überlegungen verweisen auf die Dynamiken unterschiedlicher

III Nahumwelt

Beziehungskontexte innerhalb und außerhalb der Familie. Beziehungen zu erwachsenen Kindern folgen dabei völlig anderen Regeln als Beziehungen zu Lebenspartnern oder zu Geschwistern und langjährigen Freunden. In der Gestaltung sozialer Umwelten gilt es den jeweiligen Besonderheiten dieser vielfältigen Beziehungsgeschichten gerecht zu werden.

Literatur

Baltes, M. M. (1996). *The many faces of dependency in old age*. New York: Cambridge University Press.

Baltes, P. B. & Baltes, M. M. (1990). Psychological perspectives on successful aging: The model of selective optimization with compensation. In P. B. Baltes & M. M. Baltes (Eds.), *Successful aging: Perspectives from the behavioral sciences* (pp. 1–34). New York: Cambridge University Press.

Carstensen, L. L. & Lang, F. R. (2007). Sozioemotionale Selektivität über die Lebensspanne: Grundlagen und empirische Befunde. In J. Brandtstädter & U. Lindenberger (Hrsg.), *Entwicklungspsychologie der Lebensspanne* (S. 389–412). Stuttgart: Kohlhammer.

DeCastro, J. M. (2002). Age-related changes in the social, psychological, and temporal influences on food intake in free-living, healthy, adult humans. *Journal of Gerontology, 57A*, 368–377.

Gagnon, L. M. & Dixon, R. A. (2008). Remembering and retelling stories in individual and collaborative contexts. *Applied Cognitive Psychology, 22*, 1275–1297.

Lang, F. R. (2001). Regulation of social relationships in later adulthood. *Journal of Gerontology: Psychological Sciences, 56B*, 321–326.

Lang, F. R. (2005). Die Gestaltung sozialer Netzwerke im Lebenslauf. In U. Otto & P. Bauer (Hrsg.), *Mit Netzwerken professionell zusammenarbeiten. Band 1: Soziale Netzwerke in Lebenslauf- und Lebenslagenperspektiven* (S. 41–63). Tübingen: DGVT Verlag.

Newsom, J. T., Mahan, T. L., Rook, K. S. & Krause, N. (2008). Stable negative social exchanges and health. *Health Psychology, 27*, 78–86.

Nijs, K. A., de Graaf, C., Kok, F. J. & van Staveren, W. A. (2006). Effect of family style mealtimes on quality of life, physical performance, and body weight of nursing home residents: cluster randomised controlled trials. *BMJ, 332*, 1180–1184.

Rohr, M. K. & Lang, F. R. (2009). Aging Well Together – A Mini-Review. *Gerontology, 55*, 333–343.

Zettel, L. A. & Rook, K. S. (2004). Substitution and Compensation in the social networks of older widowed women. *Psychology and Aging, 19*, 433–443.

66 Einsamkeit

Clemens Tesch-Römer

Zusammenfassung

Alter und Einsamkeit sind in der Alltags-
vorstellung eng miteinander verknüpft. Insbesondere im hohen Alter steigt die Wahrscheinlichkeit, den Verlust von Lebenspartner, Angehörigen und Freunden zu erleben:
das soziale Netz vieler älterer Menschen
wird im höheren Lebensalter kleiner. Dabei
wird auch Einsamkeit für eine beträchtliche
Zahl älterer Menschen zum Problem, insbesondere im hohen und höchsten Alter. Interventionen zur Verminderung von Einsamkeit im Alter haben unterschiedliche
Ansatzpunkte: (a) Erweiterung von Gelegenheitsstrukturen für sozialen Kontakt,
(b) Verstärkung sozialer Unterstützung, (c)
Verbesserung sozialer Fähigkeiten sowie
(d) Veränderung kognitiver Strukturen und
Prozesse.

Einführung

Mit dem Begriff »Alleinleben« ist die Form
der Wohnsituation angesprochen: Alleinleben ist durch den Tatbestand des Einperso-
nenhaushalts gekennzeichnet. Alte Menschen, die allein leben, können verwitwet,
ledig, geschieden oder vom Ehepartner getrennt sein. Die Haushaltsgröße sagt zunächst allerdings nur wenig über die Quantität oder Qualität der Sozialkontakte aus.
Alleinleben kann von den betroffenen Personen positiv wie negativ erlebt werden,
scheint aber gerade bei alten Menschen
häufig eine positive Qualität zu besitzen,
da es mit Unabhängigkeit, Selbstständigkeit oder Autonomie assoziiert wird.

Mit dem Begriff »Alleinsein« ist die Zeit
(in Minuten und Stunden) gemeint, die ein
Mensch tatsächlich ohne andere Personen
verbringt, also etwa allein liest, allein spa-
zieren geht, allein Fernsehen sieht oder allein Hausarbeiten verrichtet. Das Alleinsein
kann ebenfalls positive wie negative Bedeutung für die Person haben. Zeit ohne andere Menschen zu verbringen, kann der
Selbstbesinnung dienen und für alte Menschen im Zusammenhang mit dem Lebensrückblick oder der Lebensbilanz große Bedeutung haben.

»Isolation« beschreibt einen Mangel an
sozialen Beziehungen. Im Gegensatz zu den
Begriffen »Alleinleben« und »Alleinsein«
bezieht sich der Begriff der Isolation somit
auf einen normativen Vergleichsmaßstab:
Isolation liegt dann vor, wenn die Zahl sozialer Kontakte unter einem für notwendig
erachteten Minimum liegt. In der gerontologischen Forschung wird häufig eine sehr
geringe Zahl und Dauer sozialer Kontakte

als Indikator für Isolation verwendet (z. B. weniger als einmal pro Woche Besuche bei Personen außerhalb des eigenen Haushalts). Weiss (1982) differenziert zudem zwischen »sozialer Isolation« und »emotionaler Isolation«. Mit sozialer Isolation ist das Fehlen eines sozialen Netzwerks aus Verwandten, Freunden, Bekannten und Nachbarn gemeint. Emotionale Isolation verweist hingegen auf das Fehlen einer Vertrauensperson; diese Art der Isolation scheint bei der Entstehung von Einsamkeit von zentraler Bedeutung zu sein.

»Einsamkeit« weist – im Gegensatz zu objektiv messbaren Phänomenen – auf eine subjektive Erlebniskomponente hin. Dabei vergleicht die Person die Zahl und Qualität ihrer sozialen Beziehungen mit ihren Wünschen, die sie hinsichtlich dieser Beziehungen hegt. Weicht das wahrgenommene Netzwerk von den eigenen Ansprüchen ab, so resultiert Einsamkeit als das negativ erlebte Alleinsein, Alleinleben oder Isoliertsein und das damit verbundene unangenehme Gefühl der Verlassenheit, des Kontaktmangels oder -verlustes (vgl. Victor, Scambler & Bond, 2009). Alle Begriffe außer Einsamkeit sind durch objektive Bedingungen definiert und einer objektiven Analyse zugänglich. Einsamkeit verlangt eine psychologische Analyse des subjektiven Erlebens objektiver Zustände.

Prävalenzraten

Mit steigendem Lebensalter wächst die Wahrscheinlichkeit, allein zu leben und allein zu sein. In Deutschland betrug im Jahr 2009 der Anteil alleinlebender Menschen in der Altersgruppe 50–55 Jahre 17 %, in der Altersgruppe 60–65 Jahre 20 %, in der Altersgruppe 70–75 Jahre 27 % und in der Altersgruppe über 80 Jahre 54 %. Dabei unterschied sich die Situation von Männern und Frauen erheblich: Während bei den 50- bis 55-Jährigen der Anteil von Männern und Frauen, die in Einpersonenhaushalten lebten, etwa gleich groß war, lebten nur 28 % der über 80-jährigen Männer, aber 68 % der über 80-jährigen Frauen allein im eigenen Haushalt (GeroStat, 2011).

Mit zunehmendem Lebensalter steigt die Wahrscheinlichkeit, den Verlust von Lebenspartner, Angehörigen und Freunden zu erleben. Während im mittleren Erwachsenenalter und in der Phase des »dritten Lebensalters« die Zahl der Personen im sozialen Netz nur geringfügig abnimmt (Huxhold, Mahne & Naumann, 2010), verkleinert sich das soziale Netz im sehr hohen Alter, dem sogenannten »vierten Lebensalter« (ab etwa 80/85 Jahren), deutlich (Wagner, Schütze & Lang, 2010). Auch hier zeigen sich große Unterschiede zwischen den Geschlechtern: Während der Anteil verwitweter Frauen mit dem Alter erheblich zunimmt (50–60 Jahre: 6 %, 60–70 Jahre: 16 %, 70–80 Jahre: 37 %, über 80 Jahre: 65 %), ist dieser Anstieg bei Männern weniger stark (50–60 Jahre: 2 %, 60–70 Jahre: 5 %, 70–80 Jahre: 11 %, über 80 Jahre: 30 %; GeroStat, 2011). Mit dem Lebensalter nimmt auch die allein verbrachte Zeit zu, und zwar von durchschnittlich etwa 12 Stunden/Tag im mittleren Erwachsenenalter (35–44 Jahre) auf ca. 15 Stunden/Tag bei Personen zwischen 60–64 Jahren und auf ca. 17 Stunden/Tag bei Personen über 70 Jahre (Küster, 1998). Zudem wächst der Anteil der Personen, die während eines Tages ihre Wohnung nur kurz oder gar nicht verlassen von etwa 6 % bzw. 10 % bei 60- bis 64-jährigen Männern und Frauen auf 13 %

bzw. 20 % bei über 75-jährigen Männern und Frauen (Engstler, Menning, Hoffmann & Tesch-Römer, 2004).

Diese zunehmende »Singularisierung« im Alter korrespondiert mit einem Anwachsen von Gefühlen der Einsamkeit und Verlassenheit – allerdings erst im hohen Alter. In Meta-Analysen zeigt sich, dass es im Erwachsenenalter einen U-förmigen Zusammenhang zwischen Alter und Einsamkeit gibt: Während es vom jungen bis zum mittleren und reifen Erwachsenalter einen leichten Abfall im mittleren Niveau der Einsamkeit gibt, lassen sich in der Phase des »dritten Lebensalters« (etwa 60 bis 80 Jahre) im Mittel stabile Einsamkeitswerte feststellen. Erst in der Phase des »vierten Lebensalters« (ab etwa 80/85 Jahren) ist ein Anstieg der Einsamkeit mit zunehmendem Alter zu verzeichnen (Dykstra, 2009; Pinquart & Sörensen, 2001). Bei über 70-jährigen Menschen ist der Zusammenhang zwischen Alter und emotionaler Einsamkeit substantiell (r = 0.30, Smith & Baltes, 2010). Insgesamt ist das Gefühl der Einsamkeit aber nicht selten: Der Anteil der Personen, die angeben, sich »oft« einsam zu fühlen, beträgt bei 65- bis 69-Jährigen etwa 25 % und bei über 80-Jährigen etwa 40 % (Dykstra, 2009).

Es ist also zu konstatieren: (a) Die überwiegende Zahl älter werdender Menschen, und zwar vor allem die große Mehrzahl der Frauen, muss erwarten, im Alter allein und ohne Partner zu leben. (b) Einsamkeit wird für eine beträchtliche Minderheit älterer Menschen zum Problem, mit steigender Tendenz im hohen und höchsten Alter. Dies bedeutet zwar, dass nicht alle älteren Menschen einsam sind. Für die betroffenen Menschen kann Einsamkeit jedoch ein bedrückendes und existentielles Problem darstellen.

Risikofaktoren für Einsamkeit

Alleinleben und Alleinsein stellen also keine hinreichenden Bedingungen, aber durchaus Risikofaktoren für Einsamkeit dar. Allerdings hängt es stärker von der Qualität des sozialen Netzwerks ab (und weniger von der Zahl der Netzwerkpartner), ob sich ein älter werdender Mensch einsam fühlt (Pinquart & Sörensen, 2001). Eine zentrale Beziehungsperson ist der Lebenspartner. Stirbt der Partner, so fühlt sich der zurückbleibende ältere Mensch oft – und häufig existentiell – einsam, wobei unterschiedliche Phasen des Trauerns, aber auch die Qualität der Partnerschaft zu berücksichtigen sind. Zu den bedeutsamen Beziehungspartnern zählen auch die eigenen Kinder. Die Tatsache der Kinderlosigkeit ist ein wichtiger Faktor für die Entstehung von Einsamkeit im Alter: Alte Eltern fühlen sich weniger einsam als alte Menschen ohne Kinder (Wagner, Schütze & Lang, 2010). Aber auch die Leistungen und Funktionen, die ein soziales Netzwerk erfüllt, sind für die Entstehung von Einsamkeit relevant. Dabei ist in Hinsicht auf Einsamkeit weniger mangelnde instrumentelle Unterstützung ausschlaggebend, als vielmehr, ob zu wenige Möglichkeiten zu gemeinsamen Aktivitäten, zu vertrauensvollem Austausch und zu Zärtlichkeit vorhanden sind (Wagner et al., 2010).

Neben diesen Merkmalen des sozialen Netzwerks sind bestimmte Aspekte der Lebenslage Risikofaktoren für Einsamkeit. Ältere Menschen in schlechtem Gesundheitszustand erfahren in höherem Maß Einsamkeit als Menschen ohne gesundheitliche Einschränkungen (Heylen, 2010). Hierbei ist insbesondere auf Einschränkungen der Mobilität hinzuweisen: Wer nicht die Möglichkeit hat, soziale Kontakte durch Unternehmungen oder Besuche aufrechtzuerhalten, leidet verstärkt unter Einsamkeit. Ältere und alte Menschen, die in Heimen leben, leiden besonders häufig unter Einsamkeitsgefühlen. Zu betonen ist in diesem Zusammenhang, dass Einsamkeit und Gesundheit in Wechselbeziehung stehen: Einsamkeitsgefühle können negative Wirkungen auf das psychische und somatische Wohlbefinden der Person haben (Masi, Chen, Hawkley & Cacioppo, 2010).

Persönliche Ressourcen können Einsamkeit im Alter mildern. Soziale Fähigkeiten, internale Kontrollüberzeugungen und hohes Selbstwertgefühl stellen Schutzfaktoren hinsichtlich Einsamkeit im Alter dar. Wer in der Lage ist, neue soziale Kontakte zu knüpfen, und wer davon überzeugt ist, die eigene Lebenssituation steuern zu können, fühlt sich weniger einsam als jene Person, die über diese Fähigkeiten und Überzeugungen nicht verfügt. Schließlich ist darauf hinzuweisen, dass nicht nur persönliche Fähigkeiten, sondern auch individuell unterschiedliche Ansprüche die Bewertung des eigenen Netzwerks beeinflussen: Menschen, die ihrer persönlichen Unabhängigkeit hohen Wert beimessen, leiden auch weniger unter Einsamkeit.

Interventionsmaßnahmen

Geht man davon aus, dass Einsamkeit dann entsteht, wenn die Person zwischen individuellem Anspruch an soziale Beziehungen und der Wahrnehmung der Beziehungsrealität eine Diskrepanz erlebt, so lassen sich – in Anlehnung an Konzeptionen der Bewältigungsforschung – zwei grundsätzliche Formen des Umgangs mit Einsamkeit postulieren: Zum einen ist es möglich, problemorientiert eine Veränderung des sozialen Netzwerks anzustreben, zum anderen ist denkbar, dass persönliche Ansprüche an die Realität angepasst werden. Diese grundsätzlichen Bewältigungsoptionen spiegeln sich auch in Konzeptionen zur Einsamkeitsintervention wider, bei denen unterschieden werden kann zwischen Interventionen (a) zur Erweiterung von Gelegenheitsstrukturen für sozialen Kontakt, (b) zur Verstärkung sozialer Unterstützung, (c) zur Verbesserung sozialer Fähigkeiten und (d) zur Veränderung kognitiver Strukturen und Prozesse, etwa mit Blick auf Erwartungen oder Attributionen (Masi, Chen, Hawkley & Cacioppo, 2010).

Bei Interventionen, die auf die *Erweiterung von Gelegenheitsstrukturen* zielen, wird einsamen älteren Menschen praktische Unterstützung angeboten (etwa durch Fahrgelegenheiten zu Orten der sozialen Begegnung) oder es werden Kontakte vermittelt (etwa zu Selbsthilfegruppen). Die Grundlage dieser Überlegungen ist die Annahme, dass Einsamkeit insbesondere auf dem Mangel an Interaktionspartnern beruht. In ähnlicher Weise wird in Interventionen, bei denen es um die *Verstärkung sozialer Unterstützung* geht, über Besuche, Gespräche sowie verschiedene Formen von Unterstützung versucht, Einsamkeit zu verringern. Die Fähigkeiten des Individuums stehen in Interventionen zur *Verbesserung sozialer Fähigkeiten* im Mittelpunkt. Hierbei geht es darum, älteren Menschen soziale Techniken und »skills« zu vermitteln, mit denen es möglich ist, neue Bekanntschaften und Freunde zu gewinnen. Eine letzte Gruppe von Interventionsansätzen zielt auf die *Veränderung kognitiver Strukturen und Prozesse*. In diesen Interventionen geht es um die Reflexion von Ansprüchen, Normen und Wünschen hinsichtlich sozialer Beziehungen, um das Bewusstwerden unangemessener Wahrnehmungen (einsame Menschen nehmen häufiger negative soziale Situationen wahr als nicht-einsame Menschen) sowie um das Vermeiden ineffektiver Verhaltensstrategien (einsame Menschen verhalten sich im Sinne »selbsterfüllender Prophezeiungen« in sozialen Situationen häufig so, dass ihre negativen Erwartungen eintreffen).

In der Literatur liegen zahlreiche Befunde zu verschiedensten Interventionsansätze vor, die sich den hier beschriebenen Interventionskategorien zuordnen lassen (Masi et al., 2010). Dabei zeigen verschiedene Ansätze positive Effekte. Nimmt man aber nur rigoros getestete Interventionen in den Blick (randomisierte Vergleichsgruppen mit Vorher-Nachher-Messung), so zeigen sich robuste Effekte vor allem für jene Interventionen, die auf die Veränderung kognitiver Strukturen und Prozesse zielen. Im Alter könnte gerade die Reflexion unerfüllbarer Erwartungen dazu führen, dass ein älterer Mensch neue Formen sozialer Beziehungen schätzen lernt.

In der Praxis werden vor allem Maßnahmen angeboten, die Gelegenheitsstrukturen für Kontakte und Interaktionen anbieten. Beispiele hierfür sind Begegnungsstätten der offenen Altenhilfe sowie Angebote zur Freizeitgestaltung. Auch das bürgerschaftliche Engagement hat in diesem Zusammenhang eine wichtige Funktion, da es nicht allein dem Gemeinwohl dient, sondern auch der sozialen Integration der engagierten Menschen selbst. Eine besondere Rolle kommt hierbei der Altenselbsthilfe zu (s. Kapitel 82 von Zeman »Selbsthilfe – Organisationen und Formen«), in der soziale Integration zum einen über Begegnungen älterer Menschen hergestellt wird, zum anderen über die Organisation von Besuchsdiensten für Menschen, die immobil sind. In der stationären Altenhilfe ist die soziale Betreuung und Alltagsgestaltung der Menschen, die in Pflegeheimen leben, Aufgabe der Pflege (s. Kapitel 69 von Neumann »Pflegende Berufe in der Altenhilfe«). Gerade Interventionen, die psychotherapeutische Kompetenzen erfordern, werden allerdings in der Praxis der Altenhilfe bislang nur selten finanziert.

Ausblick

Einsamkeit im Alter ist zwar nicht ein für alle älter werdenden Menschen unabwendbares Schicksal, aber es betrifft einen erheblichen Teil insbesondere sehr alter Menschen. Daher sind Interventionen zur Vermeidung von Isolation und Einsamkeit notwendig. Möglicherweise führt eine Kombination der beschriebenen Interventionen auch dazu, dass alte Menschen mit Gewinn zwei existentielle Grunderfahrungen machen können, von denen Erlemeier spricht, nämlich »die soziale Einbindung und das Selbstsein, zu dem wir erst in der Selbstbesinnung, das heißt im Alleinsein mit uns selbst, vorstoßen können« (Erlemeier, 1994, S. 12).

III Nahumwelt

439

Literatur

Dykstra, P. A. (2009). Older adult loneliness: Myths and realities. *European Journal of Ageing, 6*, 91–100.

Engstler, H., Menning, S., Hoffmann, E. & Tesch-Römer, C. (2004). Die Zeitverwendung älterer Menschen. In Statistisches Bundesamt (Hrsg.), *Alltag in Deutschland – Analysen zur Zeitverwendung, Band 43 der Schriftenreihe Forum der Bundesstatistik.* Stuttgart: Metzler Poeschel.

Erlemeier, N. (1994). Vom sinnvollen Umgang mit dem Alleinsein im Alter. *Evangelische Impulse, 16*, 9–12.

GeroStat. (2011). *GeroStat – Statistik online* (www.gerostat.de). Berlin: Deutsches Zentrum für Altersfragen.

Heylen, L. (2010). The older, the lonelier? Risk factors for social loneliness in old age. *Ageing & Society, 30*(7), 1177–1196.

Huxhold, O., Mahne, K. & Naumann, D. (2010). Soziale Integration. In A. Motel-Klingebiel, S. Wurm & C. Tesch-Römer (Hrsg.), *Altern im Wandel. Befunde des Deutschen Alterssurveys (DEAS)*, (S. 215–233). Stuttgart: Kohlhammer.

Küster, C. (1998). Zeitverwendung und Wohnen im Alter. In Deutsches Zentrum für Altersfragen (Hrsg.), *Expertisenband 1 zum Zweiten Altenbericht der Bundesregierung: Wohnbedürfnisse, Zeitverwendung und soziale Netz-werke älterer Menschen* (S. 51–175). Frankfurt/Main: Campus.

Masi, C. M., Chen, H.-Y., Hawkley, L. C. & Cacioppo, J. T. (2010). A meta-analysis of interventions to reduce loneliness. *Personality and Social Psychology Review.* doi:10.1177/1088868310377394.

Pinquart, M. & Sörensen, S. (2001). Influences on loneliness in older adults: A meta-analysis. *Basic and Applied Social Psychology, 23*(4), 245–266.

Smith, J. & Baltes, P. B. (2010). Altern aus psychologischer Perspektive: Trends und Profile im hohen Alter. In U. Lindenberger, J. Smith, K. U. Mayer & P. B. Baltes (Hrsg.), *Die Berliner Altersstudie* (S. 245–274). Berlin: Akademie Verlag.

Victor, C., Scambler, S. & Bond, J. (2009). *The social world of older people: Understanding loneliness and social isolation in later life.* Maidenhead, UK: Open University Press.

Wagner, M., Schütze, Y. & Lang, F. R. (2010). Soziale Beziehungen alter Menschen. In U. Lindenberger, J. Smith, K. U. Mayer & P. B. Baltes (Hrsg.), *Die Berliner Altersstudie* (3. Aufl., S. 325–343). Berlin: Akademie Verlag.

Weiss, R. S. (1982). Issues in the study of loneliness. In L. A. Peplau & D. Perlman (Eds.), *Loneliness* (pp. 71–80). New York: Wiley.

67 Sexualität

Sonja Heidenblut und Susanne Zank

Zusammenfassung

Mit dem Alternsprozess verändern sich die sexuelle Reaktionsfähigkeit des Körpers sowie das Erleben und Verhalten von Sexualität durch den alternden Menschen. Dabei sind mitunter auftretende sexuelle Störungen nicht Folge des Alterns an sich sondern Begleiterscheinungen im Alter häufig auftretender Erkrankungen oder psychologischer Beeinträchtigungen. Das Phänomen »Sexualität im Alter« ist zudem stark durch gesellschaftliche Leitbilder beeinflusst, die auch die Forschungstradition prägen. So sind einige Aspekte der Sexualität im Alter wie zum Beispiel Homosexualität, sexuelles Risikoverhalten oder sexuelle Übergriffe von der gerontologischen Literatur bisher kaum thematisiert worden.

Einführung

Bei einer Rezeption der Literatur zu dem Themenbereich »Sexualität im Alter« wird schnell deutlich, dass es viele sehr unterschiedliche Lesarten dieses Phänomens gibt. So beschäftigen sich Studien aus dem medizinischen Forschungsbereich in erster Linie mit den anatomischen Grundlagen der Sexualität im Alter. Dabei wird auf altersbedingte Veränderungen der Physiologie eingegangen und einerseits negativen Mythen des »im Alter geht nichts mehr« korrigierende medizinische Fakten gegenübergestellt; andererseits werden Funktionsverluste thematisiert und es werden medizinisch-pharmakologische bzw. psychotherapeutische Möglichkeiten vorgestellt, diese Funktionsverluste zu kompensieren. Ein anderer Forschungszweig aus gerontologisch-psychologischer Richtung beschäftigt sich mit dem sexuellen Erleben und Verhalten älterer Menschen. Auch hier lässt sich ein Trend dahingehend beobachten, dass negative Altersstereotype durch empirische Beobachtungen infrage gestellt werden. Die Spanne der Forschungsarbeiten reicht dabei von primär quantitativen Studien, in denen größere Stichproben von Probanden mithilfe von Fragebogen zu Partnerschaft und Sexualität befragt werden, bis hin zu eher qualitativen Arbeiten, die das subjektive Erleben von Sexualität im Alter untersuchen. Diese Art von Studien steht stärker noch als die primär medizinisch verorteten Arbeiten vor dem Problem einer Definition der Konstrukte »Altern« und »Sexualität«. Dabei ist der Lebensabschnitt »Alter« für Frauen im Zusammenhang mit Sexualität traditionell mit dem

Eintritt der Menopause assoziiert, für Männer, bei denen die biologischen Veränderungen kontinuierlicher ausfallen, fehlt ein konkreter Bezug. In den meisten quantitativ-empirischen Studien wird die Trennlinie zwischen alt und jung für beide Geschlechter ab dem 50. Lebensjahr gezogen (Gott, 2005). Eine befriedigende Definition des Begriffs »Sexualität« stellt eine noch größere Herausforderung dar. Hier stellt sich die Frage, wie weit dieser Begriff gefasst werden muss, um dem Phänomen hinreichend gerecht zu werden: Schließt er neben dem Geschlechtsverkehr an sich auch Empfindungen, gesellschaftliche Bewertungen, Geschlechterrollen, sexuelle Orientierung, körperliche Attraktivität und romantische Beziehungen ein? Und welche Formen der Sexualität gelten als die Norm, zu der andere in Bezug gestellt werden? Die meisten empirischen Studien beantworten

diese Fragen implizit, durch die Operationalisierung ihrer Erhebung – mit dem Begriff »Sexualität« können daher in den verschiedenen Arbeiten sehr unterschiedliche Phänomene gemeint sein, ohne dass die Vollständigkeit oder Gültigkeit der zugrunde liegenden Annahmen von den einzelnen Autoren diskutiert wird (Gott, 2005). In der qualitativ ausgerichteten sozialwissenschaftlich-gerontologischen Literatur werden solche impliziten Definitionen von Sexualität und Altern zum Forschungsgegenstand gemacht. Dabei werden nicht nur die Selbst- und Fremddefinitionen alternder Probanden in Bezug auf ihre Sexualität thematisiert, sondern auch die wissenschaftliche Literatur wird im Hinblick auf definitorische Vorannahmen und die darin enthaltenen Alters- und Sexualitätsbilder kritisch geprüft.

Veränderungen der Sexualität mit dem Alternsprozess

Physiologische Veränderungen

Der sexuelle Reaktionszyklus des Menschen gilt als psychosomatischer Prozess (WHO, 2005), d. h. als Prozess, der sowohl durch psychische als auch somatische Anteile beeinflusst wird, wobei die Abschätzung der jeweiligen Bedeutung der einzelnen Anteile als schwierig gilt. Sexuelle Funktionsstörungen, d. h. Störungen des sexuellen Verlangens, der sexuellen Erregung oder der Orgasmusfähigkeit, sind daher fast immer gemischter Ätiologie. Zum Verständnis von Veränderungen in der Sexualität, die mit dem Alterungsprozess einhergehen, ist es wichtig zu unterscheiden, ob es sich bei diesen Veränderungen um pathologische Prozesse im Sinne von sexuellen Funktionsstörungen handelt oder ob damit lediglich Veränderungen im sexuel-

len Reaktionszyklus gemeint sind, die Folge des normalen physischen Alterns sind. Wenn von sexuellen Funktionsstörungen im engeren Sinne gesprochen werden kann, sollten zunächst medizinisch-körperliche Faktoren, die zum Entstehen der Störung beigetragen haben können, identifiziert und behandelt werden. So können krankhafte Veränderungen oder Substanzen, die das Hormonsystem, das Nervensystem oder das Herz-Kreislauf-System beeinträchtigen, bei beiden Geschlechtern sexuelle Funktionsstörungen zur Folge haben (Nusbaum, Lenahan & Sadovsky, 2005).

Männer

Liegen keine physiologischen oder psychologischen Beeinträchtigungen vor, so ist der Ablauf des sexuellen Reaktionszyklus bei älteren Männern im Prinzip nicht anders als im jüngeren Lebensalter. Allerdings verändern sich die physiologischen Reaktionen dahingehend, dass sie in ihrer Intensität abnehmen und mehr Zeit in Anspruch nehmen. So entsteht eine vollständige Erektion im Alter durchschnittlich langsamer, erfordert mehr direkte Stimulation und sie kann nicht so lange aufrechterhalten werden. Während der Orgasmusphase ist die Ejakulation weniger ausgeprägt und die Kontraktionen in Penis, Prostata und Rektum sind weniger stark als im jüngeren Lebensalter. Zudem berichten ältere Männer von einem geringeren Drang zu ejakulieren sowie von einer größeren Kontrolle über ihre Ejakulationen. Die Dauer der Refraktärphasen nimmt mit dem Alter deutlich zu (Trudel, Turgeon & Piché, 2000).

Frauen

Frauen sind wie Männer prinzipiell bis ins hohe Alter sexuell genussfähig. So bleibt die Fähigkeit zu multiplen Orgasmen bei entsprechender Stimulation erhalten, lediglich Dauer und Intensität können vermindert sein. Die meisten physiologischen Veränderungen bei Frauen, die im Alter zu einer Beeinträchtigung des Reaktionszyklus führen können, sind mit einer Verminderung des Östrogenspiegels assoziiert, der zu einer Atrophie des inneren und äußeren Genitals führen und es verletzlicher und leichter anfällig für Infektionen machen kann. Zudem ist mitunter die Lubrikationsfähigkeit gestört und ein Androgenmangel kann zu einer verringerten Libido führen (Zank, 2001).

Veränderungen im Erleben und Verhalten

Neben der Literatur, die sich mit der Physiologie von Sexualität im Alter beschäftigt, existiert einige Grundlagenliteratur über das sexuelle Erleben und Verhalten älterer Menschen.

Quantitative Studien

Der größte Anteil sozialwissenschaftlicher Forschung zur Sexualität im Alter steht in einem empirisch-quantitativen Forschungszusammenhang, der Sexualität nach der Tradition der Arbeit von McKinsey als etwas primär Biologisches definiert (Gott, 2005). In diesen Studien wird in erster Linie die Häufigkeit sexueller Verhaltensweisen über quantitative Instrumente erfragt und mit Variablen bezüglich des Beziehungsstatus, der Gesundheit oder der Lebensqualität der Probanden in Verbindung gebracht. Sexualität wird dabei meist implizit als penetrativer Geschlechtsverkehr zwischen heterosexuellen Partnern definiert. Die Ergebnisse sprechen einerseits für ein Fortbestehen sexueller Verhaltensweisen bis ins hohe Alter mit entsprechenden Zusammenhängen zwischen regelmäßigem Geschlechtsverkehr und besserer Gesundheit/Lebensqualität für beide Geschlechter, andererseits zeigen sie, dass ein aktives Sexualleben in Subgruppen mit bestimmten Eigenschaften, wie z. B. männliches Geschlecht, jüngeres Alter und dem Leben in einer festen Partnerschaft, wahrscheinlicher ist.

Qualitative Studien

Bisher haben sich nur wenige Forschungsarbeiten mit dem subjektiven Erleben von Sexualität durch ältere Probanden beschäftigt. In diesen Arbeiten soll durch die Erhebung vertiefender qualitativer Daten die Bedeutung, die sexuelle Verhaltensweisen für die Individuen haben, erfasst werden. Gott und Hinchliff (2003) befragten in einer Studie 21 Männer und 23 Frauen im Alter von 50 bis 92 Jahren zunächst mithilfe eines Fragebogens danach, wie wichtig Sexualität für ihr Leben war. In den im An-

III Nahumwelt

443

schluss daran durchgeführten qualitativen Interviews zeigte sich ein Zusammenhang zwischen den Lebensumständen der Probanden und adaptiven Veränderungen in der Einstellung zur Sexualität. Dabei war das Alter der Interviewten für die Bewertung ihrer Sexualität nicht direkt relevant, sondern es wurde indirekt über Aspekte wie Multimorbidität oder Verwitwung vermittelt. So war für die Probanden, in deren Leben Sexualität von geringerer Priorität war, meist kein Partner verfügbar und die Wahrscheinlichkeit, noch einmal sexuell aktiv zu werden, wurde als gering eingeschätzt. Bei Probanden in Partnerschaften, in denen der Gesundheitszustand eines Partners das Ausleben von Sexualität schwierig machte, wurde die Bedeutung von Sexualität für die eigene Lebensqualität neu bewertet; ein höheres Lebensalter und eine lange bestehende Partnerschaft wurden dabei von den Probanden als Faktoren gedeutet, die diese Neubewertung leichter machten. Alle Probanden, die einen Sexualpartner hatten, gaben dagegen an, dass Sexualität in ihrem Leben mindestens von mittelgradiger Bedeutung sei; eine Minderheit berichtete sogar von einer zunehmenden Bedeutung mit dem Alter.

Eine Studie von Vares (2009) legt eine breitere Auslegung von Sexualität älterer Probanden zugrunde. Dabei wird die Rückwirkung von Mythen über Sexualität im Alter auf alternde Männer und Frauen mithilfe gleichgeschlechtlicher Gruppendiskussionen untersucht. In den Diskussionsrunden, die sich thematisch zunächst allgemein mit sexueller Aktivität im Alter, mit ihrer Darstellung in den Medien und schließlich mit einem konkreten Filmbeispiel (in dem eine 60-jährige Frau eine sexuelle Beziehung mit einem 30-jährigen Mann hat) beschäftigen, lässt sich eine gewisse Doppelbödigkeit in den Argumentationen der Männer und Frauen beobachten. So zeigt sich in den Diskussionsbeiträgen der Probanden, dass der von Susan Sontag (1979) beschriebene gesellschaftliche Doppelstandard des Alterns, d. h. die im Vergleich zu Männern negativere Bewertung älterer Frauen im Hinblick auf ihre sexuelle Attraktivität, Einfluss auf die Selbst- und Fremdbewertung beider Geschlechter hat. Dabei wird der Doppelstandard des Alterns einerseits in den Gesprächen explizit kritisiert, andererseits wird er durch Aussagen der Probanden repliziert. Dabei ist bemerkenswert, dass männliche Probanden eher in der allgemeinen Diskussion dazu neigen, gleichaltrige Frauen als sexuell unattraktiv zu bewerten, dieses aber bei der Konfrontation mit einem konkreten Beispiel hinterfragen, dass sich bei den weiblichen Probanden jedoch ein umgekehrter Trend feststellen lässt; so wird zwar von den weiblichen Teilnehmern allgemein die Tatsache kritisiert, dass alternde Frauen als unattraktiver wahrgenommen werden, die konkrete Darstellung einer sexuell aktiven, alt aussehenden Frau löst jedoch starken Widerstand aus.

Behandlungsmöglichkeiten sexueller Funktionsstörungen

Pharmakologie

Die pharmakologischen Behandlungsmöglichkeiten sexueller Funktionsstörungen bei älteren Männern haben sich in den letzten Jahren stark weiterentwickelt. So lassen sich Störungen vor allem im Bereich der Erregungs- und Plateauphase heutzutage durch die orale Einnahme von Stimulantien wie Sildenafil (Handelsname: Viagra) positiv beeinflussen, die in Wirksamkeitsstudien deutliche Effekte im Hinblick auf die Dauer und Stärke der Erektion sowie auf die Orgasmusfähigkeit zeigen. Trotz der beträchtlichen Möglichkeiten dieser Medikamente und eines entsprechenden medialen Enthusiasmus führt die alleinige Vergabe von Pharmaka zur Behandlung sexueller Funktionsstörungen in der Praxis jedoch selten zum Erfolg. So berichten einige neuere Studien, dass die Adhärenz der Patienten zur Einnahme der entsprechenden Wirkstoffe stark von Faktoren wie genereller Akzeptanz von medikamentöser Behandlung, Akzeptanz durch die Partnerin, Dauer der sexuellen Abstinenz und Art der sexuellen Störung moderiert wird. In diesem Zusammenhang wird empfohlen, die Verordnung von Medikamenten immer im Rahmen einer breiteren, multimodal ausgerichteten Therapie zu verankern (Trudel, Villeneuve, Anderson & Pilon, 2008). Bei Frauen richtet sich die pharmakologische Behandlung vor allem auf eine Behandlung des veränderten Hormonhaushalts, mitunter kombiniert mit einer Vergabe von Gleitmitteln vor dem Koitus. Allerdings ist auch hier die Interaktion körperlicher und innerpsychischer Prozesse zu beachten. So zeigen sich beispielsweise bei Frauen, die regelmäßig Geschlechtsverkehr haben, beziehungsweise bei Frauen, die während dieser Zeit von einem besseren Wohlbefinden berichten, geringere physiologische Auswirkungen durch die Menopause (Trudel, Turgeon & Piché, 2000; Zank, 2001).

Verhaltenstherapie

Auf verhaltenstherapeutischer Ebene sind einerseits die Aufklärung der Klienten über alternsbedingte physiologische Veränderungen und eine entsprechende Veränderung der Erwartungshaltung bedeutsam, andererseits spielt Psychoedukation über Kompensationsmöglichkeiten auftretender Schwierigkeiten eine wichtige Rolle. Diese können zum Beispiel je nach Art des Problems eine Verlängerung und Veränderung der Stimulationsphase durch Phantasien oder Erotika sein, eine Verlagerung der sexuellen Aktivität auf die Morgenstunden, eine Verstärkung von manuellen und oralen Praktiken oder veränderte Koituspositionen. Eine Behandlung durch verhaltenstherapeutische Techniken ist allerdings nur dann indiziert, wenn durch vorherige Exploration ausgeschlossen werden kann, dass die Störungen auf tiefergehende psychische Faktoren bei den Betroffenen zurückzuführen sind. Zudem sollte eine entsprechende Beratung durch den Therapeuten Unterschiede in den individuellen Schamgrenzen der Probanden bezüglich verschiedener sexueller Praktiken berücksichtigen (Zank, 2001).

Tiefenpsychologie

Die tiefenpsychologisch orientierte Therapie behandelt nicht die gestörte Sexualität an sich, sondern sie beschäftigt sich mit den zugrunde liegenden innerpsychischen bzw. partnerschaftlichen Problemen der Betroffenen. Sexuelle Störungen spiegeln dabei häufig ungelöste Konflikte der Autonomie und Abhängigkeit der Klienten wieder, die im höheren Lebensalter durch die Auseinandersetzung mit Rollenverlusten und den damit einhergehenden Ängsten wieder akut werden können (Balfour, 2009).

III Nahumwelt

Ausblick

Bei der Erforschung der Sexualität älterer Menschen wurden Sexualität und Alter bzw. Altern zunächst als primär biologische Phänomene aufgefasst. Dabei sollten gesellschaftlichen Mythen des asexuellen Alters empirische Fakten gegenübergestellt werden. Die aktuelle sozialwissenschaftliche Auseinandersetzung mit der Thematik zeigt jedoch einerseits, dass Mythen über Sexualität im Alter vielschichtig sind, und andererseits, dass die wissenschaftliche Forschung an der Entstehung und Reproduktion dieser Mythen mitbeteiligt ist. So wird dem Mythos des asexuellen Alters der Gegenmythos des aktiven älteren Menschen gegenübergestellt, dessen Wohlbefinden und Gesundheit maßgeblich durch ein erfülltes Sexualleben mitbestimmt werden. Der Mainstream der Forschungsliteratur stellt Sexualität im Alter dabei als etwas ausschließlich Positives, im Rahmen heterosexueller Beziehungen Stattfindendes dar

(Gott, 2005). Es gibt nur vereinzelte Beiträge über Homosexualität und Bisexualität im Alter – so existieren derzeit keine nennenswerten empirischen Untersuchungen zu diesen Themen im deutschsprachigen Raum – und auch Aspekte von Sexualität, die risikobehaftet oder schädlich sind, wurden bisher kaum untersucht. So gehören Phänomene wie die Ansteckung mit HIV oder sexuelle Gewalt und sexueller Missbrauch auch bei älteren Probanden zum Gesamtspektrum sexueller Erfahrungen. Eine weitere Öffnung der Forschungspraxis, die die Vielschichtigkeit sexueller Beziehungen im Alter mit ihren positiven und negativen Aspekten berücksichtigt, ist daher nicht nur zur Vertiefung des wissenschaftlichen Verständnisses wünschenswert; sie eröffnet auch in der Praxis der medizinischen Beratung neue Möglichkeiten, sich älteren Patienten vorurteilsfreier zu nähern und diese umfangreicher zu beraten.

Literatur

Balfour, A. (2009). Intimacy and sexuality in later life. In C. Clulow (ed.), *Sex, attachment, and couple Psychotherapy: psychoanalytic perspective* (pp. 217–236). London: Karnac.

Gott, M. (2005). *Sexuality, Sexual Health and Aging*. Berkshire: Open University Press.

Gott, M. & Hinchliff, S. (2003). How important is sex in later life? The views of older people. *Social Science and Medicine, 56*(8), 1617–1628.

Nussbaum, M., Lenahan, P. & Sadovsky, R. (2005). Sexual health in aging men and women – Addressing the physiologic and psychological sexual changes that occur with age. *Geriatrics, 60,* 18–23.

Sontag, S. (1979). *The Double Standard of Ageing*. New York: Farrar, Straus and Giroux. (www.uplift.com/mediawatch/?page_id=76; Zugriff am 11.01.2012).

Trudel, G., Turgeon, L., Piché, L. (2000). Marital and sexual aspects of old age. *Sexual and Relationship Therapy, 15,* 381–406.

Trudel, G., Villeneuve, V., Anderson, A. & Pilon, G. (2008). Sexual and marital aspects of old age: an update. *Sexual and Relationship Therapy, 23,* 161–169.

Vares, T. (2009). Reading the »Sexy Oldie«: Gender age(ing) and embodiment. *Sexualities, 12,* 503–524.

WHO (2005). *Internationale Klassifikation psychischer Störungen ICD-10 Kapitel V (F), Klinisch-diagnostische Leitlinien* (5. Aufl., S. 129–152). Bern: Verlag Hans Huber.

Zank, S. (2001). Sexuality. In B. Edelstein, A. S. Bellack & M. Hersen (Eds.), *Clinical geropsychology* (Volume 7, pp. 73–93). Amsterdam: Pergamon.

68 Möglichkeiten der Förderung von Generationenbeziehungen

François Höpflinger

Zusammenfassung

In einer demographisch alternden Gesellschaft, die drei und mehr Generationen umfasst, werden generationenfördernde Projekte bedeutsamer. Zahl und Vielfalt von Intergenerationenprojekten nehmen zu, zur Förderung der gegenseitigen Toleranz zwischen Jung und Alt, zur Stärkung intergenerationeller Solidarität oder zur Verbesserung des Erfahrungs- und Wissenstransfers zwischen den Generationen. Erfolgreiche Generationenprojekte basieren auf der Einhaltung spezifischer Regeln der intergenerationellen Kommunikation (Mitbestimmung aller beteiligten Generationen, Kombination von Erfahrungs- und Innovationswissen, Engagement ohne zu starke Einmischung seitens älterer Menschen). Intergenerationenprojekte leben aus den Alters- und Generationendifferenzen und die jeweiligen Alters- und Generationendifferenzen – von Erleben, Erfahrung und Lebenslagen – sind zu thematisieren.

Einführung

Jeder Mensch bewegt sich in mehrfachen Generationenzusammenhängen (familial, gesellschaftlich und sozialpolitisch). Besonders enge, teilweise aber auch besonders konfliktreiche Generationenbeziehungen ergeben sich bezüglich familialer Generationenbeziehungen, weil Menschen im frühen Leben von der Fürsorge älterer Generationen (Eltern, Großeltern) und im Alter eventuell von der Unterstützung jüngerer Generationen (Töchter, Söhne, Enkel) abhängig sind. Dank erhöhter Lebenserwartung hat sich die gemeinsame Lebensspanne von Generationen deutlich verlängert, und Familien, die vier Generationen umfassen, werden häufiger.

Netzwerkstudien weisen bezüglich intergenerationeller Kontakte auf zwei wesentliche Sachverhalte hin: Zum einen ergibt sich eine hohe Familienzentrierung enger intergenerationeller Begegnungen und Hilfeleistungen. In den letzten Jahrzehnten sind familiale Generationenbeziehungen – nach dem Muster von »Intimität auf Abstand« – eher enger und intensiver geworden und intergenerationelle Hilfeleistungen zwischen Angehörigen sind oft ausgeprägt (vgl. Brandt, 2009). Zum anderen ist soziale Homogamie (gleiche Altersgruppe, gleiche Interessen) ein zentrales Merkmal frei gewählter außerfamilialer Beziehungen. Freundschaften entstehen und stabilisieren sich zumeist aufgrund gemeinsamer Lebensvorstellungen (Stiehler, 2009). Im Freizeit-, Sport- und Kulturbereich erfolgen viele Aktivitäten im Rahmen von Gleichaltrigengruppen und in der Arbeitswelt werden Generationenkontakte oft durch Statusdifferenzen überlagert (etwa wenn ältere Männer Leitungsfunktionen gegenüber jüngeren Frauen einnehmen). Bei vielen außerfamilialen Begegnungen zwischen Alt und Jung im Alltag handelt es sich um Gelegenheitskontakte von kurzer Dauer und geringer Intensität.

Generationenprojekte – ein wachsendes Handlungsfeld

Weil natürliche generationenübergreifende Kontakte – z. B. in der Nachbarschaft – nicht mehr als selbstverständlich angesehen werden, haben gezielt durchgeführte generationenübergreifende Projekte in letzter Zeit eine neue Konjunktur erfahren. In Deutschland – aber auch in Frankreich – finden generationenübergreifende Projekte und Initiativen schon seit längerem eine verstärkte politische Unterstützung (vgl. Eisentraut, 2007; Malki, 2005). Das Interesse an Intergenerationenprojekten in demographisch alternden Gesellschaften wird verstärkt durch Konzepte eines produktiven Alters, welche die Kompetenzen und Erfahrungen älterer Frauen und Männer als intergenerative Ressourcen betonen. So wurden im 5. Altersbericht Deutschlands die Potentiale des Alters und der Beitrag älterer Menschen zum Zusammenhalt der Generationen bewusst ins Zentrum gerückt (vgl. Bundesministerium für Familie, Senioren, Frauen und Jugend, 2005). Wenn sich ältere Menschen zusammen mit jüngeren Menschen für eine ökologisch nachhaltige Politik engagieren oder sich ältere Menschen aktiv in der Kleinkinderbetreuung engagieren, entsteht ein gesamtgesellschaftlicher Nutzen für alle Generationen.

Ein erster Typus von Generationenprojekten konzentriert sich auf familiale Generationenbeziehungen. Dazu gehören Projekte zur Elternschulung und -beratung im Umgang mit heranwachsenden Kindern, aber auch Projekte zur Entlastung von Töchtern und Söhnen, die alte Eltern pflegen. Vermehrt ins Auge gefasst werden neuerdings Großeltern-Enkelkind-Beziehungen, sei es im Rahmen von Projekten zur Förderung von »Wahlgroßelternschaft« für Kinder, die keine Großeltern in ihrer Nähe haben, oder Ansätze zur Gestaltung von Großeltern-Enkelkind-Beziehungen bei Demenzerkrankungen alter Angehöriger (vgl. Philipp-Metzen, 2008).

Ein zweiter Typus von Generationenprojekten strebt eine Verbesserung der nachbarschaftlichen Beziehungen zwischen Jung und Alt an, auch zur Stärkung nachbarschaftlicher Unterstützungsnetzwerke. Zunehmend an Bedeutung gewinnen auch Intergenerationenprojekte innerhalb von Unternehmen, im Rahmen eines gezielten intergenerationellen Wissenstransfers.

Typologisch betrachtet, lassen sich fünf Hauptziele intergenerativer Projekte festhalten:

- *Begegnen*: Stärkung intergenerationeller Kontakte und intergenerationeller Toleranz, in der Nachbarschaft oder in Organisationen;
- *Erzählen*: Austausch von Erfahrungen, beispielsweise wenn alte Menschen und junge Menschen ihre erlebte Jugend vergleichen;
- *Lernen*: Intergeneratives Lernen, durch Weitervermittlung von Erfahrungen und Traditionen an junge Menschen oder

Einführung alter Menschen in neue Technologien;

- *Unterstützen*: Intergenerationelle Hilfeleistungen, wie Wahlgroßeltern für junge Familien, Einkaufsdienste für alte Menschen usw.;
- *Wohnen und Arbeiten*: Generationengemischtes Wohnen und Arbeiten, durch Mehrgenerationenhäuser oder altersgemischte Projekt- und Arbeitsteams.

Bei der Einschätzung von außerfamilialen Generationenprojekten sind zwei kritische Punkte zu beachten (vgl. Höpflinger, 2010):

Erstens bestehen in der breiten Öffentlichkeit teilweise sozial-romantische Generationenvorstellungen. Intergenerationenprojekte werden als bedeutsam erachtet, weil man stillschweigend davon ausgeht, dass die Generationensolidarität früher besser war. Zudem wird idealisiert davon ausgegangen, dass enge Kontakte zwischen Jung und Alt immer und jederzeit wünschenswert seien. Intergenerationenprojekte können gesellschaftliche Integration stärken, aber dabei bleibt vergessen, dass gesellschaftliche Konfliktlinien und soziale Ungleichheiten innerhalb von – und weniger zwischen – Altersgruppen bzw. Geburtsjahrgängen verlaufen. Kontakte zwischen Ungleichaltrigen können wertvoll sein, aber in manchen Lebensphasen und für manche Lebensfragen sind Kontakte zu Gleichaltrigen bedeutsamer.

Zweitens ist das Interesse älterer Menschen an generationenübergreifenden Aktivitäten häufig ausgeprägter als das entsprechende Interesse jüngerer Menschen. Heute werden viele Generationenprojekte von älteren Menschen initiiert, ohne dass Wünsche und Bedürfnisse der jüngeren Menschen, mit denen zusammengearbeitet werden soll, vorrangig berücksichtigt werden. Damit ist nicht auszuschließen, dass von älteren Personen dominierte Generationenprojekte zur sozialen Überschichtung der demographischen Minderheit jüngerer Menschen beitragen können, ebenso wenig wie die Gefahr zu vernachlässigen ist, dass ein Teil der älteren Menschen engere Kontakte zu jüngeren Menschen sucht, um ihr eigenes Alter zu verdrängen.

Die spezifischen Bedingungen intergenerationeller Kommunikation und die intergenerationellen Unterschiede der Lebenslagen von Jung und Alt sind bei Generationenprojekten stets zu berücksichtigen, und erfolgreiche Generationenprojekte thematisieren die Alters- und Generationendifferenzen von Erleben und Erfahrung (vgl. Eisentraut, 2007; Höpflinger, 2010).

Intergenerationenprojekte in verschiedenen Lebensbereichen

Die Hauptschwerpunkte organisierter intergenerativer Projekte liegen in der Förderung intergenerativer Kontakte, eines besseren Verständnisses zwischen Jung und Alt sowie in der Stärkung informeller Hilfeleistungen zwischen Altersgruppen. Wenn es um die Stärkung intergenerationeller Begegnungen geht, ist zu berücksichtigen, dass primär persönliche Beziehungen bestehende Stereotype zu Jugend und Alter zu reduzieren vermögen. Intergenerative Begegnungsprojekte sollten deshalb quartierbezogen organisiert werden, weil damit spätere Alltagsbegegnungen zwischen den Teilnehmenden erleichtert werden. Ein verbessertes intergeneratives Verständnis kann durch organisierte intergenerationelle Erzählungen – etwa im Rahmen von Erzählcafés – erreicht werden. Erzählungen über früher sind allerdings für die jüngeren Ge-

III Nahumwelt

nerationen zumeist nur bedeutsam, wenn sie Vergangenheit und Gegenwart verbinden, und Erzählen über früher wird für alte Menschen nur dann nicht zum Verlusterlebnis, wenn sie auch die Gegenwart akzeptieren.

Einen Schritt weiter gehen Projekte, die Generationenlernen anstreben. Klassisch sind Projekte, in denen erfahrene Kulturträger jungen Menschen ihre Erfahrungen, Techniken und Kompetenzen vermitteln. Sie haben – weil schon erfolgreich – ein hohes Ansehen, das sie zugunsten nachkommender Generationen einsetzen können, etwa zur Förderung sozialer Netzwerke. Zentral ist bei Mentorenprojekten das Prinzip, dass sich die älteren Mentoren für die Interessen junger Männer und Frauen einsetzen, ohne sich einzumischen. Um die »digitale Kluft« zwischen Alt und Jung zu vermindern, wurden in den letzten Jahren vermehrt Projekte organisiert, in denen ältere Menschen von Jugendlichen in den Gebrauch von Computern, Internet, Mobiltelefon oder Automaten eingeführt wurden. Bisher selten sind hingegen Projekte, wo die Lernprozesse explizit wechselseitig verlaufen. Beim intergenerationellen Erfahrungsaustausch ergibt sich nicht selten das Problem, dass primär die ältere Generation an einer Erfahrungsvermittlung interessiert ist. Die Vermittlung von Erfahrung von Alt zu Jung – von Sender zu Empfänger – funktioniert zumeist nur, wenn auch die Empfänger – die Jungen – an Erfahrungswissen interessiert sind (vgl. Braun, Kubisch & Zeman, 2005). Dies ist primär bei Aktivitäten der Fall, wo Erfahrungswissen und Innovationswissen gleichermaßen bedeutsam sind, z. B. bei ökologischen Projekten.

An Bedeutung gewinnen im Rahmen von Konzepten eines produktiven Alters intergenerative Projekte, in denen sich pensionierte Frauen und Männer gezielt für junge Menschen engagieren, etwa zur sprachlichen Integration ausländischer Schüler, zur Organisation von Sportanlässen für Kinder oder als Wahlverwandte junger Familien. Gleichzeitig engagieren sich mehr ältere Menschen im dritten Lebensalter zugunsten hochaltriger Menschen im vierten Lebensalter (wie Spazierbegleitung für Demenzkranke, Transport- und Einkaufsdienste für immobile alte Menschen). Neue Generationen Älterer sind verstärkt daran interessiert, »gemeinsam mit anderen etwas zu bewegen« (vgl. Kubisch, 2010).

Vermehrt diskutiert – wenn auch seltener realisiert – werden generationengemischte Wohnformen oder Mehrgenerationenhäuser. Ein enges, intimes Zusammenleben von Alt und Jung in der gleichen Wohnung entspricht allerdings weder den Bedürfnissen der meisten jüngeren Menschen noch den Wünschen der allermeisten älteren Menschen. Eine höhere Akzeptanz genießen intergenerative Hausgemeinschaften, definiert als Wohnen unter dem gleichen Dach, aber mit getrennten Wohnungen oder Haushaltseinheiten. Es ist anzumerken, dass eine altersmäßige Durchmischung einer Hausgemeinschaft oder einer Wohnsiedlung noch keine intergenerationelle Gemeinschaft garantiert. Generationenübergreifende Kontakte in Mehrgenerationensiedlungen, die über ein nachbarschaftliches Nebeneinander hinausgehen sollen, müssen gezielt und regelmäßig betreut werden. In diesem Rahmen ist auch eine Gestaltung öffentlicher Räume zentral, die intergenerationelle Begegnungen erleichtert, etwa durch eine gleichzeitig kinder- und altersgerechte Raumgestaltung.

Die Tatsache, dass moderne Unternehmen in dreifacher Form mit Fragen eines Generationenwandels (Generationenwandel der Belegschaft, der Kundschaft und der Produktionsformen) konfrontiert werden, führt dazu, dass Fragen eines Generationenmanagements vermehrte Beachtung erhalten (vgl. Oertel, 2007). Unausgewogene Alters- und Generationenstrukturen lösen eine Reihe unternehmens- und personalpolitischer Probleme aus. So können Betriebe mit vielen älteren Führungskräften neue Trends und Entwicklungen verschlafen. Umgekehrt können Probleme bei stark verjüngter Belegschaft entstehen, wenn Jugendlichkeit und Dynamik als Unternehmenskultur die Beachtung der Bedürfnisse älterer Kunden verhindern. In einer dynamischen Arbeitswelt werden von Mitarbeitenden vermehrte intergenerationelle Anpassungsleistungen verlangt; wie Knowhow-Transfer an Jüngere, Lernen von Jüngeren, gute Zusammenarbeit trotz Generationendifferenz sowie Akzeptanz von Altersumkehrungen in der Hierarchie.

Ausblick

Wenn es um gezielte generationengemischte Arbeits- und Projektteams geht, erscheint eine gemeinsame intergenerationelle Bearbeitung von Themen optimal, bei denen sich Erfahrungselemente älterer Personen und Explorationsmotive jüngerer Menschen zusammenfügen. Generationengemischte Projektteams funktionieren im Allgemeinen besser, wenn die folgenden Bedingungen vorliegen:

- Innovativität und Erfahrung werden gleichermaßen wertgeschätzt; Erfahrungswissen wird als Mittel eingesetzt, um neue Projekte erfolgreich zu starten.
- Die Lernprozesse verlaufen sowohl von Alt zu Jung als auch von Jung zu Alt; alle beteiligten Generationen fungieren als Lehrpersonen oder Fach- bzw. Erfahrungsvermittler.
- Die Generationen- und Altersunterschiede werden – analog wie Kulturunterschiede – explizit thematisiert und anerkannt.
- Jeder Generation werden gleiche Partizipationschancen und Mitbestimmungsrechte eingeräumt, um zu verhindern, dass Vertreter nur einer Generation die Zielsetzungen und Vorgehensweisen unzulässig dominieren.
- In einem generationengemischten Projektteam sind keine zu großen Statusunterschiede zwischen jüngeren und älteren Teilnehmern vorhanden; ältere Teilnehmende akzeptieren die Grenzen ihrer (Lebens-)Erfahrung.

Intergenerationenprojekte in Freizeit, Nachbarschaft und Arbeitswelt leben gerade aus den Alters- und Generationendifferenzen. Die jeweiligen Alters- und Generationendifferenzen – von Erleben, Erfahrung und Lebenslage – sind zu thematisieren (und nicht zu verwischen). Illusionen, dass intergenerative Projekte zur Auflösung der Unterschiede von Jung und Alt beitragen, erweisen sich als schädlich, denn intergenerationelle Kontakte gewinnen ihre Dynamik gerade aus dem Spannungsfeld von Jung/Alt bzw. Neu/Tradition. Intergenerationelle Kommunikation ist immer Kommunikation in einer nicht-homogenen Gruppe. Von der älteren Generation erfordern Generationenprojekte deshalb die Akzeptanz des eigenen Alters, aber auch eine Offenheit gegenüber Jüngeren bzw. sie erfordern es bei Projekten wie »Senioren helfen Senioren«, keine Angst vor dem eigenen Altern zu haben.

Zusätzlich sollten vor allem größere Generationenprojekte längerfristig angelegt sein, weil der Aufbau außerfamilialer Generationenbeziehungen Zeit braucht. Eine nur kurzfristige Unterstützung von generationenübergreifenden Projekten macht häufig wenig Sinn. Eventartige Begegnungen mögen zusätzliche Höhepunkte darstellen, sind aber wenig geeignet, vertrauensvolle

III Nahumwelt

451

Beziehungen wachsen zu lassen. Deshalb ist es sinnvoll, intergenerationelle Projekte auf einen längeren Zeitraum – von mehr als fünf Jahren – auszurichten (vgl. Eisentraut, 2007).

Literatur

Brandt, M. (2009). *Hilfe zwischen Generationen. Ein europäischer Vergleich*. Wiesbaden: VS Verlag für Sozialwissenschaften.

Braun, J., Kubisch, S. & Zeman, P. (Hrsg.). (2005). *Erfahrungswissen und Verantwortung – zur Rolle von seniorTrainerinnen in ausgewählten Engagementbereichen*. ISAB Schriftenreihe: Berichte aus Forschung und Praxis Nr. 89. Köln: Institut für Sozialwissenschaftliche Analysen und Beratung.

Bundesministerium für Familie, Senioren, Frauen und Jugend (2005). *Fünfter Bericht zur Lage der älteren Generation in der Bundesrepublik Deutschland. Potenziale des Alters in Wirtschaft und Gesellschaft. Der Beitrag älterer Menschen zum Zusammenhalt der Generationen*. Berlin: BMFSFJ.

Eisentraut, R. (2007). *Intergenerationelle Projekte. Motivationen und Wirkungen*. Baden-Baden: Nomos Verlagsgesellschaft.

Höpflinger, F. (2010). Intergenerationenprojekte – in Arbeitswelt und Nachbarschaft. In Schweizerische Akademie der Geistes- und Sozialwissenschaften (Hrsg.), *Auf dem Weg zu einer Generationenpolitik* (S. 181–196). Bern: SAGW.

Kubisch, S. (2010). Gemeinsam mit anderen etwas bewegen. In B. Bühlmann (Hrsg.), *Die andere Karriere. Gesellschaftliches Engagement in der zweiten Lebenshälfte – am Beispiel von Innovage* (S. 42–53). Luzern: Interact/Hochschule Luzern.

Malki, M. (2005). *L'intergénération: une démarche de proximité. Guide méthodologique*. Paris: La Documentation française.

Oertel, J. (2007). *Generationenmanagement in Unternehmen*. Wiesbaden: Deutscher Universitäts-Verlag.

Philipp-Metzen, H. E. (2008). *Die Enkelgeneration im ambulanten Pflegesetting bei Demenz. Ergebnisse einer lebensweltorientierten Studie*. Wiesbaden: VS Verlag für Sozialwissenschaften.

Stiehler, S. (2009). Freundschaften unter Erwachsenen. In K. Lenz & F. Nestmann (Hrsg.), *Handbuch Persönliche Beziehungen* (S. 383–401). Weinheim: Juventa.

Interventionen in der professionellen und informellen sozialen Pflegewelt

69 Pflegende Berufe in der Altenhilfe

Eva-Maria Neumann

Zusammenfassung

Interventionen zum Erhalt von Autonomie und sozialer Teilhabe sind gesetzlicher Auftrag der Altenhilfe. In Pflege und Betreuung alter Menschen tätige Berufe müssen daher an ihren Beiträgen zur Selbstständigkeit und Selbstbestimmtheit in lebensweltlichen Bezügen gemessen werden. Die Bevölkerungsentwicklung stellt bis zur Mitte des 21. Jahrhunderts hohe Anforderungen an professionell Pflegende alter Menschen, unter anderem durch überproportionalen Zuwachs Hochaltriger, eine Verdoppelung der Demenzfälle und die Notwendigkeit des Einbezugs semiprofessionell und ehrenamtlich Tätiger. Aus- und Weiterbildung müssen auf sich wandelnde Bedürfnisse unterschiedlicher Altenkohorten vorbereiten und angesichts demographisch bedingter Verknappung von Berufsnachwuchs die Attraktivität der Pflege erhöhen.

Altenpflege und andere pflegende Berufe in der Altenhilfe

Als eine der »Hilfen in anderen Lebenslagen« (SGB XII) soll *Altenhilfe* »dazu beitragen, Schwierigkeiten, die durch das Alter entstehen, zu verhüten, zu überwinden oder zu mildern und alten Menschen die Möglichkeit zu erhalten, am Leben in der Gemeinschaft teilzunehmen« (§ 71, Absatz 1). Die komplexen Lebenslagen im Alter mit Gefährdung sozialer Integration werden im hohen Alter oft von krankheits- und behinderungsbedingten Problemen dominiert, bei denen auch Leistungen der Krankenversicherung (SGB V), Pflegeversicherung (SGB XI) oder zur Rehabilitation und Teilhabe (SGB IX) erfolgen. Dem Alltagsverständnis folgend, soll obige umfassende Definition von Altenhilfe auf alle dem Erhalt von Autonomie und sozialer Teilhabe dienenden Hilfen bezogen werden, ungeachtet sozialrechtlicher und institutioneller Zuordnung.

Pflege als »menschliche Fähigkeit, Bedingungen für das Überleben oder Wohlbefinden von Menschen zu sichern oder herzustellen«, ist als Begrifflichkeit »eng verbunden mit der Auffassung von sorgender Obhut [...] und tätiger Hilfe bei den Aktivitäten des täglichen Lebens« (Pschyrembel Pflege, 2003, S. 490 f). Zu den *Fachkräften* der Pflege Älterer zählen von Berufsbildung und -konstruktion her divergierende, sozial- und gesundheitspflegerische Berufe: staatlich anerkannte Altenpfleger, Gesundheits- und Krankenpfleger, Kinderkrankenschwestern, Familienpfleger, Heilerziehungspflegerinnen, Heilpädagogen, Ergotherapeuten, Fachhauswirtschafterinnen für ältere Menschen (einen Überblick über 59 Berufe und Assistenzberufe geben Becker & Meifort, 2002, S. 12 f). Obgleich also mehrere Berufe alte Menschen pflegen und betreuen, kommt der *Altenpflege* aufgrund ihrer *Spezialisierung auf die Gesamtheit der Lebenslagen unterschiedlicher Kohorten älterer Menschen* – und eben nicht nur auf einzelne Aspekte – höchste Bedeutung zu.

Deutschland hat als einziges europäisches Land eine spezielle Altenpflegeausbildung, da sich hier »die Altenpflege als Beruf aus einem Pflegeverständnis heraus entwickelt[e], das kein medizinisches, sondern primär ein soziales war« (BMFSFJ, 2002, S. 285). Demographischer Wandel, vor allem sinkende Fertilität und Anstieg der Lebenserwartung, veränderten seit Mitte des 19. Jahrhunderts auch Hilfe- und Pflegeformen für alte Menschen (s. Riedel, 2007). Als sozialpolitische Reaktion auf die hohe Zahl unversorgter, gebrechlicher alter Menschen infolge kriegsbedingter Bevölkerungsveränderungen wurden in den 1950er Jahren in der Bundesrepublik hauswirtschaftlich versierte Frauen für Altenheime angeworben und geschult. Ausbildungspläne und Qualifizierungen auf Länderebene formten ab Ende der 1960er Jahre einen sozialpflegerischen Ausbildungsberuf, dessen personenbezogene Dienstleistungen in noch nie klar von Aufgaben anderer Berufsgruppen der Gesundheits- und Sozialberufe abgrenzbar waren und immer weniger abgrenzbar werden« (Becker & Meifort, 2002).

Der Autonomie wahrende lebensweltorientierte Zugang zum alten Menschen ist sozial-pädagogisch geprägt (Hünersdorf, 2005). Durch Information und Beratung, Begleitung und Trost in schwierigen Lebenslagen, Anregung, Anleitung, Förderung, Assistenz bei und ggf. Ausführung von Tätigkeiten der Hauswirtschaft, Körper-, Gesundheits- und Beziehungspflege, Freizeitgestaltung, Kommunikation, bei sozialer (Re-)Integration in Familie, Nachbarschaft und Gruppen, Einbezug von Angehörigen und Ehrenamtlichen in Alltagsaufgaben und sonstige Aktivitäten helfen Altenpfleger bei der Bewältigung des Alltags und akuten Krisen und nehmen damit vielfältige interventionsgerontologische Aufgaben wahr.

Demographische Entwicklung und Arbeitsmarktsituation

Der überproportionale Zuwachs hochaltriger Menschen (ab 80 Jahre) bis 2050 ist mit einem Anstieg körperlicher und psychischer Mehrfacherkrankungen (Multimorbidität), insbesondere Demenzen, verknüpft. 54 % aller *Pflegebedürftigen* waren im Jahr 2007 hochaltrig; im Jahr 2050 werden es 78 % sein. 5 % der 70- bis 75-Jährigen, aber 62 % der über 90-Jährigen sind pflegebedürftig. Die Anzahl professionell zu Pflegender insgesamt wird sich von 2,2 Mill. (2010) bis 2050 verdoppeln (Destatis, 2010), während die Erwerbspersonenquote um ca. 40 % sinkt und die Rekrutierung für Pflegeberufe aufgrund verschärften Wettbewerbs um Arbeitskräfte schwieriger wird.

Etwa 445 000 Menschen waren im Jahr 2007 in *ambulanter und stationärer Altenpflege* tätig (das entspricht etwa 316 000 Vollzeitkräften). Ende 2010 waren 11 000 Stellen in der Altenpflege unbesetzt. Mit 2 % Arbeitslosenquote herrscht dort nominal Vollbeschäftigung (Au & Sowarka, 2010). 236 000 Beschäftigte (88 % Frauen) arbeiteten im Jahr

2007 in der *ambulanten Pflege* im Rahmen von SGB V und XI (155 000 Vollzeitäquivalente); in der Grundpflege (SGB XI) zu 38 % Gesundheits-/Krankenpfleger, 24 % Altenpflegerinnen, 3 % Kinderkrankenpfleger.

Etwa 94 % der *Heime* versorgten überwiegend alte Menschen, weitere 3 % psychisch bzw. gerontopsychiatrisch Kranke, 1 % Schwerkranke und Sterbende. Von etwa 800 000 Heimplätzen waren 96 % mit vollstationärer Dauerpflege belegt. Von 574 000 Beschäftigten (85 % Frauen) waren 33 % Altenpflegerinnen, 15 % Gesundheits-/Krankenpfleger, 1 % Kinderkrankenpflegerinnen. Nur 35 % arbeiteten im Jahr 2007 in Vollzeit. Pflege und Betreuung versahen 69 %, 18 % Hauswirtschaft, 4 % soziale Betreuung. Einschließlich sozialer Betreuung arbeiteten 52 % der Fachkräfte in Heimen (Statistisches Bundesamt, 2008).

Von 2005 bis 2010 wuchs die Zahl der *Altenpflegeschüler* von etwa 14 000 auf etwas mehr als 19 000; zum starken Anstieg von 2008 auf 2010 um 25 % (www.alten pflegeausbildung.net/snaa/erste) dürfte auch die Wirtschafts- und Arbeitsmarktkrise beigetragen haben. Nach einer Längsschnittuntersuchung an fünf Absolventen-Kohorten

beträgt der »durchschnittliche *Berufsverbleib* der Ausbildungsabschlusskohorte mit der längsten Beobachtungsdauer [1976–1980] 11,69 Jahre« (Joost, 2010, S. 8) und entspricht damit vergleichbaren Frauenberufen. Im Jahr 2005 arbeiteten drei Viertel der Pflegefachkräfte im erlernten Beruf. Aufgrund wettbewerbsbedingter Arbeitsbedingungen, vor allem erhöhtem Arbeitstempo und -dichte, Fehlen von Fachkräften, häufigem Ersatz durch Angelernte und Zeitarbeitskräfte, Zunahme von noch immer als »wesensfremd« empfundenem Verwaltungs- und Dokumentationsaufwand, werden in Befragungen aber erhöhter Krankenstand und Attraktivitätsverlust des Berufs beklagt (Au & Sowarka, 2010).

Der Vorrang häuslicher Pflege (SGB XI § 3) stärkt den lebensweltlichen Zugang. Seit Einführung der Pflegeversicherung stehen Pflegeanbieter jedoch unter verstärktem Wettbewerbsdruck. Rigide Zeitvorgaben, besonders in der ambulanten Pflege, lassen oft nur medizinisch verordnete Pflegeaufgaben zu und kaum Kompetenzen erhaltende und rehabilitative Anleitung zur Selbstständigkeit (Neumann, Zank, Tzschätzsch & Baltes, 1996).

Wandel des Pflegebedarfs und Reformen der Aus- und Weiterbildung

In Allgemeinkrankenhäusern sind alte Menschen mehr als doppelt so häufig vertreten wie ihr Anteil an der Bevölkerung erwarten lässt; dort und in Rehabilitationskliniken werden sie überwiegend von *Krankenpflegekräften* gepflegt und rehabilitiert. Die Überleitung von stationärer Pflege in häusliche Betreuung ist trotz regionaler Modelle generell oft unbefriedigend. Angesichts der demographischen Entwicklung

sind deutlich mehr und verbesserte gerontologische Anteile in der Krankenpflegeausbildung für alle Bereiche nötig, aber im im Jahr 2003 reformierten Krankenpflegegesetz nicht proportional vertreten. Der allgemeine Auftrag des Gesetzes über die Berufe in der Krankenpflege (KrPflG) zur »Beratung, Anleitung und Unterstützung von zu pflegenden Menschen und ihrer Bezugspersonen in der individuellen Ausei-

III Nahumwelt

nandersetzung mit Gesundheit und Krankheit« (§ 3(2)1c) entspricht der generalistischen Ausbildung. Ohne gerontologische Kenntnisse kann den Spezifika der Lebensphase Alter jedoch nicht Rechnung getragen werden.

Auf Betreiben der Berufsverbände werden Modelle einer generalistischen Gesundheits- und Krankenpflegeausbildung für alle Pflegeberufe erprobt. Angesichts wachsenden »Pflegenotstands« sind Pflegende dann variabel einsetzbar. Eine Weiterbildung in Altenpflege ist als Spezialisierung nach der Ausbildung in Gesundheits-/Krankenpflege möglich (Deutscher Bildungsrat für Pflegeberufe, 2006, S. 36). Es besteht dabei aber die Gefahr, dass die Bedeutung der Lebensphase und die prägende berufssozialisatorische Wirkung auf Haltungen und berufliches Handeln verkannt werden. Eine ähnliche Entwicklung zeigt sich interessanterweise auch in der Kinderkrankenpflege: Beide Lebensphasen (Kindheit und hohes Erwachsenenalter) weisen Besonderheiten auf, die zur bisherigen Spezialisierung führten – vergleichbar dem Ausbildungssystem im (Fach-) Arztbereich.

Das bundeseinheitliche *Altenpflegesetz* löste 16, in Dauer und Inhalten verschiedene, länderrechtliche Regelungen ab. Die 3-jährige Ausbildung dient der Qualitätssicherung und Steigerung des Berufsansehens und soll »Kenntnisse, Fähigkeiten und Fertigkeiten vermitteln, die zur selbstständigen und eigenverantwortlichen Pflege einschließlich der Beratung, Begleitung und Betreuung alter Menschen erforderlich sind« (AltPflG § 3, Absatz 1). Schwerpunkt der praktischen Ausbildung ist die stationäre Pflege: Heime, Krankenhäuser, (Geronto-)Psychiatrien, geriatrische Fachkliniken und Rehabilitationseinrichtungen; trotz der politischen Präferenz »ambulant vor stationär« werden ambulante Dienste nachrangig und »Einrichtungen der offenen Altenhilfe« zuletzt genannt. Der Anteil von Praktikanten und

Schülerinnen beträgt denn auch 6 % (aller Beschäftigten) in Heimen, gegenüber 1 % in ambulanten Diensten (Statistisches Bundesamt, 2008).

Der Bedarf an Behandlungspflege, geriatrischem und gerontopsychiatrischem Wissen wuchs mit der zunehmend hochaltrigen, schwer(st)pflegebedürftigen Bewohnerschaft, die immer mehr Alten- in Pflegeheime verwandelte (Riedel, 2007). Auch mit der Entwicklung von Heimkonzepten und Pflegeleitbildern seit der Nachkriegszeit änderten sich Anforderungen an die Altenpflege: von »Verwahrpflege« zu familienähnlichen Wohnformen mit alltagsnaher Tagesstruktur bei größtmöglicher Selbstbestimmung. Die Ausbildungsziele im Altenpflegegesetz orientieren sich jedoch vorrangig am medizinisch-pflegerischen Profil (Riedel, 2007, S. 82 ff). »Fast alle Berufe im Berufsbereich ›Pflege‹ stützen sich [...] auf Defizite und Krankheitsbilder« (Becker & Meifort, 2002, S. 41). Das Konzept der Lebensweltorientierung hingegen »sperrt sich gegen die Rigidität jener [...] kulturell außerordentlich dominanten Gliederung der höheren Alterspopulation in zwei unterschiedlich große und [...] dichotom gegenübergestellte Gruppen [eines] gesund-aktiv-positiven Alters [...] und eines krank-abhängig-negativen Alters« (Otto & Bauer, 2004, S. 207).

Im ambulanten Bereich stellt die aus der Behindertenarbeit übernommene Normalisierung des Alltags (u. a. individueller Tagesablauf, Respektierung des Selbstvertretungsanspruchs) vor allem in neuen Wohnformen wie privat organisierten Betreuten Wohngemeinschaften für Menschen mit Demenz das reduktionistische Defizitmodell des hohen Alters in Frage. Angesichts der ebenfalls wachsenden Zahl alternder Menschen mit geistigen Behinderungen, aber auch in der Arbeit mit dementiell erkrankten und schwerstpflegebedürftigen Menschen, sind *Heilerziehungspfleger* aufgrund ihres pädagogischen Förderansatzes in stationärer und Tagespflege geschätzt. Erst wenige Bundesländer (u. a. Brandenburg) tragen jedoch mit *Weiterbildung* für *alle* Berufe in Pflege und Betreuung ge-

rontopsychiatrisch erkrankter Älterer dem starken Zuwachs der Klientel und der Notwendigkeit berufsübergreifender *Kooperation Rechnung*.

Ausblick

Die geburtenstarken Jahrgänge werden ab 2030 hochaltrig. Auch bei Verlagerung der Pflegebedürftigkeit in spätere Jahre als in früheren Hochaltrigenkohorten steigt daher Hilfe- und Pflegebedarf, der sich zudem aufgrund der Individualisierung und Pluralisierung von Lebensverläufen weiter differenziert. Die Mehrzahl Älterer möchte im Pflegefall im eigenen Heim versorgt werden. Aufgrund der niedrigen Geburtenrate, steigender Frauenerwerbsquoten und beruflicher Ansprüche schrumpft aber das Pflegepotential der Familie. Die Herausforderungen wachsen unter anderem durch

- sinkenden Anteil junger Menschen (potentiell Pflegende),
- Verdoppelung des Anteils Demenzkranker,
- steigende Zahl allein lebender Älterer mit Pflegebedarf (besondere Problematik: Demenz),
- Arbeit in neuen Wohnformen,
- Notwendigkeit von Case und Care Management und dabei
- Kooperation mit anderen Berufsgruppen und Ehrenamtlichen.

Ehrenamtliche und *semiprofessionelle*, professionelle Pflege ergänzende Alltagshilfen gewinnen zunehmend an Bedeutung. Alltagsbegleiterinnen, Seniorenbegleiter, Wegbegleiter z. B. ermöglichen (in oft regional begrenzten Modellen) allein lebenden Älteren durch Hilfen den Verbleib zu Hause oder erschließen als »Pflegebegleiterinnen« unterstützende Ressourcen und knüpfen

Hilfenetze (Bubolz-Lutz & Kricheldorff, 2005).

Die Wiederentdeckung *nachbarschaftlicher Hilfen* (z. B. Aktion »Demenzfreundliche Kommunen« oder halbtägige Betreuung in Gastfamilien) stützt ebenso den Verbleib im Quartier. Geschulte »Helferinnen« sind als niedrigschwellige Hilfe inzwischen bundesweit etabliert und werden stundenweise zur Entlastung der Hauptpflegeperson von (meist demenzkranken) Angehörigen (Gräßel & Schirmer, 2006) und im Pflegeheim, vor allem zur biographiegestützten sozialen Gruppenarbeit, eingesetzt. Professionelle Anwerbung, Schulung und Begleitung für diese ergänzenden Hilfen leisten neben Sozialarbeitern Alten- oder Krankenpflegerinnen, deren Tätigkeit sich weiter von der direkten Pflege zu Managementaufgaben verlagert.

Am Beispiel Krankenpflege lässt sich die Attraktivitätssteigerung des Berufs durch Öffnung von Karrierewegen lernen: mehr Abiturienten anzuziehen, die durch ein Studium der Altenpflege (Bezugsdisziplinen Gerontologie und Pflegewissenschaft, verknüpft mit pädagogischen Fertigkeiten) eigenverantwortlich und mit wissenschaftlichen Methoden selbstständig oder in Leitungstätigkeiten konzeptuell und forschend tätig sind, sich wandelnde und differenzierende Bedarfe alternder Menschen analysieren, interventionsgerontologische Konzepte entwickeln und evaluieren. So soll der Studiengang »Gerontologische Pflege« (www.pthv.de) durch (Interventions-)Forschung in Lebenswelten Älterer die »Ent-

III Nahumwelt

wicklung einer beruflichen Identität der Altenpflege« fördern und ihre Eigenständigkeit sichern.

Würden westliche Bundesländer zudem die Beschäftigungsstruktur der östlichen erreichen (mehr Voll- als Teilzeitarbeit), würde sich der für 2025 absehbare Mangel von 193 000 auf 34 000 Vollzeitkräfte verringern. Angesichts der meist weiblichen Pflegenden fehlen jedoch arbeitsplatznahe Betreuungsangebote für Arbeitskräfte mit eigenen familiären Pflegepflichten bei Kindern und Älteren (s. Kapitel 73 von Reichert »Pflege und Erwerbstätigkeit«).

Literatur

Au, C. & Sowarka, D. (2010). Altenpflegeausbildung in Deutschland zwischen Qualitätsanforderungen und Nachwuchsmangel – Modellprojekte und Empfehlungen. *Informationsdienst Altersfragen 37*(3), 9–16.

Becker, W. & Meifort, B. (Hrsg.). (2002). *Gesundheitsberufe: Alles »Pflege« – oder was? Personenbezogene Dienstleistungsberufe – Qualifikationsentwicklungen, Strukturveränderungen, Paradigmenwechsel* (S. 1–42). Bielefeld: Bertelsmann.

Bubolz-Lutz, E. & Kricheldorff, C. (2005). Häusliche Pflegearrangements und Pflegebegleiter – ein Modellprojekt auf der Grundlage von Empowerment. In T. Klie, A. Buhl, H. Entzian, A. Hedtke-Becker & H. Wallrafen-Dreisow (Hrsg.), *Die Zukunft der gesundheitlichen, sozialen und pflegerischen Versorgung älterer Menschen* (S. 169–180). Frankfurt a. M.: Mabuse.

Bundesministerium für Familie, Senioren, Frauen und Jugend (Hrsg.). (2002). *Vierter Bericht zur Lage der älteren Generation.* Berlin: BMFSFJ.

Destatis (2010). *Pressemitteilung 449* vom 06.12.2010. Demografischer Wandel: Engpässe beim Pflegepersonal werden zunehmen. www.destatis.de; Zugriff am 12.09.2011.

Deutscher Bildungsrat für Pflegeberufe (Hrsg.). (2006). *Pflegebildung offensiv. Das Pflegekonzept des Deutschen Bildungsrates für Pflegeberufe.* München: Elsevier.

Gräßel, E. & Schirmer, B. (2006). Feiwillige Helferinnen und Helfer zur Entlastung der Angehörigen demenzkranker Menschen. *Zeitschrift für Gerontologie und Geriatrie, 39*(3), 217–226.

Hünersdorf, B. (2005). Der sozialpädagogische Blick auf die Altenpflege. In C. Schweppe (Hrsg.), *Alter und Soziale Arbeit* (S. 109–130). Baltmannsweiler: Schneider Hohengehren.

Joost, A. (2010). Berufsverläufe von Altenpfleger/innen – Ergebnisse und Ansatzpunkte zur Verlängerung der Beschäftigungszeiten. *Informationsdienst Altersfragen 37*(3), 3–8.

Neumann, E.-M., Zank, S., Tzschätzsch, K. & Baltes, M. M. (1996). *Selbständigkeit im Alter. Ein Trainingsprogramm für Pflegende* (2 Bände und Video; 2. verb. Aufl.). Bern: Huber.

Otto, U. & Bauer, P. (2004). Lebensweltorientierte Soziale Arbeit mit älteren Menschen. In K. Grunwald & H. Thiersch (Hrsg.), *Praxis lebensweltorientierter Sozialer Arbeit* (S. 195–212). Weinheim: Juventa.

Pschyrembel (2003). *Wörterbuch Pflege.* Berlin: de Gruyter.

Riedel, A. (2007). *Professionelle Pflege alter Menschen. Moderne (Alten-)Pflegeausbildung als Reaktion auf gesellschaftlichen Bedarf und die Reformen der Pflegeberufe.* Marburg: Tectum.

Statistisches Bundesamt (2008). *Pflegestatistik 2007 – Deutschlandergebnisse.* Wiesbaden.

70 Fort- und Weiterbildung in Altenarbeit und Altenpflege

Sabine Kühnert

Zusammenfassung

Im Beitrag erfolgt nach einer einführenden Darstellung der unterschiedlichen Begriffsverwendungen und Funktionen von Fort- und Weiterbildung ein Überblick über derzeitige Bedarfseinschätzungen und über bestehende Fort- und Weiterbildungsmöglichkeiten für Beschäftigte in Altenarbeit und Altenpflege. Die skizzierte defizitäre Datenlage verweist auf die Notwendigkeit verstärkter Forschungsaktivitäten in diesem Arbeitsfeld.

Einführung

Angesichts des demographisch bedingten Rückgangs von Bewerberzahlen für die Pflegeberufe bei zukünftig weiter steigendem Pflegebedarf in der Bevölkerung kommt der Fort- und Weiterbildung von Beschäftigten in der Altenarbeit ein hoher Stellenwert zur Sicherstellung einer bedarfsgerechten Versorgung hilfe- und pflegebedürftiger Menschen zu. Als Bestandteil von Personalentwicklungsmaßnahmen trägt sie zur Gewinnung und Erhaltung von Beschäftigen bei durch:

- Weckung von Interessen für einen bestimmten Arbeitsbereich (Orientierungsfunktion),
- Anpassung bereits vorliegender Qualifikationen an sich verändernde Anforderungen bzw. neue gesetzliche Regelungen im Arbeitsfeld (Anpassungsfunktion),
- Vorbereitung auf die Übernahme neuer bzw. höherwertiger Aufgaben (Vorbereitungs- und Aufstiegsfunktion),

- Vermittlung von Spezialqualifikationen zur Verbesserung der Beschäftigungschancen auf dem Arbeitsmarkt (Spezialisierungsfunktion),
- Befähigung der Beschäftigten zur Einführung neuer Arbeitskonzepte (Innovationsfunktion),
- Förderung der allgemeinen Qualifizierungsbereitschaft (Motivationsfunktion).

So vielfältig wie die Einsatzbereiche ist auch die Angebotssituation. Noch immer herrschen je nach Quelle unterschiedliche Begriffsverwendungen von Fort- und Weiterbildung vor, die eindeutige Zuordnungen von Angeboten erschweren. Nach den an der Definition des Deutschen Bildungsrates angelehnten Definitionen des Berichtssystems Weiterbildung (BMBF, 2005,41f.) wird Weiterbildung mit Erwachsenenbildung gleichgesetzt und definiert als »Fortsetzung oder Wiederaufnahme organisierten Lernens nach Abschluss einer unter-

459

schiedlich ausgedehnten ersten Bildungsphase, abgegrenzt von der beruflichen und betrieblichen Weiterbildung« (Tippelt, 1999, S. 1). Der Begriff der Fortbildung wird nicht verwandt. Demgegenüber wird im Berufsbildungsgesetz auf den Begriff der Weiterbildung verzichtet und zwischen beruflicher Fortbildung als »Maßnahme zur Erhaltung, Anpassung, Erweiterung und zum beruflichen Aufstieg« und beruflicher Umschulung, die zu »einer anderen beruflichen Tätigkeit befähigen soll« (§ 1 Abs. 4 u. 5 Berufsbildungsgesetz 2005) unterschieden. Wiederum andere Akzente setzt der Deutsche Verein für öffentliche und private Fürsorge (1993). Als Weiterbildung werden Maßnahmen bezeichnet, die auf einer beruflichen Ausbildung und mehrjährigen Berufserfahrung aufbauend Höher- oder Zusatzqualifikationen vermitteln.

Kennzeichnend für Weiterbildung ist, dass sie »in der Regel berufsbegleitend organisiert ist und auf die Übernahme spezieller Positionen und Funktionen vorbereitet und mit einem Zertifikat abschließt«. Fortbildungen haben in Abgrenzung hierzu das Ziel, »die beruflichen Kenntnisse und Fertigkeiten festzustellen, zu erhalten, zu erweitern, der technischen Entwicklung anzupassen oder einen beruflichen Aufstieg zu ermöglichen« (Deutscher Verein für öffentliche und private Fürsorge, 1993). In den vorliegenden Weiterbildungsgesetzen für Pflegeberufe der einzelnen Bundesländer finden sich wiederum andere Begriffsverwendungen. Somit ist es nicht verwunderlich, dass in den meisten Publikationen, wie auch bei Anbietern, beide Begriffe entweder gemeinsam als Fort- und Weiterbildung oder synonym verwendet werden.

Datenlage

Bedingt durch die begrifflichen Unschärfen und eine weiterhin dürftige Datenlage sind empirisch belegbare Aussagen zu Angebot und Nutzung von Fort- und Weiterbildungen im Arbeitsfeld von Altenhilfe und Altenpflege kaum möglich. Umfassendere repräsentative Studien zur Weiterbildungssituation wie das regelmäßig vom Bundesministerium für Bildung und Forschung in Auftrag gegebene *Berichtssystem Weiterbildung* (BMBF, 2005) oder der *Datenreport zum Berufsbildungsbericht* (BiBB, 2009) ermöglichen zwar Aussagen zur Weiterbildungsbeteiligung oder zur Anbieterstruktur, differenzieren jedoch nicht nach Beschäftigungsbranchen, sodass gesicherte Rückschlüsse auf die Weiterbildungsbeteiligung von Beschäftigten in der Pflege und der Altenarbeit

kaum möglich sind. Arbeitsfeldspezifische Untersuchungen sind wiederum dadurch gekennzeichnet, dass das gesamte Spektrum der Pflege betrachtet wird. Andere Erhebungen fokussieren wiederum nur auf ein bestimmtes Berufsfeld wie z. B. von Hilfskräften in der Pflege (Kühnert, Kötter & Quessel, 2008) oder werden als kleinere und nicht repräsentative Erhebungen durchgeführt.

Zusätzlich erschweren die Vielzahl unterschiedlicher Berufsgruppen in der Altenhilfe sowie die in den einzelnen Bundesländern sehr unterschiedlichen Weiterbildungsregelungen systematische Erhebungen zum Qualifizierungsbedarf (Bundesanstalt für Arbeitsschutz und Arbeitsmedizin, 2005).

Fort- und Weiterbildungsbedarf

Angesichts der Vielzahl von Einflussfaktoren auf die Entwicklung der Beschäftigtenstrukturen in der Altenhilfe und der defizitären Datenlage ist nur eine qualitative Einschätzung des Qualifizierungsbedarfs in der Altenarbeit und der Altenpflegehilfe möglich. Als bedarfsbestimmend sind vor allem folgende Faktoren anzusehen:

Gesetzliche Vorgaben

In den Pflege-, Wohn- und Teilhabegesetzen der einzelnen Bundesländer zur Qualitätssicherung in der stationären Versorgung oder dem SGB XI finden sich Regelungen, die allgemein die Verpflichtung der Beschäftigten zur kontinuierlichen Fortbildung fordern. Darüber hinaus ist die Übernahme einzelner Tätigkeitsbereiche wie Leitungs- oder Praxisanleitungsfunktionen, Betreuungsaufgaben nach § 87b SGB XI oder Beratung in den neu einzurichtenden Pflegestützpunkten an das Vorliegen bestimmter Qualifikationen gebunden. Mindeststundenzahl und Inhaltsbereiche dieser geforderten Fort- oder Weiterbildungen sind festgelegt. Die Verpflichtung der Anstellungsträger, ihre Beschäftigten entsprechend zu qualifizieren, führt zu entsprechenden Nachfrage- und Angebotsentwicklungen vor allem im Bereich von Qualifizierungsmaßnahmen für gering Qualifizierte.

Veränderungen im Arbeitsfeld der Altenpflege und Altenhilfe

Als Folge des demographischen Wandels entstehen in der Altenpflege und Altenhilfe neue Aufgaben und Zielgruppen. Hierzu zählen bislang vor allem steigende Anforderungen in quantitativer wie qualitativer Hinsicht an den Umgang mit psychisch erkrankten älteren Menschen, die steigende Notwendigkeit zur Beratung und Koordinierung von Hilfeangeboten für pflegebedürftige Menschen und die Beratung und Begleitung von Angehörigen und informellen Helfern. Veränderungen in den Qualifikationsanforderungen ergeben sich darüber hinaus durch die Entwicklung neuer Versorgungsangebote im Bereich der stationären Demenzbetreuung, der Gestaltung von niederschwelligen alltagsnahen Hilfen und sozialer Betreuung und der prognostizierten Zunahme von pflegebedürftigen älteren Menschen mit Migrationshintergrund und älter werdenden Menschen mit Behinderungen. Da hierzu jedoch keine gesetzlichen Verpflichtungen bestehen, sind die Auswirkungen auf die Angebotsentwicklung schwieriger einzuschätzen und werden vom Qualitätsverständnis der Anstellungsträger sowie dessen finanziellen Ressourcen entscheidend mitbestimmt.

Strategien zur Bewältigung von Ressourcenverknappung und Personalmangel

Bislang wird auf den sich abzeichnenden Pflegepersonalmangel mit einem verstärkten Einsatz und der Qualifizierung von un- und angelernten Kräften reagiert, einhergehend mit Veränderungen im Aufgabenspektrum der Fachpflege und deren Spezialisierung auf die Übernahme von Anleitungs- und Steuerungsaufgaben sowie Aufgaben für spezialisierte Versorgungsbereiche z. B. im Wundmanagement. Auch gewinnen Qualifizierungsstrategien zur Bindung von Arbeitskräften an den Anstellungsträger und zur Gewinnung von Berufsrückkehrerinnen zunehmend an Bedeutung.

III Nahumwelt

Derzeit sind folgende Schwerpunkte in den Qualifizierungserfordernissen erkennbar: Eine über die gesetzlichen Mindestanforderungen hinausgehende Qualifizierung von Leitungskräften, Anpassungsqualifizierung von Pflegefachkräften zur Bewältigung der neuen Aufgaben und zur Erfüllung gesetzlicher Vorgaben und die Qualifizierung von Hilfskräften in der niederschwelligen Betreuung von demenzerkrankten älteren Menschen. Des Weiteren kommt der Qualifizierung von Ausbildern in Schule und Praxis ein hoher Stellenwert zur Verbesserung der Ausbildungsqualität und zur Verringerung erlebter Theorie-Praxis-Diskrepanz zu. Als Qualifizierungsschwerpunkte sind sowohl die Vermittlung von Fachkompetenz vor allem im Umgang mit Demenzerkrankten und gerontopsychiatrischen Erkrankungen sowie mit Tod und Sterben gefordert. Auch geht es um den Erwerb von Sozialkompetenz und personaler Kompetenz wie die Förderung von Teamfähigkeit, von kommunikativen Fähigkeiten und Fähigkeiten zum Umgang mit Belastungssituationen (u. a. Bundesanstalt für Arbeitsschutz und Arbeitsmedizin, 2005).

Fort- und Weiterbildungsmöglichkeiten in der Altenarbeit und Altenpflege

Eine Vielzahl unterschiedlicher Anbieter und Angebote kennzeichnen den Fort- und Weiterbildungsmarkt in der Altenhilfe und Altenpflege. Zur Auswahl des passenden Angebots können vor allem folgende Kriterien herangezogen werden:

- Zielsetzung des Angebots,
- Rechtsgrundlage und Art des erworbenen Abschlusses,
- Art der Bildungseinrichtung,
- Angebotsform,
- Unterscheidung nach Zielsetzung.

Angebote lassen sich dahingehend unterscheiden, inwieweit sie vorrangig auf die Erfüllung gesetzlicher Rahmenbedingungen oder auf eine bessere Bewältigung von Anforderungen abzielen (Landtag NRW, 2005, S. 320). Zur ersten Gruppe zählen z. B. Maßnahmen zur Qualifikation von Betreuungskräften in Pflegeheimen nach § 87b SGB XI sowie Funktionsweiterbildungen zur Übernahme von Leitungsfunktionen oder der Anleitung von Auszubildenden in der Altenpflege, die für die Über-

nahme entsprechender Aufgaben gesetzlich vorgeschrieben sind. Fort- und Weiterbildungsangebote mit der Zielsetzung einer Anpassungsqualifizierung decken ein breites Themenspektrum ab, das nachfrageabhängig variiert.

Unterscheidung nach Rechtsgrundlage und Art des erworbenen Abschlusses

Da die Regelung der Weiterbildungen Aufgabe der einzelnen Bundesländer ist, gibt es bis auf wenige Ausnahmen wie die Ausbildung zur Fachhauswirtschafterin für ältere Menschen keine bundeseinheitlich geregelten Fort- und Weiterbildungsberufe in der Altenhilfe und Altenpflege. Staatlich anerkannte Weiterbildungsabschlüsse differieren je nach Bundesland und können sich selbst bei gleichlautender Bezeichnung in Umfang und Inhalt voneinander unterscheiden. Bei nicht staatlich geregelten Fort- und Weiterbildungen ist zwischen Angeboten zu differenzieren, die sich an vorliegenden Rahmenempfehlungen von Fachgesellschaften orientieren (z. B. Rahmenempfehlung zur Weiterbildung zum Pflegeexperten für Menschen mit Demenz; DBFK, 2009) und mit entsprechender Zertifikatsvergabe abschließen, und Angeboten ohne zertifizierten Abschluss.

Unterscheidung nach Art der Bildungseinrichtung

Bei den Anbietern von Fort- und Weiterbildungen lassen sich öffentliche Träger wie Hochschulen und Volkshochschulen, freie Träger wie Bildungsinstitute von Wohlfahrtsverbänden und kommerzielle Anbieter unterscheiden. In Ermangelung aktuellerer Erhebungen ist weiterhin davon auszugehen, dass die Angebote freier Träger über den größten Marktanteil verfügen (Rohleder, 1999). Allerdings geraten durch die Verlagerung von Funktionsweiterbildungen im Bereich Pflegemanagement und Pflegepädagogik an die Hochschulen die freien Bildungseinrichtungen zunehmend in Konkurrenz zu öffentlichen Anbietern, so

dass zukünftig Verschiebungen in den Marktanteilen zu erwarten sind.

Unterscheidung nach Angebotsform

Fort- und Weiterbildungen können einrichtungsintern oder bei externen Bildungsträgern durchgeführt werden. Nicht zuletzt aufgrund von Kostenüberlegungen tendieren Anstellungsträger zur Durchführung einrichtungsinterner Fortbildung und beschränken den Besuch externer Fort- und Weiterbildungsangebote auf die gesetzlich erforderlichen Maßnahmen. Als Vorteile interner Qualifizierungsangebote sind eine spezifischere Berücksichtigung bestehender Qualifizierungsbedürfnisse und -voraussetzungen bei den Beschäftigten, ein leichterer Praxistransfer und bei entsprechender Konzeptionierung eine stärkere Förderung der Teambildung als Gegenstand und Folge der Fortbildung zu benennen. Der Erwerb eines anerkannten Fort- und Weiterbildungsabschlusses und Möglichkeiten zum Einblick in neue Arbeitsbereiche sind hingegen nur beim Besuch externer Qualifizierungsangebote möglich.

Fort- und Weiterbildungsforschung

Weiterbildungsforschung kann stärker maßnahmenbezogen oder zielgruppenbezogen ausgerichtet sein. Maßnahmenbezogene Forschungsansätze beziehen sich auf die Evaluation einzelner Bildungsangebote und dienen der Qualitätsüberprüfung oder der Programmentwicklung. Untersuchungsfelder können die Lernleistungen der Teilnehmer, die Lehrqualität, die Überprüfungen der Angemessenheit und Umsetzbarkeit von Curricula oder die Erfassung von Rahmenbedingungen wie gesetzliche Vorgaben

für die Umsetzung einer Fort- und Weiterbildungsmaßnahme umfassen (Wesseler, 2010). Zielgruppenbezogene Forschungsansätze fokussieren demgegenüber auf die Erfassung eines individuellen Qualifizierungsbedarfs, Bedingungsfaktoren von Bildungsbeteiligung und Nutzungsbarrieren. Zu beiden Bereichen liegen nur wenig altenhilfespezifische Daten vor. Durch den hohen methodischen Aufwand mitbedingt finden sich für den Fort- und Weiterbildungsbereich in Altenarbeit und Altenpfle-

III Nahumwelt

ge trotz der Angebotsvielfalt bislang nur wenige Evaluationsstudien. Empirisch abgesicherte Qualitätsbeurteilungen wie auch Wirkungseinschätzungen, die von Inanspruchnehmenden als Entscheidungsgrundlagen herangezogen werden können, fehlen somit weitgehend. Unklar ist auch, inwieweit die aus Daten der allgemeinen Weiterbildungsforschung erkennbare geringere Weiterbildungsbeteiligung von älteren Beschäftigten, Frauen und Menschen mit geringerer schulischer und beruflicher Bildung (BiBB, 2010, S. 281) auch auf die Beschäftigten in der Altenarbeit und Altenpflege zutrifft.

Ausblick

Handlungsbedarf besteht sowohl in der Konzeption von Qualifizierungsmaßnahmen als auch in der Verbesserung der Datenlage. Ansätze zur Modularisierung von Fort- und Weiterbildungsmaßnahmen erleichtern die Anrechenbarkeit bereits besuchter Qualifizierungen und tragen dadurch zur Verringerung des zeitlichen und finanziellen Aufwandes bei. Des Weiteren sind Bemühungen zur besseren Verzahnung von Theorie und Praxis zur Erleichterung von Transferprozessen zu verstärken. Angesichts steigender Anforderungen an die Übernahme von Anleitungs-, Beratungs- und Koordinationsaufgaben erhält zudem die Vermittlung von Sozial- und Methodenkompetenz einen wichtigen Stellenwert zur Verringerung von Belastungen bei Beschäftigten und zur Steigerung der Versorgungsqualität.

Allerdings erfordern die Unübersichtlichkeit des Anbietermarktes und die Zunahme interner Qualifizierungsmaßnahmen Orientierungshilfen für Interessenten zur Angebotsauswahl und zur Qualitätsbeurteilung. Eine Ausweitung der Fort- und Weiterbildungsforschung insbesondere von Maßnahmenevaluation und branchenspezifischer Differenzierung in den bundesweiten Erhebungen könnten mit dazu beitragen, verlässlichere Hinweise über die Wirkungen von Fort- und Weiterbildungsmaßnahmen zu erhalten.

Literatur

Bundesanstalt für Arbeitschutz und Arbeitsmedizin (Hrsg.). (2005). *Analyse des Angebots und des Qualifizierungsbedarfs aus Sicht der in der praktischen Pflege tätigen Personen.* Dortmund: Bundesanstalt für Arbeitschutz und Arbeitsmedizin.

Bundesinstitut für Berufsbildung (BiBB). (2009). *Datenreport zum Berufsbildungsbericht 2009.* Bonn.

Bundesministerium für Bildung und Forschung (BMBF). (2005). *Berichtssystem Weiterbildung IX. Ergebnisse der Repräsentativbefragung zur Weiterbildungssituation in Deutschland.* Bonn/Berlin.

Deutscher Berufsverband für Pflegeberufe (DBFK). (2009). *Rahmenempfehlungen zur Weiterbildung zum Pflegeexperten für Menschen mit Demenz.* Bad Schwartau: DBFK Nordwest.

Deutscher Verein für öffentliche und private Fürsorge (1993). *Fachlexikon der Sozialen Arbeit.* Frankfurt a. M.: Deutscher Verein für öffentliche und private Fürsorge.

Kühnert, S., Kötter, H. & Quessel, G. (2008). *Entwicklung des Betreuungsbedarfs für ältere Menschen und seine Konsequenzen für die duale Berufsausbildung.* Unveröffentlicher Abschlussbericht für das Bundesministerium für Wirtschaft und Technologie. Düsseldorf: Friederike-Fliedener-Institut an der Evangelischen Fachhochschule RWL.

Landtag NRW (Hrsg.). (2005). *Enquete Kommission »Situation und Zukunft der Pflege in NRW.* Düsseldorf.

Rohleder, C. (1999). *Untersuchung zur Fort- und Weiterbildungssituation in der Altenarbeit.* Köln: KDA Thema B. 83.

Tippelt, R. (Hrsg.). (1999). *Handbuch Erwachsenenbildung* (82. Auflage). Opladen: Leske und Budrich.

Wesseler, M. (2010). Evaluation und Evaluationsforschung. In R. Tippelt & A. von Hippel (Hrsg.), *Handbuch Erwachsenenbildung/ Weiterbildung* (4. durchgesehene Auflage, S. 1031–1048). Wiesbaden: VS-Verlag für Sozialwissenschaften.

III Nahumwelt

71   Belastung, Beanspruchung und Burnout

Andreas Zimber und Siegfried Weyerer

Zusammenfassung

Die Altenarbeit zeichnet sich durch ein sehr heterogenes Tätigkeitsfeld aus, in dem verschiedene Berufsgruppen wie auch Angehörige und ehrenamtliche Helfer aktiv sind. Aufgrund der Vielfalt der Professionen und Tätigkeitsmerkmale gestaltet es sich als schwierig, eine für die Altenarbeit typische Arbeitssituation zu skizzieren. Eine Gemeinsamkeit stellt die Herstellung und Aufrechterhaltung zwischenmenschlicher Beziehungen und eine direkte »Face-to-Face«-Interaktion mit den betreuten Personen dar. Diese Anforderung kann, gepaart mit einer ungünstigen Arbeitssituation, zu Belastungen und Beanspruchungen beitragen, die für die Gesundheit und Leistungsfähigkeit der Beschäftigten mit negativen Folgen verbunden sein können.

Einführung

Arbeitsbelastungen oder Stressoren können allgemein definiert werden als Merkmale von Arbeitssituationen, die mit einer erhöhten Wahrscheinlichkeit Stressreaktionen auslösen (Zapf & Semmer, 2004). Dies bedeutet, dass dieselbe Arbeitssituation nicht bei *jedem* Menschen zu der gleichen Stressreaktion führen muss. Wenn jedoch eine bestimmte Situation bei einer großen Anzahl von Menschen eine solche Reaktion hervorruft, ist ein Stressor gegeben. Es lassen sich unterschiedliche Arten von Stressoren unterscheiden:

- Stressoren bei den *Arbeitsaufgaben* wie z. B. Zeitdruck und eine hohe Arbeitsmenge;

- Stressoren in der *Arbeitsorganisation* wie z. B. widersprüchliche Rollenanforderungen, häufige Arbeitsunterbrechungen, Material- oder Informationsmängel;
- *soziale* Stressoren wie z. B. Konflikte im Umgang mit Vorgesetzten, Kollegen oder Klienten, Mobbing oder sexuelle Belästigung.

Ergebnisse zu Belastungsaspekten in der Altenarbeit liegen vor allem zum Bereich der stationären Altenpflege vor: Die professionelle Altenpflege ist durch ausgeprägte physische Belastungen z. B. durch das Heben, Drehen und Lagern der Klienten wie auch spezifische psychische Belastungen gekennzeichnet; zu letzteren gehören u. a. der

Umgang mit Exkrementen und Urin, die ständige Auseinandersetzung mit Krankheit, Tod und Sterben sowie mit chronisch kranken, multimorbiden und psychisch veränderten Menschen (s. Haberstroh, 2008; Hasselhorn, Müller, Tackenberg, Kümmerling & Simon, 2005; Zimber & Weyerer, 1999). Darüber hinaus bestehen ungünstige Arbeitsbedingungen u. a. in Schicht- und Nachtarbeit, Unterbesetzung, geringer Bezahlung und gesellschaftlicher Anerkennung. Auf die spezifischen Belastungen pflegender Angehöriger wird in diesem Buch an anderer Stelle ausführlich eingegangen (s. Kapitel 72 von Döhner und Kohler »Pflegende Angehörige«).

In der arbeitspsychologischen Stressforschung wird davon ausgegangen, dass Stressoren zumindest teilweise durch Ressourcen in der Arbeit und in der Person kompensiert werden können, so dass sie ihre schädigende Wirkung zum Teil verlieren (Richter & Hacker, 2008; Zapf & Semmer, 2004). Sinnvolle Arbeit, positives Feedback durch die Klienten und ihre Angehörigen sowie eine hohe soziale Unterstützung durch Kollegen, Vorgesetzte und außerberufliche Kontakte gehören zu den Ressourcen, die für die professionelle Pflege eine besondere Bedeutung haben.

Beanspruchung und Burnout

Die empirische Forschung zeigt, dass Stressoren am Arbeitsplatz mit Leistungseinbußen sowie mit Störungen des Befindens und der Gesundheit zusammenhängen. In der stationären Altenpflege werden überdurchschnittlich häufig muskuloskelettale Beschwerden, insbesondere Rücken- und Nackenschmerzen, wie auch Kopfschmerzen, Schlafstörungen und psychische Befindensbeeinträchtigungen berichtet (siehe Hasselhorn, Müller, Tackenberg, Kümmerling & Simon, 2005).

Eine in den sozialen Berufen besonders häufig beobachtete Stressfolge ist das sogenannte Burnout-Syndrom. Dieses lässt sich mit drei Leitsymptomen zusammenfassen (s. Maslach & Leiter, 2008):

- *Emotionale Erschöpfung* als subjektives Erleben von Energielosigkeit, Ohnmacht, dem Gefühl, nicht verstanden zu werden und psychisch am Ende zu sein;
- *Depersonalisation* als gefühlsmäßig »abgestumpfte« Reaktion auf Menschen wie z. B. Klienten, die zynisch oder als

unpersönliches Objekt behandelt werden;
- *reduzierte Leistungsfähigkeit* als Antriebsverlust, der sich in einem mangelnden Arbeitsengagement und einer reduzierten persönlichen Erfüllung äußert.

Diese Symptome wurden in den letzten Jahrzehnten besonders häufig bei Beschäftigten in den Sozial- und Pflegeberufen festgestellt. Nach jüngeren Erkenntnissen (Demerouti, Bakker, Nachreiner & Schaufeli, 2001) ist Burnout jedoch kein dienstleistungsspezifisches Phänomen, sondern kommt auch in anderen Berufszweigen vor.

Burnout wird ein *Prozesscharakter* unterstellt, d. h. es entsteht aus einer langfristigen und erfolglosen Auseinandersetzung mit der Arbeit. Die Frühphase des Burnout-Prozesses ist im Unterschied zu den späteren Phasen weniger gut erforscht (Burisch, 2009). Am Anfang steht häufig ein kritisches Ereignis im Berufsleben, das mit berufsbezogenen Erwartungen kollidiert. Überhöhte, evtl. auch unrealistische Erwar-

III Nahumwelt

tungen bringen ein erhöhtes Burnout-Risiko mit sich.

Burnout hat emotionale, verhaltensbezogene, physische und soziale Folgen: Das Verhalten der Betroffenen beeinträchtigt die Beziehungen innerhalb des Unternehmens wie auch des sozialen Umfeldes. Mangelnde Flexibilität, Intoleranz und die Zurückweisung jeglicher Kritik, erhöhte Fehlzeiten und Fluktuationsneigung wirken sich negativ auf die Zusammenarbeit mit Kollegen, Vorgesetzten und Klienten und damit auf die Leistung und Effizienz der Arbeit aus.

Inzwischen existieren in deutscher Sprache mehrere Instrumente, mit denen mögliche Burnout-Symptome standardisiert erfasst werden können (Büssing & Perrar, 1992; Demerouti, Bakker, Nachreiner & Schaufeli, 2001; Enzmann & Kleiber, 1989).

Erklärungsansätze für die Burnout-Entstehung

Für die Entstehung des Burnout-Syndroms werden verschiedene *Ursachen* ins Feld geführt. Aus der Vielzahl theoretischer Erklärungsansätze sollen hier nur kurz die wichtigsten Elemente zusammengefasst werden (s. Burisch, 2009; Demerouti et al., 2001; Maslach & Leiter, 2008):

- *Hohe berufliche Motivation*: In der Mehrzahl der Ansätze wird festgestellt, dass zumindest zu Beginn eines Burnoutprozesses eine hohe Berufsmotivation vorhanden war.
- *Frustration*: Hierbei handelt sich um enttäuschte Erwartungen oder nicht erreichte Ziele wie z. B., den Menschen helfen zu wollen.
- *Negative Bewertung der Arbeitssituation*: Diese wird gesundheitsrelevant, wenn sie über einen längeren Zeitraum als ungünstig wahrgenommen wird (z. B. hohe oder widersprüchliche Anforderungen, geringe Ressourcen, Schwierigkeiten mit Vorgesetzten).
- *Ineffektive Bewältigungsstile*: Burnout-Betroffene neigen häufig dazu, Konflikten auszuweichen und sich mit anderen Menschen wenig über ihre Probleme auszutauschen.

Bei den Ursachen wird zwischen *individuellen* und *organisationalen Risikofaktoren* unterschieden: Zur Persönlichkeit Burnout-Gefährdeter existieren widersprüchliche Ergebnisse (s. Burisch, 2009). Es zeigen sich allerdings einige Merkmale, die überzufällig häufig in Kombination mit Burnout auftreten, u. a. Ungeduld und eine geringe Belastbarkeit, ein starkes Streben nach Anerkennung, ein labiles Selbstwertgefühl, das sich von äußeren Bestätigungen abhängig macht, sowie Neigung zu hochgesteckten und rigiden Zielen, zu Perfektionismus und Kompromissunfähigkeit. Zur Gefährdung von Frauen und Männern ist die Befundlage inkonsistent.

Auf Seiten der Arbeitsbedingungen werden u. a. lange Arbeitszeiten, Arbeitsplatzunsicherheit, mangelnde Autonomie, fehlende Rückmeldung und Partizipationsmöglichkeiten sowie inkonsistente Belohnungen verantwortlich gemacht (Demerouti et al., 2001; Enzmann & Kleiber, 1989). Persönliche und organisationale Risikofaktoren sind nicht getrennt zu betrachten; sie beeinflussen sich gegenseitig. Insbesondere in der professionellen Altenpflege lässt sich Burnout nicht nur auf Stressoren im Berufsleben, sondern auch auf außerberufliche Belastungen, z. B. auf die Doppelbelastung durch

Beruf und Familie, soziale Benachteiligung durch Wochenende- und Schichtarbeit oder finanzielle Probleme, zurückführen. Die Betroffenen erleiden hierbei Einbußen ihrer Autonomie und sind nicht in der Lage, passende Copingstrategien zu entwickeln, um den unerwartet hohen Stress durch geeignete Handlungsstrategien zu bewältigen (Burisch, 2009).

Interventionsansätze

In den letzten Jahren wurde eine beachtliche Anzahl von Untersuchungen durchgeführt, um die Wirksamkeit präventiver Maßnahmen in der Altenpflege zu überprüfen (s. z. B. Mimura & Griffiths, 2003). Die Studien zeigen überwiegend positive Effekte auf die Gesundheit der Beschäftigten, sofern sie systematisch und nachhaltig angelegt sind. Durch die Senkung der durch Fehlzeiten entstandenen Kosten hat sich der finanzielle Aufwand, wie z. B. Untersuchungen in Krankenhäusern zeigen, bereits nach wenigen Jahren amortisiert. Die vielfältigen positiven Nebeneffekte, z. B. die Verbesserung des Betriebsklimas, sind in diesen Kosten-Nutzen-Analysen nicht berücksichtigt, sodass ein noch weit höherer wirtschaftlicher Nutzen zu erwarten ist.

Die Interventionsansätze lassen sich grob in zwei Strategien trennen, und zwar in solche, die

- der einzelne Mitarbeiter anwenden kann, um geeignete Bewältigungsmöglichkeiten zu entwickeln (*Verhaltensprävention*),
- Organisationen etablieren sollten, um Fehlentwicklungen rechtzeitig zu erkennen und gezielt Gegenmaßnahmen einzuleiten (*Verhältnisprävention*).

Letztere können u. a. bestehen in einer Sensibilisierung der Führungskräfte, um das frühzeitige Erkennen von Belastungsfolgen zu ermöglichen; einer regelmäßigen Durchführung von Mitarbeitergesprächen und im Einräumen von Partizipationsmöglichkeiten; einer Schaffung von Transparenz für betriebliche Abläufe; einer optimierten Verteilung der Arbeit mit klar definierten Arbeitsaufgaben und Rollen; einem angemessenen Belohnungssystem sowie günstigen physischen und materiellen Arbeitsbedingungen.

Im Fokus der betrieblichen Gesundheitsförderung in der Altenpflege stehen vor allem verhaltenspräventive Maßnahmen mit dem Ziel einer Kompetenzerweiterung, da die Arbeitsbelastungen unter anderem einer mangelnden Qualifikation und Verhaltensunsicherheiten im Umgang mit den zum Teil psychisch veränderten Klienten geschuldet sind (s. hierzu Berger, Kämmer & Zimber, 2006). In den Bedürfnissen der Beschäftigten äußert sich dies in einem sehr hohen Fortbildung- und Supervisionsbedarf.

Trainingsprogramme in der Altenpflege, die hier anhand von zwei Beispielen skizziert werden sollen, zielen auf eine systematische Erweiterung berufsrelevanter Kompetenzen ab: Im Programm »Tandem im Pflegeheim« (Haberstroh, 2008), das sich an Betreuer demenzkranker Menschen richtet, wurden im Rahmen einer Wissensvermittlung und eines Erfahrungsaustausches Handlungsalternativen vermittelt und so das Verhaltensrepertoire der Pflegenden erweitert. Wie eine Programmevaluation (a. a. O.) zeigte, konnten durch die drei Trainingseinheiten (Kommunikation mit demenzkranken Menschen, Teammitgliedern und Angehörigen von Bewohnern) und durch eine zusätzliche Transferunter-

III Nahumwelt

469

stützung durch Selbstevaluation die soziale Kompetenz der Teilnehmer sowie der Umgang mit Kollegen signifikant verbessert und die berufliche Beanspruchung deutlich reduziert werden.

Dem Qualifizierungsprogramm »Betriebliche Gesundheitsförderung durch Personalentwicklung« (Zimber, Gregersen, Kuhnert & Nienhaus, 2010) liegt die Annahme zugrunde, dass sich erweiterte berufliche Kompetenzen positiv auf die Bewältigung von Stresssituationen, das Selbstkonzept eigener Fähigkeiten und damit auf die psychische Gesundheit der Beschäftigten auswirken. In einer Pilotstudie, die in einem Kontrollgruppendesign in elf Pflegeheimen als Inhouse-Schulung mit einem Umfang von 12 Sitzungen von jeweils 90 Minuten durchgeführt wurde, zeigten sich eine signifikante Verbesserung der personalen Kompetenz, eine Verbesserung der Beziehungen zu den Bewohnern und ein Rückgang der psychischen Belastung, der auch über einen Zeitraum von mehreren Monaten stabil blieb (a. a. O.).

Ein weiterer Ansatz zur Verbesserung der beruflichen Handlungskompetenzen sowie zur Stress- und Burnout-Prävention stellen Balintarbeit, Supervision und kollegiale Beratung dar. Hierbei handelt es sich um Ansätze, in denen klienten- oder teambezogene Probleme anhand professioneller Beratungsmethoden bearbeitet werden. Im Gegensatz zu den beiden zuerst genannten Methoden ist die kollegiale Beratung selbst gesteuert und kommt damit ohne externen Berater aus.

Wie eine Reihe von Studien zeigt, haben die zuletzt genannten Ansätze nicht nur positive Wirkungen auf die Arbeitsqualität und die Entwicklung beruflicher Handlungskompetenzen, sondern auch auf die erlebte soziale Unterstützung, die Arbeitszufriedenheit und die Gesundheit der beteiligten Personen. Allerdings genügt nur ein kleiner Teil der vorhandenen Interventionsstudien wissenschaftlichen Standards. Die bisher methodisch anspruchsvollste Untersuchung aus dem Gesundheitswesen wurde mit einer randomisierten, kontrollierten Interventionsstudie von Peterson, Bergström, Samuelsson, Asberg und Nygren (2008) vorgelegt: Ein regelmäßiger arbeitsbezogener Erfahrungsaustausch unter fachlicher Anleitung ging mit signifikant positiven Wirkungen auf die erlebte Arbeitssituation und den allgemeinen Gesundheitszustand einher; insbesondere das Burnout-Risiko der Teilnehmer ließ sich statistisch bedeutsam senken.

Ausblick

Durch die Entwicklung der hier skizzierten Maßnahmen existieren vielversprechende Interventionsansätze. Allerdings muss deren Wirksamkeitsnachweis zum Teil noch deutlich stärker evidenzbasiert erfolgen, um gängigen wissenschaftlichen Ansprüchen standzuhalten (s. Mimura & Griffiths, 2003). In den nächsten Jahren sollte es daher vorrangige Aufgabe der Interventionsforschung sein, diese Ansätze nicht nur inhaltlich weiter auszubauen, sondern auch mit anspruchsvollen Designs wissenschaftlich zu evaluieren und hierbei auch gesundheitsökonomische Aspekte einzubeziehen.

Literatur

Berger, G., Kämmer, K. & Zimber, A. (Hrsg.). (2006). *Erfolgsfaktor Gesundheit. Handbuch zum betrieblichen Gesundheitsmanagement* (2 Bände). Hannover: Vincentz Verlag.

Burisch, M. (2009). *Das Burnout-Syndrom: Theorie der inneren Erschöpfung* (3. Auflage). Berlin: Springer.

Büssing, A. & Perrar, K. M. (1992). Die Messung von Burnout. Untersuchung einer deutschen Fassung des Maslach Burnout Inventory (MBI-D). *Diagnostica, 38,* 328–353.

Demerouti, E., Bakker, A. B., Nachreiner, F. & Schaufeli, W. B. (2001). The Job Demands – Resources model of burnout. *Journal of Applied Psychology, 86*(3), 499–512.

Enzmann, D. & Kleiber, D. (1989). *Helfer-Leiden. Streß und Burnout in psychosozialen Berufen.* Heidelberg: Asanger.

Haberstroh, J. (2008). *Berufliche psychische Belastungen, Ressourcen und Beanspruchungen von Altenpflegern in der stationären Dementenbetreuung.* Berlin: Logos.

Hasselhorn, H.-M., Müller, B. H., Tackenberg, P., Kümmerling, A. & Simon, M. (2005). *Berufsausstieg bei Pflegepersonal: Arbeitsbedingungen und beabsichtigter Berufsausstieg bei Pflegepersonal in Deutschland und Europa.* Dortmund: Bundesanstalt für Arbeitsschutz und Arbeitsmedizin (BAuA).

Maslach, C. & Leiter, M. P. (2008*). Die Wahrheit über Burnout: Stress am Arbeitsplatz und was Sie dagegen tun können.* Wien: Springer.

Mimura, C. & Griffiths, P. (2003). The effectiveness of current approaches to workplace stress management in the nursing profession: An evidence based literature review. *Occupational and Environmental Medicine, 60,* 10–15.

Peterson, U., Bergström, G., Samuelsson, M., Asberg, M. & Nygren, A. (2008). Reflecting peer-support groups in the prevention of stress and burnout: Randomized controlled trial. *Journal of Advanced Nursing, 63*(5), 506–516.

Richter, P. & Hacker, W. (2008). *Belastung und Beanspruchung. Streß, Ermüdung und Burnout im Arbeitsleben* (2. Auflage). Heidelberg: Asanger.

Zapf, D. & Semmer, N. K. (2004). Stress und Gesundheit in Organisationen. In H. Schuler (Hrsg.), *Enzyklopädie der Psychologie, Themenbereich D, Serie III, Band 3: Organisationspsychologie – Grundlagen und Personalpsychologie* (S. 1007–1112). Göttingen: Hogrefe Verlag.

Zimber, A. & Weyerer S. (Hrsg.). (1999). *Arbeitsbelastung in der Altenpflege.* Göttingen: Verlag für Angewandte Psychologie.

Zimber, A., Gregersen, S., Kuhnert, S. & Nienhaus, A. (2010). Betriebliche Gesundheitsförderung durch Personalentwicklung Teil I: Entwicklung und Evaluation eines Qualifizierungsprogramms zur Prävention psychischer Belastungen. *Das Gesundheitswesen, 72,* 209–215.

III Nahumwelt

72   Pflegende Angehörige

Hanneli Döhner und Susanne Kohler

Zusammenfassung

Pflegende Angehörige sind immensen physischen, seelischen, sozialen und finanziellen Belastungen ausgesetzt. Ihre wichtigsten Wünsche sind neben dem Wohl des Pflegebedürftigen: Information und Beratung, mehr Mitbestimmung, Abbau von Bürokratie, Vereinbarkeit von Beruf und Pflege, Reduktion der Kosten für die Familie, mehr Freizeit und vor allem auch mehr gesellschaftliche Anerkennung. Vieles ließe sich mit den bereits vorhandenen Arten von Angeboten erreichen. Angehörige stoßen aber gegen zwei unterschiedliche Barrieren: einerseits fällt es oft schwer, sich in dem »Angebotsdschungel« zurechtzufinden und andererseits sind viele Angebote nicht flächendeckend vorhanden, insbesondere im ländlichen Bereich. Pflegende Angehörige sind eine heterogene Gruppe. Unterstützungs- und Entlastungsangebote müssen so gestaltet sein, dass sie den unterschiedlichen individuellen Bedarfen entsprechen. Von herausragender Bedeutung sind wohnortnahe Angebote zu Information und Beratung, wie sie unter anderem in den kürzlich in fast allen Bundesländern aufgebauten Pflegestützpunkten zu finden sind. Angehörige bringen ihre Forderungen zunehmend in den gesellschaftlichen Diskurs ein, organisieren sich und kämpfen für mehr Anerkennung ihrer Leistungen für die Gesellschaft und für angemessene Unterstützung.

Einführung

Pflegende Angehörige sind Menschen, die einen nahestehenden hilfs- oder pflegebedürftigen Menschen unentgeltlich pflegen, begleiten oder betreuen: Sie sind Ehepartner, erwachsene Kinder alter Eltern, Eltern behinderter Kinder sowie minderjährige Kinder erkrankter Eltern, aber auch Freunde, Nachbarn oder Bekannte. Über die tatsächliche Anzahl pflegender Angehöriger liegen keine validen Zahlen vor. Als die beste verfügbare – aber sicherlich unterschätzte – Annäherung kann wohl die auf der Grundlage der Daten des Ökonomischen Panels (SOEP) von 2008 errechnete Zahl von 4,16 Mio. Pflegenden angesehen werden (Rothgang, Iwansky, Müller, Sauer & Unger, 2010, S. 65). Anders als in einigen Nachbarländern wird auch im Zensus 2011 keine Frage zur Pflegeübernahme durch Angehörige integriert sein. Aussagen sind deshalb nur jeweils zu bestimmten Gruppen pflegender Angehöriger möglich.

Der durchschnittliche wöchentliche Aufwand der Hauptpflegepersonen für die häusliche Pflege variiert ganz beträchtlich. In der EUROFAMCARE Studie (Döhner, Kofahl, Lüdecke & Mnich, 2008) schätzten die Angehörigen ihren Einsatz im Durchschnitt auf ca. 40 Stunden. Laut Backes, Amrhein und Wolfinger (2008, S. 42) handelt es sich allein bei der unbezahlten Pflege älterer Pflegebedürftiger um 4,9 Milliarden Stunden jährlich, was einem Arbeitsvolumen von ca. 3,2 Millionen Vollerwerbsplätzen entspricht. Nach Schneider (2006) hat die häusliche private Pflege eine ökonomische Wertschöpfung von ca. 44 Milliarden Euro und beträgt damit etwa das Dreifache der Ausgaben für die soziale Pflegeversicherung. Die unbezahlte Pflegearbeit wird überwiegend von Frauen geleistet. Während Frauen in vielen Fällen die tatsächliche Pflegearbeit durchführen, übernehmen Männer häufig die Rolle des Pflegemanagements (Schneekloth & Wahl, 2006).

In vielerlei Hinsicht handelt es sich bei pflegenden Angehörigen um eine sehr heterogene Gruppe. Die wichtigsten Differenzierungsmerkmale bezogen auf die von ihnen gepflegten Personen sind: Alter, Geschlecht, Erkrankung (v. a. Demenz/Nichtdemenz), Lebensort der Pflegebedürftigen (eigene Wohnung, bei Pflegeperson, im Pflegeheim, in der Nähe oder weiter entfernt) sowie Dauer und Art der geleisteten Pflege. Angehörige selbst unterscheiden sich insbesondere in Bezug auf Erwerbsstatus und Beziehung zur pflegebedürftigen Person (Eltern, Partner, Kinder).

Belastungen pflegender Angehöriger

Über die Belastungen pflegender Angehöriger liegen inzwischen viele Studien vor (Pinquart & Sörensen, 2005; Zank, Schacke & Leipold, 2007). Eine Rund-um-die-Uhr-Verfügbarkeit und keine Auszeiten wie Urlaub oder Stunden für sich selbst führen an die Grenzen der Kräfte. Es ist oft schwer, die Veränderungen der geliebten Person zu verkraften. Besonders hoch ist die Belastung bei der Betreuung von Menschen mit Demenz. Angehörige fühlen sich hier häufig allein gelassen, bekommen zu wenig Unterstützung von der Familie, der Arbeitgeber zeigt kaum Verständnis und die nötigen Dienstleistungen sind nicht bezahlbar. Die damit einhergehende mangelnde Wertschätzung ihrer Tätigkeit wird als zusätzliche Belastung erlebt.

Eine aktuelle Studie der Siemens-Betriebskrankenkasse (SBK, 2011) belegt, dass pflegende Angehörige kränker sind als diejenigen, die nicht pflegen. Sie sind häufiger in ambulanter Behandlung und brauchen mehr Medikamente sowie Hilfsmittel, während sich bei stationären Aufenthalten keine Unterschiede zeigen. Nicht nur die Gefahr erhöhter Morbidität und Mortalität, sondern auch der weitgehend tabuisierten Gewalt in der Pflege im häuslichen Bereich ist belegt (BMFSFJ, 2009). Um dem entgegenzuwirken, sind eine stärkere Sensibilisierung insbesondere der Gesundheits- und Sozialberufe, vermehrte Präventionsmaßnahmen sowie Angebote zur Entlastung und Unterstützung für pflegende Angehörige dringend erforderlich.

III Nahumwelt

Wünsche und Maßnahmen zur Unterstützung und Entlastung

Inzwischen gibt es eine ganze Fülle an Unterstützungs- und Entlastungsangeboten (Meyer, 2006). Diese lassen sich grob unterscheiden in Angebote, die sich primär an den Pflegebedürftigen richten, damit aber auch Angehörige entlasten, und Angebote, die sich direkt an Angehörige wenden.

Information und Beratung

Befragt man Angehörige nach ihren Wünschen (Döhner, et al., 2008), nennen sie an erster Stelle meist das Bedürfnis nach besserer Information und Beratung über Angebote zur Unterstützung und Entlastung sowie über das zugrunde liegende Krankheitsbild, insbesondere zu Beginn der Pflegesituation und in Krisensituationen. Angehörige benötigen einen einfacheren Zugang zur Beratung (telefonisch und persönlich), ein transparentes Angebotsspektrum und eine Erläuterung der Finanzierungsmöglichkeiten. Auch die verfügbaren Angebote sind nach wie vor viel zu wenig bekannt. In vielen Untersuchungen wird deutlich, dass es sogar bei Sozial- und Gesundheitsdienstleistern häufig an ausreichendem Wissen über die Angebote zur Unterstützung hilfs- und pflegebedürftiger Menschen und ihrer Angehörigen fehlt.

Der hohen Erwartung an den Hausarzt als erste Anlaufstelle für Informationen gerade hinsichtlich der Versorgung älterer Menschen steht eine große Unzufriedenheit pflegender Angehöriger mit der hausärztlichen Beratung gegenüber. Die Deutsche Gesellschaft für Allgemeinmedizin hat deshalb die Leitlinie »Pflegende Angehörige« (DEGAM, 2005) erarbeitet, die bei Ärzten aber auf Skepsis in Bezug auf ihre Umsetzungsfähigkeit stößt.

Auf die Defizite in der Beratung wurde mit dem Pflegeweiterentwicklungsgesetz von 2008 reagiert, in dem ein Anspruch auf Pflegeberatung eingeführt und der Aufbau von Pflegestützpunkten bundesweit empfohlen wurde. Pflegestützpunkte sollen zu mehr Transparenz der Angebote für Hilfs- und Pflegebedürftige sowie deren Angehörige sorgen, durch allgemeine Informationsveranstaltungen und individuelle Information und Beratung. In der Pflegeberatung erheben die Mitarbeiter die individuelle Situation, leiten daraus einen Hilfeplan ab, informieren über vorhandene Angebote, Finanzierungsmöglichkeiten und Voraussetzungen für die Inanspruchnahme. Sie leiten notwendige Maßnahmen ein und begleiten die Umsetzung soweit erforderlich. In der Einzelberatung und dem Case Management, ggf. auch bei Hausbesuchen, können individuelle Problemlagen bearbeitet werden.

Darüber hinaus haben auch Pflegedienste im Rahmen ihrer Pflegetätigkeit Beratungsaufgaben. Wird ausschließlich das Pflegegeld gewählt, besteht die Pflicht in regelmäßigen Abständen Beratungsbesuche nach § 37 Abs. 3 SGB XI in Anspruch zu nehmen. Allerdings wird diese Leistung von den Familien eher als Kontrollbesuch denn als Beratungsangebot empfunden (Büscher, Holle, Emmert & Fringer, 2010). Außerdem gibt es regional unterschiedlich spezialisierte Beratungsangebote, die psychosoziale/psychotherapeutische Hilfen anbieten oder auf technische Hilfen und Wohnraumgestaltung spezialisiert sind. Information und Beratung sind zentrale Voraussetzungen für die Inanspruchnahme konkreter Unterstützung in unterschiedlichen Bedarfslagen.

Indirekte und direkte Maßnahmen

Die folgende **Tabelle 72.1** kann nur das Spektrum der möglichen Maßnahmen auf-

Tab. 72.1: Indirekte und direkte Maßnahmen zur Unterstützung pflegender Angehöriger

Indirekte Maßnahmen	
Unterstützung bei der häuslichen Pflege und hauswirtschaftlichen Versorgung	• Pflegedienste • technische Hilfen wie z. B. Hausnotruf • Essen auf Rädern • Haushaltshilfen, haushaltsnahe Dienstleistungen • Tagespflege, Nachtpflege
Dauerhafte Rund-um-die-Uhr-Betreuung durch Dritte	• Pflegeheime • Wohngemeinschaften • 24-Stunden-Betreuung in der eigenen Häuslichkeit (meist durch Migrantin)
Niedrigschwellige Betreuungsangebote (Freiwillig Engagierte)	• Besuchsdienste, Betreuungsgruppen • Alltagsbegleiter, Seniorenbegleiter • Pflegebegleiter • Nachbarschaftshilfe
Direkte Maßnahmen	
Bessere Vereinbarkeit von Beruf und Pflege	• Arbeitgeberseite (betriebliche Maßnahmen, individuelle Vereinbarungen) und gesetzliche Rahmenbedingungen: Flexibilität, Recht auf Teilzeit, Freistellung für die Pflege
Auszeit von der Pflege (spontan oder geplant)	• Angebote für den Notfall • Kurzzeitpflege • Verhinderungspflege
Austausch mit anderen über Erfahrungen und Probleme	• Selbsthilfegruppen: Forum, um in vertrauter Atmosphäre mit ähnlich Betroffenen über Erfahrungen, Belastungen und Gefühle sprechen zu können, Informationsaustausch • Angehörigengruppen unter professioneller Anleitung
Gemeinsame Aktivitäten mit dem Pflegebedürftigen	• betreuter Urlaub oder gemeinsame Kuren • Tanzcafés
Präventionsangebote, Gesundheitsförderung, Krankheitsvermeidung	• Pflegekurse: Wissenserweiterung, Schulung (kostenlos, kollektiv und individuell zu Hause) • Anrecht auf eine Kur • betreuter Urlaub und Wochenendseminare • Erlernen von Entspannungstechniken
Finanzielle Entlastung	• Pflegeversicherung • Sozialhilfe • Rentenansprüche • Kostenlose Unfallversicherung • Erbrecht

III Nahumwelt

zeigen. Zum besseren allgemeinen Verständnis hilft ein Ratgeber (BMG, 2010). Detaillierte Informationen sind auf den regionalen Internetseiten zu finden und können bei den verschiedenen Beratungsstellen, insbesondere den Pflegestützpunkten abgefragt werden.

Damit die Angebote von Angehörigen auch angenommen werden, müssen sie wohnortnah, bezahlbar, unbürokratisch, pünktlich, zeitlich flexibel und spontan erreichbar sein. Sie müssen also den Bedürfnissen entsprechen sowie dem Pflegebedürftigen mit Würde und dem Angehörigen als Partner und mit Wertschätzung begegnen.

Trotz eines breiten Spektrums an Angeboten, das sich explizit an pflegende Angehörige richtet, werden diese meist nur von sehr wenigen genutzt. Wesentliche Gründe für die geringe Inanspruchnahme sind die mangelnde Bekanntheit der verschiedenen Angebote, aber auch Vorbehalte gegenüber fremden Helfern von Seiten des Pflegebedürftigen, hohe Kosten sowie bürokratische Strukturen. Diejenigen Angehörigen allerdings, die Unterstützung- und Entlastungsangebote nutzen, sind in der Regel damit zufrieden (Döhner et al., 2008).

Eine erste Voraussetzung für erforderliche Interventionen zur Unterstützung und Entlastung – und damit Pflegekontinuität – besteht darin, die Selbst- und Fremdidentifikation pflegender Angehörigen zu ermöglichen. Viele pflegende Angehörige definieren sich selbst nicht als solche, obwohl sie die alltägliche Pflegearbeit leisten – das macht den Zugang zu ihnen schwer.

Interessenvertretung

Pflegende Angehörige werden heute nicht mehr nur in ihrer Rolle als hilfebedürftige Klienten gesehen, sondern als Experten in eigener Sache und aktive Partner der professionellen Pflegeanbieter und Berater wahrgenommen. In krankheitsbezogenen Selbsthilfezusammenschlüssen, beispielhaft sei hier die Deutsche Alzheimer Gesellschaft genannt, artikulieren sie ihre eigenen Verbesserungsvorschläge und fordern Mitsprache bei politischen Entscheidungen. In einigen europäischen Ländern sind bereits seit Jahren nationale Interessenvertretungen pflegender Angehöriger aktiv, die krankheitsübergreifend agieren (Kohler & Döhner, 2006).

Seit 2004 gibt es eine Dachorganisation zur Interessenvertretung pflegender Angehöriger in Europa »EUROCARERS – European Association Working for Carers« (www.eurocarers.org).

Erfahrungen nationaler Interessenvertretungen in anderen Ländern sowie die Erkenntnis, dass pflegende Angehörige in Deutschland für die Politik bislang keine Gesprächspartner sind, gaben den Anstoß

für die Gründung der Vereinigung »wir pflegen – Interessenvertretung begleitender Angehöriger und Freunde in Deutschland e.V.« (www.wir-pflegen.net). »wir pflegen« bietet Angehörigen und ihren Freunden ein Forum, sich gemeinsam ihrer Bedürfnisse, Interessen und Forderungen bewusst zu werden, diese öffentlich zu artikulieren und gegenüber der Politik zu vertreten. Dazu wurden elf Leitlinien als Grundlage beschlossen, die sich mit den folgenden Stichworten kurz darstellen lassen: Anerkennung, Mitbestimmung, Information, Chancengleichheit, Wahlmöglichkeiten, Unterstützung, Gesundheitsförderung und Prävention, Vereinbarkeit von Pflege und Erwerbstätigkeit, finanzielle Sicherheit, pflegefreie Zeit, soziale Integration.

Angestoßen durch die Diskussion über eine erneute Pflegereform haben verschiedene Verbände verstärkt die Interessen pflegender Angehöriger in den Vordergrund gestellt. Beispielhaft sei hier auf die Kampagne »Pflege geht jeden an« des Sozialverbandes VDK hingewiesen (www.pflege-geht-jeden-an.de).

Ausblick

Gesellschaftliche Entwicklungen lassen eine abnehmende Pflegebereitschaft in den Familien befürchten (Blinkert, 2005). Pflegende brauchen mehr Information und Beratung und individuell angemessene Unterstützung. Für die erwerbstätigen Pflegenden ist dringend eine bessere Vereinbarkeit mit familialer Pflege zu ermöglichen – eine Herausforderung für Politik und Unternehmen. Die zum Teil noch versteckte Arbeit der pflegenden Angehörigen bedarf vermehrter Aufmerksamkeit. Pflegende Angehörige nicht angemessen zu unterstützen, birgt die Gefahr, sie als zentrale Akteure zu verlieren, was mit gravierenden gesellschaftlichen Folgen verbunden wäre, zumal bereits heute ein immenses Defizit an Pflegefachkräften beklagt wird. Noch wenig im Blick sind in Deutschland die pflegenden Kinder und jungen Erwachsenen sowie pflegende Angehörige mit Migrationshintergrund.

In den letzten Jahren hat die Zahl ausländischer Haushaltshilfen, die mit oder ohne Arbeitserlaubnis in der häuslichen Pflege tätig sind, zugenommen. Über die tatsächliche Zahl der sogenannten Transmigranten, die – häufig ohne Arbeitserlaubnis und Aufenthaltsgenehmigung – in den Familien von Pflegebedürftigen zeitlich begrenzt leben, herrscht zwar Unsicherheit, die vermutete Dunkelziffer ist jedoch hoch. Über die Akzeptanz dieser Form der Unterstützung in Familien sowie das damit verbundene Gefahrenpotential (Pflegequalität, Ausbeutung) liegen bisher kaum empirische Belege vor.

Mit Einführung der Pflegeversicherung wurde die Pflege in § 8 Abs. 1 explizit als »gesamtgesellschaftliche Aufgabe« definiert. Dies einzulösen bleibt eine zentrale Herausforderung. Überforderung von pflegenden Angehörigen vorzubeugen und rechtzeitig zu erkennen, sind zentrale Aspekte. Der verbreitete Anspruch Angehöriger, die Pflege allein zu bewältigen, muss in der Beratung kritisch hinterfragt werden. Angehörige müssen in die Lage versetzt werden, ihren je individuell notwendigen Pflegemix aus informeller und formeller Hilfe zusammenzustellen, um den Bedürfnissen des Pflegebedürftigen, der anderen Familienmitglieder sowie sich selbst gerecht werden zu können.

III Nahumwelt

Literatur

Backes, G., Amrhein, L. & Wolfinger, M. (2008). *Gender in der Pflege – Herausforderungen für die Politik*. Bonn: Friedrich-Ebert-Stiftung.

Blinkert, B. (2005). Pflege und soziale Ungleichheit – Pflege und »soziale Milieus«. In K. R. Schroeter & T. Rosenthal (Hrsg.), *Soziologie der Pflege. Grundlagen, Wissensbestände und Perspektiven* (S. 141–156). Weinheim: Juventa.

Bundesministerium für Familie, Senioren, Frauen und Jugend (Hrsg.). (2009). *Sicherer Hafen oder gefahrvolle Zone? Kriminalitäts- und Gewalterfahrungen im Leben alter Menschen. Ergebnisse einer multimethodalen Studie zu Gefährdungen älterer und pflegebedürftiger Menschen*. Berlin: BMFSFJ.

Bundesministerium für Gesundheit (Hrsg.). (2010). *Ratgeber zur Pflege. Alles, was Sie zur Pflege wissen müssen*. Berlin: BMG.

Büscher, A., Holle, B., Emmert, S. & Fringer, A. (2010). *Beratungsbesuche nach § 37 Abs. 3 SGB XI – Eine empirische Bestandsaufnahme*. Veröffentlichungsreihe des Instituts für Pflegewissenschaft an der Universität Bielefeld (IPW). (S. 10–142).

DEGAM (2005). *Leitlinie Nr. 6: Pflegende Angehörige* (www.degam.de/leitlinien/6_pflegende. html; Zugriff am 12.09.2011)

Döhner, H., Kofahl, C., Lüdecke, D. & Mnich, E. (Eds.). (2008). *Family Care for Older People in Germany. Results from the European Project EUROFAMCARE.* Hamburg: LIT-Verlag.

Kohler, S. & Döhner, H. (2006). Familiäre Pflege in Europa – Lobby für pflegende Angehörige. *Forum Sozialstation*, Nr. 143, 20–24.

Meyer, M. (2006). *Pflegende Angehörige in Deutschland. Ein Überblick über den derzeitigen Stand und zukünftige Entwicklungen.* Hamburg: LIT-Verlag.

Pinquart, M. & Sörensen, S. (2005). Belastungen pflegender Angehöriger. Einflussfaktoren und Interventionsansätze. In U. Otto & P. Bauer (Hrsg.), *Mit Netzwerken professionell zusammen arbeiten* (Band I: Soziale Netzwerke in Lebenslauf- und Lebenslagenperspektive). Tübingen: dgvt-Verlag.

Rothgang, H., Iwansky, S., Müller, R., Sauer, S. & Unger, R. (2010). *BARMER GEK Pflegereport 2010* (Schriftenreihe zur Gesundheitsanalyse, Band 5). St. Augustin: Asgard Verlag.

SBK (2011). *Analyse der SBK: Pflegende Angehörige sind kränker als andere Menschen, aber Klinikaufenthalte sind nicht drin* (www.sbk. org/presse/presseinformationen/themenspecials/themenspecial-pflege/pflegende-angehoerige.html; Zugriff am 12.09.2011).

Schneekloth, U. & Wahl, H.-W. (Hrsg.). (2006). *Selbständigkeit und Hilfebedarf bei älteren Menschen in Privathaushalten. Pflegearrangements, Demenz, Versorgungsangebote.* Stuttgart: Kohlhammer.

Schneider, U. (2006). Informelle Pflege aus ökonomischer Sicht. *Zeitschrift für Sozialreform* 52(4), 493–520.

Zank, S., Schacke, C. & Leipold, B. (2007). Längsschnittstudie zur Belastung pflegender Angehöriger von demenziell Erkrankten (LEANDER): Ergebnisse der Evaluation von Entlastungsangeboten. *Zeitschrift für Gerontopsychologie und -psychiatrie* 20(4), 239–255.

73   Pflege und Erwerbstätigkeit

Monika Reichert

Zusammenfassung

Vereinbarkeit von Erwerbstätigkeit und Pflege für ältere Angehörige war zum Zeitpunkt des Erscheinens der Erstauflage dieses Buches (2000) in Deutschland in Forschung, Politik und Praxis lediglich ein Randthema. Seither hat es einen enormen Bedeutungszuwachs erfahren, da die Konsequenzen des demographischen Wandels zunehmend in das öffentliche Bewusstsein rücken. Dazu gehören die steigende Zahl sehr alter Menschen und – durch enge Verknüpfung von Hochaltrigkeit und Pflegebedürftigkeit – die steigende Zahl von Pflegebedürftigen, die demographisch bedingte Abnahme des familiären Pflegepotentials, die Verlängerung der Lebensarbeitszeit sowie die kontinuierliche Zunahme der Erwerbstätigkeit von Frauen, die traditionell die Mehrheit der Pflegenden bilden. Die gleichzeitige Ausübung von Erwerbstätigkeit und Pflege wird vor dem Hintergrund dieser Entwicklungen als eine Strategie angesehen, um zukünftige Pflege- und Produktivitätspotentiale in einer alternden Gesellschaft nachhaltig zu sichern. Allerdings muss sie durch effektive (betriebliche) Maßnahmen unterstützt werden.

Einführung

Wie viele Beschäftigte in Deutschland Pflegeverpflichtungen gegenüber älteren Menschen haben, ist nicht genau bekannt. Schätzungen gehen von ca. 10 % aus (Franke & Reichert, 2010), wobei dieser Prozentsatz zwischen Branchen und Betrieben (z. B. je nach Anteil Beschäftigter in den pflegerelevanten Altersgruppen) erheblich variieren kann. Nimmt man die Pflegenden in den Blick, also jene Personen, die Unterstützungsbedürftigen regelmäßig Hilfe gewähren und mehr als andere Helfer Pflegeverantwortung tragen, so sind von diesen ca. 40 % in das Erwerbsleben integriert (Schneekloth, 2005).

Nahezu alle verfügbaren Studien kommen zu dem Schluss, dass erwerbstätige Pflegende überwiegend weiblich, verheiratet, zwischen 40 und 55 Jahre alt sowie beruflich höher qualifiziert sind (Keck & Saraceno 2009; Reichert, 2010; Schneider, Häuser, Ruppenthal & Stengel, 2006). Hinter diesen Angaben für »typische« erwerbstätige Pflegende verbergen sich Personenmerkmale, die sich im unterschiedlichen Maß auf eine Vereinbarkeit von Erwerbstätigkeit und Pflege auswirken können. So sind zunehmend Männer und Alleinstehende von der Vereinbarkeitsproblematik betroffen.

Arten der geleisteten Unterstützung reichen vom emotionalen Beistand über Hilfen bei der Haushaltsführung bis zur Körperpflege des Angehörigen. Allerdings ist eine Differenzierung nach Geschlecht notwendig: Während erwerbstätige Frauen stärker in die persönliche, körpernahe Pflege involviert sind, sind Männer eher mit Aktivitäten befasst, die das Management und die Organisation der Pflege betreffen. Der *zeitliche Umfang* der Pflegetätigkeit kann wenige Stunden pro Woche ebenso umfassen wie die Rund-um-die-Uhr-Pflege. Hinzu kommen die unterschiedlichsten familiären, beruflichen und sonstigen Anforderungen. Es ist somit nicht verwunderlich, dass Forschungsergebnisse die hohen psychischen und physischen Belastungen bei der weit überwiegenden Mehrheit von pflegenden Erwerbstätigen belegen, die wiederum (negative) Auswirkungen auf die Bereiche Gesundheit, Familie, soziale Kontakte und Freizeit haben können (zusammenfassend Franke & Reichert, 2010).

Folgen mangelnder Vereinbarkeit von Pflege und Erwerbstätigkeit am Arbeitsplatz

Das konkrete Ausmaß an Problemen und Schwierigkeiten, mit denen im Erwerbsleben stehende Pflegeleistende am Arbeitsplatz konfrontiert werden, ist von unterschiedlichen Faktoren abhängig (z. B. Grad der Pflegebedürftigkeit des Angehörigen, Ausmaß der sozialen Unterstützung durch Dritte, Möglichkeit zur flexiblen Gestaltung von Arbeitszeit und -geschwindigkeit). Häufig werden von Betroffenen dennoch die Auswirkungen der Dreifachbelastung – Familie, Beruf und Pflege – auf den Arbeitsplatz geschildert (zusammenfassend Phillips, Bernard & Chittenden, 2002): So ist eines der größten Probleme von Erwerbstätigen mit Pflegeverpflichtungen der Zeitdruck, denn verfügbare Zeit muss für die Anforderungen in Familie, Pflege und Beruf genau eingeteilt werden. Kommt es zu unvorhergesehenen Zwischenfällen bzw. Krisen oder ist es unmöglich, Termine außerhalb der regulären Arbeitszeit wahrzunehmen, gerät die oft mühsam auf die Minute geplante Organisation ins Wanken, sind Absentismus, verspätetes Eintreffen am Arbeitsplatz bzw. früheres Verlassen oder Arbeitsunterbrechungen die Folge.

Darüber hinaus erleben insbesondere jene Arbeitnehmer, die ein großes Ausmaß intensiver persönlicher Pflege leisten und deren Gedanken häufig um die häusliche Pflegesituation kreisen, eine Reduzierung beruflichen Leistungsvermögens. Viele können selbst ihren Urlaub und/oder die Wochenenden nicht zur Erholung nutzen – im Gegenteil, nicht selten werden freie Tage dazu verwandt, sich intensiver um die pflegebedürftige Person zu kümmern. Ein weiteres Belastungsmoment kann sich für Erwerbstätige mit Pflegeverpflichtungen daraus ergeben, dass sie – bedingt durch Zeitmangel oder fehlende physische und psychische Ressourcen – selten oder gar nicht an außerhalb der Arbeitszeit liegenden betrieblichen Fort- und Weiterbildungsmaßnahmen teilnehmen. Dies wiederum kann zur Folge haben, dass berufliches Wissen veraltet und sich die Chancen auf beruflichen Aufstieg verringern. Eine Reihe von Untersuchungen bestätigt, dass Vorgesetzten und Kollegen eine besondere Rolle zukommt, ob Erwerbstätigkeit und Pflege erfolgreich oder weniger erfolgreich ausgeübt werden können. Stellen Vorgesetzte fest, dass pflegende Erwerbstätige weniger flexibel Überstunden leisten, reagieren sie häufig mit Unverständnis, zumal die häusliche Pflegetätigkeit vielfach am Arbeitsplatz nicht offengelegt wird (*Pflege als »Tabu-Thema«*). Aber auch Arbeitskollegen sind nicht immer mitfühlend und einsichtig. Eine Verschlechterung des »Betriebsklimas« und in der Folge die Gefahr einer inneren Kündigung sowie einer immer stärkeren sozialen Isolierung der Pflegenden liegen auf der Hand.

Ist bei der gegebenen Arbeitszeit bzw. -organisation ein Management der vielfältigen beruflichen, pflegerischen und familiären Tätigkeiten *nicht* mehr möglich, wird oft die Arbeitszeit reduziert oder die Erwerbstätigkeit ganz aufgegeben. Insbeson-

dere letzteres bedeutet jedoch nicht immer die gewünschte Problemreduzierung. Im Gegenteil, diese Entscheidung kann dazu führen, dass ein großer Teil der erlebten Belastungen direkt auf die Berufsaufgabe zurückzuführen ist, z. B. weil erworbene berufliche Fähigkeiten und Kenntnisse nun ungenutzt bleiben, soziale Kontakte am Arbeitsplatz vermisst werden, berufliche Pläne aufgegeben werden müssen, kein »Gegengewicht« zu der u. U. emotional und psychisch belastenden Pflege mehr vorhanden ist und/oder weil ggf. massive Einkommenseinbußen in Kauf genommen werden müssen. Mit anderen Worten: Erwerbstätigkeit trotz Pflege ist mit unübersehbaren positiven Aspekten verbunden (Schneider, Häuser, Ruppenthal & Stengel, 2006).

Interventionsstrategien zur Verbesserung der Situation von erwerbstätigen Pflegeleistenden

Um eine möglichst problemarme Vereinbarkeit von Erwerbstätigkeit und Pflege zu gewährleisten, letztlich auch mit dem Ziel, die Produktivitätspotentiale in einer alternden Gesellschaft zu nutzen und gleichzeitig die pflegerische Versorgung älterer Menschen sicherzustellen, sind individuelle Unterstützungsangebote notwendig. Effektive Maßnahmen dienen nicht nur der Entlastung von Pflegenden, sondern verbessern indirekt auch die Lebenssituation der Pflegebedürftigen und sollten insbesondere in der Arbeitswelt verankert sein; d. h. Unternehmen müssen, wie im Falle der Vereinbarkeit von Erwerbstätigkeit und Kindererziehung, ihren spezifischen Beitrag zur Problembewältigung leisten. Dieses geforderte betriebliche Engagement ist vor allem mit hohen betrieblichen Folgekosten, die mit einer mangelnden Vereinbarkeit von Erwerbstätigkeit und Pflege einhergehen kön-

nen (z. B. durch Absentismus, Produktivitätseinbußen, Verlust qualifizierten Personals), begründbar (Medlife, 2006). Betriebliche Maßnahmen, die es erlauben, in differenzierter Weise auf die vielschichtigen Problemlagen pflegender Arbeitnehmer zu reagieren, sind (vgl. auch Reichert, 2003):

Flexible Gestaltung von Arbeitszeit, -organisation und -ort

Diese Maßnahmen zählen zu den wichtigsten und am weitesten verbreiteten zur Vereinbarkeit von Erwerbstätigkeit und Pflege in Deutschland. Sie umfassen flexible Arbeitszeitmodelle ebenso wie Teilzeit, Job-Sharing, Heim-/Telearbeit und Freistellungsregelungen (Pflegeurlaub). Die Inanspruchnahme flexibler Arbeitszeit ermöglicht es beispielsweise, berufliche Verpflichtungen besser mit den pflegerischen Aufgaben zu koordinieren und auch Arbeitsunterbrechungen leichter zu realisieren. Lebt der Arbeitnehmer mit dem Unterstützungsbedürftigen in einem gemeinsamen Haushalt und/oder ist eine zeitlich intensive Pflege notwendig, kann Heim- und Telearbeit als weitere Form der Flexibilisierung die Vereinbarkeit von Erwerbstätigkeit und Pflege wesentlich vereinfachen.

Information, Beratung, Vermittlung

In den letzten Jahren sind einige, vor allem große Unternehmen dazu übergegangen, pflegenden Arbeitnehmern die zeitraubende Informationsbeschaffung über finanzielle, medizinisch-pflegerische und sonstige die Pflege verbessernde Hilfen zu erleichtern (z. B. in Form kostenloser Broschüren und Telefon-Hotlines). Informationsangebote werden häufig mit persönlicher, professioneller Beratung verbunden und i. d. R. durch externe Dienstleister erbracht. Wichtige Ziele dieser Unterstützungen sind die Förderung der Inanspruchnahme pflegerischer Dienste und Einrichtungen, die Optimierung der geleisteten Pflege sowie insgesamt eine Reduzierung der aus der Pflegesituation resultierenden Belastungen.

Bereitstellung betrieblicher Serviceleistungen

Anders als das Angebot von Information und Beratung richten sich diese in Deutschland noch kaum verbreiteten Maßnahmen nach den spezifischen Bedürfnissen pfle-

gender Arbeitnehmer (z. B. Versorgung des Angehörigen während der Arbeitszeit, entlastende Hilfen bei der Haushaltsführung). Denkbar sind betriebseigene Tagesstätten, Anmietung von Betreuungsplätzen bei örtlichen pflegerischen Diensten und Einrichtungen oder (kostenfreie) Angebote haushaltsnaher Dienstleistungen.

Schulung von Vorgesetzten

Da unmittelbare Vorgesetzte – also Personen der unteren und mittleren Managementebene – den häufigsten Kontakt zu Arbeitnehmern haben bzw. mit ihren Problemen am Arbeitsplatz konfrontiert werden, ist die Sensibilisierung dieser »Schlüsselpersonen« besonders bedeutsam. Durch Fortbildungen kann ihr Problembewusstsein gefördert und das oftmals vorhandene Informationsdefizit – z. B. hinsichtlich des Umgangs mit betroffenen Mitarbeitern und möglicher unterstützender Maßnahmen – beseitigt werden.

Finanzielle Unterstützung

Da nicht alle auf Betreuung angewiesenen älteren Menschen Leistungen aus der Pflegeversicherung erhalten, ist finanzielle Unterstützung durch den Betrieb für Pflege leistende Mitarbeiter – z. B. in Form zinsgünstiger Darlehen für Wohnraumanpassungsmaßnahmen – eine hilfreiche Maßnahme. Eine andere Form finanzieller Unterstützung stellen Spenden an örtliche Dienste und Einrichtungen dar, die damit wiederum ihr pflegerisches Leistungs- oder Platzangebot ausweiten können. Insbesondere in unterversorgten ländlichen Regionen dürften erwerbstätige Pflegende hiervon profitieren.

Ausblick

Trotz der erheblichen Vorteile, die betriebliche Maßnahmen zur Vereinbarkeit von Erwerbstätigkeit und Pflege für alle Beteiligten mit sich bringen können, sind in Deutschland explizit auf Hilfe- und Pflegeverpflichtungen gegenüber älteren Familienmitgliedern ausgerichtete betriebliche und tarifvertragliche Angebote und Regelungen immer noch selten. Trotz positiver Entwicklungen in den letzten Jahren hat die Vereinbarkeit von Erwerbstätigkeit und Pflege noch lange nicht den Stellenwert wie die von Erwerbstätigkeit und Kindererziehung. Die wenigen auf Pflege ausgerichteten Regelungen beziehen sich vorwiegend auf das Maßnahmenpaket »Flexible Arbeitszeit und Arbeitsorganisation«. Zwar ist mittlerweile in der Mehrheit der Unternehmen ein Problembewusstsein für diese neue Variante der alten Vereinbarkeitsproblematik entstanden, gleichwohl wird ein stärkerer Handlungsbedarf erst für die Zukunft gesehen (Kümmerling, 2010). Weitere Gründe für die betriebliche wie tarifvertragliche Praxis des Nichtreagierens liegen in informellen Regelungen sowie generellen Bedenken gegenüber einer (All-) Zuständigkeit der Betriebe bei vermeintlich originär staatlichen (steuer- oder beitragsfinanzierten) Aufgaben. Auch machen erwerbstätige Pflegende ihre Ansprüche aus Angst vor Nachteilen am Arbeitsplatz oft nicht geltend bzw. betrachten die Pflege als »Privatangelegenheit«. Folglich wird die Vereinbarkeit von Erwerbstätigkeit und Pflege (noch) als Minderheitenproblem eingestuft.

Wie können Unternehmen stärker motiviert werden, die aufgeführten Maßnahmen einzuleiten? Zunächst gilt es, allen Beteiligten zu verdeutlichen, welche langfristigen Nachteile ein »Nichtreagieren« auf betrieblicher, gesellschaftlicher und politischer Ebene mit sich bringt. Ein Weg zu mehr Anerkennung und Unterstützung von erwerbstätigen Pflegenden kann eine generelle Stärkung des familienfreundlichen Bewusstseins in Unternehmen sein. Familienfreundlichkeit eines Unternehmens offenbart sich in Art und Anzahl der Maßnahmen, die für die Vereinbarkeit von Erwerbstätigkeit und Familie bzw. Pflege bereit gehalten werden. Pflegefreundliche Maßnahmen sind bislang fast ausschließlich in größeren Unternehmen zu finden und dies, obwohl mehr als 60 % der deutschen Arbeitnehmerschaft in Klein- und Mittelbetrieben beschäftigt ist. Für erwerbstätige Frauen gilt dies noch sehr viel stärker, wenn man bedenkt, dass ca. 49 % der Klein- und Mittelbetriebe dem Dienstleistungssektor (mit traditionell hohem Frauenanteil) angehören (Institut für Mittelstandsforschung, 2010). Es sind also Lösungen erforderlich, die es auch dort Tätigen erlauben, Pflege und Beruf – jenseits informeller Regelungen – zu vereinbaren. Denkbar sind z. B. Zusammenschlüsse von kleinen Betrieben, die z. B. unter Federführung ihrer Interessenvertretungen (z. B. Handwerkskammern) Maßnahmen gemeinsam anbieten. Wenn es um eine Parallelität von Erwerbstätigkeit und Pflege geht, sind jedoch nicht nur Unternehmen angesprochen, sondern es müssen auch andere Akteure in die Pflicht genommen werden. Durch Verbesserung und Ausbau des ambulanten und teilstationären Versorgungsnetzes und durch Berücksichtigung der besonderen Bedürfnisse und zeitlichen Interessen der erwerbstätigen Pflegeleistenden können auch Dienste und Einrichtungen die Vereinbarkeit von Erwerbs- und Pflegetätigkeit unterstützen. Der Gesetzgeber ist ebenfalls gefordert. Durch gezielte Informations- und Bewusstseinsarbeit kann er sowohl auf die Vereinbarkeitsproblematik   aufmerksam

III Nahumwelt

machen als auch durch (steuerliche) Anreize die Einführung von betrieblichen Maßnahmen forcieren. Hinzu kommen effektive gesetzliche Regelungen, die sich allerdings an den Bedürfnissen pflegender Arbeitnehmer orientieren müssen. Erste Schritte in die richtige Richtung sind bereits getan. Durch das Familienpflegezeitgesetz ist das Thema »Vereinbarkeit von Pflege und Beruf« auf die politische Agenda und damit in die Öffentlichkeit gelangt. Allerdings ist sorgfältig zu prüfen, ob ein solches Gesetz allen erwerbstätigen Pflegenden gerecht wird, also auch jenen, die Teilzeit arbeiten und im Niedriglohnsektor beschäftigt sind. Auch gilt zu beachten, dass das Gesetz die räumliche Nähe von Pflegenden und Pflegebedürftigen voraussetzt und sich auf Betriebe mit mehr als 15 Beschäftigten bezieht. Ein nicht unbeträchtlicher Teil von pflegenden Arbeitnehmern wird somit von der Inanspruchnahme des Gesetzes ausgeschlossen.

Schließlich muss ausdrücklich darauf hingewiesen werden, dass erwerbstätige Pflegende *keine* homogene Gruppe sind, sondern sich in Bezug auf ihre Lebens- und Pflegesituation und ihre Bedürfnisse nach Entlastung teilweise erheblich unterscheiden. Je nach den pflegerischen, privaten und beruflichen Anforderungen und vorhandenen Ressourcen setzen erwerbstätige Pflegende unterschiedliche Strategien ein, um eine Balance zwischen Erwerbstätigkeit und Pflege zu erreichen. Während für einige die Nutzung unterschiedlicher Arbeitszeitmodelle (z. B. Teilzeit) möglich und vorteilhaft ist, schafft für andere die Inanspruchnahme ambulanter Pflegedienste oder sonstiger Helfer Entlastung. Dies wiederum bedeutet, dass es die ideale Form der Unterstützung für *alle* pflegenden Arbeitnehmer *nicht* gibt. Vielmehr ist es notwendig, für sie, ihren individuellen Wünschen und Bedürfnissen gemäß, eine *breite Palette von Hilfsangeboten* bereitzuhalten, damit eine erfolgreiche Vereinbarkeit gelingen kann.

Literatur

Franke, A. & Reichert, M. (2010). *Zwischen Beruf und Pflege: Konflikt oder Chance? Ein internationaler Literaturüberblick*. Unveröffentlichter Forschungsbericht. TU Dortmund.

Institut für Mittelstandsforschung (2010). www.ifm-bonn.org/index.php?id=80; Zugriff am 12.09.2011.

Keck, W. & Saraceno, C. (2009). *Balancing elderly care and employment in Germany*, Discussion Paper SP I 2009-401: Wissenschaftszentrum Berlin für Sozialforschung.

Kümmerling, A. (2010). Betriebliche Maßnahmen zur Unterstützung Beschäftigter mit Pflegeverantwortung. *BAGSO-Nachrichten*, 4, 13–14.

MetLife Mature Market Institute (2006). *The MetLife Caregiving Cost Study: Productivity losses to U.S. Business*. http://immn.org/nac/ pdf/research/Caregiver%20Cost%20Study. pdf; Zugriff am 20.12.2011.

Reichert, M. (2003). Vereinbarkeit von Erwerbstätigkeit und Pflege – Ein Überblick zum neuesten Forschungsstand. In M. Reichert, N. Maly-Lukas & Ch. Schönknecht (Hrsg.), *Älter werdende und ältere Frauen heute* (S. 123–144). Opladen: Westdeutscher Verlag.

Reichert, M. (2010). Erwerbstätige Pflegende – eine bislang nicht beachtete Gruppe. *BAGSO-Nachrichten*, 4, 11–13.

Phillips, J, Bernard, M & Chittenden, M. (2002). *Juggling work and care: The experiences of working carers of older adults*. The Policy Press for the Joseph Rowntree Foundation: Bristol. www.jrf.org.uk/sites/files/jrf/jr 119-work-carers-adults.pdf; Zugriff am 12.09. 2011

Schneekloth, U. (2005). Entwicklungstrends beim Hilfe- und Pflegebedarf in Privathaushalten – Ergebnisse der Infratest-Repräsentativerhebung. In U. Schneekloth & H.-W. Wahl (Hrsg.), *Möglichkeiten und Grenzen selbständiger Lebensführung in privaten Haushalten (MuG III)* (s. 55–98). Integrierter Abschlussbericht im Auftrag des Bundesministeriums für Familie, Senioren, Frauen und Jugend, München.

Schneider, N., Häuser, J., Ruppenthal, S. & Stengel, S. (2006). *Familienpflege und Erwerbstätigkeit – Eine explorative Studie zur betrieblichen Unterstützung von Beschäftigten mit pflegebedürftigen Familienangehörigen.* Mainz: Ministerium für Arbeit, Soziales, Familie und Gesundheit des Landes Rheinland-Pfalz.

III Nahumwelt

485

Interventionen in der räumlichen und technischen Nahumwelt

74 Arbeitsgestaltung für ältere Beschäftigte

Karlheinz Sonntag

Zusammenfassung

Die Arbeitswelt unterliegt kontinuierlichen Veränderungsprozessen. Zwar ist dies kein neues Phänomen, aber die Zeichen mehren sich, dass Veränderungen der Arbeitswelt an Intensität, Dauer und Häufigkeit zunehmen. Organisationale Veränderungen betreffen Arbeitsprozesse und Arbeitsbedingungen, soziale Beziehungen, Informations- und Kommunikations-Technologien und Organisationsstrukturen. Mit diesen Entwicklungen konfrontiert sind auch ältere Arbeitnehmerinnen und Arbeitnehmer; ihre Anpassungs- und Bewältigungsleistungen sind besonders gefordert. Wie Bevölkerungsprognosen belegen, wird der Anteil der 55- bis 64-Jährigen in Deutschland von 2010 an deutlich zunehmen und im Jahr 2030 ein Maximum erreichen. Ziel des Human-Resource-Managements in Organisationen ist deshalb die Erhaltung und Förderung der Leistungsfähigkeit und -bereitschaft älterer Mitarbeiter. Dazu dienen ergonomische und arbeitsorganisatorische Interventionen im unmittelbaren Arbeitsumfeld älterer Beschäftigter, Maßnahmen der personalen Förderung und langfristig angelegte und kombinierte Konzepte einer ressourcenerhaltenden Arbeitsumgebung.

Einführung

Die Gestaltung menschlicher Arbeit in Organisationen ist bestimmten Humankriterien verpflichtet. Arbeitstätigkeiten müssen – so eine Konvention in den Arbeitswissenschaften – ausführbar, schädigungslos, belastungsarm und persönlichkeitsförderlich sein. Arbeitstätigkeiten dürfen also die physische und psychische Gesundheit des Arbeitenden nicht schädigen, dessen Wohlbefinden *nicht* – allenfalls vorübergehend – beeinträchtigen, sie sollen den Bedürfnissen und Qualifikationen der Organisationsmitglieder angemessen sein, individuelle und kollektive Einflussnahme auf Arbeitsbedingungen und -inhalte ermöglichen, sowie zur Förderung der Persönlichkeit im Sinne der Potential- und Kompetenzentwicklung beitragen (Sonntag & Stegmaier, 2007, S. 59 f.). Diese anspruchsvolle normative Setzung und deren konsequente Umsetzung gelten in besonderem Maße für ältere Erwerbstätige (ab 40 Jahre).

Den feststellbaren Umbrüchen in der Arbeitswelt wird in ganz unterschiedlicher Weise in den Organisationen Rechnung getragen. So werden – meist in größeren Organisationen – unterschiedliche Programme mit kreativen Labels, wie beispielsweise »Silverline«, »LIFE«, »Pro 40«, »midlife-power« oder »50plus – die können es«, zur Sicherung und Förderung der Beschäftigungsfähigkeit älterer Mitarbeiter aufgelegt. Gegenstand solcher altersspezifischer Human-Ressourcen-Programme (HR-Programme) sind Gesundheitsförderung, Ergonomie, Arbeitsorganisation und Personaleinsatz. Verwendete Instrumente sind Altersstrukturanalysen, Leitlinien, ergonomische Checklisten und die Einrichtung altersgemischter Teams. Bei genauerer Durchsicht muss allerdings eine unterschiedliche Qualität hinsichtlich strategischer Verankerung und operativer Umsetzung in der Organisation konstatiert werden. Einer nachhaltigen Umsetzung altersspezifischer HR-Programme in den Arbeitsalltag stehen nicht selten Maßnahmen gegenüber, die gerade aktuellen unternehmens-, arbeitsmarkt- oder sozialpolitischen Entwicklungen Rechnung tragen (müssen) und also Priorität zugewiesen bekommen.

Eine europaweit durchgeführte Erhebung über Maßnahmen und Initiativen von Unternehmen für ältere Mitarbeiter ergab, dass nur circa ein Drittel der befragten Unternehmen (n = 2 188) altersspezifische Maßnahmen ergreift; eine Steigerung der Aktivitäten wird künftig erwartet (Moraal, Lorig, Schreiber & Azeez, 2009). Im Besonderen versuchen Unternehmen, Maßnahmen der Personalentwicklung und Weiterbildung sowie der Gesundheit altersspezifisch zu gestalten. Gleichzeitig zeigt die Studie aber auch, dass Maßnahmen der Arbeitsgestaltung rückläufig sind. Dies ist erstaunlich, zumal in mehreren Quer- und Längsschnittstudien förderliche und hinderliche Faktoren für den Erhalt der Arbeits- und Anpassungsfähigkeit bereits in den 1990er Jahren eindeutig identifiziert wurden (Illmarinen, 2000).

Zusammenfassend lässt sich feststellen, dass eine Reihe von Maßnahmen und Initiativen zur Sicherung und Förderung der Beschäftigungsfähigkeit älterer Erwerbstätiger vorliegen oder eingeleitet wurden. Längst nicht ausreichend sind dagegen systematisch überprüfte, wissenschaftlich fundierte Ansätze, die sich mit organisations- und arbeitsstrukturellen Aspekten der Leistungsfähigkeit älterer Mitarbeiter befassen.

III Nahumwelt

Befundlage zur beruflichen Leistungsfähigkeit älterer Beschäftigter

Die Befundlage zur Altersabhängigkeit physiologischer Grundfunktionen (z. B. max. Muskelkraft, max. Sauerstoffaufnahme) sowie zu alterskorrelierten Veränderungen des Muskel-Skelett-Apparats (z. B. Flexibilität und Stabilität der Wirbelsäule) haben Kenny, Yardley, Martineau & Jay (2008) in einer umfassenden Literaturstudie zusammengefasst. Das Fazit ihrer Synopse mündet in der Feststellung, dass altersbezogenen Abnahmen in der funktionellen Leistungsfähigkeit und potentiellen arbeitsbedingten Erkrankungen bei Produktionsmitarbeitern durch regelmäßiges körperliches Training entgegengewirkt werden kann. Ein Zusammenhang zwischen sportlicher Betätigung und Erhalt oder Kompensation der muskulären Leistungsfähigkeit zeigt auch das Ergebnis einer Längsschnittstudie von Hamberg-vanReenen und Kollegen (Hamberg-van Reenen, van der Beek, Blatter, van Mechelen &

Bongers, 2009), wonach bei älteren Arbeitern diejenigen die höchste muskuläre Leistungsfähigkeit aufweisen, die bis zu drei Stunden wöchentlich sportlich aktiv waren.

Mit tätigkeitsspezifischen Tests (wie beispielsweise kardiopulmonale Belastungstests, isometrische Handkraft, Schrauben über Kopf) wurden die körperlichen Fähigkeiten von Werkern eines Fahrzeugherstellers nach Altersgruppen untersucht. Statistisch bedeutsame Differenzen zeigten sich in zwei von neunzehn Testvariablen. So legten die Handhabung von Lasten und ungünstige Körperhaltung eine altersdifferenzierte ergonomische Arbeitsgestaltung nahe (Rademacher, Sinn-Behrendt, Bruder & Landau, 2010). Nicht Extrembelastungen, sondern bereits mittlere Lastgewichte oder mit Zwangshaltungen verbundene Tätigkeiten im Fahrzeuginnenraum stellen für die Gruppe der Älteren ein ernstzunehmendes Problem dar.

Die Ergebnisse einer japanischen Studie belegten, dass ältere Mitarbeiter (im Durchschnitt 50,5 Jahre) bei *komplexeren Montageoperationen* mit hohem Schwierigkeitsgrad im Vergleich zu jungen (20,5 Jahre) eine signifikant höhere Ausführungszeit benötigen (Kawakami, Inoue, Ohkubo & Ueno, 2000). Der höhere Zeitbedarf ist auf eine niedrigere Bewegungsgeschwindigkeit (z. B. Beschleunigung des Arm-Hand-Systems), Einschränkungen im Blickfeld und in der Beweglichkeit im Greifraum zurückzuführen. Gestützt werden diese Untersuchungsergebnisse von Hegele und Heuer (2010), die in mehreren Studien nachgewiesen haben, dass ohne spezifisches Training präzise Zielbewegungen im höheren Berufs- und Lebensalter langsamer werden,

vor allem bei größerer Weite und höheren Genauigkeitsanforderungen.

Im Zusammenhang mit der *Nutzung moderner Computertechnologien* durch ältere Mitarbeiter (angefangen von der Bedienung der Computermaus bis zu hochkomplexen minimalinvasiven Operationstechniken) spielt die Anpassungsleistung an visuomotorische Transformationen unter indirekter Sicht, insbesondere bei erhöhtem Schwierigkeitsgrad, eine zentrale Rolle. Hegele und Heuer (2010) konnten in experimentellen Studien mit zwei Altersgruppen (20- bis 29-Jährige vs. 51- bis 65-Jährige) nachweisen, dass Anpassungen an Bewegungstransformationen, visuomotorische Verstärkungen und Rotationen im höheren Erwerbsalter eingeschränkt sind. Eine der Gestaltungsempfehlungen war deshalb, die Orientierungen der Bewegungsrichtung von Körper und Werkzeug möglichst deckungsgleich zu belassen.

Auch die *kognitiven Fähigkeiten* verändern sich im Alter. Warr (1995) kommt zu dem Ergebnis, dass die Leistungsfähigkeit in Berufen, die komplexe Informationsverarbeitung unter Zeitdruck verlangen, sinkt. Allerdings werden gleiche und teilweise bessere Leistungen mit zunehmendem Alter erbracht, wenn erfahrungsgebundenes Wissen und routinisierte Abläufe bei der Tätigkeit gefordert sind (Ackerman, 2008) oder die Möglichkeit gegeben ist, die Informationsaufnahme und -verarbeitung zu fokussieren (Jex, Wang, Zarubin, Shultz & Adams, 2007). Ältere Mitarbeiter greifen somit auf kompensatorische Ressourcen zurück oder entwickeln neue adaptive Verhaltensweisen (Lang, Rieckmann & Baltes, 2002).

Potentiale durch personale Förderung

Fasst man die Befunde zu alterskorrelierten Veränderungen der beruflichen Leistungsfähigkeit zusammen, so kann nicht vom Absinken elementarer sensorischer, motorischer und kognitiver Funktionen auf einen generellen Abfall der beruflichen Leistung geschlossen werden. Wenn sich verringernde produktive Potentiale finden lassen, besteht häufig ein Zusammenhang mit einer unzureichenden Gestaltung der Arbeit, individueller Gesundheitsverläufe oder negativer Altersstereotype.

Wie können Potentiale älterer Mitarbeiter genutzt und verbessert werden? Können Merkmale der Arbeit (z. B. Autonomie, Komplexität oder Feedback vom Vorgesetzten) und der Personalentwicklung (beispielsweise Karriereförderlichkeit oder Unterstützung der horizontalen Mobilität) durch Maßnahmen der Fort- und Weiterbildung die Innovations- und Anpassungsfähigkeit älterer Mitarbeiter fördern? Mit diesen Fragen beschäftigte sich eine Studie, bei der 858 Mitarbeiter aus unterschiedlichen Branchen befragt wurden (Stegmaier, Noefer & Sonntag, 2008). Die Ergebnisse zeigten, dass Merkmale der Arbeit einen starken positiven Zusammenhang mit der Innovationsfähigkeit (Ideengenerierung und -implementierung) aufweisen, d. h. je mehr die Mitarbeiter über ihre eigene Vorgehensweise bei der Arbeit bestimmen können und je herausfordernder die Aufgabenstellung ist, desto mehr Ideen werden entwickelt und umgesetzt. Merkmale der Personalentwicklung hängen stark positiv mit der Ideenimplementierung zusammen. Interessant ist, dass das Alter den Zusammenhang zwischen der Innovationsfähigkeit und der Unterstützung der horizontalen Mobilität moderiert. Ältere Mitarbeiter entwickeln demnach öfter neue Ideen und setzen diese um, wenn ihnen die Möglichkeit gegeben wird, neue Aufgaben zu übernehmen und sich horizontal weiterzuentwickeln. Im Hinblick auf die Anpassungsfähigkeit im Sinne der Bewältigung neuer Situationen oder des Lernens neuer Technologien und Verfahren zeigte die Studie, dass ältere Mitarbeiter dann besser lernen, wenn sie über mehr Autonomie am Arbeitsplatz verfügen. Außerdem zeigen Ältere eine höhere Anpassungsfähigkeit, wenn ihre Tätigkeit abwechslungsreich ist; sie bewältigen unsichere Situationen dann besser, wenn das Unternehmen die berufliche Entwicklung und Karriere durch spezielle Fördermaßnahmen angemessen unterstützt.

Eine solche Maßnahme stellt die Entwicklung und Evaluation eines altersdifferenzierten e-learning-Programms zum Zeit- und Selbstmanagement auf der Basis eines Behaviour-Modelling-Ansatzes dar (Bausch, Sonntag, Stegmaier & Noefer, 2010). Die Studien hierzu belegen, dass bei der Realisierung altersgerechter Prinzipien der Trainingsgestaltung (bspw. selbstgesteuerte Lernzeit, Realitätsbezug der Lernaufgabe, Nutzen der vorhandenen Wissensbasis und Erfahrungen, einfache und eindeutige Programmnavigation) und einem alterskongruenten Lernmodell e-learning eine für ältere Mitarbeiter nicht nur gut geeignete Lernmethode via Internet ist, sondern auch einen Transfererfolg nachweisen kann. Die Ergebnisse bestätigen die Annahme, dass ältere Mitarbeiter Innovationen gerne annehmen, wenn diese an ihr bisheriges Wissen anknüpfen, ein selbstgesteuertes Lernen möglich ist und Gelegenheit zum Üben geboten wird.

III Nahumwelt

Ausblick

Für eine altersgerechte Gestaltung arbeitsbezogener Inhalte und Bedingungen lässt sich aus empirischen Studien eine Reihe grundlegender Prinzipien zusammenfassen:

- Vermeiden zu hoher physischer Anforderungen und Umgebungsbelastungen (bei vorwiegend körperlichen Tätigkeiten),
- Vermeiden von Zeitdruck bei der Aufgabenbewältigung (insbesondere bei Verarbeitung multipler Informationen),
- Einräumen von Einflussmöglichkeiten auf Ziele, Inhalte und Methoden der Arbeit,
- Entgegenwirken einer Stereotypenbedrohung durch Unterstützung eines positiven Selbstkonzeptes und Anerkennung von Leistungen,
- Nutzen der reichhaltigen, im Verlauf des Arbeitslebens erworbenen Erfahrung,
- Ermöglichen einer (verpflichtenden) Teilnahme an Maßnahmen der Gesundheitsförderung und der Personalentwicklung.

Die Umsetzung solcher Gestaltungsprinzipien darf nicht nur solitär oder einmalig erfolgen, dringend erforderlich sind vielmehr langfristige Konzepte einer nachhaltig betriebenen Gestaltung von »Aging workforce«, in deren Zentrum die Ressourcenerhaltung und die Gestaltung der Arbeitsumgebung stehen. Ein Einsatz der Ressourcen zum Austarieren von Beanspruchung einerseits und Leistungsfähigkeit andererseits kann dadurch in jedem Lebensalter ermöglicht werden.

Ein solches lebensphasenbegleitendes Modell stellt das Konzept »Ressourcenorientiertes Gesundheitsmanagement« (vgl. Sonntag, 2010) dar. Es leistet präventiven Arbeits- und Gesundheitsschutz über die gesamte Dauer des Erwerbslebens. Hierfür sind entsprechende person- und bedingungsbezogene Belastungs-, Beanspruchungs- und Gefährdungsanalysen einzusetzen, die einen tätigkeitsspezifischen Abgleich zwischen Arbeitsbedingungen und -inhalten auf der einen Seite und Gesundheit und der Leistungsfähigkeit in Abhängigkeit des Alters auf der anderen Seite ermöglichen. Dadurch können gesundheitsbeeinträchtigende und demotivierende Entwicklungen frühzeitig erkannt und die Nachhaltigkeit eines Ressourcenerhalts und -aufbaus bei den Organisationsmitgliedern gefördert werden.

Parallel und ergänzend hierzu ist das Konzept zur »Kompetenzentwicklung im Erwerbsleben« (vgl. Sonntag, 2009) zu nennen, das ein lebensbegleitendes Lernen am Arbeitsplatz oder in arbeitsorientierten Lernumgebungen ermöglicht. Dies setzt das Vorhandensein einer entsprechenden Lernkultur in der Organisation, lernförderliche Arbeitsstrukturen und altersspezifische Kompetenzmodelle voraus.

Kompetenz und *Gesundheit*, durch entsprechende Gestaltung der Arbeitsbedingungen und Arbeitsinhalte gefördert, sind somit *die* strategischen und operativen Handlungsfelder des Managements der Human-Ressourcen in Organisationen zur langfristigen Bewältigung des demographischen Wandels.

Literatur

Ackermann, P. L. (2008). Knowledge and cognitive ageing. In F. I. M. Craik & T. A. Salthouse (Eds.), *The handbook of aging and cognition (3rd ed.)* (pp. 445–489). New York, NY: Psychology Press.

Bausch, S., Sonntag, Kh., Stegmaier, R. & Noefer, K. (2010). Können Ältere mit neuen Medien lernen? Gestaltung und Evaluation eines e-Learning Behavior Modelling Trainings für verschiedene Altersgruppen. *Zeitschrift für Arbeitswissenschaft, 3,* 239–251.

Hamberg-van Reenen, H. H., van der Beek, A. J., Blatter, B. M., van Mechelen, W. & Bongers, P. M. (2009). Age-related differences in muscular capacity among workers. *International archive of occupational environmental health, 82,* 1115–1121.

Hegele, M. & Heuer, H. (2010). Adaptation to a direction – dependent visuomotor gain in the young and elderly. *Psychological Research, 74,* 21–34.

Illmarinen, J. (2000). Die Arbeitsfähigkeit kann mit dem Alter steigen. In C. Rothkirch (Hrsg.), *Altern und Arbeit. Herausforderungen für Wirtschaft und Gesellschaft* (S. 88–99). Berlin: edition sigma.

Jex, S. M., Wang, M., Zarubin, A., Shultz, K. S. & Adams, G. A. (2007). Aging and occupational health. In K. S. Shultz & G. A. Adams (Eds.), *Aging and work in the 21th century* (pp. 199–223). Mahwah, N.J. US: Lawrence Erlbaum Publishers.

Kawakami, M., Inoue, F., Ohkubo, T. & Ueno, T. (2000). Evaluating elements of the work area in terms of job redesign for older workers. *International Journal of Industrial Ergonomics, 25,* 525–533.

Kenny, G. P., Yardley, J. E., Martineau, L. & Jay, O. (2008). Physical work capacitiy in older adults. Implications for the aging worker. *American Journal of Industrial Medicine, 51,* 610–625.

Lang, F. R., Rieckmann, N. & Baltes, N. M. (2002). Adapting to aging losses: Do resources facilitate strategies of selection, compensation, and optimization in everyday functioning? *The Journal of Gerontology: Psychological Sciences and Social Sciences, 57B*(6), 501–509.

Moraal, D., Lorig, B., Schreiber, D. & Azeez, U. (2009). Ein Blick hinter die Kulissen der betrieblichen Weiterbildung in Deutschland. Daten und Fakten der nationalen CVTS 3 – Zusatzerhebung. *BiBB-Report, Heft 7,* 1–12.

Rademacher, H., Sinn-Behrendt, A., Bruder, R. & Landau, K. (2010). Fähigkeitsgerechte Prozessmodellbausteine zur Generierung altersdifferenzierter Beanspruchungsprofile, *Zeitschrift für Arbeitswissenschaft, 64,* 173–185.

Sonntag, Kh. (2009). Kompetenztaxonomien und -modelle: Orientierungsrahmen und Referenzgrößen beruflichen Lernens bei sich verändernden Umfeldbedingungen. In U. M. Staudinger & H. Heidemeyer (Hrsg.), *Altern, Bildung und lebenslanges Lernen.* (Nova Acta Leopoldina, Neue Folge, Bd. 100; S. 249–265). Stuttgart: Wissenschaftliche Verlagsgesellschaft.

Sonntag, Kh. (2010). Ressourcenorientiertes Gesundheitsmanagement – eine arbeits- und organisationspsychologische Perspektive. In Kh. Sonntag, R. Stegmaier & U. Spellenberg (Hrsg.), *Arbeit – Gesundheit – Erfolg. Das betriebliche Gesundheitsmanagement auf dem Prüfstand* (S. 243–258). Kröning: Asanger.

Sonntag, Kh. & Stegmaier, R. (2007). *Arbeitsorientiertes Lernen. Zur Psychologie der Integration von Lernen und Arbeit.* Stuttgart: Kohlhammer.

Stegmaier, R., Noefer, K. & Sonntag, Kh. (2008). Innovations- und Anpassungsfähigkeit von Mitarbeitern. Altersneutrale und altersdifferenzierte Effekte der Arbeitsgestaltung und Personalentwicklung. *Wirtschaftspsychologie, Heft 3,* 72–82.

Warr, P. (1995). In what circumstances does job performance vary with age? In J. M. Peiró, F. Prieto, J. L. Meliá & O. Luque (Eds.), *Work and organizational psychology: European contributions of the nineties* (pp. 11–13). Erlbaum (UK): Taylor and Francis.

III Nahumwelt

491

75 Wohnen, Wohnraumanpassung und Gesundheit

Hans-Werner Wahl und Frank Oswald

Zusammenfassung

In diesem Kapitel wird auf existierende empirische Befunde eingegangen, die den Zusammenhang von Wohnen und Gesundheit im weitesten Sinne (z. B. auch Selbstständigkeit, Wohlbefinden) thematisieren. Dabei interessieren insbesondere Wirkzusammenhänge von objektiver Wohnausstattung und Wohnanpassungen einerseits und Gesundheit andererseits. Nach Darstellungen der Bandbreite von Wohnberatung und Wohnraumanpassung wird gezeigt, dass die Auftretenshäufigkeit von Barrieren in Wohnungen älterer Menschen nach wie vor bedeutsam ist. Sodann werden Daten zum Zusammenhang zwischen Wohnmerkmalen und Gesundheitsindikatoren beleuchtet. Danach wird auch die Rolle außerhäuslicher Umwelten für gutes Altern untersucht. Schließlich wird nach motivationalen Elementen im Hinblick auf die Veränderung (bzw. Stabilität) von inner- und außerhäuslichen Umwelten gefragt. Durchgängig wird neben objektiven Merkmalen der gebauten Umwelt auch auf die Bedeutung subjektiver Wohnerlebensaspekte eingegangen.

Einführung

Interventionen im Wohnbereich älterer Menschen sollen helfen, Selbstständigkeit zu erhalten und das Wohlbefinden zu stärken. Konkret können Wohninterventionen auf die Steigerung der Wohnzufriedenheit ebenso wie auf die Herstellung von Barrierefreiheit, die Vermeidung von Stürzen oder eines Auszugs aus der bisherigen Wohnung abzielen (s. auch Kapitel 86 von Oswald »Umzug im Alter«). Sie umfassen ein breites Spektrum an Maßnahmen mit dem Schwerpunkt auf Wohnanpassung und Beratung über Optimierungsmöglichkeiten. Angesprochen sind gesunde und kompetenzbeeinträchtigte Ältere, Patienten nach geriatrischer Rehabilitation, aber auch Angehörige. Bedeutsam sind Wohninterventionen auch in Privathaushalten mit dementiell erkrankten Älteren, z. B. zur Sturzprophylaxe. Interventionen können direkt an der Ausstattung, aber auch indirekt am Wohnverhalten und am Wohnerleben ansetzen. Das Spektrum von Wohnanpassungsmaßnahmen umfasst kleinere Hilfsmittel wie Haltegriffe, Handläufe und Stützen, technische Hilfen wie Bewegungsmelder und Infrarotsteuerungen, Teile der Einrichtung in Bad (z. B. höhenverstellbare

Waschtische und Toilettenaufsätze), Küche (z. B. Arbeitsplätze in Sitzhöhe), Wohn- und Schlafraum (z. B. höhenverstellbare Betten, Ablagetische, Sitzmöbel) und größere Umbaumaßnahmen wie Türverbreiterungen und Treppenlifte. Wohnberatung kann aber auch breiter angelegt sein und z. B. krankmachende Schadstoffe sowie sonstige Belastungsquellen der Wohnung wie Mikroklima oder Lärm beinhalten. Obwohl Wohnberatung und insbesondere Wohnraumanpassungen als klassische Interventionsmaßnahmen gelten und in Deutschland seit vielen Jahren durchgeführt werden, liegen speziell für den deutschsprachigen Raum kaum Studien vor, die ihre Effektivität und Effizienz belegen (z. B. Niepel, 1995).

Krankmachende Schadstoffe, sonstige Belastungsfaktoren, Temperatur und Lärm

Gesundheitsbeeinträchtigungen durch Schadstoffe in Wohnungen wurden unseres Wissens bislang kaum speziell für ältere Menschen untersucht, obwohl diese, ebenso wie Probleme mit der Luft- und Wasserqualität, bei Älteren gehäuft auftreten könnten, weil diese insgesamt in veraltetem Baubestand wohnen und zudem häufiger unter umweltsensiblen Erkrankungen, wie Lungenemphysemen oder Herz-Kreislauf-Erkrankungen, leiden. Hingegen sind klimatische Effekte relativ gut erforscht (Wahl & Oswald, 2008). So haben etwa Analysen einer Hitzewelle im Juli 1995 in Chicago insbesondere für alleinlebende Ältere ein deutlich erhöhtes Mortalitätsrisiko gezeigt. Ähnliche Befunde wurden nach der Hitzewelle im Sommer 2003 aus Frankreich berichtet, wobei diese vermehrt bettlägerige Heimbewohner betraf. Die geringste Rate an kardiovaskulären Ereignissen scheint mit Wohnungstemperaturen von etwa 20° C verbunden zu sein. Die insbesondere in Wintermonaten erhöhte Mortalität hängt dabei wohl im internationalen Vergleich zudem mit finanziellen Problemen als Grund für ungenügendes Heizen zusammen. In Bezug auf die Wirkung von Lärm scheinen ältere häufiger als jüngere Menschen Schlafstörungen aufzuweisen.

III Nahumwelt

Barrieren im Wohnbereich

Die Prävalenz von Wohnbarrieren hängt von der Art der betrachteten Barrieren sowie der Art der Messung (z. B. Differenziertheit) ab. Eine Studie mit rund 1 100 über 72-Jährigen in den USA erbrachte zu niedrige Stühle oder Toilettensitze bei 14–24 % der Teilnehmer, je nach dem, welche Einschränkungen auf Seiten der Person betrachtet wurden (Gill, Robinson, Williams & Tinetti, 1999). Man kann also den Begriff der Barriere so verstehen, dass diese nur in Kombination mit der jeweiligen Fähigkeit des Bewohners zu einer sinnvollen Interpretation, z. B. im Sinne der Zugänglichkeit (Iwarsson & Slaug, 2010), führt. Häufiger sind allerdings Angaben zu personunabhängigen Prävalenzen von Barrieren: Beispielsweise fanden sich in amerikanischen Studien fehlende Haltegriffe im Bad bei bis zu 80 % der Beteiligten, Beleuchtungsprobleme bei ca. 12 % in der Küche, 22 % in Gängen, 18 % im Wohnzimmer, 22 % im Schlafzimmer und 12 % im Badezimmer (Gill, Robinson, Williams & Tinetti, 1999). Für Deutschland berichtet das Kuratorium Deutsche Altershilfe aus Sekundäranalysen und eigenen Studien, dass drei Viertel aller Seniorenhaushalte Stufen und Schwellen beim Zugang zur Wohnung haben, dass zwei Drittel aller Seniorenhaushalte keinen schwellenfreien Zugang zur Terrasse haben, dass 20–30 % ihre Bewegungsflächen im Bad oder die Türbreite als zu eng bewerten und dass nur 15 % aller Seniorenhaushalte bodengleiche Duschen haben (Kremer-Preiß, 2009). Die häufigsten Schwachstellen in der Wohnung sind nach der ENABLE-AGE Studie mit alleinlebenden über 80-Jährigen zu hohe Wandschränke und Regale (42,7 %), rutschige Gehflächen (außerhalb Hygienebe-

reich: 56,7 %; Hygienebereich: 61,6 %), zu tiefe (> 30 cm) Regale (55,3 %) und schwer überwindbare Badewannen anstelle von leichter zugänglichen Duschen (74,7 %). Im Übergangsbereich von innen nach außen – einem häufig vernachlässigten Bereich der Wohnumwelt – fehlten am häufigsten Handläufe im Treppenbereich (83,8 %) und in den Aufzügen (74,4 %); zudem waren Treppenstufen zu hoch, zu niedrig oder unregelmäßig (46,4 %) und Außentüren schlossen zu schnell (55,1 %). Im Nahbereich außerhalb der Wohnung waren die häufigsten Schwachpunkte: fehlende Sitzgelegenheiten (89,1 %), schwer zugängliche Mülltonnen (90 %), unzureichender Wetterschutz in Lade-/Entladezonen (91,8 %) und unebene Wegoberflächen (74,7 %). Insgesamt fanden sich 47 % aller Umweltbarrieren in der Wohnung, und hier primär in Bad und Küche, 23 % im Eingangsbereich und 30 % im Nahbereich um die Wohnung (Iwarsson, Nygren, Oswald, Wahl & Tomsone, 2006).

Wohnraumanpassungen

Vieles deutet darauf hin, dass die Möglichkeiten der Wohnraumanpassung in Deutschland bei weitem noch nicht ausgeschöpft sind. Nur knapp 22 % der deutschen Teilnehmer der ENABLE-AGE Studie hatten schon einmal von Wohnraumanpassungsmaßnahmen und ihren Finanzierungsmöglichkeiten gehört (Wahl & Oswald, 2005). Weniger als 9 % hatten ihre Wohnung bereits angepasst oder umgebaut, während es in Schweden 27 % waren. Eine mögliche Erklärung könnte darin liegen, dass in Deutschland der Zugang zu Wohnraumanpassung wesentlich stärker von der Eigeninitiative der alten Menschen und ihren Familienangehörigen abhängt, während Hochalt-

rige in Schweden durch zugehende und präventionsorientierte Strategien deutlich besser erreicht werden. So sind die Angebote der Bundesarbeitsgemeinschaft Wohnungsanpassung e. V., beispielsweise im Hinblick auf die Online-Wohnberatung, Schulungen und Jahrestagung sowie Informationen über Fachberatungsstellen und Schulungsstandards und insbesondere die bereitgestellten 11 Qualitätsstandards für die Wohnberatung, noch viel zu wenig bekannt (www.wohnungsanpassung-bag.de).

Die »harte« Forschungsevidenz im Hinblick auf Effekte von Wohnraumanpassungen zur Verbesserung der Alltagskompetenz und zur Vermeidung bzw. Reduzierung von Stürzen stellt sich als recht gemischt dar (Wahl, Fänge, Oswald, Gitlin & Iwarsson, 2009). Die gute Nachricht ist, dass heute eine Reihe von gut kontrollierten Studien (randomized controlled trials) belastbare Befunde hoher Evidenz bereithält. Die weniger gute Nachricht ist, dass sich unterstützende und nicht unterstützende Studien im Hinblick auf beide Endpunkte in etwa die Waage halten. Hinsichtlich der Reduzierung des Sturzrisikos bleiben viele Studien mit dezidierter Erfassung der Wohnumwelt bislang uneindeutig. Eine entsprechende Analyse im Rahmen der ENABLE-AGE Studie zeigte allerdings, dass es die Zugänglichkeit, also die Passung zwischen Kompetenzen und Barrieren, und eben nicht die reine Anzahl an Barrieren ist, welche mit der Anzahl an Stürzen korreliert (Iwarsson, Horstmann, Carlsson, Oswald & Wahl, 2009).

Der gemischten Befundlage gegenüber steht allerdings ein reichhaltiges Praxiswissen bzw. eine Vielzahl von *Best Practice*, etwa in Gestalt von Fallstudien oder diversen Daten- und Dokumentationsbeständen von Wohnberatungsstellen sowie praxisnahen Anleitungen und hilfreichen Beratungen (z. B. Narten, 2005). Dieses Praxiswissen unterstützt auch die Annahme, dass wir die Endpunkte von Wohnraumanpassung nicht zu eng führen dürfen. So kann es beispielsweise durchaus sein, dass verbesserte Nutzungsmöglichkeiten des Badezimmers einer älteren Dame wieder Lust machen, sich »schön« zu machen, was wiederum motivierend im Hinblick auf die Nutzung außerhäuslicher Räume, also auf das »Nach-draußen-Gehen«, und damit letztlich auch auf soziale Partizipation wirken kann.

Wohnraumanpassung wird schließlich auch zunehmend von technischen Ausstattungen bestimmt. So werden wir in Zukunft vor allem kombinierte Vorgehensweisen sehen, in denen »Low Tech« Veränderungen wie Umbaumaßnahmen und Barrierenabbau mit Elementen von »Smart Homes« wie sensorgestützten Funktionen, etwa von Temperaturregelung und Rollläden, und der Vernetzung und zentralen Steuerung von Hausgeräten verknüpft werden (vgl. auch Kapitel 76 von Claßen »Technik im Alltag« und Kapitel 77 von Becker & Pfeiffer »Technik in Pflege und Rehabilitation«).

Bedeutung der Umwelt außerhalb der Wohnung und Rolle von Nachbarschaften

Bei der Frage nach Zusammenhängen von Wohnbedingungen und Gesundheit werden selten Aspekte außerhalb der eigenen vier Wände betrachtet, obwohl Wohnungen ja stets in infrastrukturelle Bedingungen eingebunden sind. Studien mit Älteren in sehr deprivierten Nachbarschaften verweisen beispielsweise darauf, dass einerseits deutlich negative gesundheitliche Folgen schlechter Wohnbedingungen gefunden wurden, andererseits aber weiterhin eine hohe Bindung auch an »heruntergekommene« Wohngegenden bestand. Übereinstimmungen bzw. Diskrepanzen zwischen eigenen Wünschen im Hinblick auf Stadtteilmerkmale und den tatsächlichen Gegebenheiten können eigenständige Anteile an der Varianz der Verbundenheit mit dem Stadtteil erklären; höhere Person-Umwelt-Übereinstimmungen scheinen mit einer engeren Quartiersverbundenheit und höherem Wohlbefinden einherzugehen (Oswald, Hieber, Wahl & Mollenkopf,

2005). Insgesamt bedeutet dies, dass Wohnberatung stets auch Aspekte des Wohnumfeldes mit berücksichtigen sollte. Zudem sollte es eine hohe Priorität für Gemeinde- und Stadtplanung sein, die Altersgerechtheit von außerhäuslichen Aktionsräumen fortwährend kritisch zu prüfen und nach Möglichkeit auch laufend zu optimieren. Solche Umfeldevaluationen können beispielsweise bei fehlenden Bänken bzw. Sitzmöglichkeiten beginnen und sich fortsetzen über die Prüfung von Ampeltaktzeiten, Unebenheiten und Gefahrenquellen auf Bürgersteigen, z. B. jahreszeitabhängig, bis hin zu öffentlichen Toiletten und der Seniorengerechtheit von öffentlichem Parkraum und Tiefgaragen.

Motivationale Aspekte

Bedeutend für Wohnberatung und Wohnraumanpassung ist auch, dass mit zunehmendem Alter die Diskrepanz zwischen objektiven Wohnbedingungen und Wohnzufriedenheit größer wird, d. h. Wohlbefinden wird zunehmend unabhängiger von objektiven Ausstattungs- und Qualitätsmerkmalen des Wohnens. Mit anderen Worten: Ältere leiden nicht unter ihren möglicherweise relativ schlechten Wohn- und Wohnumfeldbedingungen und sind deshalb häufig auch nicht sehr motiviert, Wohnraumanpassungen durchzuführen bzw. für Verbesserungen ihres Wohnumfeldes ihre Stimme zu erheben. Keinesfalls sollte dies aber dazu führen, dass notwendige Umweltanpassungen nicht durchgeführt oder mit der Begründung fehlender Notwendigkeit für das Wohlbefinden im Alter zurückgewiesen werden. Allerdings gilt es Anspracheformen zu finden, welche Informationen und vorhandenes Wissen zur Rolle der gebauten Umwelt (siehe oben) möglichst effizient kommunizieren, nicht zuletzt auch deswegen, um die in Umweltaspekten liegenden Präventionspotentiale noch besser auszuschöpfen. Insgesamt ist hier eher zugehende Altenarbeit (vgl. Kapitel 79 von Karl »Zugehende Altenarbeit«) gefordert bzw. es gilt auch, z. B. Hausverwaltungen und Wohnungsbauunternehmen in derartige Strategien einzubeziehen, um eine optimale Breitenwirkung zu erzielen. Bedeutsam, aber immer noch nicht flächendeckend bekannt, ist, dass Wohnanpassungsmaßnahmen auch durch Leistungen der Pflegeversicherung mitfinanziert werden können – und zwar bei nachgewiesenem Bedarf auch mehr als einmal. Andererseits ist es bedauerlicherweise derzeit schwierig, eine (Teil-)Finanzierung für präventive Wohnraumanpassungen zu erhalten. Dabei wäre eine möglichst frühzeitige Umweltanpassung wichtig, um gutes Altern zu unterstützen und Risiken eines möglicherweise zu einem späteren Zeitpunkt auftretenden Kompetenzverlustes zu vermeiden.

Ausblick

Vieles spricht dafür, dass das lange Leben, Wohnen und Altern am selben Ort zu den bedeutsamen Ressourcen des Umgangs mit schwerwiegenden Einbußen gehören, die es insgesamt durch systematische Interventionen wie Wohnraumanpassungen und weitere Optimierungen von öffentlichen Räumen zu stärken gilt. In aller Regel leistet man damit auch Generationenpolitik, denn solche Umfeldverbesserungen kommen häufig mehreren Gruppen (z. B. auch Müttern mit Kinderwägen) zugute. Allerdings ist die Datenlage in diesem Bereich in Deutschland insgesamt weiterhin unbefriedigend. Dies schließt auch Studien ein, welche die Wirkung objektiver *und* subjektiver Wohnaspekte auf Gesundheit adressieren. In der ENABLE-AGE Studie konnte beispielsweise gezeigt werden, dass sowohl objektive Aspekte des Wohnens als auch subjektives Wohnerleben mit Indikatoren von Gesundheit zusammenhingen: Wer über eine hohe Zugänglichkeit verfügte und wer seine Wohnumwelt als nützlich für Alltagsaktivitäten erlebte, wem die Wohnung viel für die Durchführung von Aktivitäten bedeutete und wer nur in geringem Ausmaß andere verantwortlich für das eigene Wohnen machte, der war auch selbstständiger in der Durchführung alltäglicher Aktivitäten, fühlte sich wohler und hatte eher niedrige Depressivitätswerte (Oswald et al., 2007).

Abschließend sei gesagt, dass einer auch Wohnen und Wohnumfeld einbeziehenden Gesundheitsberatung eine größere Rolle im Rahmen von *Public Health* zukommen sollte. Auch stellt die Wohnthematik einen wesentlichen Aspekt einer »Lebenslaufberatung« dar, welche angesichts der zunehmenden Länge unseres Lebens bzw. der Alternsphase immer dringlicher zu werden scheint. Hier gilt es etwa, Möglichkeiten und Wege der informierenden und begleitenden Beratung zu entfalten, um Menschen bereits im mittleren Lebensalter zu einer vorausschauenden Auseinandersetzung mit der Wohnthematik zu ermutigen. Dies könnte man dann sogar im weitesten Sinn als eine Bildungsaufgabe ansehen. Dies alles dürfte, in Verbindung mit der Gestaltung öffentlicher Räume auf allen Ebenen, wesentlich zu einer neuen Person-Umwelt-Kultur des Alterns in unserer Gesellschaft beitragen.

III Nahumwelt

Literatur

Gill, T. M., Robinson, J. T., Williams, C. S. & Tinetti, M. E. (1999). Mismatches between the home environment and physical capabilities among community-living older persons. *Journal of the American Geriatric Society, 47,* 88–92.

Iwarsson, S., Horstmann, V., Carlsson, G., Oswald, F. & Wahl, H.-W. (2009). Person-environment fit predicts falls in older adults better than the consideration of environmental hazards only. *Clinical Rehabilitation, 23*(6), 558–567.

Iwarsson, S., Nygren, C., Oswald, F., Wahl, H.-W. & Tomsone, S. (2006). Environmental barriers and housing accessibility problems over a one-year period in later life in three European countries. *Journal of Housing for the Elderly, 20*(3), 23–43.

Iwarsson, S. & Slaug, B. (2010). *The Revised Version of The Housing Enabler. An instrument for assessing and analysing accessibility problems in housing.* Nävlinge och Staffanstorp: Veten & Skapen HB & Slaug Data Management.

Kremer-Preiß, U. (2009). *Perspektiven aus der Expertenkommission »Wohnen im Alter«.* Vortrag auf der Jahrestagung der Bundesarbeitsgemeinschaft Wohnungsanpassung e. V., Hannover.

Narten, R. (2005). Wohnungsanpassung und quartiernahe Alltagshilfen. In Wüstenrot Stiftung (Hrsg.), *Wohnen im Alter* (S. 68–91). Stuttgart: Karl Krämer.

Niepel, T. (1995). *Effektivität und Effizienz von Beratung zur Wohnungsanpassung.* Bericht im Auftrag des Ministeriums für Arbeit, Gesundheit und Soziales des Landes Nordrhein-Westfalen. Bielefeld: Eigenverlag.

Oswald, F., Hieber, A., Wahl, H.-W. & Mollenkopf, H. (2005). Ageing and person-environment fit in different urban neighbourhoods. *European Journal of Ageing, 2*(2), 88–97.

Oswald, F., Wahl, H.-W., Schilling, O., Nygren, C., Fänge, A., Sixsmith, A., Sixsmith, J., Széman, S., Tomsone, S. & Iwarsson, S. (2007). Relationships between housing and healthy aging in very old age. *The Gerontologist, 47*(1), 96–107.

Wahl, H.-W., Fänge, A., Oswald, F., Gitlin, L. N. & Iwarsson, S. (2009). The home environment and disability-related outcomes in aging individuals: What is the empirical evidence? *The Gerontologist, 49*(3), 355–367.

Wahl, H.-W. & Oswald, F. (2005). Sozialökologische Aspekte des Alterns. In S. H. Filipp & U. M. Staudinger (Hrsg.), *Entwicklungspsychologie des mittleren und höheren Erwachsenenalters* (Vol. 6 – Enzyklopädie der Psychologie, S. 209–250). Göttingen: Hogrefe.

Wahl, H.-W. & Oswald, F. (2008). Ökologische Bedingungen der Gesundheitserhaltung älterer Menschen. In A. Kuhlmey & D. Schaeffer (Hrsg.), *Alter, Gesundheit und Krankheit* (S. 207–224). Bern: Huber.

76 Technik im Alltag

Katrin Claßen

Zusammenfassung

In der heutigen Zeit ist ein Leben ohne Technik kaum mehr vorstellbar und ältere Menschen werden zunehmend als potentielle Nutzergruppe wahrgenommen. Der überwiegende Anteil älterer Personen lebt – zumeist alleine – in der eigenen Häuslichkeit. Altersbedingte Kompetenzeinbußen können jedoch dazu führen, dass ein Leben in der eigenen Selbstständigkeit erheblich erschwert oder letzten Endes sogar unmöglich wird. Technik kann dazu beitragen, ein selbstständiges Leben weiterhin zu ermöglichen, indem sie beispielsweise Gefahrensituationen registriert und entsprechend reagiert, das Alltagsgedächtnis älterer Menschen unterstützt oder den Kontakt zu entfernt wohnenden Angehörigen intensiviert. Dabei stellt sich die Frage nach der Technikakzeptanz, insbesondere im höheren Alter. Empirisch konnten mittlerweile Faktoren ermittelt werden, die sich auf die Akzeptanz von Technik auswirken. Insbesondere in Anbetracht der demographischen Entwicklung gilt es, den Bereich der Technik und ihrer Potentiale für ein selbstständiges Leben im (hohen) Alter eingehender zu betrachten.

Einführung

In annähernd allen Bereichen des Alltags spielt Technik heutzutage eine kleinere oder größere Rolle; sei es beispielsweise der Fernseher zur Anregung, der automatische Rollladen für Bequemlichkeit und Sicherheit, der Backofen mit Abschaltautomatik oder die elektrische Zahnbürste. Dass der Bereich der Technik dabei einer stetigen Dynamik und Weiterentwicklung unterliegt, merkt man spätestens dann, wenn man sich näher mit Mobiltelefonen oder Computern beschäftigt.

Technisch ist mittlerweile bereits sehr vieles möglich, wobei einiges real jedoch noch kaum angewendet wird. Dies kann insbesondere darauf zurückgeführt werden, dass es sich bei den bisher existierenden technischen Innovationen oftmals noch um Insel-Lösungen handelt, die zumeist in Einzelstücken produziert werden und deshalb noch zu teuer sind, um sie flächendeckend einzusetzen. Insbesondere die Unterhaltungstechnik ist komplexer und multifunktional geworden. Durch die Einführung digitaler Technik ist die Anzahl der Funktionen einer Technik gestiegen. Mobiltelefone werden nicht mehr nur zum Telefonieren eingesetzt, sondern – und dies wahrscheinlich sogar in höherem Ausmaß – um Textmitteilungen zu schreiben, Musik zu hören, Fotos zu machen, Videos anzusehen, E-Mails oder Informationen im Internet abzurufen oder Termine zu organisieren. Dabei muss ein technisches Gerät, damit es funktioniert, mittlerweile oftmals programmiert werden. Da ein Bedienelement nicht selten mehrere

Funktionen erfüllt, ist der Zusammenhang zwischen der Handlung des Nutzers und dem resultierenden Ergebnis nicht mehr so klar nachvollziehbar, was zur Folge hat, dass die Nutzung moderner Technik teilweise eine Herausforderung an kognitive Funktionen darstellt; eine Ressource, die insbesondere im höheren Alter abnimmt.

Begrifflichkeit Technik

Fragt man Personen, was sie unter Technik verstehen, wird man wahrscheinlich recht unterschiedliche Antworten erhalten, die z. B. beeinflusst werden vom Alter der Person oder von deren Technikgeneration (Sackmann & Weymann, 1994). Hampel (1994) zählt die Qualität von Fertigkeiten (im Sinne eines verfahrenstechnischen Aspektes; z. B. bestimmte sportliche Techniken), einzelne Artefakte oder auch Gruppen von Artefakten, wie beispielsweise die Energie- oder Nachrichtentechnik, zum Begriff »Technik«. Er geht in seiner Arbeit auf ein philosophisches Technik-Verständnis ein, bei dem technische Entwicklungen dem Verständnis von Arnold Gehlen (1986) folgend aus einer anthropologischen Perspektive heraus als kompensatorische Reaktionen auf die instinktiven und organischen Mängel der Menschheit verstanden werden. Diesem Verständnis von Technik folgend, ist beispielsweise an technische Geräte wie Hörgeräte oder Prothesen zu denken, die (altersbedingte) Funktionseinschränkungen auszugleichen helfen oder Handlungsweisen ermöglichen, die ohne Technik nicht realisierbar wären. Charness und Schaie (2003) thematisieren Technologien im Kontext erfolgreichen Alterns und zielen bei ihrem Zugang nicht so sehr auf die kompensatorische Rolle von Technik ab, sondern vermehrt auf deren entwicklungsförderliches und anregendes Potential,

insbesondere auch im Alter. Auch Paul B. Baltes (Baltes & Smith, 1999) betonte mehrfach die Möglichkeit eines »declining the decline« mit Hilfe von Technik in der Phase des Vierten Alters.

Einen gesonderten Bereich der Technik stellt der Bereich der »assistive technology devices« (ATD), d. h. der technischen Hilfsmittel, dar. Die wohl am häufigsten gebrauchte Definition von Assistive Technology ist erschienen im amerikanischen »Technology-related assistance of individuals with disabilities act« aus dem Jahre 1988 (Public Law 100-407). Technische Hilfsmittel werden darin definiert als jegliche Elemente, Ausstattungen oder Systeme, seien sie handelsüblicher Standard, abgeändert oder maßgefertigt, die eingesetzt werden, um die Funktionsfähigkeit von Personen mit Einschränkungen zu erhöhen, aufrechtzuerhalten oder zu verbessern. Die technischen Hilfsmittel lassen sich in *low* und *high* ATD untergliedern. *Low ATD* basieren meist auf mechanischen Prinzipien, worüber das Individuum direkte Kontrolle hat, wohingegen *high ATD* auf elektronischen Prinzipien basieren und lediglich eine indirekte Kontrollmöglichkeit für den Nutzer bieten. Im Bereich der »Gerontechnology« und des »Ambient Assisted Living« (AAL) werden technische Produkte/Systeme für den Bereich des Wohnens und des Haushalts konzipiert, die ein hohes Maß

Tab. 76.1: Beispiele für das Potential von Technik

Potential	Beispiele von Technik
Präventive Wirkung	Kognitives Training am Computer, Sensormatten zur Sturzprävention
Unterstützung/Ermöglichung der Ausführung von Alltagsanforderungen, Aktivitäten, Rollen	Kommunikation und Informationssuche mit Hilfe des Internets, automatisches Abschalten elektronischer Geräte
Kompensation eingetretener Funktionsverluste	Hörgerät, Prothesen, Erinnerungssysteme
Unterstützung von informellen und professionellen Hilfs- und Pflegepersonen	Hausnotrufsystem, Sensormatte, EDV-gestütztes Pflegedokumentationssystem
Beitrag zu gerontologischer Forschung durch Erhebung alltagsnaher Daten	Aktivitätsmessung von Bewohnern im institutionellen Kontext zur (zeitlichen) Anpassung von pflegerischen Maßnahmen

an Bedienkomfort und -sicherheit bieten und somit insbesondere Personen mit Funktionseinbußen neue Möglichkeiten eröffnen.

Funktionen von Technik

Die unterschiedlichen Definitionen des Begriffs *Technik* verdeutlichen bereits die Vielzahl an Erwartungen und Funktionen, die mit Technik in Verbindung gebracht werden. So ist von Kompensation die Rede ebenso wie vom entwicklungsförderlichen und anregenden Potential, das Technik in sich birgt.

Mollenkopf (2000) nennt im Bereich der *Gerontechnology* je nach Art und Funktion, die die Technik in Bezug auf ältere Menschen erfüllt, fünf Kategorien von besonders für ältere Menschen geeigneter Technik. Dazu zählen Technologien (1) zur Prävention oder Verzögerung alterskorrelierten Nachlassens von Stärke, Flexibilität und Ausdauer im physiologischen, kognitiven oder sozialen Bereich, (2) zur Verbesserung und Stärkung spezifischer Bereiche oder neuer Rollen, (3) zur Kompensation nachlassender Fähigkeiten im Alter, (4) zur Unterstützung Pflegender und (5) Technologien zur Verbesserung der gerontologischen Forschung (s. **Tab. 76.1**).

Lindenberger und Kollegen (Lindenberger, Loevden, Schellenbach, Li & Krueger, 2008) nennen drei Kriterien, denen Technik genügen muss, um erfolgreiches Altern zu unterstützen. Erstens müssen durch die Technik mehr Ressourcen freigesetzt werden, als für deren Nutzung erforderlich sind, was die Autoren in Analogie zur Definition eines erfolgreichen Alterns im Sinne der Maximierung von Gewinnen und der Minimierung von Verlusten sehen. Zweitens sollte Technik der Spezifität und Adaptabilität der (alternden) Person gerecht werden, indem sie sich an die Gewohnheiten des Nutzers anpasst und lernfähig ist. Geschieht dies zu einer Zeit, in der der Nutzer noch relativ uneingeschränkt agieren kann, kann Technik bei Eintreten weiterer Beeinträchtigungen wichtige Funktionen übernehmen bzw. unterstützen. Drittens muss die Technik im historischen und ontogenetischen Kontext betrachtet werden, da davon auszugehen ist, dass nachkommende Gene-

III Nahumwelt

rationen einen anderen Umgang mit Technik im Alter zeigen werden (Sackmann und Weymann, 1994, sprechen in diesem Zusammenhang von Technikgenerationen). Auch sind in diesem Zusammenhang der längerfristige Nutzen oder das längerfristige Risiko zu beachten. So kann es sein, dass durch die Nutzung von Technik (z. B. GPS) bestimmte Ressourcen (z. B. kognitive Landkarten) verringert werden, weil die Technik die Aufgaben übernimmt. Andererseits können durch die Nutzung von Technik zusätzliche Ressourcen entstehen oder gefördert werden, wenn Entwicklungsreserven oder kognitive Potentiale aktiviert werden (Technik als Quelle von Plastizität).

Werden technische Lösungen adäquat und den Bedürfnissen des Nutzers entsprechend eingesetzt (Rogers & Fisk, 2010), können diese entscheidend dazu beitragen, ein selbstständiges Leben in der eigenen Häuslichkeit weiterhin zu ermöglichen und zu fördern sowie die Lebensqualität pflegebedürftiger Menschen und Pflegender in sowohl häuslichen als auch institutionellen Kontexten zu fördern.

Im Sinne eines konstruktiven Alterns bietet Technik vielfältige Potentiale zur Mit- und Selbstgestaltung und kann als potentieller Entwicklungskontext angesehen werden (Wahl, Oswald, Claßen, Voss & Igl, 2010).

Technikausstattung

Von einer erfolgreichen Markteinführung eines neuen Gerätes kann gesprochen werden, wenn 20 % aller Haushalte das entsprechende Gerät besitzen. Ab diesem Zeitpunkt kann davon ausgegangen werden, dass das Gerät für einen erheblichen Anteil der Bevölkerung zu einem relevanten Teil des Alltags geworden ist. Der Ausstattungsgrad ist dabei ein statistisches Maß dafür, wie viele Haushalte ein bestimmtes Gerät besitzen. Was die Ausstattung deutscher Haushalte mit Technik angeht, zeigen sich bei Geräten, deren Markteinführung schon länger zurückliegt (Fernseher, Telefon, Kühlschrank), bezüglich des Ausstattungsgrades kaum Unterschiede über die ver-

schiedenen Altersgruppen hinweg. Beispielsweise besitzen in der Gruppe der alleinlebenden 25- bis 35-Jährigen ebenso wie in der Gruppe der alleinlebenden 70- bis 80-Jährigen 98,5 % der Haushalte ein Telefon, in der Gruppe der alleinlebenden über 80-Jährigen 97,7 %. Bei neueren Gebrauchsgütern (z. B. mp3-Player, digitaler Fotoapparat) hingegen, ergeben sich durchaus Unterschiede im Ausstattungsgrad. Ein mp3-Player ist beispielsweise in der Gruppe der alleinlebenden 25- bis 35-Jährigen in 52,1 % der Haushalte vorhanden, in der Gruppe der 70- bis 80-Jährigen hingegen nur in 4,9 % (Statistisches Bundesamt, 2008).

Technikakzeptanz im Alter

Nicht selten schildern ältere Personen, dass der vom Arzt verordnete Rollator nicht genutzt wird, weil er als unpraktisch angese-

hen wird, oder der Badewannensitz gar nicht erst angebracht wurde, weil man schließlich noch selbst in der Lage ist, in die Wanne zu steigen. Die Befunde deuten darauf hin, dass es von enormer Wichtigkeit ist, die Bedürfnisse und Eigenschaften potentieller Nutzer von (technischen) Hilfsmitteln zu berücksichtigen, um zu verhindern, dass kostspielige Hilfsmittel angeschafft, letztendlich jedoch nicht genutzt werden. Es stellt sich also die Frage nach der Technikakzeptanz.

Entgegen der oftmals verbreiteten Meinung konnte in empirischen Arbeiten mehrfach nachgewiesen werden, dass Ältere durchaus bereit sind, Technik zu nutzen. Dies zeigte sich auch für Personen mit kognitiven Beeinträchtigungen. Im Vergleich zu jüngeren Personen haben ältere zwar mehr Probleme, sich an die technischen Systeme zu gewöhnen, doch kann ein Großteil der Probleme, die Ältere mit Technik haben, durch passendes Design und adäquates Training ausgeräumt werden (Rogers & Fisk, 2010). Das Training sollte dabei insbesondere auf nachlassende Fähigkeiten achten und diese so gut wie möglich kompensieren. Für die Akzeptanz erwies es sich generell als ratsam, ältere Personen in noch gesunden Lebensphasen langsam an die Technik heranzuführen.

Ein weitverbreitetes Modell zur Vorhersage und Erklärung der Akzeptanz von Informationstechnologien im Arbeitskontext stellt das *Technology Acceptance Model* (TAM; Davis & Venkatesh, 1996) dar (s. **Abb. 76.1**). Wie bei der *Theorie des überlegten Handelns* wird auch beim TAM davon ausgegangen, dass die Intention den besten Prädiktor für die aktuelle Nutzung darstellt. Die Intention wird ihrerseits durch die Einstellung zum Verhalten vorhergesagt. Im Modell wird angenommen, dass die Intention, eine Technik zu nutzen durch zwei Überzeugungen bestimmt wird: durch die *empfundene Nützlichkeit (perceived usefulness)* sowie die *empfundene Leichtigkeit der Nutzung (perceived ease of use)*. Erfüllen zwei Geräte die gleiche Funktion, wird dasjenige eher akzeptiert wird, welches leichter zu nutzen ist.

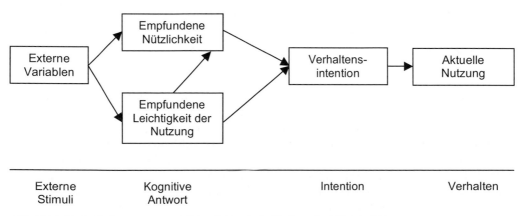

Abb. 76.1: Technikakzeptanz-Modell (nach Davis & Venkatesh, 1996, S. 20)

Das TAM wurde in einem zweiten Schritt um soziale und kognitiv-instrumentelle Prozesse ergänzt (Venkatesh & Davis, 2000), in einem dritten Schritt um Komponenten der Entscheidungsfindung (Venkatesh & Bala, 2008). Zur Überprüfung des Modells wurden Teilnehmer aus dem Arbeitskontext sowie Studenten herangezogen, ältere Menschen blieben bisher unberücksichtigt. Auch wurde das Modell bisher fast ausschließlich auf technische Geräte oder Systeme aus dem Bereich der

Informationstechnologien angewandt, sodass eine Anwendung des Modells auf andere technische Geräte und Systeme noch aussteht.

Technikerfahrung

Beobachtet man heutzutage Kinder im Umgang mit Computern oder Mobiltelefonen stellt man fest, dass für die meisten von ihnen die Handhabung dieser Technik völlig selbstverständlich und die Technik selbst ein z. T. wesentlicher Bestandteil ihres Alltags zu sein scheint. Im Vergleich dazu wirkt der Umgang älterer Menschen mit dieser Technik oftmals beschwerlicher und weniger selbstverständlich. Anhand dieses Beispiels wird deutlich, dass jede Generation im Laufe ihres Lebens durch andere Umstände und unterschiedliche technische Geräte beeinflusst wurde. Mollenkopf und Kaspar (2004) sprechen von einer erlernten Technikgrammatik, die für das Zurecht-kommen mit moderner Technik entweder von eingeschränktem Nutzen oder gar kontraproduktiv sein kann. Sackmann und Weymann (1994) prägten in diesem Zusammenhang den Begriff der Technikgenerationen. Diesem Ansatz zufolge wirken sich die zwischen dem 10. und 25. Lebensjahr mit Technik gemachten Erfahrungen auch auf die spätere Einstellung zur Technik oder den späteren Umgang damit aus. Doch unterscheiden sich nicht nur die Generationen voneinander, sondern es lassen sich auch innerhalb einer Generation technikaffine Personen von technikdistanzierten Personen differenzieren.

Personeneigenschaften

In zahlreichen Studien konnte gezeigt werden, dass Technikbewertungen mit Einstellungen, Bedürfnissen, Wünschen und Fähigkeiten des Nutzers zusammenhängen. Da das zunehmende Alter zumeist mit einem altersbedingten kognitiven Abbau einhergeht, kann vermutet werden, dass mit fortschreitendem Alter vermehrt Probleme, v. a. im Umgang mit komplexer Technik, auftreten. Ältere Menschen warteten am längsten, bis sie sich Unterhaltungstechnik anschafften, und besaßen generell am wenigsten Technik. Bezüglich des sozioökonomischen Status ließ sich zeigen, dass Haushalte mit höherem Einkommen mehr Technik besaßen. Das Haushaltseinkommen stellte zudem einen wichtigen Prädiktor für den Besitz von Informations- und Kommunikationstechnologien dar. Auch ließ sich ein negativer Zusammenhang von Bildung und Technikbesitz ausmachen. Dass auch psychische Aspekte einen Einfluss auf die Techniknutzung haben können, zeigte sich beispielsweise darin, dass Depressivität einen Prädiktor für den Nicht-Gebrauch von Technik darstellte. Das Vorliegen einer körperlichen Behinderung hing hingegen stark mit der Nutzung von Hilfsmitteln zusammen ebenso wie die Wohnsituation (alleine lebende Personen zeigten eine stärkere Nutzung). Auch die Obsoleszenz, d. h. das Erleben eines Nicht-mehr-dazu-Gehörens, eines Veraltet-Seins, kann einen Einfluss auf die Techniknutzung ausüben. Die Bewertung und Nutzung von Technik wird demnach nicht nur von den mit Technik gemachten Erfahrungen beeinflusst, sondern ebenfalls von personenspezifischen Eigenschaften.

Kosten und Nutzen

Ein weiterer wesentlicher Faktor, der für den Gebrauch neuer Technologien ausschlaggebend ist, ist deren wahrgenommener Nutzen. Hinsichtlich des Internets nahmen beispielsweise die erwarteten Gewinne – eher als die erwarteten Schwierigkeiten – großen Einfluss auf dessen Nutzung. Der Hauptgrund, weshalb das Internet von Älteren nicht genutzt wurde, war der, dass darin kein Nutzen gesehen wurde. Die Entscheidung für oder wider die Anschaffung einer technischen Applikation richtet sich gerade bei den sogenannten »late adopters«, das heißt bei Personen, die eine technische Neuerung erst dann annehmen, wenn der Durchschnitt sie bereits besitzt, insbesondere nach dem wahrgenommenen individuellen (im Gegensatz zum potentiellen) Nutzen der Technik. Die Nutzen werden den Kosten, wie beispielsweise dem erforderlichen Übungs- und Trainingsbedarf, gegenübergestellt. Eine Anschaffung wird erst dann in Betracht gezogen, wenn die individuellen Vorteile die individuellen Nachteile überwiegen und Auswirkungen auf die Lebensqualität wahrgenommen werden. Als Beispiel sei hier der Aspekt der Privatsphäre angeführt. Diesbezüglich konnte gezeigt werden, dass der Aspekt der Privatheit eine Barriere für die Technikanschaffung bzw. -nutzung älterer Personen darstellte. Andererseits wurde der Verzicht auf Teile der Privatsphäre hingenommen, wenn dafür die Unabhängigkeit in den eigenen vier Wänden aufrechterhalten werden konnte. Ein weiterer Grund, der dazu beitragen kann, dass Technik nicht genutzt wird, ist darin zu sehen, dass die Technik als nicht notwendig oder aber als zu auffällig wahrgenommen wird. Die Entscheidung, ein Gerät zu kaufen oder zu nutzen, hängt demnach vom wahrgenommenen Verhältnis von erwarteten Kosten und erwarteten Nutzen ab.

Ausblick

Mittlerweile existieren bereits einige vielversprechende technische Lösungen, die bewusst auf die Erhaltung und Förderung der Selbstständigkeit des älteren Menschen abzielen. Doch ist gemessen an dem, was heutzutage an technischem Wissen vorhanden ist, das Wissen über Faktoren, die sich auf die Technikbewertung, -akzeptanz und -nutzung insbesondere im höheren Alter auswirken, noch relativ begrenzt. Dies kann u. a. darauf zurückgeführt werden, dass das Wissen über die Existenz und Verfügbarkeit innovativer technischer Lösungen in der Gesellschaft und dabei insbesondere in höheren Altersgruppen noch wenig verbreitet ist. Zum anderen existieren die technischen Innovationen teilweise erst als Prototypen oder Einzelanfertigungen, sodass sie für die Allgemeinheit entweder (noch) nicht zu Verfügung stehen oder aber

III Nahumwelt

die Anschaffung einen relativ großen finanziellen Aufwand darstellt.

In Zukunft gilt es also, (ältere) Personen stärker über (innovative) technische Möglichkeiten zu informieren und hinsichtlich deren Verwendung in der eigenen Häuslichkeit zu beraten. Mit der gezielten Berücksichtigung von Technikgenerationen könnten vermehrt Hinweise auf Zusammenhänge von soziologischen Aspekten und der Einstellung zu Technik gefunden werden. Um Technik optimal auf den potentiellen Nutzer abgestimmt einsetzen zu können, ist es von großer Wichtigkeit, Faktoren, die mit der Bewertung, Akzeptanz und Nutzung von Technik zusammenhängen, eingehender zu untersuchen; in diesem Zusammenhang könnte die Anwendung des *Technology Acceptance Model* auf den Alternsbereich aufschlussreich sein. Besonders vielversprechend wie auch herausfordernd wären in diesem Zusammenhang interdisziplinäre Längsschnittstudien.

Literatur

Baltes, P. B. & Smith, J. (1999). Multilevel and systemic analysis of old age. Theoretical and empirical evidence for a fourth age. In V. L. Bengtson & K. W. Schaie (Eds.), *Handbook of theories of aging* (pp. 153–173). New York: Springer.

Charness, N. C. & Schaie, K. W. (2003). *Impact of technology on successful aging*. New York: Springer Publishing.

Davis, F. D. (1989). Perceived usefulness, perceived ease of use, and user acceptance of information technology. *MIS Quarterly, 13*(3), 319–340.

Davis, F. D. & Venkatesh, V. (1996). A critical assessment of potential measurement biases in the technology acceptance model: three experiments. *International Journal of Human-Computer Studies, 45*(1), 19–45.

Gehlen, A. (1986). *Anthropologische und sozialpsychologische Untersuchungen* (Bd. 424). Reinbek bei Hamburg: Rowohlt Taschenbuch-Verlag.

Hampel, J. (1994). Die Erhaltung und Unterstützung einer selbständigen Lebensführung im Alter. In Bundesministerium für Familie, Senioren, Frauen und Jugend (Hrsg.), *Technik, Alter, Lebensqualität. Band 23 der Schriftenreihe des BMFSFJ* (S. 103–193). Stuttgart: Kohlhammer.

Lindenberger, U., Loevden, M., Schellenbach, M., Li, S.-C. & Krueger, A. (2008). Psychological principles of successful aging technologies: A mini-review. *Gerontology, 54*(1), 59–68.

Mollenkopf, H. (2000). Technik und Design. In H.-W. Wahl & C. Tesch-Römer (Hrsg.), *Angewandte Gerontologie in Schlüsselbegriffen* (S. 224–232). Stuttgart: Kohlhammer.

Mollenkopf, H. & Kaspar, R. (2004). Technisierte Umwelten als Handlungs- und Erlebnisräume älterer Menschen. In G. M. Backes, W. Clemens & H. Kühnemund (Hrsg.), *Lebensformen und Lebensführung im Alter* (S. 193–221). Wiesbaden: VS Verlag für Sozialwissenschaften.

Rogers, W. A. & Fisk, A. D. (2010). Toward a psychological science of advanced technology design for older adults. *The Journals of Gerontology: Psychological Sciences and Social Sciences, 65B*(6), 645–653.

Sackmann, A. & Weymann, A. (1994). *Die Technisierung des Alltags. Generationen und technische Innovationen.* Frankfurt: Campus.

Statistisches Bundesamt (Hrsg.). (2008). *Wirtschaftsrechnungen (Fachserie 15 Heft 1).* Wiesbaden.

Venkatesh, V. & Bala, H. (2008). Technology acceptance model 3 and a research agenda on interventions. *Decision Sciences, 39*(2), 273-315.

Venkatesh, V. & Davis, F. D. (2000). A theoretical extension of the technology acceptance model: Four longitudinal field studies. *Management Science, 46*(2), 186-204.

Wahl, H.-W., Oswald, F., Claßen, K., Voss, E. & Igl, G. (2010). Technik und kognitive Beeinträchtigung im Alter. In A. Kruse (Hrsg.), *Lebensqualität bei Demenz? Zum gesellschaftlichen und individuellen Umgang mit einer Grenzsituation im Alter* (S. 99–115). Heidelberg: Akademische Verlagsgesellschaft.

77 Technik in Pflege und Rehabilitation

Clemens Becker und Klaus Pfeiffer

Zusammenfassung

Der Einsatz und die Anwendung von neu entwickelten Technologien in der Behandlung, Rehabilitation und Pflege älterer Menschen sind derzeit noch sehr begrenzt. Andererseits ist klar, dass die enormen demographischen Veränderungen der nächsten zehn Jahren nur dann erfolgreich bewältigt werden können, wenn technische Innovationen einen Teil der Problemlösungen beisteuern können. Vor allem bedarf es einer besseren Zusammenarbeit der technischen Disziplinen mit den medizinischen, pflegerischen und therapeutischen Anwendern, um wirksame und erfolgreiche Ansätze zu entwickeln. Dabei ist es erwünscht, die Entwicklung spezieller problemlösender Ansätze ebenso zu fördern wie vorhandene technische Innovationen für ältere Menschen in der Pflege und Rehabilitation nutzbar zu machen. Das Kapitel zeigt anhand von Beispielen die Potentiale und die Schwierigkeiten des Technikeinsatzes auf.

Einführung

Zu den herausragenden pflegerischen Problemen älterer Menschen gehören z. B. kognitive Einschränkungen wie Planungsprobleme, zeitliche, situative und örtliche Orientierungsprobleme, Harninkontinenz, Dekubitusgefährdung, Stürze, Balanceprobleme, depressive Störungen und soziale Vereinsamung. Bis heute sind Trägerinvestitionen in den Einsatz von neuen, nicht durch die gesetzlichen Krankenkassen finanzierten Technologien außerhalb der EDV-Dokumentationssysteme zurückhaltend. Meist wird die pflegerische Versorgung älterer Menschen mit »Low Tech – High Touch« übersetzt. Erfolgreiche technische Unterstützungssysteme oder -ansätze können jedoch einen Beitrag leisten, diese Probleme subjektiv und objektiv spürbar besser zu lösen oder überhaupt erst lösbar zu machen. Dies soll an einigen Anwendungsbeispielen in verschiedenen Settings verdeutlicht werden.

III Nahumwelt

Stationäre Pflege

Etwa ein Drittel aller Heimbewohner sind erheblich dekubitusgefährdet. 5 bis 10 % der Bewohner werden mit einem Dekubitus in ein Pflegeheim verlegt oder es kommt zum Auftreten eines Dekubitus im Pflegeheim. In Pflegeheimen sollen laut Leitlinien dekubitusgefährdete Patienten alle zwei Stunden in den Bettzeiten gelagert werden. Dies erfolgt meist in Unkenntnis der Tatsache, ob der Betroffene einen Lagewechsel kürzlich selbst vorgenommen hat. Der Schlaf wird nicht selten unnötig unterbrochen, um diesen Positionswechsel vorzunehmen. Das Verfahren ist personalintensiv und stört den Gepflegten in seiner Bettruhe. Technik kann hierbei sowohl bei der Überwachung als auch beim Positionswechsel eine Rolle übernehmen. Ein Bett mit entsprechender Elektronik könnte die Lagerungswechsel kontrollieren bzw. bei der Lagerung unterstützen. Aus Sicht der Bewohner ist entscheidend, dass die Technik nicht zu einer Reduktion personeller Kontakte und Zuwendung führt. Am Tage ist davon auszugehen, dass eine persönliche Zuwendung erwünscht ist. Bei Störung der Nachtruhe wird dies meist als nachteilig empfunden und eine technische Unterstützung zur Verbesserung des Schutzes vor einem Dekubitus als sinnvoll wahrgenommen.

Mehr als 40 % der Heimbewohner leiden unter einer Harninkontinenz. In vielen Fällen könnte die Symptomatik durch eine medizinisch-pflegerische Intervention deutlich verbessert werden. Die hierfür häufig notwendige Diagnostik des Restharns kann mit einem portablen Ultraschallgerät in der Regel einfach durch Pflegemitarbeiter durchgeführt werden. Technik kann auch eingesetzt werden, um die Pflege darin zu unterstützen, verhaltenstherapeutisch zu intervenieren bzw. angemessene kompensatorische Unterstützung anzubieten. Hierzu gehört es zu erkennen, in welchem Rhythmus vor allem nachts Toilettengänge anfallen, um diese personell zu unterstützen (»prompted voiding«). Die technischen Verfahren für die Diagnostik und Therapie der Drang- und Stressinkontinenz (Restharnsonographie) sind kommerziell verfügbar. Sie werden jedoch aufgrund von mangelnder Sachkenntnis, fehlender Investitionsbereitschaft und aufgrund von standespolitischen Konflikten nicht angemessen eingesetzt. Viele Ärzte beanspruchen die Ultraschallkontrolle des Restharns als ihr Terrain und verhindern eine angemessene teamorientierte Zusammenarbeit. Restharnkontrolle ist aber nur visitenunabhängig sinnvoll. Hier zeigt sich, dass auch Verfahren, die für die Anwendung vorhanden sind, wenig oder gar nicht zum Einsatz kommen, obwohl dies von den Pflegemitarbeitern und Bewohnern grundsätzlich begrüßt würde.

Ambulante Pflege und häuslicher Kontext

Erfahrungen mit relativ einfachen und verbreiteten technischen Hilfsmittel wie einem Hausnotrufsystem zeigen, dass diese trotz einer recht positiven Bewertung durch die Nutzer (Heinbüchner, Hautzinger, Becker & Pfeiffer, 2010; Vincent, Reinharz, Deaudelin, Garceau & Talbot, 2006) häufig nicht im gedachten Sinne angewandt werden. So scheinen viele dieser Personen den Funkfinger nie zu tragen (27 %; Heinbüchner et al., 2010). Nur gut ein Fünftel derjenigen, die einen Funk-Handsender tragen, alleine zu

Hause stürzen und nicht wieder selbstständig aufstehen können, drücken den Notrufknopf (Fleming & Brayne, 2008).

Eine Weiterentwicklung des Notrufs ist die automatisierte Sturzerkennung. Neben am Körper getragenen sensorbasierten Systemen werden auch Exosensoren entwickelt, die in der Wohnung durch optoelektronische oder akustische Methoden eine Sturzerkennung ermöglichen sollen. Systeme mit automatischer Sturzerkennung sollen im Bedarfsfall einen Notruf bei Ereignissen mit einem Bewusstseinsverlust (z. B. bei Epilepsie, Synkope) oder Personen ohne ausreichende kognitive Leistungsreserve garantieren. Die bislang ersten kommerziell angebotenen Falldetektoren werden praktisch nicht nachgefragt. Dies mag zum einen am Preis liegen. Zum anderen ist zu vermuten, dass die Bedenken der potentiellen Nutzer im Hinblick auf Privatheit, persönliche Kontrolle und die Angst vor Fehlalarmen im Vergleich zum selbst auszulösenden Alarm als wesentlich höher einzuschätzen sind. Es erscheint wichtig, dass Notrufsysteme in eine Gesamtstrategie einbezogen werden, die auch proaktive Elemente enthält und die Chancen eines Verbleibs in der eigenen Häuslichkeit erhöht. Die Zahlungsbereitschaft und Zuordnung zum ersten bzw. zweiten Gesundheitsmarkt stehen dabei vermutlich nicht an erster Stelle, wenn für die jeweilige Zielgruppe der Nutzen klar erkennbar ist und mit einer Verbesserung des eigenen psychischen und körperlichen Wohlbefindens einhergeht.

Einsatz von Technik in der geriatrischen Rehabilitation

Ähnlich wie in der Pflege wurde Technik in der geriatrischen Rehabilitation überwiegend in den medizinnahen Bereichen wie der Diagnostik und medikamentösen Therapie eingesetzt. In der Ergotherapie, Logopädie oder Physiotherapie kommen technologische Ansätze bisher nur ausnahmsweise und überwiegend projektbezogen zur Anwendung. Ähnlich wie im Bereich der Pflege soll an Beispielen verdeutlicht werden, wie Technik neue Zugänge ermöglicht oder den Effekt von Therapie erst sicherstellt. Die Wirksamkeit der Therapien in der geriatrischen Rehabilitation hängt neben dem Inhalt stark von der Dauer, Häufigkeit und Intensität ab. Eine Chance des Technologieeinsatzes ist es, durch eine Erhöhung der Frequenz, der Motivation oder der Dauer beim supervidierten Training bessere Effekte zu erzielen. In den meisten Fällen geht es also nicht um die Substitution von Personal, sondern um die Unterstützung der Physiotherapeuten, Logopäden und Ergotherapeuten, bessere Therapieeffekte zu erzielen oder überhaupt erst zu ermöglichen. Ein typisches Beispiel ist die Laufbandtherapie mit Gewichtsentlastung für Schlaganfallpatienten. Hierbei erhöhte die technische Unterstützung die Zahl der trainierten Gangzyklen um das Zehnfache gegenüber einer konventionellen Lauftherapie.

Ein anderes Beispiel ist der Einsatz der virtuellen Realität (VR) bei der motorischen Rehabilitation nach Verletzungen oder Schlaganfall. Durch die Technik lässt sich eine Progression der Anforderung im Training besser steuern. Zusätzlich ermöglichen die Trainingsansätze mit VR ein simultanes Training motorischer und kognitiver Leistungen. Dies wiederum entspricht in vielen Situationen den Alltagsanforderungen. Die rasanten Entwicklungen der Computerspielindustrie sind bisher nur rudimentär auf ihre Anwendbarkeit im Bereich der geriatrischen Rehabilitation untersucht. »Games for health« Anwendun-

III Nahumwelt

509

gen haben ein großes Potential für die geriatrische Rehabilitation (Bruin, Schoene, Pichierri & Smith, 2010). Dies betrifft nicht nur motivationale Aspekte, sondern auch Teilhabekomponenten und die Verwendung von spielerischen Elementen zum Training. Das Trainieren wird in diesen Situationen nicht als Üben sondern als Spiel erlebt. Ein Beispiel hierfür ist die Verwendung von VR in Verbindung mit einem Armroboter in der Rehabilitation von Schulterverletzungen und Armparesen (Schwickert, Stähler, Lindemann & Becker, 2010). Ermüdungseffekte treten später auf. Die funktionellen Ergebnisse lassen erwarten, dass ein nachhaltiger Alltagstransfer möglich ist.

Ein weiteres, nicht zu unterschätzendes Anwendungsfeld für neue Technologien ist die Objektivierung von Assessmentdaten. Die verfügbaren Systeme ermöglichen eine Dokumentation der geriatrischen Assess-mentdaten wie des Gehtempos, des Timed-up-and-Go-Tests oder anderer Gangparameter wie der kumulierten Gangzeit. Die sensorbasierten Daten ermöglichen auch Langzeitmessungen über mehrere Stunden oder Tage. Dies ist durch die bisherigen Verfahren nicht möglich. Hierdurch lässt sich körperliche Aktivität als angestrebte Transferleistung im Alltag messen. In der dadurch möglichen Verlaufsbeobachtung können die Messdaten eine Versachlichung des Dialogs mit den Kostenträgern bewirken. Nicht zuletzt sind Messdaten auch ein wichtiges Verfahren zur Visualisierung der Erfolge im Feedback mit den Patienten (Zijlstra, Becker & Pfeiffer, 2011).

Abschließend sei hier noch die Verwendung von Touchscreencomputern als Kommunikationshilfen in der geriatrischen Rehabilitation erwähnt, deren Entwicklung und Erprobung ebenfalls erst am Anfang steht.

Ausblick

Wie in dieser Übersicht exem-plarisch dargestellt, gibt es eine Reihe vielversprechender technologischer Ansätze in der geriatrischen Rehabilitation, der Pflege und der Unterstützung im häuslichen Wohnen. Dennoch sind die Barrieren für die Implementierung von Technologien nicht unerheblich. Auf struktureller und gesundheitspolitischer Ebene verhindern die Fragmentierung der Leistungen und die damit verbundenen Schnittstellenprobleme bisher sinnvolle Entwicklungen. Auf institutioneller Ebene können folgende wichtige Faktoren für den bislang zurückhaltenden Einsatz von Technik genannt werden (Freedman, Calkins & van Haitsma, 2005):

• Fehlende Informationen: verfügbare Technologien, Nutzen, Kosteneffektivi-tät, zukünftige Entwicklung der stationären Pflegedienstleistungen, Wettbewerbsaspekte;

• Finanzielle Bedenken: fehlende Ressourcen, Zusatzkosten, Haftungsfragen, fehlende Refinanzierung;

• Ordnungsbestimmungen: fehlende Standards zur Implementierung, geltende Vorschriften;

• Implementierung: Mitarbeiter-Akzeptanz, -Motivation und -Ressourcen, langwieriger Implementierungsprozess insbesondere bei managementbasierten Entscheidungen.

Auf individueller Ebene sollte zum einen gewährleistet sein, dass die Anforderungen der Technologie zum Nutzer mit seinen individuellen sensorischen, kognitiven und psychomotorischen Fähigkeiten passen (Rogers & Fisk, 2003). Des Weiteren spielen Faktoren wie Privatheit, Selbst-Konzept (z. B. Technik als Symbol für den Verlust der eigenen Unabhängigkeit), subjektiv wahrgenommener Nutzen, menschliche Interaktion (z. B. wenn Technik menschliche Interaktion ersetzt), persönliche Routine oder auch Gewöhnung eine bedeutsame Rolle für die Akzeptanz und tatsächliche Nutzung (Hensel, Demiris & Courtney, 2006; Demiris, Oliver, Dickey, Skubic & Rantz, 2008; Courtney, 2008; Fisk, 1997). Auch der Nutzungsort (z. B. private Häuslichkeit, institutioneller Rahmen; Fisk, 1998) sowie die Nutzungsdauer scheinen einen Einfluss auf die Akzeptanz zu haben.

Neben möglichen Barrieren kann aber davon ausgegangen werden, dass sowohl ältere Menschen als auch in der Pflege Tätige unter bestimmten Voraussetzungen ein Interesse an der Nutzung von Technik haben (Classen et al., 2010). Besonders ein Zugewinn an objektiver und auch subjektiv wahrgenommener Sicherheit scheint hierbei von hoher Bedeutung. Sofern diese Reflexion möglich ist, spielt die Abwägung zwischen dem subjektiv wahrgenommenen Nutzen und möglichen negativen Aspekten eine entscheidende Rolle.

Die technologische Entwicklung, insbesondere in den Bereichen Sensorik, Robotik, Simulation und Kommunikation, wird zukünftig vielfältige neue Möglichkeiten der Anwendung eröffnen. Im ungünstigeren Fall wird bei der Entwicklung von Produkten der Weg beschritten, dass passende Probleme für vorhandene technische Lösungen gesucht werden. Im günstigeren Falle werden Lösungen für Problemstellungen gesucht, die vorab von einer individuellen, institutionellen, gesundheitspolitischen oder auch gesellschaftlichen Perspektive formuliert wurden. So ist neben der Effektivität von Technologien auch deren (soziale) Relevanz von entscheidender Bedeutung. Mit der demographischen Entwicklung einer rasch alternden Gesellschaft werden insbesondere Innovationen gefragt sein, die technologische, soziale und strukturelle Ansätze intelligent und letztlich ressourcenschonend verknüpfen.

III Nahumwelt

Literatur

Bruin, E. D. de, Schoene, D., Pichierri, G. & Smith, S. T. (2010). Use of virtual reality technique for the training of motor control in the elderly. Some theoretical considerations. *Zeitschrift für Gerontologie & Geriatrie, 43*(4), 229–234.

Classen, K., Oswald, F., Wahl, H.-W., Heusel, C., Antfang, P. & Becker, C. (2010). Evaluation of new technologies by residents and staff in an institutional setting. Findings of the BETAGT project. *Zeitschrift für Gerontologie & Geriatrie, 43*(4), 210–218.

Courtney, K. L. (2008). Privacy and senior willingness to adopt smart home information technology in residential care facilities. *Methods of Information in Medicine, 47*, 76–81.

Demiris, G., Oliver, D. P., Dickey, G., Skubic, M. & Rantz, M. (2008). Findings from a participatory evaluation of a smart home application for older adults. *Technology and Health Care, 16*, 111–118.

Fisk, M. J. (1997). Telecare equipment in the home, issues of intrusiveness and control. *Journal of Telemedicine and Telecare, 3* (Suppl. 1), 30–32.

Fisk, M. J. (1998). Telecare at home: factors influencing technology choices and user acceptance. *Journal of Telemedicine and Telecare, 4*(2), 80–83.

Fleming, J. & Brayne, C. (2008). Cambridge City over-75s Cohort (CC75C) study collaboration. Inability to get up after falling, subsequent time on floor, and summoning help: prospective cohort study in people over 90. *British Medical Journal, 17*, 337:a2227. doi: 10.1136/bmj.a2227.

Freedman, V. A, Calkins, M. & van Haitsma, K. (2005). An exploratory study of barriers to implementing technology in U.S. residential long-term care settings. *Gerontechnology*, 4(2):86–100; doi:10.4017/gt.2005.04.02.004 00.

Heinbüchner, B., Hautzinger, M., Becker, C. & Pfeiffer, K. (2010). Satisfaction and use of personal emergency response systems. *Zeitschrift für Gerontologie & Geriatrie*, 43(4), 219–223.

Hensel, B. K., Demiris, G. & Courtney, K. L. (2006). Defining obtrusiveness in home telehealth technologies: a conceptual framework. *Journal of the American Medical Informatics Association*, 13, 428–431. doi:10.1197/jamia.M2026.

Rogers, W. A. & Fisk, A. D. (2003). Technology design, usability, and aging: Human factors techniques and considerations. In N. Charness & K. W. Schaie (Eds.), *Impact of technology on successful aging* (pp. 1–14). New York: Springer.

Schwickert, L., Stähler, A., Lindemann, U. & Becker, C. (2010). *Assistives Robotiktraining bei Patienten nach Oberarmfraktur in der Geriatrischen Rehabilitation: eine Pilotstudie.* Poster. 5. gemeinsamer Kongress der DGG u. ÖGGG, Potsdam.

Vincent, C., Reinharz, D., Deaudelin, Garceau, M. & Talbot, L. R. (2006). Public telesurveillance service for frail elderly living at home, outcomes and cost evolution: a quasi experimental design with two follow-ups. *Health Qual Life Outcomes; 1*, 4–41.

Zijlstra, W., Becker, C. & Pfeiffer, K. (2011). Wearable systems or monitoring mobility related activities: from technology to applications for healthcare systems. In C. Röcker & M. Ziefle (Eds.), *E-health, assistive technologies and applications for assisted living: Challenges and solutions* (pp. 245–268) Hershey, P.A.: IGI Global.

78 Automobilität

Heinz Jürgen Kaiser

Zusammenfassung

Sowohl die Alternswissenschaften als auch die Sozial- und Gesellschaftspolitik gehen davon aus, dass Mobilität im Alter zur Aufrechterhaltung der Selbstständigkeit und Lebensqualität älterer Menschen nötig und auch wünschenswert ist, was in unserer Gesellschaft die Nutzung des eigenen Autos einschließt. Der folgende Text untersucht die Frage nach der Verantwortbarkeit und Realisierbarkeit einer solchen Zielsetzung in fünf Schritten: Nach einer Darlegung der Bedeutung automobiler Mobilität älterer Menschen wird zunächst untersucht, welche Bedeutung alterstypische Veränderungen für die Führung eines Automobils haben. Danach wird auf das Risiko eingegangen, das Senioren als Autofahrer für sich und andere darstellen, und es werden Möglichkeiten präsentiert, etwaige Risiken durch kompensierende Maßnahmen zu senken. Da deren Realisierung aber von individuellen Entscheidungen der Betroffenen abhängt, wird auf die Bedeutung von Persönlichkeitsmerkmalen mobiler Älterer eingegangen. Als Konsequenz der Beschäftigung mit diesen Themen ergibt sich die Notwendigkeit der zukünftigen Intensivierung einer differenzierten Mobilitätsberatung, auf die der Ausblick eingeht.

Einführung

Unser aller alltäglicher Lebensvollzug ist auf Mobilität gegründet, der Bewegung im (öffentlichen) Raum. Mobilität als *außerhäusliche* Bewegungs-Aktivität ist insofern notwendig, als die Versorgung mit Lebensmitteln und Gütern, die Ausführung einer Berufstätigkeit, die Wahrnehmung sozialer Kontakte und kultureller Veranstaltungen und die Nutzung freier Zeit in hohem Maße davon abhängig sind, sich in einem näheren und ferneren Umfeld bewegen zu können.

Für den gesellschaftlichen Umgang mit dem Autofahren im höheren Lebensalter sollte also bedacht werden, dass Mobilität überhaupt, und in einer auto-mobilen Gesellschaft besonders die mit dem eigenen Auto, auch für ältere Menschen einen bedeutsamen Aspekt ihrer Lebensqualität und Lebenszufriedenheit darstellt, weil sie soziale und gesellschaftliche Teilhabe aufrechtzuerhalten hilft (vgl. z. B. Löger & Amann, 2005). Sie zu beschränken oder zu erschweren, träfe die Interessen der Älteren demnach in hohem Maße. Aber die Gesellschaft selbst würde sich damit ebenfalls keinen Gefallen tun, weil individuelle Mobilität der älteren Menschen einige Belastungen des Sozialsystems vermeidbar macht.

Unbestritten ist, dass sich gerade im Alter das Auto als Garant der Mobilität der Senioren erweisen kann, wenn ihr soziales Netz dünner wird und die körperliche Beweglichkeit (Mobilität) nachlässt. Insofern müsste die Gesellschaft ein Interesse daran haben, ihren älteren Mitbürgern das Autofahren zu ermöglichen, die ja in absehbarer Zeit nahezu ausnahmslos mit einer Fahrerlaubnis versorgt sein werden. Die älter werdenden Frauen haben übrigens diesbezüglich den größten Nachholbedarf und sind deshalb die am stärksten wachsende Gruppe unter den älteren Autofahrern. Im Jahr 2040 werden mehr als ein Viertel aller Autofahrer der Altersgruppe 65 Jahre und älter angehören. Signalisiert diese demographische Entwicklung eine Gefahr für die Sicherheit im Straßenverkehr? Und wie sind denkbare Risiken der motorisierten Verkehrsbeteiligung Älterer möglichst gering zu halten? Solche Fragen stellen sich durch die Beobachtung jener Entwicklungsprozesse, die mit dem Alternsprozess einhergehen und die im Hinblick auf ihre Bedeutung für die Automobilität älterer Menschen sorgfältig untersucht werden müssen. Erkenntnisse hierzu sind die Voraussetzung für Interventionsmaßnahmen, die das Ziel haben, eine Automobilität älterer Menschen unter einem gesellschaftlich vertretbaren Risiko zu gewährleisten.

Automobilität als Problem der Leistungsfähigkeit

Die gerontologische Grundlagenforschung hat dargelegt, dass der Alternsprozess eine Reihe von Leistungseinbußen mit sich bringt, von denen etliche auch als »fahrrelevant« einzustufen sind, das heißt als bedeutsam für die Sicherheit, in der Automobilität im höheren Lebensalter noch prinzipiell möglich ist. Allerdings treffen Art und Ausmaß der Veränderungen alternde Menschen sehr unterschiedlich. Es gibt hier, wie auch in anderen Bereichen des Alterns, eine hohe Varianz in den Effekten des Alternsvorgangs. Prinzipiell bedeutsam für die Sicherheit der Verkehrsteilnahme sind die im Folgenden ausgeführten Auswirkungen des Alterns aber ohne Zweifel (vgl. Kaiser & Oswald, 2000; Schlag, 2008b):

- Im Alter tritt häufig eine Verschlechterung etlicher *Sehfunktionen* auf, natürlich, wie gesagt, mit großen interindividuellen Unterschieden. Eine deutliche Verringerung der Dämmerungssehschärfe findet statt zwischen dem 50. und 60. Lebensjahr. Eine größere Blendempfindlichkeit ist ebenfalls festzustellen, wie auch eine verzögerte Hell-Dunkel-Adaptation und Nah-Fern-Akkomodation. Wenn das auch nicht unbestritten ist: Als ein guter Prädiktor des individuellen Unfallrisikos scheint sich das sog. »Useful Field of Vision« (UFoV, das unmittelbar nutzbare Sehfeld) herauszustellen, das im Alter eingeschränkt sein kann.

- Die Wahrnehmung von akustischen Signalen allgemein und die richtige Ortung von Signalen können beeinträchtigt sein, und zwar durch eine Verschlechterung des *Richtungshörens* als Folge der *Hörminderung* im Bereich hoher Frequenzen.

- Die *Informationsverarbeitungsgeschwindigkeit* verringert sich, was das Abschätzen zeitlicher Intervalle ebenso beeinträchtigt wie das flüssige und schnelle Mehrfachhandeln. D. h., dass ältere Menschen eher als jüngere überfordert sind, wenn zur gleichen Zeit oder kurz hintereinander verschiedene Tätigkeiten ausgeführt werden müssen (Problem des »Multi-Taskings«). Zumindest aus der Perspektive der Ressourcen-Theorie von Dual-Task-Aufgaben kann man nämlich die Verlangsamung der Informationsverarbeitungsgeschwindigkeit als eine Reduktion der Ressourcen ansehen, die für die Leistung abgerufen werden können (vgl. Weller & Geertsma, 2008, S. 89 f.).

- Vermindert ist auch die *Reaktionsgeschwindigkeit* und *-sicherheit*; die *Konzentrationsfähigkeit* (im Sinne sowohl der geteilten wie der selektiven Aufmerksamkeit) ist gegenüber Personen des mittleren Lebensalters häufig herabgesetzt.
- Im höheren Alter nimmt die Wahrscheinlichkeit von *Erkrankungen* zu, was nicht nur direkt Einfluss nimmt auf die Fahrtauglichkeit der Betroffenen, sondern auch indirekt, als Folge der medikamentösen Behandlung beispielsweise.

Als primäres Problem, das andere Probleme bei der psychomotorischen Bewältigung von Fahraufgaben nach sich zieht, darf man wohl die angesprochene Verringerung der Informationsverarbeitungsgeschwindigkeit ansehen. Pathologische Entwicklungen der Intelligenzfunktionen (im Sinne der *Demenz* beispielsweise) werden mittlerweile auch in den Medien zunehmend als Bedrohung der automobilen Mobilität der Älteren und der Sicherheit des Straßenverkehrs insgesamt thematisiert (vgl. Mix, Lämmler & Steinhagen-Thiessen, 2004).

Alternsprozesse, unter dieser Perspektive gesehen, legen jedenfalls eine erhöhte Gefährdung von Senioren am Steuer und durch sie nahe.

Zur Sicherheitslage älterer Autofahrer

In den deutschen Unfallstatistiken allerdings sind die Autofahrer des Alters 65+ als unerwartet *sichere* Gruppe ausgewiesen. Neuere statistische Daten zur Unfallsituation älterer Kraftfahrer ergeben ein eher günstiges Bild, zumindest, wenn man alle Autofahrer ab 65 Jahre als eine Gruppe zusammenfasst (vgl. Kubitzki & Janitzek, 2009; Schlag, 2008a). Absolut gesehen nimmt die Beteiligung an PKW-Unfällen mit steigendem Alter beständig ab. Auch relativiert an der verringerten Fahrleistung älterer Autofahrer steigt das Unfallrisiko erst jenseits der 75 Jahre an, bleibt aber noch deutlich unter dem Niveau der »gefährlichsten« Gruppe der jungen Fahrer. Das gilt allerdings für die Statistik der Hauptverursachung von (allen) Unfällen mit dem Pkw nicht. Die Gruppe der 75-jährigen und älteren Fahrer wird mindestens ebenso häufig als Hauptverursacher eines Unfalls genannt wie jene der 18- bis 20-jährigen (Kubitzki & Janitzek, 2009, S. 58). Werden jedoch nur jene Unfälle berücksichtigt, die Personenschaden oder schweren Sachschaden zur Folge hatten, ist es wieder die jüngste Fahrergruppe, die besonders auffällig ist.

Wenn überhaupt, stellen also vor dem Hintergrund aktueller statistischer Unfallanalysen erst die älteren Autofahrer von 75 Jahren und darüber so etwas wie eine Risikogruppe dar und dann nur, wenn man ihre Unfallhäufigkeit am Umfang ihrer Verkehrsteilnahme (etwa Fahrleistung pro Jahr) relativiert oder der Verursacherfrage nachgeht.

III Nahumwelt

Was besondere Gefährdungslagen angeht, gilt: Ältere Autofahrer werden weitaus seltener durch Alkohol- oder Tempodelikte auffällig als jüngere, allerdings häufiger durch »unsichere Fahrweise«, durch Verstöße gegen Vorfahrtberechtigung, durch Probleme an komplexen Verkehrsknotenpunkten, durch Bagatellunfälle. Dabei ist zu beachten, dass Alkohol- und Tempodelikte die Hauptursachen für schwere Unfälle darstellen.

Durchgesetzt hat sich bisher die Ansicht, dass die Sicherheit der Gruppe der Auto fahrenden Senioren kein kollektives Problem darstellt, sondern das einer Extremgruppe eines ansonsten breit gestreuten Leistungsfeldes. Risiken gehen von jenen älteren Personen aus, die erhebliche Leistungseinbußen aufweisen, aber nicht willens oder in der Lage sind, diese zu bemerken und/oder auf sie angemessen, etwa kompensierend, zu reagieren. Leistungseinbußen, die fahrrelevant sind, tauchen im Alternsprozess in der Regel allerdings meist auch nur allmählich, »schleichend« auf, machen sich der Umwelt eher bemerkbar als den Betroffenen selbst. Typische alterskorrelierte Veränderungen ohne Krankheitswert, behandlungsbedürftige Krankheiten, die Folgen medizinischer Intervention oder die Entwicklungen im Laufe von Rehabilitationsprozessen verweisen jedenfalls immer wieder auf die Notwendigkeit, bei älteren Menschen mit Fahrerlaubnis deren Tauglichkeit bzw. Eignung als Führer eines Kraftfahrzeugs zu überprüfen (s. Poschadel, Roensch-Hasselhorn & Sommer, 2006).

Möglichkeiten der Kompensation von Leistungseinbußen beim Autofahren

Der neuere Erkenntnisstand zur Frage der Fahreignung Älterer besagt vor allem, dass ein vertretbares Risiko der motorisierten Verkehrsteilnahme von Senioren dann erreicht werden kann, wenn etwaigen alterskorrelierten Leistungsveränderungen von den Betroffenen »kompensierend« begegnet wird (vgl. Falkenstein et al., 2011). Der Begriff der Kompensation wird in der für unser Thema einschlägigen Literatur meist als übergeordneter Begriff für verschiedene Maßnahmen der Anpassung an die sich verändernde Situation verwendet. Die möglichen unterschiedlichen Anpassungsstrategien werden u. a. durch das SOK-Modell von Baltes & Baltes (1990) sinnvoll klassifiziert: *Selektion* würde in unserem Zusammenhang z. B. der Veränderung der Zielsetzungen in der Mobilität entsprechen, einer *Optimierung* käme die Übung/ das Training von Funktionen gleich, die von Leistungsminderungen betroffen sind, als *Kompensation* könnte man die Veränderungen bei der Wahl der eingesetzten Mobilitäts- bzw. Transportmittel verstehen.

In einem allgemeinen Verständnis von Kompensation lassen sich folgende Möglichkeiten unterscheiden (vgl. Engeln & Schlag, 2008):

* Technische Kompensation: Gemeint sind technische Entwicklungen, die die Bedienung der Fahrzeuge und die Orientierung beim Fahren erleichtern (z. B. konstruktive Verbesserungen der Fahrzeuge, Fahrerassistenzsysteme).
* Sozial-organisatorische Kompensationen: Unterstützung und Hilfe durch andere Personen oder auch durch eine An-

passung des Tagesablaufs an die bestehenden Möglichkeiten oder durch einen Umzug etc.

- Verhaltensbezogene Kompensation: Veränderungen in für die Tätigkeit relevanten psychischen Hintergrundbereichen, wie besondere Aufmerksamkeit, Vorsicht, »situation awareness«, Selbstreflexion, erhöhte Anstrengung.
- Emotionale, teilweise auch palliative Kompensation: die Veränderung und Anpassung des Erlebens, der Präferenzen und der subjektiven Wichtigkeiten an die veränderten und als unabänderlich erlebten Bedingungen.

Was die verhaltensbezogene Kompensation angeht, die möglicherweise im Zentrum einer Mobilitätsberatung stehen wird, sind – handlungspsychologisch betrachtet – folgende drei Ebenen von Verhaltens- bzw. Handlungsentscheidungen zu unterscheiden (vgl. Michon, 1985):

- die strategische Ebene (Entscheidungen vor dem eigentlichen Fahren über Verkehrsmittelwahl, Zeit, Fahrstrecke etc.),
- die taktische Ebene (Entscheidungen in realen Fahrsituationen, z. B. über Einhaltung einer bestimmten Geschwindigkeit oder des Abstandes),
- die operatorische Ebene (das kurzfristige und schnelle Reagieren abseits der *bewussten* Entscheidungsbildung).

Es ist leicht einzusehen, dass Menschen mit stärkeren Leistungseinschränkungen bereits die strategische Ebene des Mobilitätshandelns zur Kompensation der Defizite nutzen sollten. Auch auf taktischer Ebene sind

Kompensationsmöglichkeiten vorhanden, sodass Überforderungen auf operatorischer Ebene von vornherein vermieden werden können. Auf operatorischer Ebene sind zudem durch Lernprozesse (Trainings!) auch bei älteren Fahrern Leistungsverbesserungen erreichbar (vgl. Weinert, 1995).

Der Öffentliche Personennahverkehr (ÖPNV) könnte die Rolle einer Kompensationsoption spielen und im Rahmen der strategischen Handlungsplanung oder als Kompensationsmöglichkeit im Sinne der Selektion gemäß dem genannten SOK-Modell aufgefasst werden. Allerdings verweist Limbourg (2005, S. 76 f) zu Recht darauf hin, dass eine dementsprechende Akzeptanz durch die Senioren erst noch erreicht werden muss, und zwar durch eine »seniorengerechtere« Gestaltung des ÖPNV und auch durch eine Erhöhung der Nutzungskompetenzen. Eine solche Sicht entspricht einem ökologisch-transaktionalen Modell der Kompetenzen älterer Menschen, wie es bereits von Lawton & Nahemow (1973) dargestellt wurde.

Damit aber kompensatorisches Verhalten überhaupt stattfindet, müssen mindestens drei Schritte von den Betroffenen durchgeführt werden:

- Wahrnehmen und Akzeptieren sich verändernder Fähigkeiten und Grenzen,
- Erkennen und Auswahl eigener Möglichkeiten zur Kompensation,
- erfolgreiche Umsetzung dieser Möglichkeiten, tatsächliches Einsetzen dieser Verhaltensweisen in der alltäglichen Mobilität.

Persönlichkeitsspezifische Aspekte der Automobilität

Ein solches reflektiertes kompensatorisches Handeln setzt eine beachtliche kognitive und emotionale Leistung der älteren Autofahrer voraus und ist deshalb mit großer

III Nahumwelt

Wahrscheinlichkeit ein Spezifikum der individuellen Persönlichkeit. Ein spezieller Forschungsbedarf besteht zwar immer noch hinsichtlich der Aufklärung dieser persönlichkeitsspezifischen Bedingungen der Verkehrsteilnahme älterer Menschen, aber immerhin: Schon 1988 haben Risser und Kollegen festgestellt, dass sich Einstellungen und persönlichkeitsnahe Verhaltenstendenzen im Alternsprozess in eine verkehrspsychologisch eher *erwünschte* Richtung bewegen: abnehmende physische, soziale und finanzielle Risikobereitschaft, Verminderung aggressiver Interaktionen und emotionaler Fahrweisen. Ältere Autofahrer halten eine eher defensive, weniger dynamische Fahrweise für Kennzeichen eines guten Autofahrers. Das aber sind Verhaltensmerkmale, die die Jüngeren einem unsicheren, kognitiv verlangsamten Fahrer zuordnen würden.

Wenn landläufig Ältere als »starrsinnig« und wenig selbstkritikfähig in Bezug auf die eigenen Schwächen angesehen werden, so gilt das nicht mit Blick auf die älteren Autofahrer. Das zeigte bereits eine vor über zehn Jahren veröffentlichte Studie (Jansen et al., 2001). Ihr war zu entnehmen, dass bei einem hohen Prozentsatz von Fahrern ein Defizit kompensierendes Verhalten festzustellen war, welches auf eine realistische Selbsteinschätzung zurückgeführt wurde. Im Rahmen dementieller Entwicklungen dürften verständlicherweise am ehesten gravierende Mängel in der Einschätzung der eigenen Fähigkeiten anzutreffen sein (s. Mix et al., 2004).

Ausblick

Bedingt durch die demographische Entwicklung dürfte der Bedarf an Hilfestellung und Problemmanagement in Bezug auf das Autofahren im Alter zunehmen. Neben Verkehrspsychologen werden wohl auch Mediziner verstärkt mit der Thematik konfrontiert werden. Auch die Expertise von Soziologen, Verkehrspädagogen und Juristen ist zur Problembewältigung wertvoll. Nicht zuletzt sind Fahrlehrer einzubeziehen; sie könnten Hilfestellung geben bei der Beurteilung praktischer Fahreignung, und ihr Engagement beim Angebot an spezifischen Trainingsmaßnahmen dürfte zunehmen. Für die Durchführung fahreignungsdiagnostischer Prozeduren bestehen mittlerweile ausreichende Modelle und Methoden (vgl. Poschadel et al., 2006; zu einem Screeningtest der Fahreignung s. Engin, 2011).

Wegen der Komplexität der Alternsvorgänge einerseits und der Bedeutung der Mobilität im Alter andererseits ist der prognostizierbare Bedarf demnach am ehesten durch eine umfassende *multidisziplinäre* Mobilitätsberatung und ein differenziertes Mobilitätsmanagement für ältere Menschen zu befriedigen (Kaiser, 2011). Die Berücksichtigung aller genannten Aspekte im Mobilitätsmanagement und in der Mobilitätsberatung stellt einen hohen Anspruch dar. Ihm zu entsprechen, setzt eine geeignete Infrastruktur voraus, die imstande ist, die notwendigen Informationen und Dienste zu erbringen. Ein solches differenziertes und ggf. »vernetztes« Beratungsangebot wurde bisher in Deutschland jedoch nicht systematisch aufgebaut, kann also mit Blick auf die Demographie als dringliches Zukunftsprojekt gewertet werden, an dem Gutachterstellen, Kliniken, Hausärzte, Fahrschulen und Seniorenorganisationen beteiligt werden sollten. Dabei ist ein solches Projekt nicht unbedingt vom Einsatz größerer finanzieller Mittel abhängig, da es bei einer differenzierten, multidisziplinären Mobilitätsberatung vor allem um einen Zusammenschluss der genannten unterschiedlichen Fachleute und Institutionen auf der Ebene der Information und der gegenseitigen Überweisung von Probanden geht.

Nicht zuletzt ist aber auch daran zu denken, dass – unter systemischer Perspektive betrachtet – das Verhalten älterer Autofahrer im Straßenverkehr nicht zuletzt das Ergebnis der Interaktion mit ihrer physischen und sozialen Umgebung darstellt. Insofern stellt Automobilität im Alter auch eine Herausforderung für Städte- und Verkehrsplanung, für die Politik und für das soziale Handeln aller am Straßenverkehr Beteiligten dar.

Literatur

Baltes, P. B. & Baltes, M. M. (1990). Psychological perspectives on successful aging: The model of selective optimization with compensation. In P. B. Baltes & M. M. Baltes (Eds.), *Successful aging: Perspectives from the behavioral sciences* (pp. 1–33). New York: Cambridge University Press.

Engeln, A. & Schlag, B. (2008). Kompensationsstrategien im Alter. In B. Schlag (Hrsg.), *Leistungsfähigkeit und Mobilität im Alter.* (S. 255–275). Eine Schriftenreihe der Eugen-Otto-Butz-Stiftung. Köln: TÜV Media.

Engin, T. (2011). Assessments als Instrument der Verkehrssicherheitsarbeit – Entwicklung eines Screenings-Tests zur Erfassung der Fahrkompetenz älterer Kraftfahrer. In: G. Rudinger & K. Kocherscheid (Hrsg.), *Ältere Verkehrsteilnehmer – Gefährdet oder gefährlich?* (S. 165–180). Göttingen: V&R unipress.

Falkenstein, M., Poschadel, S., Wild-Wall, N. & Hahn, M. (2011). Kognitive Veränderungen im Alter und ihr Einfluss auf die Verkehrssicherheit älterer Verkehrsteilnehmer: Defizite, Kompensationsmechanismen und Präventionsmöglichkeiten. In: G. Rudinger & K. Kocherscheid (Hrsg.), *Ältere Verkehrsteilnehmer – Gefährdet oder gefährlich?* (S. 43–59). Göttingen: V&R unipress.

Jansen, E., Holte, H., Jung, C., Kahmann, V., Moritz, K., Rietz, Ch., Rudinger, G. & Weidemann, Ch. (2001). *Ältere Menschen im künftigen Sicherheitssystem Straße/Fahrzeug/Mensch.* Berichte der Bundesanstalt für Straßenwesen, M 134. Bergisch Gladbach: BASt.

Kaiser, H. J. (2011). Sicheres Autofahren im Alter – Vom Umgang mit Problemen im Rahmen einer Mobilitätsberatung. In: G. Rudinger & K. Kocherscheid (Hrsg.), *Ältere Verkehrsteilnehmer – Gefährdet oder gefährlich?* (S. 131–149). Göttingen: V&R unipress.

Kaiser, H. J. & Oswald, W. D. (2000). Autofahren im Alter – Eine Literaturanalyse. *Zeitschrift für Gerontopsychologie und -psychiatrie, 13*(3/4), 131–170.

Kubitzki, J. & Janitzek, T. (2009). *Sicherheit und Mobilität älterer Verkehrsteilnehmer.* Ismaning und Brüssel: AZT Automotive GmbH / European Transport Safety Council.

Lawton, M. P. & Nahemow, L. (1973). Ecology and the aging process. In C. Eisdorfer & M. P. Lawton (Eds.), *The psychology of adult development and aging* (pp. 619–674). Washington D. C.: American Psychological Association.

Limbourg, M. (2005). Ansätze zur Verbesserung der Mobilitätsbedingungen für ältere Menschen im Straßenverkehr – Beiträge einzelner Fachdisziplinen. In H. Frank, K. Kalwitzki, R. Risser & E. Spoerer (Hrsg.), *65plus – Mit Auto mobil? Mobilitätsprobleme von SeniorInnen und verkehrspsychologische Lösungsansätze. In motion – Humanwissenschaftliche Beiträge zur Verkehrssicherheit und Ökologie des Verkehrs* Bd. 2, S. 69–80). Köln/Salzburg: AFN/INFAR.

Löger, B. & Amann, A. (2005). Die Rolle der Mobilität für die Lebensqualität im Alter. In H. Frank, K. Kalwitzki, R. Risser & E. Spoerer (Hrsg.), *65plus – Mit Auto mobil? Mobilitätsprobleme von SeniorInnen und verkehrspsychologische Lösungsansätze. In motion – Humanwissenschaftliche Beiträge zur Verkehrssicherheit und Ökologie des Verkehrs* Bd. 2, S. 11–18). Köln/Salzburg: AFN/INFAR.

Michon, J. A. (1985). A critical view of driver behavior models: What do we know, what should we do? In L. Evans & R.C. Schwing (Eds.), *Human Behavior and Traffic Safety* (pp. 485–521). New York: Plenum Press.

III Nahumwelt

Mix, S., Lämmler, G. & Steinhagen-Thiessen, E. (2004). Fahreignung bei Demenz: Eine Herausforderung für neuropsychologische Diagnostik und Beratung. *Zeitschrift für Gerontopsychologie und -psychiatrie, 17*(2), 97–108.

Poschadel, S., Roensch-Hasselhorn, B. & Sommer, S. M. (2006). Eignungsbegutachtung zur Mobilitätsförderung älterer Kraftfahrer. Ergebnisse des EU-Projekts AGILE. *Zeitschrift für Verkehrssicherheit, 1*, 13–18.

Risser, R., Steinbauer, J., Amann, A., Roest, F., Anderle, F. G., Schmidt, G. A., Lipovitz, G. & Teske, W. (1988). *Probleme älterer Menschen bei der Teilnahme am Straßenverkehr.* Wien: Literas-Verlag.

Schlag, B. (2008a). Älter werden und Auto fahren. *Report Psychologie, 33*(2), 74–85.

Schlag, B. (Hrsg.). (2008b). *Leistungsfähigkeit und Mobilität im Alter.* Eine Schriftenreihe der Eugen-Otto-Butz-Stiftung. Köln: TÜV Media.

Weinert, F. E. (1995). Gedächtnisdefizite und Lernpotentiale: Diskrepanzen und Determinanten des geistigen Alterns. In A. Kruse & R. Schmitz-Scherzer (Hrsg.), *Psychologie der Lebensalter* (S. 209–215). Darmstadt: Steinkopff.

Weller, G. & Geertsma, K. (2008). Werden ältere Fahrer durch die Fahraufgabe stärker beansprucht als jüngere? In B. Schlag (Hrsg.), *Leistungsfähigkeit und Mobilität im Alter* (S. 85–111). Eine Schriftenreihe der Eugen-Otto-Butz-Stiftung. Köln: TÜV Media.

Teil IV Interventionen im Quartier und in der kommunalen Umwelt älterer Menschen

Quartier- und gemeindebezogene Interventionszugänge

79 Zugehende Altenarbeit

Fred Karl

Zusammenfassung

Intervention ist auf *Zugänge* angewiesen, hierbei stellt das *Zugehen* das aktive Pendant dar. Im folgenden Beitrag wird Intervention deshalb als Zugehen auf Zielgruppen und Personen in ihrem Umfeld verstanden. So erfordert die Umsetzung von Potentialen älterer Menschen für gesellschaftliche und soziale Aktivitäten das Zugehen auf zu motivierende Mitstreiter, eine Öffnung von Institutionen und das Ermöglichen neuer Handlungsspielräume. Unter sozialpolitischen Gesichtspunkten muss das Zugehen auf ressourcenschwache Zielgruppen älterer Menschen in schwierigen Lebenslagen vorrangig sein.

Einführung

Zugehende Altenarbeit geschieht übergreifend in der Adressierung des Erfahrungswissens und der Verantwortungsbereitschaft der älteren Generation, wendet sich zugleich konkreten Bedarfs- und Problemlagen zu. Dabei gilt es, nicht nur mit den bildungserfahrenen und organisationsfähigen älteren Menschen Projekte durchzuführen, sondern in besonderem Maße auch auf die Bedürfnisse Benachteiligter zuzugehen. Ziele, Inhalte, Methoden und Medien sind für eine Ansprache älterer Menschen aus dem Lebenszusammenhang und den Interessen der jeweiligen Zielgruppe zu gewinnen. Auch darf die Lage älterer Menschen nicht unabhängig von den Lebensverhältnissen anderer Altersgruppen gesehen werden. Eine isolierte Altenarbeit würde vorhandene Verbindungen eher stören denn fördern. Altersfragen müssen also auch als generationenübergreifende Aufgaben erkannt werden, um soziale und kulturelle Angebote für verschiedene Gruppen inhaltlich aufeinander zu beziehen und Räumlichkeiten und Ressourcen wechselseitig zu nutzen.

Die Spezifik des Zugehens auf ältere und alte Menschen besteht darin, dass diese Bevölkerungsgruppe nicht – wie Kinder, Jugendliche und Berufstätige in Kitas, Schulen, Arbeitsstätten – über sie tagtäglich einbeziehende Einrichtungen unmittelbar erreicht werden kann (sieht man von Alten- und Pflegeheimbewohnern ab). Bei älteren Menschen liegen die Interventionszugänge vor allem im Kiez, Quartier, Stadtteil *städtischer* Lebenswelten oder im Wohnumfeld von Dorfkernen bzw. Neubaugebieten in *ländlichen* Regionen. Ältere Menschen unternehmen den überwiegenden Teil ihrer

523

Aktivitäten in der Gemeinde und machen hier ihre alltäglichen Erfahrungen. Intervention kann nur erfolgreich sein, wenn dabei Interaktivität und eine Passung zwischen Institutionen und Lebenswelten gelingt.

Zugehen auf Erfahrungswissen und Engagementbereitschaft

Die Betonung von Potentialen der älteren Generation setzt sich handlungsorientiert um im Aufspüren des Erfahrungswissens älter werdender Menschen und im Zugehen auf empirisch festgestellte Verantwortungsbereitschaften der Älteren im Sinne von Generativität.

Im Interventionsmuster »*Mitgestalten und Mitentscheiden*«, zuletzt angestoßen im bundesweiten Programm »Aktiv im Alter« (vgl. Marzluff & Klie, 2010, S. 23), steht das Wecken von bürgerschaftlichem Engagement und von Freiwilligenarbeit in städtischen und ländlichen Regionen im Vordergrund. Im Aktionsdesign erinnert es an die Mobilisierungsphasen in der Gemeinwesenarbeit. In einem ersten Schritt der Bedarfermittlung werden mit Befragungen die Wünsche und Interessen älterer Bürger erkundet. Im zweiten Schritt werden die Interessierten zu Forumsveranstaltungen und Runden Tischen eingeladen, um die erhobenen Bedürfnisse in konkrete Vorhaben zu übersetzen. Aus Zukunftswerkstätten und Ideencafés entstehen themenspezifische Projektgruppen. Ein »Markt der Möglichkeiten« zeigt auf, wo und wie man sich einbringen und engagieren kann.

Der Interventionszugang »*partizipative Altenplanung*« nutzt das Aufbereiten von demographischen Daten und Bedarfen zur Bewusstseinsbildung und Beteiligung der Bürger. Das Thema »Älterwerden« in all seinen Facetten spricht Menschen durchaus bereits zu Beginn der zweiten Lebenshälfte an, wenn durch Gruppendiskussionen und Gesprächsgruppen in allen Ortsteilen eine entsprechende Aufmerksamkeit geweckt wird (vgl. Aner & Karl, 2008). Die »jungen Alten« sind unmittelbar mit den Lebensweisen und Erwartungen ihrer alt gewordenen Eltern konfrontiert und als betreuende Angehörige für zugehende Gesprächsangebote empfänglich. Unterstützende Tandems, wie im bundesweit erfolgreichen Projekt »Pflegebegleiter« (vgl. Bubolz-Lutz & Kricheldorff, 2006), gehen konkret auf die Bedürfnisse pflegender Angehöriger ein.

Im »Entwicklungsprogramm Neue Nachbarschaftshilfen« (Kuratorium Deutsche Altershilfe, 2010) werden die vorhandenen Ressourcen älterer Menschen als das *hilfreiche Alter* verstanden, das sich im ländlichen Bereich vor allem in Nachbarschaftsvereinen und genossenschaftlichen Tauschbörsen zeigt. Die direkte Ansprache der politisch Verantwortlichen in den kleinen Gemeinden dient dazu, ihnen das Erfahrungswissen gelungener Initiativen anderer Gemeinden zu vermitteln. Veranstaltungen in den interessierten Kommunen zur Gründung neuer Nachbarschaftshilfen motivieren die älteren Bürger, bedürftige Gemeindemitglieder zu beraten, Hilfen zu vermitteln, sie ggf. bei Behördengängen und Arztterminen zu begleiten.

Diesen Interventionsformen in städtischen und ländlichen Aktionsfeldern ist gemeinsam, dass zunächst auf die politische Spitze (die Bürgermeister) in den Kommunen zugegangen wird, um sie als Unterstützer in der eigenen Gemeinde zu gewinnen, auch um Grundlagen für die Weiterführung nach der Modellphase zu legen. Der kommunalen Willensbildung folgt die Einladung an die interessierten Älteren, sich nach gemeinsamen Bedarfsermittlungen für konkrete Projekte – meist Freiwilligenprojekte – zu engagieren. Im Idealfall werden dabei ältere Menschen aus allen Bevölkerungsschichten erreicht und in die Aktivitäten einbezogen. Allerdings stellte die Sachverständigenkommission des Fünften Altenberichts fest, dass Maßnahmen der Engagementförderung in der Regel die »sozial Bessergestellten treffen und damit zur Verschärfung sozialer Ungleichheiten beitragen« (BMFSFJ, 2006, S. 225). Empfohlen wird, dass »auch bildungsferne und sozial schwächere Bevölkerungsgruppen mit ihren spezifischen Potentialen und Wünschen angesprochen werden. Gerade diese Personen können durch milieu- und zielgruppengerechte Engagementangebote auch neue bzw. nachholende Bildungs- und Lernerfahrungen machen, aber nur dann, wenn soziale Schwellenängste abgebaut werden und höher gebildete bzw. sozial höher stehende Personen nicht die jeweiligen Engagementfelder dominieren« (ebd.).

Zugehen auf sozial Benachteiligte

Sind Mitgestalten und Mitentscheiden schichtspezifisch geprägt (gehört also der engagierte Senioren-Aktivist eher der bildungserfahrenen Mittelschicht an), so sind darüber hinaus erhebliche Anstrengungen erforderlich, um auch Ältere in *schwierigen Lebenslagen zu erreichen und ihnen anschlussfähige Angebote zu machen.*

Die Personen und Gruppen, die in hohem Maße von den Risiken des Alters betroffen sind, finden sich bekanntermaßen bei Menschen mit geringem Einkommen, bei Alleinstehenden und Hochaltrigen. Frauen sind in all diesen Gruppen überrepräsentiert. Besondere Aufmerksamkeit muss auch den alt gewordenen Migranten und vereinsamten Menschen in von Ausdünnung bedrohten ländlichen Räumen (vor allem in Ostdeutschland) zukommen. Kumulierte Benachteiligungen wirken sich sehr dramatisch im täglichen Leben aus, etwa in Form von ungünstigen Wohnverhältnissen, geringen sozialen Kontakten, relativ niedrigem Informationsniveau u. a. m., und führen zu Verhaltensweisen des Rückzugs, Misstrauens und zur Ablehnung von Unterstützung. Manche nehmen die vorhandenen Hilfsangebote nicht an. Die Gründe dafür sind in ihrer Lebenssituation selbst zu sehen, die zu einer Reduzierung von Erwartungshaltungen führt.

Um diese Menschen anzusprechen, ist es erforderlich, sich auf die historisch geprägte Lebenswelt der Älteren und auf die *Wahrnehmungsperspektiven der Zielgruppe* einzulassen. Dabei müssen der Aufbau eines Vertrauensverhältnisses und die Bereitschaft zuzuhören vor jedem Versuch der Aktivierung stehen. In einem Modellprojekt zur zugehenden Altenarbeit (vgl. Karl, 2009) wurden mehrere Aktionsstufen entwickelt, um auch die zurückgezogenen älteren Bewohner zu erreichen und ihnen niedrigschwellige Beratung anzubieten. Dieser zugehende Ansatz kombiniert möglichst unaufdringliche Zugangs- und Angebotsformen miteinander, im Rahmen von Straßen- und Informationsständen, Auftritten bei Mieterversammlungen, bei Begegnungen im Wohngebiet und auf Märkten. Ein indirekter, vermittelter Zugang erfolgt über bekannte *Schlüsselpersonen* (wie dem Postboten, Pfarrer, Allgemeinarzt, Kaufleuten). Diese Form des Zugehens verknüpft das kollektive Bewusstsein auf Gemeinde-Ebene mit indivi-

IV Quartier

duellen Erfahrungswelten, mit dem subjektiven Erleben jedes Einzelnen.

Es bietet sich an, in der Einstiegsphase die sozialökologische Besonderheit des Stadt- und Ortsteils, des Wohnumfeldes zu thematisieren. Das Quartier kann als spezifisches Milieu, als Lebenswelt verstanden werden, in der räumliche und zwischenmenschliche Erfahrungen in den »subjektiven Ortsplänen« der Bewohner eine historisch gewachsene Verbindung eingehen. Mit den älteren Menschen wird ausführlich über ihre Lebenssituation gesprochen, sodass die Vielfalt individueller Existenzformen und Erlebensweisen eine Gesamtschau der aktuellen Lebensbedingungen in der Gemeinde ergibt. Die kontaktierten älteren Menschen erfahren sich hier in der Rolle von Experten in eigener Sache.

In öffentlichen Veranstaltungen wird sichtbar gemacht, dass die mitgeteilten Nöte und Anliegen auch von anderen Menschen geteilt werden. Im Anschluss an Versammlungen und Gesprächskreise erfolgt dann eine bewusste Konzentration auf die individuelle Situation jener, von denen angenommen wird, dass sie aktuell oder in nächster Zeit in der Aufrechterhaltung ihrer Selbstständigkeit gefährdet sind. Erst dieses interessierte Eingehen auf die Lebensgeschichte, den aktuellen Lebensstil und auf die Zukunftserwartungen ermöglicht, dass grundsätzliche Probleme, über die die älteren Menschen sonst nur andeutungsweise sprechen, auf den Tisch kommen. Dieses Vorgehen sollte es auch den »stillen« Alten und Personen mit Schwellenängsten erleichtern, von sich aus auf akzeptierte Personen aus der Nachbarschaft und aus dem Anbieterspektrum zuzugehen.

Sensibilisierung der Professionellen

Auch auf der Ebene der professionellen Unterstützung und kommunalen Daseinsvorsorge muss es darum gehen, netzwerkförderliche Voraussetzungen herzustellen und die *Lebensweltorientierung des Hilfesystems* zu stärken, sodass die Fachkräfte eine höhere Sensibilität für die Bedürfnisse ihrer Klienten unter Akzeptanz deren Eigensinns entwickeln können. Für die sozialen Dienste und Initiativen ist es deshalb wichtig, dass die Angebote in eine partizipative Gemeinwesenarbeit eingebettet sind, um den Zielen einer Bedürfnisorientierung und Passung zwischen Lebenswelten und Institutionen gerecht zu werden.

Eine solche Arbeit mit älteren und alten Menschen darf ihren Schwerpunkt keineswegs nur auf die Stützung des Wohnens in den eigenen vier Wänden legen, sondern muss umfassend die Qualität einer *sozialen* Intervention, einer Netzwerkunterstützung erlangen. Netzwerke vermitteln neben instrumenteller und emotionaler sozialer Unterstützung ebenso Identität, Sinn und soziale Integration (vgl. Otto, 2005). Das Ziel selbstständigen Wohnens singulärer Individuen greift dagegen zu kurz. Zugehende Interventionen dienen dazu, Gelegenheitsstrukturen und Anlässe zur Kommunikation herzustellen.

Ausblick

Die bisher vor allem in Modellversuchen und Pilotprojekten gesammelten Erfahrungen zugehender Altenarbeit sind am ehesten dann fortsetzbar und auch finanzierbar, wenn durch *Synergieeffekte* vorhandene Mittel gebündelt und zielgerichtet eingesetzt werden, z. B. in den größeren Gemeinden durch lokale Partnerschaften und Kooperationsformen zwischen Verwaltung, Wohnungswirtschaft, Trägern sozialer Dienste und Selbsthilfegruppen der Bürger (vgl. Böhme & Franke, 2010). Auch kann durch die Kooperation mehrerer kleiner Gemeinden in einem strukturschwachen Gebiet z. B. eine interkommunale Stelle zur Förderung von Generationen- und Altenarbeit eingerichtet werden (vgl. Stein, 2010).

Insgesamt ist festzuhalten, dass ein einseitiges Intervenieren ohne Akzeptanz und Mitarbeit der Betroffenen – also ohne Interaktivität und ohne ein Aufeinanderzugehen – Gefahr laufen würde, auf Desinteresse oder Widerstand bei den Bürgern zu treffen. Das Adressieren von Zielgruppen im zugehenden Ansatz darf weder in Zumutung zu unablässiger »aktiver« Performanz noch zu negativer Stereotypisierung jener führen, die den Erwartungen nicht (mehr) genügen können. Eine solche kritische Reziprozität sollte auch für die Institutionen gelten, die ältere Menschen zur Mitverantwortung aufrufen. Institutionen müssen sich hinterfragen lassen, ob nicht Appelle zum Mitmachen und Mitgestalten durch Barrieren seitens sonst unverändert belassener Einrichtungen und Ämter konterkariert werden. Erforderlich sind sowohl die »*innere Öffnung*« von Organisationen, d. h. vermehrte Mitsprachemöglichkeiten für Mitarbeiter und unmittelbare Nutzer, als auch die »*äußere Öffnung*« für den Einbezug des sozialen Umfeldes dieser Einrichtungen. Hierbei müssen Institutionen, Vereine und Einrichtungen das Prozesshafte der Entwicklung einer Zusammenarbeit mit interessierten und noch zu interessierenden Bürgern erkennen. Es handelt sich um einen wechselseitigen Prozess der Annäherung und Verständigung, bei dem es darum geht, die Handlungslogiken von Institutionen einerseits und die von Nutzern und Engagierten andererseits aufeinander abzustimmen (vgl. Karl, Aner, Bettmer & Olbermann, 2008).

Trotz all dieser Anstrengungen bleibt die Aufgabe, auch jene zu erreichen, die eigentlich »unerreichbar« sind, eine stete Herausforderung. Es ist schon viel gewonnen, wenn die angewandte Gerontologie und die Praktiker ein Bewusstsein für die Selektivität ihrer Angebote und Interventionen entwickeln und sich immer wieder jenen zuwenden, denen es schwer fällt, als selbstbewusste Nutzer aufzutreten.

IV Quartier

Literatur

Aner, K. & Karl, F. (2008). *Die Schauenburg-Studie. Abschlußbericht der partizipatorischen Bürgerbefragung.* Kasseler Gerontologische Schriften Bd. 47. Kassel: VfG (Download unter www.soziale-gerontologie.de).

Böhme, C. & Franke, T. (2010). Soziale Stadt und ältere Menschen. *Zeitschrift für Gerontologie und Geriatrie, 43,* 86–90.

Bubolz-Lutz, E. & Kricheldorff, C. (2006). *Freiwilliges Engagement im Pflegemix – neue Impulse.* Freiburg: Lambertus.

Bundesministerium für Familie, Senioren, Frauen und Jugend (Hrsg.). (2006). *Fünfter Altenbericht zur Lage der älteren Generation in der Bundesrepublik Deutschland. Potentiale des Alters in Wirtschaft und Gesellschaft.* Berlin: BMFSFJ.

Karl, F. (2009). *Einführung in die Generationen- und Altenarbeit.* Opladen & Farmington Hills: Budrich.

Karl, F., Aner, K., Bettmer, F. & Olbermann, E. (2008). *Perspektiven einer neuen Engagement-Kultur. Praxisbuch zur kooperativen Entwicklung von Projekten.* Wiesbaden: VS-Verlag für Sozialwissenschaften.

Kuratorium Deutsche Altershilfe (2010). *Entwicklungsprogramm Neue Nachbarschaftshilfen im Landkreis Kassel.* Köln: KDA.

Marzluff, S. & Klie, T. (2010). Ältere Menschen in Kommunen – Förderung von Beteiligung und Engagement durch das Programm »Aktiv im Alter«. *Informationsdienst Altersfragen, 37,* 19–23.

Otto, U. (2005). Soziale Netzwerke und soziale Unterstützung Älterer. Status Quo und Perspektiven im Lichte demografischer Befunde. In U. Otto & P. Bauer (Hrsg.), *Mit Netzwerken professionell zusammenarbeiten. Bd. 1: Soziale Netzwerke in Lebenslauf- und Lebenslagenperspektive* (S. 433–469). Tübingen: dgvt.

Stein, M. (2010). *Generation 1-2-3. Interkommunales Altenhilfe- und Mehrgenerationenkonzept im Nördlichen Fichtelgebirge.* www. generation123.de; Zugriff am 16.09.2011.

80   Bildungsangebote

Ines Himmelsbach

Zusammenfassung

Bildung im Alter umfasst eine Spanne von 40 bis 50 Jahren, d. h. adressiert sie an ältere Erwachsene im Alter von etwa 50 bis über 90 Jahren. Um diese Zeitspanne im Hinblick auf die Vielfältigkeit von Bildung und Alter zu beleuchten, ordnet dieser Beitrag das Thema zunächst erziehungswissenschaftlich ein und beleuchtet daran anschließend die zentralen Begriffe »Lebenslanges Lernen« und »(Bildungs-) Biographie«. Nachdem kurz auf die EdAge-Studie verwiesen wird, findet die Praxis der Bildung im Alter Behandlung, indem auf Formen und Angebote sowie auf Aufgaben für Pädagogen eingegangen wird. Einen Hinweis auf internationale Perspektiven enthält der Ausblick.

Einführung

Aus Sicht der Erziehungswissenschaften betrifft die Thematik ihre beiden Teildisziplinen Erwachsenenbildung/Weiterbildung und Sozialpädagogik/Soziale Arbeit. Die Erwachsenenbildung hebt eher auf Bildung im Rahmen »später Freiheiten« ab, wohingegen Hilfen für das belastete Alter, wie Beratung und Begleitung, eher der Altenhilfe und somit der Sozialen Arbeit zugeschrieben werden. Diese Trennung hat sich einerseits historisch entwickelt, nimmt aber auch Entwicklungen der Theoriebildung der Gerontologie und der Erziehungswissenschaften auf. So hat beispielsweise die Aktivitätstheorie bei gleichzeitigem Aufkommen des Konzepts des Lebenslangen Lernens erst die Bildungsaktivitäten für ältere Menschen jenseits der Altenhilfe freigesetzt (vgl. Kolland, 2008). Allerdings lässt die gesellschaftliche und wissenschaftliche Dynamisierung des Erwachsenen- und Altenbildes die disziplinäre Trennung zunehmend brüchig werden. Dafür spricht erstens die zunehmende Pädagogisierung des *gesamten Lebenslaufs* (vgl. dazu auch Hof, 2009; Karl, 2009; Kolland, 2008). Zweitens bewirkt die Bildungsoffensive der 1960er und 1970er Jahre, dass besser ausgebildete Ältere nun selbst auf Bildungsoptionen einwirken (vgl. Karl, 2009, S. 12). Viertens geht mit diesen emanzipatorischen Folgen eine Instrumentalisierung des Lernens im Alter im Sinne einer (freiwilligen) Aktivierung des Bürgers einher (vgl. Alheit & Dausien, 2002, S. 566). Insgesamt setzt Bildung im Alter damit eher auf Steigerung und vernachlässigt bislang Elemente des Stillstands und des Verlustes im Alter.

Noch offen und empirisch kaum beantwortet ist die Frage des Umgangs mit Verlusten und Grenzen des Alternsprozesses aus pädagogischer Sicht.

Zentrale Begriffe – Lebenslanges Lernen und (Bildungs-)Biographie

Lebenslanges Lernen als der wohl schillerndste Begriff im Bereich des Lernens Erwachsener unterliegt einem historisch-systematischen Wandel des Lernverständnisses: Von der Selbstverständlichkeit des Lernens im Lebenslauf über die Fokussierung auf institutionalisierte Lehr-Lern-Arrangements muss Lebenslanges Lernen heute als zeitlich, räumlich und inhaltlich entgrenztes Lernverständnis beschrieben werden (vgl. Hof, 2009, S. 56). Die Entgrenzung des Pädagogischen in zeitlicher Hinsicht verschiebt den Blick weg von der einzelnen Lebensphase (auch dem Alter!) hin zum gesamten Lebenslauf. Die räumliche Entgrenzung beschreibt Lernen nicht nur in pädagogischen Einrichtungen sondern auch im Alltag oder in hybriden Institutionen (neben Bildung verfolgen sie auch Ziele wie beispielsweise Geselligkeit). Die inhaltliche Entgrenzung beschreibt, dass über allgemeinbildende und berufsqualifizierende Inhalte hinaus auch die Vielfalt aller Lebensbereiche zum Lerninhalt werden kann. Eher organisationsbezogen argumentiert die Differenzierung nach a) *formalen* Lernprozessen, die in klassischen Bildungsinstitutionen stattfinden und i. d. R. mit gesellschaftlich anerkannten Zertifikaten abgeschlossen werden; b) *non-formalen* Lernprozessen, die jenseits etablierter Bildungseinrichtungen ablaufen (z. B. am Arbeitsplatz, in Vereinen etc.) und c) *informellen* Lernprozessen, die nicht notwendigerweise intendiert sind und im Alltag gleichsam mitlaufen (vgl. Alheit & Dausien, 2002, S. 573). Lernen wird somit nicht

nur über den gesamten Lebenslauf gestreckt, sondern auch auf alle Lebensbereiche ausgedehnt. Dies bedeutet, dass Lernen »als (Trans-)Formation von Erfahrungen, Wissen und Handlungsstrukturen im lebensgeschichtlichen und lebensweltlichen (›lifewide‹) Zusammenhang [steht]. [...] Auf der Ebene biographischer Erfahrung sind analytische Unterscheidungen wie die zwischen formalem, nicht-formalem und informellem Lernen nicht unbedingt trennscharf. Im Gegenteil, es gehört zur Eigenart der Biographie, dass institutionell und gesellschaftlich spezialisierte und separierte Erfahrungsbereiche im Prozess der lebensgeschichtlichen Erfahrungsaufschichtung integriert und zu einer besonderen Sinngestalt (neu) zusammengefügt werden« (Alheit & Dausien, 2002, S. 575).

Damit ist die Biographie als weiterer zentraler Begriff aufgerufen und vom Begriff des Lebenslaufs abzugrenzen. Während der Lebenslauf als klassisch soziologisches Analysefeld die zeitliche Aufschichtung der Lebensetappen im Verlauf des Lebens ordnet, stellt die (Bildungs-)Biographie, genuin im Zuständigkeitsbereich der Erziehungswissenschaft, subjektive und sinnhaft geordnete Interpretationsleistungen dar. Da diese autobiographische Selbstthematisierung in der Beobachterperspektive (Lebenslauf) mit der Betroffenenperspektive (Biographie) auf komplexe Weise verschachtelt ist, kann das eine nicht ohne das andere wissenschaftlich angemessen erschlossen werden (vgl. Kade, Nittel & Seiter, 2007, S. 27). Für die Praxis bedeutet dies *nicht* die Anwendung biographischer Methoden in Lehr-Lern-Arrangements. Bildung erscheint durch diesen Zugriff vielmehr als fortlaufender Prozess. Durch diesen erweitert sich im Durchgang durch verschiedene Lebenssituationen der eigene Verstehens- und Verantwortungshorizont und das persönliche Aktions- und Verhaltensrepertoire ständig. Es bleibt Aufgabe des alternden Individuums, auf Basis verschiedener altersbezogener Referenzfolien (kalendarisches, biologisches, soziales und bildungsbiographisches Altern) die damit verbundenen Erwartungen zu koordinieren und, sofern möglich, in ein mehr oder weniger konsistentes Altersselbstbild zu integrieren (vgl. Kolland, 2008, S. 177; Nittel & Seitter, 2006, S. 133).

Bildung im Alter umfasst damit mehr als bloß die Teilnahme an Angeboten. »Interventionen für ein gutes Altern« sind Bildungsangebote vielmehr durch ihre Folgen im Hinblick auf Biographie und Selbstbild.

EdAge-Studie

Im Rahmen des BMBF-Projekts »EdAge« (vgl. Tippelt, Schmidt & Kuwan, 2009) wurden erstmals Weiterbildungsverhalten und -interessen der 45- bis 80-Jährigen in Ergänzung zum Berichtssystem Weiterbildung (n = 4 500) erhoben. Der integrierte Forschungsansatz, der quantitativ-repräsentative und qualitativ-explorative (Gruppendiskussionen und Tiefeninterviews) Verfahren verbindet, schließt eine Lücke insbesondere in den Bereichen non-formalen und informellen Lernens. Beispielsweise kann mit dem auf Datenmangel beruhenden Irrtum aufgeräumt werden, dass der stete Rückzug aus Bildungsaktivitäten einzig in Abhängigkeit vom Alter interpretiert wird. Der Zusammenhang von Alter und Teilnahme erscheint zwar plausibel, verliert jedoch an Kraft, wenn man die Erwerbsquote berücksichtigt. Differenziert nach Erwerbstätigen und Nicht-Erwerbstätigen in drei Altersgruppen (45–54, 55–64, 65–80 Jahre) zeigt sich: Für Erstere der jüngsten Altersgruppe liegt die Teilnahme bei 51 %, bei der mittleren bei 40 % und bei der ältesten Gruppe bei 25 %. Die Werte bei Nicht-Erwerbstätigen liegen deutlich niedriger. Dennoch setzt sich die Teilnahme in außerberuflichen Kontexten fast linear bis ins hohe Alter fort. Und das, obwohl es sich hierbei um Generationen handelt, die weniger auf lebenslanges Lernen vorbereitet sind als nachwachsende Kohorten. Weiter lässt eine hohe Korrelation zwischen Bildungsabschlüssen und Weiterbildungsaktivitäten im Alter einen deutlichen Anstieg der Bildungsaktivitäten in Folge der Bildungsexpansion erwarten (vgl. Tippelt et al., 2009). Die *Weiterbildungserfahrungen* hängen mit der Teilnahme zusammen. Je niedriger der Schulabschluss ist, desto weniger Weiterbildungserfahrungen geben die Beteiligten an. Darüber hinaus weisen die Befragten mit Hauptschulabschluss bei den positiven Erfahrungen einen hochsignifikant niedrigeren Mittelwert als die restlichen Befragten auf. Dies setzt sich gleichermaßen im Berufsstatus fort. In negativer Sicht lässt dies darauf schließen, dass negative Erfahrungen tatsächlich zu einer reduzierten Teilnahme führen. Für die Erwerbstätigen stellt berufliche Verwertbarkeit ein zentrales Kriterium dar. In der nachberuflichen Phase hingegen sind es die Merkmale des Angebots selbst, die in den Vordergrund rücken, wie z. B. die Zusammensetzung der Teilnehmer (vgl. Theisen, Schmidt & Tippelt, 2009).

IV Quartier

531

Praxis von Bildung im Alter – Formen und Angebote

Bildungsangebote im Alter stehen entweder im Zusammenhang von Bildung und Lernen (Erwachsenenbildung) oder von Hilfe und Lernen (Soziale Arbeit). Hier findet vor allem der erste Fall Behandlung, in welchem Bildungsangebote oder Selbstbildung eher als zweckfreie Selbstentfaltung, aber auch als nachträgliche Kompensation lernbiographischer Defizite angesehen werden (zum zweiten Fall s. Kapitel 79 von Karl »Zugehende Altenarbeit«).

Bildungsangebote für Ältere, wie hier mit dem Fokus auf das mittlere Erwachsenenalter bis zum Ende des dritten Lebensalters, sind eher selten als Interventionen für ein gutes Altern konzipiert. Vielmehr orientieren sie sich an Zielen der Erwachsenenbildung wie Lebensgestaltung, Prävention, Erhalt der Arbeitsfähigkeit und Teilhabe. Der gesamte Markt der Bildung im Alter kann hier nicht dargestellt werden, doch mit der Auswahl wird versucht, ein möglichst breites Spektrum der Bildungsaktivitäten Älterer innerhalb und außerhalb von Institutionen aufzuzeigen.

Weiterbildung für ältere Arbeitnehmer

Neben üblichen non-formalen Angeboten (PC-Kurse, Gesundheitsbegleitung etc.) und informellen Selbstlernaktivitäten in Betrieben gehört zur Weiterbildung für ältere Arbeitnehmer auch eine altersgerechte Personalpolitik im Sinne der lernförderlichen Arbeitsplatzgestaltung, der altersgerechten Aufgabenverteilung, altersgemischter Teams und Laufbahngestaltung mit Blick auf die gesamte Erwerbsbiographie (vgl. Iller, 2008, S. 72). Zentrales Problem in der beruflichen Weiterbildung stellt die Struktur des Weiterbildungsmarktes in Deutschland dar. Er ist geprägt von

Aktivitäten der Betriebe, den individuellen beruflichen Weiterbildungsaktivitäten jenseits der Unternehmen und den Angeboten der Bundesagentur für Arbeit. Die drei Bereiche sind strukturell voneinander getrennt und folgen eigenen Logiken, sodass eine übergeordnete Steuerung kaum möglich ist (vgl. ebd., S. 86).

Bildung an Volkshochschulen, Seniorenakademien und Hochschulen

Zu den klassischen institutionellen Angeboten gehören diejenigen der *Volkshochschule* (VHS), der kirchlichen Weiterbildungsträger, der Hochschulen und der Seniorenakademien. An der VHS ist das Altersspektrum 50plus mittlerweile mit einem Drittel vertreten und nimmt somit in der institutionellen Bildungsarbeit bereits wesentlichen Raum ein. Das Interesse der Älteren liegt insbesondere in den Bereichen Gesundheit, Kultur, Politik/Gesellschaft. VHS-Angebote sind vorwiegend durch Kursförmigkeit geprägt. Das *Seniorenstudium* reicht in über 50 Hochschulen vom Gasthörerstatus über eigene Angebote im Rahmen des Seniorenstudiums bis hin zu zertifizierten Seniorenstudiengängen. Die Öffnung von allgemeinen Lehrveranstaltungen allein ersetzt kein spezielles Angebot, das am Bildungsbedarf älterer Studierender ausgerichtet ist. Über ein strukturiertes Angebot für ältere Erwachsene verfügen mittlerweile 20 Einrichtungen (z. B. in Frankfurt derzeit »Freiheit zwischen Ideal und Wirklichkeit«: www.u3l. uni-frankfurt.de). *Seniorenakademien* sind in ihrer Organisation und ihrem Angebot sehr heterogen. Sowohl eigenständige Einrichtungen, separate Zielgruppenangebote einer Volkshochschule oder anderer Seniorenorganisationen können derart bezeichnet sein. Die Angebote sind jedoch schwer vergleichbar, da sie weder vernetzt sind noch über gemeinsame Programme verfügen (vgl. Karl, 2009, S. 121–125).

Engagementpolitische Initiativen

Lernen in Projektkontexten wächst in Initiativen älterer Menschen stetig an. Projekte mit Namen wie »Erzählcafé«, »Wissensbörse« oder Projekte zur Planung gemeinschaftlichen Wohnens behandeln z. T. auch das eigene Altern. Anders als in Kursen (s. oben) geht es den Initiativen meist um die interaktive Klärung gemeinsamer Interessen und Wertvorstellungen. Wie sozialpolitisch erwünscht Initiativen sind, zeigt das EFI-Programm – Erfahrungswissen für Initiativen (www.efi-programm.de). Dort werden seniorTrainerinnen als Multiplikatoren ausgebildet, um Wissen über Initiativen weiter zu vermitteln. Allgemein dienen Initiativen der Förderung des ehrenamtlichen Engagements Älterer und somit der Verwertbarkeit ihres Wissens und ihrer Kompetenzen für die Gesellschaft. (vgl. Karl, 2009, S. 125).

Selbstorganisierte Formen des Lernens

Eine vierte Art von Bildungsaktivitäten Älterer sind Formen der selbstbezüglichen Aneignung und des informellen Lernens, bei denen zeitweise aber auch auf Institutionen (in Form von Beratung oder Begleitung) zurückgegriffen wird. Es kann sich dabei beispielsweise um die Notwendigkeit von Lernen im Umgang mit eintretenden Kompetenzeinbußen handeln (z. B. Himmelsbach, 2009). Dies ist zu unterscheiden von Angeboten für das bedürftige Alter, die in diesem Band von Karl (s. Kapitel 79 »Zugehende Altenarbeit«) behandelt werden. Aber auch dort können Mischformen zwischen (Selbst-)Bildung, Kommunikation, Beratung und Hilfe liegen, so wie sich in einigen Seniorenwohnanlagen bzw. -heimen hoch spezialisierte Bildungsangebote etabliert haben (vgl. auch Karl, 2009).

Aufgaben pädagogisch Tätiger im Bereich Altern und Bildung

Die Hinwendung zum Lebenslangen Lernen hat auch die Praxis der Bildung (älterer) Erwachsener verändert. Bislang gängige Differenzierungen nach Adressaten und Institutionen werden zunehmend brüchig, da das Individuelle ins Zentrum rückt. Hof (2009) schlägt aus diesem Grund drei Kernarbeitsbereiche für Pädagogen vor (vgl. S. 151 ff.):
Unterstützung durch professionelle Lehr-Lern-Gestaltung: Lebenslanges Lernen eröffnet eine Vielzahl von Lernorten und Vermittlungsformen. Es kann auf Aneignung von Information, Handlungsfertig-keiten oder Reflexionskompetenz gerichtet sein. Pädagogen haben die Frage zu beantworten, wie die konkrete Lernumgebung zu gestalten und welches Lehr-Lern-Arrangement für die jeweiligen Adressaten am besten geeignet ist.
Unterstützung durch Konzeption und Gestaltung institutioneller Rahmenbedingungen: Um eine Durchlässigkeit und Transparenz des Bildungssystems zu gewährleisten, ist die Vernetzung von Bildungsanbietern (z. B. in lokalen Netzwerken) eine weitere Aufgabe.

Unterstützung durch Beratung: Die Forderung nach individueller Gestaltung der Lernprozesse über den gesamten Lebensverlauf zwingt das Individuum, sich selbst mit seiner Bildungsbiographie zu befassen. Beratungen hierzu können in Form personenbezogener Beratung, als Weiterbildungsberatung oder Lernberatung, von Bedeutung sein oder an Organisationen gerichtet sein, um Betriebe und Weiterbildungsanbieter in der Realisierung lebenslanger Lernprozesse zu unterstützen.

Ausblick

Auch wenn der Begriff des Lebenslangen Lernens international ist (vgl. Alheit & Dausien, 2002), sind die hiesigen Debatten um die Bildung Älterer weitestgehend im deutschsprachigen Raum verankert und aufeinander verwiesen. Mit Blick auf den angloamerikanischen Raum leistet die Zeitschrift *Educational Gerontology* einen Beitrag zur Debatte. Sie behandelt aber weitestgehend die Bildung Professioneller, die im Bereich des Alterns tätig sind, und nicht die der Älteren selbst. Dies hat sich die neu erscheinende Zeitschrift *International Journal of Education and Ageing* zur Aufgabe gesetzt. Sie wird über Formen und Effekte von Bildungsaktivitäten und Lernprozessen Älterer berichten.

Literatur

Alheit, P. & Dausien, B. (2002). Bildungsprozesse über die Lebensspanne und lebenslanges Lernen. In R. Tippelt (Hrsg.), *Handbuch Bildungsforschung* (S. 565–585). Opladen: Leske + Budrich.

Himmelsbach, I. (2009). *Altern zwischen Kompetenz und Defizit: Der Umgang mit eingeschränkter Handlungsfähigkeit*. Wiesbaden: VS Verlag für Sozialwissenschaften.

Hof, C. (2009). *Lebenslanges Lernen: Eine Einführung*. Stuttgart: Kohlhammer.

Iller, C. (2008). Berufliche Weiterbildung im Lebenslauf – bildungswissenschaftliche Perspektiven auf Weiterbildungs- und Erwerbsbeteiligung. In. A. Kruse (Hrsg.), *Weiterbildung in der zweiten Lebenshälfte* (S. 67–92). Bielefeld: Bertelsmann.

Kade, J., Nittel, D. & Seitter, W. (2007). *Einführung in die Erwachsenenbildung/Weiterbildung* (2., überarbeitete Auflage). Stuttgart: Kohlhammer.

Karl, F. (2009). *Einführung in die Generationen- und Altenarbeit*. Opladen & Farmington Hills: Budrich.

Kolland, F. (2008). Lernbedürfnisse, Lernarrangements und Effekte des Lernens im Alter. In K. Aner & U. Karl (Hrsg.), *Lebensalter und Soziale Arbeit. Ältere und alte Menschen* (S. 174–186). Baltmannsweiler: Schneider Verlag Hohengehren.

Nittel, D. & Seitter, W. (2006). Die Bedeutung des demographischen Wandels für die Erwachsenenbildung. *Der Pädagogische Blick, 14*, 132–139.

Theisen, C., Schmidt, B. & Tippelt, R. (2009). Weiterbildungserfahrungen. In R. Tippelt, B. Schmidt, S. Schnurr, S. Sinner & C. Theisen (Hrsg.), *Bildung Älterer: Chancen im demografischen Wandel* (S. 46–58). Bielefeld: Bertelsmann.

Tippelt, R., Schmidt, B. & Kuwan, H. (2009). Bildungsteilnahme. In R. Tippelt, B. Schmidt, S. Schnurr, S. Sinner & C. Theisen (Hrsg.), *Bildung Älterer: Chancen im demografischen Wandel* (S. 32–45). Bielefeld: Bertelsmann.

81 Gemeindebezogene gerontopsychiatrische Intervention

Hans Gutzmann und Uwe Klein

Zusammenfassung

Angesichts der hohen Prävalenz psychischer Erkrankungen im Alter ist gemeindebezogene gerontopsychiatrische Versorgung von hoher Bedeutung. Die Inanspruchnahme dieser Angebote hat nicht allein für die betroffenen älteren Menschen, sondern auch für ihre Angehörigen positive Effekte. In allen Versorgungsgebieten sollten daher ausreichende gerontopsychiatrische Zentren vorgesehen werden. Ein mögliches Modell ist dabei das gerontopsychiatrische Zentrum mit Tagesklinik, Altenberatungsstelle und Institutsambulanz, das sich auf die Entwicklung gerontopsychiatrischer Versorgungsstrukturen und -kompetenzen in einer Region positiv auswirken kann.

Einführung

Das Ziel des Erhalts und der Verbesserung von Lebensqualität im Falle einer psychischen Erkrankung im Alter bedarf einer multidimensionalen gerontopsychiatrischen Kompetenz, die Behandlungs- und Betreuungsaufgaben im Kontext von Lebensgeschichte, Lebenswelt und infrastruktureller Steuerung wahrnimmt. Bei einem Viertel der über 65-Jährigen liegen psychische Störungen im weitesten Sinne vor. Etwa 40 % dieser Erkrankungen zeigen ein behandlungsbedürftiges Ausmaß. Die häufigsten psychischen Störungen des höheren Lebensalters sind *Depressionen* und *Demenzen*, wobei letztere einen deutlichen Altersgang aufweisen: Ihre Prävalenz steigt mit zunehmendem Alter steil an (Weyerer und Bickel, 2007). Nahezu die Hälfte aller älteren Menschen klagt über *Schlafstörungen*. Daneben bedürfen weitere psychische Störungen wie etwa Substanzmissbrauch bzw. -abhängigkeit und Delire der gerontopsychiatrischen Behandlung. Man muss von einer erheblichen Unterversorgung älterer, psychisch erkrankter Menschen ausgehen. Andererseits geht es nicht nur um eine quantitative Angleichung des Angebots an den Bedarf. Die Komplexität der Problemlagen psychisch kranker älterer Menschen und ihrer Angehörigen sowie der professionellen Versorgungslandschaft erfordern vielmehr eine spezifische gerontopsychiatrische Versorgungsplanung und -steuerung.

Entwicklung einer integrativen gerontopsychiatrischen Versorgung

Die Psychiatrie-Enquete sowie die Empfehlungen der Expertenkommission der Bundesregierung zur Reform der Versorgung im psychiatrischen und psychotherapeutischen/ psychosomatischen Bereich (BMFSFJ, 1988) bildeten u. a. die Grundlagen für die Diskussion um eine gemeindeintegrierte Versorgung psychisch kranker älterer Menschen. Die Bundesarbeitsgemeinschaft der Freien Wohlfahrtspflege (1993) legte Rahmenbedingungen für ein Verbundsystem vor und bezeichnete seine Umsetzung als »Königsfrage« der Altenhilfe. Auf der Grundlage der Ottawa-Charta (1986) und dem »Internationalen Aktionsplan von Madrid über das Altern« (Vereinte Nationen, 2002) haben der Deutsche Städtetag und das Gesunde-Städte-Netzwerk im Jahr 2007 den Berliner Appell »Gesund älter werden in Städten und Regionen« verabschiedet, in dem die Gesundheitsförderung als Querschnittsaufgabe von Politik, Gesellschaft und Verwaltung verstanden und der systematischen Beteiligung älterer Menschen in kommunalen Planungs- und Entscheidungsprozessen eine hohe Priorität eingeräumt wird.

Auf dieser Basis wurden – eingebettet in unterschiedliche Strukturmodelle – verschiedene Leitlinien in der Versorgungsplanung entwickelt. Die Leitlinie »Pflichtversorgung« zielt darauf ab, dass die für den psychisch kranken älteren Menschen notwendigen Behandlungs- und Betreuungsangebote in einer räumlich klar definierten Region vorgehalten werden und erreichbar sind. Damit ist auch gemeint, dass neu auftauchende Problemlagen wie zum Beispiel Verhaltensbesonderheiten bei dementiell erkrankten Menschen in der Versorgungsregion durch neue Angebotsbausteine oder konzeptionelle Änderungen im Sozialraumbezug gelöst werden müssen. Ökogerontologische Forschungsergebnisse (Saup, 1993)

verdeutlichen den engen Zusammenhang zwischen Lebensqualität und Nahraum, zwischen krankheitsbedingten Einschränkungen im Alter und den Möglichkeiten umweltseitiger Kompensation. Pflichtversorgungsregionen werden von daher heruntergebrochen auf »Sozialräume« oder »Lebenswelt-orientierte Räume« bis hin zum Quartiersbezug, wodurch psychiatrische und nicht-psychiatrische Hilfen ineinandergreifen, mithin dieser inklusive Ansatz über die abstrakte Forderung nach Gemeindenähe hinausgeht (Leitlinie des Vorrangs ambulanter Hilfen; Leitlinie Inklusion).

Klinisch-stationärer Bereich, Tagesklinik und Institutsambulanz sind wesentliche diagnostische und therapeutische Bausteine gerontopsychiatrischer Versorgung. In die Tagesklinik sind einerseits Einweisungen aus dem ambulanten Bereich möglich (Frühdiagnostik, Vermeidung vollstationärer Aufenthalte), andererseits stellt die Tagesklinik einen wesentlichen Schritt zur Wiederanpassung an ambulante Versorgungsgegebenheiten nach stationärer Behandlung dar. Zu den Aufgaben einer gerontopsychiatrischen Institutsambulanz zählt auch ein gerontopsychiatrischer Konsiliardienst, u. a. für den Heimbereich, die Sozialstationen und für andere Krankenhäuser ohne entsprechende gerontopsychiatrisch-geriatrische Kompetenz.

Die Angaben über die Zahl der notwendigen Versorgungsangebote erfuhren im Prozess der Psychiatriereform manche Änderung. Die Psychiatrie-Enquete hatte für Standardversorgungsgebiete von 250 000 Einwohnern 55 stationäre und 25 tagesklinische gerontopsychiatrische Behandlungsplätze vorgeschlagen. Darüber hinaus wurden von diesem Gremium 60 spezialisierte Dauerunterbringungsplätze im Altenheim für dasselbe Versorgungsklientel als notwendig angesehen. 20 Jahre später forderte die »Kommission Gerontopsychiatrie« des Landschaftsverbandes Westfalen pro 100 000 Einwohner 30–50 Plätze im Betreuten Wohnen als Alternative zum Altenheim sowie 50 Tagespflegeplätze für psychisch kranke alte Menschen. Die Bundesarbeitsgemeinschaft der Träger psychiatrischer Krankenhäuser stellte im Jahr 1997 ein »Aktionsprogramm gerontopsychiatrische Versorgung« vor, in dem für jedes Versorgungsgebiet von 150 000 bis 250 000 Einwohnern ein gerontopsychiatrisches Zentrum gefordert und 30–50 klinische Betten/Plätze als angemessenes Angebot angesehen wurden, von denen 20–25 % als teilstationär ausgewiesen sein sollten. Trotz geringfügiger Differenzen in der Einschätzung der zur Versorgung notwendigen Quantitäten – jüngere Quellen tendieren zu etwas niedrigeren Werten – wurde von sozialpolitischen Experten einhellig die Notwendigkeit eines spezifischen gerontopsychiatrischen Versorgungsangebotes festgestellt (vgl. auch WHO, 1998).

Der Besuch gerontopsychiatrischer und geriatrischer Tagespflegen kann für die Besucher und für ihre Angehörigen bedeutsame positive Effekte bewirken. Neben einer Stabilisierung oder Verbesserung in Bereichen wie Lebensqualität oder kognitive Leistungsfähigkeit bei den Besuchern ist auch bei den Angehörigen eine spürbare Entlastung in mehreren Bereichen zu beobachten (Zank & Schacke, 1998). Für den Bereich Wohnen sind Wohnverbundprojekte und Wohnpflegeverbundsysteme, ein Ausbau des Betreuten Alterswohnens sowie unterschiedliche Wohnformen für Demenzkranke zu fordern. Es sollten auch

Wohnplätze für Kurzzeitpflege zur Verfügung stehen. Ein Heim, das sich speziell auf die Belange verhaltensauffälliger gerontopsychiatrischer Patienten eingestellt hat, kann in enger konsultativer Abstimmung mit dem gerontopsychiatrischen Zentrum die Hospitalisierungsraten senken und so zu einer Verbesserung der Pflege- und Lebensqualität dieser Zielgruppe beitragen.

Die Aktion Psychisch Kranke (2009) hat im Rahmen eines Projekts Handlungsempfehlungen zur Organisation und Finanzierung von personenzentrierten Hilfen für psychisch kranke alte und demenzkranke Menschen entwickelt. Zu den Kernforderungen gehören u. a. ein Leistungsträger- und Leistungserbringer-übergreifendes Assessment und Case Management, eine wohnortnahe, quartiersbezogene multiprofessionelle Unterstützung, eine ausreichende Begleitung durch »Alltagshelfer«, eine Nutzerstärkung durch Angebotstransparenz, die Stärkung von bürgerschaftlichem Engagement sowie entsprechende finanzielle Steuerungen, die auch ambulante Komplexleistungen ermöglichen.

Auf einer direkt patienten-, angehörigen- und bürgerbezogenen Ebene agieren Projekte unter dem Titel »Demenzfreundliche Kommune« (vgl. www.aktion-demenz.de). Eine niedrigschwellige und im Quartier angelegte Aufklärung soll zum einen die Auseinandersetzung mit dem Krankheitsbild Demenz fördern und den Zugang zu Beratungsangeboten erleichtern, zum anderen dazu beitragen, dass die Umwelt in Form einer »mentalen Passung« lernt, sich auf den demenzkranken Menschen und seine Angehörigen einzustellen, den Kontakt und die Beziehung in alltäglichen Situationen, wenn möglich, zu halten.

IV Quartier

537

Regionale Versorgungsstrukturmodelle

Als versorgungsstrukturelle Besonderheit wurde von der Expertenkommission der Aufbau eines Gerontopsychiatrischen Zentrums mit den Bausteinen Tagesklinik, Altenberatungsstelle und Institutsambulanz empfohlen. Das Gerontopsychiatrische Zentrum soll eine Motorfunktion für die Entwicklung weiterer gerontopsychiatrischer Versorgungsstrukturen und -kompetenzen in einer Region ausüben (Remlein & Gutzmann, 2009).

Die in der Folge entstandenen »Gemeindepsychiatrischen Verbundsysteme« umfassen die gerontopsychiatrische Versorgung zum Teil als in Abgrenzung zur Allgemeinpsychiatrie und Suchtversorgung binnendifferenzierten, mit der Geriatrie und der Altenplanung zusammengedachten Bereich (vgl. Aktion Psychisch Kranke, 2009, S. 151 ff.). Die Vernetzung gerontopsychiatrisch-geriatrischer Angebote zwischen Klinik, Tagesklinik und Institutsambulanz mit weiteren Gesundheitsdiensten, den Sozialämtern, ambulanten, teilstationären und stationären Pflegeanbietern und niedergelassenen Ärzten stellt eine Hauptaufgabe dieser Verbundsysteme dar.

Grundlage der Verbundarbeit nach dem Berliner Modell ist ein Kooperationsvertrag, der unter Bezugnahme auf die gesetzlichen Grundlagen des SGB V, XI und XII sowie auf regionale Alten-, Pflege- und Psychiatrieplanungen die Zielstellungen, Aufgabenbereiche, Organisationsform und Arbeitsweise des Verbunds festlegt. Verbundmodelle mit Beteiligung der Kommune stehen neben Planungsmodellen, in denen die Kommune auf einer Metaebene durch Schaffung eines Querschnittsgremiums die Verbundaktivitäten mit anderen wesentlichen Akteuren, z. B. der Stadtplanung, der Bildung, der Selbsthilfe und des Wohnens, unter der Maßgabe der Entwicklung kommunalpolitischer Gesundheits(teil)ziele integriert.

Gerontopsychiatrische Versorgungsplanung muss regionalspezifisch erfolgen. Der idealtypische Planungsprozess umfasst die Schritte Bestandserhebung und -bewertung, Zielentwicklung, Bedarfermittlung, Maßnahmenbestimmung und Umsetzung (Gutzmann & Widmaier-Berthold, 1999). Klie (2002) beschreibt Standards und Indikatoren in einem hoch differenzierten Modell einer lebenslageorientierten und partizipativ ausgerichteten qualitativen Altenplanung, bei der – ähnlich wie in den o. g. Verbundsystemen – neben der Sinnhaftigkeit einer guten Datenbasis der Wirksamkeit durch diskursive Aspekte eine wesentliche Rolle zukommt.

Die Rolle der Versorgungsforschung

Die Versorgung psychisch kranker alter Menschen ist eine Herausforderung für die Versorgungsforschung, die noch zu selten eingelöst wird (Gutzmann, 2010). Gemeindebezogene gerontopsychiatrische Interventionen können von einer multizentrisch angelegten Versorgungsforschung, die die Ebenen der direkten Klientenarbeit, die Kooperation zwischen den Trägern und die Koordination im Verbund umfasst (u. a. für Fragen der Qualitätssicherung, des Auf- und Ausbaus von Angebotsstrukturen und der Lenkung und Absicherung von Finanzierungsströmen), direkt profitieren. Sei es, indem die Effektivität einer umschriebenen Maßnahme wie einer Tagespflegeeinrichtung zweifelsfrei belegt (vgl. Zank & Schacke, 1998) und so die weitere Förderungswürdigkeit unterstrichen wird; sei es, dass über die Ermittlung versorgungsepidemiologischer Daten für eine Region die Zielsicherheit einzelner Interventionen erhöht wird (Förster, 1997). Inzwischen gibt es auch Ansätze, die Entwicklung des Versorgungsbedarfs und die Möglichkeiten, die erforderlichen Versorgungskapazitäten bereitzustellen, in einzelnen Regionen systematisch zu erheben, um versorgungspolitische Handlungsbedarfe besser abschätzen zu können (z. B. Wüstebecker, Bruchmann & Juckel, 2010). Versorgungsforschung im Verbund kann so sowohl für die Region als auch für den einzelnen Träger unmittelbare Effekte entfalten.

Ausblick

Die gemeindebezogene gerontopsychiatrische Intervention kann nicht als isolierte Maßnahme gedacht werden. Vielmehr ist die Vernetzung unterschiedlicher Dienste und Anbieter sowohl aus fachlich-qualitativen als auch aus ökonomischen Gründen zwingend. Verbundsysteme stehen für eine regionale, an Bezirksgrenzen oder Einzugsgebieten ausgerichtete Kooperationsstruktur von Trägern der Gerontopsychiatrie, Altenhilfe, Altenpflege und Geriatrie. Bisher besteht allerdings ein erheblicher Mangel an kooperationsbereiten niedergelassenen (Fach-)Ärzten und eine noch lange nicht befriedigende Bereitschaft der Kostenträger, Verbundsysteme als Versorgungselemente positiv wahrzunehmen oder zu unterstützen. Die Aufgaben und Ziele des Verbundsystems, also die multidisziplinäre Diagnostik und Therapie alter psychisch kranker Bürger, ihre Rehabilitation und Pflege mit dem Ziel einer Wiedereingliederung in das häusliche, soziale Umfeld sowie die Sicherung der Kontinuität von der Akutbehandlung bis zur ambulanten Versorgung, können aber erst dann voll umgesetzt werden, wenn auch diese Instanzen sich praktisch zur Verbundphilosophie bekennen und ihre Verantwortung wahrnehmen.

Literatur

Aktion Psychisch Kranke (Hrsg.). (2009). *Psychisch kranke alte und demente Menschen. Organisation und Finanzierung von personenzentrierten Hilfen.* Bonn: Psychiatrie-Verlag.
Berliner Appell (2007). www.gesunde-staedte-netzwerk.de/uploads/media/2_2007.pdf; Zugriff am 20.09.2011
Bundesarbeitsgemeinschaft der Freien Wohlfahrtspflege (1993). *Partnerschaft im Verbundsystem Altenhilfe. Rahmenbedingungen und Gestaltung einer partnerschaftlichen Zusammenarbeit zwischen öffentlicher und freier Wohlfahrtspflege mit Überlegungen zur Weiterentwicklung der Altenhilfe.* Bonn.
Bundesarbeitsgemeinschaft der Träger Psychiatrischer Krankenhäuser (BAG Psychiatrie) (1997). *Bericht über den Stand der klinisch-gerontopsychiatrischen Versorgung in der Bundesrepublik Deutschland.* Bonn.
Bundesministerium für Familie, Senioren, Frauen und Jugend (1988). *Empfehlungen der Expertenkommission der Bundesregierung zur Reform der Versorgung im psychiatrischen Bereich auf der Grundlage des Modellpro-*

gramms Psychiatrie der Bundesregierung. Bonn: BMFSFJ.

Förster, S. (1997). *Gerontopsychiatrische Störungen/Erkrankungen bei institutionell betreuten Senioren im Bezirk Marzahn von Berlin. Auswertung der Grunddatenerhebung.* Studie im Auftrag des Bezirksamtes Marzahn von Berlin, Abteilung Gesundheit und Soziales. Berlin: Bezirksamt Marzahn.

Gutzmann, H. (2010). Die Versorgungssituation der psychisch kranken Älteren in Deutschland: Position der Deutschen Gesellschaft für Gerontopsychiatrie und-psychotherapie. In G. Stoppe (Hrsg.), *Die Versorgung psychisch kranker alter Menschen* (S. 305–314). Köln: Deutscher Ärzteverlag.

Gutzmann, H. & Widmaier-Berthold, C. (1999). Aufbau der gerontopsychiatrischen Versorgung in einer Region als Planungsprozeß. In R. D. Hirsch, G. Holler & W. Reichwaldt (Hrsg.), *Erfordernisse an die ambulante und teilstationäre gerontopsychiatrische Versorgung.* Bonn: Schriftenreihe des Bundesministeriums für Gesundheit.

Klie, T. (Hrsg.). (2002). *Fürs Alter planen. Beiträge zur kommunalen Altenplanung.* Freiburg: Kontaktstelle für praxisorientierte Forschung.

Remlein K. H. & Gutzmann H. (2009). Gerontopsychiatrische Zentren. In R. Mahlberg & H. Gutzmann (Hrsg.), *Demenzerkrankungen erkennen, behandeln und versorgen* (S. 232–235). Köln: Deutscher Ärzteverlag.

Saup, W. (1993). *Alter und Umwelt. Eine Einführung in die Ökologische Gerontologie.* Stuttgart: Kohlhammer.

Vereinte Nationen (2002). *Zweite Weltversammlung über das Altern. Politische Erklärung und Internationaler Aktionsplan von Madrid über das Altern.* www.un.org/depts/german/conf/altern/ac197-9.pdf; Zugriff am 20.09.2011

Weyerer S. & Bickel H. (2007). *Epidemiologie psychischer Erkrankungen im höheren Lebensalter.* Stuttgart: Kohlhammer.

World Health Organization (WHO) (1986). *Ottawa* Charta. www.who.int/hpr/NPH/docs/ottawa_charter_hp.pdf; Zugriff am 20.09.2011

World Health Organization & World Psychiatric Association (WHO) (1998). Consensus Statement. Organization of care in psychiatry of the elderly – a technical consensus statement. *Aging & Mental Health, 2,* 246–252.

Wüstebecker M., Bruchmann G. & Juckel G. (2010). Gerontopsychiatrische Versorgung: Entwicklung von Bedarfen und Ressourcen. In G. Stoppe (Hrsg.), *Die Versorgung psychisch kranker alter Menschen* (S. 69–74). Köln: Deutscher Ärzteverlag.

Zank, S. & Schacke, C. (1998). *Evaluation von Effekten gerontopsychiatrischer und geriatrischer Tagesstätten auf ihre Besucher(innen) und deren Angehörige.* Abschlussbericht an das Bundesministerium für Familie, Senioren, Frauen und Jugend. Berlin.

82 Selbsthilfe – Organisationen und Formen

Peter Zeman

Zusammenfassung

Selbsthilfe umfasst eine große Vielfalt unterschiedlicher Organisationen und Formen. Welches sind typische Merkmale, welches zahlenmäßige und inhaltliche Gewicht hat organisierte Selbsthilfe, welche Rolle spielt sie für das Alter und wie gestaltet sich ihr Bezug zum öffentlichen Versorgungssystem? Der Beitrag gibt hierauf Antworten, skizziert die historische Entwicklung organisierter Selbsthilfe und zeigt Tendenzen ihrer zukünftigen Bedeutung.

Einführung

Zum Spektrum der gemeinschaftlichen Selbsthilfe gehören kleine Gruppen genauso wie mitgliederstarke Verbände, und der organisatorische Zusammenhalt stellt sich sehr unterschiedlich dar. Gemeinschaftliche Selbsthilfe funktioniert durch informelle Absprachen und freiwillige Selbstverpflichtung, aber auch durch formale Vereinsmitgliedschaften und die Übernahme satzungsgemäßer Aufgaben und Funktionen. Für das öffentliche Versorgungssystem sind Selbsthilfeorganisationen Ergänzung, kritischer Impulsgeber und Kooperationspartner. In der alternden Gesellschaft sind Selbsthilfeorganisationen von und für ältere Menschen von großem Interesse und innovative Politikkonzepte zur Gestaltung »alters- und generationenfreundlicher« Kommunen beziehen sie systematisch ein.

Älteren Menschen schaffen sich in Selbsthilfeorganisationen die Möglichkeit, spezifische gesundheitliche Probleme besser zu bewältigen, aber auch Integrationsgefährdungen und Sinnkrisen im Alter zu begegnen, sich neuen Herausforderungen zu stellen, soziale Erfolgserlebnisse zu haben und vorhandene Kompetenzen im eigenen Interesse und zum Wohle anderer zu pflegen und zu nutzen.

Begriff und Konzept

Organisierte Selbsthilfe unterscheidet sich sowohl von Netzwerken der Familie, des Freundeskreises und der Nachbarschaft als auch von den Institutionen des Sozialstaats und bildet strukturell einen intermediären, zivilgesellschaftlichen Bereich. Dazu gehören *Selbsthilfegruppen* von meist 10 bis 15 Personen, die gemeinsam durch ein gesundheitliches, psychisches oder soziales Problem betroffen sind und sich durch Erfahrungsaustausch, soziale Zuwendung und praktische Hilfe unterstützen; *genossenschaftliche Organisationen* für Hilfen und Dienstleistungen auf Gegenseitigkeit, sowie kollektive Produkte wie Gemeinschaft und Geselligkeit; *Selbsthilfe-Projekte und -Initiativen*, die (häufig mit professioneller Anregung und Unterstützung des öffentlichen Sektors, mitunter aber auch in Abgrenzung und Konfrontation) praktische Hilfe, Informationen und Interessenvertretung anbieten; sowie überregionale *Verbände und Dachorganisationen*, die für ihr Anliegen (z. B. die Bewältigung einer chronischen Krankheit oder einer sozialen Benachteiligung) eine Lobby bilden, Dienstleistungen und Informationen bereitstellen und Interessenpolitik betreiben. In der Praxis kommt es zu Mischungen und Entwicklungen von einer Form zur anderen.

Für die Betroffenen sind Selbsthilfegruppen häufig eine Brücke zwischen informeller und formeller, privater und öffentlicher Unterstützung. Auch in Selbsthilfegruppen gibt es – wie in Familie, Verwandtschaft, Freundeskreis und Nachbarschaft – instrumentelle, kognitive und emotionale Unterstützung in Modi der Wechselseitigkeit und Solidarität. Grundlage ist hier jedoch nicht die soziale und sozialräumliche Nähe, sondern das besondere Verständnis füreinander aufgrund einer gemeinsamen Problembetroffenheit sowie das Bedürfnis,

sich darüber auszutauschen und von den vorhandenen Erfahrungen wechselseitig zu profitieren.

Als besondere Merkmale von Selbsthilfegruppen gelten: (1) die gemeinsame Betroffenheit durch ein bestimmtes Problem, (2) das Ziel der wechselseitigen Hilfe, (3) regelmäßige Treffen, (4) freiwillige Mitgliedschaft, (5) Selbstverantwortung, (6) gleichberechtigte Zusammenarbeit und (7) der Verzicht auf Gewinnorientierung (z. B. Borgetto, 2004).

Professionelle Definitionen von »Selbsthilfe« verzichten heute auf eine allzu enge Auslegung von »Selbstbetroffenheit« oder starre Abgrenzungen zwischen Selbsthilfe, Hilfe für andere und bürgerschaftlichem Engagement. Zwar wird in den Dokumentationen von Selbsthilfe-Vermittlungsstellen zwischen gesundheitlicher, psychosozialer und sozialer Selbsthilfe unterschieden, in der Praxis vermischt sich dies jedoch und in den Gruppen selbst werden die Probleme eher »ganzheitlich« angegangen. Die Übergänge zwischen Selbsthilfe und freiwilligen Tätigkeiten für andere sind oft fließend und auf einer Basis von Selbsthilfe entsteht auch bei älteren Menschen häufig bürgerschaftliches Engagement.

Selbsthilfeverbände, vor allem im Gesundheitsbereich, haben oft Tausende von Mitgliedern und einen hohen Altersdurchschnitt. Organisationen, wie z. B. die Alzheimer Gesellschaft, die Stiftung Deutsche Schlaganfallhilfe, der Deutsche Diabetiker Bund, der Bundesverband Prostataselbsthilfe, der Deutsche Blinden- und Sehbehindertenverband, der Deutsche Guttempler-Orden, das Netzwerk Osteoporose – um nur einige zu nennen – sehen ihre Aufgabe darin, chronisch erkrankte Menschen bei der gesundheitsförderlichen Umstellung ihres Lebensstils und bei der Durchführung von Selbsthilfe-Aktivitäten zu unterstützen, indem sie Information und Beratung für Betroffene und Angehörige anbieten und regionale Selbsthilfegruppen fördern. Sie richten sich mit ihren Informationen jedoch auch an Ärzte und Therapeuten und arbeiten häufig eng mit ihnen zusammen. Als weitere wichtige Aufgabe begreifen Selbsthilfeverbände eine umfassende Öffentlichkeitsarbeit zum Abbau von Informationsdefiziten und Vorurteilen.

Zur Geschichte der Selbsthilfeorganisationen

Die Geschichte der Selbsthilfeorganisationen in der Bundesrepublik spiegelt den gesellschaftlichen Wandel und die Entwicklung des Sozialstaats wider. *Nach dem Krieg* trugen Selbsthilfeorganisationen und mitgliederstarke Interessenverbände dazu bei, entwurzelte und benachteiligte alte Menschen sozial aufzufangen und ihre Ansprüche auf Versorgung und soziale Sicherheit geltend zu machen. In den 1960er Jahren folgten die großen *Protest- und Emanzipationsbewegungen*, in denen ältere Menschen, wenn auch als kleine Minderheit, ihren »Senioritätsbonus« einzusetzen verstanden. In den 1970er Jahren begann, was dann in den 1980ern als *»neue Selbsthilfebewegung»* von sich reden machte. Aus den damaligen »konkreten Utopien« und alternativen Gegenentwürfen wurde mit wachsender Akzeptanz durch die Versorgungssysteme (kritisch: »Instrumentalisierung«) eine komplementäre Ergänzung. Selbsthilfe galt angesichts von Bürokratisierung, Professionalisierung und deutlich werdenden finanziellen und psychosozialen Grenzen des Sozialstaats zunehmend als unverzichtbar. Der Boom der gesundheitsbezogenen und psychosozialen Selbsthilfegruppen von »Betroffenen« in einer sogenannten »Selbsthilfegesellschaft« (Vilmar & Runge, 1986) wurde zu einer sozialen Bewegung, die bis heute andauert. Dabei bestätigte sich allerdings auch, dass das »Alter« kein pauschales Merkmal für soziale Betroffenheit und kein unmittelbarer Organisationsanlass sein kann. Die in den Medien heraufbeschworene »graue Revolution« fand nicht statt und viele sogenannte »Alten-Selbsthilfegruppen« entstanden nur als Umetikettierung traditioneller Altenhilfe-Gruppen.

Heute gehört gemeinschaftliche Selbsthilfe zum Kernbestand *sozialpolitischer Konzeptionen* wie des »Wohlfahrtsmix« (gemischte Ökonomie der Wohlfahrt) und der Bürgergesellschaft, weil ehemals virulente Abgrenzungen zwischen Experten und Betroffenen oder zwischen Lebenswelt und System viel fließender geworden sind. Das von der Selbsthilfebewegung beanspruchte Streben nach Selbstveränderung und Sozialveränderung hat sich mit neuen Formen des Ehrenamts und freiwilligen Tätigkeiten im sozialen und kulturellen Bereich verbunden, Selbsthilfeorganisation und Selbstorganisation gehen ineinander über oder sind identisch.

IV Quartier

543

Zur Empirie der Selbsthilfeorganisationen

Zur Empirie der Selbsthilfezusammenschlüsse älterer Menschen gab es vor dreißig Jahren eine erste Bestandsaufnahme und gesellschaftliche Bewertung von Gronemeyer und Kollegen (1979) und in einer qualitativen Untersuchung wurden bereits Mitte der 1980er Jahre Prozesse der Integration in der gemeinschaftlichen Selbsthilfe älterer Menschen analysiert (Zeman, 1985). Verlässliche Daten zum quantitativen Umfang der organisierten Selbsthilfe aber fehlen bis heute, da die lebensweltliche »Treffsicherheit« der (genuin professionellen) Selbsthilfedefinition sehr begrenzt ist und nur jene Organisationen systematisch erfasst werden können, die öffentlich von sich reden machen oder unmittelbar mit dem öffentlichen Versorgungs- und Fördersystem verbunden sind.

Die Datenlage zur Gesamtbeteiligung der Bevölkerung in Selbsthilfegruppen beruht daher vor allem auf Schätzungen und Hochrechnungen der Erfahrungen aus Selbsthilfekontakt- und -vermittlungsstellen. Sie vermuten, dass sich in Deutschland etwa 3 Mio. Menschen in 70 000 – 100 000 Selbsthilfegruppen engagieren. Etwa 70 % der Selbsthilfezusammenschlüsse in Deutschland, die bundesweit aktiv sind, können dem Gesundheitsbereich zugerechnet werden. Dieser Bereich umfasst nahezu das gesamte Spektrum an körperlichen und psychischen Erkrankungen, Behinderungen und Suchtproblemen.

Weitere knapp 30 % engagieren sich für Probleme aus dem psychosozialen und sozialen Bereich in der Familie, in Partnerschaft, Erziehung, Alter, Nachbarschaft, für Umweltaspekte, bei Lebenskrisen und in besonderen Lebenslagen sowie mit Bezug auf gesellschaftliche Integration. Allerdings ist eine eindeutige Zuordnung schwierig, da z. B. viele gesundheitsbezogene Selbsthilfegruppen und -vereinigungen

auch in sozialen Bereichen aktiv sind und ihre Arbeit häufig auch die mit der körperlichen Erkrankung oder Behinderung einhergehenden psychischen und psychosozialen Probleme einschließt. Umgekehrt befassen sich psychosoziale und soziale Selbsthilfegruppen mit gesundheitsrelevanten Problemstellungen (vgl. Hundertmark-Mayser, 2010).

In der Mehrzahl der Selbsthilfegruppen geht es um die Bewältigung chronischer Krankheiten und Behinderungen. Der Telefonische Gesundheitssurvey 2003 ermittelte, dass knapp 9 % der Bevölkerung im Alter über 18 Jahren sich schon einmal an einer gesundheitsbezogenen Selbsthilfegruppe beteiligt haben. Befragte, die chronisch krank oder schwerbehindert waren, beteiligten sich jedoch doppelt so oft (ca. 18 %) an Selbsthilfegruppen. Es wird angenommen, dass sich der Anteil der Bevölkerung mit Erfahrungen in gesundheitsbezogener Selbsthilfe seit den 1980er Jahren deutlich erhöht hat, insbesondere durch den Zulauf von Menschen mit chronischen Erkrankungen und schweren Behinderungen.

Wegen ihrer hohen Betroffenheit durch chronische Erkrankungen gehören alte Menschen zu den typischen Zielgruppen der Selbsthilfe. Es verwundert daher nicht, dass die Teilnahme in diesem Selbsthilfebereich mit dem Alter anwächst. Sie erreicht bei den 50- bis 69-Jährigen ihren Höhepunkt, geht dann zurück, liegt aber auch bei den über 70-Jährigen noch weit über dem Anteil junger Menschen (Hundertmark-Mayser & Möller, 2004; Gaber & Hundertmark-Mayser, 2005; Hundertmark-Mayser, 2010). Untersuchungen zur Selbsthilfeunterstützung zeigten in den alten und neuen Bundesländern einen ähnlich hohen Zulauf zur gesundheitsbezogenen Selbsthilfe (66 %). Demgegenüber tritt »soziale Selbsthilfe«, der auch das Alter thematisch zugeordnet wird, (mit 5 % bis 10 % der Gruppen) stark in den Hintergrund (Braun, Kettler & Becker, 1996, S. 57).

Selbsthilfegruppen eröffnen gerade auch für alte Menschen Perspektiven, wie sich chronische Erkrankungen und Behinderungen bewältigen lassen und können modellhaft für ein neues Gesundheitsverständnis im Alter sein (Zeman, 2008).

Ziele, Erfolge und Motive in Selbsthilfeorganisationen stellen sich in eng miteinander verwobenen Dimensionen dar: wechselseitige soziale Unterstützung (instrumentell, emotional und informativ), Prävention, Rehabilitation und Linderung von Gesundheitsproblemen, Aufbau und Pflege von Kontakten und Beziehungen, soziales Engagement für andere, Realisierung gemeinsamer sozialer, kultureller und kreativer Interessen, genossenschaftlich organisierter Tausch von Serviceleistungen und schließlich politische Partizipation und Interessenvertretung. All dies hat Bezüge sowohl nach innen (unter den Mitgliedern) als auch nach außen (zum sozialen Umfeld, zum Gemeinwesen und einer breiteren Öffentlichkeit). Auch die Motive, sich zu beteiligen: Suche nach wechselseitiger Information und Unterstützung, Selbsterfahrung und Selbsterprobung, Streben nach gemeinsamer Aktivität, sozialen Kontakten und Beziehungen stellen keine Alternativen dar, sondern durchdringen und verstärken einander.

Im multidisziplinären Kontext einer angewandten Gerontologie zeigt der Blick auf Selbsthilfeorganisationen vor allem auch die Bedeutung von Zusammengehörigkeitsgefühlen, Werttraditionen, gemeinsamen Erfahrungen, Interessen und Vergleichbarkeiten der Lebenslage – und dies nicht zuletzt auch aufgrund generations- und altersverbundener Besonderheiten. Deutlich wird zugleich, wie die für organisierte Selbsthilfe programmatisch beschriebene Dynamik von der »Selbstveränderung« zur »Sozialveränderung« auch im Alter faktisch wirksam wird und nicht nur zur privaten Gestaltung eines »guten Lebens« im Alter, sondern auch zur Modernisierung des öffentlichen Versorgungssystems für alte Menschen beitragen kann (Zeman, 2005).

Ausblick

Selbsthilfe wird in Zukunft vermutlich weiter an Bedeutung gewinnen. Schon heute ergänzt und entlastet sie das öffentliche Versorgungssystem in erheblichem, wenn auch monetär schwer messbarem Umfang. Steigendes politisches Interesse richtet sich vor allem auf das Phänomen, dass das in kollektiven Selbsthilfekontexten entstehende soziale Kapital meist nicht nur nach innen, sondern auch nach außen wirkt und zum bürgerschaftlichen Engagement führt.

Aus kollektiver Selbsthilfe und bürgerschaftlichem Engagement erwächst eine spezifische Produktivität, deren Gewinne im sozialen Zusammenhalt, in Solidarität und Vertrauen liegen. Angesichts fortschreitender sozialer Differenzierung und Individualisierung gerade auch im Alter sind dies dringend benötigte Güter. Zugleich haben die in Selbsthilfeorganisation und freiwilligem Engagement unentgeltlich erbrachten Leistungen erhebliche indirekte Effekte für die Volkswirtschaft, da sie Kosten für erforderliche (und ansonsten öffentlich zu finanzierende) Leistungen reduzieren.

Vor dem Hintergrund des demographischen Wandels ist eine Neujustierung der Kommunalpolitik für ältere Menschen zu beobachten, die stärker als bisher auf

IV Quartier

Selbsthilfeorganisation und zivilgesellschaftliches Engagement setzt. Die Älteren werden dabei als (potentielle) Mitgestalter des sozialen Nahraums betrachtet. Zu verweisen ist jedoch nicht nur auf ihre wachsende Engagementbereitschaft, sondern auch auf steigende Partizipationsbedürfnisse. Selbst(hilfe)organisationen werden vermutlich auch wegen ihrer Möglichkeiten, gemeinsame Interessen der Älteren zu bündeln, zu artikulieren und im politischen Raum effektiver zu vertreten, weiter an Bedeutung gewinnen. Zugleich könnten sie, wenn sich ihre öffentliche Sichtbarkeit als »Werkstätten« neuer Altersbilder und Beispiele einer aktiven, selbstbewussten und gesellschaftlich wirksamen Gestaltung der Altersphase erhöhen sollte, einen neuen Zulauf erleben.

Literatur

Borgetto, B. (2004). *Selbsthilfe und Gesundheit.* Bern: Huber.

Braun, J., Kettler, U. & Becker, I. (1996). *Selbsthilfe und Selbsthilfeunterstützung in der Bundesrepublik Deutschland.* Köln-Leipzig: ISAB-Verlag.

Gaber, E. & Hundertmark-Mayser, J. (2005). Gesundheitsbezogene Selbsthilfegruppen – Beteiligung und Informiertheit in Deutschland. *Das Gesundheitswesen, 67,* 620–629.

Gronemeyer. R. & Bahr, H.-E. (Hrsg.) (1979). *Niemand ist zu alt. Selbsthilfe und Alten-Initiativen.* Frankfurt a. M.: Fischer.

Hundertmark-Mayser, J. (2010). *Selbsthilfe im Überblick 2 – Zahlen und Fakten 2008.* Berlin: NAKOS.

Hundertmark-Mayser, J. & Möller, B. (2004). *Selbsthilfe im Gesundheitsbereich. Gesund-heitsberichterstattung des Bundes* (Heft 23). Berlin: Robert Koch-Institut.

Vilmar, F. & Runge, B. (1986). *Auf dem Weg zur Selbsthilfegesellschaft?* Essen: Klartext.

Zeman, P. (1985). *Gemeinschaftliche Altenselbsthilfe: Prozesse sozialer Integration im Alter.* Berlin: DZA.

Zeman, P. (2005). Selbstorganisation in der Altenarbeit. In J. Braun, S. Kubisch & P. Zeman (Hrsg.), *Erfahrungswissen und Verantwortung* (S. 76–115). Leipzig: ISAB.

Zeman, P. (2008). Informelle Netze und Selbsthilfe und ihr Beitrag zur Versorgung alter Menschen. In A. Kuhlmey & D. Schaeffer (Hrsg.), *Alter, Gesundheit und Krankheit* (S. 297–307). Bern: Huber.

83 Ältere mit Migrationshintergrund

Helen Baykara-Krumme

Zusammenfassung

Die Vielfalt des Alters zeigt sich in Deutschland nicht nur an der großen Diversität von Lebenslagen und Lebensstilen der einheimischen Bevölkerung. Die Gruppe der Älteren, die im Lauf ihres Lebens aus verschiedenen Herkunftsländern nach Deutschland eingewandert sind, hat sich in den vergangenen zwei Jahrzehnten deutlich vergrößert und trägt damit entscheidend zur Heterogenität der älteren Bevölkerung bei. Der Beitrag resümiert den bisherigen Kenntnisstand zur Lebenssituation dieser in sich selbst sehr diversen Gruppe, die immer noch zu wenig Beachtung findet. Thematisiert werden die Bemühungen, die bisher ergriffen wurden, um Ältere mit Migrationshintergrund bei der Bewältigung ihrer oftmals schwierigen Alterssituation zu unterstützen, und die weiterhin erforderlichen Maßnahmen unter Berücksichtigung der spezifischen Probleme und Ressourcen von älteren Menschen mit Migrationshintergrund.

Einführung

Mit der wachsenden Zahl älterer Menschen im Kontext des demographischen Wandels ist die Aufmerksamkeit für die Heterogenität dieser Bevölkerungsgruppe gestiegen. Neben dem Einfluss gesundheitlicher, sozialer und ökonomischer Ressourcen auf die Lebensqualität im Alter, die individuellen Potentiale Älterer und die entsprechend erforderlichen Interventionen, wird zunehmend auch die ethnische Vielfalt diskutiert (Reinprecht, 2006; Zeman, 2009). Biographische Migrationserfahrungen und spezifische soziokulturelle Herkunfts- und Sozialisationskontexte beeinflussen die Lebensphase Alter. Dabei unterscheiden sich ältere Migranten nach ihren Herkunftskontexten und nach ihrem rechtlichen Aufenthaltsstatus ebenso wie nach Migrationsursachen und -erfahrungen, Aufenthaltszeiten im Einwanderungsland, Bildungsniveau und sozialer Schichtzugehörigkeit. Entsprechend vielschichtig sind die Ressourcen und Bedürfnisse in dieser Bevölkerungsgruppe. In Deutschland gewinnt das Thema der Lebenssituation älterer Migranten seit den 1990er Jahren zunehmende (sozial-)politische Beachtung, wobei die Kenntnisse lange nur auf Daten der amtlichen Statistik und kleinerer regionaler Studien basierten. Erst in den vergangenen Jahren wurden verstärkt deutschlandweit repräsentative Surveydaten herangezogen, die jedoch vor allem aufgrund geringer Fallzahlen in ihrer Aussagekraft nicht nur für kleine, sondern auch größere Nationalitätengruppen eingeschränkt sind (Özcan & Seifert, 2006; Baykara-Krumme & Hoff, 2006; Hubert, Althammer & Korucu-Rieger, 2009; Frick, Grabka, Groh-Samberg, Hertel & Tucci, 2009). Trotz der Wahrnehmung der kulturellen und sozialen

»Vielfalt des Alters« und verschiedener Initiativen auf kommunaler und regionaler Ebene ist das Regelsystem der sozialen, gesundheitlichen und pflegerischen Versorgung auf ältere Menschen mit Migrationshintergrund weiterhin kaum vorbereitet.

Ältere Migranten im Einwanderungsland Deutschland

Deutschland erlebte mit der Anwerbung von Arbeitsmigranten aus verschiedenen Ländern des Mittelmeerraums zwischen 1955 und 1973 und der Einreise von (Spät-) Aussiedlern aus den mittel- und osteuropäischen Ländern ab Mitte der 1980er Jahre zwei große Wanderungsbewegungen, die sich heute in der Zusammensetzung der älteren Migrantenpopulation Deutschlands widerspiegeln. Wichtigste Herkunftsregionen der über 65-Jährigen sind das Gebiet der ehemaligen Sowjetunion (17,8 %) sowie die Türkei (11,5 %), gefolgt von Polen (8,8 %), Rumänien (6,0 %) und Italien (5,0 %). Insgesamt lebten im Jahr 2010 1,5 Millionen Ältere mit Migrationshintergrund in Deutschland, das sind 9,4 % der Bevölkerung mit Migrationshintergrund. In der Bevölkerung ohne Migrationshintergrund lag der Anteil der Personen, die 65 Jahre und älter sind, im selben Jahr bereits bei 23,7 %. Die wachsende Bedeutung der Älteren lässt sich an Zahlenreihen ablesen, die allerdings lediglich zu ausländischen Staatsangehörigen existieren. Sie machen derzeit 41 % aller Älteren mit Migrationshintergrund aus. Unberücksichtigt sind hier ältere Eingebürgerte und als Deutsche eingereiste (Spät-)Aussiedler. Die Zahl der 65 Jahre alten und älteren Ausländer lag im Jahr 1995 noch bei 256 000, einem Anteil von 3,6 % an der ausländischen Bevölkerung.Bis zum Jahr 2010 ist die Zahl auf 615 000 und der Anteil auf 9,1 % um das

2,5-fache gestiegen. Hier handelt es sich vor allem um jene Arbeitsmigranten, die im Rahmen der Anwerbeverträge als junge Menschen nach Deutschland einreisten und entgegen ursprünglicher Pläne nicht zurückkehrten, sondern weiterhin in Deutschland arbeiteten, ihre Familien nachholten bzw. neu gründeten und nun das Ruhestandsalter erreicht haben. 29,5 % aller älteren Ausländer stammen aus der Türkei, 9,4 % aus Italien und 6,7 % aus Griechenland. Zu der Gruppe der älteren ausländischen Staatsangehörigen zählen aber auch Personen aus Deutschlands Nachbarländern Österreich (6 %) oder den Niederlanden (4 %),ebenso wie zum Beispiel Flüchtlinge. Ältere mit Migrationshintergrund sind zu 98 % selbst eingewandert. Während 5,3 % der über 65-Jährigen vor höchstens 10 Jahren einreiste, lebt der größte Teil (78 %), bereits seit mehr als 20 Jahren in Deutschland, davon 48 % sogar schon 40 Jahre und länger. Die große Mehrheit hat in Deutschland eine neue, zweite Heimat gefunden und plant trotz oftmals lange gehegter Rückkehrgedanken keine endgültige Ausreise mehr. Einzelne Gruppen nutzen die Zeit im Alter für Pendelmigration ins Herkunftsland. Genaue Daten existieren dazu leider nicht (Krumme, 2004). Insgesamt findet sich unter den Migranten aus den ehemaligen Anwerbeländern nach wie vor ein höherer Männeranteil, während bei den älteren Flüchtlingen und Spätaussiedlern z. B. aus Russland, Rumänien oder Polen die Zahl der Frauen überwiegt. (Spät-) Aussiedler reisten typischerweise im mehrgenerationalen Familienverband ein. Dies zeigt sich bis heute an einer im Vergleich zu anderen Migrantengruppen geringeren Wohnentfernung zwischen den erwachsenen Kindern und ihren alten Eltern, sofern diese noch leben (Baykara-Krumme, 2008).

Die Lebenssituation älterer Migranten

Im Vergleich zur einheimischen Bevölkerung verfügen über 64-Jährige mit Migrationshintergrund über deutlich geringere Renteneinkommen. Entsprechend sind die Haushaltsnettoeinkommen deutlich niedriger und das Armutsrisiko liegt mit 21 % wesentlich höher als bei den gleichaltrigen Einheimischen (9 %). Besonders betroffen sind davon Ältere aus der Türkei und dem ehemaligen Jugoslawien (45 %), aber auch (Spät-)Aussiedler (24 %), während bspw. für Ältere aus anderen westlichen Ländern das Armutsrisiko nur bei 7 % liegt. Ursache für das größere Armutsrisiko sind unter anderem geringere Bildungsqualifikationen bzw. die Nichtanerkennung von Bildungsabschlüssen, geringere Erwerbseinkommen und kürzere rentenrelevante Einkommenszeiten, bedingt auch durch die prekäre Arbeitsmarktintegration: Der Anteil der erwerbslosen 55- bis 64-Jährigen ist bei den Migranten doppelt so hoch wie bei Einheimischen; die Dauer der Arbeitslosigkeit im Verlauf der Erwerbsbiographie ist deutlich größer. Entsprechend fühlen sich auch lediglich knapp 8 % der über 45-jährigen Migranten aus der Türkei und dem ehemaligen Jugoslawien und ein ebenso geringer Anteil der (Spät-)Aussiedler (8 %), aber immerhin 20 % der Personen ohne Migrationshintergrund gut oder sehr gut für das Alter abgesichert (vgl. Frick et al., 2009).

Auch im Hinblick auf Gesundheit weisen verschiedene Umfrageergebnisse tendenziell auf eine Benachteiligung hin, was vor allem auf die durchschnittlich ungünstigeren Lebens- und Arbeitsbedingungen und die hohen (psychischen) Belastungen durch die mit der Migration einhergehenden Erfahrungen zurückgeführt werden kann. Der »healthy-migrant«-Effekt, der im Fall Deutschlands vor allem aus der spezifischen Auswahl gesunder Arbeitsmigranten in den 1960er Jahren resultierte, hat im Laufe der Zeit abgenommen. Der subjektive Gesundheitszustand wird eher schlechter eingeschätzt, ebenso die Gesundheitszufriedenheit. Repräsentative Daten zum objektiven Gesundheitszustand existieren bisher allerdings nicht (Razum et al., 2008). Auch für den Bereich der Pflegebedürftigkeit und der pflegerischen Versorgung liegen für ältere Migranten kaum belastbare Daten vor (Habermann et al., 2009). Dass es im Gesundheitssystem Zugangs- und Wirksamkeitsbarrieren gibt, konnte am Beispiel von Rehabilitationsmaßnahmen für Ältere gezeigt werden. Ältere Ausländer nehmen diese seltener in Anspruch und weisen nach Abschluss eine geringere Leistungsfähigkeit auf. Ausschlaggebend dafür sind nicht nur soziodemographische und sozioökonomischen Unterschiede oder stärkere gesundheitliche Vorbelastungen, sondern offensichtlich auch spezifische strukturelle Ursachen (Razum et al., 2009). Vorbehalte existieren dabei nicht nur auf der Angebots-, sondern auch der Nachfrageseite. Auf die Frage, an wen sie sich im Fall einer langfristigen Pflegebedürftigkeit, z. B. nach einem schweren Unfall wenden würden, geben beispielswei-

IV Quartier

549

se lediglich 8 % der über 50-jährigen Migranten aus der Türkei und Italien einen Pflegedienst an, aber 21 % der einheimischen Älteren.

Die Familie spielt als Unterstützungsressource eine zentrale Rolle. Insgesamt leben ältere Migranten seltener allein und häufiger mit einem (erwachsenen) Kind in einem gemeinsamen Haushalt. Insbesondere türkisch-stämmige Migranten berichten auch von häufigeren Kontakten zu außerhalb des Haushalts lebenden erwachsenen Kindern als Deutsche (Hubert et al., 2009) und äußern größere Erwartungen an familiale Unterstützung im Alter. Gleichzeitig leben die erwachsenen Kinder von Migranten häufiger im Ausland, allerdings mit deutlichen Differenzen zwischen den einzelnen Migrantengruppen. Darüber hinaus

werden Unterschiede zwischen älteren Migranten und Einheimischen im Hinblick auf die Einbindung in die Familie jedoch häufig überschätzt: Die intergenerationale emotionale Verbundenheit und Unterstützung ist in den verschiedenen Herkunftsgruppen vergleichbar groß, Kontaktabbrüche oder Konflikte sind generell selten (Baykara-Krumme, 2008). Ähnlich wie für einheimische Familien darf daher auch das Unterstützungspotential innerhalb der Familie nicht überschätzt werden. Im Fall von schwerer Pflegebedürftigkeit droht hier ebenfalls eine Überforderung, die familiale Konfliktpotentiale beinhaltet. Alternativen können nicht-familiale soziale Netzwerke oder institutionalisierte Angebote bieten.

Probleme und Potentiale – Anforderungen an Altenhilfe und Sozialarbeit

Ältere Migranten bzw. ihre Familien nutzen die Angebote im Bereich der deutschen Altenhilfe bisher nur selten. Als Barrieren werden auf Seiten der Migranten sprachliche, soziale und kulturelle Verständigungsprobleme, fehlendes Wissen über bestehende Angebote, wie z. B. die ambulante Pflege, Versicherungsansprüche und Finanzierungsfragen, aber auch Angst vor möglichen ausländerrechtlichen Konsequenzen genannt. Hinsichtlich der Sprachkenntnisse zeigt sich, dass knapp die Hälfte der über 64-jährigen Ausländer aus den wichtigsten Anwerbeländern, der Türkei, dem ehemaligen Jugoslawien, Italien, Spanien und Portugal, ihre mündlichen Deutschkenntnisse als schlecht bis gar nicht vorhanden einschätzen (Özcan & Seifert, 2006). Auch Analphabetismus ist in Teilgruppen älterer Migranten, v. a. unter türkischen Frauen, verbreitet, so-

dass mehrsprachige Informationsangebote im Rahmen der Altenhilfe zwar sinnvoll sind, aber neben Broschüren vor allem ein direktes Aufsuchen der Älteren notwendige Voraussetzung für erfolgreiche Wissensvermittlung ist. Die vielfach noch übliche Nachfrage-Struktur der Altenhilfe wird der Lebenssituation älterer Menschen nicht gerecht, und es werden aufsuchende und gemeinwesenbezogene Ansätze in offenen, ambulanten und stationären Einrichtungen benötigt (Memorandum für eine kultursensible Altenhilfe, 2009). Dabei ist eine zentrale Erkenntnis aus der praktischen Arbeit, dass Familienangehörige als Ansprechpartner einbezogen werden müssen, damit Hilfeleistungen von Älteren akzeptiert und Fachdienste besser in Anspruch genommen werden können. Grundsätzlich sind bei Pflegebedürftigkeit zunächst die Hilfepotenziale in der Familie zu erhalten, darüber hinaus muss jedoch ein Diskussionsprozess zwischen den Generationen angestoßen werden, der neben den Ansprüchen und Möglichkeiten auch die Grenzen der Familienversorgung zum Gegenstand hat.

Auf der Angebotsseite ist zu konstatieren, dass nur wenige Einrichtungen auf die speziellen sprachlichen und kulturellen Bedürfnisse der Zielgruppe der älteren Menschen mit Migrationshintergrund vorbereitet sind. Zwar findet in vielen Institutionen in Deutschland gegenwärtig ein Umdenken statt: Fachkräfte werden ergänzend ausgebildet, verschiedene (Modell-)Projekte, z. B. zur Verbesserung der Versorgung Pflegebedürftiger oder zur Gesundheitsförderung Älterer mit Migrationshintergrund, werden öffentlich gefördert, und »interkulturelle Kompetenz« ist zumindest theoretisch als zentrale Voraussetzung für den Umgang mit Diversität – nicht nur im Alter – anerkannt. Was fehlt, ist die Umsetzung in die breite Praxis. An der Umsetzung fehlt es dennoch, auch aufgrund strukturell unzureichender Ressourcen (Zabel, 2009). Auch im Gesundheitswesen fehlt noch ein Diversity Management, das die Inanspruchnahme und Wirksamkeit von medizinischen und pflegerischen Leistungen bei älteren Menschen mit Migrationshintergrund unterstützen würde.

Entsprechende Forderungen zur Berücksichtigung der spezifischen Bedarfe älterer Menschen mit Migrationshintergrund werden inzwischen vielfach formuliert. Neben den Alten- und Familienberichten sind hier das bereits zitierte »Memorandum für eine kultursensible Altenhilfe« des Arbeitskreises »Forum für eine kultursensible Altenhilfe« (2009) aus der Praxis zu erwähnen, ebenso wie die von Wissenschaftlern im Jahr 2009 formulierte »Berlin declaration on the quality of life for older adults: closing the gap between scientific knowledge and intervention« (Fernandez-Ballesteros, et al., 2009). Der politische Handlungsbedarf ist hoch: Geht es zunächst darum, spezifische Angebote zu schaffen, so ist es letztlich das Ziel, diese durch eine umfassende kulturelle Sensibilisierung der Regelversorgung überflüssig zu machen. Ältere Migranten sind erneut Pioniere, diesmal bei der Aufgabe der Anpassung lange stark monokulturell orientierter Versorgungseinrichtungen an die faktische Diversität im Alter.

Ausblick

Die Erforschung der spezifischen Lebenssituationen von Älteren mit Migrationshintergrund und die Entwicklung von spezifischen Interventionsmaßnahmen stehen noch am Anfang. Die zunehmende demographische Bedeutung macht den Bedarf an Kenntnissen zu dieser Bevölkerungsgruppe deutlich. Dabei sind ältere Menschen mit Migrationshintergrund den Einheimischen oft viel ähnlicher als vermutet, vor allem wenn ihre soziale Lage ähnlich ist. Es ist inzwischen *common sense*, dass eine kulturalistische Überbetonung von Differenzen ebenso wenig angebracht ist wie eine Negierung von Besonderheiten.

Im fünften Altenbericht des Bundesministeriums für Familie, Senioren, Frauen und Jugend (2006) wurde im Kapitel zu älteren Migranten als erste Handlungsempfehlung eine Verbesserung der Datenlage formuliert, die vor allem auch kleinere Nationalitätengruppen einbeziehen und durch längsschnittbezogene Untersuchungen eine verlaufsorientierte Betrachtungsweise er-

IV Quartier

551

möglichen soll. Damit könnten nicht nur wissenschaftlich interessierende Migrationseffekte auf das Altern und die Lebensqualität Älterer untersucht werden, sondern auch die für »Taten erforderlichen Daten« bereitgestellt werden. Ziel von Interventionsmaßnahmen auf verschiedenen Ebenen ist dabei die gleichberechtigte Teilhabe älterer Migranten durch Rechts- und Chancengleichheit und die Berücksichtigung individueller Bedürfnisse und Bedarfe, damit für alle in Deutschland ein Älterwerden in Würde und ohne Diskriminierung möglich ist.

Literatur

Baykara-Krumme, H. (2008). *Immigrant families in Germany. Intergenerational solidarity in later life*. Berlin: Weißensee.

Baykara-Krumme, H. & Hoff, A. (2006). Die Lebenssituation älterer Ausländerinnen und Ausländer in Deutschland. In C. Tesch-Römer, H. Engstler & S. Wurm (Hrsg.), *Altwerden in Deutschland. Sozialer Wandel und individuelle Entwicklung in der zweiten Lebenshälfte* (S. 447–517). Wiesbaden: VS-Verlag für Sozialwissenschaften.

Bundesministerium für Familie, Senioren, Frauen und Jugend (Hrsg.). (2006). *Fünfter Altenbericht zur Lage der älteren Generation in der Bundesrepublik Deutschland. Potentiale des Alters in Wirtschaft und Gesellschaft*. Berlin: BMFSFJ.

Fernandez-Ballesteros, R., Frensch, P. A., Hofer, S. M., Park, D. C., Pinquart, M., Silbereisen, R. K., Staudinger, U. M., Wahl, H.-W. & Whitfield, K. E. (2009). Berlin declaration on the quality of life for older adults: closing the gap between scientific knowledge and intervention. *European Journal of Ageing, 6*(1), 49–50.

Frick, J. R., Grabka, M. M., Groh-Samberg, O., Hertel, F. R. & Tucci I. (2009). *Alterssicherung von Personen mit Migrationshintergrund. Endbericht zum Auftrag des Bundesministeriums für Arbeit und Soziales, Projektgruppe »Soziale Sicherheit und Migration«*. Berlin: Deutsches Institut für Wirtschaftsforschung. (http://www.bmas.de/SharedDocs/Downloads/DE/PDF-Publikationen/forschungsbericht-f398.pdf?__blob=publicationFile; Zugriff am 16.09.2011)

Forum für eine kultursensible Altenhilfe (2009). *Memorandum für eine kultursensible Altenhilfe. Ein Beitrag zur Interkulturellen Öffnung am Beispiel der Altenpflege*. http://www.kultursensible-altenhilfe.de/download/materialien_kultursensibel/memorandum 2002.pdf; Zugriff am 20.09.2011

Habermann, M., Schenk, L., Albrecht, N.-J., Gavrandiou, M., Lindert, J. & Butler J. (2009). Planung und Steuerung der Pflegeversorgung auch für Migranten und Migrantinnen? – Eine Analyse der Pflege und Gesundheitsberichterstattung in der ambulanten und stationären Altenpflege. *Gesundheitswesen, 71*, 1–5.

Hubert, S., Althammer, J. & Korucu-Rieger C. (2009). *Soziodemographische Merkmale und psychophysisches Befinden älterer türkischer Migrantinnen und Migranten in Deutschland. Eine Untersuchung auf Basis der Haupt- und Zusatzbefragung des Generations and Gender Survey der ersten Welle*. Berlin: Pro Business.

Krumme, H. (2004): Fortwährende Remigration: Das transnationale Pendeln türkischer Arbeitsmigrantinnen und Arbeitsmigranten im Ruhestand. *Zeitschrift für Soziologie, 2*, 138–153.

Özcan, V. & Seifert W. (2006). Lebenslage älterer Migrantinnen und Migranten in Deutschland. In Deutsches Zentrum für Altersfragen (Hrsg.), *Lebenssituation und Gesundheit älterer Migranten in Deutschland* (S. 7–75). Berlin: Lit.

Razum, O., Voigtländer, S., Brzoska, P., Reutin, B., Yilmaz, Y., Spallek, J. & Schott T. (2009). Medizinische Rehabilitation für Personen mit Migrationshintergrund – Zwischenergebnisse eines Forschungsprojektes im Auftrag des Bundesministeriums für Arbeit und Soziales. In Bundesministerium für Arbeit und Soziales (Hrsg.),: *Gesundheitliche Versorgung von Personen mit Migrationshintergrund* (S. 36–52). Berlin: Bundesministerium für Arbeit und Soziales.

Razum, O., Zeeb, H., Meesmann, U. Schenk, L., Bredehorst, M., Brzoska, P., Dercks, T., Glodny, S., Menkhaus, B., Salman, R., Saß, A.-C. & Ulrich, R. (2008). *Schwerpunktbericht der Gesundheitsberichterstattung des Bundes »Migration und Gesundheit«.* Berlin: Robert Koch-Institut.

Reinprecht, C. (2006). *Nach der Gastarbeit. Prekäres Altern in der Einwanderungsgesellschaft.* Wien: Braumüller.

Zabel, U. (2009). Altern in der Migration: Vom Gastarbeiter zum Bettnachbarn. *Carestyle, 2,* 6–8.

Zeman, P. (2009). Alternde Menschen mit Migrationshintergrund. *Soziale Arbeit, 11–12,* 435–445.

IV Quartier

Wohnen und Infrastruktur

84 Aktuelle und zukunftsträchtige Wohnformen für das Alter

Ursula Kremer-Preiß

Zusammenfassung

Auch das Wohnen im Alter steht angesichts der demographischen Entwicklungen vor großen Herausforderungen. Die überwiegende Zahl der älteren Menschen lebt in ganz normalen Wohnungen und will in Zukunft auch dort wohnen bleiben. Viele der von Älteren genutzten Wohnangebote sind aber nicht auf deren besondere Bedarfe im Alter ausgerichtet. Die alternsgerechte Anpassung des Wohnungsbestandes wird vor allem auch wegen der wachsenden Zahl älterer Menschen eine wichtige Zukunftsaufgabe sein. Darüber hinaus gilt es, auch andere Wohnformen für ältere Menschen auszubauen, um den unterschiedlichen Wohnwünschen im Alter gerecht zu werden. Wesentlich wird sein, die Quartiere so zu gestalten, dass ältere Menschen so lange wie möglich in ihrem vertrauten Wohnumfeld verbleiben können. Dafür müssen im sozialen Nahraum nicht nur entsprechende Infrastrukturleistungen verfügbar gemacht werden, sondern auch Möglichkeiten zum sozialen Austausch und Angebote zur Hilfe und Pflege kleinräumig verfügbar gemacht werden. Quartiersbezogenen Wohnkonzepten wird daher in der Wohnraumversorgung von älteren Menschen in Zukunft eine bedeutende Rolle zukommen.

Einführung

Schrumpfung und Alterung der Gesellschaft werden auch den Bereich des Wohnens und die Anforderungen an altersgerechte Wohnungsangebote verändern. Der demographische Wandel erfordert die bedarfsorientierte Ausweitung des Angebots an altersgerechten Wohnungen, um Menschen mit eingeschränkter Mobilität und/oder Unterstützungsbedarf ein möglichst langes selbstständiges Leben in gewohnter Umgebung zu ermöglichen. Der zukünftige Bedarf an altersgerechtem Wohnraum kann nicht allein durch zusätzliche neu zu bauende Angebote in den bisher gebräuchlichen speziellen Wohnformen – insbesondere dem Betreuten Wohnen und dem Pflegeheim – entsprochen werden. Das bestehende »normale« Wohnungsangebot muss sich vielmehr an den besonderen Bedarfslagen dieser Bevölkerungsgruppen orientieren. Das bestehende Wohn- und Versorgungsangebot ist diesen künftigen Anforderungen in vielen Bereichen nicht gewachsen und muss entsprechend angepasst werden.

Gegenwärtige Wohnformen

Wohnen im Alter verbinden viele Menschen mit dem Wohnen in einem Heim. Die häufigste Wohnform im Alter ist jedoch die »normale« Wohnung. 93 % der Älteren leben im »normalen« Wohnungsbestand (s. **Abb. 84.1**). Etwa 7 % wohnen in besonderen Wohnformen, vor allem in Alten- und Pflegeheimen, im Betreuten Wohnen oder in Altenwohnungen. Neuere alternative Wohnformen wie gemeinschaftliches Wohnen oder ambulant betreute Pflegewohn-

gruppen werden bisher nur von sehr wenigen älteren Menschen als Wohnform genutzt. Allerdings nimmt mit steigendem Alter der Anteil der Heimbewohner unter den älteren Menschen zu. Während von den 80- bis 84-Jährigen nur 8 % im Heim leben, sind es bei den über 90-Jährigen bereits 34 %. Dennoch leben rund zwei Drittel der über 90-Jährigen somit immer noch in ganz normalen Wohnungen.

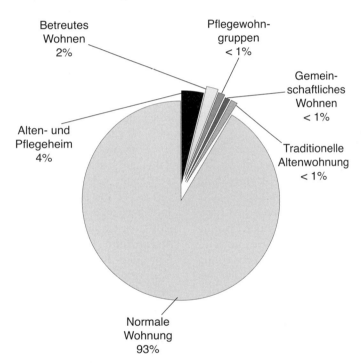

Abb. 84.1: Wohnformen im Alter Quelle: Bundesverband Freier Immobilien- und Wohnungsunternehmen (BFW), 2008.

Auch wenn die Mehrheit der älteren Menschen in normalen Wohnungen lebt, gibt es eine wachsende Gruppe, die sich für besondere altersgerechte Wohnformen in eigener Häuslichkeit wie Betreutes Wohnen, gemeinschaftliches Wohnen oder für Pflege-

wohngruppen interessiert. Diese Wohnformen werden zurzeit von ca. 2 % der 65-Jährigen und Älteren genutzt (siehe u. a. Bertelsmann Stiftung/Kuratorium Deutsche Altershilfe, 2003).

IV Quartier

Betreutes Seniorenwohnen

Betreutes Wohnen hat in den 1990er Jahren eine enorme Konjunktur erlebt und sich zur quantitativ bedeutendsten neuen Wohnform im Alter in Deutschland entwickelt. Hier leben ältere Menschen selbstständig in einer meist barrierefreien bzw. barrierereduzierten Wohnung in einer Wohnanlage und werden regelmäßig durch einen Ansprechpartner vor Ort betreut. Anfang 2000 gab es bereits ca. 4 000 solcher Wohnanlagen, in denen ca. 230 000 ältere Menschen lebten, was bundesweit einer Versorgungsquote von 1,6 % der 65-Jährigen und Älteren entspricht. Aktuelle bundesweite Erhebungen fehlen, jedoch dürfte sich das Angebot in den vergangen Jahren deutlich ausgeweitet haben.

Gemeinschaftliche Wohnformen

Gemeinschaftliche Wohnformen, in denen Ältere mit Älteren oder Jung und Alt zusammen leben, gibt es in Deutschland schon seit mehr als 20 Jahren. Die Projekte werden meist von den Älteren selbst initiiert und die Bewohner sind an der Planung und Umsetzung beteiligt. Das gemeinschaftliche Leben wird in Selbstverwaltung organisiert und man unterstützt sich bei kleinen niederschwelligen Hilfen gegenseitig. Nach Schätzungen ging man im Jahr 2000 davon aus, dass es ca. 250 solcher Projekte gemeinschaftlichen Wohnens gibt, in denen ca. 8 000 ältere Menschen lebten

(Bertelsmann Stiftung/Kuratorium Deutsche Altershilfe, 2003). Neuere Schätzungen liegen nicht vor, jedoch dürfte auch hier die Anzahl in den vergangenen Jahren deutlich gestiegen sein.

Betreute Wohn- und Hausgemeinschaften für Pflegebedürftige

Betreute Wohn- und Hausgemeinschaften für Pflegebedürftige sind für ältere Menschen eine Alternative zum Heim. Hier leben Schwerstpflegebedürftige in einem gemeinsamen Haushalt; jeder hat sein eigenes Zimmer oder Appartement und gemeinsam nutzt man Wohnküche, Wohnraum und Sanitäranlagen. Betreuungskräfte organisieren den Haushalt und das Gruppenleben. Pflegekräfte erbringen bei Bedarf die individuell notwendige Pflege. Diese Wohnformen werden sowohl im stationären wie auch im ambulanten Bereich realisiert. Im Jahr 2003 schätzte man das Angebot an stationär betreuten Hausgemeinschaften auf ca. 70 bis 100 Projekte. Bei den ambulant betreuten Projekten wird von 150 bis 200 ausgegangen (Bertelsmann Stiftung/ Kuratorium Deutsche Altershilfe, 2003). Vor allem für die ambulante Version ist in den vergangenen Jahren die Entwicklung sehr dynamisch verlaufen. Mittlerweile wird von einer Verdreifachung des Angebots ausgegangen und geschätzt, dass es ca. 600 solcher Wohngemeinschaften gibt.

Wohnqualität

Nach einer aktuellen KDA-Repräsentativbefragung in Seniorenhaushalten (s. **Abb. 84.2**) bewohnt ca. die Hälfte der befragten Seniorenhaushalte selbstgenutztes Wohneigentum, jeweils ein Viertel wohnt zur Miete bei Wohnungsunternehmen oder bei privaten Eigentümern (Bundesamt für Bauwesen und Raumordnung, 2010). Ältere leben dabei deutlich häufiger im selbstgenutzten Wohneigentum als andere Altersgruppen. Die Wohneigentumsquote der Seniorenhaushalte ist nach Ergebnissen der Mikrozensuserhebung von 2006 mit 48 % um 6 % höher als im Bundesdurchschnitt (mit ca. 42 %). Dies bedeutet, altersgerechte Anpassungsmaßnahmen müssen vor allem auch bei selbstnutzenden Wohneigentümern ansetzen.

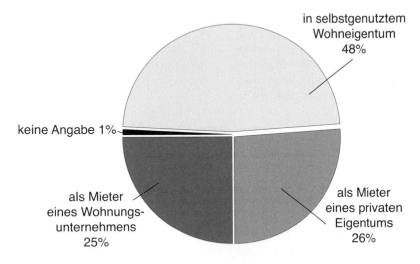

Abb. 84.2: Investorengruppen der befragten Haushalte 65+ (N = 1 000) Quelle: KDA-Repräsentativbefragung von Seniorenhaushalten 2009, Erhebung durch TNS Emnid.

Ältere Menschen leben auch häufig in Wohnungen, die ihre Selbstständigkeit beeinträchtigen können. Die oben genannte *KDA-Repräsentativbefragung* bei Seniorenhaushalten hat deutlich gemacht, dass

- drei Viertel mehr als drei Stufen beim Zugang zu ihrer Wohnung überwinden müssen,
- ein Viertel Stufen und Schwellen innerhalb der Wohnung hat,
- zwei Drittel Barrieren beim Zugang zum Balkon oder zur Terrasse haben,
- ein Drittel bis ein Viertel nach eigener Einschätzung die Bewegungsflächen in den Sanitärbereichen und die Türbreiten zu den Sanitärbereichen für nicht ausreichend halten, um sich dort mit Gehhilfen zu bewegen,
- ungefähr jeder Siebte in einer Wohnung mit bodengleicher Dusche lebt.

Fasst man diese Kriterien zusammen, so leben nur rund 5 % aller Seniorenhaushalte in Wohnungen, die solche Barrieren nicht aufweisen (Bundesamt für Bauwesen und Raumordnung, 2010). Bei gegenwärtig ca. 11 Mio. Privathaushalten, deren Haupteinkommensbezieher 65 Jahre und älter ist, würden demnach nur ca. 570 000 weitgehend barrierefreie Wohnungen existieren (Bundesamt für Bauwesen und Raumordnung, 2010). Der Bedarf an solchen Wohnungen ist aktuell und vor allem in Zukunft wesentlich größer. Auf der Grundlage der Ergebnisse aus der KDA-Repräsentativbefragung geht die Expertenkommission »Wohnen im Alter«, die der Deutsche Verband für Wohnungswesen, Städtebau und Raumordnung e.V. im Jahr 2008 in Kooperation mit dem Bundesministerium für Verkehr, Bau und Stadtentwicklung ins Leben gerufen hat, davon aus, dass in den

IV Quartier

557

nächsten Jahren mindestens für 2,5 Mio. Wohnungen Anpassungsmaßnahmen durchgeführt werden müssen, um dem wachsenden Bedarf an altersgerechten Wohnungen gerecht werden zu können (Deutscher Verband für Wohnungswesen, Städtebau und Raumordnung, 2009).

Nach Ergebnissen des *Alters-Surveys* scheint auch ein großer Teil der von Senioren genutzten Wohnungen in Wohnlagen zu liegen, die ihre selbstständige Lebensführung beeinträchtigen können (s. **Abb. 84.3**).

Vor allem in Randlagen und Siedlungen außerhalb geschlossener Ortschaften bestehen oft Einschränkungen in Bezug auf die sozialen Kontakte, der Mobilität und in Bezug auf die versorgende Infrastruktur. Zwei Drittel der von älteren Menschen genutzten Wohnungen befinden sich in Randlage oder in Lagen außerhalb von Ortschaften. Nur 7 % leben in einem Ortskern und 31 % zumindest in Zentrumsnähe (Bundesamt für Bauwesen und Raumordnung, 2010).

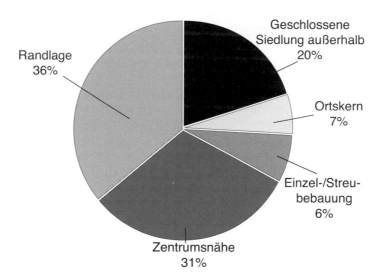

Abb. 84.3: Lage der Wohnung zum Ort der mündlichen Befragung (N = 2 100) Quelle: Alters-Survey, 2. Welle 2002; (Tesch-Römer, Engstler & Wurm, 2006); eigene Auswertung KDA

Entsprechend hält bis zu einem Viertel der befragten Seniorenhaushalte in der KDA-Repräsentativbefragung die genutzte Wohnlage in Bezug auf die infrastrukturelle Versorgung für nicht ausreichend. Nach ihrer Einschätzung sind entweder öffentliche Verkehrsmittel, medizinische Einrichtungen oder/und Einkaufsmöglichkeiten zur Deckung des täglichen Bedarfs nicht gut erreichbar (Bundesamt für Bauwesen und Raumordnung, 2010).

Wohnwünsche von älteren Menschen

Trotz dieser Mängel will die überwiegende Mehrheit der älteren Menschen in ihrer normalen Wohnung alt werden. Um das Wohnen in vertrauter Häuslichkeit zu sichern, sind sie bereit, ihre Wohnung umzubauen und Serviceleistungen zu ordern. Diese Grundtendenz bei den Wohnwünschen von älteren Menschen ist in einer Vielzahl von Untersuchungen in den vergangenen Jahren immer wieder bestätigt worden (u. a. Landesbausparkassen, 1990; Heinze, 1997; Landesbausparkassen, 2002.; Infratest Sozialforschung, 2003; Landesbausparkassen, 2006).

Als weitere Grundtendenz zu Wohnwünschen im Alter machen diese Studien sichtbar, dass sich in den vergangenen Jahren eine kleine aber wachsende Gruppe von Senioren gebildet hat, die bereit ist, sich noch einmal zu verändern. Sie wollen umziehen, weil sie mehr in Gemeinschaft oder mit mehr Versorgungssicherheit leben wollen. Gewünscht werden auch hier möglichst selbstständige und selbstbestimmte Wohnmöglichkeiten. Besondere institutionelle Wohnformen wie das Alten- und Pflege-heim haben deutlich an Akzeptanz verloren, selbst dann, wenn die Senioren schon auf Hilfe und Pflege angewiesen sind.

In diesen Wohnwünschen manifestieren sich u. a. veränderte Lebensstile. Auch für die Zukunft geht die Lebensstilforschung davon aus, dass die nächste Generation der Älteren und bereits heute die jungen Senioren zum Teil andere Wertvorstellungen haben. Dominierten in den 1950er Jahren Pflicht- und Akzeptanzwerte, so stehen seit den späten 1960er Jahren, verbunden mit verbesserten Bildungschancen, hedonistische Lebensvorstellungen im Vordergrund. Neue Werte wie »Selbstbestimmung« und »individuelle Freiheit« sind nun vorherrschend. Studien quantifizieren diesen Typus der »neuen Alten« zurzeit auf einen Anteil von 25 % der Altersgruppe der 55- bis 70-Jährigen (Ministerium für Generationen, Familie, Frauen und Integration des Landes Nordrhein-Westfalen, 2008). Mit diesem veränderten Lebensstil ist auch ein anderes Nachfrageverhalten beim Wohnen im Alter verbunden.

Zukünftige Herausforderungen an die Gestaltung eines altersgerechten Wohnangebotes

Angesichts dieser Wohnwünsche und der demographischen Entwicklung geht es in Zukunft um die Bewältigung folgender Herausforderungen beim Wohnen im Alter: Die Nachfrage nach altersgerechtem, barrierefreiem Wohnraum wird steigen und das Angebot überschreiten. Neben barrierefreien Neubauten sind vor allem umfangreiche Bestandsanpassungen erforderlich, um diesen wachsenden Bedarf decken zu können. Hierzu bedarf es des Ausbaus einer qualifizierten Wohnberatung und die Schaffung von Anreizen zu Bestandsanpassungen im Miet- und vor allem auch Eigentumswohnungsbau. Das vom Bund im Jahr 2009 initiierte KfW-Förderprogramm »Altersgerecht Umbauen« ist hierzu ein erster wichtiger Schritt. Es wird 2012 aus Eigenmitteln der KfW weitergeführt. Darüber hinaus muss sich das Wohnungsangebot auch für neue Wohnformen öffnen, wie etwa das selbstständige gemeinschaftliche

IV Quartier

559

Wohnen oder Wohnformen mit mehr Versorgungssicherheit, um den unterschiedlichen Wohnwünschen verschiedener Zielgruppen gerecht zu werden. Dafür bedarf es einer flexiblen Handhabung ordnungsrechtlicher Regelung, da die Anwendung von heimrechtlichen Bestimmungen auf neue Wohnformen deren Verbreitung in der Praxis häufig erschwert. Daneben wachsen auch Anforderungen an die Wohnungsversorgung, die über die Bereitstellung alterstauglicher Wohnungen hinausgehen. Es gilt neben einem barrierefreien Wohnumfeld eine wohnortnahe Infrastruktur und soziale Angebote – wie Nachbarschaftstreffs oder Beratungsstellen – bereitzustellen, die das soziale Zusammenleben unter und zwischen den Generationen stärken; eine wesentliche Grundlage, um gegenseitige Hilfe im Rahmen von bürgerschaftlichem Engagement zu unterstützen. Eine besondere Herausforderung besteht langfristig in der Entwicklung angemessener Wohnformen mit umfassender Hilfe. Dies ist umso notwendiger, als mit dem dramatischen Rückgang der Zahl jüngerer Menschen auch die Zahl potentieller Helfer abnimmt. Durch die sehr starke Zunahme der Hochaltrigen wird die Möglichkeit ambulanter Pflege in der eigenen Wohnung zu einem wichtigen Kriterium der Wohnungsausstattung. Um dies gewährleisten zu können, wird Pflege in Zukunft noch dezentraler und häuslicher zu organisieren sein.

Ausblick

Die Bewältigung der zukünftigen Herausforderungen beim Wohnen im Alter setzt eine Umorientierung in der Altenhilfe voraus. Zukunftsweisende Altenhilfe sollte erstens nicht mehr nur die Sicherung von Versorgungsleistungen in den Mittelpunkt ihrer Aktivitäten rücken, sondern vor allem das normale Wohnen im vertrauten Wohnumfeld stärken. Wenn es gelingt, die Mehrzahl der älteren Menschen ganz oder so lange wie möglich in ihrer vertrauten Wohnumgebung zu belassen, kommt man ihren Wohnbedürfnissen nach und es können erhebliche Kosten, die bei einem Umzug ins Heim entstehen würden, gespart werden.

Zukunftsweisende Altenhilfe sollte zweitens die Stärkung von Mitwirkung und Teilhabe in den Mittelpunkt ihrer Aktivitäten rücken. Wenn es gelingt, soziale Netze zu stärken und Eigeninitiative und gegenseitige Hilfe zu fördern, kommt dies nicht nur den sich verändernden Lebensstilen entgegen, sondern damit kann auch erreicht werden, dass ältere Menschen bei zurückgehendem familialen Helfernetz möglichst lange in ihrer vertrauten Wohnumgebung verbleiben.

Um dies zu erreichen wird es wesentlich sein, das Leben in den normalen Wohnvierteln so zu gestalten, dass hier Jung und Alt möglichst lange selbstständig wohnen können. Es gilt, die Quartiere in den Fokus der Altenhilfe zu rücken. Die Konzentration der Aktivitäten auf die Quartiere ermöglicht eine differenzierte Gestaltung von unterschiedlichen Lebensformen auf kleinräumiger Ebene in einer vertrauten Wohnumgebung, und stärkt die sozialen Beziehungen zwischen Jung und Alt, die über Jahre in diesen überschaubaren Sozialräumen gewachsen sind und bietet damit die Grundvoraussetzung für bürgerschaftliches Engagement.

Literatur

Bertelsmann Stiftung/Kuratorium Deutsche Altershilfe (Hrsg.). (2003). *Leben und Wohnen im Alter, Neue Wohnkonzepte – Bestandsanalyse* (Band 1). Köln.

Bundesamt für Bauwesen und Raumordnung (2010). *Wohnen im Alter, Marktprozesse und wohnungspolitischer Handlungsbedarf.* Berlin.

Bundesverband Freier Immobilien- und Wohnungsunternehmen (BFW) (2008). *BFW-Research.* Berlin.

Deutscher Verband für Wohnungswesen, Städtebau und Raumordnung (Hrsg.). (2009). *Wohnen im Alter, Abschlussbericht der Expertenkommission »Wohnen im Alter«.* Berlin.

Heinze R.G., Eichener, V., Naegele, G., Bucksteeg, M. & Schauerte, M. (1997). *Neue Wohnung auch im Alter. Folgerungen aus dem demographischen Wandel für Wohnungspolitik und Wohnungswirtschaft.* Darmstadt: Schaderstiftung.

Infratest Sozialforschung (2003). *Pflegebedürftigkeits-Studie 2003.* München.

Landesbausparkassen (LBS) (Hrsg.). (1990). *Ältere Menschen, Wohnen – und Lebensbedingungen und ihre Änderungsbereitschaft.* Hannover.

Landesbausparkassen (LBS) (2002). *Zukunftswerkstatt 2002.* Berlin

Landesbausparkassen (LBS)/Bausparkasse der Sparkassen (Hrsg.). (2006). *Empirica Studie – die Generationen über 50 – Wohnsituation, Potentiale und Perspektiven.* Berlin.

Ministerium für Generationen, Familie, Frauen und Integration des Landes Nordrhein-Westfalen (Hrsg.). (2008). *Wie wollen wir künftig leben? Expertise zu Lebensstilen, Interessenlagen und Wohnbedürfnissen älterer Menschen.* Düsseldorf.

Tesch-Römer, C., Engstler, H. & Wurm, S. (Hrsg.). (2006). *Altwerden in Deutschland. Sozialer Wandel und individuelle Entwicklung in der zweiten Lebenshälfte.* Berlin: DZA.

IV Quartier

561

85   Bauliche Gestaltung in Alten- und Pflegeheimen

Lothar Marx

Zusammenfassung

Gegenüber der Situation in den 1960er und 1970er Jahren hat sich heute eine wesentlicher Wandel in der baulichen Gestaltung von Alten- und Pflegeheimen vollzogen, der mit einem Qualitätsgewinn insbesondere auch für Bewohner mit Demenz einhergeht. In diesem Beitrag wird zunächst das Konzept der Haus- und Wohngemeinschaft als wegweisend für Pflegeeinrichtungen der Zukunft skizziert. Sodann werden vor diesem Hintergrund möglichst praxisnah Planungsrichtlinien und weitere Gestaltungshinweise für alle wesentlichen Bereiche des Wohnens und Alterns in Pflegeeinrichtungen zusammengestellt.

Einführung

Die Veränderung der Konzepte und in der Folge die Veränderungen in den baulichen Strukturen in Alten- und Pflegeheimen haben in den letzten Jahren zu erheblicher Qualitätsverbesserung in der Pflege geführt. Aus den Leitbildern des Zeitraums der 1960er bis 1990er Jahre – erste Generation Anfang der 1960er Jahre: Verwahranstalt; zweite Generation 1960er und 1970er Jahre: Krankenhaus; dritte Generation 1980er und 1990er Jahre: Wohnheim – entwickelte sich als vierte Generation ab Ende der 1990er Jahre das Leitbild der Familie. Die Anstaltsstrukturen werden durch den Abbau zentraler Versorgung aufgelöst. Die Architektur orientiert sich an Wohnungen mit kleinen familienähnlichen Gruppen und ständig anwesender Bezugsperson. Die Aktivitäten der Bewohner orientieren sich an einem normalen Haushalt – und die Pflege tritt dabei in den Hintergrund.

In den USA wurden seit den 1980er Jahren die *Special Care Units* für Demenzkranke geschaffen, die in üblichen Pflegeeinrichtungen nicht mehr versorgt werden können. Der Abbau von kognitiven Leistungen kann nicht verhindert oder verlangsamt werden, jedoch ist dieser Personenkreis im Vergleich zu Bewohnern von üblichen Pflegeeinrichtungen mobiler, aktiver und zufriedener, womit auch eine Verbesserung der Lebensqualität verbunden ist (Saxton, Silverman & Ricci, 1998). Ähnliche Erfahrungen wurden seit Beginn der 1990er Jahre auch mit Wohngemeinschaften in Australien und Schweden gemacht (Ritchie, Ledesert & Touchon, 1993). Auch wurde gefunden, dass sich das Personal, verglichen mit der Situation in traditionell strukturierten Pflegeeinrichtungen, als wesentlich zufriedener beschreibt. Höhere Mobilität und Aktivität, weniger Abhängigkeit, eine geringere Depressivität sowie eine bessere verbale Kommunikation wurden auch in den in Frankreich eingeführten *Cantous* beobachtet (Fleming, 1991). Derartige Erkenntnisse wurden in Deutschland erstmals Ende der 1990er Jahre aufgegriffen und umgesetzt. Im Folgenden werden wesentliche Elemente dieser heute weithin akzeptierten Erkenntnisse mit Blick auf die deutsche Situation primär aus einer Perspektive der zwischenzeitlich gesammelten Praxis- und *Best Practice*-Erfahrungen zusammengestellt.

Hierbei muss beachtet werden, dass mehr als die Hälfte aller Pflegeheimbewohner in Deutschland neben somatischen Erkrankungen zusätzlich an Symptomen der Demenz leidet. Mit dieser Erkrankung und den daraus resultierenden kognitiven Abbauprozessen sind Menschen nicht mehr in der Lage, sich ausreichend auf ihre Umwelt einzustellen und sie sinnvoll zu interpretieren. Daher ist es erforderlich, die Umwelt auf die veränderten Bedürfnisse demenzkranker Menschen auszurichten. Das gestaltete bauliche Milieu beeinflusst in vielen Fällen die emotionalen Störungen und Verhaltensauffälligkeiten dieser Bewohner. Aus diesem Grund müssen bei der Ausarbeitung von Konzepten Bedürfnisse der Personen mit Demenz eine sehr bedeutsame Rolle spielen, ohne die Situation der nicht an Demenz erkrankten Bewohner zu vernachlässigen.

Das Konzept der Haus- und Wohngemeinschaft

Das Konzept dieser Betreuungsform baut darauf auf, dass je Etage eines Pflegeheims in der Regel zwei Wohngruppen gebildet werden. Die Größe einer Gruppe besteht aus 12–14 Personen, d. h. pro Etage wohnen max. 28 Bewohner. Diese Zahl hat sich auch betriebswirtschaftlich bewährt. Daneben orientiert sich die Größe eines Hauses auch an anderen Betreuungsstrukturen wie z. B. Betreutes Wohnen, Tagespflege sowie dem Bedarf an Pflegeplätzen der Gemeinde. Im Mittelpunkt stehen eine normale Lebensgestaltung und die Berücksichtigung der Biographie durch Schaffung individueller Lebensräume. Der Alltag und die Tagesgestaltung richten sich nach den Wünschen, Bedürfnissen und Ressourcen der Bewohner. Dezentrale hauswirtschaftliche Versorgung steht im Mittelpunkt, wobei die aktive Beteiligung der Bewohner gefördert werden sollte. Der Tagesablauf wird durch Präsenzkräfte (Pflege, Hauswirtschaft) gestaltet.

Das Konzept der Haus- und Wohngemeinschaft verfolgt folgende Ziele:

- Der alte Mensch sollte sich möglichst wie zu Hause fühlen bzw. sich auch so verhalten.
- Vorhandene Ressourcen der Bewohner zur Alltagsbewältigung sollen möglichst weitgehend genutzt werden.
- Jeder Bewohner beteiligt sich gemäß seinen Fähigkeiten an der Gestaltung des Alltags.
- Durch die vernetzten räumlichen Strukturen entsteht eine Atmosphäre von Vertrautheit.
- Angehörige und Freunde werden relativ intensiv in den Alltag eingebunden.

IV Quartier

Planungsrichtlinien für Haus- und Wohngemeinschaften und für den Alten- und Pflegeheimbau insgesamt

Im Folgenden werden in einer bewusst knappen, im Sinne einer angereicherten Aufzählung orientierten Darstellungsweise die Eckpunkte einer guten Alten- und Pflegeheimplanung zusammengestellt.

Standortwahl

Die Anforderungen an die Qualität des Standortes einer Pflegeeinrichtung lassen sich wie folgt zusammenfassen:

- Ruhige und sichere Lage, d. h. keine abgelegenen Standorte und kein Lärmrisiko (z. B. Nähe zu Bahn oder stark befahrenen Straßen).
- Gute Anbindung durch öffentliche Verkehrsmittel für den Besuch von Freunden und Verwandten.

Bauliche Strukturen

Die Planung der baulichen Strukturen basiert auf den Daten der DIN 18025 Barrierefreies Bauen. Der Teil 1 dieser Norm sollte den Gemeinschaftsbereichen zugrunde gelegt werden, der Teil 2 Planungsgrundlage für den individuellen Wohnbereich sein. Der Grundriss muss klare Strukturen aufweisen, um eine einfache Orientierung für die Bewohner zu erreichen. Weitere planerische Umsetzungen sollen wie folgt vorgenommen werden.

Wohngruppe. Das Verhältnis Einzelzimmer/Doppelzimmer wird in den einzelnen Bundesländern vorgegeben. Die Zielrichtung tendiert heute mehrheitlich zu 80–100 % Einzelzimmern, auch wenn dies noch nicht vollständig in der Praxis umgesetzt ist.

Die Konzeption des Grundrisses sollte sich im Wesentlichen an zwei Varianten orientieren:

- Die Wohnbereiche gruppieren sich um einen Innenhof; es entsteht ein »Rundlauf«; die an Demenz erkrankten Bewohnen können endlos wandern, ohne wegzulaufen.
- Die Gruppierung erfolgt in der Weise, dass der Gemeinschaftsraum am Ende des Flurs liegt. Die wandernde Person verlässt die eine Wohngruppe und kommt in einer anderen Gruppe an.

Wohnraum und Essbereich. Der Wohnraum bildet den Mittelpunkt der Wohngruppe. Für die Bewohner sollte eine gute Sichtbeziehung zu Pflegekräften hergestellt werden; gleichzeitig soll die räumliche Atmosphäre Geborgenheit vermitteln. Hier wird gemeinsam das Essen eingenommen. Rückzugsbereiche sind für die therapeutische Betreuung notwendig. Die direkte schwellenfreie Verbindung zum (geschützten) Freisitz (Balkon, Loggia, Terrasse, Garten) erlaubt den Bewohner den unkontrollierten Ausgang, wobei das Pflegepersonal dennoch eine optimale Einsicht in das Geschehen von möglichst vielen Standorten aus haben sollte. Die Bedeutung des Freisitzes liegt auch darin, dass Demenzkranke wenigstens einmal am Tag eine Mahlzeit im Freien zu sich nehmen können und dem Tageslicht und der frischen Luft ausgesetzt sind. Die Terrasse in Kombination mit einer Loggia hat den Vorteil, dass ein Teil des Freisitzes vor Wind und Sonne geschützt ist. Auch Markisen, Sonnenschirme oder Pergola sind Gestaltungselemente mit gleichzeitigem Wetterschutz. Die Terrasse sollte wenigstens 15–20 m^2 groß sein, wobei die Tiefe mindestens 3 m betragen sollte.

Küche und Speisekammer. Die Funktion der Küche muss verschiedene Aufgaben erfüllen. Je nach Konzept (eigene Küche, *cook and serve, cook and chill*; siehe dazu auch weiter unten) werden Abstellflächen für die Wärmewagen notwendig. Sollte das Geschirr in der Küche gespült werden, ist eine Industriespülmaschine notwendig, die mit 130° C warmem Wasser spült. Die weiteren Einrichtungen sind nach Bedarf festzulegen. Die Speisekammer ergänzt notwendige Lagerflächen der Küche. Hier ist aus hygienischen Gründen ein Handwaschbecken vorzusehen.

Betreuung und Personal. Der Raum für das Betreuungsteam sollte in unmittelbarer Nähe des Wohnraums liegen. Damit wird den Bewohnern die Sicherheit gegeben, ständig einen Ansprechpartner in der Nähe zu haben. Für die Betreuer erleichtert der Sichtkontakt die Arbeitsabläufe. Über die offene oder geschlossene Gestaltung des Raums werden bislang unterschiedliche Meinungen vertreten, sodass sich hier unterschiedliche Lösungen ohne Qualitätsverlust anbieten.

WC (DIN 18025 Teil 1). Das WC sollte in unmittelbarer Nähe des Wohnraums liegen, um kurze Wege für den Bewohner zu garantieren, aber auch um Besucher, die Hilfsmittel wie einen Rollator oder einen Rollstuhl benötigen, die Nutzung zu ermöglichen.

Einzelzimmer und Doppelzimmer. Hier sollten die folgenden Werte eingehalten werden:

- Einzelzimmer 22 m^2 (Wohnraum ca. 16 m^2, Bad ca. 4,5 m^2),
- Doppelzimmer 28 m^2 (Wohnraum ca. 23 m^2, Bad ca. 4,5 m^2).

Dieser Privatbereich der Bewohner sollte aus Sicherheitsgründen keinen Balkon enthalten. Die Fenster sollten so bemessen werden, dass viel Tageslicht den Raum erreicht. Die Ausstattung der Räume sollte auch mit eigenen Möbeln vorgenommen werden können.

Funktionsräume. Hier haben sich die folgenden Richtgrößen gut bewährt:

- Raum für schmutzige Wäsche (6 m^2). Dieser Raum sollte so dimensioniert sein, dass mehrere Wäschewagen nebeneinander positioniert werden können. Für diesen Raum ist eine maschinelle Entlüftung dringend zu empfehlen.
- Raum für saubere Wäsche (6 m^2).
- Raum für Pflegemittel und Hilfsmittel (8–10 m^2). Dieser Raum sollte ausreichend groß dimensioniert werden, da besonders die Hilfsmittel, z. B. Hebehilfen, Rollatoren, Rollstühle etc., einen erheblichen Platzbedarf haben.
- Fäkalien- Spüle (4 m^2).
- Putzraum (4 m^2).
- Pflegebad/Wohlfühlbad (12–14 m^2). Dieser Raum orientiert sich mehr und mehr hin zum Wohn- und »Wellness«-Charakter. Tageslicht sollte vorgesehen werden und die Oberflächen der Wände mit ansprechendem Anstrich statt Fliesen ausgeführt sein. Die Art der Beleuchtung sollte blendfrei, indirekt und dimmbar sein sowie sorgfältig mit der Farbgestaltung abgestimmt werden.

Essenversorgung. Hier bieten sich heute insbesondere die folgenden Möglichkeiten an:

- Cook and serve: Die Herstellung und Lieferung des Essens durch spezialisierte Unternehmen ersetzt immer häufiger die übliche Großküche. Die Lieferung und sofortige Ausgabe setzt voraus, dass das Essen bei der Ausgabe noch eine Temperatur von mehr als 60° C aufweist.
- Cook and chill: Für dieses System muss eine Aufbereitungsküche vorgehalten werden, um das Essen auf eine Temperatur von > 60° C aufzuwärmen. Von diesem Aufbereitungsraum wird das Essen

IV Quartier

565

in Wärmewagen in den Essbereich gebracht.

- Essenzubereitung in der Wohngruppe: Diese Art der Versorgung setzt sich immer weiter durch, da die Bewohner in den Arbeitsprozess des Kochens eingebunden werden. Es wird empfohlen, hygienische Richtlinien zu beachten und frühzeitig die Lebensmittelaufsicht und das Gesundheitsamt in die Planung einzubinden.

Gemeinschaftsbereich. Der Eingang sollte überschaubar und sicher sein sowie nach Möglichkeit eine Vernetzung (Café oder Kiosk) nach außen besitzen. Der Gemeinschaftsraum dient der Zusammenkunft aller Bewohner zu Anlässen wie z. B. Weihnachtsfeier usw. Die Größe wird von der Anzahl der Bewohner bestimmt. Die Bewegungsflächen sollten ausreichend groß dimensioniert werden, da viele Bewohner auf rollende Hilfsmittel (Rollator, Rollstuhl) angewiesen sind.

Garten. In der Praxis wird oft beobachtet, dass die Natur besonders beruhigend und entspannend auf Menschen mit eingeschränkten Fähigkeiten wirkt. Die Erkenntnis der positiven Wirkung des Freibereichs setzt sich erst langsam durch. Der Erfolg ist an eine ungezwungene Nutzung des Freibereichs gebunden (beschützender Garten). Deutliche Verhaltensänderungen und geringere Einnahme von Medikamenten wurden bei Demenzkranken registriert, denen ein entsprechend gut gestalteter Garten zur häufigen Nutzung zur Verfügung steht (vgl. bereits Mather, Nemecek & Oliver, 1997). Angemessene körperliche Aktivität (Bewegung) gehört zu den Tätigkeiten, die Demenzkranke aus eigenem Antrieb kompetent und meistens wohldosiert noch ausführen können. Die Bedeutung der Mobilität ist besonders hervorzuheben. Die Wegeführung kann die Form einer Acht haben, um die Rückkehr zum Ausgangspunkt zu erleichtern. Die Bepflanzung sollte auf die Jahreszeiten abgestimmt sein. Die Pflanzen sollten duften und sie dürfen nicht giftig sein. Ein Hochbeet erleichtert die Erreichbarkeit der Pflanzen und ein Brunnen lädt zum Trinken ein. Andere Elemente sind Pergola oder Sitzbänke.

Müll. Die Müllentsorgung (Standflächen unterschiedlicher Container) verursacht umfangreichen Platzbedarf. Der Müll der Speisereste muss aus hygienischen Gründen in einem Kühlcontainer aufbewahrt werden. Darüber hinaus ist ein Press-Container für Hygieneartikel vorzusehen. Der Standort dieser Container ist so zu wählen, dass keine Geruchsbelästigung entsteht und eine gute Entsorgung des Mülls gewährleistet ist. Die mechanische Entlüftung eines Raums zur Aufbewahrung von Müll wird dringend empfohlen.

Gestalterische Aspekte

An die Gestaltung der Pflegeeinrichtungen ist ein hoher Anspruch zu stellen, besonders hinsichtlich des Umgangs mit Licht und Farbe. Ebenso ist die Auswahl der Materialien für Wände und Fußböden hinsichtlich der Beanspruchung durch die Bewohner sorgfältig vorzunehmen. Die Gestaltung der Oberflächenstruktur der Wände ist materialabhängig. Einfacher glatter Putz, Raufaser- oder Glasfasertapete sind unterschiedlich mechanisch beanspruchbar und bilden die Unterlage für den Farbanstrich. Die Oberflächen von Decken können geputzt oder gespachtelt sein. In großen Räumen sollten Akustikdecken vorgesehen werden, da zwangsläufig durch die hohe Anzahl von Personen Lärm entsteht, der den einzelne Bewohner belasten kann (Ermüdung, Aggression). Für Bodenbeläge gibt es unterschiedliche Ausführungsarten (Parkett, Linoleum, synthetischer Kautschuk oder Teppich). Die Wahl richtet sich nach der Funktion der Räume und deren Beanspruchung; so dämpft z. B. Teppich im Flur den Trittschall, Parkett macht Räume wohnlicher. Im Bad müssen aus Gründen der Rutschsicherheit Bodenfliesen mit der Qualität R 9 und im Bereich der schwellenfreien Dusche mit der Qualität R 10B verlegt werden. Die Oberflächen der Wände sollten aus hygienischen Gründen gefliest sein, können aber auch in Teilbereichen mit wasserfesten Farben versehen werden. Das Bad erhält dadurch mehr Wohnlichkeit. Die Brüstung der Fenster sollte 60 cm hoch sein, um in Sitzposition aus dem Fenster sehen zu können. Die Fenster müssen abdunkelbar sein (Markise, Rollladen, Schiebeladen). Auch sollte eine Öffnungssperre vorgesehen werden (Fenster können gekippt werden und lassen sich ca. 20 cm öffnen). Schwere Türen wie z. B. Brandschutztüren sollten über Systeme wie z. B. elektrische Öffnungshilfen betätigt werden können, oder sie bleiben im geöffneten Zustand und werden über die Rauchmeldeanlage geschlossen. Die Eingangstür zu den Wohnbereichen ist mit einer lichten Breite von 90 bis 100 cm ausreichend breit bemessen. Die Forderung nach breiteren Türen, um mit Betten hindurch fahren zu können, führt in der Konsequenz dazu, dass die Breite des Flures vergrößert werden muss und erheblich mehr Bewegungsflächen vorzusehen sind. Zu beachten ist im Bereich des Vorraums des Zimmers, dass je nach Aufschlagrichtung die Eingangstür und Badezimmertür des Zimmers miteinander kollidieren können. Es wird daher empfohlen, die Tür zum Bad als Schiebetür auszubilden.

Die gesundheitliche Bedeutung des Tageslichts muss für Wohnbereiche, in denen sich Menschen auch tagsüber aufhalten, neu bewertet werden. Unterschiedliche Lichtfarben erzeugen unterschiedliche Atmosphäre. Nur eine Mischung aus blauem, kaltem und rotem, warmem Licht lässt alle Farben gleichmäßig wirken. Gezielt eingesetztes Licht ergibt eine optimierte Raumwahrnehmung. Zum besseren Verständnis, welchen Einfluss Licht auf den Menschen hat, muss man die physiologischen Vorgänge in unserem Körper kennen. Sie unterliegen dem Diktat der inneren Uhr, welche genetisch festgelegt ist. Die zirkadiane Rhythmik bestimmt Vorgänge wie Stoffwechsel- und Hormonfunktionen oder den Schlaf- und Wachzyklus. Das Licht spielt an dieser Stelle als einflussstarker Zeitgeber eine zentrale Rolle und beeinflusst wesentlich das Wohlbefinden und die Gesundheit. Nachgewiesen sind beispielsweise Einflüsse auf den Melatoninspiegel, der für den Tag-Nacht-Rhythmus, die Vorbereitung des Körpers auf den Schlafzyklus und für eine gute Schlafqualität eine bedeutsame Rolle spielt. Besonders bei Menschen mit dementieller Erkrankung gerät dieser Rhythmus ins Ungleichgewicht, und eine optimierte Beleuchtung kann dem entgegenwirken (Riemersma-van der Lek et al., 2008; Van Someren, Kessler, Mirmiran & Swaab, 1997).

Ältere Menschen sind ferner besonders empfindlich gegen Blendung durch Streulicht. Es sollte daher grundsätzlich eine erhöhte Beleuchtungsstärke und Leuchtdichteverteilung durch zusätzliche Leuchten gewählt werden. Eine richtige Beleuchtung ist Voraussetzung dafür, Defizite der Seh- und Wahrnehmungsfähigkeit bei älteren Menschen und Demenzerkrankten auszugleichen. Mit der Wahl der Lichtfarbe und deren Helligkeit sowie mit der Veränderung des Lichtspektrums kann Einfluss auf den Tag-Nacht-Rhythmus genommen werden. Das kurzwellige, kaltweiße Licht am Morgen wirkt aktivierend, während das langwellige rote Licht am Abend für eine gemütliche Stimmung sorgt. Gerade bei Menschen mit Demenz kann Lichtmangel zu depressiven Verstimmungen beitragen und mit funktionalen und kognitiven Fähigkeiten zusammenhängen. Neu entwickelte Lampen ohne Blauanteil behindern die abendliche Melatonin-Ausschüttung und somit die Schläfrigkeit nicht. Lampen könnten das abends im Winter fehlende Sonnenlicht ersetzen. Intelligente Beleuchtungssysteme könnten je nach Tageszeit die notwendigen Lichtspektren unterstützen (Riemersma van der Lek et al., 2008).

Ausblick

Es ist festzustellen, dass kleinere Pflegeeinrichtungen, basierend auf den Konzepten der Haus- und Wohngemeinschaft, in den Pflegemarkt drängen. Besonders deutlich wird diese Entwicklung in kleineren Gemeinden. Es entstehen vernetzte Strukturen mit anderen Wohnformen im Alter wie z. B. dem Betreuten Wohnen zu Hause, anderen Formen des Betreuten Wohnens und der Tages- und Nachtpflege. Problembereiche bleiben bestehende Pflegeeinrichtungen, deren Sanierungsbedarf sowohl konzeptionell als auch baulich ansteht, bei denen aber auch spezielle Fragen, z. B. nach Energieeinsparmöglichkeiten, zu klären sind.

Literatur

DIN 18025 (November 1992). *Teil 1 Barrierefreies Bauen, Wohnungen für Rollstuhlfahrer.*

DIN 18025 (November 1992). *Teil 2 Barrierefreie Wohnungen.*

Fleming, R. (1991). *Issues of assessment and design for long-term care.* Workshop Report, University of Sterling, July 1991.

Mather, J. A., Nemecek, D. & Oliver, K. (1997). The effect of a walled garden on behavior of individuals with Alzheimer's Disease. *American Journal of Alzheimer's Disease, 12,* 252–257.

Riemersma-van der Lek, R. F., Swaab, D. F., Twisk, J., Hol, E. M., Hoogendijk, W. J. G. & van Someren, E. J. W. (2008). Effect of bright light and melatonin on cognitive and noncognitive function in elderly residents of group care facilities. *Journal of the American Medical Association, 299,* 2642–2655.

Ritchie, K., Ledesert, B. & Touchon, J. (1993). The Eugeria Study of cognitive aging: Who are the »normal« elderly? *International Journal of Geriatric Psychiatry, 8,* 969–1077.

Saxton, J., Silverman, M. & Ricci, E. (1998). Maintenance of mobility in residents of an Alzheimer special care facility. *International Psychogeriatrics, 10,* 213–214.

Van Someren, E. J. W., Kessler, A., Mirmiran, M. & Swaab, D. F. (1997). Indirect bright light improves circadian rest-activity rhythm disturbances in demented patients. *Biological Psychiatry, 41,* 955–963.

86 Umzug im Alter

Frank Oswald

Zusammenfassung

Umzüge im Alter werden hier besprochen, weil sie einen tiefen Einschnitt im gewohnten Leben älterer Menschen bedeuten können. Es werden aber auch Interventionen diskutiert, die zum Beispiel zur Vorbereitung und Bewältigung von Umzügen dienen können. Dieses Kapitel behandelt zum einen private Umzüge, dabei auch Umzüge ins Betreute Wohnen und ins Gemeinschaftliche Wohnen, und zum anderen Umzüge in Institutionen der Altenhilfe. Neben Beschreibungen der Umzugsformen werden exem-plarisch Befunde zu Umzugsmotiven, Umzugsumständen und Umzugsfolgen berichtet, sowie jeweils einige Interventionsmöglichkeiten beschrieben, die damit in Verbindung stehen.

Einführung

Betrachtet man Umzüge im Alter aus einer Interventionsperspektive, so können diese einerseits selbst als Eingriffe in das gewohnte Leben interpretiert werden, beispielsweise wenn der Selbstständigkeitserhalt in Frage steht und eine Übersiedlung in eine Institution oder andere Wohnform angebracht erscheint. Insbesondere Umzüge ins Heim oder ins Betreute Wohnen erfolgen häufig aufgrund gesundheitlicher Einbrüche und auf Veranlassung durch das Umfeld (Angehörige, Arzt) mit dem Ziel, soviel Sicherheit wie nötig und soviel Selbstständigkeit wie möglich zu erreichen. Andererseits kann im Zusammenhang mit Umzügen auf begleitende Interventionen verwiesen werden, wie die Nutzung von Wohn- oder Umzugsberatung, Normen zur Zertifizierung und Orientierung (Betreutes Wohnen) oder Maßnahmen des Umzugsmanagements. Umzüge im Alter dürfen dabei nicht nur als Reaktion auf zunehmenden Umweltdruck oder als belastende Ereignisse betrachtet werden. Sie können auch als proaktive Optimierung der Wohnumwelt oder als Ergreifen von Entwicklungschancen erfolgen, denn Umzüge können auch die Verwirklichung von Wohnwünschen sein (Oswald & Rowles, 2006).

Umzüge in private Haushalte

Ältere Menschen (65 Jahre und älter) in Deutschland haben im Vergleich zu anderen Altersgruppen eine um den Faktor 3 niedrigere Wohnmobilität, dabei finden zwei Drittel aller Umzüge im Umkreis von 50 Kilometern statt (Friedrich, 2008). Auch von den Ruhesitzwanderern auf die Kanaren oder Mallorca haben über die Hälfte noch einen Wohnsitz in Deutschland. Hinsichtlich individueller *Motive* für einen Umzug im Alter unterscheidet man häufig Grund- und Wachstumsmotive. Grundmotive beziehen sich auf die Aufrechterhaltung der Selbstständigkeit, Wachstumsmotive hingegen zielen ab auf die Verwirklichung eigener Wohnwünsche und Entwicklungsmöglichkeiten (Carp & Carp, 1984). Hinsichtlich der Inhalte stehen jene Umzugsmotive im Vordergrund, die sich auf das Netzwerk von Angehörigen richten und die sich aus gesundheitlichen Einschränkungen ergeben, gefolgt von Umzügen zur Überwindung von Wohnungsmängeln und zur Suche nach einem attraktiveren Wohnsitz (Friedrich, 2008). Eine Studie mit 217 über 60-Jährigen, die privat innerhalb oder nach Heidelberg umzogen, zeigte, dass sich Grund- und Wachstumsmotive zahlenmäßig ungefähr die Waage halten (Oswald, Schilling, Wahl & Gäng, 2002). Einen belegbaren Einfluss auf den häufig langwierigen *Entscheidungsprozess* haben Indikatoren wie Alter, Gesundheit, Nähe zur Verwandtschaft und sozioökonomischer Status, aber auch das eigene Wohlbefinden und die persönliche Bindung an den Zielort (Longino, Bradley, Stoller & Haas, 2008). Hinsichtlich möglicher *Umzugsfolgen* wirken sich insbesondere eine schlechte Gesundheit negativ und die Überzeugung, das eigene Leben kontrollieren zu können, positiv auf die Bewältigung des Umzugs aus. Objektiv führen Privatumzüge im Alter häufig zu einer besseren Aus-

stattung – auch weil ältere Menschen häufig nach langer Wohndauer aus altem Wohnbestand ausziehen – aber nicht immer zu weniger Wohnfläche, es sei denn es wird Wohneigentum aufgegeben (Oswald et al., 2002). Eine verstärkte Nutzung von Gesundheitsdiensten oder eine erhöhte Mortalität konnte bislang nicht nachgewiesen werden, allerdings können insbesondere spät im Alter erfolgende Umzüge sich negativ auf die soziale Integration am neuen Wohnort auswirken (Krout & Wethington, 2003).

Interventionen im Zusammenhang mit Umzügen in private Haushalte können sich auf die Vorbereitungsphase, die Entscheidungsphase oder die Phase nach erfolgtem Umzug beziehen. Wie Erfahrungen zum Beispiel mit OWOG Workshops (»Over Wonen von Ouderen Gesproken« = Über das Wohnen mit Älteren sprechen) zeigen, eröffnen sich im Vorfeld eines Umzugs jedem Einzelnen zunächst Optionen eines grundsätzlich weniger »verkrampften« und negativen Umgangs mit der Thematik Umzug im Alter. Kurse dieser Art können auch helfen, die eigene Motivlage besser kennenzulernen und einen Umzug nicht nur als Ultima Ratio »im Falle des Falles« anzusehen. In Abhängigkeit von der individuellen Motivlage stellt sich dann, zum Beispiel bei drohender Unselbstständigkeit (Grundbedürfnis), auch die Frage nach der Vermeidung eines Umzugs durch Maßnahmen der Wohnraumanpassung (s. dazu Kapitel 75 von Wahl & Oswald »Wohnen, Wohnraumanpassung und Gesundheit«). Hier sind Wohn- und Umzugsberatungsstellen der Kommune oder anderer Träger gefordert. Bei Wachstumsmotiven stellen sich hingegen eher Fragen nach verfügbaren anregenden (und barrierefreien) Wohnalternativen, vorzugsweise im unmittelbaren Umfeld. Dabei sollte grundsätzlich von einer nicht eindimensionalen Motivlage, zum Beispiel nach Verkleinerung und leicht zugänglicher Wohnlage im Erdgeschoss, ausgegangen werden. Vielmehr existieren häufig Mischungen aus teilweise auch konkurrierenden Wohnwünschen (z. B. nach Zugänglichkeit, Sicherheit und Anregung). Eine Grundlage für gute Beratung liegt im Wissen um die Vielfalt von Wohn- bzw. Umzugsmotiven sowie um biographisch gewachsene Wohnbedeutungen und Bindungen, auch jenseits der funktionalen Erhaltung von Selbstständigkeit. Eine Möglichkeit zur Absicherung der eigenen unmittelbar bevorstehenden Umzugsentscheidung, die häufig in Betreuten Wohnanlagen aber auch bei anderen Wohnprojekten für Ältere angeboten wird, ist das Probewohnen, das es erlaubt, die neue Wohnumwelt vor einem potentiellen Umzug unter realen Bedingungen (z. B. Tageslichtschwankungen, Lärmbelästigung) und über mehrere Tage hinweg kennenzulernen.

Eine Variante der koordinierten Umzugsintervention bietet das Umzugsmanagement, insbesondere dann, wenn ein Umzug, zum Beispiel aufgrund sich verändernder Haushaltsstrukturen (Auszug der Kinder, Verwitwung), mit einer Verkleinerung der Wohnfläche einhergeht. Vor dem Hintergrund eines steigenden Wohnflächenbedarfs ist dies persönlich und gesellschaftlich bedeutsam, da so Wohnraum für jene frei wird, die auf große Wohnflächen angewiesen sind, insbesondere Familien mit Kindern. Umzugsmanagement soll Angebote wie Umzugshilfen, Umzugsprämien und Wohnungstauschmaßnahmen bündeln und jene Probleme kompensieren, mit denen sich ältere Menschen im Zuge eines Umzugs, beispielsweise in eine barrierefreie Wohnung, konfrontiert sehen. Neben finanziellen Aufwandsentschädigungen wird praktische Hilfe bei der Organisation und Durchführung aller im Zusammenhang mit dem Wohnungswechsel stehenden Tätigkeiten angeboten (Schader-Stiftung, 1999). Durch effektivere Ausschöpfung der Bestandspotentiale haben Maßnahmen des Umzugsmanagements aber vor allem einen wohnungspolitischen und volkswirtschaftlichen Nutzen. Anbieter des Umzugsmanagements sind meist Kommunen, zum Teil in Kooperation mit der Wohnungswirtschaft, für die es ein wohnungspolitisches Steuerungsinstrument darstellt. Häufig wird Umzugsmanagement gemeinsam mit Wohnberatung und Wohnanpassung angeboten; empirische Untersuchungen dazu sind nicht bekannt.

In der konkreten Umzugsphase selbst steht die Stressreduktion im Vordergrund. Eine wichtige Rolle spielen hier die Organisation und Durchführung des Umzugs selbst, was mittlerweile auch zu Angeboten von Umzugsberatern für ältere Menschen seitens einiger Möbelspeditionen geführt hat. Diese kümmern sich persönlich und bereits im Vorfeld des Umzugs um die individuelle Betreuung und um organisatorische Begleitmaßnahmen. Nach dem Umzug stellen sich Fragen nach der Orientierung und Versorgung im Umfeld, aber auch nach der sozialen Einbindung in die Nachbarschaft, der Vertrautheit mit dem weiteren Umfeld und der kommunalen Partizipation. Erleichternd wirkt hier, dass viele Umzüge im Alter im Nahbereich erfolgen, was der Wiedereingliederung dient. Zudem können kommunale Angebote mit Nachbarschaftsbezug (Räume, Kurse, Austauschoptionen), aber auch eine Wohn-/Umzugsberatung, die sich als Mediation eines langfristigen Übergangs versteht, hilfreich sein.

IV Quartier

571

Umzüge ins Betreute Wohnen und ins Gemeinschaftliche Wohnen

Auch wenn der normale Privathaushalt auf absehbare Zeit die häufigste Wohnform im Alter bleiben wird, nehmen Umzüge ins Gemeinschaftliche Wohnen oder ins Betreute Wohnen zu (s. Kapitel 84 von Kremer-Preiß »Aktuelle und zukunftsträchtige Wohnformen für das Alter«). Derzeit leben ca. 1–3 % der über 65-jährigen Personen in Deutschland in alternativen Wohnformen, allerdings trägt die intensive öffentliche Diskussion quartiersbezogener Wohnalternativen vor dem Hintergrund einer wachsenden Nachfrage viel dazu bei, dass Umzüge im Alter nicht mehr nur aus einer Unterstützungsperspektive sondern auch als Entwicklungs- und Gestaltungsmöglichkeit diskutiert werden.

Für das *Betreute Wohnen* konnte gezeigt werden, dass Angebote dann langfristig erfolgreich sind, wenn sie nicht nur auf Barrierefreiheit setzen, sondern auch Bedürfnisse nach sozialer Anregung und mitmenschlicher Nähe ernst nehmen. Ein Vergleich von Bewohnern vor, während und nach ihrem Umzug ins Betreute Wohnen zeigte, dass zum Zeitpunkt des Einzugs häufig falsche Erwartungen vorlagen. So gingen 96 % der Bewohner davon aus, in ihrem Leben nicht mehr umziehen zu müssen, drei Jahre später waren nur noch 79 % dieser Meinung. Bei Einzug äußerten 87 % die Erwartung, Sicherheit wie im Heim zu haben, drei Jahre später erwarteten dies noch 54 % der Befragten (Saup, 2001). Diese Befunde können auch im Hinblick auf eine notwendige Verbesserung der Transparenz des Angebotes für potentielle Interessenten interpretiert werden. Eine Umzugsentscheidung ins Betreute Wohnen sollte auf der Basis bestmöglicher Information erfolgen. Nach Angaben vieler Anbieter und Betreiber wird das Betreute Wohnen immer häufiger auch von Personen mit fortgeschrittenen Kompetenzeinbußen nachgefragt, für die es ursprünglich nicht geplant war.

Für das *Gemeinschaftliche Wohnen* liegen kaum systematische empirische Untersuchungen vor. In einer exem-plarischen deskriptiven Analyse einiger weniger gemeinschaftlicher Wohnformen wurden Aspekte der Konzeptualisierung, Finanzierung und Gruppenformierung (z. B. Rechtsform), der Projektrealisierung (z. B. Grundstück-/ und Immobiliensuche), der Klärung des Verhältnisses nach dem Einzug (z. B. Nachfolgeregelung), der begleitenden Maßnahmen (z. B. regelmäßige Treffen) und Aspekte der Gruppendynamik erläutert (Hieber, Mollenkopf, Wahl & Oswald, 2005). Es zeigten sich nach Aussagen von Beteiligten dann positive Auswirkungen auf das längerfristige Gelingen einer gemeinschaftlichen Wohnform, wenn von Anfang an eine aktive Mitbestimmung möglich war, wenn nicht nur auf Sicherheit und Versorgung gesetzt wurde, wenn alle Beteiligten füreinander Offenheit und Respekt empfanden, wenn es möglich war, ausdauernd und mit Freude gemeinsame Aktivitäten durchzuführen, wenn alle Beteiligten eine Bereitschaft zur längerfristigen Verantwortungsübernahme hatten und wenn es den Bewohnern gelang, eine gute Balance von Nähe und Distanz zu halten.

Einen wichtigen Bestandteil von Interventionen im Zusammenhang mit der Entscheidung für oder gegen einen Umzug ins Betreute Wohnen stellt vor dem Hintergrund der Angebotsvielfalt, mangelnder Transparenz und der Unverbindlichkeit der Angebote die Einführung der Dienstleistungsnorm DIN 77800 für Betreutes Wohnen dar, die derzeit auch für den Europäischen Kontext überprüft wird (Mühlbauer, 2008). Dabei handelt es sich um ein Gestaltungsinstrument für Anbieter, soweit sie sich zertifizieren lassen, was derzeit bundesweit erst für ca. 25 Einrichtungen der Fall ist. Gleichzeitig wurde mit dieser DIN Norm aber auch eine hilfreiche Orientierungshilfe für potentielle Umzugsinteressenten geschaffen, die weit über die üblichen Checklisten hinausgeht und zu einer tragfähigen Umzugsentscheidung und zur Vermeidung falscher Erwartungen beiträgt. Geregelt werden darin unter anderem Vergleichbarkeit und Transparenz von Bewerbungsunterlagen und Verträgen, Angaben zu Mindeststandards, Leistungsumfang (Grund-, Wahlleistungen), Ausstattung von Wohnung und Wohnanlage (Barrierefreiheit), Kosten sowie Qualifizierung der Betreuungspersonen und Organisation des Beschwerdemanagements für Be-

wohner. Für das Gemeinschaftliche Wohnen existieren derzeit Initiativen zur Bündelung der zahlreichen Modellprojekte und zur Überführung der Thematik aus einem Nischendasein heraus näher in das Zentrum des Wohnungsmarktes (Schader-Stiftung, 2008), unabhängig von der notwendigen Klärung der Frage nach der individuellen Passung von Wohnbedürfnissen und Angebot. Ein spezifischer Interventionsbedarf besteht hinsichtlich der vertraglichen Regelung bei Wohn- und Hausgemeinschaften von Senioren, wozu neben der Klärung des Verhältnisses nach außen (also z. B. zum Vermieter) auch die vertragliche Vereinbarung vieler Aspekte im Innenverhältnis der Bewohner gehört (Schlenk, 2011).

Umzüge in Institutionen der Altenhilfe

Etwa 20 % aller Umzüge im Alter sind Heimeinzüge (Friedrich, 2008). Für Deutschland gilt, dass von den 749 000 Ende 2005 in 9 100 vollstationären Einrichtungen lebenden Personen etwa 60 % vorher in privaten Einpersonenhaushalten, ca. 27 % in privaten Zweipersonenhaushalten und ca. 10 % in anderen Einrichtungen lebten. Nach Angaben des Personals kamen dabei 37 % aus Krankenhäusern ins Heim (Schneekloth & Wahl, 2009). Häufig ist der Heimeinzug, insbesondere im sehr hohen Alter, die Verlängerung einer medizinischen Intervention nach einem Krankenhausaufenthalt, bei der die Person selbst wenig Entscheidungsspielraum hat. Ein grundsätzliches Ziel geriatrischer Rehabilitation besteht darin, z. B. durch Maßnahmen der Wohnraumanpassung dem Patienten die Rückkehr in die angestammte Wohnumwelt zu ermöglichen. Gelingt dies nicht, so hat das häufig mit der Kumulation von Risikofaktoren zu tun, allen voran mit

schlechter Gesundheit (Multimorbidität), fehlender Unterstützung durch andere Menschen, fehlenden Alternativen oder einer schlechten Wohnausstattung (Schneekloth & Wahl, 2009). Der Heimeinzug wurde lange als traumatisches Ereignis (»Relokationstrauma«) betrachtet und in frühen Studien wurden dramatische Erhöhungen von Desorientiertheit, Passivität, Depressivität und Mortalität festgestellt. Aktuelle Studien zeigen, dass insbesondere der unfreiwillige Umzug in ein Heim bei hoher Vulnerabilität zu Funktionseinbußen, geringer Lebenszufriedenheit, niedrigem Wohlbefinden und erhöhter Mortalität führen kann. Zudem ist die Vorstellung eines Heimeinzugs bei vielen älteren Menschen extrem angstbesetzt, unabhängig von der geleisteten Betreuung und von verschiedenen Wohn-, Lebens- und Pflegekonzepten in den Heimen (Schneekloth & Wahl, 2009).

Interventionen im Zusammenhang mit Umzügen in Institutionen der Altenhilfe

IV Quartier

573

können sich ebenfalls sowohl auf die Phase vor dem Umzug, als auch auf die Phase nach erfolgtem Umzug beziehen (auf den Umzug selbst wird hier nicht näher eingegangen). Es ist davon auszugehen, dass für negative Umzugsfolgen eine Kombination aus Faktoren der Person (z. B. Gesundheit), des Umzugsprozesses selbst (z. B. Vorhersehbarkeit, Herausgerissen-werden aus dem gewohnten sozialen Umfeld) sowie der Umwelt (z. B. Möglichkeit für Privatheit) verantwortlich ist. Daher kann bereits lang vor einem möglichen Heimeinzug auf die Bewahrung von Kontrolle über das eigene Handeln Einfluss genommen werden. Dies kann zum Beispiel durch die Nutzung langfristiger Entscheidungsspielräume bei der Wahl des Trägers und des Heimes und durch die Möglichkeit, sich selbst auf einen Heimeinzug vorbereiten zu können (z. B. Auswahl der Möbel, Kleidung etc.), erfolgen. Nach einem Heimeinzug ist es nicht nur wichtig, von den eigenen Möbeln umgeben zu sein, sondern auch, autonomiefördernde Auseinandersetzungsstrategien seitens der älteren Person aktiv zu unterstützen, da diese wichtig sind für eine unmittelbare Bewältigung des Umzugs und für die langfristige Aufrechterhaltung der Lebenszufriedenheit im Heim. Außerdem kann die regelmäßige Beschäftigung mit jedem Bewohner, zum Beispiel mit Hilfe der Erfassungen individueller Lebensqualitätsprofile, dem Personal helfen, die Persönlichkeit jedes Einzelnen zu respektieren und zu adressieren und individuelle Veränderungen – über Tagesschwankungen oder einen dementiellen Abbau hinaus – wahrzunehmen. Was Personen mit Demenz betrifft, so führen insbesondere Umzüge in Einrichtungen mit besonderem Heimkonzept und besonderer Umweltgestaltung (auch im Garten) häufig zur Verbesserung der Lebenssituation von Betroffenen, während für Umzüge in Heime ohne besondere Betreuung eine für die Gesundheit kontrollierte Zunahme der Mortalität durch den Heimeinzug berichtet wird. Grundsätzlich zeigt sich, dass die zunehmende Anzahl von Personen, die bei Einzug bereits fortgeschritten kognitiv verändert sind, nicht nur von speziellen Angeboten, sondern auch von kleinräumigeren Einrichtungen (ca. 12–17 Bewohner) profitieren, die sich auch durch eine Orientierung am Normalitäts- oder Alltagsprinzip und an privatwohnungsähnlicher Einrichtung auszeichnen.

Ausblick

Vor dem Hintergrund der »anhaltenden Existenz stabiler Muster der Standortverbundenheit« (Friedrich, 2008, S. 192) und der Bedeutung der regionalen Identität im Alter seien abschließend einige Annahmen zur zukünftig wichtiger werdenden Rolle von Umzügen im Alter aufgeführt, die auch hinsichtlich der genannten Interventionsmöglichkeiten bedeutsam sein können:

- Die Vielfalt an Wohnformen und Angeboten auf Quartiersebene wird zunehmen (z. B. Variationen gemeinschaftlichen Wohnens), was auch zu einer veränderten Zusammensetzung von Umzugsmotiven und einem vielfältigeren Umzugsverhalten führen kann.
- Nachrückende Alterskohorten (Baby Boomer) werden mit anderen Umzugserfahrungen, einer ausgeprägteren biographisch gewachsenen Wohnmobilität und explizit geäußerten Erwartungen an die Wohnbedingungen in ihr eigenes Alter hineinwachsen.

- Spezifische und veränderte Angebote des Umzugsmanagements oder der Umzugsbegleitung sowie Selbstverpflichtungen von Anbietern (DIN 77800) können die Gestaltbarkeit und Planbarkeit von Umzügen erhöhen und negative Umzugsfolgen vermeiden helfen.
- Auch im sehr hohen Alter werden sich mehr Umzugsoptionen durch selbstbestimmte neue Formen von Zusammenzügen mit anderen oder zum angstfreien Umzug in besonders zugeschnittene Unterstützungsangebote und Wohnformen (z. B. bei Demenz) ergeben.
- Umzüge als Ereignisse sowohl im jüngeren, als auch im sehr hohen Alter sollten durch bessere Informationen, Vermeidung falscher Erwartungen, frühzeitige Diskussion, eigene Anschauung (z. B. Probewohnen) und frühzeitige Mitbestimmung an Schrecken verlieren.

Literatur

Carp, F. M. & Carp, A. (1984). A complementary/congruence model of well-being or mental health for the community elderly. In I. Altman, M. P. Lawton & J. F. Wohlwill (Eds.), *Human behavior and environment, Vol. 7: Elderly people and the environment* (pp. 279–336). New York, London: Plenum Press.

Friedrich, K. (2008). Binnenwanderungen älterer Menschen – Chancen für Regionen im demographischen Wandel? In Bundesamt für Bauwesen und Raumordnung (Hrsg.), *Informationen zur Raumentwicklung, 3/4* (S. 185–192). Bonn: Eigenverlag.

Hieber, A., Mollenkopf, H., Wahl, H.-W. & Oswald, F. (2005). *Gemeinschaftliches Wohnen im Alter: Von der Idee bis zum Einzug.* (Forschungsbericht Nr. 20). Heidelberg: DZFA.

Krout, J. A. & Wethington, E. (Eds.). (2003). *Residential choices and experiences of older adults. Pathways to life quality.* New York: Springer.

Longino, C. F. Jr., Bradley, D. E., Stoller, E. P. & Haas, W. H. (2008). Predictors of non-local moves among older adults: A prospective study. *Journals of Gerontology: Social Sciences, 63B,* 7–14.

Mühlbauer, H. (2008). *Betreutes Wohnen für ältere Menschen.* Berlin: Beuth.

Oswald, F. & Rowles, G. D. (2006). Beyond the relocation trauma in old age: New trends in today's elders' residential decisions. In H.-W. Wahl, C. Tesch-Römer & A. Hoff (Eds.), *New dynamics in old age: Environmental and societal perspectives* (pp. 127–152). Amityville, New York: Baywood Publ.

Oswald, F., Schilling, O., Wahl, H.-W. & Gäng, K. (2002). Trouble in paradise? Reasons to relocate and objective environmental changes among well-off older adults. *Journal of Environmental Psychology, 22*(3), 273–288.

Saup, W. (2001). *Ältere Menschen im Betreuten Wohnen. Ergebnisse der Augsburger Längsschnittstudie* (Band 1). Augsburg: Verlag für Gerontologie.

Schader-Stiftung und Stiftung trias (Hrsg.). (2008). *Raus aus der Nische – rein in den Markt! Ein Plädoyer für das Produkt »gemeinschaftliches Wohnen«* Darmstadt: Schader-Stiftung.

Schader-Stiftung (Hrsg.). (1999). *Umzugsmanagement als Instrument der Kundenanbindung in der Wohnungswirtschaft.* Werkstattbericht zur Fachtagung. Darmstadt: Schader-Stiftung.

Schlenk, M. H. (2011). *Vertraglicher Regelungsbedarf bei Wohn- und Hausgemeinschaften von Senioren.* Frankfurt a. M.: Peter Lang.

Schneekloth, U. & Wahl, H.-W. (Hrsg.). (2009). *Möglichkeiten und Grenzen selbständiger Lebensführung in Einrichtungen. Demenz, Angehörige und Freiwillige, Versorgungssituation, Good Practice.* Stuttgart: Kohlhammer.

IV Quartier

87   Infrastruktur und Verkehr

Georg Rudinger und Kristina Kocherscheid

Zusammenfassung

Altersgerechte Stadt- und Verkehrsplanung sollte eine Infrastruktur schaffen, die älteren Menschen hilft, ihr Leben möglichst lange autonom zu gestalten, damit die Teilnahme am ökonomischen, politischen und sozialen Leben der Gesellschaft gewährleistet bleibt. Da Mobilität in all ihren Modalitäten (vom motorisierten Individualverkehr bis zum Radfahren und Zufußgehen) zukünftig auch und gerade für Ältere eine größere Rolle spielt, gehören zu den notwendigen strukturell-planerischen Maßnahmen u. a. die Ermöglichung der Mobilität durch die Herstellung weitgehend barrierefreier Räume genauso wie durch entsprechende technische Assistenzsysteme und mithilfe eines entsprechend angepassten Verkehrsangebots, v. a. durch Ausbau des Öffentlichen Personennahverkehrs (ÖPNV) inklusive eines entsprechenden verkehrstechnischen Umfelds. Es bedarf der Sensibilisierung von Politik und Gesellschaft für die Förderung einer generationengerechten Mobilitätskultur.

Einführung

Räumlich-zirkuläre Mobilität (Verlassen des Hauses, der Wohnung und Rückkehr dorthin) stellt in unserer mobilen Gesellschaft eine wesentliche Voraussetzung für die Teilhabe am gesellschaftlichen Leben dar. Wesentlich ist also eine ausgewogene bedarfs- und vor allem altersgerechte städtebauliche Gestaltung des unmittelbaren Wohnumfelds, welche soziale Integration fördert, welche Infrastruktureinrichtungen wie Einkaufsmöglichkeiten vorhält oder die Versorgung mit Ärzten gewährleistet. Infrastrukturelle Schwächung durch zunehmende Verdrängung von Lebensmittelgeschäften, Bankfilialen und Postämtern aus den Wohnvierteln benachteiligt vor allem diejenigen älteren Menschen, die nicht mehr in der Lage sind, größere Entfernungen zu Fuß zurückzulegen, ein eigenes Fahrrad oder ein öffentliches Verkehrsmittel zu benutzen. Nach einer internationalen, in sechs europäischen Städten und ländlichen Regionen durchgeführten Studie mit 3 950 Befragten ab 55 Jahren (Mollenkopf, 2003) findet knapp die Hälfte (44 %) aller Wege innerhalb von einem Kilometer – also in der näheren Umgebung der Wohnung – statt. Ein weiteres Viertel erstreckt sich auf eine Entfernung bis zu drei Kilometern. Über die Hälfte dieser

Wege legen Ältere zu Fuß zurück. Ohne einem Defizit-Modell des Alterns das Wort reden zu wollen: Ältere Menschen büßen allmählich einen Teil der Kompetenzen ein, die sie zur Bewältigung des Alltags benötigen. Es kommt vor allem zu Geh- und Sehbehinderungen und damit zu einer Einschränkung der Mobilität. Auch mobilitätsrelevante kognitive Fähigkeiten lassen nach, wie die Reaktionsschnelligkeit und die Geschwindigkeit der Informationsverarbeitung. Dieser Prozess vollzieht sich natürlich individuell sehr unterschiedlich, aber von der Tendenz her betrifft er alle – früher oder später (Rudinger & Kocherscheid, 2011).

Diesen Verlust an Kompetenzen auszugleichen, ist nur dann möglich, wenn die aus gesundheitlichen oder altersbedingten Einflüssen resultierenden Einschränkungen bei der Gestaltung der Umwelt umfassend bedacht und mobilitätsbehindernde Barrieren vermieden bzw. beseitigt werden (Ackermann & Gerlach, 2005). Dies ist durch Mobilitätssicherungspläne erreichbar, die u. a. mehr (gesicherte) Querungsstellen vorsehen, ebenso Kontraste verbessern (Kanten, Trennung der Verkehrsflächen) und spezifische Zielgruppen (z. B. Sehbehinderte) berücksichtigen, um letztendlich barrierefreie Wegeketten aufzubauen (Gerlach et al., 2007). Zumindest jedoch ist ein möglichst breites Spektrum an Mobilitätsformen, auf das ein Mensch mit zunehmendem Alter zurückgreifen kann, als notwendige Basis für die Aufrechterhaltung der Mobilität zu gewährleisten.

Öffentlicher Personennahverkehr (ÖPNV)

Hauptkriterien der beschriebenen Planungskonzepte sind also die Zugänglichkeit zu Einrichtungen für die Grundversorgung, d. h. ob diese zu Fuß erreichbar sind (»Stadt der kurzen Wege«), und/oder die »Zentralität«, d. h. ob sie mithilfe bezahlbarer, zugänglicher und gut ausgebauter öffentlicher Verkehrsmittel leicht erreicht werden können. Der *Ausbau des öffentlichen Verkehrssystems* gehört somit zu den erforderlichen gerontologischen Interventionsformen (Wahl, 2000). Um möglichst vielen älteren Menschen zu erlauben, so lange wie möglich in ihrem gewählten Zuhause zu leben, müssen diese Maßnahmen allerdings so verwirklicht werden, dass sie auch älteren Personen in entlegenen Gebieten gestatten, in ihrer eigenen Häuslichkeit zu bleiben. Dann kann der ÖPNV gar vollständiger Ersatz für das Autofahren werden (Engeln, Schlag & Deubel, 2002). Fehlende oder ungenügende ÖPNV-Angebote zwingen hingegen regelrecht zum Autobesitz und machen in hohem Maße abhängig vom Pkw (Altenburg, Gaffron & Gertz, 2009).

Für die Benutzerfreundlichkeit öffentlicher Verkehrsmittel und die Verständlichkeit der ÖPNV-Angebote sollte der ältere Mensch Maßstab sein. Zu den Faktoren, die eine negative Auswirkung auf die Mobilität älterer Menschen und von Menschen mit Behinderungen haben, gehören die schlechte Zugänglichkeit von Bahnhöfen, fehlende Ruhezonen und Toilettenanlagen, niedrige Bahnsteige und dadurch steile Einstiege in die Züge, mangelnde Hilfe im Bahnhof und im Zug, fehlende Informationen über Fahrpläne, über zugängliche Bahnhöfe, Züge und Busse (UNECE, 2010).

Neben der Gebrauchsfähigkeit ist es vor allem die nicht-unfallbezogene Sicherheit, welche bei älteren Menschen für die Nutzung öffentlicher Verkehrsangebote im

IV Quartier

577

Vordergrund steht. Der Schutz vor Kriminalität und Belästigung, das (subjektiv wahrgenommene) Ausmaß an physischer und psychischer Bedrohung rangiert als – in der verkehrsplanerischen Praxis hinsichtlich ihrer Relevanz gerade für Ältere – unterschätztes Kriterium vor dem der Verkehrssicherheit. Das verdeutlicht einmal mehr die Notwendigkeit der Partizipation älterer Menschen in Planungsgremien (Boenke, Gerlach, Rönsch-Hasselhorn & Conrad, 2010).

Eine generelle Voraussetzung für die Nutzbarkeit von ÖPNV-Angeboten sind allerdings erschwingliche Preise. Einen Vorschlag zur Sicherung der räumlichen Mobilität unterbreiten Altenburg und Kollegen (2009). Politik sollte einerseits auf Subventionen zurückgreifen, sodass herkömmliche Mobilitätsmuster mittels Stabilisierung von Preisen bzw. durch Zuschüsse an die Nutzer sichergestellt werden, z. B. durch Pendlerpauschalen, Senkung der Mineralöl- bzw. Kfz-Steuer, Mobilitätsgeld und Mobilitätsgutscheine. Ganz in diesem Sinne hat eine Anzahl von Mitgliedsländern der *United Nations Economic Commission for Europe* (UNECE) beschlossen, kostenlose oder günstige Fahrausweise für Senioren anzubieten (UNECE, 2010). Solche Zuschüsse sind jedoch mit erheblichen staatlichen Kosten verbunden. Eine langfristige und nachhaltige Umstrukturierung des

Raum- und Verkehrssystems würde hingegen darauf abzielen, gewissermaßen krisenfeste Mobilitätsmuster, z. B. durch kurze Wege und eine Nutzung von Alternativen zum Auto, zu erreichen. Die Maßnahmen erstrecken sich in diesem Fall vom ÖPNV-Ausbau über eine verkehrssparsame Siedlungsentwicklung und den Aufbau einer funktionierenden Nahversorgung bis hin zur Förderung alternativer Mobilitätsformen. Die Gewährleistung regionaler Mobilität erfordert die Kombination beider Strategien.

Innovationen im ÖPNV, welche Informations- und Kommunikations-Technologie, bauliche, fahrzeugtechnische und organisatorische Maßnahmen bis zum verbesserten Marketing umfassen und letztlich zur vereinfachten Nutzung führen, werden im Szenario MOBIL 2030 (Rudinger, 2011) mit hoher Eintrittswahrscheinlichkeit (70 %) prognostiziert. Durch Einbindung des ÖPNV als Rückgrat in ein intermodales, leistungsfähiges und flexibles Gesamtverkehrsangebot können gar individuelle Kundenwünsche berücksichtigt werden, z. B. durch Taxibusse, Bürgerbusse. Auf Dauer werden somit nur integrierte Verkehrsangebote, die den Anspruch an Flexibilität und Individualität erfüllen, dazu beitragen, ältere Bürger am gesellschaftlichen Leben teilhaben zu lassen (Boenke et al., 2010).

Smart Modes

Erhöhtes Augenmerk sollte auch auf »*alternative*« *Mobilitätsformen* gelenkt werden, sog. *Smart Modes* (das Gehen zu Fuß oder das Fahren mit dem Rad), da trotz einer wohl auch künftig weiter zunehmenden Motorisierung es immer noch diese *Smart Modes* sind, die gerade von älteren Menschen nicht nur in ihrer Freizeit am häufigs-

ten genutzt werden, sondern auch für die Erledigung täglicher Versorgungsaktivitäten von großer Bedeutung sind. Mit zunehmendem Alter nimmt die subjektive Relevanz des nicht-motorisierten Verkehrs zu und ist auch Ausdruck eines Autonomiestrebens bis ins hohe Alter. So sind etwa 10 % der Älteren bis 70 Jahre täglich mit dem Fahrrad aktiv; über 40 % der Älteren nutzen das Fahrrad am häufigsten als Verkehrsmittel; 86 % aller Älteren nehmen als Fußgänger am Verkehr teil. Ältere legen über zwei Drittel aller Wege im Wohnumfeld zu Fuß zurück: Täglich tun dies z. B. 36 % aller Älteren für Einkäufe, 30 % für soziale Kontakte, 34 % für Arztbesuche. Die verkehrs- und städteplanerischen Implikationen sind schon erwähnt worden.

Gerade vor dem Hintergrund neuer Entwicklungen in der Fahrradtechnologie wie E-Bikes oder Pedelecs, bei denen das Fahrradfahren durch einen zusätzlichen Elektromotor unterstützt werden kann, ist zu erwarten, dass die Bedeutung von *Smart Modes* weiter wachsen und neue Ausdrucksformen finden wird (E-Roller, E-Scooter), welche zu einer Zunahme der Bedeutung und des Anteils des nicht-motorisierten Individualverkehrs führen werden. E-Bikes werden – erschwinglich und von hoher Akzeptanz gefördert – das Spektrum der Mobilitätsressourcen und den Mobilitätsradius älterer Menschen erweitern, denn es wird eine Anbindung zum ÖPNV erwartet, die auch für höhere Mobilität aus dem urbanen in den suburbanen und ländlichen Bereich sorgt, sodass auch entferntere Ziele besser erreichbar sind (vgl. wieder MOBIL 2030; Rudinger, 2011). Interventionsbedarf anderer Art scheint dann allerdings angezeigt, denn eine zunehmende Gefahr schwerer Unfälle der Älteren zeichnet sich bei diesen neuen Fortbewegungsformen ab.

Technik als Intervention für selbstständige Lebensführung im Alter

Technik kann als eine »wesentliche Ressource der Umwelt älterer Menschen« betrachtet werden, die einerseits der Kompensation von Leistungseinbußen und Behinderungen und andererseits auch der Optimierung der Lebensqualität und Bereicherung des ganz alltäglichen Alterns dient (Mollenkopf, 2006). Technische Innovationen sind geeignet, einen wichtigen Beitrag zur Gestaltung einer altersfreundlichen Umwelt zu leisten (Wolter, 2007). Hier sind u. a. Entwicklungen im Bereich der Fahrerassistenzsysteme (FAS) für den motorisierten Individualverkehr (MIV) zu nennen, wie Komfortsysteme (z. B. Einparkassistent, Tempomat), Informationssysteme (z. B. Navigationssystem, Verkehrszeichenerkennung) und Sicherheitssysteme (z. B. ESP, Abstandsregelsysteme mit Kollisionswarnung, Spurhalteassistent), welche schon heute bei älteren Nutzern hohe Akzeptanz genießen und denen zur Sicherung der Mobilität (in Form des MIV) auch und insbesondere für Ältere von Experten großes Potential zugeschrieben wird. Gerade bei technischen Interventionen bleiben Fragen, z. B. bzgl. des Problems der Verteilungsgerechtigkeit, welches zu einer – eher negativ zu bewertenden – Heterogenität der Technisierung führen kann, oder Fragen nach dem Verhältnis von Funktionalität und Bedienungsfreundlichkeit, d. h. von Nutzen und Aufwand im Sinne des Einsatzes kognitiver Ressourcen. Man kann wohl davon ausgehen, dass es für künftige ältere Generationen – technikerfahren wie keine Generation zuvor – kein *technological gap* geben wird, vor allem dann nicht, wenn die Nutzer (sozusagen *bottom-up*) in die Entwicklung einbezogen werden. Ein Schlüsselfaktor für den erfolgreichen Einsatz technischer Systeme ist neben der Zuverlässigkeit der Funktion in allen Situationen vor allem eine Konzeption, welche die Technik dem Benutzermodell anpasst, also den Bedürfnissen des Nutzers entsprechend konstruiert wird. Dies würde personenorientierte Interventionen, bei denen das Benutzermodell dem Designmodell durch aufwändige Trainingskurse angepasst wird, minimieren.

Ein Zugewinn an Sicherheit, Komfort, Unabhängigkeit und Selbstbestimmung wird nicht nur für die Mobilität von einer noch anderen Seite her erwartet, den *Altersgerechten Assistenzsystemen* (»Ambient Assisted Living« – AAL). Es geht um Kon-

zepte, Produkte und Dienstleistungen, die unter Einsatz neuer Technologien und unter Berücksichtigung sozialer Aspekte Menschen im Alltag unterstützen (BMBF, 2008). Diese Altersgerechten Assistenzsysteme werden nicht auf das Wohnumfeld (Indoor-Assistenz: z. B. Telemedizin, Robotik für Hausarbeit) begrenzt bleiben, sie umfassen intuitiv bedienbare Kommunikationsmittel, die den Kontakt mit dem sozialen Umfeld erleichtern, und ermöglichen auch die Teilhabe älterer eingeschränkter Menschen am öffentlichen Leben (Outdoor-Assistenz: z. B. durch Orientierungs- und Ortungssysteme).

Ausblick

Um Stadtplanung, Wegebau und Verkehrsmittelkombinationen auf die sich wandelnde Sozial- und Bedürfnisstruktur explizit abzustimmen, sollten die speziellen Bedürfnisse und Anforderungen älterer Menschen sorgfältiger berücksichtigt werden. Diesem Ziel dient u. a. das erwähnte Szenario MOBIL 2030, welches die Mobilitäts- und Lebensstile auch der künftigen Älteren einbezieht, ebenso wie Trends der Raumplanung, Siedlungsstruktur, Infrastruktur, politische Planungen bzgl. verkehrsregulierender Maßnahmen und technologische Innovationen. Dadurch sollen notwendige und wünschenswerte legislative, verkehrs- und infrastrukturelle, technische, individuelle Maßnahmen identifiziert werden, welche die Passung zwischen antizipierter Verkehrsumwelt sowie Mobilitätswünschen und -bedürfnissen auch der zukünftig Älteren optimieren, geht es doch um die Mobilitätssicherung gegenwärtiger und zukünftiger Generationen. Alle Elemente zur Sicherung der Mobilität sind dabei stets unter

dem Gesichtspunkt von Effektivität, Zielgenauigkeit, Wirkungszeitraum, Kosten, Durchsetzbarkeit und Kompatibilität mit anderen Zielen zu betrachten (Donaghy, Poppelreuter & Rudinger, 2005). Neben der praktischen Bedeutung für die Erhaltung einer selbstständigen Lebensführung besitzt Mobilität auch einen hohen emotionalen Wert, und zwar gesellschaftlich wie individuell. Sie ist ein wichtiger Garant für Freiheit und Selbstbestimmung, sie bedeutet Unabhängigkeit, Flexibilität und Individualität bei der Verwirklichung eigener Interessen und führt zu hoher Lebenszufriedenheit im Alter (Mollenkopf & Flaschenträger, 2001). Letztlich soll auf dieser Beteiligungs- und Wissensbasis Politikberatung konzipiert werden, um die Rationalität politischer Entscheidungen für Maßnahmen und Interventionen dergestalt zu maximieren, dass generationengerechte Verkehrs- und Infrastrukturkonzepte entstehen.

Literatur

Ackermann, K. & Gerlach, J. (2005). Planung des Verkehrsraums unter Berücksichtigung der Mobilität älterer Menschen. In W. Echterhoff (Hrsg.), *Strategien zur Sicherung der Mobilität älterer Menschen* (S. 134–154). Köln: TÜV Verlag.

Altenburg, S., Gaffron, P. & Gertz, C. (2009). *Teilhabe ermöglichen bedeutet Mobilität zu ermöglichen – Mobilität sozial gestalten.* WISO Diskurs. Bonn: Friedrich-Ebert-Stiftung.

Boenke, D., Gerlach, J. Rönsch-Hasselhorn B. & Conrad, V. (2010). *Empfehlungen zur Mobilitätssicherung älterer Menschen im Straßenraum.* Köln: TÜV Verlag.

Bundesministerium für Bildung und Forschung (2008). *AAL, Altersgerechte Assistenzsysteme für ein gesundes und unabhängiges Leben, Ambient Assisted Living.* Berlin: BMBF.

Donaghy, K., Poppelreuter, S. & Rudinger, G. (Eds.). (2005). *Social dimensions of sustainable transport: Transatlantic perspectives.* Aldershot: Ashgate.

Engeln, A., Schlag, B. & Deubel, K. (2002). Verbesserung der Attraktivität öffentlicher Verkehrsangebote für ältere Autofahrerinnen und Autofahrer – Probleme und praktikable Lösungen. In B. Schlag & K. Megel (Hrsg.), *Mobilität und gesellschaftliche Partizipation im Alter.* Schriftenreihe des BMFSFJ, (Bd. 230, S. 147–160). Stuttgart: Kohlhammer.

Gerlach, J., Neumann, P., Boenke, D., Bröckling, F., Lippert, W. & Rönsch-Hasselhorn, B. (2007). *Mobilitätssicherung älterer Menschen im Straßenverkehr – Forschungsdokumentation.* Köln: TÜV Verlag.

Mollenkopf, H. (2003). Impact of transportation systems on mobility of elderly persons in Germany. In K. W. Schaie, H.-W. Wahl & H. Mollenkopf & F. Oswald. (Eds.), *Aging in the community: living arrangements and mobility* (pp. 130–147). New York: Springer.

Mollenkopf, H. (2006). Techniknutzung als Lebensstil? In S. Kimpeler & E. Baier (Hrsg.), *IT-basierte Produkte und Dienste für ältere Menschen – Nutzeranforderungen und Techniktrends.* Tagungsband zur FAZIT-Fachtagung »Best Agers« in der Informationsgesellschaft. Stuttgart: IRB Verlag.

Mollenkopf, H. & Flaschenträger, P. (2001). *Erhalt von Mobilität im Alter.* Schriftenreihe des BMFSFJ, (Bd. 197). Stuttgart: Kohlhammer.

Rudinger, G. (2011). *MOBIL 2030 – Mobilitätskultur in einer alternden Gesellschaft: Szenarien für das Jahr 2030* – Ein von der VolkswagenStiftung gefördertes Forschungsprojekt. Verfügbar unter http://www.zak.uni-bonn.de/forschung/projekte/mobil-2030, Zugriff am 15.03.2011.

Rudinger, G. & Kocherscheid, K. (2011). Einführung: Ältere Verkehrsteilnehmer – Gefährdet oder gefährlich? In G. Rudinger & K. Kocherscheid (Hrsg.), *Ältere Verkehrsteilnehmer – Gefährdet oder gefährlich? Defizite, Kompensationsmechanismen und Präventionsmöglichkeiten* (S. 1–34). Göttingen: V&R unipress.

UNECE – United Nations Economic Commission for Europe (2010). *Integration und Teilhabe älterer Menschen in der Gesellschaft. Policy Brief on Ageing,* No. 4. Verfügbar unter http://www.unece.org/pau/_docs/age/2010/policy-Briefs/4-Policybrief_Participation_Ger.pdf, Zugriff am 15.03.2011.

Wahl, H.-W. (2000). Zur Veränderung des Alterns heute und morgen – Beiträge der Interventionsgerontologie. *Zeitschrift für Gerontologie und Geriatrie, 33*(7), 85–89.

Wolter, F. (2007). *Alter und Technik. Eine interdisziplinäre Betrachtung der Chancen und Herausforderungen.* Saarbrücken: VDM Verlag.

IV Quartier

581

88 Mediennutzung und Partizipation an der modernen Medienwelt

Michael Doh

Zusammenfassung

Personen über 60 Jahren nutzen Medien in ähnlichen Umfang wie erwachsene Personen unter 60 Jahren. Doch setzt sich ihr tägliches Medienmenü anders zusammen. Für sie stellt das Fernsehen mit seiner Multifunktionalität und Bisensualität das Leitmedium neben dem Radio und der Zeitung dar. Gleichwohl steigt die Nutzung digitaler Medien wie Handy oder Internet. Es besteht eine deutliche Heterogenität entlang sozioökonomischer Merkmale hinsichtlich

Ausstattung, Nutzung und subjektiver Bewertung einzelner Medien. Um einer bestehenden »digitalen Kluft« entgegenzuwirken, wurden in den letzten Jahren Förderprogramme und Initiativen auf regionaler, nationaler und europäischer Ebene aufgelegt. Doch bedarf es weiterer struktureller Anreize und Konzepte, um älteren Menschen die Möglichkeit zur sozialen Teilhabe und Partizipation in einer digitalen Medienwelt zu gewährleisten.

Einführung

Medien im Sinne technischer Kanäle sind zentrale Merkmale privater, beruflicher und öffentlicher Kommunikation moderner Gesellschaften. Dabei bestimmen zunehmend digitale und mobile Geräte wie Laptop, Internet und Mobiltelefon unsere Alltagskommunikation. Durch die Verknüpfung von Massen- und Individualkommunikation und die Integration von Audio, Bild, Video und Text entstehen neue Formen und Möglichkeiten der Information und Kommunikation, der Partizipation und Interaktivität sowie der Mobilität und Selbstständigkeit im Alter.

Der derzeitige Transformationsprozess hin zu einer digitalen Medienwelt ist durch eine hohe Innovationsdynamik gekennzeichnet. In immer kürzeren Abständen kommen neue Medien und neue Anwendungsformen (Applikationen) und Aktualisierungen (Updates, Upgrades) hinzu. Gleichzeitig besteht eine hohe Dynamik in der globalen Diffusion neuer Medien: Zwischen 2005 und 2010 wuchs beispielweise der Anteil an Internetnutzern (»Onlinern«) von einer auf zwei Milliarden, die Verbreitung von Handys stieg von zwei auf fünf Milliarden (vgl. Doh, 2011b).

Speziell das Internet bietet ein vielfältiges Potential für ein aktives und erfolgreiches Altern, doch gleichzeitig stellt es einen Umweltdruck mit person- und umweltbezogenen Barrieren dar. So gehören heutige ältere Menschen noch zu einer Generation, die durch analoge Massenmedien wie Fernsehen, Radio und Zeitung sowie das Telefon sozialisiert wurde und für die die digitale Welt fremdartig erscheinen mag (»digital immigrants«), während jüngere Alterskohorten mit dem Internet als Leitmedium aufwachsen (»digital natives«).

Forschungsstand

Mediengerontologische Arbeiten reichen in den USA bis in die frühen 1960er Jahre zurück. Dabei konnte sich eine Forschungstradition entwickeln mit Schwerpunkten zur Mediennutzung, zu Funktionen und Genrepräferenzen sowie zum medialen Altersbild. Im deutschsprachigen Raum fehlt eine vergleichbare Datenbasis. Seit den 1970er Jahren fanden sich aus gerontologischer Perspektive vorrangig Analysen zu Freizeit- und Alltagsaktivitäten im Alter (z. B. Bonner Längsschnittstudie BOLSA; Berliner Altersstudie BASE). Seitens der Medienforschung erfolgten Untersuchungen zur privathäuslichen und institutionalisierten Mediennutzung, zum Altersbild und zu Altensendungen. Die bis heute umfangreichsten Studien zum Medienalltag älterer Menschen entstanden in der zweiten Hälfte der 1980er Jahre – in der Übergangsphase zum dualen Rundfunksystem –, als mit einem Mix aus quantitativen und qualitativen Methoden heterogene Formen der Mediennutzung im Alter mit psychologischen und sozialökologischen Konstrukten, wie Lebenszufriedenheit, Gesundheit, Wohnsituation und sozialem Netzwerk, in Beziehung gesetzt wurden (z. B. Eckhardt & Horn, 1988).

Erst mit dem öffentlichen Bewusstwerden des demographischen Wandels wuchs in den letzten Jahren das medienwissenschaftliche Forschungsinteresse an älteren Menschen. Neben qualitativen Qualifikationsarbeiten, beispielsweise zu biographischen und sozioökonomischen Aspekten der Mediennutzung, finden sich einige Sekundäranalysen repräsentativer Medienstudien (Media Analyse, (N)Onliner-Atlas, ARD/ZDF-Massenkommunikation (MK), ARD/ZDF-Online- und Offlinestudie), die Basisdaten zur Ausstattung, Nutzung und Bewertung von Medien liefern. Zentrale Befunde flossen in mehrere Sammelbände ein (z. B. Schorb, Hartung & Reißmann, 2009; Bogen, Domaschke & Pabst, 2008). Darüber hinaus nehmen gerontechnologische Arbeiten zur Erfassung der Potentiale neuer Medien für ein erfolgreiches Altern zu (z. B. Czaja & Lee, 2007).

Trotz dieser positiven Entwicklung bestehen international Forschungsdefizite in Theorie, Methodik und Empirie. Es fehlen repräsentative und kontinuierliche Mediadaten in Verbindung mit gerontologischen Konstrukten wie Persönlichkeit, Gesundheitsstatus, Wohnsituation und sozialen Netzwerken. Forschungsdesiderata stellen Daten zu Bevölkerungssegmenten wie hochaltrigen, institutionalisierten Personen und Personen mit Migrationshintergrund dar sowie längsschnittliche Daten, die Entwicklungsprozesse des Alterns mit der Mediennutzung nachzeichnen könnten.

IV Quartier

Tab. 88.1: Medienausstattung der Haushalte 2005 und Onlinenutzung 2010

Medienausstattung der Haushalte 2005											
in Prozent	Alter					60-89 Jahre					
						Geschlecht		Bildung[1]			Region
	14-59 J.	60-89 J.	60-69 J.	70-79 J.	80-89 J.	M	W	H	M	N	West	Ost
n	3118	1382	723	590	69	591	791	124	273	985	1046	336
Fernsehgerät	97	99	99	98	99	100	98	98	98	99	99	99
Radiogerät	97	97	99	96	99	98	97	99	99	97	97	98
Kassetten-recorder	83	78	82	74	66	81	75	87	84	75	78	77
Autoradio	90	76	88	65	32	89	66	88	84	72	78	68
CD-Player	92	76	86	70	37	79	74	91	85	72	77	73
Videorecor-der	77	71	83	60	41	82	63	73	73	70	73	66
Handy	93	67	82	52	41	78	59	82	76	63	70	59
Platten-spieler	45	50	51	49	41	55	46	72	53	46	53	39
DVD-Player	73	40	49	30	24	44	37	45	41	39	43	31
Computer	85	38	51	24	5	48	29	67	49	31	41	27
Internet-anschluss	67	4	29	11	4	32	11	47	29	14	22	14
Onlinenutzung 2010											
n	21606	9018	4316	3597	1104	3977	5041	1655	2246	4910	7303	1716
Onliner (2010)[2]	86	38	54	27	13	52	27	65	46	26	40	29
über Breitband	71	57	60	54	43	64	47	62	54	56	57	61

Quelle: Eigene Berechnungen aus ARD/ZDF-Medienkommission, MK2005; n = 4 500; gewichtet
[1] H (hoch) = Abitur, M (mittel) = Mittlere Reife, N (niedrig) = Volks- oder Hauptschule
[2] Eigene Berechnungen aus (N) Onliner-Atlas 2010; n = 30 625; gewichtet

Medienausstattung

Wie die Ergebnisse aus den Sekundäranalysen zur Langzeitstudie »MK2005« in **Tabelle 88.1** zeigen, besteht bei Personen ab 60 Jahren eine Vollabdeckung hinsichtlich eines Fernseh- und eines Radiogeräts. Zum Standardrepertoire – mit Verbreitungsraten von über 50 % – zählen Kassettenrecorder, Autoradio, CD-Player, Videorecorder, Handy und Plattenspieler. Vier von zehn Personen besitzen einen DVD-Player und einen Computer. Dabei hat sich die Verbreitungsrate binnen fünf Jahren für den Computer verdoppelt, für das Handy verdreifacht und für den Internetanschluss von 4 % auf 20 % verfünffacht. Gleichzeitig ging der Besitz an Kassettenrecordern und Plattenspielern zurück.

Aktuell nutzen sechs Millionen über 60-jährige Personen das Internet. Laut Sonderanalyse aus dem (N)Onliner-Atlas 2010 zählt von den 60- bis 69-jährigen Personen jeder Zweite zu den Onlinern, von den 80- bis 89-jährigen Personen aber nur jeder Zehnte. Von den 14- bis 59-jährigen Personen sind es hingegen neun von zehn (Doh, 2011b). Zwar nahm in den letzten zehn Jahren die Verbreitung kontinuierlich zu, doch hat sich die Kluft zwischen Alt und Jung keineswegs verringert. Auch im internationalen Vergleich liegt Deutschland weiterhin deutlich hinter Ländern wie den USA, Island, Skandinavien und den Niederlanden (Doh, 2011b).

Die Befunde veranschaulichen zum einen, dass mit dem Alter die mediale Ausstattung an Umfang und Modernität abnimmt. Dies gründet nicht so sehr auf einer mangelnden Technikakzeptanz als auf gesellschaftsstrukturellen Defiziten und Barrieren: Für Personen in der nachberuflichen Phase bieten sich weniger Möglichkeiten, mit neuen Medien in Kontakt zu treten, die werbetreibende Wirtschaft fokussiert jüngere Altersgruppen und bei der Herstellung technischer Produkte und Mediengeräte werden Bedürfnisse, Fertigkeiten und Fähigkeiten älterer Menschen wenig beachtet.

Zum anderen lässt sich in den letzten Jahren in den Haushalten älterer Menschen eine kontinuierliche Entwicklung hin zu digitalen Medien nachzeichnen, wobei die Dynamik, mit der sich dieser Transformationsprozess vollzieht, deutlich nach sozioökonomischen Merkmalen variiert. So sind es insbesondere jüngere Alte, Männer, Personen mit hohem Bildungs- und Einkommensniveau, Nicht-Alleinlebende, Personen aus den alten Bundesländern und aus Großstädten, die über neue Medien wie Computer, Internet oder Handy verfügen. Eine »digitale Kluft« besteht folglich nicht nur zwischen Alt und Jung, sondern auch unter den älteren Menschen.

Mediennutzung

Die durchschnittliche Mediennutzung pro Tag betrug laut MK2005 für unter als auch für über 60-jährige Personen etwa zehn Stunden (Doh, 2011a). Deutliche Altersunterschiede bestehen in der Zusammensetzung des Medienportfolio: Während die Altersgruppe ab 60 Jahren vor allem die klassischen Massenmedien Fernsehen und Zeitung überdurchschnittlich konsumieren, sind es bei den jüngeren Altersgruppen Internet und Tonträger.

Täglich schalten neun von zehn Personen ab 60 Jahren das Fernsehgerät ein, soviel wie in keiner anderen Altersgruppe. Telemetrische Messungen von 2011 weisen für die Altersgruppe 60- bis 69 Jahre ein durchschnittliches Zeitbudget von vier Stunden aus, für Personen ab 70 Jahren sind es etwa 4 ½ Stunden; deutlich mehr als für die Gesamtbevölkerung mit etwas über drei Stunden (Basisdaten, 2011). Im Tagesverlauf ist in der Altersgruppe ab 60 Jahren ab dem frühen Nachmittag das Fernsehen das meistgenutzte Medium, in der jüngeren Altersgruppe erst am frühen Abend.

Querschnittsanalysen aus der MK2005 belegen, dass mit dem Alter die Variabilität der Mediennutzung steigt. Es nehmen sowohl die Anteile an intensiver wie auch an geringer Nutzung zu. Hierfür können auch Selektionsprozesse aufgrund steigender Vulnerabilität angenommen werden. Erst im höheren Alter geht die Streuung in der Mediennutzung zurück. So sinkt bei den 80- bis 89-jährigen Personen das Interesse an Medien wie Ton- und Bildträger, Radio und Printmedien und das Fernsehen gewinnt an medialer Zentralität (Doh, 2011a).

Heterogene Muster der Mediennutzung im Alter finden sich entlang sozioökonomischer Merkmale: Frauen sehen mehr fern und lesen mehr Bücher, Männer lesen mehr Zeitung; Personen aus den neuen Bundesländern nutzen deutlich stärker das Fernsehen und weniger das Radio. Bildungsnahe Personen lesen generell mehr, während bildungsferne Personen wie auch Personen mit geringem Einkommensniveau und alleinstehende Personen eine erhöhte Affinität zum Fernsehen aufweisen. Vor allem Personen mit geringen sozialen, psychischen und kognitiven Ressourcen tendieren zum Vielsehen und evasiven Nutzungsformen (Doh, 2011a).

Rezipientenorientierte Konzepte der Medienwissenschaft beschreiben Mediennutzung als einen aktiven, selektiven und zielgerichteten Prozess, der durch Bedürfnisse, Gratifikationserwartungen und vorhandene Ressourcen bestimmt wird. Solcherart Untersuchungen zur subjektiven Bedeutung von Medien unterstreichen die prononcierte Stellung des Fernsehens im Alter. Das Fernsehen bietet wie kein anderes Medium eine Multifunktionalität, die fünf miteinander verbundene Bedürfnisbereiche tangiert:

- Kognitive Bedürfnisse: Fernsehen als Informationsquelle (»Fenster zur Welt«), als Ratgeber und Lebenshilfe sowie zur geistigen Anregung und Bildung.
- Affektive und evasive Bedürfnisse: Fernsehen zur Unterhaltung, Entspannung sowie zum Eskapismus.
- Soziale Bedürfnisse: Fernsehen zur gesellschaftlichen Teilhabe, als Quelle für personale Anschlusskommunikation und als Ersatz für personale Kommunikation.
- Bedürfnisse nach Orientierung und Identität: Fernsehen zur sozialen Orientierung, zum sozialen Vergleich und zum Nacherleben der eigenen Vergangenheit.
- Bedürfnisse nach Ordnung und Struktur: Fernsehen zur Zeitstrukturierung des Alltags und zur Aufrechterhaltung des Alltagsrhythmus.

Vor allem das Informationsbedürfnis ist unter älteren Personen deutlich ausgeprägt, weshalb besonders Nachrichten- und Regionalsendungen öffentlich-rechtlicher Anstalten präferiert werden wie auch Tages- und Wochenzeitungen. Hierfür werden zumeist sozialisationsbedingte Kohorteneffekte diskutiert, obwohl aus einer lebensspannenbezogenen Entwicklungsperspektive ebenso altersspezifische Bedürfnislagen verantwortlich gemacht werden können (Mares & Sun, 2010).

Nutzung und Partizipation des Internets

Onliner ab 60 Jahren gelten überwiegend als selektive Randnutzer, die das Nutzungsspektrum auf E-Mail-Kommunikation, Informationssuche und nachrangig für Home-Banking begrenzt halten. Im Gegensatz zu jüngeren Onlinern werden bislang die vielfältigen partizipativen Anwendungsmöglichkeiten wie Weblogs, Videoportale, soziale Netzwerke oder Onlineenzyklopädien kaum wahrgenommen (Busemann & Gscheidle, 2010). Dennoch ist davon auszugehen, dass mit der Zunahme an Interneterfahrung und dem Nachwachsen jüngerer Alterskohorten das Interesse an solchen sozialen Medien steigen und sich das spezifische Angebot für ältere Menschen stark erweitern wird. Bereits heute gibt es zahlreiche erfolgreiche Seniorennetzwerke wie »Feierabend« oder »Deutsches Seniorenportal«.

Allerdings bleibt es schwierig, ältere Offliner für das Internet zu gewinnen. Als Hauptargument sehen sie keinen Mehrwert zu den klassischen Medien und keinen privaten Nutzen. Es werden Datensicherheit, fehlende Transparenz der Kosten, ein zu großer Lernaufwand und die technische Kompliziertheit bemängelt (Gerhards & Mende, 2009; Schelling & Seifert, 2010). Zudem existieren technische Barrieren im Zugang und in der Benutzbarkeit von Internetseiten, die es Personen mit motorischen, sensorischen oder kognitiven Einschränkungen erschweren, das Internet zu nutzen.

Um möglichst vielen älteren Menschen die Chance zu geben, die Potentiale moderner Medien zur sozialen Teilhabe, Partizipation, Information und Kommunikation sowie zur Mobilität und Selbstständigkeit zu nutzen, bedarf es weitreichender gesellschaftlicher Anstrengungen. Derzeit finden sich vielfältige Aktions- und Förderprogramme zu »e-Inclusion«, europaweit (Programm »digital agenda for Europe«), national (Projekt »internet erfahren«) wie auch regional. Doch bedarf es insbesondere auf kommunaler Ebene niedrigschwelliger Lern- und Zugangsmöglichkeiten sowie nachhaltiger Konzepte und Anreize, das Leistungsprofil und den Mehrwert des Internets zu vermitteln. Speziell der Aspekt der Gesundheitsförderung, -prävention und Rehabilitation im Alter bietet durch vernetzte Medien wie e-Health, Telemedizin und technische Assistenzsysteme ein enormes Potential für die Zukunft. Deutschland befindet sich hier mit Modellprojekten noch in der Entwicklungsphase, während Länder wie Dänemark schon weiter sind und bereits eine onlinebasierte Gesundheitsplattform haben (www.sundhed.dk).

Die Mediatisierung schreitet weiter voran und entfaltet neue Möglichkeiten in Bereichen wie selbständiges Wohnen (»age in place«), Gesundheitsförderung, -prävention, Rehabilitation und Pflege. Mittels technischer Assistenzsysteme (»Ambient Assisted Living«, AAL) und moderner Medien (z. B. Smart-TV, GPS-Handy, Tablets) entstehen innovative Kommunikationsformen und -räume (z. B. e-Health, Telemedizin, Silver Games) für ein gelingendes Altern. Befunde aus Skandinavien, den Niederlanden wie auch aus Modellprojekten in Deutschland geben Hoffnung.

Ausblick

Vor dem Hintergrund sich dynamisch verändernder Medienumwelten wird es in den nächsten Jahren eine gesellschaftliche Herausforderung sein, älteren Menschen Möglichkeiten zur digitalen Inklusion zu gewährleisten und Schlüsselmedien wie Internet und Mobiltelefon als Ressourcen für ein erfolgreiches Altern näherzubringen. Hierzu gilt es, die strukturellen Rahmenbedingungen für eine altersfreundliche Kultur zu verbessern, indem u. a. Anreize für ein lebenslanges Lernen mit neuen Medien geschaffen werden und ältere Menschen mit ihren Bedürfnissen und Interessen als werberelevante Zielgruppe sowie als Rezipienten klassischer und moderner Medien ernstgenommen werden.

IV Quartier

Literatur

Basisdaten (2011). *Daten zur Mediensituation in Deutschland 2011.* Frankfurt am Main: Media Perspektiven.

Bogen, C., Domaschke, M. & Pabst, S. (Hrsg.) (2005). Alte Menschen und Medien. Alter im Spannungsfeld zwischen Kultur und Medien». *SPIEL, Siegener Periodicum zur Internationalen Empirischen Literaturwissenschaft, 24,* H. 1. Frankfurt a. M.: Lang.

Busemann, K. & Gscheidle, C. (2010). Web2.0: Nutzung steigt – Interesse an aktiver Teilhabe sinkt. Ergebnisse der ARD/ZDFR-Onlinestudie 2010. *Media Perspektiven, 7-8,* 359–368.

Czaja, S. J. & Lee, C. C. (2007). The potential influence of the internet on the transition to older adulthood. In H.-W. Wahl, C. Tesch-Römer & A. Hoff (Eds.), *New dynamics in old age – individual, environmental, and societal perspectives* (pp. 239–252). Amityville: Baywood Publishing.

Doh, M. (2011a). *Heterogenität der Mediennutzung im Alter. Theoretische Konzepte und empirische Befunde.* Schriftenreihe Gesellschaft – Altern – Medien Band 2. München: kopaed.

Doh, M. (2011b). Der ältere Mensch auf dem Weg zur Informationsgesellschaft – Entwicklungslinien, Potenziale und Barrieren am Beispiel von Internet und Mobiltelefon. In M. Plechatry & H. Plischke (Hrsg.), *Ältere Menschen und die Nutzung Neuer Medien* (S. 38–76). Regionale Symposien zum demographischen Wandel unserer Gesellschaft. Bad Tölz: Peter-Schilffarth-Edition.

Eckhardt, J. & Horn, I. (1988). *Ältere Menschen und Medien. Eine Studie der ARD/ZDF-Medienkommission.* Frankfurt am Main: Metzner.

Gerhards, M. & Mende, A. (2009). Offliner: Ab 60-jährige Frauen bilden die Kerngruppe. Ergebnisse der ARD/ZDF-Offlinestudie 2009. *Media Perspektiven, 7,* 365–376.

Mares, M.-L. & Sun, Y. (2010). The multiple meanings of age for television content preferences. *Human Communication Research, 3,* 372–396.

Schelling, H. R. & Seifert, A. (2010). *Internet-Nutzung im Alter. Gründe der (Nicht-)Nutzung von Informations- und Kommunikationstechnologien (IKT) durch Menschen ab 65 Jahren in der Schweiz.* Zürich: Universität.

Schorb, B., Hartung, A. & Reißmann, W. (Hrsg.). (2009). *Medien und höheres Lebensalter. Theorie – Forschung – Praxis.* Wiesbaden: VS-Verlag für Sozialwissenschaften.

89 Ältere Menschen als Konsumenten

Carolin Eitner und Gerhard Naegele

Zusammenfassung

Ältere Menschen werden zunehmend in der Wirtschaft als konsumaktive Gruppe wahrgenommen. Dabei unterscheidet sich der Konsum sowohl in Struktur als auch im Ausgabeverhalten stark von jüngeren Kohorten als auch innerhalb der Gruppe der Älteren selbst. Vor allem Aufwendungen für Wohnen, Energie und Wohnungsinstandhaltung sowie Freizeit und gesundheitsorientierte Konsumausgaben steigen mit zunehmendem Lebensalter an bzw. verbleiben auf hohem Niveau. Zukünftig ist zudem zu erwarten, dass Aufwendungen in diesen Bereichen ansteigen werden und sich das Sparverhalten (niedrigere Sparquote, zunehmendes Entsparen) weiter wandeln wird. Aktuelle Befunde weisen zudem darauf hin, dass lebensphasenbedingte Faktoren (wie z. B. der Renteneintritt, Auszug der Kinder) die Konsumpräferenzen und -entscheidungen entscheidend mitbestimmen und damit auch das Ausgabeverhalten beeinflussen.

Einführung

Lange Zeit galten ältere Menschen als eine ökonomisch wenig interessante Zielgruppe für Wirtschaft und Handel. Erst seit einigen Jahren werden sie als kaufkräftige, konsumbewusste und kompetente Zielgruppe für Unternehmen und Marketingfachleute angesehen und gelten vielen mittlerweile als »Hoffnungsträger« für den ökonomischen Aufschwung im Wachstumsmarkt »Seniorenwirtschaft«. Zwar ermöglicht es die steigende Lebenserwartung – bei guter Gesundheit – älteren Menschen, länger in einer konsumaktiven Lebenssituation zu bleiben, dennoch sind Ältere keine einheitliche Gruppe mit homogenen konsumrelevanten Wünschen, Bedürfnissen und Bedarfen. Auch mit Blick auf ihre Konsumpräferenzen und -handlungen sind ältere Menschen heterogen – u. a. aufgrund entsprechend unterschiedlicher Lebenserfahrungen und Lebensläufe, aber auch aufgrund unterschiedlicher Kaufkraft. Der Beitrag möchte das gegenwärtige und zukünftige Konsumverhalten im Alter analysieren und dabei u. a. nach den Einflussfaktoren auf das Konsumverhalten Älterer fragen. Besondere Beachtung soll dabei die lebensphasenspezifische Prägung von Konsumbedarfen und -strukturen finden. Abschließend wird weiterer Forschungs- und Handlungsbedarf konkretisiert.

Einkommenssituation im Alter

Bis in die 1980er Jahre hinein galten ältere Menschen als eine vergleichsweise einkommensschwache und in der Konsequenz unbedeutende Konsumentengruppe mit festgefahrenen, meist »bescheidenen« Konsumwünschen, -bedarfen und -gewohnheiten. Dieses Bild hat sich mittlerweile geändert. Neuere Studien bestätigen, dass sich die Einkommens- und Vermögenssituation älterer Menschen in Deutschland absolut und relativ deutlich verbessert hat (u. a. Bäcker, Naegele, Bispinck, Hofemann & Neubauer, 2010). Die Einkommenssituation bestimmt wesentlich die Lebenslage im Alter und damit die Möglichkeiten aktiver Lebensgestaltung und -führung. Zugleich bildet sie den Rahmen möglicher Konsumhandlungen (Schmähl 1999; Motel-Klingebiel 2005). Nach der jüngsten Einkommens- und Verbrauchsstichprobe (EVS) von 2008 betrug das durchschnittliche monatliche Haushaltsnettoeinkommen des Haupteinkommensbeziehers 2 993 Euro (55 bis 65 Jahre), 2 517 Euro (65 bis 80 Jahre) und 2 285 Euro (80 Jahre und mehr). Differenziert nach der sozialen Stellung der Haupteinkommensbezieher ergibt sich ein Nettoeinkommen von 2 117 Euro für Rentner-Haushalte und von 4 322 Euro für Pensionärs-Haushalte. Wird die Einkommensverteilung nach der Haushaltsgröße betrachtet, so stehen Rentner/Pensionärs-Haushalten mit einer Person 1 659 Euro und 2-Personen-Haushalten 2 972 Euro Haushaltsnettoeinkommen für den privaten Konsum zur Verfügung (Statistisches Bundesamt, 2010).

Gegenwärtige und zukünftige Konsumstrukturen im Alter

Konsumstrukturen ändern sich im Lebenslauf von Menschen. Das DIW hat ermittelt, dass jeder dritte für den privaten Konsum ausgegebene Euro heute von über 60-Jährigen stammt, somit insgesamt etwa 316 Milliarden Euro/Jahr (DIW, 2007). Darüber hinaus beziffert die Gesellschaft für Konsumforschung (GfK) für 2008 die Kaufkraft der 55- bis 60-Jährigen pro Kopf auf 25 167 Euro bzw. insgesamt auf 272 Mrd. Euro pro Jahr, was einem Anteil von 18 % an der gesamten Kaufkraft in Deutschland entspricht. Im selben Jahr hatte die Gruppe der 60- bis 64-Jährigen ein Pro-Kopf-Kaufkraftvolumen von 24 903 Euro. Den über 65-Jährigen standen immerhin noch 20 819 Euro zur Verfügung. Dies entspricht (akkumuliert) einem Anteil von 29 % bzw. 447 Mrd. Euro an der Gesamtkaufkraft (zum Vergleich unter 50 Jahre: 53 % bzw. 824 Mrd. Euro). Die Einkommens- und Verbrauchsstichprobe von 2008 zeigt für private Haushalte – unterteilt nach dem Alter des Haupteinkommensbeziehers – folgende Konsumstrukturverteilung (s. **Abb. 89.1**):

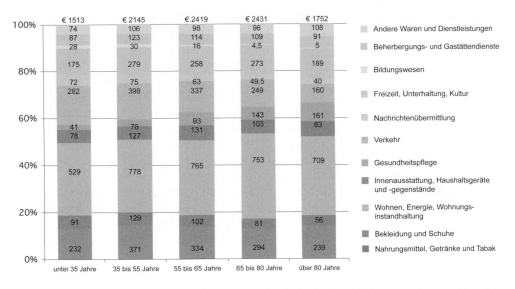

Abb. 89.1: Struktur der Konsumausgabenprivater Haushalte im Jahr 2008, unterteilt nach Alter des Haupteinkommensbeziehers (teilweise eigene Berechnungen, teilweise gerundet; Statistisches Bundesamt, 2010).

Es zeigt sich, dass in allen Altersgruppen die Aufwendungen für Wohnen, Energie und Wohnungsinstandhaltung, Nahrungs- und Genussmittel, Freizeit, Unterhaltung und Kultur die größten Anteile an den Gesamtausgaben für den privaten Konsum stellen. Zugleich zeigt die EVS auch, dass einzelne Ausgabegruppen stark altersreagibel sind: So steigen mit dem Alter die Aufwendungen für Wohnen, Energie und Wohnungsinstandhaltung und binden in den Altenhaushalten (65 Jahre und älter) prozentual die höchsten Ausgabenanteile; bei den 80-Jährigen und Älteren sogar ca. 40 % der Gesamtausgaben. Hierin spiegelt sich u. a. die Weiternutzung großer und kostenintensiver Wohnungen bei gleichzeitiger Reduktion der Haushaltsgrößen und -einkommen wider. Auch die Ausgaben für Gesundheitspflege steigen mit dem Alter kontinuierlich und verbleiben auf hohem Niveau; sie machen bei der Altersgruppe 80 Jahre und älter bis zu 8,7 % der Gesamtausgaben aus. Demgegenüber sind in anderen Konsumgüterbereichen alterstypi-

sche Ausgabenreduzierungen zu erkennen. Diese betreffen u. a. berufsaufgabebedingt Ausgaben für Verkehr und Mobilität sowie – vor allem in den oberen Altersgruppen – die Beherbergungs- und Gaststättenleistungen. Gleiches gilt für Bekleidung und Schuhe. Andererseits bleiben die Ausgaben für den Konsumbereich Freizeit, Unterhaltung und Kultur sowie für Nahrungsmittel auch mit steigendem Alter auf einem annähernd gleich hohen Niveau und nehmen erst mit ca. 80 Jahren ab.

Allgemein geht im höheren Lebensalter die Konsumneigung zugunsten der Spargneigung zurück. Gründe sind ein verändertes Sparverhalten und veränderte Sparmotive im Lebenslauf sowie innerhalb der einzelnen Alterskohorten. So sank z. B. in der Vergangenheit traditionell die Sparquote ab 55 Jahren deutlich, um mit Erreichen des 70. Lebensjahres wieder anzusteigen. Gründe liegen einerseits in Einkommenseinbußen bei Renteneintritt sowie andererseits – hinsichtlich der erneuten Zunahme der Sparquote jenseits von 70 Jahren – in

IV Quartier

591

rückläufigen langfristigen Konsumbedürfnissen und in einem primär krankheits- und pflegemotivierten Sicherheits- und Vorsorgesparen. Auch Vererbungsmotive spielen eine Rolle. Aktuell scheint sich allerdings eine Wende anzubahnen, denn seit Mitte der 1990er Jahre geht auch in den obersten Altersgruppen die Spareigung deutlich zurück: Die heutige Neurentner-Generation (65 bis 70 Jahre) ist die erste Rentnergeneration in Deutschland, die netto mehr Geldvermögen auflöst als bildet. Gründe dafür liegen insbesondere in einer Zunahme von konsumtiven Interessen gegenüber Vorsorgeinteressen. Auch ist zu vermuten, dass für die Sicherung des Lebensstandards im Alter in Zukunft das Entsparen, also die Auflösung eigener Ersparnisse, immer wichtiger wird, nämlich dann, wenn – wie mit verschiedenen Rentenreformen in den letzten Jahren beschlossen – die Leistungen der gesetzlichen Regelsysteme weiter zurückgefahren werden (vgl. Kapitel 19 von Nägele & Schneider »Alterssicherung«).

Künftig werden vor allem die Verbraucherpräferenzen der geburtenstarken Jahrgänge die Konsumstrukturen älterer Menschen bestimmen. Sie haben das höchste Wachstumspotential als Konsumentengruppe (BMFSFJ, 2007). Der gute Gesundheitszustand der gegenwärtigen und zukünftigen älteren Generationen, medizinischer Fortschritt und die Individualisierung des Lebensstils dürften mit dazu beitragen, dass eine steigende Nachfrage nach Konsumgütern und Dienstleistungen, die Lebensqualität, Sicherheit und Selbstbestimmung erhöhen, zu erwarten ist. Dies gilt speziell für Konsumbereiche wie Gesundheit/Pflege, Unterhaltung/Freizeit, Reisen sowie Wohnen/Wohnungsinstandhaltung. Die Zunahme an 1- und 2-Personen-Haushalten – auch bedingt durch die Zunahme an Seniorenhaushalten – wird in den kommenden Jahren die Nachfrage nach privaten Gütern im Alter wandeln, insbesondere in den Bereichen Energie, Wohnen, selbstständige Lebensführung und haushaltsnahe Dienstleistungen. Andererseits gilt, dass die zukünftig zu erwartende weitere Spreizung der Alterseinkommen und die erwartete Zunahme von Altersarmut (s. Kapitel 18 von Bertermann, Naegele & Olbermann »Armut im Alter«) auch zu einer stärkeren sozioökonomischen Differenzierung der Konsummöglichkeiten im Alter beitragen werden.

Für den privaten Konsum relevante Lebensphasen und -ziele

Die aktuelle Markt- und Konsumforschung adressiert die älteren Konsumenten zumeist mit euphemistischen Anglizismen wie z. B. »silver market«, »best agers« oder »Generation 50+«, die z. T. wenig mit der realen sozialen und ökonomischen Heterogenisierung des Alters zu tun haben. Bereits die Verwendung des Begriffs der Generation suggeriert eine Erlebnisparallelität, die es für unterschiedliche Kohorten nicht gibt. Und selbst bei altersgleichen Personengruppen gilt dies aufgrund der Variabilität von Lebenslagen, Lebensläufen und Lebensphasen sowie unterschiedlicher Werteorientierungen und Einstellungen allenfalls nur partiell. Weiterführend ist die US-amerikanische soziologische Konsumforschung zum Lebenszyklus. Dabei werden individuelle Konsumhandlungen und -entscheidungen vor dem Hintergrund ihrer jeweiligen Stellung im Lebenszyklus, verstanden als nicht selten idealisierte, aber zumeist empirisch abgrenzbare Abfolge typischer Lebensphasen, analysiert. Hierbei werden üblicherweise drei konsumrelevante Lebenszyklusmodelle unterschieden: Familien-, Berufs- und Einkommens-/Sparzyklus. Demnach lassen sich den unterschiedlichen Lebensphasen spezifische Konsumbedürfnisse und -muster zuordnen (z. B. Hauskauf bei jüngeren Familien). Für Konsumverhalten bzw. -entscheidungen im Alter können zusätzlich Phaseneinteilungen in Anlehnung an soziologische Forschungen zu Statuspassagen oder psychologische Studien zu kritischen Lebensereignissen im Alter herangezogen werden. Zu bedeutenden konsumrelevanten Übergängen in der Lebensphase »Alter« zählen insbesondere (Naegele, Heinze & Schneiders, 2010; Eitner, 2009):

- Auszug der Kinder bzw. »empty nest«,
- Ausscheiden aus dem Erwerbsleben (Beginn der »späten Freiheit«),
- Beginn des sogenannten »jungen (aktiven) Alters«,
- Großelternschaft (»intergenerationell sorgendes, verantwortlich handelndes Alter«),
- beginnende funktionale Einschränkungen (»vorpflegebedürftiges Alter«),
- Tod des Partners, Überlebendenhaushalt (»singularisiertes Alter«),
- ernsthafte gesundheitliche Einschränkungen/Pflegebedürftigkeit (gemessen an den »activities of daily living«, »hilfebedürftiges, vulnerables Alter«),

- Einzug in eine besondere Wohnform (»betreutes und beschütztes Alter«).

Innerhalb dieser Übergangsphasen ergeben sich Bedürfnisse und objektive Bedarfslagen unterschiedlicher Intensität, die sich auf Konsumbedarfe und Kaufentscheidungen direkt auswirken. Zu den wichtigsten solcher alterstypischen Grundbedürfnisse/-bedarfe zählen u. a. Wohlbefinden und Lebensqualität, Gesundheit und soziale Teilhabe, Sozialkontakte und Wünsche für das Wohlergehen anderer, Erhalt der Selbstständigkeit, Mobilität und Sicherheit, aber auch Alltagserleichterung/Funktionalität sowie Bequemlichkeit (u. a. Eitner, 2009).

Darüber hinaus zeigen neuere Befunde, dass insbesondere jüngere ältere Menschen in der Regel kein ausgesprochenes »Seniorenprodukt« möchten, sondern eines, das ihren Wünschen gerecht wird, ohne sie als »Senior« zu stigmatisieren, und das somit ihrem Selbstbild bzw. ihrem »gefühlten Alter« gerecht wird. Aus diesem Grund werden zurzeit verstärkt Produkte und Dienstleistungen in der Seniorenwirtschaft angeboten, die nach den Prinzipien des »Universal Design« entwickelt wurden, die große Konsumentengruppen ansprechen und für möglichst viele Menschen – unabhängig von Alter, körperlichen oder geistigen Fähigkeiten – zugänglich und von Nutzen sind.

Zukünftiger Handlungs- und Forschungsbedarf

Gebrochene Erwerbs- und Lebensbiographien, steigende Ausgaben für gesetzliche und private Versorgungssysteme sowie sinkendes Rentenniveau werden in den kommenden Jahren dazu führen, dass Altersarmut und Teilhabe älterer Menschen an Konsumprozessen neue Relevanz erfahren. Hier ist zu diskutieren, inwieweit Produkte und Dienstleistungen »für ein langes Leben« durch öffentliche Bereitstellung einer größeren Gruppe älterer, vor allem einkommensschwacher Personen zugänglich gemacht werden können.

Zudem gilt es in den Blick zu nehmen, wie unerschlossene Konsumpotentiale älterer Menschen einzuschätzen sind. Es gilt zu

klären, welche (un-)gedeckten Konsumbe-
dürfnisse/-interessen im Alter z. B. mit allgemeinen sozio-strukturellen Verschiebungen oder mit Informationsdefiziten bzw.
Zugangsbarrieren einer technologischen
und gesellschaftlichen Entwicklung zusammenhängen. Auch die Frage, in welchen
Marktsegmenten tatsächlich innovative al-
tersspezifische/lebensphasenspezifische und
wo generationengerechte, d. h. altersgrup-
penübergreifende Produkte und Dienstleistungen benötigt werden, ist noch nicht eindeutig beantwortet (Naumann, Schnabel,
Naegele & Kooke, 2009).

Entscheidend für die zukünftige Kon-
sumentwicklung wird sein, dass Unternehmen sich dem realistischen Bild des Alters
annähern, dass heißt ihre Produkte, Dienstleistungen und die dazugehörige Kommunikation so gestalten, dass sich ältere Menschen angesprochen fühlen. Das Konzept
des »Universal Design« bietet dazu die besten Voraussetzungen.

Ausblick

Ältere Menschen investieren viel Zeit und
immer häufiger private Mittel, um körperlich und geistig fit zu bleiben. Dies erfolgt
umso häufiger, je weiter der Wertewandel
und die Pluralisierung des Alters in unserer
Gesellschaft voranschreiten. Damit einhergehend vollzieht sich ein Wandel in der Be-
dürfnis-, Bedarfs- und darauf bezogenen
Konsumstruktur, welcher zu einer Veränderung des Konsumverhaltens und der
Konsumgewohnheiten führt. Erlebnisori-
entierung, anhaltendes Preisbewusstsein,
Convenience-Einstellung und Mobilitäts-
zunahme, insbesondere in den höheren Altersgruppen, sowie das Gesundheitsbe-
wusstsein sind wichtige Belege dieses Wandels und werden zu einem großen Teil von
der älteren Generation mitgetragen. Dennoch ist zu berücksichtigen, dass im Zuge
der zunehmenden Eigenvorsorge und aufgrund häufigerer Brüche im beruflichen
Lebenslauf auch der Anteil jener älteren
Menschen in Zukunft zunehmen wird, die
von Altersarmut bedroht bzw. betroffen
sind und deswegen auf den sich ausbreiten-
den Seniorenmärkten finanziell nicht mit-
halten können. Um soziale Ungleichheiten
im Alter auch noch in diesem Lebenslage-
segment zu vermeiden, sind u. a. öffentlich
subventionierte/finanzierte Angebote für
»marktschwache« Gruppen Älterer bereitzustellen.

Literatur

Bäcker, G., Naegele, G., Bispinck, R., Hofemann, K. & Neubauer, J. (2010). *Sozialpolitik
und soziale Lage in Deutschland*. Band 2 Gesundheit, Familie, Alter und Soziale Dienste
(5. durchgesehene Auflage). Wiesbaden: VS
Verlag für Sozialwissenschaften.

Bundesministerium für Familie, Senioren, Frau-
en und Jugend (Hrsg.). (2007). *Wachstums-
motor Alter*. Endbericht. Berlin: BMFSFJ.
Deutsches Institut für Wirtschaftsforschung
(DIW). (2007). *Auswirkungen des demographischen Wandels auf die private Nachfrage
nach Gütern und Dienstleistungen in Deutsch-*

land bis 2050. Endbericht, DIW Berlin: Politikberatung kompakt 26.

Eitner, C. (2009). *Die Reaktionsfähigkeit des deutschen Einzelhandels auf den demographischen Wandel. Eine qualitative und quantitative Analyse unter zielgruppen- und netzwerkspezifischen Gesichtspunkten.* Inauguraldissertation, Bochum.

Heinze, R., Naegele, G. & Schneiders, K. (2010). *Wirtschaftliche Potentiale des Alters.* Stuttgart: Kohlhammer.

Motel-Klingebiel, A. (2005). Einkommen und Vermögen. In M. Kohli & H. Künemund (Hrsg.), *Die zweite Lebenshälfte. Gesellschaftliche Lage und Partizipation im Spiegel des Alters-Survey* (S. 42–102). Wiesbaden: VS Verlag für Sozialwissenschaften.

Naumann, D., Schnabel, E., Naegele, G. & Kooke, H. (2009). *Identifizierung von Bedarfslagen und korrespondierenden Konsumbedürfnissen in der Bevölkerungsgruppe 50+.* Wirtschaftsmotor Alter, FFG-unveröffentlichtes Manuskript. Dortmund.

Schmähl, W. (1999). Sozialpolitische Rahmenbedingungen für Alter(n) auf dem Lande: Ressourcen, Politikfelder und Entwicklungstendenzen. In Zentrum für Sozialpolitik der Universität Bremen (Hrsg.), *ZeS-Arbeitspapier Nr. 10/99.* Bremen: Zentrum für Sozialpolitik, Universität Bremen.

Statistisches Bundesamt StBA (2010). *Wirtschaftsrechnungen. Einkommens- und Verbrauchsstichprobe, Einnahmen und Ausgaben privater Haushalte 2008.* Wiesbaden: Statistisches Bundesamt.

IV Quartier

90 Alternde Singles

Marina Schmitt und Hans-Werner Wahl

Zusammenfassung

Die zunehmende Individualisierung wird voraussichtlich zu einem deutlichen Anstieg von Singles im mittleren und höheren Erwachsenenalter führen. Der Beitrag stellt die Bedeutung der Beschäftigung mit dieser wachsenden Personengruppe dar und problematisiert definitorische Aspekte. Weiterhin wird in einem Überblick auf den Stand der Forschung zu alternden Singles hinsichtlich ihrer sozio-demographischen Merkmale und Wohnformen, ihrer Gesundheit und Zufriedenheit, ihrer sozialen Integration sowie auf ihre Zukunftsvorstellungen eingegangen. Im Ausblick wird dezidiert auf bestehende Forschungsbedarfe und verschiedene Handlungsnotwendigkeiten hingewiesen, die sich auf die Minimierung von Risiken der Lebensform »Single« und die Nutzung der durchaus vorhandenen Ressourcen für den Einzelnen und die Gesellschaft beziehen.

Einführung

Im Zuge der Individualisierung von Lebensläufen und Pluralisierung der Lebensformen ist zukünftig mit einer Zunahme nichtehelicher Lebensgemeinschaften, getrennt lebender Paare oder Patchwork-Familien sowie mit einer wachsenden Zahl Alleinlebender zu rechnen. Sichtbar wird dies in einer deutlichen Zunahme Alleinlebender im mittleren Erwachsenenalter seit den 1980er Jahren. Damit steigt zukünftig auch die Zahl älterer Menschen, für die Alleinleben im Alter keine unmittelbare Folge von Scheidung oder Verwitwung ist, sondern die Weiterführung ihrer bisherigen Lebensform. In der öffentlichen Diskussion hingegen werden diese Alleinlebenden häufig als größtmöglicher Kontrast zur herkömmlichen »Lebensaufgabe Familie« kritisiert. Unabhängig davon können sie aber als Seismographen zukünftiger gesellschaftlicher Entwicklungen gelten. Die Beschreibung und Analyse ihrer Lebenssituation scheinen notwendig, um Auswirkungen auf Gesundheit, Wohlbefinden und Autonomie zu erforschen und zu klären, inwiefern die wachsende Anzahl alleinlebender, partner- und kinderloser Personen zu einem spezifischen Handlungs- und Interventionsbedarf führt. Dies gilt insbesondere für Fragen der sozialen Partizipation, der Erhaltung von Selbstständigkeit oder der Versorgung bei Hilfe- oder Pflegebedürftigkeit (Baas, Schmitt & Wahl, 2008).

Definition von Single

Eine einheitliche Definition des Begriffs »Single« oder »Alleinlebende« existiert bislang nicht. Der kleinste gemeinsame Nenner bisheriger Definitionen bezeichnet Singles als Personen, die auf die Führung einer exklusiven und dauerhaften Partnerschaft verzichten. Allerdings werden in der Haushaltsstatistik häufig Einpersonenhaushalte mit »Singles« gleichgesetzt: Der Schluss, dass alleinwohnende Menschen auch keinen Partner haben, ist aber unzulässig. Die statistische Erfassung von Alleinwohnenden in Einpersonenhaushalten birgt das Risiko, dass z. B. Partner einer nichtehelichen Lebensgemeinschaft oder sog. »Commuter-Ehen« als Einpersonenhaushalte und fälschlicherweise als Singles betrachtet werden. Zudem unterscheidet die Haushaltsstatistik nicht ausreichend nach den verschiedenen Lebensphasen der Alleinwohnenden: Diese können (noch) ledig sein, geschieden, verwitwet oder etwa verheiratet, aber getrennt lebend.

Nach eigenen Auswertungen der ALLBUS-Studie (Baas, Schmitt & Wahl, 2008)

haben 16 % der Personen zwischen 30 und 45 Jahren bzw. 20 % der 45 bis unter 60-jährigen keinen Partner. In der jüngeren Altersgruppe leben deutlich mehr ledige Männer ohne Partner, mit steigendem Alter überwiegen die Frauen. Zugleich steigt die Anzahl geschiedener Singles. Nach dem 60. Lebensjahr erhöht sich die Zahl weiblicher (insbesondere verwitweter) Singles. Von den Männern im Alter von 60–75 Jahren sind 7,4 % Singles, von den Frauen dieser Altersgruppe 34 %. Für die Altersgruppe ab 75 Jahren liegen die Zahlen bei 15,8 % (Männer) bzw. 75,8 % (Frauen).

Untersuchungen haben gezeigt, dass das Kriterium der »Freiwilligkeit« des Single-Daseins objektiv unbestimmbar ist und selbst subjektiv häufig nicht eindeutig. Das Kriterium der »festen Partnerschaft« hingegen ist ein wesentliches Kriterium zur Unterscheidung von Alleinlebenden und Paaren mit getrennten Haushalten (Baas, Schmitt & Wahl, 2008).

Stand der Forschung

Zu den Lebensumständen älter werdender und alter Singles liegen einige Befunde vor, die teilweise sehr widersprüchlich sind. Die Verwendung unterschiedlicher Definitionen und die Konzentration auf das jüngere und mittlere Erwachsenenalter schränken die Aussagekraft der Befunde weiter ein.

Sozio-demographische Charakteristika und Wohnsituation

Singles, vor allem weibliche Singles, verfügen über eine höhere Schul- und Berufsausbildung und sind beruflich überwiegend besser situiert als in Partnerschaften lebende Personen (Hradil, 2003). Singles gelten häufig als besonders gut verdienend und einkommensstark. Differenzierten Betrachtungen halten diese Annahmen häufig nicht stand: Bei der Analyse des Äquivalenzeinkommens fallen männliche Singles knapp, weibliche Singles deutlich hinter Paare ohne Kinder zurück; sie sind allerdings besser gestellt als Familien mit Kindern (Vaskovics, Rost, Engel, Mattstedt & Smolka, 2000). Alleinwohnende Männer und Frauen sind vor allem in urbanen Lebensräumen zu finden. Singles wohnen häufiger zur Miete, in vergleichsweise großen Wohnungen und beziehen bestehende Sozialbeziehungen aktiv in die eigene Wohnung ein. Fraglich ist, inwiefern das Alleinleben auch bei altersbedingten Funktionseinbußen beibehalten werden kann. Wohnanpassungsmaßnahmen einerseits und alternativen Wohnformen (z. B. Wohngemeinschaften, intergenerationelles Wohnen) andererseits kommt damit eine besondere Bedeutung zu.

Gesundheitliche Situation

Bisher existieren kaum Untersuchungen zur Gesundheit von Singles. Lediglich Studien zu Effekten des Familienstands können hier Hinweise liefern: Verheiratete Personen begehen seltener Suizid, haben geringere Depressionswerte und weniger Alkoholprobleme als nicht-verheiratete Personen. Sie sind gesünder, rauchen weniger, haben weniger Gewichtsprobleme, zeigen mehr präventive Gesundheitsverhaltensweisen, betätigen sich körperlich stärker und haben insgesamt weniger Krankenhausaufenthalte als ledige und geschiedene Personen (z. B. Stack & Eshleman, 1998). Eine der wenigen Studien, die nach dem Bestehen einer Partnerschaft differenzierte, fand negative Effekte für Singles auf die Dimensionen Selbstversorgung, Angst/Niedergeschlagenheit und die Bewertung des Gesundheitszustandes (König, Bernert & Angermeyer, 2005). Vermutlich als Resultat eines positiveren Gesundheitsverhaltens weisen Ver-

heiratete ein geringeres Mortalitätsrisiko auf. Zudem zeigen sich geschlechtsspezifische Effekte: Kolip (2005) fand bei nicht-verheirateten Männern doppelt so hohe Mortalitätsraten wie bei verheirateten Männern, diejenigen für nicht-verheiratete Frauen waren deutlich niedriger. Bei Männern waren die Risikowahrscheinlichkeiten bei solchen Todesursachen höher, die durch ein risikohaftes Gesundheitsverhalten und ungesunde Arbeitsbedingungen hervorgerufen wurden.

Wohlbefinden und Zufriedenheit

Die Ergebnisse der Studien zum Wohlbefinden von Singles sind uneindeutig und verweisen auf die Notwendigkeit einer differenzierenden Betrachtung. So zeigt z. B. Küpper (2002), dass Singles im Vergleich zu Nicht-Singles insgesamt weniger glücklich und zufrieden sind, freiwillige Singles jedoch deutlich höhere Zufriedenheitswerte aufweisen als unfreiwillige Singles (s. dazu auch Vaskovics et al., 2000). Eine eigene längsschnittliche Analyse anhand von Daten des Sozioökonomischen Panels (1984–2004) zeigt, dass die Zufriedenheitseinschätzungen im Zeitverlauf überwiegend negativer geworden sind. Dies gilt vor allen Dingen für die Bereiche Gesundheit, Erwerbssituation, Finanzen und allgemeine Lebenszufriedenheit. Eine Steigerung der Zufriedenheit zeigt sich bei den älteren Singles bei der Freizeitgestaltung, hier liegen sie zudem auch deutlich vor verheirateten Personen (Baas, Schmitt & Wahl, 2008). Ergebnisse der ersten Welle des Survey of Health, Ageing and Retirement in Europe (SHARE) zeigen nach Kontrolle objektiver Lebensbedingungen (Gaymu & Springer, 2010), dass bei älteren alleinlebenden Männern und Frauen fehlende Einschränkungen der Aktivitäten des täglichen Lebens, hohe Bildung, Freizeitaktivitäten und ein höheres Alter zur Lebenszufriedenheit beitrugen. Das Vorhandensein eines Kindes erhöhte die Lebenszufriedenheit nur bei Männern. Bei Frauen trug zusätzlich das Einkommen bzw. der Hausbesitz zur Lebenszufriedenheit bei.

Soziale Netzwerke

Studien verweisen hier auf eine Patchwork-Struktur sozialer Netze von Singles, die durch eine Funktionsaufteilung auf verschiedene Netzwerkmitglieder gekennzeichnet ist und in der selbst gewählte Kontakte eine große Bedeutung haben. Insgesamt sind Singles subjektiv nur wenig schlechter eingebunden als gleichaltrige verheiratete Personen (Baas, 2008). Singles sind jedoch bei der Etablierung ihrer Netzwerke auf arbeitsintensive Eigeninitiative angewiesen, um eine Substituierung von Familienmitgliedern durch Freunde herbeizuführen. Dies bedeutet aber keinesfalls den Bedeutungsverlust familialer Netzwerke. Die Etablierung eines zufriedenstellenden Netzwerks gelingt nicht allen Singles gleich gut: So scheinen beispielsweise männliche Singles mehr Probleme zu haben, intensive Einzelfreundschaften zu schließen. Vor allem geschiedene Männer scheinen daran auch wenig interessiert zu sein, bei ihnen findet sich eine starke Orientierung an partnerschaftlichen (ehelichen) Bindungen. Vergleichsweise selten wird die Frage gestellt, ob sich Singles einsam fühlen. Es deutet sich zwar an, dass das Leben ohne Partner längerfristig zu subjektiver Vereinsamung führen kann. Dies wird vermutlich durch die Einstellung zur eigenen Lebensform moderiert: So scheinen unfreiwillige Singles einsamer als freiwillige Singles.

Zukunfts- und Alternskonzepte

Studien geben kaum Antworten auf die Frage nach der Zukunftsplanung von Singles, ihren Wünschen und Befürchtungen oder der Antizipation von Krankheit und Pflegebedürftigkeit. Hinsichtlich ihrer Zukunft machen sich viele kaum konkrete Vorstellungen über die Alltagsgestaltung oder die gewünschte Lebensform. Zudem wird dieser Aspekt – besonders von Männern – häufig auf die Frage nach einer Partnerschaft im Alter verkürzt. Weibliche Singles scheinen eher über Alternativen nachzudenken. Die Zukunftsvorstellungen sind von deutlichen Ambivalenzen geprägt, es besteht weder ein uneingeschränkter Wunsch nach einer Partnerschaft noch nach einem Zusammenleben mit einem potentiellen Partner (Stich, 2002). Sind Alternativen zum Leben ohne Partner vorstellbar, sind dies vor allem Formen kollektiver Wohn- oder Lebensgemeinschaften. Eine mögliche Pflegebedürftigkeit wird anscheinend noch seltener thematisiert. Wird sie zumindest theoretisch angenommen, bevorzugen Singles Wohnformen, in denen die Pflege im eigenen Haushalt erfolgt. Zwar hat die Mehrheit dieser Singles in Bezug auf finanzielle Maßnahmen Vorsorge für ihr Alter getroffen, allerdings auch nicht mehr als die Nicht-Singles, die potentiell über ein familiäres Unterstützungsnetzwerk verfügen (Baas, Schmitt & Wahl, 2008).

Ausblick

Auf der Basis der bisherigen Ausführungen werden nun Perspektiven für die zukünftige Forschung und Handlungsbedarfe abgeleiten (vgl. Baas, Schmitt & Wahl, 2008). Im

IV Quartier

Hinblick auf Forschung besteht ein deutlicher Nachholbedarf darin, zunächst an einer klar abgrenzbaren Definition zu arbeiten, um Vergleichbarkeitsprobleme entgegenzuwirken und einen klar ableitbaren Handlungsbedarf zu definieren. Weiterhin ist für eine adäquate Abbildung der Lebenssituation von Singles und ihrer zukünftigen Entwicklung eine differentielle Perspektive unabdingbar. Familienstand, Haushaltsform, das Vorhandensein von Kindern sind ebenso zu berücksichtigen wie Kohorten-, Alters- oder Geschlechtseffekte. Es liegen nur wenige differentielle Befunde zu wichtigen Zielvariablen vor (wie Einsamkeit, Lebenszufriedenheit, Wohlbefinden, Autonomie, psychische und physische Gesundheit), obwohl es Hinweise gibt, dass bei Subgruppen von Singles die Situation durchaus prekär ist. Diese Gruppen gilt es zu identifizieren und entsprechende Hilfs- und Unterstützungsangebote zu entwickeln. Prognosen zur weiteren Entwicklung der Zahl der Singles verdeutlichen die Notwendigkeit von Reaktionen der sozialen Sicherung. Forschung muss herausarbeiten, welchen Unterstützungsbedarf Singles seitens der Gesellschaft für ihr Alter erwarten bzw. benötigen und wie diese Unterstützung dargestellt und finanziert werden kann. Die Befunde verdeutlichen die Notwendigkeit einer integrativen und interdisziplinären Betrachtung des Altersprozesses von Singles, die Mikro- und Makroebene bzw. strukturelle und individuelle Aspekte miteinander in Beziehung setzt. Bisher liegen fast ausschließlich querschnittliche Studien vor, die der Dynamik des Single-Daseins und den damit verbundenen Anpassungs- und Veränderungsprozessen nicht gerecht werden. Zudem fehlt eine biographische Perspektive, da nur so Lebensverlaufsmuster und deren Bedingungen analysiert werden können, an deren (vorläufigem) Ende ein Leben als Singles steht.

In Bezug auf Handlungsbedarfe wird in Politik und Wissenschaft immer noch zu häufig auf den Normalfall »Partnerschaft und Familie« rekurriert und Interventionen werden häufig nur an den Bedürfnissen dieser Lebensform festgemacht. In der medialen und öffentlichen Meinung wird zudem die Lebenssituation von Singles sehr pauschalisierend dargestellt und mit negativen Konnotationen versehen. Es ist deshalb notwendig, sich mit dem gesellschaftlichen Wandel auseinanderzusetzen, die Risiken der Lebensform »Single« nicht zu verneinen, aber auch gleichzeitig die vorhandenen sozialen Ressourcen von Singles, etwa im Rahmen des bürgerschaftlichen Engagements, zu nutzen. Entsprechend ist dafür zu sorgen, dass Singles zukünftig stärker hinsichtlich der sozialen Sicherung berücksichtigt werden. Dies gilt für die finanzielle Vorsorge, um für ledige (und alleinerziehende) Singles eine finanziell prekäre Situation im Alter zu vermeiden, oder für Hilfe und Unterstützung bei erhöhtem Pflegebedarf.

Weiterhin besteht die Notwendigkeit der Entwicklung und Bereitstellung von niedrigschwelligen und quartiersnahen Angeboten, die den differenzierten Bedürfnissen und Wünschen von Singles gerecht werden. Dazu gehört, die Lebenssituation von Singles zu thematisieren, ihre Selbstwahrnehmung und die vorhandenen Ressourcen zu stärken, Risiken zu minimieren (z. B. im gesundheitlichen oder sozialen Bereich) und auf eine adäquate Vorbereitung auf das Alter hinzuarbeiten. Dies setzt voraus, dass Multiplikatoren (z. B. in Beratungsstellen, Seniorenzentren, Wohlfahrtsverbänden etc.) entsprechend informiert und sensibilisiert sind. Gerade für die Singles, die eine geringe Lebenszufriedenheit aufweisen, unter Einsamkeit oder fehlender psychischer und physischer Gesundheit leiden, ist die Etablierung von (psychologischen) Beratungsangeboten oder Gesundheitsprogrammen notwendig. Ähnliches gilt für Kommunikations- und Kontaktangebote (auch im Internet). Gerade bei geschiedenen Männern im mittleren Erwachsenenalter oder bei Einschränkungen der Mobilität im Alter können diese Angebote (von der Kontaktbörse, Internetplattformen, Singletreffs bis hin zu Besuchsdiensten und Nachbarschaftshilfe) zur Vermeidung sozialer Isolation beitragen. Gerade (weibliche) Singles sehen neue Wohnformen als Möglichkeit, im Alter weitestgehend selbstständig zu leben. Sie signalisieren jedoch einen Bedarf nach Angeboten, die eine entsprechend umfassende Beratung (z. B. rechtliche, finanzielle oder auch soziale Aspekte) bieten und für eine Begleitung des Prozesses von der Planung bis zur Realisierung zur Verfügung stehen. Sowohl individuelle als auch kollektive Wohnformen könnten von der Etablierung von Dienstleistungen profitieren, die Alltagsverrichtungen und damit selbstständiges Wohnen unterstützen (z. B. Einkaufs- oder Lieferdienste, hauswirtschaftliche Dienstleistungen).

Literatur

Baas, S. (2008). Soziale Netzwerke verschiedener Lebensformen im Längsschnitt – Kontinuität und Wandel? In W. Bien & J. H. Marbach (Hrsg.), *Familiale Beziehungen – Familienalltag und soziale Netzwerke* (S. 147–183). Wiesbaden: VS-Verlag für Sozialwissenschaften.

Baas, S., Schmitt, M. & Wahl, H. W. (2008). *Singles im mittleren und höheren Erwachsenenalter. Sozialwissenschaftliche und psychologische Befunde*. Stuttgart: Kohlhammer.

Gaymu, J. L. & Springer, S. (2010). Living conditions and life satisfaction of older Europeans living alone: A gender and cross-country analysis. *Ageing & Society, 30*, 1153–1175.

Hradil, S. (2003). Vom Leitbild zum »Leidbild«. Singles, ihre veränderte Wahrnehmung und der »Wandel des Wertewandels«. *Zeitschrift für Familienforschung, 15*(1), 35–54.

König, H. H., Bernert, S. & Angermeyer, M. C. (2005). Gesundheitszustand der deutschen Bevölkerung: Ergebnisse einer repräsentativen Befragung mit dem Euro-Qol-Instrument. *Das Gesundheitswesen, 67*, 173–182.

Kolip, P. (2005). The association between gender, family status, and mortality. *Journal of Public Health, 13*, 309–312.

Küpper, B. (2002). *Sind Singles anders? Ein Vergleich von Singles und Paaren*. Göttingen: Hogrefe.

Stack, S. & Eshleman, J. R. (1998). Marital Status and Happiness: A 17-Nation Study. *Journal of Marriage and the Family, 60*, 527–536.

Stich, J. (2002). *Alleinleben – Chance oder Defizit*. Opladen: Leske & Budrich.

Vaskovics, L. A., Rost, H., Engel, S., Mattstedt, S. & Smolka, A. (2000). *Älterwerden als Single* (ifb-Forschungsbericht Nr. 4). Bamberg: Staatsinstitut für Familienforschung an der Universität Bamberg (ifb).

IV Quartier

91 Ehrenamtliches Engagement

Gertrud M. Backes und Christian Dirb

Zusammenfassung

Im Zusammenhang mit Alter(n) wird ehrenamtliches Engagement bei uns seit Jahren vor allem unter zwei Perspektiven diskutiert: (Soziales) ehrenamtliches Engagement gilt als Ressource, die einen wesentlichen Beitrag zur Kompensation der unzureichenden Betreuungsmöglichkeiten (insbesondere pflegebedürftiger) alter Menschen leisten kann und soll. Darüber hinaus gilt es als sinnvolle Handlungsperspektive im Alter. Beobachtungen in der Praxis legen folgende Thesen nahe: Ehrenamtliches Engagement ist offenkundig keine allgemeine Sinn- und Beschäftigungsperspektive für alle Frauen und Männer jenseits der Erwerbs- und Familienarbeit. Unter günstigen Bedingungen kann es jedoch ein Beitrag zur Verbesserung ihrer Lebenssituation, zu sozialer Integration, Gesundheitsförderung und Sinnfindung bis ins hohe Alter sein. Dazu sind allerdings den Lebenslagen in der jeweiligen Lebensphase angemessene Gestaltungsspielräume bezüglich des ehrenamtlichen Engagements zu beachten.

Einführung

Bürgerschaftliches, freiwilliges bzw. ehrenamtliches Engagement besteht in nahezu allen gesellschaftlichen Feldern, z. B. in Politik, Kultur, Justiz, Freizeit, Jugendarbeit, Sport, Kirchen, Gesundheits- und Sozialwesen, Umwelt- und Naturschutz, Katastrophenschutz, Rettungswesen, Freiwilliger Feuerwehr, Arbeitsschutz und Wissenschaft (vgl. Kohli & Künemund, 1997, S. 30 ff.). Diese Tätigkeit ist strukturell zwischen Haus- und Erwerbsarbeit verortet, wo sie das leistet, was aus den beiden anderen Bereichen herausfällt (Backes, 1987). Ehrenamt ist nicht professionell, nicht entlohnt, nicht sozial gesichert und setzt keine formalen Qualifikationen voraus. Es beruht nicht auf Vertrag, sondern auf Absprache, z. T. auf Satzung und Wahl (s. Vereinsvorstand). Im Idealfall wäre es die von Zwängen und der Notwendigkeit der Sorge für den eigenen Unterhalt freie Beteiligung an Gemeinwesen und Gesellschaft. Beim sozialen, dem typischen Frauen-Ehrenamt, handelt es sich um hausarbeitsnahe Tätigkeiten, die meist unmittelbare Sorge für andere bedeuten. Es ist eher Beziehungs-, Betreuungs- und soziale Arbeit. Dem politischen Ehrenamt ist es hierarchisch untergeordnet und mit geringeren Gratifikationen (s. Macht, Aufwandsentschädigung) verbunden. Verbal wird (soziale) Anerkennung vermittelt; faktisch bleibt sie meist gering. Ähnlich verhält es sich mit der Chance, es für berufliche Einbindung zu nutzen. Soziales Ehrenamt entspricht eher Haus- als Erwerbsarbeit (s. Inhalte, Qualifikation, Arbeitsweise, Verfügbarkeit, Einfluss, Belohnung: eher zwiespältige Anerkennung). Es kann die Form eines ungeschützten, unbezahlten Arbeitsverhältnisses annehmen. Politisches Ehrenamt ähnelt eher (qualifizierter) Erwerbsarbeit (s. Beteiligung an Planung, Organisation, Beratung und Entscheidung). Arbeit in kulturellen, politischen, wissenschaftlichen Gremien bringt mehr Ansehen, Macht und Zugang zu Ressourcen, etwa für berufliches Weiterkommen. Älteren Menschen schreibt man primär das soziale Ehrenamt zu. Das spiegelt nicht zuletzt ihre gesellschaftliche Stellung wider. Der Zugang zu politischen Ehrenämtern bleibt bis ins Alter eher Männern aus privilegierten Schichten vorbehalten. Das typische »Alters- und Frauen-Ehrenamt« ist das soziale; das politische gewinnt, z. B. durch gezielte Förderung neuer Formen, erst an Bedeutung.

Entwicklungstrends

Ergebnisse räumlich und bezüglich Träger und Zielgruppen eingegrenzter repräsentativer Meinungsumfragen und Studien (vgl. Backes, 1987; Backes & Höltge, 2008; Müller & Rauschenbach, 1988) zeigen Trends, wobei ehrenamtliche Tätigkeit unzureichend erfasst ist (Kohli & Künemund, 1997, S. 31): So wird die Zahl von rund 1,5 Mio. Ehrenamtlichen in der Freien Wohlfahrtspflege genannt. Nach Hochrechnung des Allensbacher Instituts für Demoskopie (1979) im Auftrag der Bundesarbeitsgemeinschaft der Freien Wohlfahrtspflege (BAG) waren davon 1 Mio. Frauen, überwiegend in unmittelbaren Hilfsdiensten (s. soziales Ehrenamt). Noch im Jahr 1985 ergab eine Befragung hochgerechnet 2,5 Mio. Ehrenamtliche, wobei die Spitzenverbände der Freien Wohlfahrtspflege eine rückläufige Tendenz des ehrenamtlichen Engagements beklagen. Unbestritten ist die geschlechtsspezifische Verteilung (vgl. Kohli & Künemund, 1997, S. 33; Backes, 1987; Backes & Höltge, 2008): Frauen finden sich – umgekehrt wie Männer – hauptsächlich im sozialen Ehrenamt. Im politischen Ehrenamt übernehmen sie eher die prestigeärmeren Tätigkeiten. Die Wohlfahrtsverbände gehen von 80 % Frauen in unmittelbaren Hilfsdiensten aus.

Hinzu kommt eine altersspezifische Verteilung: Das Durchschnittsalter der Ehrenamtlichen liegt laut Schätzungen bei 53 Jahren, ist also recht hoch. Dieser Wert weist, wie Erfahrungsberichte und Studien zeigen, auf den nicht unerheblichen Anteil von Ehrenamtlichen im 6. und 7. Lebensjahrzehnt hin. Nach einer Zeitverwendungsstudie des Statistischen Bundesamtes wird von 22 % ehrenamtlich Tätigen unter den 60- bis 70-Jährigen (jede vierte Person) und von 16 % der über 70-Jährigen (jede fünfte Person) ausgegangen (vgl. BMFSFJ 1995, S. 62 f.).

Die geschlechtsspezifische Verteilung ist gleichzeitig eine altersspezifische. Ehrenamtlich arbeitende Frauen sind durchschnittlich älter als vergleichbare Männer. Besonders stark sind 40- bis 60-jährige Frauen vertreten. Insgesamt reduziert sich der Anteil ehrenamtlich Tätiger mit dem Alter. So waren nach Ergebnissen des Alterssurvey bei den 40- bis 54-jährigen Westdeutschen etwas mehr als 23 % ehrenamtlich tätig, bei den 55- bis 69-jährigen rund 14 % und bei den 70- bis 85-jährigen noch rund 7,5 %. Bei den Ostdeutschen waren es etwas mehr als 15 % bei den 40- bis 54-Jährigen, knapp 10 % bei den 55- bis 69-Jährigen und etwas mehr als 4 % bei den 70- bis 85-Jährigen (Kohli & Künemund, 1998, S. 325). Ehrenamtliches Engagement wird in den neuen Bundesländern deutlich seltener ausgeübt als in den alten. Hausfrauen sind in allen Bereichen sozialer Arbeit, mit Ausnahme des Rettungsdienstes, die stärkste Gruppe Ehrenamtlicher. Und sie verwenden die meiste Zeit auf das Ehrenamt. Verlässliche Angaben zum Zeitaufwand sind nicht möglich. Die üblichen Schätzungen liegen bei durchschnittlich 12–18 Stunden im Monat. Insbesondere bei (Haus-)Frauen ist davon auszugehen, dass keine klaren zeitlichen Begrenzungen eingehalten werden. Sie leisten meist unmittelbare Arbeit mit und für Menschen, die in der Tendenz unbegrenzt ist. Frauen sind auch in sozialen Selbsthilfegruppen überrepräsentiert. Allerdings sind alte Frauen weniger in Selbsthilfegruppen als in traditionellen Bereichen vertreten. »Neue Ehrenamtlichkeit« (vgl. Backes, 1987, 2006, 2008; Müller & Rauschenbach, 1988; Zapotocky, Pirklbauer & Paß, 1996; Lehner, 1998) lässt sich durch folgende Merkmale skizzieren: geringfügige Bezahlung und damit Grenzüberschreitung hin zu ungeschützter, schlecht bezahlter Erwerbsarbeit; qualifizierte Überlegungen zu angemessener Aufwandsentschädigung und Versicherung; regelmäßige Qualifizierung (zu Beginn und begleitend zur Arbeit), Trend zu Fachlichkeit, zu Halb-Professionalität und – damit einhergehend – Notwendigkeit des Abbaus bürokratischer Hemmnisse, etwa gegenüber den flexibleren Arbeitszeiten der Ehrenamtlichen und ihrer stärkeren semifachlich reflexiven Beteiligung an der Gestaltung der Arbeitsbereiche; Gründung von Vermittlungsagenturen für Ehrenamtliche und Entwicklung von Netzwerken der Freiwilligeninitiativen auf europäischer und internationaler Ebene (s. »Stiftung Bürger für Bürger. Die Nationale Freiwilligenagentur für Deutschland«); ausgeklügelte und gezielte Strategien zur Motivation Ehrenamtlicher; z. T. parallel dazu Forderung nach Mehrarbeit der Hauptamtlichen; finanzielle Anreize an Freie Träger für den Einsatz Ehrenamtlicher; Entwicklung zum Ersatz-Arbeitsverhältnis für Erwerbslose, für vorzeitig in den Ruhestand Versetzte, im Alter nicht Ausgefüllte; Auseinanderdriften von symbolischer Bedeutung des Ehrenamts als – im Idealfall – freiwillige, freigestaltbare, ganzheitliche, unbezahlte, spontane und zweckfreie Hilfe von Mensch zu Mensch auf der einen Seite und alltäglicher Erfahrung als »Arbeitsverhältnis dazwischen« mit Ersatz- und Pufferfunktionen auf der anderen; Nähe und Abgrenzungsprobleme zum bürgerschaftlichen Engagement und zum Nonprofit-Sektor.

Ehrenamtliches Engagement und Alter

Seit Jahrzehnten wird in Altenkultur und -politik aktives Alter(n) propagiert (s. Aktivitätskonzept, vgl. Backes & Clemens, 2008, S. 124 ff.). Gezielte Angebote im Bildungsbereich (s. Volkshochschulen) ergänzen klassische Angebote kirchlicher oder freigemeinnütziger Träger. Seit den 1980er Jahren werden z. B. Selbsthilfeinitiativen gefördert. Die bedeutendsten Formen politisch unterstützter Initiativen sind Seniorenbüros, Seniorengenossenschaften sowie nachberufliche Tätigkeiten und neue Ehrenamtlichkeit, v. a. im sozialen Bereich (Knopf, 1997). Solche Initiativen tragen – auch als moderne Altenarbeit (Backes & Clemens, 2008, S. 124 ff.) – zur Erweiterung bedürfnisbezogener sozialer Netzwerke und Lebenswelten sowie gesellschaftlicher Partizipation im Alter bei. Seit den 1990er Jahren wirbt man verstärkt um die zeitlichen und fachlichen Ressourcen älterer und alter Menschen; Ehrenamt sieht man jetzt als unverzichtbare Ergänzung zur offenen Altenhilfe (vgl. Schmitz-Scherzer, Backes, Friedrich, Karl & Kruse, 1994, S. 64 ff.). Der Strukturwandel des Ehrenamts von der Fremd- zur Selbsthilfe, die Ablösung »selbstloser« Motive sozial Engagierter mit Milieubindung (z. B. Kirche, Gewerkschaften) durch vermehrt »selbstbezogene« Motive wird auch auf eigene Entwicklung in Alter bezogen (Knopf, 1997, S. 30). Altenselbsthilfegruppen tragen neben der Integration aktiver Älterer zur Unterstützung anderer bei. Und Fragen der moralischen Verpflichtung zu Ehrenamt werden im Kontext der Diskussion um die gesellschaftlich zu wenig genutzten Ressourcen des Alters, vor allem der »jungen, aktiven Alten«, immer deutlicher gestellt. Gleichzeitig wird die Frage der finanziellen Absicherung, zumindest Unterstützung, des Ehrenamts enttabuisiert (s. Helfer-Fonds). Damit wird es auch für materiell schlechter gestellte ältere und alte Menschen eher attraktiv. Die Formen und Felder der »neuen Ehrenamtlichkeit« verknüpfen Lern- und Handlungsmotive und gehen in ihrer Wirkung über den Sozial- und Gesundheitsbereich hinaus. Die Vielzahl möglicher Tätigkeitsfelder lässt sich in sieben Engagementbereichen zusammenfassen (vgl. Braun & Claussen, 1996, S. 120): Bildung und Kultur, Hilfen im Alltag, Kontakte und gemeinsame Unternehmungen, altenpolitisches Engagement, handwerkliche und wirtschaftliche Tätigkeiten, Sport und Bewegung, Wohnen, Wohnumfeld und Umweltschutz. In den letzten Jahren werden in Deutschland von öffentlichen Institutionen Hilfen zur Förderung selbstbezogenen Engagements angeboten, meist in Form von Modellprogrammen, die von Bundes- oder Landesministerien finanziert werden. Das Bundesmodellprojekt Seniorenbüros (vgl. Braun & Claussen, 1996) richtet sich an die Gruppe der »jungen« bzw. »neuen Alten«. Als Anlaufstellen für ältere Menschen sollen die Büros Kontakte und Anregungen für gemeinsame Aktivitäten vermitteln und Möglichkeiten eines Engagements sowie Zugänge zu Tätigkeitsfeldern aufzeigen. Folgende Aufgabenbereiche wurden vorgegeben: nachberufliche Tätigkeitsfelder und ehrenamtliches soziales Engagement; Selbsthilfeaktivitäten und Selbsthilfegruppen; Einbindung älterer Menschen in Nachbarschafts- und Beziehungsnetze. In zwei Phasen des Modellprojekts wurden 44 Seniorenbüros aufgebaut, die sich gemäß regionalen Interessen- und Problemschwerpunkten unterschiedlichen Aktivitätsformen widmen: Schwerpunkte liegen in den Bereichen »Hilfen im Alltag und soziale und gesundheitliche Selbsthilfe« (32 % der Beteiligten), Bildung und Kultur (27 %), Kontakte und gemeinsame Unternehmungen (13 %), altenpolitisches Engagement (13 %), Wohnen, Wohnumfeld und Umweltschutz (7 %), handwerkliche und wirtschaftliche Tätigkeiten (5 %) sowie Sport und Bewegung (5 %). Das Projekt ist als Entwicklungs- und Bildungsprozess angelegt; über eine Identifizierung gemeinsamer Interessen in Gruppen sollen Tätigkeitsfelder erschlossen werden. Im Umfeld der Seniorenbüros soll Nachfrage nach ehrenamtlicher Tätigkeit systematisch eruiert und für Interessierte dokumentiert werden. Auf diese Weise stellen Seniorenbüros das Bindeglied dar zwischen engagementbereiten älteren Menschen und ehrenamtliche Tätigkeit nachfragenden Organisationen, wie Wohlfahrtsverbänden, Gemeinden, freien Initiativen, Verwaltungen und Krankenhäusern.

IV Quartier

Ausblick

Hinsichtlich ehrenamtlicher Arbeit lassen sich Veränderungen beschreiben, die für Handlungsperspektiven älterer und alter Frauen und Männer nicht unbedeutend sind: Soziales Ehrenamt kann nicht mehr nur als traditionelle Beschäftigungsform für besser gestellte ältere Frauen und Männer angesehen werden. Es hat sich sukzessive von einem an den Sozialstatus gebundenen Tun zu einem auf Alterns- oder Lebensphasen bezogenen hin entwickelt. Es wird meist dann attraktiv, wenn es darum geht, zumindest zeitweilig das Fehlen (hinreichender) anderer sinnvoller Beschäftigung auszugleichen. Dies kann z. B. der Fall sein bei jungen Menschen vor/zu Beginn der Berufsarbeit, bei Menschen im mittleren Alter ohne oder in nicht befriedigend erlebter Erwerbsarbeit, bei Älteren mit geringen Chancen eines qualifizierten beruflichen Wiedereinstiegs und fehlenden familialen Aufgaben und bei Frauen und Männern ab dem 6. Lebensjahrzehnt, die (vorzeitig) aus dem Erwerbsleben ausscheiden und nach sinnvollen Beschäftigungsalternativen suchen. Die Formen des ehrenamtlichen Engagements haben sich ebenfalls verändert. Sie sind vielfältiger geworden. Es gibt eine bunte Palette von karitativem Tun für andere, etwa im Rahmen einer Kirchengemeinde oder eines Verbandes, über soziales Engagement in Vereinen bis hin zu Selbsthilfe, die ebenfalls mit unbezahlter freiwilliger Arbeit in der Gruppe oder im Verein einhergehen kann. Dem entspricht die sich erkennbar verändernde Bedürfnispalette älterer und alter Menschen, z. B. nach sinnvoller Beschäftigung außerhalb der eigenen Familie (vor allem bei Frauen) oder als Alternative bzw. (Teil-)Ersatz für bisherige berufliche Tätigkeit (vor allem bei Männern). Im 5. Lebensjahrzehnt tritt meist – vor allem bei Frauen – eine Entlastung von familialen Aufgaben ein. Im 6. Lebensjahrzehnt werden zunehmend auch Männer von ihren bislang primären Aufgaben im Bereich der Erwerbsarbeit freigestellt. Die physischen und psychischen Energien sowie das Interesse an Neuem, sind gleichzeitig bei vielen so ausgeprägt, dass Handlungsalternativen, auch zur ggf. (noch) ausgeübten Erwerbsarbeit und weiter bestehenden familialen Aufgaben (s. Großelternrolle, Pflege), erwogen und entwickelt werden. Die Entlastung von der »typischen Frauenrolle« im »jungen Alter« kann ebenso eine Chance zur Entwicklung neuer Perspektiven sein wie das vorgezogene männliche Altern, die frühzeitige Entlastung von beruflichen Aufgaben.

Zu bilanzieren ist: Ehrenamtliches Engagement scheint – vor allem auch im Zuge seines Strukturwandels – als Sinn- und Beschäftigungsperspektive jenseits der Erwerbs- und Familienarbeit attraktiver zu werden bzw. schon geworden zu sein. Allerdings bleiben (z. B. bildungs-, einkommens- und regional bedingte) sozialstrukturelle Zugangsbarrieren bis ins Alter hinein erhalten. Das soziale Ehrenamt ist noch immer das primär älteren Menschen (vor allem Frauen) zugeschriebene, das politische Ehrenamt muss hier noch leichter zugänglich gemacht werden. Dies gilt auch für den Zugang zum sozialen Ehrenamt für Männer. Erfahrungsberichte und Studien weisen darauf hin, dass – bei Berücksichtigung angemessener Gestaltungsspielräume (hinsichtlich der Zielgruppen, Inhalte und Rahmenbedingungen der Arbeit) – ehrenamtliches Engagement zur Verbesserung der sozialen Integration und Sinnfindung, des subjektiven Wohlbefindens und der gesundheitlichen Situation im Alter beitragen kann.

Literatur

Backes, G. M. (1987). *Frauen und soziales Ehrenamt.* Augsburg: Maro.

Backes, G. M. & Clemens, W. (2008). *Lebensphase Alter. Eine Einführung in die sozialwissenschaftliche Alternsforschung.* 3., überarb. Aufl. Weinheim/München: Juventa.

Backes, G. & Höltge, J. (2008). Überlegungen zur Bedeutung ehrenamtlichen Engagements im Alter. In: Erlinghagen, M. & Hank, K. (Hrsg.). *Produktives Altern und informelle Arbeit in modernen Gesellschaften. Theoretische Perspektiven und empirische Befunde.* Wiesbaden: VS Verlag, S. 277 ff.

Braun, J. & Claussen, F. (1996). *Freiwilliges Engagement im Alter. Nutzer und Leistungen der Seniorenbüros.* Stuttgart: Kohlhammer.

Bundesministerium für Familie, Senioren, Frauen und Jugend (Hrsg.). (1995). *Transferleistungen von Älteren.* Expertise im Auftrag des BMFSFJ, Abschlußbericht von Christoph Wilk. Bonn: BMFSFJ.

Knopf, D. (1997). Früh beginnen. Perspektiven für ein produktives Altern. In DIFF (Hrsg.), *Funkkolleg Altern, Studienbrief 5* (S. 12/1–12/48). Tübingen: Deutsches Institut für Fernstudien.

Kohli, M. & Künemund, H. (1997). *Nachberufliche Tätigkeitsfelder. Konzepte. Forschungslage, Empirie.* Stuttgart: Kohlhammer.

Kohli, M. & Künemund, H. (Hrsg.). (1998). *Die zweite Lebenshälfte – Gesellschaftliche Lage und Partizipation.* Ergebnisse des Alters-Survey, Band I. Berlin: Freie Universität.

Lehner, M. (1998). Praxis und Theologie des Ehrenamts im Wandel. In *Caritas 1/98,* S. 37–43.

Müller, S. & Rauschenbach, T. (Hrsg.). (1988). *Das soziale Ehrenamt. Nützliche Arbeit zum Nulltarif.* Weinheim/München: Juventa.

Schmitz-Scherzer, R., Backes, G. M., Friedrich, I., Karl, F. & Kruse, A. (1994). *Ressourcen älterer und alter Menschen.* Stuttgart: Kohlhammer.

Zapotocky, K., Pirklbauer, B. & Paß, C. (1996). *Gesellschaftliche Bedeutung von Ehrenamtlichkeit.* Forschungsbericht des Instituts für Pflege- und Gesundheitssystemforschung der sozial- und wirtschaftswissenschaftlichen Fakultät der Johannes-Kepler-Universität Linz.

IV Quartier

92 Kriminalität und Gewalt

Werner Greve und Thomas Görgen

Zusammenfassung

Entgegen verbreiteter Annahmen fürchten sich ältere Menschen nicht mehr als Jüngere vor Kriminalität und Gewalt, obwohl sie sich wegen einer zunehmenden Verletzlichkeit vorsichtiger verhalten. Sie werden unter anderem deswegen im Allgemeinen auch seltener Opfer von Kriminalität und Gewalt. Das mit dem Alter abnehmende Viktimisierungsrisiko gilt nach gegenwärtigem Stand auch für den Bereich der häuslichen Gewalt, obwohl im Kontext privater und institutioneller Pflege von einem erheblichen und schwer aufzuhellenden Dunkelfeld auszugehen ist. Im familiären und Pflegekontext werden jedoch Präventionsangebote aussichtsreich sein, weil die Ursachen in der Regel eher Überforderung und Konflikte sind, unter denen alle Beteiligten leiden. Kriminelles Handeln älterer Menschen ist wenig untersucht und auch statistisch relativ selten. Allerdings wird die Zahl älterer und alter Strafgefangener erwartbar zunehmen; dies hat Konsequenzen für die Ausbildung und Ausstattung im Strafvollzug.

Einführung

Der Zusammenhang von »Kriminalität« und »Alter« wird in Wissenschaft und Öffentlichkeit vor allem als Täter-Opfer-Relation gelesen: Ältere Menschen werden, diesen Vorstellungen zufolge, besonders leicht Opfer krimineller Handlungen und fürchten sie daher in besonders hohem Maße. Präventions- und Beratungsangebote richten sich daher insbesondere auf diese Aspekte. Dagegen gehört Altersdelinquenz zu den am wenigsten untersuchten Bereichen der Entwicklung im höheren und hohen Lebensalter. Kriminalität erreicht hinsichtlich Häufigkeit und Schwere im Jugend- und jungen Erwachsenenalter ihren Höhepunkt, geht dann stark zurück und wird auch in der öffentlichen Wahrnehmung kaum mit späten Entwicklungsphasen assoziiert. Jedoch wird im Zuge des demographischen Wandels delinquentes Verhalten Älterer, vielleicht nicht im Verhältnis zu jüngeren Delinquenten, wohl aber absolut zunehmen. Damit werden auch Fragen danach wichtiger, ob der Strafvollzug adäquat auf alte Menschen reagieren kann, ob ein eigenständiges »Altersstrafrecht« erforderlich ist oder ob eine auf alte Täter/innen angepasste Kriminalprävention entwickelt werden muss (Görgen, Greve & Hüneke, 2010).

Delinquenz älterer Menschen

Obwohl Dunkelfelddaten zu delinquentem Verhalten Älterer weitestgehend fehlen, ist der generelle Befund kaum fraglich, dass nach einem steilen Anstieg der Wahrscheinlichkeit kriminellen Handelns zu Beginn des Jugendalters ab dem mittleren Erwachsenenalter ein deutlicher, sich bis ins höhere Alter fortsetzender Rückgang zu verzeichnen ist. Von den insgesamt rund 2,19 Mio. registrierten Tatverdächtigen im Jahr 2009 waren rund 150 000 (6,9 %) zum Zeitpunkt der Straftat 60 Jahre oder älter. Über alle Delikte hinweg lag die Zahl der Tatverdächtigen (für 2009) mit 676 pro 100 000 der entsprechenden Altersgruppe bei den Älteren etwa bei einem Zehntel der Ziffer für Jugendliche (14–17 Jahre: 6 853). Im Deliktsspektrum der älteren Tatverdächtigen überwiegen Ladendiebstähle mit einem Anteil von ca. 28 % der registrierten Straftaten (13 % Betrugsstraftaten, 14 % Körperverletzungs- und 12 % Beleidigungsdelikte). Dieses Bild eines Rückgangs der Kriminalitätsbelastung im Alter findet sich auch international durchgängig (Feldmeyer & Steffensmeier, 2007). Die Relationen älterer zu jüngeren Delinquenten haben sich dabei kaum verändert (Görgen, Greve & Hüneke, 2010). Sampson und Laub (2003) berichten, dass im Alter die kriminelle Aktivität auch bei zuvor intensiv delinquenten Personen zurückgeht. Dabei gibt es eine große Variabilität individueller Verläufe. Personen mit langen kontinuierlichen Delinquenzkarrieren zeichnen sich biographisch durch Instabilität in Bezug auf Wohnen, Arbeit und Partnerschaft, durch Inhaftierungen, einen ungeordneten Lebensstil sowie Probleme beim Aufbau und der Aufrechterhaltung enger Beziehungen aus.

Erklärungen für kriminelle Handlungen Älterer sind häufig spekulativ und reichen von erlebnisarmen alltäglichen Lebenswelten zu sozialen (Armuts-)Bedingungen; viele Delikte älterer Menschen sind vermutlich eher appellativ als Ausdruck einer kriminellen Neigung, in einigen Fällen (z. B. Sexualstraftaten) mögen auch dementielle und andere Abbauprozesse eine Rolle spielen (Kreuzer & Hürlimann, 1992). Empirische Studien zur Phänomenologie von Altersdelinquenz konzentrieren sich stark auf inhaftierte Ältere. Sie zeigen eine Dominanz von Diebstahlsdelikten und eine hohe Prävalenz psychiatrisch relevanter Störungsbilder (Alkoholabhängigkeit, psychotische Symptome, Persönlichkeitsstörungen, Depressionen, Angststörungen, Demenzen; vgl. Fazel & Grann, 2002). Der Rückgang der Kriminalitätsbelastung mit dem Alter wird mit schwindender körperlicher Leistungsfähigkeit sowie sich durch Veränderungen von Lebensstilen und sozialen Rollen reduzierenden Tatgelegenheiten in Verbindung gebracht. Auch sehen Ältere möglicherweise Sanktionen und insbesondere Freiheitsstrafen vor einem verkürzten Zeithorizont als gravierendere Bedrohung an (Feldmeyer & Steffensmeier, 2007). Jedoch fehlen zum einen Dunkelfeldstudien weitgehend, zum anderen könnten sich Ausmaß und Erscheinungsbild von Alterskriminalität vor dem Hintergrund der Veränderung von Alternsprozessen zukünftig wandeln; wenn Menschen länger leistungsfähig und aktiv bleiben, wächst die Wahrscheinlichkeit, dass dies bei einer Minderheit der Älteren seinen Ausdruck auch in biographisch später Delinquenz findet.

IV Quartier

Sanktionierung von Alterskriminalität – eine wachsende Herausforderung

Die Strafverfolgungsstatistik zeigt, dass auch die Sanktionierungshäufigkeit mit zunehmendem Alter zurückgeht: im Jahr 2009 wurden in den alten Bundesländern (mit Berlin) knapp 28 500 Personen im Alter von 60 bis unter 70 Jahren und ca. 11 350 im Alter von über 70 Jahren verurteilt. Hier sind, anders als in der polizeilichen Statistik, Verkehrsdelikte eingeschlossen, die im Alter relativ an Bedeutung gewinnen; so entfallen auf sie mehr als 50 % der Verurteilungen der 70-Jährigen und Älteren. Ältere werden anscheinend auch bei im Erscheinungsbild vergleichbaren Taten seltener zu (dann auch kürzeren) Freiheitsstrafen verurteilt. Allerdings ist die Zahl von älteren Inhaftierten (über 60 Jahren) in den vergangenen Jahren erheblich angestiegen (1993 = 537; 2000 = 1245; 2007 = 1918). Hierfür dürften mehrere Ursachen verantwortlich sein: Neben der Annahme, dass der demographische Wandel sich abzuzeichnen beginnt, und der naheliegenden Vermutung, dass härtere Strafen bei jüngeren Erwachsenen zu längeren Strafdauern und damit zu einer älteren Gefangenenpopulation führen, ist auch eine zunehmend härtere Sanktionierung älterer Täter denkbar (Görgen & Greve, 2005). Der Strafvollzug ist in Zukunft sicher gefordert, dem fortschreitenden Alter seiner Insassen adäquat zu begegnen (Görgen & Greve, 2005). Dabei stehen u. a. realistische und altersangemessene Vollzugsziele, höhere Vollzugskosten insbesondere im Bereich der Gesundheitsversorgung, aber auch die Frage der Schaffung besonderer Anstalten und Vollzugsformen für ältere Gefangene im Mittelpunkt (Greve & Mößle, 2007). Aufgrund der im Regelfall relativ geringen Gefährlichkeit der meisten älteren Täter könnten hier im Gegenzug Sicherungsmaßnahmen günstiger werden. Fraglos wird geriatrische und gerontologische Expertise im Strafvollzug (im medizinischen Dienst ebenso wie im allgemeinen Vollzugsdienst) an Bedeutung zunehmen; das betrifft bereits die Planung und Ausstattung von Anstalten (z. B. Waschräume), aber auch die Beachtung neuer Problembereiche: So wird die Wahrscheinlichkeit zunehmen, dass Menschen in Haft altersbedingt versterben. In den USA haben wegen einer hohen Zahl von bis zum Lebensende inhaftierten Personen Palliativmedizin und Hospizpflege bereits Einzug in die Haftanstalten gehalten (Linder & Meyers, 2007).

Bedrohung Älterer durch Kriminalität: Opfer von Furcht statt Opfer von Verbrechen?

Kriminologen hatten bis in die 1970er Jahre erwartet, dass ältere Menschen »bequeme« bzw. naheliegende Opfer und damit besonders oft von Kriminalität betroffen seien (Kreuzer & Hürlimann, 1992). Ältere können sich weniger wehren, sie können schlechter entfliehen als jüngere, sie haben – anders als etwa Kinder – etwas zu verlieren, was beispielsweise zu stehlen sich lohnt: Ältere erschienen verletzlicher als Jüngere. In der Forschung zeigte sich jedoch ein anderes, mittlerweile international

610

vielfach bestätigtes Bild: Alte Menschen werden, sowohl der offiziellen polizeilichen Kriminalstatistik als auch Dunkelfeldstudien zufolge, deutlich seltener Opfer von öffentlicher Kriminalität als Jüngere (Görgen, 2010). Der Anteil derjenigen, die innerhalb von 12 Monaten Opfer eines Gewalt-, Sexual- oder Vermögensdelikts wurden, liegt sogar bei den 40- bis 59-Jährigen noch rund doppelt so hoch wie in der Altersgruppe der 60- bis 85-Jährigen (Frauen: 12,1 zu 6,9 %; Männer 12,9 zu 6,2 %). Die Viktimisierung Älterer ist zudem insgesamt gegenüber den 1990er Jahren tendenziell rückläufig. Geringere Opferraten im Alter finden sich nicht nur bei »Kontaktdelikten« wie Raub oder Körperverletzungen, sondern auch bei Diebstahl und Einbruch. Eine wichtige Ausnahme bilden hier spezifische Betrugsdelikte (»Enkeltrick«), für die die besondere Situation Älterer gezielt ausgenutzt wird; für diese Delikte steigt das Risiko gerade im Bereich des hohen Alters (80+) deutlich an (Görgen, 2010).

Der Befund, dass ältere Menschen dessen ungeachtet mehr Furcht vor Kriminalität haben als Jüngere hat – unter dem Schlagwort »Viktimisierungs-Furcht-Paradox« – demzufolge die Debatte lange Zeit dominiert: Furcht, nicht Viktimisierung schien das eigentliche Problem zu sein. Jedoch zeigt sich bei einer differenzierten Erfassung der Kriminalitätsfurcht, dass die angeblich erhöhte Furcht im Alter ausschließlich auf ein mit dem Alter zunehmendes Vorsichtsverhalten zurückgeht: Älteren Menschen wird ihre wachsende physische und soziale

Verletzlichkeit zunehmend bewusst, zugleich hat die Vorsicht älterer Menschen den Effekt der faktischen Risikominderung (Greve, 2005). Allerdings verändert sich der Lebensstil, insbesondere die Qualität der sozialen Teilhabe, im höheren Alter auch unabhängig von individuellen kriminalitätsbezogenen Wahrnehmungen und Befürchtungen. Dies betrifft beide Seiten des vorgeblichen Paradoxons, denn sinkende Mobilität und altersspezifische soziale Normen beeinflussen unmittelbar die Gelegenheitsstrukturen für kriminelle Viktimisierung. Mit erhöhter Vorsicht geht jedoch weder ein im Alter erhöhtes subjektives Viktimisierungsrisiko noch ein intensiveres Furchterleben einher (Görgen, 2010): Ältere können offenbar zutreffend abschätzen, dass ihr aktuelles (statistisches) Risiko nicht erhöht ist, und sie fürchten sich auch nicht häufiger oder stärker als Jüngere.

Dieses Befundmuster hat praktische Implikationen. Insbesondere wird man einer Präventionsarbeit, die der »unbegründeten« Furcht Älterer entgegenwirken will, zu Vorsicht raten, weil sie den präventiven Aspekt der Vorsicht Älterer womöglich unterschätzt. Wichtiger und seit längerem in praktischen Projekten realisiert ist eine Prävention gegen die höchst spezifischen Gefährdungen Älterer (»Enkeltrick«): Hier werden Aufklärungs- und Beratungsangebote eine gute Wirkung erzielen. Zugleich hat die Auflösung des vermeintlichen Paradoxons dazu beitragen können, das kriminologische Vorurteil der Irrationalität (»Prisoners of Fear«) im höheren Alter zu revidieren.

Die Verlagerung des Risikos ins »doppelte Dunkelfeld«: Gewalt im Kontext von Familie und Pflege

Jedoch gibt es Anlass zu der Befürchtung, dass sich das Risiko älterer Menschen

durch ihren Rückzug aus dem öffentlichen Leben zum Teil lediglich in den Bereich des

Privaten hinein verlagert (Görgen, 2010; Greve & Niederfranke, 1998). Mit der Konzentration auf das private Umfeld kommt den Beziehungen innerhalb von Familien, in der Partnerschaft und zwischen den Generationen wachsende Bedeutung zu, insbesondere bei zunehmendem Hilfe- und Pflegebedarf. Zugleich wächst die Gefahr des Entstehens und der Eskalation von Konflikten im sozialen Nahraum.

Allerdings werden Gewalthandlungen und Kriminalität gegen Ältere innerhalb des familiären und privaten Kontextes oder im Bereich professioneller und privater Pflege in offiziellen Kriminalstatistiken wenig sichtbar (Görgen, 2010). Eine Abschätzung des Problemumfangs ist hier wegen einer verringerten Bereitschaft oder Fähigkeit, Anzeige zu erstatten, schwierig, weil die hier wirksamen Motive und Bedingungsfaktoren auch Dunkelfeldstudien verzerren. Auch spezifische Methoden erreichen besonders vulnerable Personengruppen kaum, insbesondere pflegebedürftige und -abhängige Menschen, die sich oft entweder gar nicht mehr klar äußern können oder dies faktisch nur in Gegenwart bzw. durch Vermittlung von Dritten tun (vgl. ausführlich Görgen, 2010).

Verfügbare Daten (aus Interviewstudien und schriftlichen Befragungen von Pflegekräften und pflegenden Angehörigen) und Praxisberichte weisen darauf hin, dass psychische und verbale Formen von Problemverhalten und Aggression gegenüber Pflegebedürftigen häufiger auftreten als körperliche Gewalt. Sie sind meist auf eskalierende Belastungs- und Konfliktsituationen, individuelle Überforderung und unzureichende Bewältigungsressourcen zurückzuführen; Schädigungsintentionen oder gar »kriminelle

Energie« sind offenbar die Ausnahme. Komplexe Beziehungsvorgeschichten und unklare Motivationen bei der Übernahme von Pflegeverantwortung sind wichtige Risikofaktoren. Gewalttaten in pflegenden oder privaten Kontexten haben in der Regel eine aktualgenetische und oft, gerade im Kontext privater, familiärer Pflege, auch eine biographische Vorgeschichte, die in dem gewalttätigen Verhalten gipfelt. Ein bedeutsamer Unterschied zur öffentlichen Kriminalität liegt bei Gewalthandlungen im sozialen Nahraum auch darin, dass nicht nur die Betroffenen, sondern auch die Handelnden leiden (beispielsweise unter aggressivem Verhalten der Gepflegten oder unter Überforderung durch hohe Belastung der Pflege). Dieses Spezifikum ist wichtig, weil sich dadurch gute Präventions- und Interventionsoptionen mit Blick auf die »Täter« eröffnen, die hier in aller Regel angemessene Hilfs- und Unterstützungsangebote dankbar aufgreifen werden. Das setzt allerdings nicht nur entsprechende Angebote, sondern auch voraus, dass Gefahrensignale frühzeitig registriert werden (etwa von ambulanten Pflegediensten) und erforderlichenfalls auch Handlungskonsequenzen nach sich ziehen. Daher wird eine Kombination von differenzierter Qualitätssicherung (Monitoring) einerseits und regelmäßigen Unterstützungsangeboten im ambulanten wie im stationären Bereich erforderlich sein. Die Präventionsarbeit gegen häusliche Gewalt wird sich zunehmend auch auf den Bereich von Gewalt gegen ältere Menschen hin orientieren müssen; neben der erforderlichen spezifischen gerontologischen Kompetenz in Beratungs- und Hilfsinstitutionen betrifft dies das Engagement für eine entsprechende Öffentlichkeitsarbeit.

Ausblick

Der demographische Wandel gibt vielen bislang wenig beachteten Fragen zu Alter und Kriminalität wachsende Bedeutung. Besondere Herausforderungen für Forschung und Praxis bestehen künftig in Fragen einer angemessenen Reaktion auf Alterskriminalität, der Balance von Vorsichtsverhalten und sozialer Teilhabe im Alter sowie des Schutzes pflegebedürftiger und in anderer Weise in ihrer Alltagskompetenz eingeschränkter älterer Menschen vor Misshandlung, Vernachlässigung, finanzieller Ausbeutung und entwürdigender Behandlung.

Literatur

Fazel, S. & Grann, M. (2001). Older criminals: A descriptive study of psychiatrically examined offenders in Sweden. *International Journal of Geriatric Psychiatry, 17*, 907–913.

Feldmeyer, B. & Steffensmeier, D. (2007). Elder crime patterns and current trends, 1980–2004. *Research on Aging, 29*, 297–322.

Görgen, T. (Hrsg.). (2010). *Sicherer Hafen oder gefahrvolle Zone? Kriminalitäts- und Gewalterfahrungen im Leben alter Menschen.* Frankfurt a. M.: Verlag für Polizeiwissenschaft.

Görgen, T. & Greve, W. (2005). Alte Menschen in Haft. Der Strafvollzug vor den Herausforderungen durch eine wenig beachtete Personengruppe. *Bewährungshilfe, 52*, 116–130.

Görgen, T., Greve, W. & Hüneke, A. (2010). Delinquenz älterer Menschen: Deskriptive und normative Perspektiven. In K. Aner & U. Karl (Hrsg.), *Handbuch Soziale Arbeit und Alter* (S. 333–338). Wiesbaden: VS Verlag für Sozialwissenschaften.

Greve, W. (2005). Kriminalitätsfurcht im Lebenslauf: Entwicklungspsychologische Perspektiven auf ein unterschätztes Thema. In K.-P. Dahle & R. Volbert (Hrsg.), *Entwicklungspsychologische Aspekte der Rechtspsychologie* (S. 347–358). Göttingen: Hogrefe.

Greve, W. & Mößle, R. (Hrsg.). (2007). Ältere Menschen im Strafvollzug. *Kriminalpädagogische Praxis (Themenheft) 35.*

Greve, W. & Niederfranke, A. (1998). Bedrohung durch Gewalt und Kriminalität im Alter. *Zeitschrift für Klinische Psychologie, 27*, 130–135.

Kreuzer, A. & Hürlimann, M. (Hrsg.). (1992). *Alte Menschen als Täter und Opfer.* Freiburg: Lambertus.

Linder, J. F. & Meyers, F. J. (2007). Palliative care for prison inmates: »Don't let me die in prison«. *Journal of the American Medical Association, 298*(8), 894–901.

Sampson, R. J. & Laub, J. H. (2003). Life-course disasters? Trajectories of crime among delinquent boys followed to age 70. *Criminology, 41*, 555–592.

IV Quartier

93   Veränderung von Altersbildern

Eva-Marie Kessler

Zusammenfassung

Unter Altersbildern versteht man sowohl Repräsentationen des Alters in den Köpfen von Individuen als auch gesellschaftliche Altersbilder, wie sie etwa durch die Medien vermittelt werden. Individuelle Altersbilder sind überwiegend negativ getönt. Dies gilt auch für die Darstellung des demographischen Wandels in Informationsmedien. Dagegen werden ältere Menschen insbesondere in den Unterhaltungsmedien und in der Werbung als attraktive, aktive und vitale Gruppe dargestellt. In beiden Mediengenres sind ältere Menschen deutlich unterrepräsentiert. Altersbilder beeinflussen nachweislich die Art und Weise, wie Menschen tatsächlich altern. Interventionsmaßnahmen zur Veränderung des individuellen Altersbildes zielen darauf ab, die Entwicklungspotentiale von Individuen zu verwirklichen.

Einführung

Es lassen sich zwei Arten von Altersbildern unterscheiden: solche in den Köpfen von Individuen (*individuelle* Altersbilder) sowie kollektiv vermittelte (*gesellschaftliche*) Altersbilder. Gemeinsam ist beiden, dass sie als »Bilder« weniger eine Kopie der objektiven Realität darstellen, sondern vielmehr Ausdruck von Deutungen, Interpretation und Absichten sind. Individuelle Altersbilder werden in der psychologischen Literatur häufig unter dem Begriff der *Altersstereotype* untersucht (Wentura & Rothermund, 2005). Altersstereotype sind generalisierte Erwartungen an das Auftreten bestimmter Persönlichkeitseigenschaften, das äußere Erscheinungsbild oder Verhaltensweisen von Menschen im höheren Lebensalter, und umfassen auch Einstellungen bzgl. dieser Merkmale. Altersbilder in den Köpfen umfassen auch *Stereotype über das Altern*, d. h. subjektive Theorien darüber, welche Veränderungen im Verlauf des Alternsprozesses eintreten. Gesellschaftliche Altersbilder spiegeln sich insbesondere in den Medien und in der Kunst wider. In indirekterer Form werden gesellschaftliche Altersbilder aber auch durch formale Regelungen (wie z. B. Pensionsgrenzen) sowie informelle Verhaltensregeln (wie z. B. Höflichkeitscodex gegenüber älteren Menschen) ausgedrückt.

Wechselwirkungen zwischen individuellen und gesellschaftlichen Altersbildern und Altersrealität

Die komplexe Wechselwirkung zwischen individuellen und gesellschaftlichen Altersbildern (vgl. Mayer, 2009) lässt sich am Beispiel der Medien verdeutlichen. Medienschaffende tragen neben persönlichen Erfahrungen auch stereotypes Wissen über ältere Menschen und das Alter mit in die Medienproduktion hinein. Dieser Vorgang kann unbewusst erfolgen, gleichzeitig werden Altersstereotype aber auch bewusst genutzt, um Werbebotschaften möglichst schnell und effizient zu vermitteln (z. B. »Das Produkt hat sich bewährt.«) und damit möglichst viele Käufer anzusprechen. Dies führt dann wiederum zu einer Perpetuierung existierender gesellschaftlicher Stereotype (Kessler, 2009). Umgekehrt wird davon ausgegangen, dass gesellschaftliche Altersbilder individuelle Altersbilder prägen, indem sie – beginnend in der Kindheit – von Individuen internalisiert werden und schließlich in die Wahrnehmung des eigenen Altersprozesses integriert werden. Die internalisierten Stereotype verstärken sich dann über den Lebenslauf hinweg durch wiederholte Konfrontation mit den (immer gleichen) gesellschaftlichen Altersbildern, aber auch durch selektive Aufmerksamkeit gegenüber Informationen, die mit dem stereotypen Wissen kongruent sind. Erreichen Menschen dann selbst das höhere Lebensalter, so verwandelt sich das Fremdstereotyp in ein *Selbststereotyp*. Die Assimilation der eigenen Alterswahrnehmung und -bewertung an die allgemeine Wahrnehmung des Alters wurde mittlerweile in einer Reihe von Studien belegt (z. B. Rothermund & Brandtstädter, 2003). Altersbezogene Selbststereotype prägen wiederum nachweislich die Wahrnehmung und Bewertung des eigenen Alternsprozesses und letztlich den tatsächlichen Alternsprozess. Tatsächlich wurde sehr eindrucksvoll in einer Reihe von Untersuchungen belegt, dass sich eine negative (positive) Selbstwahrnehmung des eigenen Alterns längsschnittlich negativ (positiv) auf objektive Gesundheitsparameter und sogar Mortalität auswirkt (Levy, Slade, Kunkel & Kasl, 2002; Wurm, Tesch-Römer & Tomasik, 2007).

Inhalte individueller Altersbilder

In stereotypen Vorstellungen werden alte Menschen nicht als homogene Gruppe gesehen. So konnte gezeigt werden, dass Menschen verschiedene Altersstereotype negativer wie positiver Valenz haben. Obwohl die Mehrheit der Subkategorien negativ ist, zeigen sich konsistent positive Subkategorien bei allen Altersgruppen (Hummert, 1994). Dieses Bild ist konsistent mit Befunden aus Studien zu subjektiven Theorien der Entwicklung. Hier zeigt sich, dass Menschen glauben, dass es im Alter mehr Verluste als Gewinne gibt, und auch, dass Menschen mit zunehmendem Alter immer differenzierteres Wissen über das Alter erlangen. Würdevoll und weise gehören zu den wenigen positiven Eigenschaften, die dem Alter konsistent zugeordnet werden. Zu den typischen negativen Charakteristiken des Alters gehören Senilität und geistiger Abbau. Allerdings gilt es zu berücksichtigen, dass, obwohl grundsätzlich sowohl positive als auch negative Stereotype verfügbar sind, Altersstereotype – auch bei älteren Menschen – überwiegend negativ getönt sind und negative Altersstereotype eine höhere Zugänglichkeit aufweisen (Wentura & Rothermund, 2005).

Inhalte medialer Altersbilder

Die empirische Befundlage zeigt konsistent, dass ältere Menschen gemessen an ihrem Bevölkerungsanteil in den Medien erheblich unterrepräsentiert sind, und zwar in nahezu allen untersuchten Medien und Genres. Dies gilt insbesondere für ältere Frauen und Hochaltrige (Kessler, Rakoczy & Staudinger, 2004). Die medienübergreifende Unterrepräsentation älterer Personen wurde von manchen Autoren als Ausdruck ihrer niedrigen sozialen Stellung und geringen gesellschaftlichen Macht interpretiert. Aus einer marktwirtschaftlichen Perspektive ist die Unterrepräsentation älterer Charaktere eher als Überrepräsentation junger Charaktere zu interpretieren: Jüngere Menschen sind die zentrale Zielgruppe der Medien (Kessler, 2009).

In Fernsehserien und in der Werbung werden ältere Menschen häufig als attraktiv, vital und sozial aktiv dargestellt, während negative Aspekte des Alterns wie Krankheit und Einsamkeit kaum thematisiert werden (Kessler et al., 2004). Sowohl im Vergleich mit der gerontologischen Befundlage über die tatsächliche Lebenssituation älterer Menschen als auch mit jüngeren Charakteren liegt dabei eine »positive Verzerrung« vor. Zu beachten ist, dass diese Darstellung nicht dem positiven individuellen Altersstereotyp des weisen, fürsorglichen älteren Menschen entspricht. Vielmehr handelt es sich dabei um eine Konterkarierung des negativen Altersstereotyps.

In Nachrichten- und Magazinsendungen oder politischen Debatten werden primär gesellschaftliche Risiko- und Problemkonstellationen angesprochen, die mit dem demographischen Wandel verbunden sind (z. B. Kostenexplosion im Gesundheits- und Rentensystem). In diesem Zusammenhang werden hochgradig negativ assoziierte Wörter der »Überalterung der Gesellschaft« sowie des »Generationenkonfliktes« verwendet. Wenn es allerdings um die Darstellung älterer Menschen (und nicht des Alterungsprozesses der Gesellschaft) geht, so präsentieren Informationsmedien aber auch häufig »außergewöhnliche« ältere Menschen, deren Verhalten oder Leistung erheblich von normativen Erwartungen abweichen (Mayer, 2009) – so etwa die Darstellung z. B. eines 80-jährigen Universitätsabsolventen oder einer 95-jährigen Tennisspielerin, die aus Medienperspektive nur einer Erwähnung wert sind, weil sie erheblich von normativen Erwartungen abweichen. In deutschen Wochenzeitungen werden Menschen mit Demenz auf Fotos primär mit positiven Emotionen, guter Gesundheit und in individualisierten Wohnkontexten dargestellt (Kessler & Schwender, in Druck). Solche Altersbilder können sicherlich neue gesellschaftliche Sichtweisen initiieren; im Falle von übermäßig unrealistischen bzw. einseitig positiven Darstellungen besteht allerdings die Gefahr, dass die dargestellten älteren Menschen als Ausnahmen gesehen werden, sodass das Altersstereotyp als allgemeine Regel erst einmal unangetastet bleibt.

Handlungsbedarfe

Aufgrund der Dominanz negativer individueller Altersbilder und deren negativer Folgen für individuelle Entwicklungsverläufe und letztlich für das Gemeinwohl ergibt sich ein gesellschaftlicher Handlungsbedarf, der darin besteht, individuelle Altersbilder durch gezielte Interventionen zu verändern. Interventionsansätze zur Veränderung des Altersbildes basieren auf zwei Grundannahmen, nämlich dass Altersbilder (a) sozial-kulturelle Konstruktionen sind, die re-konstruiert werden können, sowie (b) potentielle Entwicklungsressourcen (aber auch -risiken) darstellen. Prinzipiell gibt es zwei Ansatzpunkte für interventionsbezogene Maßnahmen zur Veränderung individueller Altersbilder, nämlich (1) die *Intensivierung persönlicher Erfahrungen* mit älteren Menschen und dem Alter sowie (2) die *Veränderung gesellschaftlicher Altersbilder.*

Der erste Ansatzpunkt basiert letztlich auf der Logik der Kontakthypothese von Gordon W. Allport (1954), nach der Intergruppenkontakte unter spezifischen Bedingungen zum Abbau von Vorurteilen führen. In diesem Sinne hat es eine große Anzahl sog. »intergenerationeller Programme« gegeben, die darauf abzielen, mittels Herstellung generationsübergreifender Kontakte negative Altersstereotype abzubauen. Die Umsetzung intergenerationeller Programme kann prinzipiell auf drei unterschiedliche Arten erfolgen. Zum einen können ältere Menschen Kinder oder Jugendliche unterstützen, z. B. als Mentoren bei der Planung der beruflichen Karriere, Lehrer, »Helfer« in sozial belasteten Familien, Geschichtenerzähler oder Coaches für handwerkliche Fähigkeiten. Zum anderen können Kinder und Jugendliche ältere Menschen unterstützen, z. B. als Besucher in Pflegeeinrichtungen oder als Tutoren in Computerkursen für Senioren. Und schließlich können intergenerationelle Programme solche Aktivitäten umfassen, bei denen Jung und Alt gemeinsam Dritte unterstützen bzw. ein gemeinsames Ziel verfolgen, z. B. Mitsprache bei der Planung und Umsetzung von kommunalen Sozialeinrichtungen, Konzeption von Ausstellungen zu historischen Themen oder Engagement für Immigranten. Die Politik ist hier aufgefordert, Möglichkeiten zur Finanzierung und Institutionalisierung zu schaffen. Im Zusammenhang mit intergenerationellen Programmen gilt es allerdings, die Dominanz und Hartnäckigkeit von Altersstereotypen gegenüber persönlichen Erfahrungen zu berücksichtigen. So halten z. B. auch Beschäftigte in intergenerationellen Teams an der falschen Annahme fest, dass der durchschnittliche ältere Mitarbeiter weniger produktiv ist. Dies ist einer der Gründe, warum der Effektivitätsnachweis für Programme zur Förderung intergenerationeller Kontakte insgesamt gemischt ausfällt.

Ein zweiter Ansatzpunkt zur Veränderung individueller Altersbilder besteht in der Modifikation gesellschaftlicher Altersbilder (s. hierzu den 6. Altenbericht der Bundesregierung; BMFSFJ, 2010). Politische Entscheidungsträger sollten sich die Implikationen ihrer Altersbilder für Politik und Gesetzgebung bewusst machen und diese auch öffentlich kommunizieren, etwa wenn es um die (als problematisch zu betrachtende) Rationierung gesundheitlicher Leistungen aufgrund des Lebensalters geht. Begriffe wie »Überalterung« oder »Generationenkonflikte« sollten vermieden werden, weil sie gerade in einer Gesellschaft des langen Lebens negative Auswirkungen haben und konkrete Konflikte erst schaffen können.

IV Quartier

Ausblick

Politisches Handeln setzt dabei voraus, dass ein Einverständnis seitens der Akteure darüber besteht, was ein »positives« bzw. »negatives« Altersbild ausmacht. Konsens besteht zweifelsfrei darüber, dass Altersbilder, die lediglich Altersstereotype des defizitären und inkompetenten älteren Menschen reproduzieren oder durch bloße Umkehrung konterkarieren, aus gerontologischer Perspektive problematisch sein können. Positive gesellschaftliche Altersbilder können in diesem Sinne nicht darin bestehen, dass ältere Menschen zwar dargestellt werden, aber das Altern ausgespart bleibt. Geht man von der Annahme Niklas Luhmanns (1995) aus, dass der soziale Vergleich der wichtigste Mechanismus der Medienwirkung ist, dann kann die homogene, positiv verzerrte Darstellung älterer Menschen etwa im Bereich von Gesundheit bei den älteren Rezipienten sogar zu Frustration führen, wenn sich eigene körperliche Defizite nicht mehr kompensieren lassen. Außerdem birgt eine solche Darstellung die Gefahr, dass sie bei jüngeren Menschen falsche Vorstellungen über die eigene Entwicklung weckt, und sie somit letztlich unvorbereitet auf den Alternsprozess lässt. Aus gerontologischer Sicht sind gesellschaftliche Altersbilder als »positiv« zu bezeichnen, wenn sie in ihrer Gesamtheit Entwicklungsmöglichkeiten jenseits vermeintlich feststehender, statischer, stereotyper Entwicklungsgrenzen aufzeigen und damit den Individuen die Chance bieten, Entwicklungspotentiale zu verwirklichen. Dann kann auch etwa die mediale Darstellung von Grenzsituationen im Alter positiv sein, wenn den dargestellten Personen ein produktiver Umgang mit ihrer Lebenssituation gelingt. Was bedeutet

es zum Beispiel für die Rezipienten, wenn in einer Nachrichtensendung eine 90-jährige Frau dargestellt würde, die trotz schwerer chronischer Erkrankung neben negativen Gefühlen auch immer wieder Freude und Gelassenheit empfindet? Könnte dies nicht für diese eine Lebensperspektive aufzeigen, die auch auf die Lust am gegenwärtigen Leben zurückstrahlt? Diese für volkswirtschaftliche Überlegungen zunächst scheinbar so wenig relevanten Maßeinheiten sind im Übrigen in ihren indirekten Auswirkungen auf die volkswirtschaftliche Produktivität im engeren Sinne kaum zu überschätzen. In diesem Zusammenhang ist auch die große Bedeutung des Wissenschaftsjournalismus hervorzuheben. Wenn etwa Befunde zum »Wohlbefindensparadox im Alter«, wonach ältere Menschen trotz zunehmender Verluste ein relativ hohes Ausmaß an Wohlbefinden zeigen, stärkeren Eingang in die Öffentlichkeit fänden, wäre dies sicherlich ein Beitrag zu einer Veränderung des Altersbildes in eine positive Richtung. Kritisch zu betrachten ist der gezielte Einsatz von Altersbildern, um gesellschaftliche Veränderungen einzuleiten, die nicht in erster Linie dem Wohlergehen älterer Menschen, sondern anderen Zwecken dienen. Dies wäre beispielsweise dann der Fall, wenn in Betrieben negative Altersbilder instrumentalisiert würden, um den Ausschluss älterer Beschäftigter von der Teilnahme an Weiterbildungsprogrammen zu legitimieren, oder wenn von Seiten der Politik positive Altersbilder propagiert würden, um das Renteneintrittsalter zu verlängern. Im politischen Diskurs müssen inszenierte Altersbilder als solche identifiziert und die dahinter stehenden Interessen offengelegt werden.

Literatur

Allport, G. W. (1954). *The nature of prejudice.* Reading, MA: Addison-Wesley.

Bundesministerium für Familie, Senioren, Frauen und Jugend (2010). Sechster Bericht zur Lage de älteren Generation in der Bundesrepublik Deutschland. Berlin: BMFSFJ (www.bmfsfj.de/RedaktionBMFSFJ/Pressestelle/Pdf-Anlagen/sechster-altenbericht,property=pdf,bereich=bmfsfj,sprache=de,rwb=true.pdf; Zugriff am 22.09.2011)

Filipp, S.-H. & Mayer, A.-K. (1999). *Bilder des Alters. Altersstereotype und die Beziehungen zwischen den Generationen.* Stuttgart: Kohlhammer.

Hummert, M. L. (1994). Stereotypes of the elderly and patronizing speech. In M. L. Hummert, J. M. Wiemann & J. F. Nussbaum (Eds.), *Interpersonal communication in older adulthood: Interdisciplinary theory and research* (Sage focus editions, Vol. 173, pp. 162–184). Newbury Park, CA: Sage.

Kessler, E.-M. (2009). Altersbilder in den Medien – Wirklichkeit oder Illusion? In B. Schorb, W. Reißmann & A. Hartung (Hrsg.), *Medien im höheren Lebensalter* (S. 146–156). Köln: VS Verlag für Sozialwissenschaften.

Kessler, E.-M., Rakoczy, K. & Staudinger, U. M. (2004). The portrayal of older people in prime time television series: The match with gerontological evidence. *Ageing & Society,* 24(4), 531–552.

Kessler, E.-M. & Schwender, C. (in Druck). Giving dementia a face? The portrayal of older people with dementia in German weekly news magazines between the year 2000 and 2009 *Journals of Gerontology: Social Sciences.*

Kessler, E.-M., Schwender, C. & Bowen, C. E. (2010). The portrayal of older people's social participation on German prime-time TV advertisements. *Journals of Gerontology: Social Sciences,* 65B(1), 97–106.

Levy, B. R., Slade, M. D., Kunkel, S. R. & Kasl, S. V. (2002). Longevity increased by positive self-perceptions of aging. *Journal of Personality and Social Psychology,* 83(2), 261–270.

Luhmann, N. (1995). *Die Realität der Massenmedien.* Opladen: Westdeutscher Verlag

Mayer, A.-K. (2009). Altersstereotype. In B. Schorb, W. Reißmann & A. Hartung (Hrsg.), *Medien im höheren Lebensalter* (S. 114–129). Köln: VS Verlag für Sozialwissenschaften.

Rothermund, K. & Brandtstädter, J. (2003). Age stereotypes and self-views in later life: Evaluating rival assumptions. *International Journal of Behavioral Development,* 27(6), 549–554.

Wentura, D. & Rothermund, K. (2005). Altersstereotype und Altersbilder. In S.-H. Filipp & U. M. Staudinger (Hrsg.), *Entwicklungspsychologie des mittleren und höheren Erwachsenenalters.* (S. 625–654). Göttingen: Hogrefe.

Wurm, S., Tesch-Römer, C. & Tomasik, M. J. (2007). Longitudinal finding aging-related cognitions, control beliefs, and health in later life. *Journals of Gerontology: Psychological Sciences Sciences,* 62(3), 156–164.

IV Quartier

Teil V Methodenfragen

Interventionsinstrumente und Datenanalyseverfahren

94   Kriterien entwicklungsorientierter Interventionsforschung

Jochen Philipp Ziegelmann

Zusammenfassung

Dieses Kapitel gibt, nach einer Definition von entwicklungsorientierter Intervention, einen Überblick über Kriterien guter Interventionsforschung und betont hierbei die Wichtigkeit einer reziproken Beziehung zwischen Intervention, Praxis und Theorie. Ebenso werden die Vor- und Nachteile ausgewählter Interventionsdesigns vorgestellt. Unter anderem werden Kontrollgruppendesigns, parametrische Designs sowie der systematische Vergleich von Interventionen und Interventionskomponenten diskutiert.

Ein weiterer Schwerpunkt liegt auf einer detaillierten Diskussion der Mechanismen der Veränderung und deren methodisch adäquater Evaluation. Da sich erfolgreiches Altern aus einer Vielzahl objektiver und subjektiver Facetten zusammensetzt, wird auch auf verschiedene Outcome-Hierarchien und Transfereffekte von entwicklungsorientierten Interventionen verwiesen. Zentrale Kriterien werden auch in tabellarischer Form (mit Querverweisen auf andere Kapitel des vorliegenden Bandes) zusammengefasst.

Einführung

Gerontologische oder entwicklungsorientierte Intervention kann man nach Baltes und Danish (1979) als geplanten Veränderungsversuch verstehen, welcher sich auf den Verlauf des Alterns bezieht (zur Bedeutsamkeit von Interventionen für die Alternswissenschaft s. auch Kapitel 1 von Wahl »Stellenwert und Ziele von Interventionsforschung und -praxis«). Gute Interventionsforschung setzt zunächst das Wissen um charakteristische Merkmale von *Alternsprozessen* (z. B. Multidimensionalität, Multidirektionalität, sowie inter- und intraindividuelle Variabilität) voraus (Baltes & Danish, 1979). Demnach würde es zu kurz greifen, wenn man Gerointerventionen einfach so konzipieren würde, dass altersassoziierte Abbauprozesse vermieden oder verlangsamt werden (es geht also nicht nur um Linderung, sondern auch um Prävention und Optimierung). Die Autoren betonen ebenfalls, dass die drei zentralen Entwicklungskomponenten (normativ lebensalterabhängige, normativ zeitalterabhängige und nicht-entwicklungsspezifische Einflusssysteme) in verschiedenen Lebensabschnitten in unterschiedlichen Kombinationen wirken. Aussagen wie zum Beispiel »Im hohen Alter bewirken Interventionen sowieso nichts mehr« stehen somit im Wi-

Tab. 94.1: Zehn Kriterien entwicklungsorientierter Interventionsforschung

Kriterien	Bezug in diesem Buch
1. Intervention berücksichtigt Multidimensionalität, Multidirektionalität, sowie inter- und intraindividuelle Variabilität von Altersprozessen.	Kap. 8, Lang & Rupprecht »Interventionsrelevante Konzepte der lebenslangen Entwicklung«
2. Intervention ist auf besondere Herausforderungen des Alters wie zum Beispiel Multimorbidität zugeschnitten.	Kap. 5, Holzhausen & Scheidt-Nave »Multimorbidität als Interventionsherausforderung«
3. Intervention ist theoriegeleitet und macht klare Annahmen über Wirkmechanismen.	Kap. 8, Lang & Rupprecht »Interventionsrelevante Konzepte der lebenslangen Entwicklung«
4. Zwischen Intervention, Praxis und Theorie herrscht eine reziproke Beziehung und Intervention trägt somit sowohl zu Wissensanwendung als auch zu Wissensgenerierung bei.	Kap. 96, Pinquart »Bedeutung systematischer Reviews und Meta-Analysen« und Kap. 100, Diehl & Wahl »Prinzipien der Übersetzung und Implementierung in die Praxis«
5. Entwicklungsorientierte Interventionsforschung sollte immer auch interdisziplinäre und multiprofessionelle Perspektiven einnehmen.	Kap. 2, Brandenburg »Multi- und interdisziplinäre Perspektiven«
6. Intervention findet unter Berücksichtigung ethischer Fragen statt, erkennt Grenzen von Interventionen an und berücksichtigt den vergangenen, gegenwärtigen und zukünftigen Kontext der jeweiligen Person oder Gruppe.	Kap. 7, Kruse & Schmitt »Ethische Fragen und Grenzen von Intervention« und Kap. 10, Wurm »Gesundheit und Krankheit«
7. Gesundheitsökonomische Aspekte werden berücksichtigt, um Aussagen zum Verhältnis von Kosten und Nutzen treffen zu können, um die Ziele mit einem geringstmöglichen Kostenaufwand zu erreichen.	Kap. 97, Schulz-Nieswandt »Gesundheitsökonomische Aspekte von Interventionsprogrammen«
8. Das Interventionsdesign, die Evaluation und das Ziehen von Schlussfolgerungen erfolgt anhand anerkannter methodologischer Standards.	Kap. 98, Görres, Mazzola & Zimmermann »Qualitätssicherung und Evaluation« sowie 26-Punkte-Checkliste von Hazlett-Stevens und Borkovec (1999)
9. Auch Interventionen, deren Nutzen empirisch belegt ist, profitieren von kontinuierlicher Qualitätssicherung und Evaluation gerade auch deswegen, da gerontologisches Wissen noch relativ jung ist und sich selbst entwickelt und verändert. Evaluation sollte also immer auch Bestandteil von Intervention sein.	Kap. 98, Görres et al. »Qualitätssicherung und Evaluation«
10. Entwicklungsorientierte Interventionsforschung sollte zudem auch immer translationale Aspekte wie die Implementierung und Übersetzung in die Praxis sowie das Problem der Begrenztheit von Transfereffekten im Blick haben.	Kap. 9, Kliegel, Zinke & Hering »Plastizität«, Kap. 99, Schäufele & Feuerhack-Conrad »Vom Modellprojekt zur Regelversorgung« und Kap. 100, Diehl & Wahl »Prinzipien der Übersetzung und Implementierung in die Praxis«

derspruch zu Befunden zur hohen Variabilität und Multidirektionalität im Alter. Unser Bild vom Alter sollte entsprechend differentiell konzeptualisiert sein und Interventionen sollten sich im Sinne von differentiellen Interventionen am Entwicklungsstand des jeweiligen Individuums orientieren. In diesem Zusammenhang ist aber auch der (vergangene, gegenwärtige und zukünftige) *Kontext* der jeweiligen Person zu berücksichtigen und eine Intervention kann insofern davon profitieren, wenn auch die Austauschprozesse zwischen Person und Umwelt berücksichtigt werden (Wahl & Zank, 2006). Gezielte Intervention setzt zunächst deskriptives (beschreibendes) und vor allem explikatives (erklärendes) Wissen voraus, jedoch ist es wichtig zu untersuchen, ob sich in Interventionen die Befunde aus korrelativen Untersuchungen replizieren lassen, da die Art und Höhe der Effekte dieser beiden Designs sehr unterschiedlich ausfallen können. In diesem Zusammenhang sei auch darauf hingewiesen, dass die Kausal-

struktur entwicklungsbezogener Phänomene durch das Zusammenwirken von Reifung, Alterung, Lernen sowie biologischer und kultureller Variationen nur durch die Kombination und Integration verschiedener Methoden erschließbar ist (Schmiedek & Lindenberger, 2007).

Um einen Überblick über die in diesem Kapitel diskutierten Kriterien der Interventionsforschung zu ermöglichen, werden zunächst die wichtigsten Punkte tabellarisch aufgelistet (s. **Tab. 94.1**).

Mechanismen der Veränderung

Idealerweise sollte zwischen Theorie und Intervention eine reziproke Beziehung vorherrschen: Interventionen sollten sich aus der Theorie ableiten lassen und Interventionsergebnisse sollten wiederum zur Theorieentwicklung beitragen (Willis, 2001). Dennoch ist es möglich, Interventionen, die nicht theoriegeleitet entwickelt wurden, durch eine Experteneinschätzung der Interventionskomponenten eine Zuordnung zu bestimmten Theorien zu ermöglichen (Abraham & Michie, 2008). Jedoch ist nach Schulz und Martire (1999) bereits das Fehlen einer theoriegeleiteten Erklärung für die Interventionsmechanismen als zentraler Kritikpunkt zu sehen. Hierbei reicht es übrigens oft nicht aus, beispielsweise lediglich eine Variable als Mediator zu bestimmen (z. B. Strategienutzung), sondern man sollte auch bestimmen, ob es beispielsweise auf Frequenz, Schnelligkeit oder Passgenauigkeit der Strategienutzung ankommt (Willis, 2001). Wenn nun die Passgenauigkeit der Strategienutzung der angenommene Wirkmechanismus der Intervention ist, aber statt der Passgenauigkeit die Schnelligkeit der Strategienutzung als Mediator gemessen wird, kann es schwierig werden, einen Nachweis für den

Wirkmechanismus der Intervention zu erbringen.

Nicht nur zwischen Theorie und Intervention sollte eine enge Korrespondenz herrschen, sondern auch zu den im Rahmen der Intervention verwendeten Diagnose- und Evaluationsmethoden (Baltes & Danish, 1979). Die Evaluation von Interventionen wird häufig nicht der Komplexität der zugrunde liegenden Interventionsmechanismen gerecht. Insofern ist es wichtig, bezüglich der Evaluation Standards zu berücksichtigen, wie sie in **Tabelle 94.1** ausgeführt sind. Dies ist schon deshalb bedeutsam, weil ja nicht nur untersucht werden soll, ob eine Intervention wirkt, sondern auch wie sie wirkt und wie gut sie wirkt (z. B. durch Effektgrößen, also durch die Angabe der relativen Größe eines Effekts oder durch die Diskussion der klinischen Relevanz). Um zu überprüfen, wie eine Intervention wirkt, ist es wichtig, potentielle Mediatoren der Intervention zu spezifizieren und sowohl vor als auch nach der Intervention im Sinne eines Manipulations-Checks zu messen. Häufig können nicht im Vorhinein alle potentiellen Mediatoren einer Intervention gemessen werden. Um hier Abhilfe zu schaffen, kann man die

V Methoden

durch eine Intervention manipulierten Variablen (z. B. Strategiepassung und Schnelligkeit des Strategieeinsatzes) mittels Experteneinschätzungen (z. B. durch geschulte Beobachter oder durch Auswertung von Interventionsmaterialien) ermitteln (Ziegelmann, Lippke & Schwarzer, 2006). Sobald die Mediatoren auf diese Weise ermittelt wurden, kann man auswerten, inwiefern sich die Interventionsgruppen in Bezug auf diesen Mediatoren unterscheiden (d. h. hat die Intervention Auswirkungen auf den Mediator?). Des Weiteren sollte man diese Mediatoren dazu verwenden, die eigentliche abhängige Variable der Intervention vorherzusagen (d. h. hat der Mediator Auswirkungen auf die abhängige Variable?).

Grundlegende Anforderungen von Interventionsstudien

Im Folgenden werden grundlegende Anforderungen an Interventionsstudien dargelegt sowie ausgewählte prototypische Designs vorgestellt. Eine weiterführende Diskussion zur Auswahl von Interventionsdesigns und adäquaten Auswertungsverfahren findet sich bei Rudinger und Rietz (2000) sowie bei Steyer und Kollegen (Steyer, Partchev, Kroehne, Nagengast & Fiege, in Druck). Die Richtlinien des britischen Medical Research Council geben ebenfalls Hinweise über die Wahl adäquater Untersuchungsdesigns (Craig et al., 2008).

Korrespondenz zwischen Theorie, Intervention und Evaluation

Bei der Planung von Interventionsstudien gibt die zugrunde liegende Theorie Hinweise, wie die Intervention selbst, aber auch wie Diagnostik und Evaluation im Rahmen der Intervention gestaltet sein sollten. Leitfragen sind hierbei nach Baltes und Danish (1979) das anzunehmende Ausmaß der Veränderbarkeit, in welchen Bereichen interveniert werden sollte, in welchem Ausmaß man Transfereffekte erwarten kann, welche Interventionsstrategien man anwendet und in welcher Kombination und welcher zeitlichen Abfolge (Schulz & Martire, 1999) die Interventionsstrategien geplant werden sollten (zu einer Klassifikation von Interventionsbereichen und entsprechenden Formen von Intervention s. Kapitel 1 von Wahl »Stellenwert und Ziele von Interventionsforschung und -praxis« oder auch Wahl & Zank, 2006). Weiterhin ist es wichtig zu beachten, dass es einerseits für Interventionen unterschiedlich günstige Zeitfenster gibt (z. B. die unmittelbare Phase vor dem Ruhestand, für eine Intervention zur optimalen Ausgestaltung des Ruhestands), in denen im Lebensverlauf eine Intervention idealerweise ansetzen sollte, um optimale Erfolge zu erzielen. Andererseits sollte immer auch berücksichtigt werden, dass es bis ins hohe Lebensalter eine prinzipielle positive Veränderbarkeit (s. Kapitel 9 von Kliegel, Zinke & Hering »Plastizität«) gibt und somit Interventionen auch im höheren Alter sehr wirksam sein können.

Primäre versus sekundäre Outcomes

Da sich erfolgreiches Altern aus einer Vielzahl objektiver und subjektiver Facetten zusammensetzt, ist es in entsprechenden Interventionen auch wichtig, neben einer primären Zielvariable (z. B. körperliche Aktivität) auch mehrere sekundäre subjektive (z. B. subjektives Wohlbefinden) und objektive Zielvariablen (z. B. Ausmaß an Schmerzen) zu berücksichtigen.

Transferherausforderungen

Es ist sinnvoll, eine Evaluation breit anzulegen, da es bei Interventionen zu erwünschten (z. B. können durch Veränderung der körperlichen Aktivität auch veränderte Ernährungsgewohnheiten angestoßen werden) und unerwünschten (z. B. gibt eine Person das Rauchen auf, aber steigert dafür den Alkoholkonsum) Transfereffekten kommen kann.

Ethische Fragen

Bei der Entscheidung für ein bestimmtes Interventionsdesign spielen immer auch ethische Fragen eine Rolle, welche detailliert im Kapitel 7 von Kruse & Schmitt (»Ethische Fragen und Grenzen von Intervention«) diskutiert werden.

Selektivität

Bei der Durchführung von Interventionsstudien sollte beachtet werden, dass es zu unterschiedlichen Selektionsprozessen kommen kann (s. auch Rudinger & Rietz, 2000). Des Weiteren ist es in der Regel der Fall, dass nicht alle Teilnehmer die Intervention so durchlaufen wie geplant. Beim sogenannten *Intention-To-Treat-Ansatz* verbleiben dennoch alle Teilnehmer in den Analysen, und zwar unabhängig davon, ob sie die Intervention vollständig durchlaufen haben. Bei der *Per-Protocol-Analyse* hingegen werden nur die Personen in die Evaluation eingeschlossen, die gemäß Interventionsprotokoll alle Interventionsschritte durchlaufen haben.

Design von Interventionsstudien

Um die Entscheidung für ein adäquates Untersuchungsdesign zu erleichtern, sollen im Folgenden die wichtigsten Designs in Anlehnung an Willis (2001) vorgestellt werden.

Design mit Interventionsgruppe und unbehandelter Kontrollgruppe

Die Personen in der unbehandelten Kontrollgruppe erhalten lediglich den Prä- und den Posttest, während in der Interventionsgruppe zusätzlich noch eine Intervention durchgeführt wird. Ein solches Vorgehen wird für die frühen Phasen der Interventi-onsevaluation empfohlen. Vorteile sind die Sparsamkeit (keine Intervention in der Kontrollgruppe) und niedrige Fallzahlen, da man im Vergleich zu einer unbehandelten Kontrollgruppe größere Effekte erwarten kann als im Vergleich zu anderen Interventionen. Ein Nachteil ist jedoch, dass Personen in der Kontrollgruppe eine höhere Wahrscheinlichkeit haben, aus der Studie herauszufallen. Weiterhin ist zu beachten, dass die vor und nach der Intervention eingesetzten Erhebungsverfahren wie eine Intervention wirken können (nicht selten verbringen die Teilnehmer sogar mehr Zeit mit diesen Erhebungsverfahren als mit der eigentlichen Intervention). Um dieses Problem näher zu untersuchen, kann man auf

V Methoden

den Solomon-4-Gruppen-Plan zurückgreifen (s. unten).

Design mit Interventionsgruppe und unspezifisch behandelter Kontrollgruppe (Placebogruppe)

Durch die Einführung einer Placebogruppe wird versucht, bei den Teilnehmern eine ähnliche Erwartungshaltung hinsichtlich des »Treatments« zu generieren. Gelingt dies, so ist dies ein sinnvolles Design, jedoch wird man in Interventionen, die beispielsweise auch psychologische Komponenten beinhalten, Schwierigkeiten haben, eine echte Placebobedingung zu realisieren. Ein weiterer Nachteil ist (ebenso wie beim Design, das eine unbehandelte Kontrollgruppe zugrunde legt), dass es in der Placebogruppe zu höheren Dropout-Raten kommen kann.

Vergleich von verschiedenen Programmkomponenten

Durch den systematischen Vergleich verschiedener Komponenten derselben Intervention versucht man einerseits, die Probleme der beiden vorangegangenen Designs zu vermeiden, und man bekommt hierdurch auch wertvolle Informationen, welche Interventionskomponenten für das Zustandekommen des Interventionseffekts verantwortlich sind und welche nicht. Man kann einerseits systematisch Komponenten hinzufügen oder umgekehrt mit der Evaluation des Gesamttreatments beginnen, um dann systematisch einzelne Treatmentkomponenten wegzulassen.

Parametrisches Design

Dieses Design untersucht, ob quantitative Variationen bestimmter Aspekte der Intervention (z. B. Variation der Dosis oder der Anzahl der Trainingssitzungen) die Effektivität der Intervention erhöhen. Einerseits kann man mit diesem Design viele praxisrelevante Fragestellungen beantworten (z. B. wie viele Trainingssitzungen brauche ich, um welchen Effekt zu erhalten?), andererseits können solche Designs schnell recht komplex und damit zeit- und kostenintensiv werden.

Vergleich zweier unterschiedlicher Interventionsansätze

Das Prinzip dieses Designs ist es, zwei eher unterschiedliche Interventionsansätze (meist unterschiedlicher theoretischer Herkunft), die sich auf dasselbe Ziel beziehen, miteinander zu vergleichen. Beim Vergleich von Interventionen unterschiedlicher theoretischer Herkunft, hat man oft Schwierigkeiten, dieselbe Evaluationsmethodik (oder dieselben Erhebungsverfahren) zu verwenden, da ja zwischen theoretischem Ansatz und der herangezogenen Evaluationsmethodik eine enge Korrespondenz bestehen sollte (problematisch können hier zum Beispiel unterschiedliche Zeitintervalle zwischen den Interventionen beim Vergleich von Interventionsansätzen sein).

Solomon-4-Gruppen-Plan

Zur Kontrolle von Testübung, Erinnerungseffekten und Sensibilisierung der Teilnehmer für die zugrunde liegende Fragestellung eignet sich der sogenannte Solomon-4-Gruppen-Plan. Durch die Kombination von Vortest (Vortest vs. Kein Vortest) und Interventionsbedingung (Intervention vs. Kontrollgruppe) entstehen die vier Gruppen, mit denen die folgenden drei Effekte ermittelbar sind: (1) Haupteffekt der unabhängigen Variablen »Interventionsbedingung« (d. h. gibt es einen Interventionseffekt?); (2) Haupteffekt der unabhängigen Variablen »Vortest« (d. h. hat sich der Vortest auf den Nachtest ausgewirkt?) sowie

(3) die Wechselwirkung zwischen diesen beiden unabhängigen Variablen (d. h. wirkt die Intervention in Kombination mit dem Vortest anders als ohne Vortest?).

Ausblick

Eine an den hier diskutierten Kriterien ausgerichtete entwicklungsorientierte Interventionsforschung kann entscheidend dazu beitragen, die Potentiale des Alters systematisch mittels Interventionen zu optimieren. Gleichzeitig kann und sollte eine an diesen Kriterien ausgerichtete Interventionsforschung zu einem Abbau von Therapie- und Interventionspessimismus führen.

Durch eine konsequente Nutzung der reziproken Beziehung zwischen Intervention, Praxis und Theorie, sowie durch neue methodische Entwicklungen ist zu hoffen, dass sich in den nächsten Jahren weitere Fortschritte für die entwicklungsorientierte Interventionsforschung und für die Praxis ergeben werden.

Literatur

Abraham, C. & Michie, S. (2008). A taxonomy of behavior change techniques used in interventions. *Health Psychology, 27,* 379–387.

Baltes, P. B. & Danish, S. J. (1979). Gerontologische Intervention auf der Grundlage einer Entwicklungspsychologie des Lebensablaufs. Probleme und Konzepte. *Zeitschrift für Entwicklungspsychologie und Pädagogische Psychologie, 11,* 112–140.

Craig, P., Dieppe, P., MacIntyre, S., Michie, S., Nazareth, I. & Petticrew, M. (2008). Developing and evaluating complex interventions: The new MRC Research Council guidance. *British Medical Journal, 337,* 979–983.

Hazlett-Stevens, H. & Borkovec, T. D. (1999). Experimental design and methodology in between-group intervention outcome research. In R. Schulz, G. Maddox & M. P. Lawton *(Eds),* *Annual Review of Gerontology and Geriatrics: Focus on interventions research with older adults* (pp. 17–47). New York: Springer.

Rudinger, G. & Rietz, C. (2000). Methoden der Interventionsforschung. In H.-W. Wahl & C. Tesch-Römer (Hrsg.), *Angewandte Gerontologie in Schlüsselbegriffen* (S. 61–67). Stuttgart: Kohlhammer.

Schmiedek, F. & Lindenberger, U. (2007). Methodologische Grundlagen. In J. Brandtstädter & U. Lindenberger (Hrsg.), *Lehrbuch zur Entwicklungspsychologie der Lebensspanne* (S. 67–96). Stuttgart: Kohlhammer.

Schulz, R. & Martire, L. M. (1999). Intervention research with older adults: Introduction, overview, and future directions. In R. Schulz, G. Maddox & M. P. Lawton *(Eds,)* *Annual Review of Gerontology and Geriatrics: Focus on interventions research with older adults* (pp. 1–16). New York: Springer.

Steyer, R., Partchev, I., Kroehne, U., Nagengast, B. & Fiege, C. (in Druck). *Probability and causality.* Heidelberg: Springer.

Wahl, H.-W. & Zank, S. (2006). Interventionsgerontologie. In W. D. Oswald, U. Lehr, C. Sieber & J. Kornhuber (Hrsg.), *Gerontologie. Medizinische, psychologische und sozialwissenschaftliche Grundbegriffe* (3. Auflage; S. 225–230). Stuttgart: Kohlhammer.

Willis, S. L. (2001). Methodology in behavioral intervention research. In J. E. Birren & K. W. Schaie (Eds.), *Handbook of the psychology of aging* (pp. 78–108). San Diego, CA: Academic Press.

V Methoden

Ziegelmann, J. P., Lippke, S. & Schwarzer, R. (2006). Adoption and maintenance of physical activity: Planning interventions in young, middle-aged, and older adults. *Psychology & Health, 21*, 145–163.

95 Auswahl von Erhebungsinstrumenten für Interventionsstudien

Bernhard Leipold und Susanne Zank

Zusammenfassung

Interventionen im Alter sind von hoher gesellschaftlicher Relevanz. Im vorliegenden Kapitel werden Erhebungsinstrumente zu ausgewählten Problemen der Interventionsgerontologie vorgestellt. Dabei zeigt sich, dass es bereits viele reliable Instrumente gibt, um mögliche Interventionseffekte aufzudecken. In der Interventionspraxis gab es in den vergangenen Jahren verstärkt die Bemühung, bestimmte Funktionsbereiche mehrdimensional zu erfassen, um der Situation älterer Menschen besser gerecht zu werden. So lassen sich spezifische Effekte identifizieren, die eher übersehen werden könnten, wenn die Methoden nicht hinreichend auf die erwarteten Interventionseffekte abgestimmt sind.

Einführung

Zentrales Ziel der psychologischen Intervention ist die planmäßige Einflussnahme auf menschliches Verhalten und Erleben. Die Interventionsgerontologie beschäftigt sich damit, wie körperliche Gesundheit, geistige Leistungsfähigkeit und Wohlbefinden im Alter gestärkt werden können (Kruse & Wahl, 2010). Es ist bekannt, dass körperliche Trainings, Bildungsangebote und medizinische Behandlungen das Altern nicht aufhalten, aber immerhin beeinflussen können. Interventionen werden benötigt, um zu erfahren, inwieweit die Reservekapazität und Plastizität alternder Menschen optimal ausgeschöpft werden können, um ein möglichst selbstständiges Leben mit hoher Lebensqualität zu führen.

Zu den häufig untersuchten Problembereichen des Alters gehören der Verlust von Alltagskompetenz bzw. der selbstständigen Lebensführung, Einbußen in der körperlichen Leistungsfähigkeit, Gedächtnisschwächen (mit und ohne Demenz) sowie Ängste oder Depressionen. Da die Interventionsgerontologie in einer fächerübergreifenden, interdisziplinären Tradition steht, gestalten sich die Erhebungsmethoden entsprechend vielfältig. So kommen auch kombinierte Methoden zum Einsatz, die von medizinischen Diagnosen, PC-gestützten Verfahren, Verhaltensbeobachtung, bis hin zu Fragebogen und Interviews reichen. Eine erfolgreiche Interventionsforschung hängt wesentlich von der Qualität der eingesetzten Messinstrumente ab, die gewissen Standards genügen (z. B. Objektivität, Reliabilität und Validität) und für ältere Menschen geeignet sein sollen (Gunzelmann & Oswald, 2005). Im Folgenden beschränken wir uns auf einige Ausschnitte der kognitiven und gesundheitsbezogenen Interventionsforschung, die sich an internationalen Standards orientieren und insbesondere in der deutschen Gerontologie zur Weiterentwicklung und Differenzierung der Methoden beigetragen haben.

Kognition und Alltagskompetenz

In Studien zu kognitiven Interventionen wird häufig traditionsgemäß mit Aufgaben aus Intelligenz- und Gedächtnistests gearbeitet (z. B. der HAWIE), deren psychometrische Eigenschaften vielfach dokumentiert sind. In Anlehnung an die Unterscheidung zwischen fluider (eher biologisch determinierter) und kristalliner (eher kulturabhängiger) Intelligenz können Bereiche ausgewählt werden, die mehr oder eben weniger stark mit Alter korrelieren. Das Nürnberger-Alters-Inventar (NAI; vgl. Oswald & Fleischmann, 1999) ist ein multimethodales Verfahren, das umfassende diagnostische Aussagen zum Verhaltens- und Leistungsprofil älterer Menschen ermöglicht. Es beinhaltet Skalen zur kognitiven Diagnostik (mit und ohne Demenz) und zur Erfassung von Alltagskompetenz mit überwiegend guten Reliabilitäten.

In der kognitiven Diagnostik werden Dimensionen wie Aufmerksamkeit und Konzentration, Geschwindigkeit der Informationsverarbeitung sowie Aufgaben zum Kurzzeit- und Langzeit-Gedächtnis berücksichtigt. Im NAI liegen sowohl Normwerte für kognitiv gesunde Ältere vor als auch für Patienten mit Hirnleistungsstörungen bzw. dementiellen Erkrankungen. Eine zentrale praktische Bedeutung der Demenzdiagnostik liegt in der Früherkennung von Demenzen, um rechtzeitig eine bedarfsgerechte Behandlung zu gewährleisten. Die psychometrische Demenzdiagnostik erfolgt auf der Ebene der kognitiven Symptomatik und auf der Ebene der nicht-kognitiven Verhaltensänderungen. Gunzelmann und Oswald (2005) geben einen Überblick über die gängigen Verfahren.

Aktuelle und spannende Fragen sind, inwieweit sich durch regelmäßiges Bewegungstraining die Alltagskompetenz oder das Gedächtnis verbessern lässt. In der SimA-Studie (Selbstständigkeit im Alter; Oswald, Gunzelmann, Rupprecht & Hagen, 2006) wurden unterschiedliche Instrumente wie kognitive Leistungstests oder Fragebogen mit Selbst- und Fremdeinschätzungen eingesetzt, und es konnten in einigen Dimensionen Trainingseffekte über den Zeitraum von fünf Jahren identifiziert werden. Die Kombination aus Gedächtnis- und Psychomotoriktraining erwies sich als besonders vielversprechend. Neben der optimistischen Interpretation der Trainingseffekte weiß man allerdings auch, dass kognitive Trainings kognitive Ressourcen beanspruchen und mit nachlassenden kognitiven Ressourcen immer weniger effizient werden. Eine Herausforderung an die Interventionsgerontologie besteht darin, die Interventionstechniken auf die altersbedingten Veränderungen abzustimmen. Da Erhebungsinstrumente in der kognitiven Interventionsforschung nicht immer genuin für ältere Menschen konstruiert worden sind, muss man ggf. für eine angemessene Präsentation und Instruktion sorgen.

Depression und Angst

In der klinisch-gerontologischen Praxis sind Screening-Verfahren wie Depressionsskalen von zentraler Bedeutung, die Hinweise auf das mögliche Vorliegen einer Depression liefern. Allerdings gibt es kaum Depressionsskalen, die speziell für ältere Patienten entwickelt wurden. Eine Ausnahme stellt die geriatrische Depressionsskala (Geriatric Depression Scale = GDS; vgl. Sheik & Yesavage, 1986) dar. Die GDS ist im internationalen Raum ein häufig genutztes Screeningverfahren für Depression im Alter, zu dem mittlerweile auch vielfältige und gute psychometrische Informationen vorliegen. Ein Problem vieler Skalen ist jedoch, dass sie Items enthalten, die aufgrund ihrer Formulierung bei älteren Menschen zu höheren Depressionswerten führen als bei jüngeren. Wenn etwa nach Aktivitäten gefragt wird, die ältere Menschen aufgrund eingeschränkter körperlicher Fähigkeiten oder Multimorbidität nicht ausführen, muss dies noch kein Hinweis auf Depressivität sein. Heidenblut und Zank (2010) berücksichtigen diesen Umstand und entwickelten die Depression-im-Alter-Skala (DIA-S), ein kurzes Depressionsscreening mit 10 Items, das in Durchführung und Auswertung ähnlich praktikabel und ökonomisch ist wie die Kurzversion der Geriatrischen Depressionsskala (GDS-15) und teilweise bessere psychometrische Gütekriterien erfüllt. Die DIA-S erwies sich in der Untersuchung als leicht handhabbar und es liegen erste Hinweise auf (gute) Reliabilitäten und Validitäten vor.

Angststörungen stellen ähnlich wie Depressionen nicht nur eine subjektive Belastung dar, sondern wirken sich auch auf das Alltagsverhalten aus. Ähnlich wie im Fall der Depression gibt es Screenings, Selbstbeurteilungsverfahren (z. B. Beck-Angstinventar) und Fremdbeurteilungsverfahren (Hamilton Anxiety Scale), um das Vorliegen bzw. den Schweregrad von Angst festzustellen (vgl. i. Ü. Gunzelmann & Oswald, 2005).

Lebensqualität und Wohlbefinden mit und ohne Demenz

Wichtige Aspekte von Lebensqualität im Alter sind Gesundheit, soziale Beziehungen, finanzielle Ressourcen und Selbstständigkeit. Üblicherweise werden sowohl die subjektive Einschätzung (z. B. der Gesundheit) als auch objektivere Kriterien (z. B. organische Gesundheit) zu ihrer Betrachtung herangezogen. In der gerontologischen Forschung sind zahlreiche Verfahren verbreitet, die auf der subjektiven Einschätzung unterschiedlicher Inhaltsbereiche beruhen oder mit objektiveren Methoden oder über Verhaltensbeobachtung erfasst werden. Skalen zum subjektiven Wohlbefinden beziehen sich auf emotionales Erleben (z. B. PANAS-Skalen zu positivem und negativem Affekt) oder auf eher kognitive Bewertungen der Lebenszufriedenheit, ganz allgemein bzw. bezogen auf spezifische Lebensbereiche (vgl. Gunzelmann & Oswald, 2005).

Im Rahmen der Studien zu dementiellen Erkrankungen und ihren psychosozialen Konsequenzen gab es methodische Entwicklungen in wesentlichen Bereichen, von denen wir zwei etwas ausführlicher darstellen wollen: das Heidelberger Instrument zur Erfassung von Lebensqualität bei Demenz

V Methoden

633

(HILDE; vgl. Becker, Kruse, Schröder & Seidl, 2005) und BIZA-D (Berliner Inventar zur Angehörigenbelastung – Demenz; vgl. Zank, Schacke & Leipold, 2006). Obwohl es im einen Fall um die Patienten geht und im anderen um die pflegenden Angehörigen, liegen in beiden Fällen ähnliche Auffassungen zugrunde. Gemeinsam ist die Betonung der demenzbedingten einschränkenden Lebensbedingungen, die differenzierte Sicht der Konzepte »Lebensqualität« bzw. »Belastung« und die Unterscheidung zwischen objektiv gegebenen und subjektiv erlebten Situationen.

Das HILDE-Projekt berücksichtigt eine mehrdimensionale Operationalisierung und ermöglicht umfassende Informationen über die Lebensqualität demenzkranker Menschen in stationären Einrichtungen (Becker et al., 2005). Zentral für das zugrunde liegende Modell sind die Ressourcen eines Menschen (z. B. materiell, seelisch, geistig) und ihre Nutzung (vgl. Kruse & Wahl, 2010). Dabei werden folgende acht Dimensionen von Lebensqualität als bedeutsam erachtet: räumliche Umwelt, soziale Umwelt, Betreuungsqualität, Verhaltenskompetenz, medizinisch-funktionaler Status, kognitiver Status, Psychopathologie und Verhaltensauffälligkeiten sowie subjektives Erleben und emotionale Befindlichkeit. Die Messung dieser Dimensionen beruht auf unterschiedlichen Methoden wie medizinische Untersuchungen, Interviews mit Bewohnern, Pflegekräften und Angehörigen, die Registrierung räumlicher Umwelt und Analysen von Pflegedokumenten. Die Erhebung ist dementsprechend aufwendig, weil sehr viele Aspekte berücksichtigt werden, durch die Lebensqualität gekennzeichnet ist. Erschwerend kommt hinzu, dass dementiell Erkrankte nur eingeschränkt über sich selbst Auskunft geben können, was einen multimethodalen Ansatz erforderlich macht. Im Falle der emotionalen Reaktionen (mimisches Ausdrucksverhalten), wurden hohe Reliabilitäten erzielt (Beurteiler-

übereinstimmung = 0.85; Retest-Reliabilität = 0.95).

HILDE bietet eine Auswahl an möglichen Indikatoren und stützt sich auf erprobte Erhebungsverfahren aus unterschiedlichen Disziplinen. Je nach konkreter Fragestellung einer Interventionsstudie können bestimmte Lebensqualitätsindikatoren gezielt untersucht werden.

Die Anwendungsfelder der angewandten Interventionsgerontologie erstrecken sich nicht nur auf betroffene ältere Menschen, sondern auch auf deren Pflegepersonen. Insbesondere pflegende Angehörige, die durch die Pflege vielfach belastet sein können, haben in der Forschung seit mehreren Jahrzehnten große Aufmerksamkeit erfahren (Pinquart & Sörensen, 2002; Wahl & Zank, 2004). International nach wie vor sehr verbreitet ist das Burden Interview von Zarit (1992), woraus ein globaler Belastungswert berechnet werden kann. Um Wirkungen von speziellen Entlastungsangeboten zeigen zu können, erscheint ein Globalwert jedoch wenig geeignet. Für die Entwicklung des BIZA-D-Fragebogens (Berliner Inventar zur Angehörigenbelastung – Demenz; vgl. Zank et al., 2006) war es von großer Bedeutung, die Belastung der Angehörigen mehrdimensional zu erfassen. Die theoretische Basis von BIZA-D bildet ein Stressmodell, welches die Betreuung eines demenzkranken Angehörigen als spezifischen Fall der Stressverarbeitung konzeptualisiert. Eine Besonderheit des Ansatzes ist die explizite Differenzierung zwischen primären und sekundären Stressoren der Pflege. Primäre Stressoren setzen sich aus den Aufgaben und Anforderungen zusammen, die die Erkrankung und die damit verbundenen Beeinträchtigungen des Patienten mit sich bringen (z. B. die Unterstützung bei Aktivitäten des täglichen Lebens, der Umgang mit Verhaltensproblemen). Sekundäre Stressoren bezeichnen die Auswirkungen und Anforderungen, die sich aus den primären Stressoren für andere Lebensbereiche (Beruf, Freizeit, soziale Kontakte, Familienleben) der Angehörigen ergeben. Die Reliabilitäten der Subskalen liegen über dem befriedigenden Wert von 0.70; die meisten weisen Werte > 0.80 auf.

Training von Bewältigungskompetenzen

Für ältere Menschen mit einer Sehbeeinträchtigung gibt es aktivitätsorientierte Programme, die auf Verbesserungen in Bereichen wie Selbstpflege, Orientierung und Mobilität und Kommunikation abzielen. Kämmerer und Kollegen (2006) untersuchten die Wirkung von Trainings zu Bewältigungsstrategien, wobei insbesondere auf die individuell vorhandenen Fähigkeiten und Coping-Strategien eingegangen wurde. In drei Kurzinterventionen wurden Trainings entweder zu »Problemlöseorientierung« oder zu »Emotionsorientierung« von dafür geschulten Fachkräften durchgeführt.

Die ersten Ergebnisse der Studie sind vielversprechend. Verglichen mit einer weiteren Kontrollgruppe führte ein problemorientiertes Vorgehen in der Intervention beispielsweise zu einer besseren Anpassung an den Sehverlust und zu einem ausgeprägten problemorientierten Coping. Die Autoren sprechen auch kritisch das Problem der nachhaltigen Wirkung von Interventionen an, dass Kurzinterventionen viele positive Anstöße geben können – eine effektive Nutzung auf längere Sicht ist dadurch noch nicht zwangsläufig gewährleistet.

Ausblick

Einbußen der Lebensqualität sind im Alter unvermeidlich, aber immerhin teilweise beeinflussbar. Gerontologische Interventionen konzentrieren sich darauf, die Möglichkeiten der Beeinflussung in der praktischen Altenarbeit zu untersuchen. Das berührt die Schnittstellen zwischen Grundlagenforschung und praktischer Umsetzung von Interventionen (vgl. *Translational Research*; Kruse & Wahl, 2010; Kapitel 100 von Diehl & Wahl »Prinzipien der Übersetzung und Implementierung in die Praxis«) oder das Desiderat der Qualitätssicherung (vgl. Kapitel 98 von Görres, Mazzola & Zimmermann »Qualitätssicherung und Evaluation«). Viele Instrumente wurden methodisch verfeinert, multidimensional und multimethodal gestaltet, um die Sensi-

tivität für Veränderungen zu erhöhen. Gezielte Vergleichsstudien dazu sind jedoch eher selten. In vielen Bereichen liegen schnell durchzuführende Screeningverfahren und zeitaufwendigere multimethodale Verfahren vor, die je nach Fragestellung ausgewählt werden können.

Die Überzeugung von der Nützlichkeit und der Handhabbarkeit standardisierter Methoden hat sich allerdings noch nicht genügend verbreitet. Eine gewisse methodische Konsequenz (d. h. nach Regeln vorzugehen) gehört zu den Standards der Interventionsforschung, aber genau das erweist sich als eine schwierige Aufgabe. In der gerontologischen Praxis werden häufig keine verbindlichen Erhebungsmethoden, sondern vielmehr die »Augenscheinvalidität«

als Kriterium für Interventionserfolge herangezogen. Eine Verbesserung der Methoden wäre aus der Perspektive der Grundlagenforschung wünschenswert. Standardisierte Tests stehen zur Verfügung, haben sich in der Anwendung noch nicht etabliert. An dieser Schnittstelle kann eine Vermittlung noch optimiert werden.

Interventionsstudien können und sollen dazu beitragen, die Potentiale des Alterns trotz der Verluste aufzuzeigen. Eine Systematik bei der Erhebung erscheint uns den Bedenken zum Trotz von entscheidender Bedeutung.

Literatur

Becker, S., Kruse, A., Schröder, J. & Seidl, U. (2005). Das Heidelberger Instrument zur Erfassung von Lebensqualität bei Demenz (H.I.L.DE.). *Zeitschrift für Gerontologie und Geriatrie, 38*, 108–121.

Gunzelmann, T. & Oswald, W. D. (2005). *Gerontologische Diagnostik und Assessment.* Stuttgart: Kohlhammer.

Heidenblut, S. & Zank, S. (2010). Entwicklung eines neuen Depressionsscreenings für den Einsatz in der Geriatrie. *Zeitschrift für Gerontologie und Geriatrie, 43*, 170–176.

Kämmerer, A., Wahl, H.-W., Becker, S., Kaspar, R., Himmelsbach, I., Holz, F. & Miller, D. (2006). Psychosoziale Unterstützung von älteren Menschen mit einer chronischen Sehbeeinträchtigung. *Zeitschrift für Gesundheitspsychologie, 14*, 95–105.

Kruse, A. & Wahl, H.-W. (2010). *Zukunft Altern: Individuelle und gesellschaftliche Weichenstellungen.* Heidelberg: Spektrum Akademischer Verlag.

Oswald, W. D. & Fleischmann, U. M. (1999). *Nürnberger-Alters-Inventar (NAI).* Göttingen: Hogrefe.

Oswald, W. D., Gunzelmann, T., Rupprecht, R. & Hagen, B. (2006). Differential effects of single versus combined cognitive and physical training with older adults: The SimA-Study in a five-year perspective. *European Journal of Gerontology, 3*, 179–192.

Pinquart, M. & Sörensen, S. (2002). Interventionseffekte auf Pflegende Dementer und andere informelle Helfer: Eine Metaanalyse. *Zeitschrift für Gerontopsychologie & -psychiatrie, 15*, 85–100.

Sheik, J. & Yesavage, J. A. (1986). Geriatric Depression Scale: recent evidence and development of a shorter version. In T. L. Brink (Ed.), *Clinical gerontology: A guide to assessment and intervention* (pp. 165–173). New York: Hawthorn Press.

Wahl, H.-W. & Zank, S. (2004). Befunde und Potentiale der Interventionsgerontologie: Ein Überblick. *Internistische Praxis, 44*, 815–824.

Zank, S., Schacke, C. & Leipold, B. (2006). Berliner Inventar zur Angehörigenbelastung – Demenz (BIZA-D). *Zeitschrift für Klinische Psychologie und Psychotherapie, 35*, 296–305.

Zarit, S. H. (1992). Measures in family caregiving research. In B. Bauer (Ed.), *Conceptual and methodological issues in family caregiving research. Proceedings of the invitational conference on family caregiving research* (pp. 1–19). Toronto: University of Toronto, Faculty of Nursing and Centre for Studies of Aging.

96 Bedeutung systematischer Reviews und Meta-Analysen

Martin Pinquart

Zusammenfassung

Der Beitrag gibt einen Überblick über verschiedene Arten von Literaturübersichten. Herausgearbeitet werden die Vorteile systematischer Reviews gegenüber unsystematischen Reviews und die Vor- und Nachteile von systematischen quantitativen Reviews in Form von Meta-Analysen gegenüber systematischen qualitativen Reviews. Abschließend werden Fragestellungen diskutiert, für die systematische Literaturübersichten nützlich bzw. notwendig sind. Vor allem für die evidenzbasierte Auswahl von Interventionen sind systematische Reviews und Meta-Analysen heute unerlässlich.

Einführung

Der Umfang empirischer Studien zu vielen Themen der Gerontologie hat heute ein solches Ausmaß erreicht, dass es für Leser kaum noch möglich ist, alle Studien zu beschaffen, diese auszuwerten und zu einem verlässlichen Überblick über deren Ergebnisse zu kommen. Dies wird auch dadurch erschwert, dass sich Studien in Merkmalen der Teilnehmer, im Design und in den eingesetzten Verfahren oft deutlich unterscheiden. Zudem ist ein Teil der Arbeiten in diversen Fremdsprachen abgefasst und häufig kommen verschiedene Einzelstudien zu widersprüchlichen oder unklaren Schlussfolgerungen. Hier sind Leser auf Übersichtsarbeiten angewiesen, welche die verfügbare Literatur zusammenfassen und ggf. Widersprüche in der Literatur aufzuklären helfen.

Bei Übersichtsarbeiten müssen zwei Arten unterschieden werden: unsystematische und systematische Reviews. Unsystematische und systematische Reviews unterscheiden sich deutlich in ihrer Aussagekraft. Die systematischen Reviews wiederum umfassen (systematische) Meta-Analysen, welche mit statistischen Mitteln die Befunde der Einzelstudien integrieren, und systematische qualitative Reviews, welche die Befundlage nur in Textform zusammenfassen.

Traditionelle (unsystematische) Reviews

Weil Übersichtsarbeiten von einer großen Leserschaft genutzt werden, sind methodische Standards notwendig, um zu replizierbaren Schlussfolgerungen zu kommen. In unsystematischen Reviews fehlen jedoch klar formulierte Kriterien für die Auswahl der einbezogenen Studien. Oft wird nur eine mehr oder weniger willkürlich ausgewählte Teilmenge der potentiell verfügbaren Studien genutzt. Ebenso fehlen klar definierte Kriterien zur Bewertung und zur Integration der Studienbefunde, sodass sich die Ergebnisse dieser Reviews oft nicht replizieren lassen. Damit bleibt für den Leser häufig unklar, ob die in solchen Übersichtsarbeiten getroffenen Schlussfolgerungen mehr auf den Inhalten der Studien oder auf der praktischen Erfahrung oder gar der subjektiven Meinung des Autors beruhen (vgl. Pai et al., 2004). Unsystematische Reviews sind meist nicht auf den ersten Blick als solche erkennbar, da sie von ihren Autoren nur global als Literaturübersicht, narratives Review, kritisches Review oder Ähnliches bezeichnet werden. Leser von Literaturübersichten sollten deshalb gut darauf achten, ob klare und nachvollziehbare Kriterien der Studienauswahl, der Analyse der Studien und der Integration der Einzelbefunde formuliert und angewandt wurden. Wenn das nicht geschieht, dann sind Ergebnisse solcher Reviews mit äußerster Vorsicht zu behandeln.

Systematische Reviews

Ein *systematisches Review* ist eine Literaturübersicht unter Anwendung von Prozeduren zur Minimierung von Fehlerquellen bei der Sammlung, Bewertung und Synthese aller vorhandenen Studien zu einem Gegenstand (Chalmers, Hedges & Cooper, 2002). Systematische Reviews analysieren, ob die Befunde verschiedener Einzelstudien konsistent sind und über verschiedene Populationen, Situationen und Interventionsbedingungen hinweg generalisiert werden können oder ob sich diese zwischen Teilgruppen der Studien unterscheiden. Im Gegensatz zu den unsystematischen Reviews werden in systematischen Reviews klare Kriterien für die einzubeziehenden Studien formuliert und man strebt an, alle Studien, welche die vorher definierten Einschlusskriterien erfüllen, einzubeziehen. Deshalb ist die Nutzung von elektronischen Datenbanken – wie MEDLINE oder GEROLIT – zur Literatursuche unerlässlich. Ebenso werden explizite Kriterien für die Auswertung der Studien formuliert und angewendet. Idealerweise wird auch die Qualität jeder einbezogenen Studie bewertet. Hierbei wird meist ein Maß der Urteilerübereinstimmung berichtet, also ob verschiedene Personen bei der Analyse einer Studie zu den gleichen Ergebnissen kamen. Detaillierte Kriterien für die Auswahl und Analyse von Studien im Rahmen systematischer Reviews sind z. B. im Cochrane Handbuch für systematische Reviews von Interventionen ausgearbeitet worden (Higgins & Green, 2011).

Eine *Meta-Analyse* ist ein quantitatives Review, in dem die Ergebnisse von Einzelstudien *statistisch aggregiert* werden. Hierbei werden gewichtete mittlere Effektstärken für die Gesamtgruppe und meist auch für Teilgruppen von Studien berechnet, geprüft ob diese signifikant sind und ob die Variation der Effektstärken zwischen den Studien stärker ist, als man bei Zufallsschwankungen erwarten würde. Ist dies der Fall, so werden meist mit statistischen Mitteln Studienmerkmale identifiziert, welche die Effektstärken beeinflussen (Lipsy & Wilson, 2001). Meta-Analysen sind in vielen Fällen der zentrale Teil eines systematischen Reviews. Allerdings sind gelegentlich auch unsystematische Reviews in Form einer Meta-Analyse durchgeführt worden, etwa wenn man einige Studien vorliegen hat und deren mittlere Effektstärke berech-

net. Deshalb wurden Qualitätskriterien für systematische Meta-Analysen formuliert, wie z. B. die QUOROM Kriterien für Meta-Analysen kontrollierter klinischer Studien (Moher et al., 1999).

Während alle Meta-Analysen ihren Schwerpunkt auf die Analyse der Stärke von statistischen Effekten in den vorliegenden Studien legen, setzen manche qualitative Reviews ihren Schwerpunkt auf andere Fragestellungen, wie etwa auf die Angemessenheit und Machbarkeit von Interventionsmaßnahmen oder darauf, was über einen Themenbereich noch *nicht* bekannt ist.

Vor- und Nachteile von Meta-Analysen und systematischen qualitativen Reviews

Systematisch durchgeführte Meta-Analysen weisen im Vergleich zu systematischen qualitativen Reviews fünf Vorteile auf. Der erste Vorteil betrifft die Zahl der einbezogenen Studien bei viel untersuchten Fragestellungen. In Meta-Analysen werden hier meist mehr Studien einbezogen als in systematischen qualitativen Reviews (die z. B. häufig das Erscheinungsjahr der analysierten Studien eingrenzen). Grund dafür ist, dass es mit zunehmender Zahl der Studien immer schwieriger wird, in qualitativen Arbeiten die Übersicht zu bewahren (man stelle sich vor, dass Merkmale von 100 Studien einzeln in einer Tabelle aufgelistet werden und daraus Schlussfolgerungen zu ziehen sind). Da Meta-Analysen stattdessen mittlere Effektstärken über die Gesamtzahl aller Studien oder über definierte Teilgruppen berechnen, bleibt die Übersichtlichkeit dieser statistischen Maße unabhängig von der Zahl der einbezogenen Studien gewahrt und steigt sogar die Verlässlichkeit der Aussagen mit wachsender Studienzahl an.

Der zweite Vorteil der Meta-Analysen betrifft die Art der Datenauswertung. Systematische qualitative Reviews nutzen meist nur die Information, welcher Anteil der Studien einen statistisch signifikanten Effekt in Hypothesenrichtung sowie ggf. entgegen der Hypothesenrichtung fand. Meta-Analysen berücksichtigen dagegen zusätzlich die Information über die Stärke der Effekte jeder Einzelstudie und kommen so zu deutlich differenzierteren Aussagen. Da viele Einzelstudien – z. B. im Bereich der Psychotherapie oder von kognitiven Trainings – mit kleinen Fallzahlen durchgeführt werden, werden kleine oder auch mäßig starke Verbesserungen in diesen Studien aufgrund geringer statistischer Teststärke oft nicht signifikant. Gibt es jedoch einige solcher kleinen Studien mit ähnlichen kleinen Effekten, so wird in der Meta-Analyse der mittlere Effekt bezogen auf die aufsummierte Zahl aller Studienteilnehmer signifikant. Narrative Reviews würden hier aufgrund der vielen nichtsignifikanten Effekte schlussfolgern, dass die Intervention nicht

V Methoden

wirkt und damit deren Effekt unterschätzen.

Aus der Verwendung statistischer Verfahren ergibt sich ein dritter Vorteil der Meta-Analyse gegenüber qualitativen Reviews: Die in Meta-Analysen berechnete mittlere Effektstärke lässt sich eindeutiger interpretieren, hierfür wurden z. B. durch Cohen (1992) statistische Richtlinien formuliert. Bei systematischen qualitativen Reviews besteht dagegen ein größerer subjektiver Interpretationsspielraum, vor allem dann, wenn die Befunde der Einzelstudien uneinheitlich ausfallen. Diese Reviews sind folglich etwas fehleranfälliger als Meta-Analysen. Bushman und Wells (2001) zeigten zum Beispiel, dass qualitative Reviewer sich stärker von solchen Studien beeinflussen ließen, die bereits in ihrem Titel berichten, ob es einen signifikanten Effekt gab. Personen mit Grundkenntnissen in Meta-Analyse fällten dagegen ihr Urteil in Abhängigkeit von den im Ergebnisteil der Studien berichteten Effektstärken, also unabhängig davon, ob diese im Titel der Arbeit hervorgehoben wurden oder nicht.

Der vierte Vorteil von Meta-Analysen gegenüber qualitativen Reviews betrifft den Umgang mit dem sogenannten Publikations-Bias. Hiermit ist gemeint, dass nichtsignifikante Ergebnisse seltener als signifikante Ergebnisse publiziert werden. Solche unpublizierten Ergebnisse sind meist nur schwer oder gar nicht auffindbar. Wenn es einen Publikationsbias gibt, dann überschätzen qualitative Reviews und Meta-Analysen die Stärke des Effekts. In Meta-Analysen ist es jedoch möglich, das Vorhandensein einer solchen Fehlerquelle statistisch zu testen (denn in diesem Fall weicht die Verteilung der Effektstärken der Einzelstudien von der Normalverteilung ab). Duval und Tweedie (2000) haben zudem ein Verfahren zur Schätzung jener Effektstärke vorgeschlagen, welche man unter der Einbeziehung solcher fehlender Studien finden würde (die sogenannte »trim and fill«-Prozedur). Alternativ berichten viele Meta-Analysen, wie viele unpublizierte Studien mit nichtsignifikanten Ergebnissen notwendig wären, damit die mittlere Effektstärke nicht länger signifikant ist (»fail-safe N«; vgl. Lipsey & Wilson, 2001). Je größer diese Zahl ist, desto unwahrscheinlicher ist es, dass der Publikationsbias einen bedeutsamen Einfluss auf die Ergebnisse der Meta-Analyse hat. Derartige statistische Abschätzungen des Vorhandenseins eines Publikations-Bias und die darauf aufbauenden Korrekturen der Befunde sind nicht bei qualitativen Reviews möglich.

Als fünfter Vorteil können – sofern ausreichend Studien vorhanden sind – Moderatoreffekte von Studienmerkmalen identifiziert werden, zum Beispiel ob die Wirkung einer Intervention in Abhängigkeit vom Alter der Teilnehmer variiert.

Allerdings gibt es auch Situationen, in denen systematische qualitative Reviews die Methode der Wahl sind oder sogar keine Meta-Analysen möglich wären. Dies betrifft erstens die Zusammenfassung qualitativer Studien. Dies ist nicht mit Meta-Analysen machbar. Zweitens sind dort narrative qualitative Reviews vorzuziehen, wo es nur eine sehr geringe Zahl von Studien gibt und diese sich in wichtigen Studienmerkmalen unterscheiden. Hier reicht die Datenbasis nicht aus, um verlässliche mittlere statistische Effekte für die Gesamtzahl und für Teilgruppen der Studien zu berechnen. Es gibt zwar keine eindeutigen Kriterien für eine Mindestzahl von Studien, aber mit weniger als 10 Studien lohnt es sich meist nicht, eine Meta-Analyse durchzuführen. Drittens schließlich erfordern Meta-Analysen, dass die Effekte der einbezogenen Studien in eine gemeinsame Metrik umgerechnet werden können (etwa: um wie viele Standardabweichungseinheiten verbessert sich die Gedächtnisleistung nach einem kognitiven Training oder wie groß ist die Korrelation zwischen Lebensalter und beruflicher Leistungsfähigkeit?). Manche Studien berichten nur, dass solche statistischen Effekte nicht signifikant waren, ohne genauere Informationen zu geben. Qualitativen Reviews reicht diese Information bereits aus. Gibt es zumindest Informationen über die Richtung des Zusammenhangs (etwa: »eine leichte Verbesserung«), so kann in Meta-Analysen die Effektstärke mit statistischen Verfahren geschätzt werden (z. B. Bushman & Wang, 1995). Ansonsten versuchen Autoren einiger Meta-Analysen mit recht unterschiedlichem Erfolg, von den Autoren der Originalstudien zusätzliche Informationen zu erhalten.

Der Nutzen systematischer Reviews

Systematische Reviews sind für folgende fünf Fragestellungen wichtig:

- Aus systematischen Reviews zu angewandten Fragestellungen ergeben sich wichtige praktische Schlussfolgerungen. Dies betrifft zum Beispiel die evidenzbasierte Entscheidungsfindung, also welche Interventionsmaßnahme für welche Zielpersonen wahrscheinlich die größten Effekte erzielen kann.
- Aus systematischen Reviews ergeben sich auch Konsequenzen für die Investition von Ressourcen in Programme. Rechtfertigt zum Beispiel der Effekt einer Intervention, künftig mehr Mittel in solche Angebote zu investieren und diese z. B. flächendeckend zugänglich zu machen? In Zeiten knapper öffentlicher Kassen gewinnt diese Frage immer mehr an Bedeutung.
- Systematische Reviews liefern zudem einen relativ kompakten Überblick über ein Forschungsfeld, also darüber, was man über einen Sachverhalt weiß. Sie können einen Überblick geben über die Stärken und Schwächen eines Forschungsfelds (werden z. B. meist repräsentative Stichproben untersucht, wird die gesamte Altersspanne abgedeckt).
- Systematische Reviews ermöglichen folglich auch Schlussfolgerungen für die thematische Ausrichtung künftiger Forschung. Ist z. B. eine Fragestellung schon so gut untersucht und sind die Ergebnisse der Einzelstudien so konsistent, dass hierzu keine weitere Forschung mehr notwendig ist? Zu welchen Fragestellungen sind stattdessen mehr Studien notwendig, um zu eindeutigen Schlussfolgerungen zu kommen, und was sollte man als Nächstes untersuchen, um bestehende Widersprüche in der Literatur aufzuklären?
- Einige systematische Reviews treffen zudem Aussagen über die Gültigkeit von wissenschaftlichen Theorien. Hier geht es darum, ob alle vorliegenden Befunde mit der Theorie vereinbar sind oder ob anhand der vorliegenden Befunde eine Theorie zu modifizieren oder sogar zu verwerfen ist.

V Methoden

Ausblick

Mit der Zunahme der Zahl empirischer Studien werden Literaturübersichten immer wichtiger, um einen kompakten Überblick über ein Forschungsfeld zu erhalten. Sie sind z. B. hoch bedeutsam bei der Auswahl von Interventionen und bei der Entscheidung über den Einsatz von Ressourcen in die Entwicklung und Verbreitung von Programmen. Angesichts der begrenzten Aussagekraft unsystematischer Reviews sollten Leser in der Lage sein, diese von den methodisch deutlich besseren systematischen Reviews zu unterscheiden. Wenn eine größere Zahl von quantitativen Studien vorliegt, bieten systematische Meta-Analysen gegenüber systematischen qualitativen Reviews einige Vorteile. Deshalb ist es wünschenswert, wenn mehr qualitativ hochwertige Meta-Analysen publiziert werden.

Unabhängig davon gilt aber, dass die Aussagekraft von Meta-Analysen und von systematischen qualitativen Reviews davon abhängt, wie sorgfältig sie gemacht sind, wie gründlich z. B. die Suche nach Studien und deren Auswertung erfolgte und wie aussagekräftig und methodisch stringent die einbezogenen Einzelstudien sind. Sorgfalt bei der Publikation der Einzelstudien erleichtert hierbei die Erstellung systematischer Reviews. Die Qualität von systematischen Reviews und Meta-Analysen hat sich in den letzten Jahren verbessert. Allerdings macht es eine strikte Begrenzung der maximalen Manuskriptlänge in zahlreichen Fachzeitschriften unmöglich, nach hohen Qualitätskriterien (z. B. Moher et al., 1999) abgefasste, umfangreiche Meta-Analysen und systematische qualitative Reviews zu publizieren.

Literatur

Bushman, B. J. & Wang, M. C. (1995). A procedure of combining sample correlation coefficients and vote counts to obtain an estimate and a confidence interval for the population correlation coefficient. *Psychological Bulletin, 117,* 530–546.

Bushman, B. J. & Wells, G. L. (2001). Narrative impressions of literature: The availability bias and the corrective properties of meta-analytic approaches. *Personality and Social Psychology Bulletin, 27,* 1123–1130.

Chalmers, I., Hedges, L. V. & Cooper, H. (2002). A brief history of research synthesis. *Evaluation and the Health Professions, 25,* 12–37.

Cohen, J. (1992). A power primer. *Psychological Bulletin, 112,* 155–159.

Duval, S. J. & Tweedie, R. L. (2000). Trim and fill: A simple funnel plot-based method of testing and adjusting for publication bias in meta-analysis. *Biometrics, 56,* 455–463.

Higgins, J. P. & Green, S. (2011). *Cochrane Handbook for Systematic Reviews of Interventions.* Available online at http://www.cochrane-handbook.org.

Lipsey, M. W. & Wilson, D. B. (2001). *Practical meta-analysis.* Thousand Oaks, CA: Sage.

Moher, D., Cook, D. J., Eastwood, S., Olkin, I., Rennie, D., Stroup, D. F. (for the QUOROM Group) (1999). Improving the quality of reports of meta-analyses of randomized controlled trials: The QUOROM statement. *Lancet, 354,* 1896–1900.

Pai, M., McCulloch, M., Gorman, J., Pai, N. A., Enanoria, W., Kennedy, G. Tharyan, P. & Colford, J. M. (2004). Systematic reviews and meta-analyses: An illustrated, step-by-step guide. *National Medical Journal of India, 17,* 86–95.

Gesundheitsökonomie

97 Gesundheitsökonomische Aspekte von Interventionsprogrammen

Frank Schulz-Nieswandt

Zusammenfassung

Gesundheitsökonomische Aspekte von Interventionsprogrammen betreffen das Verhältnis von Kosten zur Zielerreichung. Ziele sollten mit einem geringstmöglichen Aufwand an Kosten erreicht werden. Dies bedeutet, entweder bei gegebenem Input den Output zu maximieren oder bei gegebenem Output den Input zu minimieren. Ziele von Interventionsprogrammen können die Steigerung der Lebensqualität, der Lebenszufriedenheit, der personalen Autonomie oder der Zahl behinderungsfreier Lebensjahre sein. Die gesundheitsökonomische Analyse von Interventionen beruht auf Evaluationsstudien, die methodisch so aufgebaut sein müssen, dass es möglich ist, die Effekte der Intervention und deren Kosten zu analysieren.

Einführung

Die Gesundheitsökonomie bemüht sich um die Optimierung der Kosten-Effektivität der Praxis, d. h. aller Prozesse von Behandlung, Versorgung und Betreuung (Greiner, Schulenburg & Vauth, 2008; Breyer, Zweifel & Kifmann, 2004). Angesichts der sich im sozio-demographischen Wandel herausbildenden komplexen Bedarfslagen (Schnittflächen chronischer Erkrankungen, funktioneller Beeinträchtigungen und Behinderungsformen) macht es Sinn, von einem weiten Verständnis des Gesundheitswesens auszugehen, also Medizin, Rehabilitation, Pflege und komplementäre soziale Dienstleistungen bis hin zu Beratungsstrukturen, Anpassung von lebensweltlichen Kontexten (z. B. Wohnen) zu betrachten. Hierbei wird zugleich der transsektorale Problemzusammenhang deutlich: Es geht um das optimale Zusammenspiel der Sektoren (insbesondere des Gesundheits- und des Pflegesystems), der Institutionen und Professionen sowie der sozialen Netze und der betroffenen Personen selbst (etwa unter Empowermentaspekten) – aber auch um die im System des Sozialrechts verankerten Kostenträger (Kranken- und Pflegekassen, Kommunen). Schließlich muss die optimale Entwicklung der Kuration, der Rehabilitation und der Prävention sozial- und insbesondere gesundheits- und pflegepolitisch bedacht werden.

V Methoden

643

Aufgaben der Gesundheitsökonomie im Rahmen von Interventionsprogrammen

Bei der Optimierung der Kosten-Effektivität geht es um die optimale Zielerreichung unter Einschluss der betrieblichen Effizienz (Busse, Gerhardus, Gibis, Lühmann & Perleth, 2008; Schöffski & Schulenburg, 2008). Betriebliche Effizienz bedeutet, entweder bei gegebenem Input den Output zu maximieren oder bei gegebenem Output den Input zu minimieren. Das ist ein Wirtschaftlichkeitsgebot, das unter dem Aspekt der Knappheit der Ressourcen auch ethisch geboten ist, da die Opportunitätskosten (Kosten und Nutzen einer Alternativverwendung der Mittel) zu bedenken sind. Kosten-Effektivität bedeutet nun, die eigentlichen Ziele (Outcomes) bei gegebener optimaler Effizienz der betrieblichen Leistungserstellung optimal zu erreichen. Diese Analytik orientiert sich an der Unterscheidung von Struktur-, Prozess- und Ergebnisqualität, wobei insbesondere der Einfluss der Optimierung der Prozesssteuerung auf die Ergebnisqualität zu betonen ist. Denn Strukturen stellen nur eine notwendige, keine hinreichende Bedingung für die Erzielung der Ergebnisse dar.

In diesem Licht ist Gesundheitsökonomik eine angewandte politische Wissenschaft (Pfaff, Neugebauer, Glaeske & Schrappe, 2010). Unter Berücksichtigung ethischer Diskurse muss sich die Gesellschaft zunächst über (politische) Ziele verständigen und diesbezügliche politische Entscheidungen treffen. Das ist eine Fragestellung der politischen Soziologie und der Politikwissenschaft. Dann sind die Ziele bei gegebenen Ressourcen optimal zu realisieren. Ökonomik ist insofern die Wissenschaft von der Wahl geeigneter institutioneller Arrangements, geeigneter Regelsysteme, geeigneter betrieblicher Organisationsformen, geeigneter Anreizsysteme unter Effizienzgesichtspunkten, dabei aber immer auf die präferierten Ziele abstellend, die die Ökonomie wissenschaftlich selbst nicht generieren kann. Angesichts der allokativen und distributiven Unvollkommenheiten aller Realwelten geht es bei dieser Institutionenwahl komparativ um die Wahl eines unvollkommenen Systems, das im Vergleich zu anderen unvollkommenen Systemen das am wenigsten unvollkommene System darstellt. Bereits diese Erkenntnis verweist auf mögliche Zielkonflikte und daraus resultierenden Güterabwägungen bzw. Gewichtungen bei mehrdimensionalen Zielsystemen.

Insbesondere im gerontologisch reflektierten Feld von Interventionsprogrammen und -studien wird es mit Blick auf die Ziele der Lebensqualität und der Lebenszufriedenheit um die Förderung, den Erhalt und die Steigerung personaler Autonomie der Lebensführung gehen. Dieser personale Ansatz ist zugleich insofern ökologisch, da es transaktionalistisch um die Wechselwirkung von Person und Umwelt geht und daher Fragen der Gewährleistung lebensweltlicher Integration, insbesondere durch Ressourcenvernetzung, im Vordergrund stehen (Weidner, Brandenburg & Schulz-Nieswandt, 2010; Schulz-Nieswandt, 2006). Doch auch diese lebensweltlich-gestaltenden Interventionen müssen effizient und effektiv angelegt sein.

In der gesundheitsökonomischen Evaluationsforschung spielt insbesondere das Konstrukt der qualitätskorrigierten (insbesondere behinderungsfreien) Lebensjahre eine Rolle (QUALY: quality adjusted year). Hierauf können Kosten-Nutzwert-Analysen aufbauen. Prioritätenentscheidungen sollen so in der Medizin fundiert werden. Die impliziten Time-Trade-Offs (Trade-off zwischen der Zahl der Lebensjahre und der

Qualität der Jahre) sind jedoch strittig und bleiben ethisch kontrovers. Darauf aufbauende Monetarisierungen der Effekte ermöglichen einerseits Kosten-Nutzen-Analysen. Die Konzepte haben andererseits erhebliche explikative wie normative Probleme mit den psychologischen Annahmen zum Zeithorizontmanagement von Individuen. Auch die impliziten utilitaristischen Basisannahmen dieser subjektiven Präferenzbildungen sind epistemisch zu hinterfragen.

Dennoch steht sicherlich die Lebensqualität von Personen als Grade des Wohlbefindens im Mittelpunkt der Evaluationen. Lebensqualität ist ein Konstrukt, für dessen Messung eine Reihe von diagnostischen Verfahren zur Verfügung steht (Schumacher, Klaiberg & Brähler, 2003). Die Faktoren und Mechanismen, die Lebensqualität beeinflussen, sind Gegenstand vielfältiger Theorien, Modelle und Studien. Trotz allen Wissensfortschritts zeigen sich noch Lücken im Verständnis der komplexen sozialen Wirklichkeit.

Psychologisch interessant und zum Teil mit Legitimationsproblemen für die praktische Sozialpolitik verbunden ist das Phänomen der (Un-)Zufriedenheitsparadoxien (Schulz-Nieswandt, 2006, S. 38 f.). Manche Personen neigen zur Adaption, indem sie sich trotz objektiv schlechter Lebenslage subjektiv zufrieden geben; dissonant äußern sich Personen dann, wenn trotz objektiv guter Lebenslage eine ausgeprägte subjektive Unzufriedenheit zum Ausdruck kommt. Klassischer Fall der Sozialpolitik ist die Übereinstimmung einer schlechten objektiven Lebenslage mit einer negativen subjektiven Zufriedenheitsäußerung.

Die gesundheitsökonomische Evaluationsforschung hat enge Bezüge zur verstärkten Rationierungsdebatte. Dabei sind drei Formen zu unterscheiden (Schulz-Nieswandt, 2010, S. 204 ff.): a) Rationierungen durch fehlende Nachhaltigkeit in der Finanzierung der Systeme sozialer Sicherung, b) Rationierungen infolge ineffizienter Ressourcensteuerung, c) Rationierungen aus endogenen Gründen der strukturell unbegrenzten Möglichkeiten medizinischer Diagnostik und Therapie im Zuge des Wissensfortschritts. Gesundheitsökonomische Evaluationen können helfen, die Prozesse (Typ b) zu optimieren und Auswahlentscheidungen im Leistungskatalog des Versicherungssystems (Typ c) zu ermöglichen. Insofern dient die Gesundheitsökonomik dem Grundsatz »Rationalisierung vor Rationierung«. Ob der Rationierungsdruck insgesamt damit bewältigt ist, muss dahingestellt bleiben.

Forschungslogische Systematik der Typen der Begleitforschung

Interventionen bedürfen der begleitenden Evaluation (zur Evaluationsproblematik insgesamt: Widmer, Beywl & Fabian, 2009). Die Finanzierung von Interventionen aus Steuermitteln oder aus Mitteln öffentlich-rechtlicher Körperschaften bzw. gemeinwirtschaftlich gebundener Stiftungen etc. werfen Fragen der sinnadäquaten und zielorientierten Verwendung auf. Dies gilt vor allem auch dann, wenn die Entscheidung ansteht, ob und inwieweit Modellprojekte später in die Regelversorgung des Sozialstaats überführt werden sollen. Und dies gilt auch unter dem Aspekt, dass Interventionen in ethischer Hinsicht transparent und kontrolliert praktiziert werden sollen.

V Methoden

Methodischer Goldstandard

Der Goldstandard von Begleitforschungen
ist in der Wissenschaft deutlich definiert.
Interventionsstudien sollten randomisierte,
kontrollierte Experimente sein. Die Ausschaltung von Störfaktoren ist hierbei entscheidend. In der Regel scheitert dieses Ideal an finanziellen Restriktionen. Aber auch
ethische Barrieren können wirksam werden. Datenschutzrechtliche Fragen erschweren den Forschungsalltag. Insbesondere spielen auch organisatorische Probleme im Feld eine Rolle. In jedem Fall
muss die Forschungsfragestellung durch
Meta-Analysen vorbereitet sein (Kunz,
Khan, Kleijnen & Antes, 2009). Bei kleinen
Stichproben liegen erhebliche Probleme im
statistischen Matching von Interventions-
und Kontrollgruppe vor.

Die Interventionsstudie muss im kontrollierten Design als Pre-Post-Studie angelegt
sein, um valide Wirkungsaussagen treffen
zu können. Dazu bedarf es einer hinreichenden Längsschnittlichkeit, wobei mehrere Messzeitpunkte vor, während und
nach der Intervention erforderlich sind.
Hier ist jedoch die Differenz zu Trendstudi-
en (gleiche Studie zu mehreren Zeitpunkten
mit verschiedenen Stichproben) zu betonen
(Diekmann, 2007). Bei Panelstudien wird
die Erhebung dagegen zu mehreren Zeitpunkten innerhalb der gleichen Stichprobe
durchgeführt. So sind in Längsschnittstudi-
en aufgrund der personenidentischen
Mehrfachbefragung Messungen intra-indi-
vidueller Veränderungen möglich, während
die Trendstudien keine Aussagen auf der
Mikroebene zulassen und ökologische
Fehlschlüsse produzieren. Umgekehrt sind
in Panelstudien Aggregataussagen zur
Stichprobe im Wandel möglich. Als schwer-
wiegend stellt sich in Panelstudien allerdings das Problem der Panelmortalität heraus.

Qualitative Begleitforschung der Projektimplementation

Oftmals ist der Goldstandard aus den ange-
deuteten Gründen nicht zu realisieren oder
zu halten. Interventionen ohne Kontrollgruppen, sehr oft auch nur im Rahmen von
Fallstudien, müssen dann als Begleitforschung reichen. Aber genau dann wird ein
zweiter Typ der Begleitforschung relevant.
Es geht um die Stakeholder-orientierte Erforschung der Akzeptanz und Zufriedenheit mit dem Projekt (sehr oft im Fall von
innovativen, betriebsmorphologischen oder
versorgungszielorientierten Pilotprojekten).
Dieser Typ dient der Sicherstellung des sozialen Gelingens des Projektes oder der
Projektimplementation unabhängig von
der Evaluationsstrategie der (kontrollierten) Messung von Outcomes im Sinne von
Wirkungsforschung, auf die die Kostenträger im Gesundheits- und Sozialwesen vor
allem abstellen. In diesem Kontext stellt
sich zunehmend heraus, wie grundlegend
die Nutzung der Methoden der qualitativen
Sozialforschung (verschiedenen Typs) ist.
Nur diese Instrumente können die tiefere
generative Grammatik der Prozesse aufdecken helfen (zur Orientierung Bohnsack,
Marotki & Meuser, 2006).

Hier zeichnet sich eine Schnittstelle der
Evaluationsforschung mit der Organisati-
onsentwicklungsforschung ab. Gelingt
überhaupt die »transplantative« Implementierung neuer Bausteine im ökonomisch
und kulturell vorstrukturierten Raum der
Interessen, Ideen, Rechtsregime eines Fel-
des? Sind Versorgungslandschaften und
ihre Institutionen lernfähige Organisationen? Und auf der Mikro(politik)ebene gesprochen: Sind die Professionen (aber auch
die Bürger in der Rolle der steuerzahlenden
Wähler, der Versicherten oder der Patienten, Pflegebedürftigen, Pflegenden etc.) lernende Systeme (Schulz-Nieswandt, 2010)?
In der diesbezüglichen Begleitforschung

geht es demnach um die Analyse der mentalen Modelle und der habituellen Handlungsmuster der Akteure und Stakeholder im Feld. Soziale Systeme sind eben nicht triviale Maschinen.

Ausblick

Für die gesundheitsökonomische Analyse von Interventionsprogrammen ist sowohl Empirie als auch theoretische Integration notwendig. Interventionsforschung ist notwendig; ständige politische Forderungen ohne wissenschaftliche Fundierung machen keinen Sinn. Allerdings sollten die Studien dem oben skizzierten Goldstandard folgen. Schließlich ist zu fordern, dass Interventionsstudien im Regelfall ein Modul der ökonomischen Analyse in den Forschungsplan aufnehmen sollten (Analyse der eingesetzten Ressourcen mit Blick auf die Zielerreichung).

Literatur

Bohnsack, R., Marotki, W. & Meuser, M. (Hrsg.). (2006). *Hauptbegriffe Qualitativer Sozialforschung* (2. Auflage). Wiesbaden: VS Verlag für Sozialwissenschaften (UTB).

Breyer, F., Zweifel, P. & Kifmann, M. (2004). *Gesundheitsökonomik* (5., überarbeitete Auflage). Berlin: Springer.

Busse, R., Gerhardus, A., Gibis, B., Lühmann, D. & Perleth, M. (Hrsg.). (2008). *Health Technology Assessment*. Berlin: MWV.

Diekmann, A. (2007). *Empirische Sozialforschung* (4. Auflage). Reinbek bei Hamburg: Rowohlt.

Greiner, W., Schulenburg, J.-M. Graf v. d. & Vauth, C. (Hrsg.). (2008). *Gesundheitsbetriebslehre. Management von Gesundheitsunternehmen*. Bern: Huber.

Kunz, R., Khan, K. S., Kleijnen, J. & Antes, G. (2009). *Systematische Übersichtsarbeiten und Meta-Analysen* (2., vollständig überarbeitete Auflage). Bern: Huber.

Pfaff, H., Neugebauer, E. A., Glaeske, G. & Schrappe, M. (Hrsg.). (2010). *Lehrbuch Versorgungsforschung*. Stuttgart: Schattauer.

Schöffski, O. & Schulenburg, J.–M. Graf v. d. (Hrsg.). (2008). *Gesundheitsökonomische Evaluationen* (3., vollständig überarbeitete Auflage). Berlin: Springer.

Schulz-Nieswandt, F. (2006). *Sozialpolitik und Alter*. Grundriss Gerontologie, Band 5. Stuttgart: Kohlhammer.

Schulz-Nieswandt, F. (2010). *Wandel der Medizinkultur? Anthropologie und Tiefenpsychologie der Integrationsversorgung als Organisationsforschung*. Berlin: Duncker & Humblot.

Schumacher, J., Klaiberg, A. & Brähler, E. (Hrsg.). (2003). *Diagnostische Verfahren zu Lebensqualität und Wohlbefinden*. Göttingen: Hogrefe.

Weidner, F., Brandenburg, H. & Schulz-Nieswandt, F. (2010). *Pflege und Unterstützung im Wohnumfeld*. Hrsg. vom Deutschen Institut für angewandte Pflegeforschung e. V. Hannover: Schlütersche.

Widmer, T., Beywl, W. & Fabian, C. (Hrsg.). (2009). *Evaluation. Ein systematisches Handbuch*. Wiesbaden: VS Verlag für Sozialwissenschaften.

V Methoden

98 Qualitätssicherung und Evaluation

Stefan Görres, Rosa Mazzola und Markus Zimmermann

Zusammenfassung

Qualität (von Diensten und Produkten) lässt sich anhand der Ebenen der Struktur, des Prozesses und des Ergebnisses differenzieren. Qualitätsbewertung erfolgt anhand externer Referenzpunkte (Indikatoren). Qualitätssicherung kann sich auf Einzelphänomene oder -interventionen beziehen, sie kann aber auch als ständige Zielvariable der Gesamtheit aller Strukturen und Prozesse definiert werden, die zu einem Ergebnis führen (Total Quality Management). In der Bewertung sind jeweils die Perspektiven der Anbieter, Experten und der Nutzer zu unterscheiden. Der Sicherung und Bewertung von gesundheitsbezogenen, psychosozialen Dienst- und Versorgungsleistungen liegt die Intention zugrunde, Mittel- und Ressourceneinsatz in ihrem Einfluss auf die Qualität von Produkten und Angeboten einzuschätzen bzw. zu evaluieren. In Evaluationen wird mit zuvor definierten oder erst im Verlauf der Evaluation entwickelten Indikatoren der Mittel- und Ressourceneinsatz in Modellprojekten oder innovativen Strukturen und Prozessen eingeschätzt.

Einführung

Aktivitäten zur Qualitätssicherung und Evaluation im Gesundheitswesen und der Altenhilfe reichen bis in die 1970er Jahre zurück. Seit den 1990er Jahren sind die Reformbewegungen der Sozialgesetzbücher (SGB V, IX und XI) eine externe Antriebsfeder. Mit der Einführung des Pflegequalitätssicherungsgesetzes (PQsG) im Jahr 2002 sind Leistungsanbieter zur Implementierung von systemübergreifenden Qualitätssicherungsmaßnahmen verpflichtet. Einrichtungsintern sind die Initiativen zu Qualitätssicherung und -management in Altenhilfe und Pflege durch Professionalisierung und wachsende Konkurrenz der Anbieter untereinander motiviert. Dabei rücken neben fachlicher Qualität die Interessen der Betroffenen, des Patienten bzw. Klienten oder Nutzers immer stärker in den Vordergrund. Vor allem das Spannungsverhältnis von Ressourceneinsatz und deren Begrenzungen sowie die Notwendigkeit der (objektiven) Überprüfung von Qualitätsmanagement bestimmen die gesundheitspolitische Qualitätsdebatte.

Konzepte, Kategorien und Methoden der Qualitätssicherung

Indem das Verständnis von Qualität stets vor dem Hintergrund gesellschaftlicher Diskurse stattfindet, unterliegt der Qualitätsbegriff einer ständigen Dynamik. Im deutschen Gesundheitswesen hat die evaluatorische Qualitätsbeschreibung breite Anwendung gefunden. Qualität lässt sich dabei anhand der Dimensionen »Struktur«, »Prozess« und »Ergebnis« unterscheiden. Die Trias stellt Qualität als Ist-Soll-Verhältnis dar, wonach Qualität den »Grad der Übereinstimmung zwischen zuvor formulierten Kriterien und der tatsächlichen Leistung« abbildet (Görres, Roes, Mittnacht, Biel & Klün 2006, S. 134). Dieses Qualitätsverständnis nach Donabedian (1966) findet in nahezu allen Sozialgesetzbüchern seinen Niederschlag. Strukturqualität umfasst hierbei die gegebenen Rahmenbedingungen wie Personal-, Raum- und Sachausstattung. Unter Prozessqualität wird das konkrete Leistungsgeschehen zusammengefasst, das im Rahmen eines systematischen Qualitätsmanagementprozesses unter dem Aspekt der Qualitätssteuerung betrachtet wird. Die Ergebnisqualität versteht sich als Prüfinstanz der durchgeführten Leistungen. Innerhalb der Ergebnisqualität stehen sich oftmals konkurrierende Messgrößen wie Zielerreichung und Nutzenbewertung der verschiedenen Akteursperspektiven (u. a. Effektivität versus Autonomie) gegenüber.

Bei der Planung und Durchführung von Qualitätssicherung unterscheidet man externe und interne Maßnahmen. Als Instrumente der externen Qualitätssicherung gelten die verpflichtende Erstellung von Qualitätsberichten (MDS & GKV Spitzenverband, 2009), Betriebsvergleiche, Audits oder die Mitwirkung an Qualitätskonferenzen. Demgegenüber liegt der Fokus von internen Qualitätssicherungsbemühungen auf der Lenkung einrichtungsinterner Leistungen, internen Audits und Benchmarking. Hierzu zählen die Ermittlung der Wirksamkeit und Leistungsfähigkeit der Organisation, die Prüfung von Zieldefinition und -erreichung oder das Anstoßen von Optimierungen. Während der Begriff »Qualitätssicherung« meist im Kontext externer Qualitätsaspekte verwendet wird, findet sich die Bezeichnung »Qualitätsentwicklung« häufiger in Verbindung mit einrichtungsinternen Qualitätsaktivitäten und betont die Dynamik von Qualitätskonzepten.

Qualitätsinitiativen können aus der Perspektive des Einzelphänomens, von Qualitäts-interventionen oder als ständige Zielvariable der gesamten Struktur und Prozesse definiert werden. Aus der Perspektive des Einzelphänomens etwa kann Qualität als das Resultat eines individuellen Interaktionsprozesses zwischen Betroffenem und einer Pflegeperson im Kontext eines einrichtungsspezifischen Pflegearrangements verstanden werden (Mittnacht, 2010).

Der Begriff »Qualitätsmanagement« umfasst alle qualitätsbezogenen Anstrengungen und Regelungen innerhalb einer Einrichtung. Charakteristisch für ein Qualitätsmanagement ist die systematische Verzahnung aller internen Qualitätsbemühungen. Einrichtungen im Gesundheitswesen orientieren sich dabei zunehmend an international anerkannten Modellen aus dem Industriebereich. Zu den bekanntesten gehören etwa das Total Quality Management (TQM), das Procedere der European Foundation for Quality Management (EFQM) oder die DIN EN ISO 9000 ff. TQM verfolgt den Anspruch, Struktur, Prozesse und die Ergebnisse der Einrichtung gleichwertig in den Mittelpunkt seiner Qualitätsbemühungen zu stellen. Das Modell orientiert sich am Führungskonzept der Gesamteinrichtung und bedingt die aktive Einbeziehung aller Betriebsangehörigen und der Kundenzufriedenheit. Der Fo-

V Methoden

kus von EFQM und DIN EN ISO 9000 ff. liegt auf der Steuerung betriebsinterner Arbeitsabläufe (Struktur- und Prozessqualität), wobei EFQM auch die Ergebnisqualität einschließt. Unter »Change Management« werden umfassende Strategien verstanden, die sich insbesondere auf die Organisationskultur und eine nachhaltige Initiierung von Modernisierungsprozessen konzentrieren (Görres et al., 2006).

Die Notwendigkeit einer objektiven Bewertung von Qualitätsmaßnahmen erfordert die Überprüfung von Qualitätsaktivitäten anhand von Referenzpunkten (Indikatoren). Als Evaluationsinstrumente dienen Indikatoren zur Ermittlung von Abweichungen des definierten Soll-Niveaus einer Leistung (Elsbernd, Allgeier & Lauffer-Spindler, 2010). Qualitätsindikatoren leiten sich aus Qualitätsniveaus ab und geben Auskunft darüber, ob die erbrachten Maßnahmen im Rahmen des Soll-Niveaus liegen. Eine spezifische Form stellt die Verwendung von Standards dar. Als Qualitätsinstrumente dienen sie der Festlegung des Soll-Niveaus für Leistungen und bilden zentrale Qualitätsmanagementelemente. Eine Orientierung bilden die nationalen Expertenstandards (DNQP). Für den Geltungsbereich des SGB V liegt inzwischen ein Methodenpapier vor, welches sektorenübergreifend wissenschaftliche und inhaltliche Kriterien und Prozesse der externen Qualitätssicherung nach § 137a, SGB V beschreibt (AQUA, 2010).

Die gesundheitspolitisch geforderte Stärkung der Nutzerperspektive beinhaltet die Patientenperspektive und Patientenbeteiligung im Gesundheits- und Pflegesektor. Erste Orientierungshilfen geben ethisch-rechtliche Dokumente wie z. B. die Charta der Rechte hilfe- und pflegebedürftiger Menschen (BMFSFJ & BMG, 2003). Die Charta verdeutlicht in acht Artikeln die grundlegenden Rechte hilfebedürftiger Menschen, so etwa das Recht auf »Körperliche und Seelische Unversehrtheit, Freiheit und Sicherheit« und »Privatheit«. Vor diesem Hintergrund haben potentielle Qualitätsindikatoren in Einrichtungen der stationären Langzeitpflege die Lebensqualität, Autonomie und Zufriedenheit der Bewohner zu berücksichtigen und die Angehörigen und Mitarbeiter einzubeziehen.

Ausgewählte Verfahren der Qualitätssicherung

Das externe Qualitätsprüfverfahren im ambulanten und stationären Pflege- und Betreuungssektor wird durch die Qualitätsprüfungs-Richtlinien (QPR; Spitzenverband Bund der Pflegekassen) definiert und durch die Prüfinstanz des Medizinischen Dienstes der Krankenkassen (MDK) durchgeführt. Im Sinne einer vom Gesetzgeber gewollten Verzahnung der internen Qualitätsentwicklung mit externer Qualitätssicherung prüft der MDK auch das interne Qualitätsmanagement der Einrichtung in den Dimensionen der Struktur, des Prozesses und des Ergebnisses. Die von Pflegeeinrichtungen erbrachten Qualitätsleistungen sollen für Nutzer »verständlich, übersichtlich und vergleichbar« gemacht werden (§ 115 Abs. 1a, SGB XI). Verbrauchern steht ein kostenfreier Qualitätsbericht im Internet sowie in Einrichtungen der stationären und ambulanten Pflege zur Verfügung.

Das Verfahren »Kooperation für Transparenz und Qualität im Krankenhaus« (KTQ) wurde primär für den Klinikbereich und Leistungserbringer entwickelt. Es basiert zum einen auf der strukturierten Selbstbewertung mittels vorgegebener Kriterien (u. a. Patientenorientierung, Mitarbeiterorientierung, Sicherheit, Führung und Qualitätsmanagement) sowie auf einer neutralen Bewertung durch externe fachkundige Dritte (KTQ-Visitor). KTQ stellt die Prozessabläufe der Akutversorgung in den Mittelpunkt, während die Ergebnisqualität weitgehend ausgeklammert bleibt, welche aber im Rahmen der externen Qualitätssicherung nach § 137, SGB V berücksichtigt wird.

Als Steuerungsinstrument, das gleichzeitig einen Beitrag zur internen Qualitätsentwicklung und -sicherung, zur Anwendung und Dokumentation des Pflegeprozesses und zur Darstellung des fallspezifischen Pflegeaufwands leisten kann, gilt das standardisierte und (international) validierte Verfahren des Resident Assessment Instruments (RAI). Das eigentliche Assessment des RAI, das Minimum Data Set (MDS), ermöglicht sowohl kontinuierliche Pflege- und Interventionsplanung als auch Evaluation anhand von über 20 standardisierten pflegefachlichen Qualitätsindikatoren, die durch das regelmäßige Re-Assessment aus Prozessdaten generiert werden (Anliker, 2006). Durch die zirkuläre Anwendung des RAI findet sich hiermit ein Beispiel für TQM, das allerdings nicht die Klientenperspektive einbezieht.

Evaluation und Qualitätssicherung

Das Interesse, etwas über die Wirkweise des Zusammenspiels von Ressourcen und Prozessen in Erfahrung zu bringen, insbesondere mit der Frage, ob sich ein Mitteleinsatz von der Ergebniserzielung (Effektivität) und dem eingesetzten Aufwand her lohnt (Effizienz), hat der Evaluationsforschung im Zusammenhang mit Qualitätssicherung zu großer Konjunktur verholfen. Evaluation wird von der semantischen Bedeutung her als Bewertung verstanden. Dies kann von einer spontanen Einschätzung bis zu einem nachprüfbaren, mit wissenschaftlichen Methoden durchgeführten Verfahren reichen. Im allgemeinsten Sinne gilt als Evaluation jede methodisch kontrollierte, verwertungs- und bewertungsorientierte Form des Sammelns, Auswertens und Verwertens von Informationen (Kromrey, 2001). Im Kontext der Altenhilfe und Gesundheitsversorgung werden primär Interventionen und Programme auf ihre Resultate hin geprüft. Das können analog zur Qualitätssicherung Merkmale auf der Struktur- oder Konzeptebene (z. B. Implementierung eines neuen Programms), auf der Prozessebene (z. B. Zusammenarbeit verschiedener Professionen) oder auf der Ergebnisebene (z. B. Veränderungen im Patienten- bzw. Klientenstatus) sein.

Evaluationsforschung kann damit neue oder bestehende Maßnahmen bestätigen oder zu deren wissenschaftlichen Weiterentwicklung oder Optimierung dienen. Die systematische Entwicklung von Programmen und Interventionen verfolgt die Ziele

- der Begleitforschung im Sinne einer laufenden Überwachung oder Begleitung der Implementierung und Ausführung eines Programms und
- der Abschätzung von Programmwirkungen und -nutzen. Hierzu wird häufig die Evaluation bereits bei der Programmkonzipierung parallel entwickelt, um Effekte im Längsschnitt einschätzen zu können.

Angesichts einer großen Konjunktur der Evaluation(sforschung) lassen sich in der letzten Dekade vermehrt Differenzierungs-

V Methoden

651

prozesse und eine Methodenentwicklung in diesem Segment beobachten wie etwa die klinische Forschung und Versorgungsforschung (Health Service Research). Denn Bewertungen von Maßnahmen über gelungene Implementierung oder Akzeptanz von Akteuren und Nutzern hinaus – im Sinne eines Effektivitätsnachweises – erfordern anspruchsvolle Designs, die mögliche Einflussvariablen auf das Ergebnis kontrollieren. Die erfolgreiche Durchführung eines Evaluationsvorhabens verlangt die Präzisierung des zu untersuchenden Gegenstands, die Definition der Anforderungen und Rollenbeschreibung der Akteure und die Zielsetzung der Bewertung von Programm oder Intervention. Aus diesen Vorgaben ergibt sich die Vorgehensweise oder Methodik des konkreten Evaluationsvorhabens (vgl. Kromrey, 2001, S. 108).

Ausblick

Mit Blick auf internationale Befunde, wonach Verbraucherinteressen bzgl. fachlicher Qualitätskriterien stark variieren können, fordern Experten ein umfassendes Verbraucherinformationssystem mit Hinweisen über die Struktur, Prozesse und Ergebnisse einer Einrichtung. Verbesserungsempfehlungen richten sich etwa auf benutzerfreundliche Zugangswege für alle Bevölkerungsgruppen (Hasseler & Wolf-Ostermann, 2010, S. 296 f.).

Zentrale Defizitbeschreibungen in der aktuellen Qualitätsdebatte betonen die Heterogenität der verwendeten Modelle und Systeme. Kausalität zwischen Struktur-, Prozess- und Ergebnisqualität wird dabei kaum problematisiert (Görres et al., 2006), genauso wenig wie eine mangelnde wissenschaftliche Evaluation der Qualitätsanstrengungen (vgl. Mittnacht, 2010; Görres et al., 2006). Als fehlend gelten einheitliche und verbindliche Instrumente der Patientenbeteiligung in Einrichtungen der stationären und ambulanten Versorgung. Die Validierung der genutzten Instrumente, die explizit die Nutzer- bzw. Patientenperspektive in der Regelversorgung berücksichtigen, steht weitgehend aus. Dennoch wird sich ab 2011 die Häufigkeit der Prüfmaßnahmen im Rahmen der Transparenzvereinbarungen auf mindestens einmal jährlich erhöhen und damit Kosten in Millionenhöhe hervorrufen.

Es bleibt fraglich, ob die zukünftige Entwicklung gerade der externen Qualitätssicherung weiterhin primär in Kontrollbeobachtungen gründen wird oder ob es gelingt, valide und reliable Indikatoren und Daten aus den Interventions- und Versorgungsprozessen direkt abzuleiten und zu erheben. Eine solche Qualitätssicherung aus Daten, die im Prozess selbst produziert werden, könnte zusätzliche Verfahren und Datenproduktion reduzieren und auch den Ressourceneinsatz ökonomischer gestalten. Gleichzeitig könnte hiermit die Motivation gesteigert werden sich zu vergleichen und evaluieren zu lassen.

Literatur

Anliker, M. (2006). Erfahrungen mit dem RAI in den Alters- und Pflegeheimen der Schweiz. *Printernet 05/07, 332–336.*

AQUA-Institut für angewandte Qualitätsförderung und Forschung im Gesundheitswesen (2010). *Allgemeine Methoden im Rahmen der sektorenübergreifenden Qualitätssicherung im Gesundheitswesen nach § 137a SGB V. Version 2.0.* http://www.aqua-institut.de/aqua/upload/CONTENT/Projekte/137a/Methodenpapier/AQUA_AllgemeineMethoden_Version_2-0.pdf, Zugriff am 23.09.10.

Bundesministerium für Familie, Senioren, Frauen und Jugend & Bundesministerium für Gesundheit (2003). *Charta der Rechte hilfe- und pflegebedürftiger Menschen.* www.bmfsfj.de/bmfsfj/generator/BMFSFJ/Service/Publikationen/publikationen,did=92830.html, Zugriff am 5.7.10.

Donabedian, A. (1966). Evaluating the Quality of Medical Care. *The Milbank Memorial Fund Quarterly, Vol. 44, No. 3, Part 2: Health Services Research I.* (pp. 166–206). www.jstor.org/stable/3348969, Zugriff am 23.09.10.

Elsbernd, A., Allgeier, C. & Lauffer-Spindler, B. (2010). *Praxisstandards und Qualitätsindikatoren in der Pflege. Qualitätsinstrumente am Beispiel der stationären Altenpflege.* Lage: Jacobs Verlag.

Görres, S., Roes, M., Mittnacht, B., Biel, M. & Klün, S. (2006). *Strategien der Qualitätsent-* *wicklung in Pflege und Betreuung. Genesis, Strukturen und künftige Ausrichtung der Qualitätsentwicklung in der Betreuung von Menschen mit Pflege- und Hilfebedarf.* Heidelberg: C.F. Müller.

Hasseler, M. & Wolf-Ostermann, K. (2010). *Wissenschaftliche Evaluation zur Beurteilung der Pflege-Transparenzvereinbarungen für den ambulanten (PTVA) und stationären (PTVS) Bereich.* http://www.pflegenoten.de/Wissenschaftliche_Evaluation.gkvnet, Zugriff am 28.07.10.

Kromrey, H. (2001). Evaluation – ein vielschichtiges Konzept. Begriff und Methodik von Evaluierung und Evaluationsforschung. Empfehlungen für die Praxis. *Sozialwissenschaften und Berufspraxis, 24,* 105–131.

Mittnacht, B. (2010). *Qualitätsentwicklung und Nachhaltigkeit im Kontext häuslicher Pflegearrangements: Entwicklungstrends und Perspektiven.* Lage: Jacobs Verlag.

Medizinischer Dienst des Spitzenverbandes Bund der Krankenkassen e. V. (MDS) & GKV-Spitzenverband Körperschaft des öffentlichen Rechts (2009). *Qualitätsprüfungs- Richtlinien, MDK-Anleitung, Transparenzvereinbarung. Grundlagen der MDK- Qualitätsprüfungen in der stationären Pflege.* www.mds-ev.org/media/pdf/2010-02-16-MDK-Anleitung_stationaer.pdf, Zugriff am 26.07.10.

99 Vom Modellprojekt zur Regelversorgung

Martina Schäufele und Maria Feuerhack-Conrad

Zusammenfassung

Modellprojekte sind zeitlich befristete Unterfangen, die in der Regel von politischer Seite initiiert werden. Sie sind darauf ausgerichtet, Erkenntnisse für die Gesetzgebung oder für die Optimierung von Methoden und Handlungsstrategien zu liefern. Bei positiven und stabilen Ergebnissen wird eine Überführung in die Regelversorgung angestrebt. Der Transfer vom Modellprojekt zur Regelversorgung gelingt jedoch nicht immer, auch wenn positive und stabile Effekte berichtet werden. Um unterschiedliche Transferverläufe und potentielle Gründe für den Erfolg bzw. Misserfolg darzustellen, wird exem-plarisch auf stationäre Betreuungsformen für Menschen mit Demenz fokussiert. Als wichtige Voraussetzungen für einen erfolgreichen Transfer haben sich in diesem wie auch in anderen Bereichen bestätigt: geeignete politisch-soziale und ökonomische Rahmenbedingungen sowie ausreichende personelle (z. B. Motivation, Qualifikation) und institutionelle Ressourcen im Transferfeld.

Einführung

Modellprogramme und ihre Realisierung in Einzelprojekten haben zum Ziel, neue Konzepte und Strategien zu erproben, um eine als defizitär wahrgenommene sozial- oder gesundheitspolitische Situation zu verbessern. Charakteristisch ist, dass die Erprobung nicht unter kontrollierten Laborbedingungen, sondern im realen politischen, sozialen oder im Versorgungskontext stattfindet. Modellprojekte sind zeitlich begrenzt, finanziell bezuschusst und zielen darauf ab, funktionierende Lösungsansätze, die stabile und erwünschte Effekte zeigen, in eine Regelversorgung zu überführen.

In den 1990er Jahren wuchs die Erkenntnis, dass das bisherige Altenhilfesystem mit deutlichen Mängeln behaftet ist und den zukünftigen Anforderungen im Hinblick auf die zunehmende Zahl von hochaltrigen Menschen mit Hilfe- und Pflegebedarf nicht mehr gerecht werden kann (BMFSFJ, 2004). Als wichtiger Problembereich wurde die Versorgung von Menschen mit Demenz identifiziert, was sich u. a. in der Initiierung verschiedener Modellprojekte zu neuen stationären Wohn- und Betreuungsformen für diese Gruppe niederschlug. Um die Fragen des Übergangs vom Modell zur Regelversorgung zu untersuchen, soll im

Folgenden exem-plarisch auf diesen Bereich fokussiert und der Verlauf zweier Modellprojekte, an denen die Autorin beteiligt war, näher dargestellt werden:

- Das Hamburger Modellprogramm »stationäre Dementenbetreuung« (BEST-DEM).
- Das Modellprojekt »Einführung milieutherapeutisch orientierter Demenzwohngruppen im stationären Bereich mit begleitender Evaluation« (MIDEMAS).

Konzeptionell gemeinsam war beiden Modellprojekten die Schaffung spezieller Wohn- und Betreuungsmilieus in stationären Pflegeeinrichtungen für Menschen mit fortgeschrittenen Demenzerkrankungen. Solche Milieus sollen den Bedürfnissen von Menschen mit Demenz gerecht werden und sind durch Besonderheiten im Umgang, in der Kommunikation, in der Gestaltung der räumlichen Umgebung sowie in der Alltagsorganisation charakterisiert (Weyerer, Schäufele, Hendlmeier, Kofahl & Sattel, 2006).

Exkurs: Die Phasen von Modellprojekten

Modellprojekte können im Allgemeinen – vereinfacht und idealtypisch – in folgende Phasen unterteilt werden (BMFSFJ, 2004):

- Konzeptionsphase (Planung, Festlegung von Zielen und Strukturen der Modelle).
- Implementierungsphase (Einführung neuer Strukturen und Prozesse, wie z. B. Umbaumaßnahmen in Pflegeheimen, Rekrutierung und Schulung geeigneten Personals).
- Funktionsphase (Inbetriebnahme neuer Strukturen, Anwendung neuer Prozesse und Strategien, wie z. B. Bezug der neuen Demenzwohnbereiche, Anwendung neu gelernter Kommunikationsstrategien im Umgang mit Menschen mit Demenz).
- Verstetigungsphase (vollständige oder teilweise Verankerung der Modellkonzeption in der Region oder am Ort des Modells über die Modelllaufzeit hinaus, z. B. dauerhafte Etablierung der Modellwohngruppe im betreffenden Pflegeheim).
- Transfer (Überführen des Modells aus der Modellregion heraus in andere Ein-

richtungen, Zielregionen bzw. flächendeckend).

Das Erreichen der jeweils nachfolgenden Modellphase setzt die erfolgreiche Umsetzung der vorangegangenen Phase voraus. Der Eintritt in die Verstetigungsphase erfolgt demnach erst dann, wenn Implementierung und Funktionsphase erfolgreich abgeschlossen wurden. Weitere unabdingbare Voraussetzungen einer Modellverstetigung sind: stabile und belastbare Finanzierungsmöglichkeiten sowie der Nachweis erwünschter und positiver Effekte. Wenn darüber hinaus förderliche politisch-soziale und ökonomische Rahmenbedingungen gegeben sind, wird in aller Regel der Transfer des Modells an andere Orte mit vergleichbaren Problemlagen bzw. in die Regelversorgung angestrebt. Eine erfolgreiche Verstetigung gilt in der Implementierungsforschung häufig als zentrales Kriterium für die Transferierbarkeit und für Transferempfehlungen von Modellen (Mayntz, 1983; BMFSFJ, 2004).

Transfer von Modellprojekten in die Regelversorgung am Beispiel neuer stationärer Wohn- und Betreuungsformen für Menschen mit Demenz

Bekanntermaßen wurde das Hamburger Modell in die Regelversorgung der Stadt Hamburg transferiert. Vorausgegangen waren eine qualitative Evaluation, in der u. a. positive Effekte und Verstetigungsprozesse konstatiert wurden (Damkowski, Seidelmann & Voss, 1994), sowie Verhandlungen zwischen Anbieterverbänden, Pflegekassen und der Sozialbehörde der Stadt, die im Jahr 1999 in eine gemeinsame Rahmenvereinbarung (u. a. Definition von Zielgruppe und zu erbringenden Leistungen, Finanzierung) mündeten. Nach dem stadtweiten Transfer wurde gemäß der Rahmenvereinbarung eine zweite Studie durchgeführt, die quantitativ und quasi-experimentell (Längsschnitt-Kontrollgruppen-Design) ausgerichtet war. Die Befunde fielen zwar erwartungsgemäß nicht so positiv aus wie die der qualitativen Evaluation, zeigten aber doch günstige Auswirkungen der BESTDEM auf die Lebensqualität der Bewohner wie auch auf die Pflegekräfte (Weyerer et al., 2006). Ungeachtet dieser Befunde und des Transfererfolgs in Hamburg wurde das Modell nur sehr bedingt in andere Regionen Deutschlands transferiert.

Das Modellprojekt MIDEMAS, das an verschiedenen Orten in Baden-Württemberg durchgeführt wurde, orientierte sich am Hamburger Modell. Im Rahmen der begleitenden zweigleisigen Evaluation resultierten zwar insgesamt positive Ergebnisse im Hinblick auf:

- Verbesserung einzelner Aspekte der Lebens- und Betreuungsqualität der Bewohner (Weyerer, Schäufele, Rockenbach & Köhler, 2003) sowie
- Stabilität und Verstetigung (BMFSFJ, 2004).

Die Transferierbarkeit von MIDEMAS in andere Regionen wurde von den Evaluatoren jedoch nur als »teilweise gegeben« beurteilt. Als grundsätzliche Hemmnisse wurden angeführt: die Abhängigkeit von länderspezifischen Sonderpflegesätzen (Rahmenvereinbarungen), die oft nicht zustande kamen bzw. ungeeignet waren, eine breite Umsetzung zu fördern. (z. B. in Baden-Württemberg); des Weiteren die in der Altenhilfe nicht bedarfsgerecht vorgehaltene Personalausstattung in Verbindung mit der durchschnittlich unzureichenden Qualifizierung professioneller Pflegekräfte (BMFSFJ, 2004).

Die Ergebnisse einer aktuelleren bundesweiten Repräsentativstudie in der stationären Altenhilfe (Schäufele, Köhler, Lode & Weyerer, 2009) weisen in dieselbe Richtung. Bei einem durchschnittlichen Anteil von rund 70 % Demenzerkrankungen in der Heimbewohnerschaft betrieben von insgesamt 58 Pflegeeinrichtungen 15 (25,9 %) spezielle Wohnbereiche für Menschen mit Demenz. Auffällig war, dass es sich dabei fast ausschließlich um mittlere und große Einrichtungen (> 50 bzw. > 100 Plätze) handelte. Darüber hinaus fanden sich zehn weitere, auch kleine Einrichtungen, die neben der integrativen »Normalpflege« Tagesbetreuung für kleine Gruppen von Menschen mit Demenz anboten. Demnach existierten in immerhin 43,1 % der Einrichtungen besondere Betreuungsangebote für Bewohner mit Demenz. Bei genauerer Inspektion zeigte sich allerdings, dass die Kriterien der Hamburger Vereinbarung bezüglich einer besonderen Demenzkrankenbetreuung (Zielgruppendefinition, Personalausstattung und -qualifikation, Betreuungsprinzipien und -mehraufwand, spezielle Entgeltvereinbarung) nur in einem Fall der besonderen Betreuungsangebote erfüllt waren, in anderen Fällen nur teilweise. Von den Leitungskräften wurden – analog zu den MIDEMAS-Befunden – folgende Umsetzungsbarrieren beklagt:

- Uneinheitliche und unbefriedigende Finanzierungsmöglichkeiten.
- Schwierigkeit, gerontopsychiatrisch interessierte und qualifizierte Akteure (v. a. Ärzte und Pflegekräfte) zu rekrutieren.

Die Einrichtungen, die ein dem Hamburger Modell vergleichbares Betreuungskonzept regelhaft und nachhaltig implementieren konnten (z. B. Seniorenpflegeheim Polle, Seniorenzentrum Holle in Niedersachsen), weisen bestimmte Gemeinsamkeiten auf: Die Leitungen waren schon früh an der konzeptionellen Weiterentwicklung der stationären Dementenbetreuung aktiv beteiligt, z. B. durch Engagement in der »Deutschen Expertengruppe Dementenbetreuung« e. V. (DED), die maßgeblich von den Protagonisten des Hamburger Modells, J. Bruder und J. Wojnar, mitgestaltet wurde. Schließlich ist es einigen dieser Einrichtungen auch gelungen, Entgeltvereinbarungen nach dem Vorbild der Hamburger Rahmenvereinbarung zu treffen (Dürrmann, 2001).

Voraussetzungen für einen erfolgreichen Transfer

Der beschriebene bisherige Stand des Transfers von Modellen der besonderen stationären Betreuung von Menschen mit Demenz unterstreicht die zentrale Bedeutung der politisch-sozialen, der ökonomischen, der personellen, der institutionellen und – nicht zuletzt – der pflegekulturellen Bedingungen für eine erfolgreiche Überführung in die Regelversorgung (BMFSFJ, 2004; Euler, 2001). Letztere betrifft vor allem die Frage: Wird eine spezielle Betreuung oder gar ein separater Wohnbereich für eine bestimmte Bewohnergruppe von den Betroffenen, ihren Angehörigen, den Einrichtungsträgern oder den politisch Verantwortlichen überhaupt gewünscht, als sinnvoll und als ethisch oder ökonomisch vertretbar erachtet? In Hamburg konnte unter den maßgeblichen Entscheidungsträgern nach längeren Verhandlungen ein Konsens erzielt werden, was schließlich die Rahmenvereinbarung ermöglichte. In Baden-Württemberg kam zwar ebenfalls eine solche Vereinbarung zustande, die aber auf eine wesentlich kleinere Zielgruppe beschränkt wurde. In Verbindung mit der in diesem Bundesland vorhandenen großen Zahl von kleineren Pflegeeinrichtungen und ländlichen Gebieten mindert bzw. verhindert eine solche Einschränkung die Umsetzbarkeit und Finanzierbarkeit von solchen spezialisierten Bereichen (Schäufele, Teufel, Hendlmeier, Köhler & Weyerer, 2008). Hinzu kommt, dass anders als in Hamburg oder Niedersachsen pflegekulturell andere Konzepte wie z. B. integrierte stationäre Hausgemeinschaften als Alternative zur Normalpflege oft bevorzugt werden und es keine exponierten Vertreter und Multiplikatoren dieses Konzept unter den maßgeblichen Praktikern bzw. Entscheidungsträgern in Baden-Württemberg gab.

Diese grobe Analyse stimmt in wesentlichen Punkten mit den Erkenntnissen von Euler (2001) überein. Im Hinblick auf die personellen Bedingungen eines Transfererfolgs führt Euler aus, dass bei den Transferadressaten bestimmte Kompetenzen (u. a. Wissen, Veränderungsbereitschaft, innovatives Denken) vorhanden sein müssen, um

V Methoden

die Innovation zu tragen. Gleichermaßen wichtig sind transferfreundliche institutionelle Bedingungen. Vor allem muss geprüft werden, inwieweit in der Zielorganisation die für die Übertragung erforderlichen materiellen und kulturellen Voraussetzungen gegeben sind, die zudem die Initiierung, beratende Steuerung und Begleitung des Modellversuchstransfers gestatten.

Die Übertragung von Modellversuchsergebnissen darf demnach nicht als bloßer Kopiervorgang betrachtet werden, sondern ist als Auswahl- und Anpassungsprozess aktiv zu gestalten. Euler (2001) schlägt deshalb – in Abhängigkeit von den jeweiligen personellen und institutionellen Bedingungen eines Anwendungsfelds – unterschiedliche Transferintensitäten vor, die je nach Bedarf um personal- und/oder organisationszentrierte Unterstützungsmaßnahmen zu ergänzen sind. Die geringste Transferintensität haben die nach Abschluss von Modell-

versuchen üblichen Disseminationsstrategien wie Fachtagungen und Veröffentlichungen in Büchern, Fachzeitschriften und anderen Medien. Oft bleiben Transferaktivitäten auf diese bloße Informationsbereitstellung beschränkt, worin von Experten der Hauptgrund für das Versanden von innovativen Konzepten nach Ablauf eines Modellversuchs gesehen wird. Höhere Transferintensitäten liegen in aufsteigender Reihenfolge in:

- Demonstration von Best-Practice-Beispielen (möglichst an Organisation angepasst),
- Aufbau von Multiplikatoren (Personen aus Modellversuch oder Transferfeld, die Transfer aufbauen und begleiten),
- systemischem Transfer (breites Portfolio von Aktivitäten, u. a. Fortbildung, Organisationsberatung; Euler, 2001).

Ausblick

Zwischen den zumeist als gelungen dargestellten Modellversuchen und der praktischen Umsetzung des Modells in die Regelversorgung besteht häufig eine mehr oder weniger große Diskrepanz. Für diese Diskrepanz gibt es mehrere Gründe: Zum einen werden Irrtümer und Probleme von den unter Erfolgsdruck stehenden Modellverantwortlichen oft verschwiegen. Zum anderen entsprechen die Modellergebnisse nicht immer der aktuellen politischen Programmatik und Versorgungskultur. Häufiger jedoch fehlen Strategien für eine erfolgreiche und nachhaltige Übertragung in die Regelversorgung. Zur Verbesserung von Transferleistungen formuliert Braun (2002) in Anlehnung an Euler (2001) Thesen, die hier kursorisch wiedergegeben werden: Differenzierung der angestrebten Innovati-

onsintensität bereits bei der Planung und Durchführung von Modellversuchen; Berücksichtigung von Transferaufgaben schon bei der Anlage von Modellversuchen; kontinuierliche und glaubwürdige Dokumentation der Modellversuche; adressatenspezifische Aufbereitung von Modellergebnissen; differenzierte und vielen Adressaten zugängliche Dissemination der Ergebnisse; personal- und organisationszentrierte Unterstützungsmaßnahmen bei den Transferadressaten und Sicherung des Transfers nach Ende des Modellversuchs. Bei all diesen Überlegungen darf jedoch nicht außer Acht gelassen werden: Unabhängig davon, ob der Transfer vollständig gelingt oder nicht, können Modellprojekte ein generelles Umdenken bewirken. Dies zeigt sich gerade im Bereich der stationären

Versorgung von Menschen mit Demenz eindrücklich, wo im Zuge von Modellprojekten weitere Innovationen eingeführt wurden und eine andere Betreuungskultur Einzug gehalten hat.

Literatur

Braun, F. (2002). *Evaluation und Transfer von Modellprojekten.* Berufsbildung für eine globale Gesellschaft: Perspektiven im 21. Jahrhundert. Dokumentation 4. BIBB-Fachkongress 2002.

Bundesministerium für Familie, Senioren, Frauen und Jugend (BMFSFJ). (2004). *Bundesmodellprogramm »Altenhilfestrukturen der Zukunft«.* Kurzübersicht der Ergebnisse (Zusammenfassung). www.bmfsfj.de/RedaktionBMFSFJ/Abteilung3/Pdf-Anlagen/abschlussbericht-altenhilfestrukturen-der-zukunft,property=pdf.pdf; Zugriff am 5.10.2011

Damkowski W., Seidelmann, A. & Voß, L. (1994). *Evaluation des Modellprogramms stationäre Dementenbetreuung in Hamburg. Endbericht.* Freie und Hansestadt Hamburg: BAGS.

Dürrmann P. (2001). Leistungsvergleich vollstationäre Versorgung Demenzkranker (LvVD) In Bundesministerium für Familie, Senioren, Frauen und Jugend (Hrsg.), *Qualität in der stationären Versorgung Demenzerkrankter* (S. 89–105). Stuttgart: Kohlhammer.

Euler, D. (2001). *Transfer von Modellversuchsergebnissen: Anspruchsvolle Programmatik und erkannte Defizite* (Dossier). St. Gallen.

Mayntz, R. (1983). Zur Einleitung: Probleme der Theoriebildung in der Implementationsforschung. In R. Mayntz (Hrsg.), *Implementation politischer Programme* (S. 7–24). Opladen: Westdeutscher Verlag GmbH.

Schäufele, M., Köhler, L., Lode, S. & Weyerer, S. (2009). Menschen mit Demenz in stationären Pflegeeinrichtungen: aktuelle Lebens- und Versorgungssituation. In U. Schneekloth & H.-W. Wahl (Hrsg.), *Pflegebedarf und Versorgungssituation bei älteren Menschen in Heimen. (MuG IV). Demenz, Angehörige und Freiwillige, Beispiele für »Good Practice«* (S. 159–221). Stuttgart: Kohlhammer.

Schäufele, M., Teufel, S., Hendlmeier, I., Köhler, L. & Weyerer, S. (2008). *Demenzkranke in der stationären Altenhilfe: Aktuelle Inanspruchnahme, Versorgungskonzepte und Trends am Beispiel Baden-Württembergs.* Stuttgart: Kohlhammer.

Weyerer, S., Schäufele, M., Hendlmeier, I., Kofahl, C. & Sattel, H. (2006). *Demenzkranke Menschen in Pflegeeinrichtungen: Besondere und traditionelle Versorgung im Vergleich.* Stuttgart: Kohlhammer.

Weyerer, S., Schäufele, M., Rockenbach, C. & Köhler, L. (2003). Quantitative Evaluation. In S. Heeg, B. Radzey, C. Kuhn, S. Weyerer, M. Schäufele, C. Rockenbach & L. Köhler (Hrsg.), *Modellprojekt Einführung milieutherapeutisch orientierter Demenzwohngruppen im stationären Bereich mit begleitender Evaluation* (S. 26–33). Bericht an das BMFSFJ.

V Methoden

100 Prinzipien der Übersetzung und Implementierung in die Praxis

Manfred Diehl und Hans Werner Wahl

Zusammenfassung

Die Frage, welche Prinzipien angewandt werden müssen, um die erfolgreiche Übersetzung und Implementierung von effektiven Interventionen in die Alltagspraxis mit alternden Menschen zu gewährleisten, ist relativ neu in der Gerontologie. Dass diese Frage überhaupt gestellt wird, beruht hauptsächlich auf zwei wichtigen Entwicklungen. Zum einen haben seit den 1970er Jahren viele Untersuchungen nachgewiesen, dass der Alternsvorgang durch ein hohes Ausmaß an Plastizität gekennzeichnet ist. Zum anderen hat die medizinische und epidemiologische Grundlagenforschung gezeigt, dass bestimmte Lebensstilfaktoren (z. B. Ernährungs- und körperliche Aktivitätsgewohnheiten) zur Entstehung und Aufrechterhaltung speziell von alterskorre- lierten chronischen Erkrankungen (z. B. kardiovaskuläre Erkrankungen, Diabetes mellitus) beitragen. Die erfolgreiche Über- setzung von Interventionen, die sich unter kontrollierten Bedingungen als effektiv er- wiesen haben, erfordert die Anwendung von rigorosen Prinzipien, die sich auf die Genauigkeit oder Umsetzungstreue bei der Erstellung und Durchführung von Interven- tionsprogrammen, die Auswahl von Wirk- samkeitsfaktoren, die Umsetzung von Inter- ventionen in die Praxis sowie die Langfris- tigkeit von Effekten konzentrieren. Dieses Kapitel behandelt die Grundprinzipien von erfolgreicher Übersetzungs-, Implementie- rungs- und Disseminationsforschung in der Gerontologie.

Einführung

Die gerontologische Übersetzungsfor- schung (»translation research«) ist stark von der medizinischen Übersetzungsfor- schung beeinflusst. In der medizinischen Übersetzungsforschung wird zwischen *Typ- 1* und *Typ-2 Übersetzung* unterschieden (Woolf, 2008). Bei Typ-1 Übersetzung han- delt es sich um die Übertragung von neuen Ergebnissen, die im Labor im Hinblick auf Krankheitsursachen oder Wirkmechanis- men gewonnen wurden, auf die Entwick- lung von neuen Methoden zur Diagnose, Therapie und Prävention von Erkrankun- gen (»from bench to bedside«; Woolf, 2008).

Typ-1 Übersetzungsforschung schließt auch die erste Erprobung der neuen Metho- den an Patienten oder Risikogruppen ein.

Ein Beispiel für Typ-1 Übersetzungsforschung ist die Erprobung eines neuen Impfstoffs in einem randomisierten klinischen Versuch. Ein Beispiel im gerontologischen Bereich wäre der Nachweis in einem randomisierten Versuch, dass sich die als wirksam erwiesenen Interventionen zur Erhaltung von Mobilität auch unter weniger kontrollierten Bedingungen als effektiv erweisen und einen Effekt auf das Mobilitätsverhalten und die Verhinderung von Stürzen und mobilitätsbezogenen Verletzungen bei älteren Personen haben (Tennstedt et al., 1998; Zijlstra et al., 2007).

Typ-2 Übersetzungsforschung geht einen Schritt weiter und konzentriert sich auf den Transfer aus dem klinischen Kontext in *tatsächliche Lebensumwelten* (»bedside to community«). Ganz konkret handelt es sich bei der Typ-2 Übersetzungsforschung um die Übersetzung der Prinzipien und Methoden, die sich im klinischen Bereich als erfolgreich erwiesen haben, in die Alltagswelt von Patienten oder Risikogruppen mit dem Ziel, den Eintritt von chronischen Erkrankungen oder die signifikante Verschlechterung der Lebensqualität zu verhindern. In der Gerontologie findet Typ-2 Übersetzungsforschung dann statt, wenn eine Intervention, die sich in einem randomisierten klinischen Versuch als wirksam und effektiv erwiesen hat (z. B. ein Programm zur Stärkung der Muskulatur und der posturalen Stabilität), in die natürliche Lebensumwelt von älteren Menschen übertragen wird (z. B. zur Prävention von Stürzen). Beispiele für Typ-2 Übersetzungsforschung sind u. a. Interventionsprogramme, die für pflegende Angehörige von dementen älteren Personen von bestehenden Gemeindediensten angeboten werden (Burgio et al., 2009), oder Programme, die von ambulanten Diensten und entsprechend ausgebildetem Personal (z. B. Beschäftigungstherapeuten oder Krankengymnasten) in die häusliche Umgebung von älteren Personen gebracht werden (Gitlin, Jacobs & Earland, 2010).Übersetzung

Modelle erfolgreicher Übersetzung, Implementierung und Dissemination

Das RE-AIM Modell (Reach, Effectiveness, Adoption, Implementation, Maintenance) ist das international zur Zeit am besten etablierte Modell in der Übersetzungsforschung und beschreibt die wesentlichen Bedingungen, die gegeben sein müssen, um die optimale Übersetzung einer Maßnahme in die Praxis zu sichern. Diese Bedingungen sind: *Reichweite* (Reach: »Wie viele Personen werden durch die Maßnahme erreicht?«), *Effektivität* (Effectiveness: »Wie wirksam ist die Maßnahme?«), *Annahme* (Adoption: »Wie gut wird die Maßnahme von den betroffenen Personen angenommen?«), *Umsetzung* (Implementation: »Wie lässt sich die Maßnahme in die Praxis umsetzen?«) und langfristige *Aufrechterhaltung* (Maintenance: »Lässt sich die Maßnahme in bereits etablierte Versorungsstruktur integrieren?«; Jilcott, Ammerman, Sommers & Glasgow, 2007).

Auch wenn das RE-AIM Modell einen umfassenden theoretischen Rahmen anbietet, so lassen sich in der Übersetzungs-Praxis jedoch oft nur bestimmte Modell-Komponenten, und diese auch nur in bestimmten Phasen, eines Projekts in die Tat umsetzen. Aus diesem Grunde haben Prohaska, Smith-Ray und Glasgow (in Druck) vorgeschlagen, die folgenden miteinander

V Methoden

661

verbundenen Stadien erfolgreicher Übersetzungsforschung zu unterscheiden: (1) *Übersetzung* im engeren Sinne, (2) *Implementierung* und (3) *Dissemination*. Jedes dieser Stadien erfordert die Anwendung rigoroser Prinzipien, damit die gleichen Ergebnisse erzielt werden können, die Anlass zur ursprünglichen Übersetzungsinitiave gaben.

Übersetzung im engeren Sinne

Wenn die Frage der Übersetzung eines bewährten Interventionsprogramms in die Alltagspraxis angestrebt wird, stellen sich eine Reihe von praktischen Fragen, die es vor Beginn der Implementierung zu beantworten gilt (Prohaska, Peters & Warren, 2000). Zu diesen Fragen gehören vor allem:

- Auf welche Zielgruppe soll das Programm angewandt werden?
- Sollen möglichst alle theoretischen Konzepte und alle dem Programm zugehörigen Wirkfaktoren beachtet oder soll eine Auswahl getroffen werden?
- Wird das Programm von speziell ausgebildeten Trainern angeboten oder sollen bereits vorhandene Fachkräfte in der Anwendung des Programms trainiert werden?
- Werden Teilnahmegebühren erhoben und ist es möglich, dass andere (z. B. Krankenkassen) Kosten übernehmen?
- Wie lange und wie häufig wird die Intervention angeboten und auf welche Erfolgskriterien sollte man achten?
- Wird das Projekt wissenschaftlich begleitet und, falls ja, in welcher Form soll dies geschehen?
- Welche Maßnahmen werden in Bezug auf die langfristige Erhaltung des Programms unternommen?

Auch wenn die Antworten auf diese Fragen jeweils situationsspezifisch ausfallen, so sollte jegliche Übersetzung doch auf eine Reihe von Szenarien vorbereitet sein und ihre Prinzipien flexibel auf die jeweiligen Gegebenheiten anwenden. Wenn die komplette Übersetzung eines Interventionsprogramms z. B. nicht möglich ist, dann sollten im Austausch mit Akteuren der Zielgruppe jene Elemente identifiziert werden, die am stärksten benötigt werden und die die größte Unterstützung von Seiten der anvisierten Teilnehmer bzw. der beteiligten Organisationen finden (Estabrooks & Glasgow, 2006; Prohaska et al., in Druck). Oft finden diesbezügliche Diskussionen in einem Spannungsfeld statt, das auf der einen Seite von der Rigorosität wissenschaftlicher Prinzipien und auf der anderen Seite von Prinzipien der praktischen Machbarkeit begrenzt wird. Wenn es z. B. um die Auswahl von Trainingsmethoden, Trainingshäufigkeit und Erfolgskriterien geht, dann sollte insbesondere berücksichtigt werden, welche »harten Daten« man braucht, um ein Interventionsprogramm auch langfristig am Leben erhalten zu können. Daten aus einer ersten Versuchsphase sind in der Regel von kritischer Bedeutung für die Sicherung von nachfolgenden Fördermitteln. Wenn diese Fragen geklärt sind und man sich auf den Umfang und die Modalitäten des Interventionsprogramms geeinigt hat, dann kann die eigentliche Implementierung des Programms beginnen.

Implementierung

Programme, die an bereits vorhandene Ressourcen und Institutionen anknüpfen (z. B. im Rahmen von Altenbildungsinstitutionen oder Altentagesstätten), haben in der Regel die größte Chance angenommen und aufrechterhalten zu werden (Estabrooks & Glasgow, 2006; Etkin, Prohaska, Harris, Latham & Jette, 2006). Die Implementierung muss jedoch auf jeden Fall so stattfinden, dass sowohl das Training des *Interventionspersonals* als auch die Implementierung der *Interventionsstrategien* einheitlich und konsistent durchgeführt werden. Dieses Prinzip wird als *Umsetzungstreue* oder *Genauigkeit* (Fidelity) bezeichnet und bezieht sich auf die »integre« Durchführung der übersetzten Intervention (»treatment integrity«; Burgio et al., 2001). Nur Interventionen, die Umsetzungstreue in Bezug auf ihre Durchführung und Evaluation besitzen, können als intern und extern valide angesehen werden, da unbeabsichtigte oder ungewollte Wirkfaktoren als Alternativerklärungen ausgeschlossen werden können. Werden beispielsweise bei einer Intervention zur Implementierung körperlicher Aktivität die grundlegenden Prinzipien der Verhaltensänderung (z. B. explizite Integration in die jeweils unterschiedliche Alltagsstruktur der Teilnehmer) nicht getreu umgesetzt, dann kann es sein, dass es zu »Nicht-Wirkungen« kommt, die nicht der ursprünglichen Intervention anzulasten sind. Es sollte auch betont werden, dass es wichtig ist, die Umsetzungstreue der Implementierung nicht nur anfänglich in den Vordergrund zu stellen, sondern sie als eine kontinuierliche Aufgabe und Herausforderung anzusehen (Burgio et al., 2001; Prohaska et al., in Druck). Erfordert also beispielsweise eine Intervention zur Veränderung körperlicher Aktivität schon in ihrer »Laborphase« so viel Aufwand, wie er in Praxiszusammenhängen wahrscheinlich nicht dargestellt

werden kann, so ist die Nachhaltigkeit der Intervention gewissermaßen bereits »in vitro« gefährdet. Nur eine fortlaufende Überprüfung der Umsetzungstreue und, falls notwendig, die Vornahme von entsprechenden Korrekturen und Auffrischungen von Trainingsstrategien können sicherstellen, dass das jeweilige Programm dauerhaft in der richtigen Weise dargeboten wird und dementsprechend wirksam sein kann.

Wie lässt sich Umsetzungstreue erzielen? In der Implementierungspraxis wird die Umsetzungstreue des *Trainings* und der *Anwendung der Trainingsstrategien* in der Regel durch detaillierte Trainings- und Anwendungs-Manuale sichergestellt. Das Interventionspersonal wird mit den dem Programm zugrunde liegenden theoretischen Konzepten vertraut gemacht (Burgio et al., 2009; Lorig, Hurwicz, Sobel, Hobbs & Ritter, 2005), und es wird sichergestellt, dass jeder Trainer die gleichen Regeln befolgt und die gleichen Methoden anwendet. Erst wenn ein Kandidat ein akzeptables Niveau in der Darbietung der Interventionsinhalte und -strategien erreicht hat, wird eine *Zulassung* (»certification«) als Trainer ausgestellt. Zugelassene Trainer werden dann in regelmäßigen Zeitabständen bei der Darbietung der Intervention beobachtet und, falls nötig, werden korrektive und Auffrischungs-Trainingsitzungen empfohlen.

Das Prinzip der Umsetzungstreue ist auch für die *Evaluation* der Intervention und die Erfassung der Erfolgskriterien von fundamentaler Bedeutung. Eine rigorose Evaluation sollte von unabhängigen Bewertungspersonen, die mit den Forschungshypothesen und den Trainingsinhalten nicht vertraut sind, durchgeführt werden. Messtheoretisch gesehen besteht die Aufgabe darin, Messverfahren und Beobachter so einzusetzen, dass sie die relevanten abhängigen Variablen auf reliable und valide Weise

V Methoden

663

erfassen. Dieses Ziel wird durch die Auswahl von validen Messinstrumenten und durch sorgfältiges Training des Testpersonals erreicht (Prohaska et al., in Druck). Training in der Anwendung der Messinstrumente sollte auf sehr detaillierten Anweisungsmanualen beruhen und der Einsatz der Messmethoden sollte ständig kontrolliert werden. Nur wenn diese Grundprinzipien befolgt werden, können definitive Schlussfolgerungen von einem in die natürliche Lebensumwelt übersetzten Interventionsprogramm gezogen werden.

Dissemination von erfolgreichen Interventionen

Das letztendliche Ziel von Übersetzungsforschung besteht darin, dass effektive Methoden der Verhaltensänderung und gesunde Lebensformen soweit wie möglich von der jeweiligen Zielpopulation in ihr normales Verhaltensrepertoire übernommen werden. Dieses Ziel lässt sich jedoch nur erreichen, wenn die Ergebnisse von Typ-1 und Typ-2 Übersetzungsstudien auch entsprechenden Eingang in das Alltagswissen und -verhalten finden. In diesem Stadium beschäftigt sich Übersetzungsforschung mit Fragen der *Dissemination* oder der Verbreitung von erfolgreichen Interventionen (Prohaska et al., in Druck).

Strategien der Dissemination haben traditionell sehr großen Wert auf die Verbreitung von Information anhand von gedruckten Materialien gelegt. Dieser Ansatz hat sich jedoch nur teilweise als erfolgreich erwiesen, z. B. weil Zielpersonen die dargebotenen Inhalte in nicht ausreichendem Maß verstehen und interpretieren können. Auch scheinen schriftliche Materialien nur in sehr begrenzter Weise zu Verhaltensänderungen zu führen. Aus diesen Gründen stützen sich viele Kampagnen der öffentlichen Gesundheitsvorsorge heute auf audio-visuelle Medien (z. B. Fernsehen, Internet), in denen wichtige Gesundheitshinweise oder Verhaltensratschläge an möglichst große Gruppen von Personen kommuniziert werden. Diese Formen der Dissemination sprechen hauptsächlich Einzelpersonen an. Sie können jedoch wesentlich durch die aktive Beteiligung von Krankenversicherungsträgern, Kommunen und interessierten Organisationen (z. B. Unternehmen, Berufsverbände, Vereine) unterstützt werden. Für die Akzeptanz und Umsetzung von gesundheitsfördernden Verhaltensweisen, die auch gesundes Altern fördern (wie z. B. Einhaltung eines normalen Körpergewichts, regelmäßige sportliche Aktivität, gesundes Ernährungsverhalten, zurückhaltender Alkoholkonsum) könnten auch finanzielle Anreize, z. B. von Krankenkassen, eine konstruktive Rolle spielen. Insgesamt bedarf die nachhaltige Umsetzung von Verhaltensänderungen und neuen Lebensstilen weiterer Forschung. Insbesondere liegt relativ wenig Forschung dazu vor, wie bei *älteren Menschen* am effizientesten solche Verhaltensänderungen erzielt werden können.

Ausblick

Insgesamt befindet sich die Übersetzungsforschung in der Medizin und der Gerontologie noch in einem sehr frühen Entwicklungsstadium (Woolf, 2008). Dies ist gerade auch daran zu erkennen, dass es bisher noch keinen einheitlichen Methodenkanon und noch keine etablierten Theorien der Übersetzung gibt. Ansätze in diese Richtung lassen sich jedoch in dem RE-AIM Modell von Glasgow und Kollegen (Glasgow, Klesges, Dzewaltowski, Estabrooks & Vogt, 2006) erkennen.

Eine weitere offene Frage ist, inwieweit *neue Informationstechnologien* (z. B. das Internet oder smart phones) zur effektiveren Dissemination von Ergebnissen aus der Übersetzungsforschung oder für die Übersetzungsforschung an sich nutzbar gemacht werden können (Bennet & Glasgow, 2009; Lorig, Ritter, Laurent & Plant, 2006). Das Altern von technologie-freundlichen und technologie-erfahrenen Kohorten von Erwachsenen legt es auf jeden Fall nahe, neue Wege der Informationslieferung sowohl zur Prävention als auch zur Behandlung von chronischen Erkrankungen des Erwachsenenalters in Betracht zu ziehen.

Die größte Herausforderung, von einem entwicklungspsychologischen und gerontologischen Standpunkt aus betrachtet, besteht unseres Erachtens jedoch darin, dass wir bisher noch relativ wenig darüber wissen, wie man Erwachsene bzw. ältere Menschen dazu motiviert, aktiv und gesund zu leben und damit altersbezogene kognitive oder körperliche Beeinträchtigungen solange wie möglich hinauszuzögern. Viele Daten weisen allerdings auch darauf hin, dass die Weichen für ein relativ gesundes und erfolgreiches Altern bereits in den Kindes- und frühen Erwachsenenjahren gestellt werden (vgl. dazu auch die Kapitel dieses Buches zu Prävention). Es wäre sowohl aus einer individuellen als auch einer gesundheits- und gesellschaftspolitischen Perspektive außerordentlich hilfreich und kosteneffektiv, wenn das heute vorhandene Wissen zu Prävention bereits früh im Lebenslauf möglichst effektiv in alltägliche Verhaltensweisen »übersetzt« werden würde.

Literatur

Bennett, G. G. & Glasgow, R. E. (2009). The delivery of public health interventions via the internet: Actualizing their potential. *Annual Review of Public Health, 30,* 273–292.

Burgio, L. D., Collins, I. B., Schmid, B., Wharton, T., McCallum, D. & DeCoster, J. (2009). Translating the REACH caregiver intervention for use by Area Agency on Aging personnel: The REACH OUT program. *The Gerontologist, 49,* 103–116.

Burgio, L., Corcoran, M., Lichstein, K. L., Nichols, L., Czaja, S., Gallagher-Thompson, D., Bourgeois, M., Stevens, A., Ory, M. & Schulz, R. (2001). Judging outcomes in psychosocial interventions for dementia caregivers: The problem of treatment implementation. *The Gerontologist, 41,* 481–489.

Estabrooks, P. A. & Glasgow, R. E. (2006). Translating effective clinic-based physical activity interventions into practice. *American Journal of Preventive Medicine, 31,* 45–56.

Etkin, C., Prohaska, T. R., Harris, B., Latham, N. & Jette, A. (2006). Feasibility of implementing the Strong for Life program in community settings. *The Gerontologist, 46,* 284–292.

Gitlin, L. N., Jacobs, M. & Earland, T. V. (2010). Translation of a dementia caregiver intervention for delivery in-home care as a reimbursable Medicare service: Outcomes and les-

V Methoden

sons learned. *The Gerontologist, 50,* 847–854.

Glasgow, R., Klesges, L., Dzewaltowski, D., Estabrooks, P. & Vogt, T. (2006). Evaluating the overall impact of health promotion programs: Using the RE-AIM framework to form summary measures for decision making involving complex issues. *Health Education & Research, 21,* 688–694.

Jilcott, S., Ammerman, A., Sommers, J. & Glasgow, R. E. (2007). Applying the RE-AIM framework to assess the public health impact of policy change. *Annals of Behavioral Medicine, 34,* 105–114.

Lorig, K., Hurwicz, M.-L., Sobel, D., Hobbs, M. & Ritter, P. (2005). A national dissemination of an evidence-based self-management program: A process evaluation study. *Patient Education and Counseling, 59,* 69–79.

Lorig, K., Ritter, P., Laurent, D. & Plant, K. (2006). Internet-based chronic disease management: A randomized trial. *Medical Care, 44,* 964–971.

Prohaska, T. R., Peters, K. E. & Warren, J. S. (2000). Health behavior: From research to community practice. In G. L. Albrecht, R. Fitzpatrick & S. C. Scrimshaw (Eds.), *Handbook of social studies in health and medicine* (pp. 359–373). London: Sage.

Prohaska, T. R., Smith-Ray, R. & Glasgow, R. E. (in Druck). Translation: Dissemination and implementation issues. In T. R. Prohaska, L. Anderson & R. Binstock (Eds.), *Public health for an aging society.* Baltimore, MD: Johns Hopkins University Press.

Tennstedt, S., Howland, J., Lachman, M., Peterson, E., Kasten, L. & Jette, A. (1998). A randomized, controlled trial of a group intervention to reduce fear of falling and associated activity restriction in older adults. *Journal of Gerontology: Psychological Sciences, 53B,* 384–392.

Woolf, S. H. (2008). The meaning of translational research and why it matters. *Journal of the American Medical Association, 299,* 211–213.

Zijlstra, G. A. R., van Haastregt, J. C. M., van Rossum, E., van Eijk, J. T. M., Yardley, L. & Kempen G. I. J. M. (2007). Interventions to reduce fear of falling in community-living older people: A systematic review. *Journal of the American Geriatrics Society, 55,* 603–61

Stichwortverzeichnis

W

Z

Verzeichnis der Autorinnen und Autoren

Dr. Elke Ahlsdorf
Universität Heidelberg
Netzwerk AlternsfoRschung (NAR)
Bergheimer Straße 20
69115 Heidelberg
ahlsdorf@nar.uni-heidelberg.de

Canan Akgün
Technische Universität Dresden
Institut für Pädagogische Psychologie und Entwicklungspsychologie
01062 Dresden
akguen@psychologie.tu-dresden.de

Prof. Dr. Gertrud M. Backes
Universität Vechta
Zentrum Altern und Gesellschaft
Driverstraße 22
49377 Vechta
gertrud.backes@uni-vechta.de

Dr. Helen Baykara-Krumme
Technische Universität Chemnitz
Institut für Soziologie
ThüringerWeg 9
09126 Chemnitz
helen.baykara@soziologie.tu-chemnitz.de

PD Dr. Clemens Becker
Klinik für Geriatrische Rehabilitation
Robert-Bosch-Krankenhaus Stuttgart
Auerbachstraße 110
70376 Stuttgart
clemens.becker@rbk.de

Prof. Dr. Christoph Behrend
Hochschule Lausitz – Fachbereich Sozialwesen
Lipezker Straße 47
03048 Cottbus
wissenschaft@ch-behrend.de

Britte Bertermann
Forschungsgesellschaft für Gerontologie e. V.
Institut für Gerontologie an der TU Dortmund
Evinger Platz 13
44339 Dortmund
britta.bertermann@tu-dortmund.de

Prof. Dr. Kathrin Boerner
Jewish Home Lifecare, Research Institute on Aging – Brookdale Department of Geriatrics & Palliative Medicine – Mount Sinai School of Medicine
120 West 106th Street
New York, NY 10025, USA
kboerner@jewishhome.org

Anja Born, Dipl. Psych.
Abteilung für Medizinische Psychologie und Medizinische Soziologie der Universität Leipzig
Ph.-Rosenthal-Str. 55
04107 Leipzig
anja.born@medizin.uni-leipzig.de

Stephan Born
Geriatrie Universität Bern
Pavillon 47, Postfach 20
Inselspital
CH–3010 Bern
stephan.born@insel.ch

Prof. Dr. Elmar Brähler
Abteilung für Medizinische Psychologie und Medizinische Soziologie der Universität Leipzig
Ph.-Rosenthal-Str. 55
04107 Leipzig
elmar.braehler@medizin.uni-leipzig.de

Prof. Dr. Hermann Brandenburg
Philosophisch-Theologische Hochschule Vallendar (PTHV)
Pflegewissenschaftliche Fakultät
Pallottistr. 3
56179 Vallendar
hbrandenburg@pthv.de

Sarah S. Brom, M. Sc.
Technische Universität Dresden
Institut für Pädagogische Psychologie und Entwicklungspsychologie
01062 Dresden
brom@psychologie.tu-dresden.de

Katrin Claßen, Dipl. Psych.
Universität Heidelberg, Psychologisches Institut
Abt. für Psychologische Alternsforschung
Bergheimer Straße 20
69115 Heidelberg
katrin.classen@psychologie.uni-heidelberg.de

Prof. Dr. Wolfgang Clemens
Freie Universität Berlin
Institut für Soziologie
Garystr. 55
14195 Berlin
wclemens@zedat.fu-berlin.de

Prof. Dr. Manfred Diehl
Human Development and Family Studies
Colorado State University
1570 Campus Delivery
Fort Collins, CO 80523–1570, USA
manfred.diehl@colostate.edu

Dr. Christina Ding-Greiner
Institut für Gerontologie
Ruprecht-Karls-Universität Heidelberg
Bergheimer Straße 20
69115 Heidelberg
christina.ding-greiner@gero.uni-heidelberg.de

Christian Dirb
Universität Vechta
Zentrum Altern und Gesellschaft
Driverstraße 22
49377 Vechta
christian.dirb@mail.uni-vechta.de

Dr. Michael Doh
Universität Heidelberg
Netzwerk AlternsfoRschung (NAR)
Bergheimer Straße 20
69115 Heidelberg
michael.doh@psychologie.uni-heidelberg.de

Dr. Hanneli Döhner
Universitätsklinikum Hamburg-Eppendorf
(UKE)
AG Sozialgerontologie
Martinistr. 52
20246 Hamburg
doehner@uke.de

Dr. Rahel Eckardt
Forschungsgruppe Geriatrie an der Charité
Universitätsmedizin Berlin
Evangelisches Geriatriezentrum Berlin gGmbH
Reinickendorfer Straße 61
13347 Berlin
rahel.eckardt@egzb.de

Dr. Carolin Eitner
Forschungsgesellschaft für Gerontologie e. V.
Institut für Gerontologie an der TU Dortmund
Evinger Platz 13
44339 Dortmund
eitner@post.uni-dortmund.de

Prof. Dr. Sabine Engel
Friedrich-Alexander-Universität Erlangen-Nürnberg
Institut für Psychogerontologie
Nägelsbachstraße 25
91052 Erlangen
sabine.engel@geronto.uni-erlangen.de

Kirk I. Erickson, PhD
University of Pittsburgh
Department of Psychology
3107 Sennott Square
210 S. Bouquet St.
Pittsburgh, PA 15260, USA
kiericks@pitt.edu

Dr. Anne Eschen
Kompetenzzentrum für Plastizität im Alter
(INAPIC)
Sumatrastrasse 30
CH–8006 Zürich
a.eschen@inapic.uzh.ch

Maria Feuerhack-Conrad
Zentralinstitut für Seelische Gesundheit
J 5
68159 Mannheim
mfeuerhack@gmx.de

Prof. Dr. Thomas Fischer, MPH
Evangelische Hochschule Dresden
Dürerstraße 25
01307 Dresden
thomas.fischer@ehs-dresden.de

Dr. Simon Forstmeier
Universität Zürich
Psychologisches Institut
Binzmühlestr. 14/17
CH–8050 Zürich
s.forstmeier@psychologie.uzh.ch

Prof. Dr. Alexandra M. Freund
Universität Zürich
Institut für Psychologie
Binzmühlestr. 14/11
CH–8050 Zürich
freund@psychologie.uzh.ch

Prof. Dr. Lutz Frölich
Zentralinstitut für Seelische Gesundheit
Abteilung Gerontopsychiatrie
J 5
68159 Mannheim
lutz.froelich@zi-mannheim.de

Paul Gellert, Dipl.-Psych.
Freie Universität Berlin – Psychologisches Institut (Gesundheitspsychologie)
Habelschwerdter Allee 45
14195 Berlin
paul.gellert@fu-berlin.de

Prof. Dr. Thomas Görgen
Deutsche Hochschule der Polizei
Zum Roten Berge 18–24
48165 Münster
thomas.goergen@dhpol.de

Prof. Dr. Stefan Görres
Universität Bremen – Fachbereich 11
Human- und Gesundheitswissenschaften
Grazer Str. 4
28359 Bremen
sgoerres@uni-bremen.de

Dr. Horst Gräser
Universität Trier
Fachbereich I – Psychologie
54286 Trier
graeser@uni-trier.de

Prof. Dr. Werner Greve
Universität Hildesheim
Institut für Psychologie
Marienburger Platz 22
31141 Hildesheim
wgreve@rz.uni-hildesheim.de

Prof. Dr. Hans Gutzmann
Krankenhaus Hedwigshöhe
Höhensteig 1
12526 Berlin
h.gutzmann@alexius.de

Dr. Lucrezia Hausner
Zentralinstitut für Seelische Gesundheit
Abteilung Gerontopsychiatrie
J 5
68159 Mannheim
Lucrezia.Hausner@zi-mannheim.de

Prof. Dr. Martin Hautzinger
Eberhard Karls Universität Tübingen
Mathematisch-Naturwissenschaftliche Fakultät
Fachbereich Psychologie
Schleichstraße 4
72076 Tübingen
hautzinger@uni-tuebingen.de

Sonja Heidenblut, Dipl.-Psych.
Universität zu Köln
Rehabilitationswissenschaftliche Gerontologie
Herbert-Lewin-Str. 2
50931 Köln
sonja.heidenblut@uni-koeln.de

Ingid S. Heimbach, Dipl.-Psych.
Universität Siegen – Fachbereich Psychologie
Adolf-Reichwein-Str. 2
57068 Siegen
heimbach@psychologie.uni-siegen.de

Dr. Marie Hennecke
Universität Zürich
Institut für Psychologie
Angewandte Psychologie: Life-Management
Binzmühlestr. 14/11
CH–8050 Zürich
m.hennecke@psychologie.uzh.ch

Alexandra Hering, Dipl.-Psych.
Technische Universität Dresden
Professur für Entwicklungspsychologie
Zellescher Weg 17
01062 Dresden
hering@psychologie.tu-dresden.de

Dr. Wolfram J. Herrmann
Otto-von-Guericke-Universität Magdeburg
Institut für Allgemeinmedizin
Leipziger Str. 44
39120 Magdeburg
wolfram.herrmann@med.ovgu.de

Prof. Dr. Gereon Heuft
Klinik und Poliklinik für Psychosomatik und Psychotherapie
Universitätsklinikum Münster
Domagkstr. 22
48149 Münster
heuftge@mednet.uni-muenster.de

Dr. Ines Himmelsbach
Goethe-Universität Frankfurt am Main
Interdisziplinäre Alternswissenschaft
Fachbereich Erziehungswissenschaften
Robert-Mayer-Str. 1
60325 Frankfurt am Main
himmelsbach@em.uni-frankfurt.de

Dr. Martin Holzhausen
Charité – Universitätsmedizin Berlin
Institut für Biometrie und Klinische Epidemiologie
Hindenburgdamm 30
12203 Berlin
martin.holzhausen@charite.de

Prof. Dr. François Höpflinger
Soziologisches Institut der Universität Zürich
Andreasstr. 15
CH–8050 Zürich-Oerlikon
fhoepf@soziologie.uzh.ch

Dr. Oliver Huxhold
Deutsches Zentrum für Altersfragen
Manfred-von-Richthofen-Straße 2
12101 Berlin
oliver.huxhold@dza.de

Prof. Dr. Gerhard Igl
Institut für Sozialrecht und Sozialpolitik in
Europa
Christian-Albrechts-Universität zu Kiel
Leibnizstr. 6
24098 Kiel
gigl@instsociallaw.uni-kiel.de

Dr. Johannes Johannsen
Carlo-Mierendorff-Straße 24
64297 Darmstadt
johannes-johannsen@t-online.de

Prof. Dr. Heinz Jürgen Kaiser
Friedrich-Alexander-Universität Erlangen-Nürnberg
Institut für Psychogerontologie
Nägelsbachstr. 25
91052 Erlangen
juergen.kaiser@geronto.uni-erlangen.de

Prof. Dr. Annette Kämmerer
Universität Heidelberg
Psychologisches Institut
Hauptstraße 47–51
69117 Heidelberg
annette.kaemmerer@psychologie.uni-
heidelberg.de

Dr. Tarik Karakaya
Klinikum der J. W. Goethe-Universität
Klinik für Psychiatrie, Psychosomatik und Psychotherapie
Heinrich-Hoffmann-Str. 10
60528 Frankfurt am Main
tarik.karakaya@kgu.de

Prof. Dr. Fred Karl
Universität Kassel
Fachbereich Humanwissenschaft
Soziale Gerontologie
Arnold-Bode-Str. 10
34109 Kassel
fredkarl@uni-kassel.de

Dr. Eva-Marie Kessler
Universität Heidelberg
Netzwerk AlternsfoRschung (NAR)
Psychologisches Institut
Abteilung für Psychologische Alternsforschung
Bergheimer Straße 20
69115 Heidelberg
kessler@nar.uni-heidelberg.de

Uwe Klein, Dipl.-Soz.-Päd.
Krankenhaus Hedwigshöhe
Hohensteig 1
12526 Berlin
u.klein@alexius.de

Prof. Dr. Thomas Klie
Evangelische Hochschule Freiburg
Bugginger Straße 38
79114 Freiburg
klie@efh-freiburg.de

Prof. Dr. Matthias Kliegel
Université de Genève
Faculté de psychologie
et des sciences de l'éducation
Boulevard du Pont d'Arve 40
CH–1211 Genève 4
matthias.kliegel@unige.ch

Dr. Kristina Kocherscheid
Universität Bonn
Zentrum für Alternskulturen
Oxfordstraße 15
53111 Bonn
kocherscheid@zak.uni-bonn.de

Susanne Kohler, M.A., Dipl. Psychogerontologin
HFH Hamburger Fern-Hochschule
Fachbereich Gesundheit und Pflege
Alter Teichweg 19–23a
22081 Hamburg
susanne.kohler@hamburger-fh.de

Prof. Dr. Franz Kolland
UniversitätWien – Institut für Soziologie
Rooseveltplatz 2
A–1090Wien
franz.kolland@univie.ac.at

Dr. Kirsten Kopke
Leuphana Universität Lüneburg
Innovations-Inkubator
Kompetenztandem Vernetzte Versorgung
Volgershall 1
21339 Lüneburg
kirsten.kopke@inkubator.leuphana.de

Ursula Kremer-Preiß
Kuratorium Deutsche Altershilfe
Wilhelmine-Lübke-Stiftung e. V.
An der Pauluskirche 3
50677 Köln
ursula.kremer-preiss@kda.de

Prof. Dr. Andreas Kruse
Institut für Gerontologie
Ruprecht-Karls-Universität Heidelberg
Bergheimer Straße 20
69115 Heidelberg
kruse@gero.uni-heidelberg.de

Prof. Dr. Sabine Kühnert
Evangelische Fachhochschule
Rheinland-Westfalen-Lippe
Immanuel-Kant-Str. 18–20
44803 Bochum
kuehnert@efh-bochum.de

Elzbieta Kuzma, Dipl.-Psych.
Universitätsklinikum Heidelberg
Sektion Gerontopsychiatrie
Voßstr. 4
69115 Heidelberg
elzbieta.kuzma@med.uni-heidelberg.de

Prof. Dr. Frieder R. Lang
Friedrich-Alexander-Universität Erlangen-Nürnberg
Institut für Psychogerontologie
Nägelsbachstraße 25
91052 Erlangen
frieder.lang@geronto.uni-erlangen.de

Dr. Bernhard Leipold
Universität Hildesheim
Institut für Psychologie
Marienburger Platz 22
31141 Hildesheim
leipold@rz.uni-hildesheim.de

Prof. Dr. Andreas Maercker
Universität Zürich – Psychopathologie und Klinische Intervention
Binzmühlestr. 14/17
CH–8050 Zürich
maercker@psychologie.uzh.ch

Prof. Dr. Mike Martin
Universität Zürich
Psychologisches Institut, Lehrstuhl Gerontopsychologie
Binzmühlestrasse 14
CH–8050 Zürich
m.martin@psychologie.uzh.ch

Prof. Lothar Marx
Technische Universität München
Tengstraße 26
80798 München
marx@architekt-marx.de

Rosa Mazzola, Dipl.-Gerontologin
Universität Bremen
Institut für Public Health und Pflegeforschung, IPP
Grazer Straße 4
28359 Bremen
rmazzola@uni-bremen.de

Dr. Marlen Melzer
Technische Universität Dresden
Institut für Pädagogische Psychologie und Entwicklungspsychologie
01062 Dresden
melzer@psychologie.tu-dresden.de

Dr. William Micol
AGAPLESION Bethanien Krankenhaus
Rohrbacherstraße 149
69126 Heidelberg
wmicol@bethanien-heidelberg.de

Destiny L. Miller
University of Pittsburgh
Department of Psychology
3107 Sennott Square
210 S. Bouquet St.
Pittsburgh, PA 15260, USA
dld22@pitt.edu

PD Dr. Andreas Motel-Klingebiel
Deutsches Zentrum für Altersfragen
Manfred-von-Richthofen-Straße 2
12101 Berlin
andreas.motel-klingebiel@dza.de

Prof. Dr. Gerhard Naegele
Lehrstuhl für Soziale Gerontologie an der TU
Dortmund
Emil-Figge-Str. 50
44227 Dortmund
gnaegele@fk12.tu-dortmund.de

Prof. Dr. Eva-Maria Neumann
Hochschule Lausitz, Fakultät 3
Masterstudiengang Gerontologie
Lipezker Straße 47
03048 Cottbus
e.neumann@hs-lausitz.de

Simone Nicolai, Dipl.-Sportwiss.
Klinik für Geriatrische Rehabilitation
Robert-Bosch-Krankenhaus Stuttgart
Auerbachstraße 110
70376 Stuttgart
simone.nicolai@rbk.de

Dr. Elke Olbermann
Forschungsgesellschaft für Gerontologie e. V.
Institut für Gerontologie an der TU Dortmund
Evinger Platz 13
44339 Dortmund
elke.olbermann@uni-dortmund.de

Dr. Ilga Opterbeck
Psychologische Beratungsstelle für Eltern, Kin-
der und Jugendliche
Hagener Straße 26a
58285 Gevelsberg
Ilga.opterbeck@en-kreis.de

Prof. Dr. Peter Oster
ehem. Ärztlicher Direktor
AGAPLESION Bethanien Krankenhaus
Geriatrisches Zentrum am Klinikum der Universität
Rohrbacherstraße 149
69126 Heidelberg
profoster@web.de

Prof. Dr. Frank Oswald
Goethe-Universität Frankfurt am Main
Interdisziplinäre Alternswissenschaft
Fachbereich Erziehungswissenschaften
Robert-Mayer-Str. 1
60325 Frankfurt am Main
oswald@em.uni-frankfurt.de

Univ.-Prof. Dr. med. Johannes Pantel
Professur für Altersmedizin mit Schwerpunkt
Psychogeriatrie und klinische Gerontologie
Institut für Allgemeinmedizin
J. W. Goethe-Universität
Theodor Stern Kai 7 (Haus 10c)
60590 Frankfurt am Main
pantel@allgemeinmedizin.uni-frankfurt.de

Prof. Dr. Pasqualina Perrig-Chiello
Universität Bern – Institut für Psychologie
Muesmattstrasse 45
CH–3000 Bern 9
pasqualina.perrigchiello@psy.unibe.ch

Dr. Klaus Pfeiffer
Robert-Bosch-Krankenhaus
Klinik für Geriatrische Rehabilitation
Auerbachstraße 110
70376 Stuttgart
klaus.pfeiffer@rbk.de

Prof. Dr. Martin Pinquart
Philipps Universität Marburg
Fachbereich Psychologie
Gutenbergstraße 18
35032 Marburg
pinquart@staff.uni-marburg.de

Prof. Dr. Monika Reichert
Technische Universität Dortmund
Fakultät 12
Emil-Figge-Str. 50
44221 Dortmund
monika.reichert@fk12.tu-dortmund.de

Prof. Dr. Astrid Riehl-Emde
Institut für Psychosomatische Kooperationsfor-
schung und Familientherapie
Zentrum für Psychosoziale Medizin
Universitätsklinikum Heidelberg
Bergheimer Straße 54
69115 Heidelberg
astrid.riehl-emde@med.uni-heidelberg.de

Dr. Christina Röcke
Universität Zürich
Kompetenzzentrum für Plastizität im Alter
INAPIC
Sumatrastrasse 30
CH-8006 Zürich
c.roecke@inapic.uzh.ch

Margund Rohr, Dipl.-Psych.
Friedrich-Alexander-Universität Erlangen-Nürnberg
Institut für Psychogerontologie
Nägelsbachstraße 25
91052 Erlangen
rohr@geronto.uni-erlangen.de

Prof. Dr. Georg Rudinger
Universität Bonn – Zentrum für Alternskulturen
Oxfordstraße 15
53111 Bonn
rudinger@uni-bonn.de

Dr. Roland Rupprecht
Friedrich-Alexander-Universität Erlangen-Nürnberg
Institut für Psychogerontologie
Nägelsbachstraße 25
91052 Erlangen
rupprecht@geronto.uni-erlangen.de

Christine Sattler, Dipl.-Psych.
Universitätsklinikum Heidelberg
Sektion Gerontopsychiatrie
Voßstr. 4
69115 Heidelberg
christine.sattler@med.uni-heidelberg.de

Prof. Dr. Martina Schäufele, Dipl.-Psych.
Hochschule Mannheim
Fakultät für Sozialwesen
Paul-Wittsack-Straße 10
68163 Mannheim
m.schaeufele@hs-mannheim.de

Dr. med. Christa Scheidt-Nave
Robert Koch-Institut
Abteilung 2 – Epidemiologie und Gesundheitsberichterstattung
General.Pape-Str. 62–66
12101 Berlin
scheidt-navec@rki.de

Prof. Dr. Roland Schmidt
Fachhochschule Erfurt
Fakultät Angewandte Sozialwissenschaften
PF 45 01 55
99051 Erfurt
roland.schmidt@fh-erfurt.de

Prof. Dr. Eric Schmitt
Institut für Gerontologie
Ruprecht-Karls-Universität Heidelberg
Bergheimer Straße 20
69115 Heidelberg
eric.schmitt@gero.uni-heidelberg.de

Dr. Marina Schmitt
Lebenshilfe Speyer – Schifferstadt
Herdstraße 1
67346 Speyer
schmitt@lebenshilfe-sp-schi.de

Prof. Dr. Nils Schneider, MPH
Institut für Epidemiologie, Sozialmedizin und Gesundheitssystemforschung
Medizinische Hochschule Hannover
Carl-Neuberg-Str. 1
30623 Hannover
schneider.nils@mh-hannover.de

Prof. Dr. Katrin Schneiders
FHöV NRW
Albert-Hahn-Str. 45
47269 Duisburg
katrin.schneiders@rub.de

Prof. Dr. Johannes Schröder
Sektion Gerontopsychiatrie
Universitätsklinikum Heidelberg
Voßstr. 4
69115 Heidelberg
johannes.schroeder@med.uni-heidelberg.de

Prof. Dr. Frank Schulz-Nieswandt
Wirtschafts- und Sozialwissenschaftliche Fakultät der Universität zu Köln
Albertus-Magnus-Platz
50923 Köln
schulz-nieswandt@wiso.uni-koeln.de

Dr. Benjamin Schüz
University of Tasmania
School of Psychology
Private Bag 30
Hobart, TAS 7001
Australien
benjamin.schuez@utas.edu.au

Prof. Dr. Cornel Sieber
Institut für Biomedizin des Alterns der FAU
Erlangen-Nürnberg
Heimerichstr. 58
90419 Nürnberg
sieber@klinikum-nuernberg.de

Prof. Dr. Karlheinz Sonntag
Universität Heidelberg – Psychologisches Institut
Abt. für Arbeits- und Organisationspsychologie
Hauptstraße 47–51
69117 Heidelberg
karlheinz.sonntag@psychologie.uni-heidelberg.de

683

Prof. Dr. Elisabeth Steinhagen-Thiessen
Charité – Universitätsmedizin Berlin
Evangelisches Geriatriezentrum Berlin gGmbH
Forschungsgruppe Geriatrie
Reinickendorfer Str. 61
13347 Berlin
elisabeth.steinhagen-thiessen@charite.de

Dr. Nardi Steverink
University of Groningen – Department of Health
Sciences/Health Psychology
Antonius Deusinglaan 1
NL–9713 AV Groningen
b.j.m.steverink@med.umcg.nl

Dr. Martin Stolz
Chefarzt Geriatrie und Kardiologie der Klinik
Hildesheimer Land
An der Peesel 6
31162 Bad Salzdetfurth
info@reha-ag.de

Prof. Dr. Andreas Stuck
Geriatrie Universität Bern
Pavillon 47, Postfach 20
Inselspital
CH–3010 Bern
andreas.stuck@insel.ch

Prof. Dr. Clemens Tesch-Römer
Deutsches Zentrum für Altersfragen
Manfred-von-Richthofen-Straße 2
12101 Berlin
clemens.tesch-roemer@dza.de

Dr. Claudia Voelcker-Rehage
Jacobs Center on Lifelong Learning and Institutional Development
Jacobs University Bremen
Campus Ring 1
28759 Bremen
c.voelcker-rehage@jacobs-university.de

Prof. Dr. Hans-Werner Wahl
Universität Heidelberg, Psychologisches Institut
Abt. für Psychologische Alternsforschung
Bergheimer Straße 20
69115 Heidelberg
h.w.wahl@psychologie.uni-heidelberg.de

Prof. Dr. Ulla Walter
Institut für Epidemiologie, Sozialmedizin
und Gesundheitssystemforschung
Medizinische Hochschule Hannover
Carl-Neuberg-Str. 1
30623 Hannover
walter.ulla@mh-hannover.de

Andrea Meriam Weinstein, PhD
University of Pittsburgh
Department of Psychology
3137 Sennott Square
210 S. Bouquet St.
Pittsburgh, PA 15260, USA
clinic@pitt.edu

Britta Wendelstein, M. A.
Sektion Gerontopsychiatrie
Universitätsklinikum Heidelberg
Voßstr. 4
69115 Heidelberg
britta.wendelstein@med.uni-heidelberg.de

Prof. Dr. Siegfried Weyerer
Zentralinstitut für Seelische Gesundheit –
Arbeitsgruppe Psychiatrische Epidemiologie und
Demographischer Wandel
J 5
68159 Mannheim
siegfried.weyerer@zi-mannheim.de

Prof. Dr. Karin Wilkening
Fakultät Soziale Arbeit
Ostfalia-Hochschule für angewandte Wissenschaften
Salzdahlumerstraße 42–46
38302 Wolfenbüttel
karin.wilkening@gmail.com

Dr. Susanne Wurm
DZA Deutsches Zentrum für Altersfragen
Manfred-von-Richthofen-Str. 2
12101 Berlin
susanne.wurm@dza.de

Prof. Dr. Susanne Zank
Universität zu Köln
Rehabilitationswissenschaftliche Gerontologie
Herbert-Lewin-Str. 2
50931 Köln
susanne.zank@uni-koeln.de

Dr. Peter Zeman
Deutsches Zentrum für Altersfragen
Manfred-von-Richthofen-Straße 2
12101 Berlin
peter.zeman@dza.de

Dr. Jochen P. Ziegelmann
Deutsches Zentrum für Altersfragen
Manfred-von-Richthofen-Straße 2
12101 Berlin, Germany
jochen.ziegelmann@dza.de

Prof. Dr. Andreas Zimber
SRH Hochschule Heidelberg
Fakultät für Angewandte Psychologie
Maaßstraße 28
69123 Heidelberg
andreas.zimber@fh-heidelberg.de

Prof. Dr. Markus Zimmermann
Studiengangsleiter Pflege
Pflege B.Sc.
Mathias Hochschule Rheine
Frankenburgstraße 31
48431 Rheine
markus.zimmermann@uni-bremen.de

Katharina Zinke, Dipl.-Psych.
Technische Universität Dresden
Professur für Entwicklungspsychologie
Zellescher Weg 17
01062 Dresden
zinke@psychologie.tu-dresden.de

Dr. Jacqueline Zöllig
Universität Zürich
Psychologisches Institut
Gerontopsychologie
Binzmühlestrasse 14/24
CH-8050 Zürich
j.zoellig@psychologie.uzh.ch

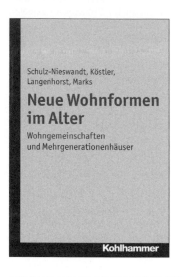

2012. 186 Seiten mit 24 Abb. Kart.
€ 29,90
ISBN 978-3-17-022157-4

Frank Schulz-Nieswandt/Ursula Köstler
Francis Langenhorst/Heike Marks

Neue Wohnformen im Alter
Wohngemeinschaften und Mehrgenerationenhäuser

Das Buch basiert auf einer qualitativ-explorativen Studie zu Wohnformen des Alter(n)s jenseits der Dichotomie private Häuslichkeit versus Pflegeheim. In einer Demenz- und in einer Multiple-Sklerose-Wohngemeinschaft sowie in einem integrierten Mehrgenerationenhaus dreier Großstädte wurden die sozialen Prozesse des Gebens und Nehmens und die Aktivierungspotentiale im Hinblick auf die Lebensqualität und das Persönlichkeitswachstum der Bewohner untersucht.
Die Ergebnisse der Analyse weisen unter anderem auf eine attraktive Kosten-Effektivität dieser Wohngemeinschaften hin, und es wird zudem deutlich, dass die optimale Wahl der Wohnform biographisch von der personalen Balance zwischen Nähe und Distanz abhängt.
Die Studie schließt mit einigen kommunalpolitischen Überlegungen.

▶ **www.kohlhammer.de**

W. Kohlhammer GmbH · 70549 Stuttgart
Tel. 0711/7863 - 7280 · Fax 0711/7863 - 8430

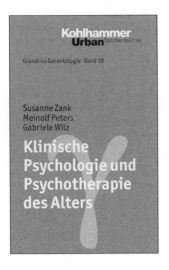

2010. 260 Seiten mit 4 Abb. und
24 Tab. Kart.
€ 19,90
ISBN 978-3-17-018650-7

Urban-Taschenbücher, Band 769
Grundriss Gerontologie, Band 19

Susanne Zank/Meinolf Peters/Gabriele Wilz

Klinische Psychologie und Psychotherapie des Alters

Psychische Störungen sind in allen Altersgruppen weit verbreitet. In diesem Buch werden die Besonderheiten der Klinischen Psychologie des Alters erläutert, im historischen Kontext Deutschlands reflektiert und die wichtigsten psychischen Störungen vorgestellt. Psychodynamische und kognitiv-behaviorale Behandlungsansätze, deren Effektivität auch bei älteren Menschen wissenschaftlich belegt ist, werden beschrieben sowie Aspekte der Versorgung erörtert.

„Insgesamt [...] verschafft dieses Taschenbuch im Rahmen des Möglichen eines Kompaktbuches einen schnellen und sehr guten Überblick über das wichtige Thema."

Prävention und Gesundheitsförderung, 3/2010

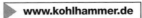

www.kohlhammer.de

W. Kohlhammer GmbH · 70549 Stuttgart
Tel. 0711/7863 - 7280 · Fax 0711/7863 - 8430

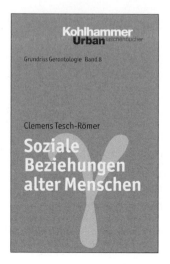

2010. 296 Seiten mit 6 Abb. und
11 Tab. Kart.
€ 19,90
ISBN 978-3-17-018459-6

Urban-Taschenbücher, Band 758
Grundriss Gerontologie, Band 8

Clemens Tesch-Römer

Soziale Beziehungen
alter Menschen

Älter werden wir nicht allein, sondern gemeinsam mit anderen Menschen.
Im Verlauf des Lebens sind wir in ein Netz sozialer Beziehungen eingebettet: zu Eltern, Freunden, Partnern, Kindern und Nachbarn.
Dieses Netz verändert sich mit dem Älterwerden. Seit einigen Jahrzehnten wandelt sich das gesellschaftliche Umfeld: In Zukunft wird es
mehr hochaltrige Familienmitglieder und möglicherweise mehr zur gleichen Zeit lebende Generationen geben, als dies heute der Fall ist.
Um die sozialen Beziehungen alter Menschen geht es in diesem Buch.
Theoretische Überlegungen und Befunde der Forschung werden verständlich dargestellt, um einen Einstieg in dieses spannende und berührende
Thema zu geben. Dabei kommen gegenseitige Unterstützung, Pflege in
der Familie sowie Konflikte mit anderen Menschen zur Sprache.

▶ **www.kohlhammer.de**

W. Kohlhammer GmbH · 70549 Stuttgart
Tel. 0711/7863 - 7280 · Fax 0711/7863 - 8430